Dr. med. Ulrich Richter
Michaela Richter
Spiegelgasse 1
Tel. 09 41 / 5 34 79 od. 56 29 09
93047 Regensburg

D1689895

FRANÇOIS/HOLLWICH
Augenheilkunde in Klinik und Praxis
In vier Bänden

Augenheilkunde in Klinik und Praxis

In vier Bänden

Herausgegeben von J. François und F. Hollwich

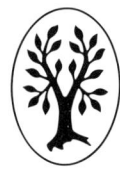

Georg Thieme Verlag Stuttgart · New York

Band 4

Ultraschalldiagnostik in der Augenheilkunde
Glaukom
Manuelle Perimetrie bei Glaukom
Computerperimetrie
Erkrankungen der Sehnerven
Kunstlinsenimplantation
Refraktive Hornhautchirurgie

Mit Beiträgen von F. Dannheim, J. Draeger, S. M. Drance,
G. Grabner, R. F. Guthoff, A. Huber, B. Lachenmayr, R. Rochels,
H. Wildberger, H. Wirt

337 zum Teil farbige Abbildungen, 50 Tabellen

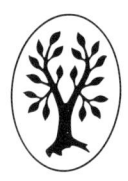

Georg Thieme Verlag Stuttgart · New York 1991

CIP-Titelaufnahme der Deutschen Bibliothek

Augenheilkunde in Klinik und Praxis : in 4 Bänden/ hrsg. von J. François und F. Hollwich. – Stuttgart ; New York : Thieme.

Teilw. nur mit Erscheinungsort: Stuttgart
NE: François, Jules [Hrsg.]
Bd. 4 mit Beitr. von F. Dannheim ... – 1991
NE: Dannheim, F.

Geschützte Warennamen (Warenzeichen) werden nicht besonders kenntlich gemacht. Aus dem Fehlen eines solchen Hinweises kann also nicht geschlossen werden, daß es sich um einen freien Warennamen handele.

Das Werk, einschließlich aller seiner Teile, ist urheberrechtlich geschützt. Jede Verwertung außerhalb der engen Grenzen des Urheberrechtsgesetzes ist ohne Zustimmung des Verlages unzulässig und strafbar. Das gilt insbesondere für Vervielfältigungen, Übersetzungen, Mikroverfilmungen und die Einspeicherung und Verarbeitung in elektronischen Systemen.

© 1991 Georg Thieme Verlag,
Rüdigerstraße 14, D-7000 Stuttgart 30
Printed in Germany

Satz und Druck: Appl, 8853 Wemding

ISBN 3-13-537901-9   1 2 3 4 5 6

Wichtiger Hinweis: Medizin als Wissenschaft ist ständig im Fluß. Forschung und klinische Erfahrung erweitern unsere Kenntnisse, insbesondere was Behandlung und medikamentöse Therapie anbelangt. Soweit in diesem Werk eine Dosierung oder eine Applikation erwähnt wird, darf der Leser zwar darauf vertrauen, daß Autoren, Herausgeber und Verlag größte Mühe darauf verwandt haben, daß diese Angabe genau dem **Wissensstand bei Fertigstellung des Werkes** entspricht. **Dennoch ist jeder Benutzer aufgefordert**, die Beipackzettel der verwendeten Präparate zu prüfen, um in eigener Verantwortung festzustellen, ob die dort gegebene Empfehlung für Dosierungen oder die Beachtung von Kontraindikationen gegenüber der Angabe in diesem Buch abweicht. Das gilt besonders bei selten verwendeten oder neu auf den Markt gebrachten Präparaten und bei denjenigen, die vom Bundesgesundheitsamt (BGA) in ihrer Anwendbarkeit eingeschränkt worden sind. Benutzer außerhalb der Bundesrepublik Deutschland müssen sich nach den Vorschriften der für sie zuständigen Behörde richten.

Anschriften

DANNHEIM, F., Prof. Dr.
Augenklinik des Universitätskrankenhauses
Martinistraße 52
D-2000 Hamburg 20

DRAEGER, J., Prof. Dr.
Ärztl. Direktor der Augenklinik
und Poliklinik der Universität
Martinistraße 52
D-2000 Hamburg 20

DRANCE, S. M., M. D., Prof. and Head
Department of Ophthalmology
University of British Columbia
2550 Willow Street
Vancouver, B. C., V5Z 3N9, Canada

GRABNER, G., Univ.-Doz. Dr.
II. Universitäts-Augenklinik
Alserstraße 4, A-1090 Wien

GUTHOFF, R. F., Priv.-Doz. Dr.
Augenklinik des Universitätskrankenhauses
Martinistraße 52
2000 Hamburg 20

HOLLWICH, F., Prof. Dr. Dr. h. c.,
ehem. Direktor der Universitäts-Augenklinik
Münster/Westfalen,
Winterthurerstraße 5, 8000 München 71

HUBER, A., Prof. Dr. med.
Universitäts-Augenklinik Zürich
Stadelhoferstraße 42
CH-8001 Zürich

LACHENMAYR, B., Priv.-Doz. Dr. rer. nat.
Augenklinik der Universität
Mathildenstraße 8
D-8000 München 2

ROCHELS, R., Prof. Dr.
Direktor der Abt. Ophthalmologie
Universitäts-Augenklinik
der Christian-Albrechts-Universität
Hegewischstraße 2
2300 Kiel

WILDBERGER, H., Priv.-Doz. Dr. med.
Universitäts-Augenklinik Zürich
Römergasse 11
CH-8001 Zürich

WIRT, H., Dr. med.
Augenklinik des Universitätskrankenhauses
Martinistraße 52
2000 Hamburg 20

Vorwort

Mit dem nunmehr vorliegenden 4. Band ist die auf 4 Bände angesetzte „Augenheilkunde in Klinik und Praxis" abgeschlossen.

Die von 4 ausländischen und 7 deutschen Autoren behandelten Themen betreffen die Ultraschalldiagnostik, das Glaukom mit den ergänzenden Beiträgen Manuelle Perimetrie und Computerperimetrie, die Erkrankungen der Sehnerven, die Kunstlinsenimplantation und die refraktive Hornhautchirurgie.

Besonderer Wert wurde auch diesmal auf reichhaltige Bebilderung des Textes gelegt. Vielfach erfolgte im Verlag eine Umzeichnung der schematischen Abbildungen, um eine entsprechende Einheit zu erzielen.

Im ersten von R. ROCHELS (Kiel) bearbeiteten Thema geht es um die Grundlagen der Ultraschalldiagnostik des Auges, der Orbita, der Tränenorgane sowie der pränatalen Echographie. Die umfassende Darstellung zeigt die erstaunliche Vielfalt der diagnostischen Möglichkeiten dieses nicht-invasiven Verfahrens, das unbehindert durch Medientrübungen des Auges die klinische Untersuchung wesentlich bereichert hat.

Der Beitrag „Glaukom" von J. DRAEGER und H. M. WIRT (Hamburg) behandelt nach kurzem historischem Abriß den Glaukombegriff und seine Klassifikation in heutiger Sicht. Es folgen die pathophysiologischen Ursachen des krankhaft erhöhten Augeninnendruckes unter Berücksichtigung individuell unterschiedlicher Tensionstoleranz bei okulärer Hypertension und beim sog. Niederdruckglaukom. Vaskuläre Einflüsse auf den Glaukomschaden werden ebenso besprochen wie die verschiedenen Formen der Abflußwegsobstruktion. Im Abschnitt „Diagnostik" finden die morphologische und funktionelle Diagnostik sowie die Tonometrie, die Tonographie, die Okulopressionstonometrie, die Belastungstests und die Stereophotographie eine kritische Würdigung. Ausblicke auf die manuelle und automatisierte Perimetrie beschließen dieses Kapitel. Die konservative Therapie berücksichtigt bei der Medikamentenauswahl alle in Frage kommenden wesentlichen Kriterien. Angeschlossen ist hier der Anwendungsbereich der Lasertrabekuloplastik. Die chirurgische Therapie erfaßt die primär-chronischen Glaukome nach Ausschöpfung der konservativen Möglichkeiten sowie das kongenitale Glaukom, das akute Winkelblockglaukom und Sekundärglaukome, bei denen die medikamentöse Therapie von vornherein wenig aussichtsreich ist. Indikation und Methodik der gängigen Eingriffe einschließlich der sekretionshemmenden werden erörtert. Den Abschluß bilden besondere Probleme wie das operative Vorgehen bei Glaukom und Katarakt.

Die angeschlossenen kurzen Kapitel befassen sich mit der „manuellen Perimetrie", von B. LACHENMAYR (München) und S. M. DRANCE (Vancouver) bearbeitet. Es folgt die „Computerperimetrie", die F. DANNHEIM (Hamburg) in gebotener Kürze darstellt.

Es folgt der nächste größte Beitrag dieses Bandes („Erkrankungen der Sehnerven"), in dessen Bearbeitung sich die beiden Züricher Autoren A. HUBER und H. WILDBERGER teilen. Im ersten Kapitel werden Anatomie/Pathologie, sowie die Physiologie/Pathophysiologie der Sehnerven besprochen, deren Erkrankung entgegen früherer Gepflogenheiten als Neuropathie bezeichnet wird. Im einzelnen werden Sehnerv, Papille, Lamina cribrosa, Durchblutung und Autoregulation gesondert abgehandelt und mit klinisch wichtigen Hinweisen versehen. Die nach neuesten Forschungen ungewöhnliche anatomische funktionelle Vielfalt der Netzhaut mit ihren Ganglienzellen, Rezeptivfeldern und paralleler visueller Verarbeitung, die sich auf Form, Farbe, Bewegung, Kontrast und Größe erstreckt, veranlassen die Autoren auch die beiden Ganglienzellbahnen, die parvo- und magnozelluläre, mit ihren Rezeptivfeldern und ihrer antagonistischen Funktionsstruktur eingehend darzustellen.

Das zweite Kapitel ist den Untersuchungsmethoden gewidmet.

Das dritte Kapitel behandelt die kongenitalen Papillenanomalien, die Optikusatrophie sowie die hereditären Optikusneuropathien. Es folgen die Retrobulbärneuritis, weitere Formen der Neuritis, die toxische, ischämische und dysthyreotische Neuropathie, sowie die traumatischen Optikusläsionen. Den Abschluß bilden die Sehnerventumoren und die Kompression des Sehnerven, das Papillenödem, Sehnerv- und Allgemeinerkrankungen sowie psychogene Sehstörungen. Das ausgezeichnete Bildmaterial ergänzt den didaktisch vorzüglichen Text und trägt zum Verständnis und zur Anschaulichkeit bei.

Der nächste Beitrag von J. DRAEGER und R. GUTHOFF (Hamburg) beginnt mit einem historischen Abriß, der die Geschichte der Operation des grauen Stars und der Kunstlinsenimplantation bis zu Ridley (1949) und Strampelli (1954) behandelt. Es folgen die Planung der Intraokularlinsenstärke unter Hinweis von Fehlern bei der Meßwerterfassung. In der funktionellen Antomie des Fixationsortes (Kammerwinkel, Sulcus ciliaris und Linsenkapsel) werden die Anatomie sowie die Eignung zur Implantation mit Vor- und Nachteilen besprochen. Die heute gebräuchlichsten Fixationsorte werden diskutiert und kritisch gewürdigt. Auch die faltbaren Intraokularlinsen finden Erwähnung. Nach Besprechung der Indikation zur primären und zur sekundären Implantation werden die zugehörigen Operationstechniken besprochen. Die intrakapsuläre Implantation mit irisgetragener oder kammerwinkelgestützter Linse mit starrer jedoch bevorzugt flexibler Haptik ist stark rückläufig. Die Technik der extrakapsulären Kataraktextraktion d. h. die Kern- und Rindenentfernung als Vorbereitung zur Kunstlinsenimplantation wird ausführlich dargestellt. Eine ausführliche Darstellung erfährt der Implantationsvorgang im Kammerwinkel, im Sulcus ciliaris und im vorbereiteten Kapselsack. Zur Sprache kommt auch der Einsatz viskoelastischer und hochvisköser Substanzen. Eingehend diskutiert wird der optisch so störende Nachstar in seiner Entstehung und Prophylaxe. Die Aufrechterhaltung einer axial transparenten Zone von ca. 2 mm Durchmesser wird als ausreichend bezeichnet. In der Nachstarbehandlung wird unterschieden zwischen kapselerhaltenden und kapseleröffnenden Formen sowie die ohne Bulbuseröffnung mögliche Anwendung des Neodymium-YAG-Lasers und die Messerdiszision bei festen Membranen.

Der letzte Beitrag von G. GRABNER (Wien) betrifft die refraktive Hornhautchirurgie. Im historischen Abriß wird kurz besprochen, daß die Beobachtung, wonach beim Keratokonus spontane Deszemetrupturen durch narbige Abflachung der Hornhaut das Sehvermögen besserten, war der Ausgangspunkt der refraktiven Hornhautchirurgie. Die Inzisionen zur Narbenbildung erfolgten zuerst an der Hornhautrückfläche (Sato 1939), heute als vordere radiale Keratomie (Fyodorow 1979) an der Hornhautvorderfläche. In Grundzügen werden die zahlreichen Variationen (Achsenparallele und transversale Keratotomie, Entlastungsschnitte, Keilexzision) zur Korrektur von Myopie und Hyperopie (hexagonale Keratotomie) behandelt. Auf einem völlig anderen Prinzip beruhen die beiden von J. Barraquer entwickelten Verfahren, die lamellierend refraktive Keratophakie und die Keratomileusis mit einer an der Kältebank vorbearbeiteten eigenen Gewebelinse. Ergebnisse und Komplikationen werden an Hand vorliegender Studien besprochen. Modifikationen stellen die plane lamelläre refraktive Keratoplastik und die Keratomileusis in situ dar. Eine relativ einfache lamellierende Technik liegt der Epikeratophakie zu grunde. Nach zirkulärer Keratektomie wird ein lyophilisiertes, präoperativ rehydriertes Scheibchen mit Einzelknopfnähten fixiert. An Hand einer Multizenterstudie werden Ergebnisse und Komplikationen dieses Verfahrens besprochen. Von der großen Zahl der Kunststoffe haben sich Hydrogele mit Brechungsindex, der dem Hornhautstroma annähernd entspricht und hydrophile Transplantate mit hohem Refraktionsindex als geeignet erwiesen.

Den Abschluß bilden die Laserchirurgie mit dem Excimer Laser, thermische Verfahren sowie intrakorneale Implantate.

Herrn Dr. G. HAUFF und Herrn A. MENGE sowie Herrn G. WEISS ist zu danken für sachkundige Hilfe und verständnisvolles Eingehen auf die Wünsche der Autoren und des Herausgebers.

München, im Januar 1991   F. HOLLWICH

Inhaltsverzeichnis

1 Ultraschalldiagnostik in der Augenheilkunde ... 1.1
R. Rochels

Einleitung ... 1.1
Physikalische Grundlagen ... 1.1
Gerätetechnische Grundlagen ... 1.2
Abbildungsverfahren ... 1.2
Ultraschalldiagnostik des Auges ... 1.3
Ultraschalldiagnostik der Orbita ... 1.7

Ultraschalldiagnostik der Tränenorgane ... 1.13
   Tränendrüse ... 1.13
   Tränenwege ... 1.14
Pränatale ophthalmologische Echographie ... 1.16
Ausblick ... 1.17
   Literatur ... 1.17

2 Glaukom ... 2.1
J. Draeger und H. M. Wirt

Einleitung ... 2.1
   Historischer Abriß ... 2.1
   Glaukombegriff und Klassifikation ... 2.1
Pathophysiologie ... 2.15
   Kammerwasser
   (Volumen und Zusammensetzung) ... 2.15
   Vaskuläre Einflüsse ... 2.15
   Abflußwegsobstruktion ... 2.16
Diagnostik ... 2.19
   Morphologische Diagnostik ... 2.19
   Tonometrie und abgeleitete Methoden ... 2.24
   Funktionelle Diagnostik ... 2.30
   Kreislaufdiagnostik ... 2.39

Therapie ... 2.40
   Indikationsstellung für die Therapie ... 2.40
   Konservative Therapie ... 2.41
   Laseranwendung ... 2.48
   Chirurgische Therapie ... 2.51
Besondere Probleme bei der
Indikationsstellung ... 2.57
   Katarakt und Glaukom ... 2.57
   Hornhauttrübungen und Glaukom ... 2.58
   Literatur ... 2.59

3 Manuelle Permimetrie bei Glaukom ... 3.1
B. Lachenmayr und S. M. Drance

Einleitung ... 3.1
Gesichtsfeldveränderungen bei Glaukom ... 3.2
   Lokalisierte Ausfälle ... 3.2
   Diffuser Schaden ... 3.7
   Erhöhte Fluktuation ... 3.7
   Differentialdiagnose glaukomatöser
     Gesichtsfelddefekte ... 3.8
   Progression glaukomatöser
     Gesichtsfelddefekte ... 3.8
Strategien der manuellen Untersuchung ... 3.9

   Erfassung früher glaukomatöser
     Gesichtsfelddefekte ... 3.9
   Verlaufsbeurteilung ... 3.9
Störfaktoren ... 3.11
   Pupille ... 3.11
   Medientrübungen ... 3.11
   Refraktion, Refraktionsskotome ... 3.11
Wertigkeit der manuellen Perimetrie bei
Glaukom heute ... 3.13
   Literatur ... 3.14

4 Computerperimetrie 4.1
F. Dannheim

Einführung 4.1
Strategie 4.2
    Empfindlichkeitsmessung 4.2
    Topographiemessung 4.3

Klinische Beispiele 4.4
Datenanalyse 4.8
Schlußbetrachtung 4.14
    Literatur 4.14

5 Erkrankungen der Sehnerven 5.1
A. Huber und H. Wildberger

Einleitung 5.1

Anatomie/Pathologie, Physiologie/
Pathophysiologie der Sehnerven 5.2
    Sehnerv (Nervus opticus) 5.2
    Papille 5.4
    Lamina Cribrosa 5.6
    Durchblutung 5.7
    Autoregulation 5.8
    Ganglienzellen, Rezeptivfelder und paral-
      lele visuelle Verarbeitung (parallel
      visual pathways) 5.8
    Farbe, Sehschärfe, Bewegungen, Ge-
      schwindigkeit, Kontrastempfindlich-
      keit und Stereopsis: physiologische
      Funktionen des parvo- und magno-
      zellulären Systemes 5.13
    Funktionelle Plastizität im visuellen
      System 5.14
    Funktionelle Plastizität von Ganglien-
      zellen 5.15
    Selektive Lädierbarkeit von Axonen . . . 5.16
    Elektrophysiologische Evidenz für
      separate Informationsbahnen beim
      Menschen 5.17
    Altern der menschlichen Sehnerven . . . 5.30
    Literatur 5.31

Untersuchungsmethoden 5.34
    Pupillomotorik 5.34
    A. Huber

    Fluoreszenzangiographie 5.36
    A. Huber

    Neuroradiologie 5.38
    A. Huber

    Untersuchungsmethoden bei Neuropa-
      thien der Sehnerven 5.45
    H. Wildberger

    Literatur 5.85

Klinik 5.89
    Kongenitale Papillenanomalien 5.89
    A. Huber

    Optikusatrophie 5.96
    A. Huber

    Hereditäre Optikusneuropathien 5.100
    A. Huber

    Sehnerventzündung –
      Retrobulbärneuritis 5.108
    H. Wildberger

    Weitere Formen der Neuritis 5.160
    H. Wildberger

    Toxische Neuropathien 5.176
    A. Huber

    Ischämische Neuropathien 5.179
    H. Wildberger

    Dysthyreotische Neuropathie 5.202
    A. Huber

    Traumatische Optikusläsionen 5.206
    A. Huber

    Sehnerventumoren und Kompression der
      Sehnerven 5.211
    A. Huber

    Papillenödem bei Hirndruck 5.225
    A. Huber

    Sehnerv und Allgemeinerkrankungen . 5.233
    A. Huber

    Psychogene Sehstörungen 5.235
    H. Wildberger

    Literatur 5.244

6 Kunstlinsenimplantation ... 6.1
J. Draeger und R. Guthoff

Die Geschichte der Operation
   des grauen Stars 6.1
   Reklination 6.1
   Katraktextraktion 6.1
   Kunstlinsenimplantation 6.1

Physiologisch-optische Gesichtspunkte,
   Operationsplanung 6.3
   Betrachtungen zur Kunstlinsenoptik .. 6.3
   Zur Planung der Intraokularlinsenstärke 6.3

Funktionelle Anatomie des Fixationsortes . 6.4
   Kammerwinkel 6.4
   Sulcus ciliaris 6.5
   Linsenkapsel 6.5

Biomaterialien in der Implantationschirurgie/Kunstlinsentypen 6.6
   Materialien zur Herstellung von
      Linsenoptiken 6.6
   Haptikmaterialien 6.7

Indikationen zur Kunstlinsenimplantation 6.12
   Primäre Implantation 6.12
   Sekundäre Implantation 6.12

Operationstechniken 6.13
   Implantation nach intrakapsulärer
      Kataraktextraktion 6.13
   Technik der extrakapsulären Kataraktextraktion als Vorbereitung zur Kunstlinsenimplantation 6.13

Implantationsvorgang 6.15

Viskoelastische Hilfssubstanzen in der
   Implantationschirurgie 6.17

Der Nachstar 6.17
   Entstehung und Prophylaxe 6.17
   Therapie 6.18
   Literatur 6.19

7 Refraktive Hornhautchirurgie ... 7.1
G. Grabner

Historische Entwicklung 7.1

Techniken der refraktiven Keratotomien . 7.2
   Korrektur der Myopie 7.2
   Korrektur der Hyperopie 7.12

Techniken der lamellierenden refraktiven
   Keratoplastiken 7.13
   Keratophakie 7.14
   Keratomileusis 7.15
   Epikeratophakie 7.18

Keratokyphose 7.21
Synthetische Keratophakie 7.22

Sonstige Techniken der refraktiven
   Hornhautchirurgie 7.24
   Laserchirurgie 7.24
   Thermische Verfahren 7.27
   Intrakorneale Implantate und Nähte .. 7.28
   Literatur 7.30

Sachverzeichnis XIII

Inhaltsübersicht für die Bände 1, 2, 3/I und II

Band 1
(bereits erschienen)
Anatomie – Genetik
Untersuchungsmethoden – Farbensehen
Lider – Tränenorgane – Bindehaut
Lederhaut

Band 2
(bereits erschienen)
Hornhaut – Altershornhaut
Linse – Uvea – Orbita
Epibulbäre Tumoren – Haut und Auge
Auge und Straßenverkehr

Band 3/Teil I
(bereits erschienen)
Schielen – Diagnostik und Therapie des Schielens beim Kleinkind
Amblyopie – Blickmotorik und Nystagmus – Netzhaut – Gonioskopie
Sekundärglaukom

Band 3/Teil II
(bereits erschienen)
Neuroophthalmologie – Verletzungen
Behandlung nichtmagnetischer intraokularer Fremdkörper
Netzhautablösung
Glaskörper

1 Ultraschalldiagnostik in der Augenheilkunde

R. Rochels

Einleitung

Die Echographie wird seit über 30 Jahren routinemäßig in der Diagnostik von Erkrankungen des Auges und der Orbita eingesetzt (NOVER u. LÖPPING 1970). Die fehlende Strahlenbelastung des Patienten, der geringe personelle, apparative, zeitliche und finanzielle Aufwand, besonders aber die hohe (differential)diagnostische Aussagekraft und Treffsicherheit dieser nichtinvasiven Untersuchungsmethode sind als Hauptgründe hierfür anzuführen. Durch die Weiterentwicklung der Untersuchungsgeräte und die kombinierte Anwendung der A- (OSSOINIG 1977, 1983, POUJOL 1984, ROCHELS 1986, SHAMMAS 1984) und B-Bild-Methode (BRONSON u. Mitarb. 1976, BUSCHMANN u. TRIER 1989, COLEMAN u. Mitarb. 1977, DALLOW 1979, GUTHOFF 1988, HASSANI 1978, KOPLIN u. Mitarb. 1985) konnten dabei in den letzten Jahren entscheidende Fortschritte erzielt werden: Quantität und Qualität der echographisch differenzierbaren Erkrankungen des Auges und der Orbita haben deutlich zugenommen. Darüber hinaus wurden neuere Anwendungsmöglichkeiten erarbeitet wie z.B. die Echographie der Tränenwege, die computerisierte echographische Differenzierung intraokularer Tumoren, die echographische Diagnostik bei Erkrankungen der Orbitawände und die pränatale Echographie.

Physikalische Grundlagen

Ultraschallwellen sind mechanische Schwingungen in einem Frequenzbereich von 2×10^4 bis 10^{10} Hertz, die bei ihrer Ausbreitung an ein Medium gebunden sind; in Flüssigkeiten und Geweben pflanzen sie sich in Form von Longitudinalwellen fort. Hierunter versteht man momentane Verdichtungs- und Verdünnungszonen längs der Ausbreitungsrichtung der Schallwelle. Hierbei wandert ausschließlich Energie, die die Materieteilchen in Schwingungen, d.h. passagere Auslenkungen aus ihrer Ruhelage, versetzt; Ultraschallwellen sind mithin elastische Schwingungen. Die Schallgeschwindigkeit entspricht dabei dem Produkt aus Frequenz und Wellenlänge; da sie eine spezifische Eigenschaft des jeweiligen Mediums ist, wird die Wellenlänge um so kleiner sein, je höher die verwendete Ultraschallfrequenz ist; damit steigt zwar das Auflösungsvermögen, die Eindringtiefe ins Gewebe nimmt aber ab. Für den ophthalmologisch-diagnostisch relevanten Frequenzbereich von 8 bis 12 MHz ergeben sich bei einer gemittelten Schallgeschwindigkeit von 1540 m/s im Gewebe Wellenlängen von ca. 0,1 mm. An Grenzflächen zweier Gewebe sowie im (in)homogenen Gewebe selbst unterliegt die akustische Welle 4 physikalischen Phänomenen: der Reflexion, der Brechung, der Streuung und der Absorption. Beim Übertritt der Ultraschallwelle von einem Medium 1 in ein Medium 2 wird ein Teil der Energie reflektiert, der andere unter Änderung der Fortpflanzungsrichtung und -geschwindigkeit in das Medium 2 übergehen. Eine maßgebliche Größe hierfür ist der Schallwellenwiderstand oder die Impedanz; ist diese wie z.B. beim Übertritt der Schallwelle von orbitalem Weichteilgewebe auf die knöcherne Orbita sehr groß, so wird der überwiegende Anteil der Welle an dieser Grenzfläche reflektiert; beim Übergang des Schalls von Gewebe zur Luft tritt eine Totalreflexion ein. Bei nichtsenkrechtem Einfall der Schallwelle auf die Grenzfläche zwischen zwei Medien unterschiedlicher Impedanz tritt neben einer partiellen Reflexion auch eine Brechung des in das zweite Medium übertretenden Wellenanteils auf; hierbei gelten die beiden aus der Optik bekannten Snellius-Gesetze. Da biologische Grenzflächen physikalisch betrachtet keine ideal reflektierenden

Oberflächen sind, findet neben der Reflexion zusätzlich eine ungerichtete Schallwellenverteilung, die Streuung genannt wird, statt. Bei der Ausbreitung der Ultraschallwelle im Gewebe kommt es durch innere Reibung unter direkter Umwandlung von Bewegungs- in Wärmeenergie zusätzlich zur Absorption; dieser Intensitätsverlust ist abhängig von der Ausgangsintensität, den biologischen Eigenschaften des Gewebes, der verwendeten Schallfrequenz und der zurückgelegten Wegstrecke im Gewebe.

Gerätetechnische Grundlagen

Die heute in der medizinischen Diagnostik verwendeten Ultraschalluntersuchungsgeräte arbeiten nach dem Impuls-Echo-Verfahren, d. h. der Schallkopf dient in einer ersten Phase als Sender und in einer zweiten als Empfänger der reflektierten Schallenergie. Zur Erzeugung und zum Empfang von Ultraschallwellen dienen dabei elektroakustische Keramikwandler, die nach dem piezoelektrischen Prinzip elektrische Schwingungen in mechanische umsetzen und umgekehrt. Diese mechanischen Schwingungen breiten sich im durchschallten Gewebe als Welle aus; das Ausbreitungsgebiet dieser Welle wird als Schallfeld bezeichnet. Im sogenannten Nahschallfeld herrschen paralleler Schallbündelverlauf und starke Schalldruckschwankungen vor, die eine diagnostische Aussage über die Gewebsbeschaffenheit nicht zulassen. Im Fernschallfeld hingegen liegen definierte Schalldruckverhältnisse vor, die zur echographischen Diagnostik herangezogen werden können.

Abbildungsverfahren

In der ophthalmologischen Ultraschalldiagnostik kommen das amplitudenmodulierte *A-Bild-* und das helligkeitsmodulierte *B-Bild-Verfahren* zur Anwendung. Das eindimensionale A-Bild entsteht dadurch, daß der vom Schallkopf abgegebene Impuls sich mit einer Frequenz von durchschnittlich 8 MHz im Gewebe ausbreitet, bis er auf die Grenzfläche zu einem zweiten Medium mit unterschiedlicher Impedanz trifft. Hier wird ein Teil der Energie reflektiert und gelangt zu dem jetzt als Empfänger wirkenden Schallkopf zurück und wird nach entsprechender Verstärkung und Gleichrichtung auf dem Bildschirm des Untersuchungsgerätes als unterschiedlich hohe Einzelzacke abgebildet. Der größte Teil der Sendeenergie tritt in das zweite Medium über und läuft weiter, bis er an die nächste Grenzfläche gelangt, an der dann wieder eine Echozacke entsteht. Das A-Bild stellt mithin ein stationäres, eindimensionales Echoamplitudenmuster dar. Beim B-Bild hingegen handelt es sich um eine zweidimensionale Verteilung von Helligkeitswerten auf dem Bildschirm, wobei die Höhe einer Einzelzacke im A-Bild der Helligkeit eines Bildpunktes im B-Bild entspricht. Um ein solches zweidimensionales B-Bild zu erzeugen, muß die Schallkopfposition während des Untersuchungsablaufs ständig geändert werden. Hierzu befindet sich im Schallkopfgehäuse ein fokussierter Sender mit einer Arbeitsfrequenz von 10–12 MHz, der in einem Wasserbad motorgetrieben eine schnelle, sektorenförmige Bewegung ausführt. Hierdurch wird eine Echtzeit-B-Bilddarstellung (real time scanning) ermöglicht, die im Gegensatz zur statischen Methode des zusammengesetzten Ultraschall-B-Bildes (compound scanning) eine Untersuchung unter kinetischen Bedingungen erlaubt, was vor allem für die Beurteilung von Nachbewegungen intraokularer Echobanden und von Verschieblichkeit sowie Kompressibilität orbitaler Raumforderungen von großer (differential)diagnostischer Bedeutung ist. Nachfolgend werden die Indikationen zur ophthalmologischen Echographie, die Untersuchungstechniken, die jeweiligen Normalbefunde und die verschiedenen sonographisch diagnostizier- und differenzierbaren Erkrankungen des Auges, der Orbita und der Tränenorgane teils tabellarisch und teils exemplarisch besprochen. Die tabellarische Auflistung soll dem Augenarzt als Orientierungshilfe für eine gezielte Überweisung zur echographischen Abklärung im Rahmen einer rationellen Diagnostik dienen. Außerdem wird die pränatale ophthalmologische Sonographie vorgestellt, deren Hauptaufgabe die Frühdiagnostik okulärer und orbitaler Fehlbildungen ist.

Ultraschalldiagnostik des Auges

Indikationen

Absolute Indikation zur Echographie des Auges sind alle unklaren intraokularen Prozesse bei Trübungen der brechenden Medien, z.B. vor einer Vitrektomie oder nach stumpfen oder perforierenden Verletzungen sowie der Verdacht auf intraokulare Fremdkörper. Relative Indikation besteht bei klaren brechenden Medien insbesondere bei Verdacht auf Tumoramotio sowie bei allen Netzhaut-Aderhaut-Prozessen mit meßbarer Prominenz. Als weitere Indikation ist die axiale Längenbestimmung des Augapfels (Biometrie) vor Implantation einer der jeweiligen Bulbuslänge angepaßten intraokularen Kunstlinse anzusehen.

Untersuchungstechnik

Die A-Bild-Echographie wird durch direktes Aufsetzen des Schallkopfes auf die anästhesierte Bindehaut durchgeführt (Abb. 1.1 a); da die Oberfläche des Auges von Tränenflüssigkeit benetzt ist, kann auf ein Kontaktmedium verzichtet werden. Zunächst wird der Schallkopf am Limbus bei 12 Uhr senkrecht auf den Augapfel aufgesetzt und dann sektorenförmig im gleichen Meridian in Richtung Fornix conjunctivae verschoben. Das Auge wird sodann systematisch in den Schallkopfpositionen 1,5 h, 3 h, 4,5 h, 6 h, 7,5 h, 9 h, und 10,5 h in gleicher Weise weiter untersucht. Zur Bestimmung der axialen Bulbuslänge (Biometrie) muß der Untersuchungsgang im A-Bild-Verfahren modifiziert werden, da es hierbei darauf ankommt, auch die Oberflächenzacken von Hornhaut und Linse darzustellen. Hierzu wird ein Plastiktrichter auf die betäubte Bindehaut aufgesetzt, der dann mit Methylcellulose gefüllt eine entsprechende Vorlaufstrecke schafft (Abb. 1.1 b). Der B-Bild-Schallkopf kann wegen größerer Abmessungen nur unter Zwischenschaltung von Methylcellulose als Kontaktmedium den geschlossenen Lidern bei 12, 3, 6 und 9 h aufgesetzt und von vorne nach hinten geschwenkt werden.

Normalbefunde

Bei axialer Untersuchungsrichtung unter Verwendung des Vorlauftrichters (Abb. 1.1 b) entsteht ein normales A-Bild (Abb. 1.2 a) aus mehreren Einzel-

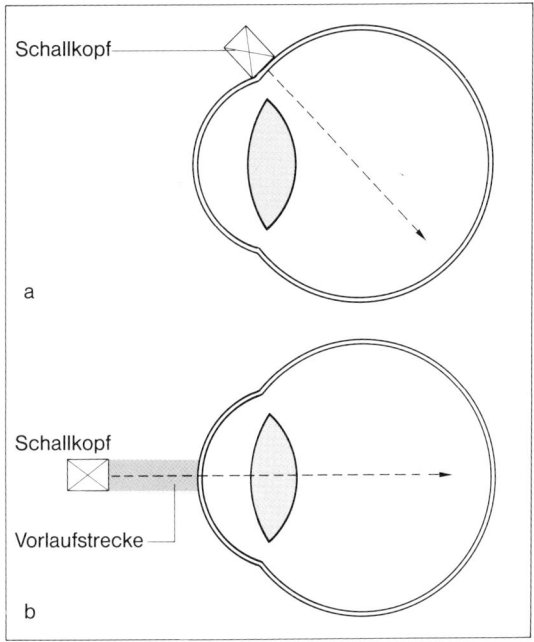

Abb. 1.1 Schematische Darstellung der echographischen Untersuchung des Auges. a) Der Schallkopf wird der betäubten Bindehaut direkt aufgesetzt. Der Schallstrahl gelangt an der Linse vorbei auf die gegenüberliegende Seite des Augapfels. b) Zur Biometrie wird der Schallkopf über eine Wasservorlaufstrecke angekoppelt. Der Schallstrahl gelangt durch die Hornhautmitte und die Linse zur Makula.

zacken: Dem Initialecho folgt eine Nullinie aus der nichtechogenen Methylcellulose-Vorlaufstrecke; die erste hohe, steil ansteigende und doppelgipflige Zacke entsteht an der Hornhautvorder- bzw. -rückfläche; die nachfolgende Nullinie entspricht in ihrer Länge der Vorderkammertiefe; weitere hohe Zacken entstehen an der Linsenvorder- und -rückfläche; der Glaskörper ist normalerweise nicht echogen, er stellt sich mithin als Nullinie dar. Das hohe, steil ansteigende Rückwandecho präsentiert die hochreflektive Netzhaut, Aderhaut und Sklera; es folgt das Orbitaechozackenband. Das B-Bild eines normalen Auges (Abb. 1.2 b) zeigt bei Verwendung der Vorlaufstrecke einem histologischen Schnitt vergleichbar Hornhaut, Vorderkammer, Iris, Linse, den echofreien Glaskörper und das homogene Orbitaecho mit einer ovalären Aussparung durch den N. opticus. Bei direktem Aufsetzen des

1.4 Ultraschalldiagnostik in der Augenheilkunde

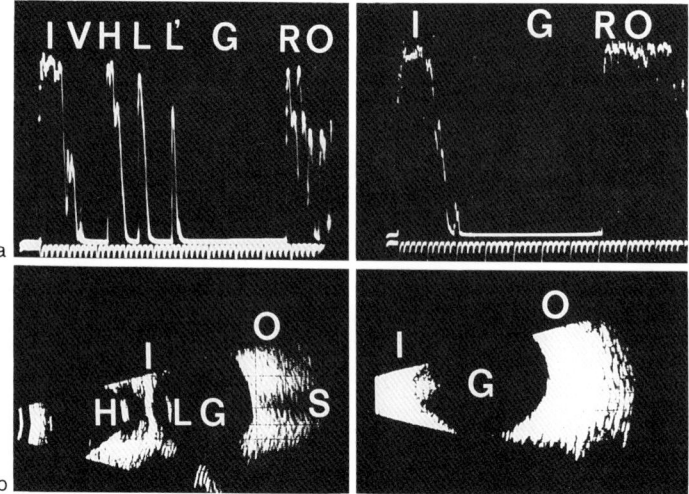

Abb. 1.2 Normale A- und B-Bild-Echogramme des Bulbus und der Orbita. a) A-Bild mit Vorlaufstrecke. I Initialecho, V Vorlaufstrecke, H doppelgipflige Hornhautzacke, L Zacke von der Linsenvorderfläche, L' Zacke von der Linsenrückfläche, G Glaskörpernullinie, R Rückwandecho, O Orbitaechozackenband. b) B-Bild mit Vorlaufstrecke. H Hornhaut, I Irisdiaphragma, L Echo von der Linsenrückfläche, G echofreier Glaskörper, O homogenes Orbitaechogramm, S Aussparung durch den Sehnerven. c) A-Bild ohne Vorlaufstrecke. d) B-Bild ohne Vorlaufstrecke.

Schallkopfes ohne Vorlaufstrecke (Abb. 1.1 a) besteht ein normales A-Bild (Abb. 1.2 c) des Auges aus dem Initialecho, der Glaskörpernullinie, dem steil ansteigenden Rückwandecho und dem Orbitaechozackenband. Das B-Bild (Abb. 1.2 d) zeigt nach dem Initialecho einen echofreien Glaskörperraum sowie das homogene Orbitaechoband.

Pathologische Befunde

Die Tab. 1.1 informiert nach topographischen Gesichtspunkten über die Vielfalt der echographisch diagnostizierbaren Erkrankungen des Auges. Die Glaskörperblutung, die Amotio retinae, das Aderhautmelanom, der intraokulare Metallfremdkörper und die Biometrie sollen exemplarisch dargestellt werden.

Umschriebene frische Glaskörperblutungen bedingen im A-Bild (Abb. 1.3 a) eine kurze Kette sehr niedriger Einzelechos, im B-Bild (Abb. 1.3 b) umschriebene, irregulär angeordnete Echomuster geringer Helligkeit. *Diffuse frische Blutungen* sind im A-Bild (Abb. 1.3 c) an niedrigen bis mittelhohen Einzelzacken entlang der Glaskörpergrundlinie, im

Tabelle 1.1 Echographisch diagnostizierbare Erkrankungen des Auges

1. Vorderer Augenabschnitt (u. a. bei getrübter Hornhaut)	Iridodialyse, Ziliarkörperabhebung, Vorderkammerblutung; Beurteilung der Vorderkammertiefe; (sub)luxierte Linse, intraokulare Kunstlinse, Linsenquellung, -trübung; Zyklitis, zyklitische Membranen; Differentialdiagnose: Cyclitis annularis pseudotumorosa – Ringmelanom des Ziliarkörpers; Iris-, Ziliarkörperzysten, -tumoren
2. Glaskörper	Hintere Abhebung, Verdichtungen; Blutung, subhyaloidale Blutung; Membranen, Traktionen an der Netzhaut; Endophthalmitis; Synchisis nivea, scintillans
3. Netzhaut	Amotio (serös, exsudativ, hämorrhagisch, solide); Traktionsamotio; Riesenriß, Oradesinsertion, umgeschlagene Netzhautrißränder bei Glaskörperblutung; subretinale Blutung; subretinale Membran; Differentialdiagnose: prominente Makulopathien: Morbus Junius-Kuhnt – subretinale Blutung – Aderhautmelanom – Aderhautmetastase; Differentialdiagnose bei Leukokorie: Cataracta congenita – Retinoblastom – Endophthalmitis – Morbus Coats – retrolentale Fibroplasie – persistierender hyperplastischer primärer Glaskörper
4. Aderhaut	Verdickung (diffus: Hypotonie, Hyperämie; umschrieben: Chorioiditis, Skleritis, Präphthisis); Abhebung (serös, exsudativ, hämorrhagisch); Hämangiom; Osteom; Melanom (±Sklerainfiltration, -durchbruch); Metastase; Knochenbildung bei Phthisis
5. Sklera	(Epi)Skleritis; Staphyloma posticum, Kolobom; Ruptur
6. Papille	Exkavation (Glaukom, Kolobom); Prominenz (Stauungspapille, Papillitis, Drusen, Melanozytom, Hämangiom, gliales Hamartom, juxtapapilläres Melanom)
7. Verletzungen	Iridodialyse; Linsen(sub)luxation; Vorderkammer-, Glaskörperblutung; Amotio retinae, chorioideae, intraokularer Fremdkörper (Nachweis und Lokalisation); Bulbusruptur; Endophthalmitis; Spätfolge: (Prä)Phthisis
8. Biometrie	Gesamtbulbuslänge, Einzelstreckenbestimmung (z. B. Vorderkammertiefe, Linsendicke), querer Bulbusdurchmesser bei hoher Myopie vor Implantation einer Hinterkammerlinse

Ultraschalldiagnostik des Auges **1.5**

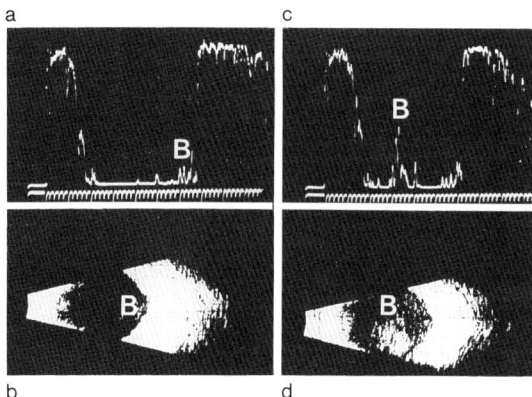

Abb. 1.3 Echographische Befunde bei Glaskörperblutungen. a) A-Bild bei umschriebener frischer Glaskörperblutung: vor der steil ansteigenden Rückwandzacke mehrere niedrige Echozacken von der Blutung (B) im Glaskörper. b) B-Bild bei umschriebener Glaskörperblutung: vor der Bulbusrückwand multiple Echopunkte durch die Blutung (B). c) A-Bild bei diffuser frischer Glaskörperblutung: multiple Echos entlang der Glaskörpernullinie. d) B-Bild bei diffuser frischer Glaskörperblutung: der hintere Glaskörper ist echogen.

B-Bild (Abb. 1.3 d) an diffuser Einzelechoverteilung zu erkennen.

Eine *Netzhautablösung* ist im A-Bild (Abb. 1.4 a) aufgrund der sehr hohen Reflektivität der Retina durch eine einzelne, steil ansteigende, maximal hohe, schlanke, eingipflige Zacke charakterisiert. Die Strecke zwischen dieser Zacke und dem Rückwandecho entspricht dem subretinalen Raum, der bei frischer Amotio aufgrund fehlender Eigenreflektivität als Nullinie dargestellt wird. Bei älteren

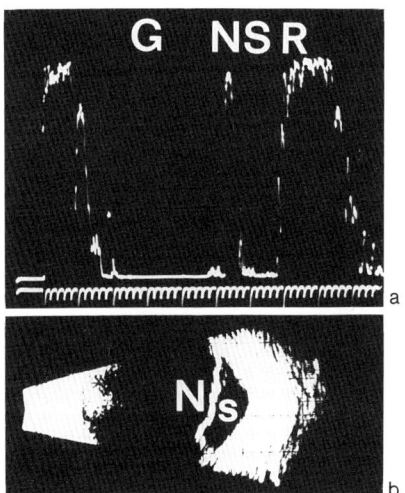

Abb. 1.4 Echographische Befunde bei Netzhautablösung. a) A-Bild: vor dem Rückwandecho (R) maximal hohe, steil ansteigende, eingipflige Zacke von der abgehobenen Netzhaut (N); Glaskörper (G) und subretinaler Raum (S) sind echofrei. b) B-Bild: die abgehobene Netzhaut (N) stellt sich als dicke Echolinie dar; der subretinale Raum (S) ist echofrei.

Amotiones kommt es zu einer Eindickung der subretinalen Flüssigkeit; echographisches Korrelat sind dann einzelne, sehr niedrige Echos zwischen der Netzhaut- und Rückwandzacke. Das B-Bild (Abb. 1.4 b) zeigt bei Netzhautablösung eine membranartige Echolinie, die in mehr oder minder spitzem Winkel von der Bulbusrückwand ausgeht und vielfach trichterförmig bis zur Papille, die im Ultraschall-B-Bild vor der Aussparung durch den Sehnerven im Orbitaechogramm liegt, verfolgt werden kann.

Aderhautmelanome können allein durch die A-Bild-Echographie mit über 98%iger Sicherheit diagnostiziert werden. Charakteristische Kriterien im A-Bild (Abb. 1.5 a) sind eine hohe Initialzacke durch die dem Tumor aufliegende hochreflektive Netzhaut, reguläre innere Zackenanordnung, niedrige bis mittelhohe Zackenkette aus dem Tumor selbst, solide Konsistenz und als Zeichen der Tumorvaskularisation unscharfe Einzelzacken. Diese „Vaskularisationszacken" erscheinen auf dem Bildschirm verwaschen und entstehen am strömenden Blut in größeren Tumorgefäßen. Die reguläre inne-

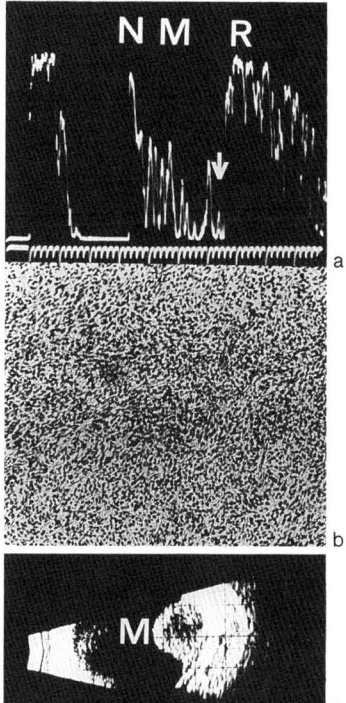

Abb. 1.5 Echographische und histologische Befunde bei Aderhautmelanom. a) A-Bild: auf die hohe Netzhautzacke (N) folgt eine Kette regulär angeordneter, mittelhoher bis niedriger Einzelzacken aus dem Melanom (M). Vor dem Rückwandecho (R) verwaschen konturierte Einzelzacke (Pfeil) als Ausdruck der Tumorvaskularisation. b) Das zugehörige histologische Präparat zeigt die homogene Anordnung kleiner Einzelzellen ohne größere Bindegewebssepten. c) B-Bild: das Melanom (M) stellt sich als kugeliger, glaskörperwärts konvexer, solider, der Bulbusrückwand breitbasig aufsitzender Prozeß dar.

re Struktur des Tumorzackenkomplexes läßt sich aus der Histologie des Melanoms (Abb. 1.5 b) erklären: das Bild wird von kleinen, regulär angeordneten Zellen geprägt, größere Diskontinuitätszonen wie Bindegewebssepten fehlen. Das B-Bild (Abb. 1.5 c) zeigt einen halbkugeligen, scharf begrenzten, soliden Prozeß, der der Rückfläche breitbasig aufsitzt.

Intraokulare metallische Fremdkörper weisen eine extrem hohe Reflektivität auf; dies ist als wichtigstes Ultraschallkriterium anzusehen, das den eindeutigen Nachweis noch bis zu einer Fremdkörpergröße von 0,1 mm erlaubt. Im B-Bild (Abb. 1.6 a) ist ein Fremdkörper an seiner Schlagschattenbildung zu erkennen: an seiner Oberfläche wird so viel Energie reflektiert, daß die hinter dem Fremdkörper liegenden Anteile von Bulbus und Orbita nicht mehr echographisch erfaßt werden können. Aufgrund der erwähnten extrem hohen Reflektivität metallischer Fremdkörper können diese auch bei deutlicher Senkung der Schallenergie sicher nachgewiesen und lokalisiert werden (Abb. 1.6 c, e). Im A-Bild (Abb. 1.6 b) ruft der Fremdkörper eine steil ansteigende, schmale, maximal hohe Einzelzacke hervor, der bei sphärischen Fremdkörpern (z. B. Geschoßkugeln) aufgrund mehrfacher Schallreverberation eine Echokette mit abnehmender Zackenhöhe folgt; bei asphärischen Fremdkörpern ist dieses Wiederholungsphänomen nicht zu beobachten. Da auch im A-Bild-Verfahren sehr viel Schallenergie an der Fremdkörperoberfläche reflektiert wird, gelingt die echographische Darstellung der hinter dem Fremdkörper liegenden Strukturen wie Netzhaut, Sklera und Orbita nicht (Schlagschatten). Auch bei maximal herabgesetzter Sendeleistung des Gerätes, wenn alle anderen Bulbusanteile aufgrund niedrigerer Reflektivität bereits vom Bildschirm verschwunden sind, kann der Fremdkörper im A-Bild noch an einer schlanken Einzelzacke erkannt werden (Abb. 1.6 d, f).

Die *A-Bild-Biometrie* erlaubt eine sehr exakte axiale Vermessung der Gesamtlänge des Augapfels bzw. bestimmter Teilstrecken (Vorderkammertiefe, Linsendicke, Glaskörperlänge) zur präoperativen Brechkraftbestimmung intraokularer Kunstlinsen. Unter Verwendung einer Vorlaufstrecke und bei exakt senkrechtem Auftreffen des Schallstrahls auf Hornhaut, Linse und Netzhaut besteht ein typisches Biometriebild aus folgenden Einzelheiten (Abb. 1.7): 1. geräte- und schallkopfbedingtes Initialecho, 2. Nullinie aus der Vorlaufstrecke, 3. steil ansteigende, maximal hohe, doppelgipflige Hornhautzacke, 4. Nullinie aus der Vorderkammer, 5. hohe, schlanke Zacke von der Linsenvorderfläche, 6. aus dem Linseninneren bei klarer Linse Nullinie bzw. bei dichter Katarakt einzelne niedrige bis hohe Zusatzzacken, 7. mittelhohe, schlanke, steil ansteigende Zacke von der Linsenrückfläche, 8. Nullinie aus dem Glaskörper, 9. hohe, steil ansteigende Zacke von der Netzhautoberfläche. Moderne Ultraschallgeräte verfügen über spezielle Biometrie-

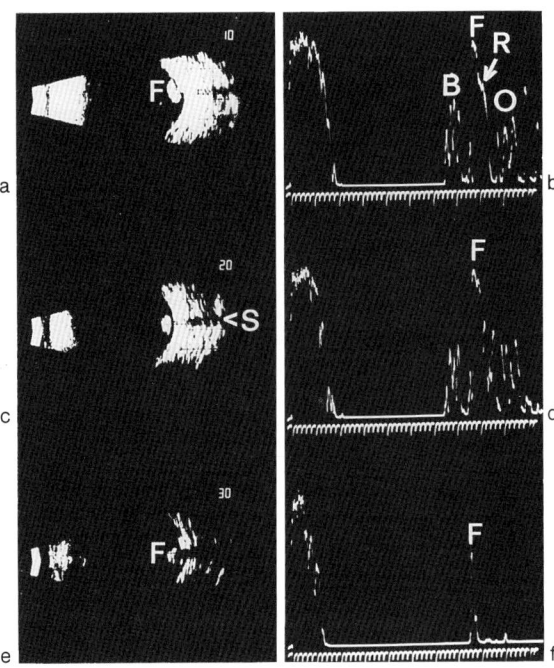

Abb. 1.6 Echographische Befunde bei intraokularem metallischem Fremdkörper. a, c, e) B-Bilder des metallischen Fremdkörpers mit abnehmender Sendeleistung aufgenommen. Der Fremdkörper (F) liegt der Bulbusrückwand direkt an und erzeugt im dahinterliegenden Orbitaechogramm (c) einen Schlagschatten (S). Auch bei weiterer Schallreduktion (e) Nachweis des stark echogenen Fremdkörpers (F) und des Schlagschattens. b, d, f) A-Bilder. b) Der Fremdkörper (F) bedingt eine maximal hohe Echozacke. Vor der Fremdkörperzacke mittelhohe Zackenkonfiguration durch eine umschriebene Glaskörperblutung (B). Durch Schlagschattenwirkung des Fremdkörpers wird die Rückwandzacke (R) nur noch mittelhoch, das Orbitaechozackenband (O) fast nicht mehr dargestellt. d) Bei weiterer Schallreduktion Persistieren der maximal hohen Fremdkörperzacke (F). f) Fremdkörpernachweis (F) auch bei maximaler Reduktion der Sendeleistung.

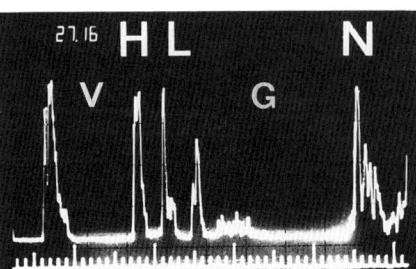

Abb. 1.7 A-Bild-Biometrie: normales Biometriebild. V echofreie Vorlaufstrecke, H hohe doppelgipflige Zacke von der Hornhaut, L Linsenvorder- und -rückflächenecho, zwischen H und L Nullinie aus der Vorderkammer, G Glaskörpernullinie, N Netzhautzacke.

einschübe, die es gestatten, in ein solches Biometriebild, das auf dem Bildschirm eingefroren werden kann, Leuchtmarken am Anstieg von Hornhaut- und Netzhautzacke einzublenden. Der eingebaute Computer liefert dann direkt die Gesamtbulbuslänge in Millimetern mit einer Fehlerbreite von ± 0,15 mm, die nach bestimmten Formeln unter Berücksichtigung der Hornhautkrümmung, einer Kunstlinsenkonstante und weiterer Faktoren in die Dioptrienzahl der zu implantierenden Linse umgerechnet werden kann. Die am häufigsten benutzte Regressionsgleichung zur Erzielung einer postoperativen Emmetropie ist die SRK-Formel nach Sanders, Retzlaff und Kraff: $P = A - 2,5\,L - 0,9\,K$. A ist dabei eine kunstlinsen- und herstellerspezifische Konstante, L bedeutet die echographisch bestimmte axiale Bulbuslänge in Millimeter und K den Durchschnittskeratometerwert; P ist dann diejenige Kunstlinsenstärke in Dioptrien, die eine Emmetropie bewirkt.

Ultraschalldiagnostik der Orbita

Indikationen

Indikationen zur Orbitaechographie sind der ein- oder beidseitige Exophthalmus bzw. Enophthalmus, der Verdacht auf Erkrankungen der äußeren Augenmuskeln und des Sehnerven sowie unklare Lid- und Bindehautschwellungen und die konjunktivale sowie episklerale Stauungshyperämie. Ziele der Orbitaechographie sind dabei der Ausschluß eines Pseudoexophthalmus bzw. Pseudoenophthalmus, der Nachweis und die Lokalisation einer orbitalen Läsion sowie deren Ausmessung und Differenzierung. Schließlich dient die Orbitaechographie der Verlaufskontrolle unter der Therapie und dem Frühnachweis von Rezidiven.

Untersuchungstechnik

Die echographische Untersuchung der Orbita kann entweder durch den Augapfel hindurch *(transbulbäre Echographie)* oder an ihm vorbei *(parabulbäre Echographie)* durchgeführt werden (Abb. 1.8). Bei der Untersuchung im A-Bild-Verfahren wird der Schallkopf direkt auf die durch ein Lokalanästhetikum betäubte Bindehaut aufgesetzt. Bei der transbulbären Orbitaechographie (Abb. 1.8, Schallrichtungen 1, 2) im A-Bild-Verfahren wird der Schallkopf nach Aufsetzen auf die Bindehaut in den Meridianen 12 h, 1,5 h, 3 h, 4,5 h, 6 h, 7,5 h, 9 h und 10,5 h von vorne nach hinten verschoben und dabei zusätzlich so verkippt, daß die angeloteten Orbitastrukturen möglichst senkrecht vom Schallstrahl getroffen werden. Dies läßt sich daran erkennen, daß von den orbitalen Leitstrukturen wie Muskeln und Sehnerv maximal hohe, steil ansteigende, schlanke Oberflächenzacken registriert werden. Bei der parabulbären A-Bild-Echographie (Abb. 1.8, Schallrichtung 3) wird der Schallkopf in den gleichen Meridianen entweder auf die Bindehaut oder mit Methylcellulose als Kontaktmedium auf die geschlossenen Augenlider aufgesetzt und der Schallstrahl am Bulbus vorbei in die Orbita gerichtet. Zur B-Bild-Untersuchung wird der Schallkopf wegen größerer Abmessungen unter Zwischenschaltung von Methylcellulose als Kon-

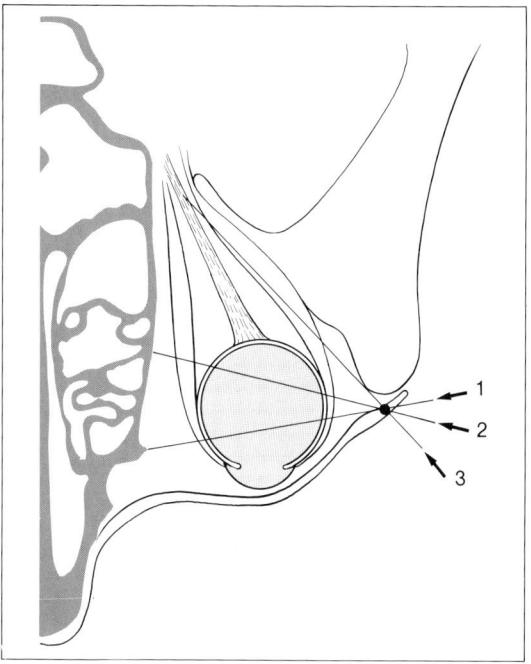

Abb. 1.8 Schematische Darstellung der transbulbären (1, 2) und parabulbären (3) echographischen Untersuchung der Orbita.

taktmedium den geschlossenen Lidern bei 12 h, 3 h, 6 h und 9 h aufgesetzt und von vorne nach hinten geschwenkt. Der Schallstrahl gelangt dabei entweder durch den Augapfel hindurch (transbulbäre Echographie) oder an ihm vorbei (parabulbäre Echographie) in die gegenüberliegenden Orbitastrukturen.

Grundlagen der standardisierten A-Bild-Echographie der Orbita

Die heute an vielen Augenkliniken durchgeführte Orbitaechographie stützt sich hauptsächlich auf die A-Bild-Echographie von OSSOINIG (1977). Hauptbestandteil dieses Untersuchungsverfahrens sind das Kretz-Technik 7200 MA-A-Bildgerät mit einer speziellen, S-förmigen Verstärkerkennlinie, ein Schallkopf mit einer Arbeitsfrequenz von 8 MHz und eine bestimmte Untersuchungstechnik mit genau definierter Abfolge der einzelnen Schritte (Abb. 1.9).

Zunächst wird der *Nachweis* einer Läsion angestrebt; hierzu wird die Orbita wie oben beschrieben systematisch durchschallt. Die jeweiligen Befunde werden mit denen der gesunden anderen Orbita verglichen. Auf den Nachweis einer orbitalen Läsion folgt deren *Lokalisation (topographische Echographie):* aus der Schallkopfposition auf dem Augapfel und aus der Relation der verdächtigen Stelle zu den orbitalen Leitstrukturen (Muskel, Sehnerv, Knochenwandung) können metrische Angaben zur *Lokalisation* und *Größe* einer Orbitaläsion gewonnen werden. Die anschließend durchzuführende *quantitative Echographie* macht Aussagen über die *Innenstruktur* und die *Reflektivität* z. B. eines Orbitatumors. Da Grenzflächen zwischen Zellaggregaten und Interzellularsubstanz sowie zwischen Gruppen unterschiedlicher Zellen die hauptsächlichen Entstehungsorte von Echozacken sind, kann aus der *Anordnung, Abfolge* und *Höhe* der Einzelzacken ein direkter Rückschluß auf das zugrundeliegende gewebliche Substrat gezogen werden. Eine *gleichförmige Zackenabfolge* spiegelt einen homogenen Gewebeaufbau wider *(reguläre Innenstruktur)*, während eine *unregelmäßige Zackenanordnung* bei entsprechend *heterogener Gewebszusammensetzung* beobachtet wird *(irreguläre Innenstruktur)*. Die *Reflektivität* einer orbitalen Läsion kann extrem hoch (95–100% Zackenhöhe im Vergleich zur maximal hohen Initial- bzw. Bulbusrückwandzacke), hoch (60–95%), mittelhoch (40–60%), niedrig (5–40%) und extrem niedrig (0–5%) sein. Der Grad der Reflektivität spiegelt den Aufbau der zugrundeliegenden Gewebsstruktur wider: eine extrem niedrige Reflektivität mit nur vereinzelten, sehr niedrigen Echozacken findet

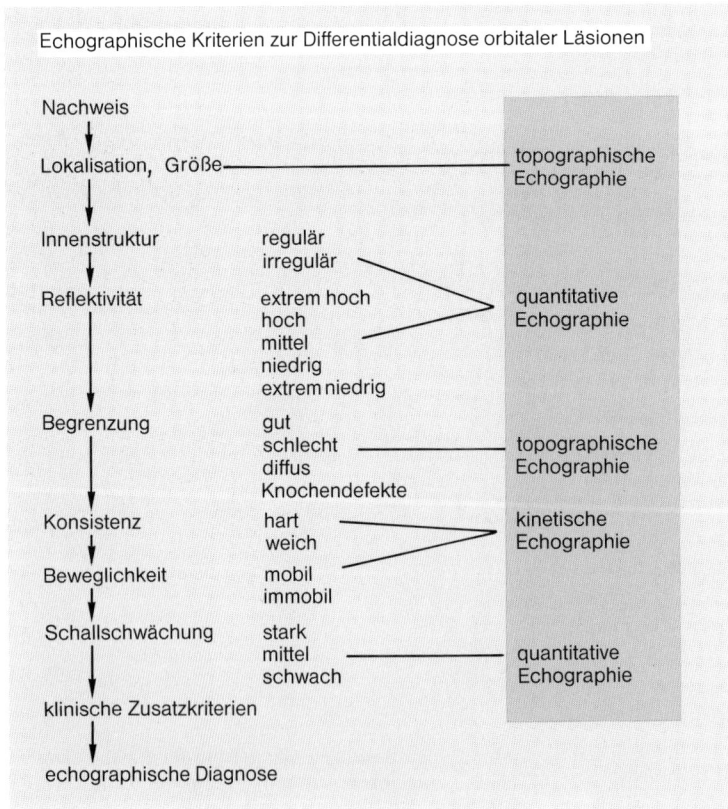

Abb. 1.9 Anleitung zur echographischen Untersuchung der Orbita durch die standardisierte Methode nach Ossoinig.

sich bei zystischen Orbitaprozessen; mittelhohe Reflektivität wird bei Gliomen und Meningeomen des Sehnerven und hohe Reflektivität bei Karzinomen beobachtet. Je heterogener der Gewebsaufbau und je größer die Grenzfläche eines Tumors im Vergleich zur verwendeten Wellenlänge sind, desto höher ist die resultierende Reflektivität. Der nächste Untersuchungsschritt wird *topographische Echographie* genannt. Sie macht Aussagen über die *Form* und *Begrenzung* einer Läsion und gestattet den *Nachweis von Knochendefekten* in den Orbitawandungen. Die *Begrenzung* einer Raumforderung kann scharf oder diffus sein; im ersten Fall ist im A-Bild eine hohe Abschlußzacke zu sehen (z. B. zystischer Tumor), im letzteren fällt das Orbitaechogramm ohne scharfe Begrenzung unter allmählicher Abnahme der Zackenhöhe ab (z. B. Orbitaphlegmone). *Knochendefekte* in den Orbitawandungen können daran erkannt werden, daß die maximal hohe Abschlußzacke des Orbitaechogramms, die durch weitgehende Totalreflexion des Schallstrahls bei senkrechtem Auftreffen auf den Knochen entsteht, abrupt an Höhe verliert, wenn der Schallstrahl über einen Knochendefekt geschwenkt wird. Einzelne große Knochendefekte werden bei Mukozelen, multiple kleinere Defekte bei Tumoreinbruch aus den Nasennebenhöhlen in die Orbita beobachtet. Der nächste Untersuchungsschritt heißt *kinetische Echographie*. Durch Druck des Schallkopfes auf den nichtkompressiblen Augapfel wird versucht, die dahinterliegende Läsion zusammenzudrücken; hieraus können Rückschlüsse auf die *Konsistenz* des jeweiligen Orbitaprozesses gezogen werden. Eine deutliche Größenabnahme ist im A-Bild an einer entsprechenden Verkürzung der Echostrecke zu erkennen; dies spricht für eine weiche Konsistenz, wie sie bei orbitalen Varizen, arteriovenösen Fisteln und serösen Zysten beobachtet wird. Auf eine harte Konsistenz kann geschlossen werden, wenn durch Druck des Schallkopfes gegen den Bulbus die dahinter liegende Läsion keine Verkürzung der entsprechenden Echostrecke im A-Bild erkennen läßt; eine harte Konsistenz ist für solide Orbitatumoren charakteristisch. Die kinetische Echographie gestattet weiterhin eine Aussage darüber, ob eine orbitale Raumforderung bei Druck des Schallkopfes *Lageänderungen* erfährt (wie z. B. Dermoidzysten) oder nicht (wie z. B. bei Karzinomen mit infiltrativem Wachstum). Die kinetische Echographie läßt darüber hinaus einen *Blutfluß* in vaskulären Läsionen oder größeren Tumorgefäßen an einer niedrig reflektiven, stark verwaschenen, scharf begrenzten Echostrecke erkennen. Im weiteren Sinn findet die kinetische Echographie schließlich Anwendung in der Beurteilung von Dickenänderungen der Augenmuskeln bei Blickbewegungen; hieraus lassen sich differentialdiagnostische Rückschlüsse auf die mögliche Ur-

sache posttraumatischer Motilitätsstörungen des Auges ziehen. Abschließend wird nochmals die *quantitative Echographie* zur Charakterisierung der *Schallschwächung* in einer orbitalen Raumforderung herangezogen. Homogen aufgebaute Tumoren wie die Gruppe der Lymphome, Sarkome und Pseudotumoren bedingen eine nur geringe Schallschwächung, was an einem minimalen Abfall der Zackenhöhe des Tumorechogramms zu erkennen ist. Starke Schallschwächung mit entsprechend steilem Zackenabfall beobachtet man bei orbitalen Neurofibromen, diffusen Orbitaentzündungen und -hämatomen. Nachdem in dieser Reihenfolge durch *quantitative, topographische* und *kinetische Echographie* die Differentialkriterien *Innenstruktur, Reflektivität, Begrenzung, Form, Konsistenz, Beweglichkeit* und *Schallschwächung* eindeutig herausgearbeitet worden sind, kann die endgültige echographische Diagnose aufgrund der für die verschiedenen Orbitaerkrankungen jeweils pathognomonischen Befundkombinationen gestellt werden.

Normalbefunde

Das normale transbulbäre Echogramm der Orbita läßt in Abhängigkeit von der jeweiligen Schallrichtung folgende Einzelheiten erkennen: das Ultraschall-A-Bild (Abb. 1.10 a) der vorderen Orbita (Schallrichtung 1 in Abb. 1.8) zeigt nach der gerätebedingten Initialzacke die Glaskörpernullinie, der das steil ansteigende Bulbuswandecho folgt. Das Orbitagewebe wird durch ein schmales, homogenes, hochreflektives Echozackenband wieder-

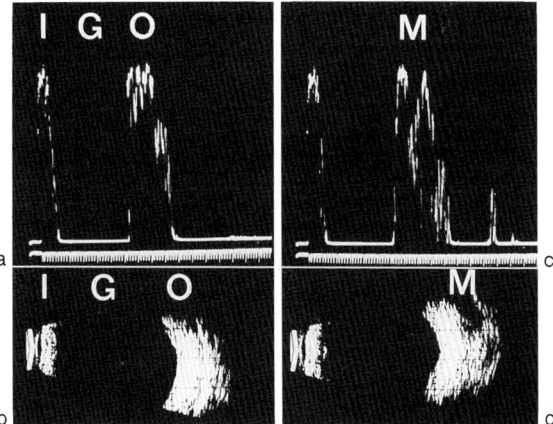

Abb. 1.10 Normale transbulbäre Orbitaechogramme (vgl. hierzu Abb. 1.8, Schallrichtung 1 und 2). a) A-Bild der vorderen Orbita. I Initialzacke, G Glaskörpernullinie, O hochreflektives Orbitaechozackenband. b) B-Bild der vorderen Orbita. I Initialecho, G echofreier Glaskörperraum, O homogenes, stark echogenes Orbitaechogramm. c) A-Bild der mittleren Orbita: scharf begrenzte Zackendepression durch den M. rectus medialis (M). d) B-Bild der mittleren Orbita: Echoaussparung durch den inneren geraden Augenmuskel (M).

gegeben. Das entsprechende Ultraschall-B-Bild (Abb. 1.10 b) läßt nach dem Initialecho den echofreien Glaskörperraum und ein homogenes, dichtes und helles, glatt begrenztes Orbitaechogramm erkennen. Durchschallt man die mittlere Orbita (Schallrichtung 2 in Abb. 1.8) so erfährt das Orbitaechogramm im A-Bild (Abb. 1.10 c) eine Zackendepression durch den niedriger reflektiven M. rectus medialis, der im B-Bild (Abb. 1.10 d) eine oväläre Aussparung im sonst homogenen Orbitaechogramm hervorruft. Das normale parabulbäre Orbitaechogramm (Schallrichtung 3 in Abb. 1.8) ist im A-Bild (Abb. 1.11 a) durch ein hohes Echozackenband, das rasch an Höhe verliert, im B-Bild (Abb. 1.11 b) durch eine homogene Echofläche gekennzeichnet.

die Myositis sollen ausführlicher dargestellt werden.

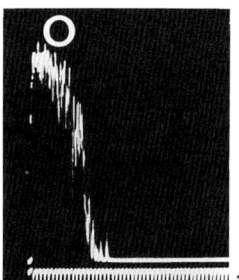

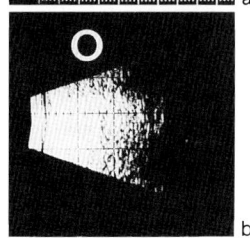

Abb. 1.11 Normale parabulbäre Orbitaechogramme (vgl. hierzu Abb. 1.8, Schallrichtung 3). a) A-Bild: hochreflektives, scharf begrenztes Orbitaechozackenband (O). b) B-Bild: homogenes Orbitaechogramm (O).

Pathologische Befunde

In der Tab. 1.2 sind die sonographisch diagnostizierbaren Erkrankungen der Orbita nach nosologischen und strukturellen Gesichtspunkten aufgelistet. Die Orbitabodenfraktur, der Orbitaabszeß, das kavernöse Hämangiom, die orbitale Varize und die Lymphom-Sarkom-Pseudotumorgruppe sowie

Tabelle 1.2 Echographisch diagnostizierbare Erkrankungen der Orbita

1. Verletzungen		Retro-, parabulbäres Hämatom, Blutzysten, subperiostales Hämatom; Emphysem; Wandfrakturen (±Inkarzeration perimuskulären Gewebes); intraorbitale Fremdkörper (Nachweis und Lokalisation)
2. Entzündungen		Ödem, Phlegmone, Abszeß, subperiostaler Abszeß; Sinus-cavernosus-Thrombose; (Begleit)Tenonitis
3. Tumoren	zystische:	(Epi)Dermoid; seröse Zysten, Blutzysten; Muko(pyo)zele, Aerozele; zystische Fehlbildungen
	vaskuläre:	Hämangiom (kapillar, kavernös); Lymphangiom; Varizen; arteriovenöse Fehlbildungen; arteriovenöse Fistel
	solide:	Lymphom, Sarkom, Pseudotumor; neurogene Tumoren; Karzinom, Metastase; Durchbruch primär intraokularer Tumoren
4. Augenmuskeln	Verdickung:	akute, chronische Myositis, endokrine Orbitopathie, Muskelhämatom, Schwellung bei venösem Rückstau (z. B. durch arteriovenöse Fistel); Metastase, Pseudotumor, Lymphom
	Verdünnung:	alte Parese, Atrophie, Fibrose
	DD:	posttraumatische Motilitätsstörung: Hämatom – Inkarzeration – Parese – Atrophie
5. Sehnerv	Verdickung:	Neuritis, intrakranielle Drucksteigerung; Optikusscheidenhämatom; Meningeom, Gliom; Verdickung der Sehnervenhülle bei endokriner Orbitopathie
	Verdünnung:	Atrophie Avulsio, Evulsio; zystische Fehlbildungen
6. Orbitawände	Verdickung:	Meningeom, Osteom, fibröse Dysplasie, ossifizierendes Fibrom, Osteoblastom, Riesenzelltumor, Osteosarkom, Knochenzyste (aneurysmatisch, parasitär), Morbus Paget
	Knochendefekt:	angeboren: Neurofibromatose, Meningoenzephalozele, Dermoid; traumatisch: Fraktur, subperiostales Hämatom, Mukopyozele, postoperativ; entzündlich: Osteomyelitis, subperiostaler Abszeß, Orbitaphlegmone, Mukopyozele; tumorös: Nasennebenhöhlen-, Epipharynx-, Schädelbasistumor

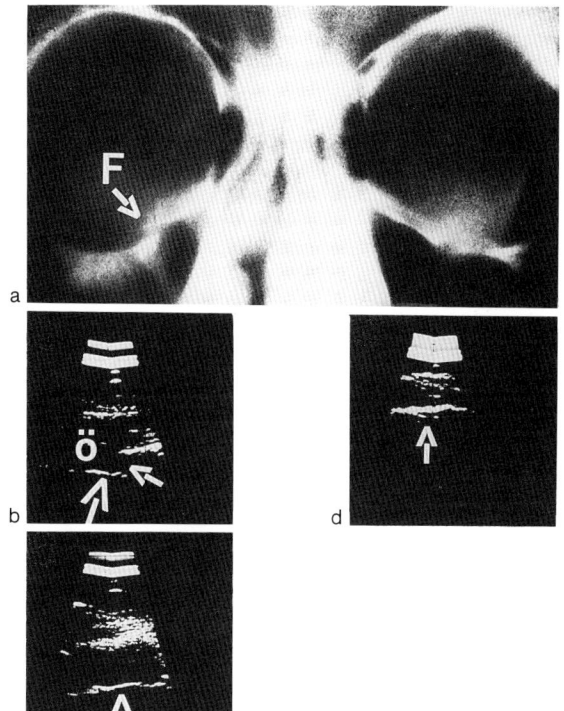

Abb. 1.12 Radiologische und B-Bild-echographische Befunde bei Orbitabodenfraktur rechts. a) Im Tomogramm deutlich sichtbarer Frakturspalt (F) mit Knochenfragmentdislokation. b) Präoperatives B-Bild mit Darstellung des Frakturspaltes (kleiner Pfeil) und der Knochenfragmentdislokation (großer Pfeil). Ö durch Ödem verbreitertes parabulbäres Orbitaechogramm. c) Postoperatives B-Bild mit Darstellung des glatt konturierten Orbitabodens und der eingelegten Teflonscheibe (Pfeil). d) Vergleichs-B-Bild des linken, unverletzten Orbitabodens (Pfeil).

Orbitabodenfrakturen sind bei fehlender klinischer Symptomatik wie Motilitätseinschränkung und Doppelbildwahrnehmung schwierig zu diagnostizieren; auch auf tomographischen Aufnahmen kann der Frakturspalt übersehen werden. Im Ultraschall-B-Bild (Abb. 1.12 b) gelingt der Frakturnachweis, wenn der Knochendefekt mindestens 1 mm breit ist; Fragmentdislokationen in die Kieferhöhle sind echographisch ebenfalls nachweisbar. In der postoperativen Verlaufskontrolle sind der Rückgang des Orbitaödems bzw. -hämatoms und die Lage der implantierten Teflonscheibe zur Stabilisierung des Orbitabodens echographisch gut zu beurteilen (Abb. 1.12 c).

Abgekapselte Orbitaabszesse sind im A-Bild (Abb. 1.13 a) an scharfer Begrenzung und niedriger Reflektivität, im B-Bild (Abb. 1.13 b) an einer ovalären Aussparung mit vereinzelten Innenechos zu erkennen. Da der Abszeß echographisch exakt lokalisiert werden kann, ist eine gezielte chirurgische Intervention ohne Gefahr der Verletzung des Bulbus oder der Orbita möglich.

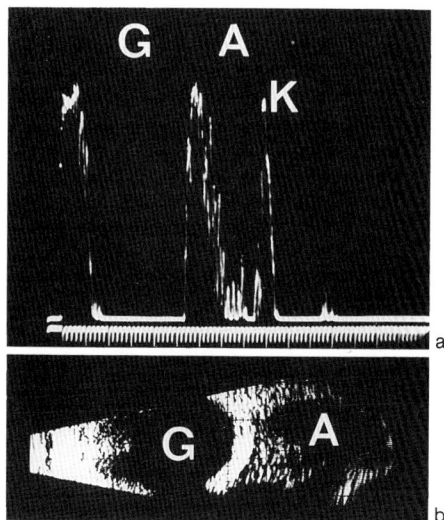

Abb. 1.13 Echographische Befunde bei Orbitaabszeß. a) A-Bild: scharf begrenzter, niedrig reflektiver Abszeß (A). G Glaskörpernullinie, K hohe Knochenzacke. b) B-Bild: ovaläre, scharf begrenzte, gering echogene Aussparung im Orbitaechogramm durch Abszeß (A). G echofreier Glaskörperraum.

Das *kavernöse Hämangiom* ist der häufigste Gefäßtumor der Orbita mit charakteristischer Lokalisation im Muskeltrichter. Typische A-Bild-Befunde (Abb. 1.14 a) sind reguläre Innenstruktur, hohe Reflektivität, scharfe Begrenzung, relativ harte Konsistenz und mittlere Schallschwächung. Die reguläre Anordnung hoher Echozacken mit dazwischenliegenden Zackendepressionen spiegelt das zugrunde-

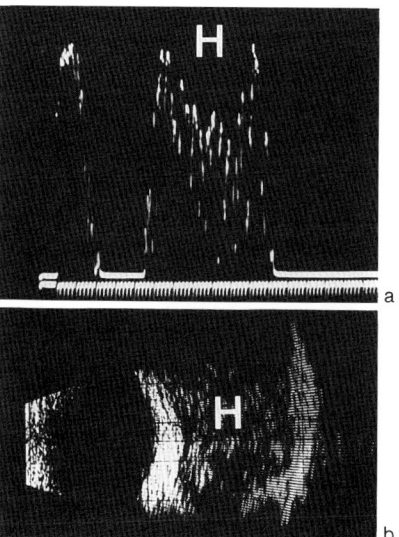

Abb. 1.14 Echographische Befunde bei kavernösem Hämangiom (H). a) A-Bild: scharf begrenzte, hoch reflektive und regulär strukturierte Echozackenbande mit mittlerer Schallschwächung. b) B-Bild: rundliche, scharf begrenzte Echoaussparung mit diffusen Innenechos.

1.12 Ultraschalldiagnostik in der Augenheilkunde

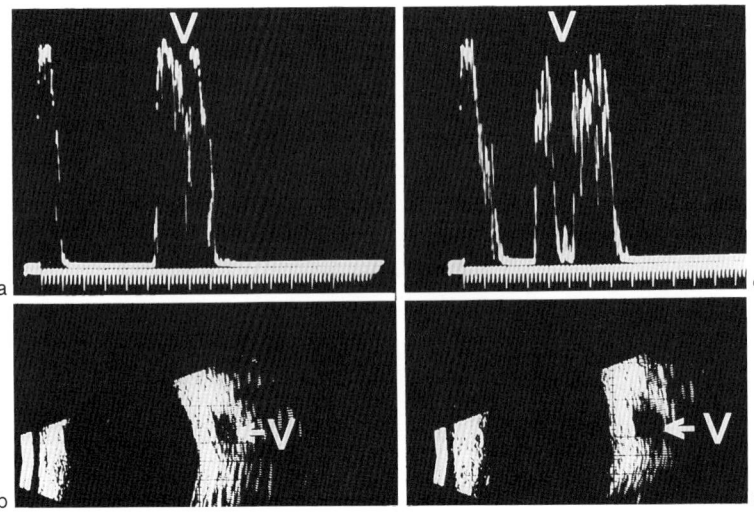

Abb. 1.15 Echographische Befunde bei orbitaler Varize. a) A-Bild: scharf begrenzte, niedrig reflektive Zackendepression durch Varize (V). b) B-Bild: rundliche, echofreie Aussparung im homogenen Orbitaechogramm durch Varize (V). c, d) Beim Valsalva-Versuch deutliche Größenzunahme der Zackendepression im A- bzw. der Echoaussparung im B-Bild.

liegende Gewebssubstrat des Hämangioms mit breiten Septen und blutgefüllten Gefäßräumen wider. Das B-Bild (Abb. 1.14 b) zeigt eine rundliche bis ovaläre, scharf begrenzte Aussparung im sonst homogenen Orbitaechogramm mit diffuser Verteilung von Innenechos.

Orbitale Varizen sind im A-Bild (Abb. 1.15 a) durch eine scharf begrenzte Zackendepression, im B-Bild (Abb. 1.15 b) an einer kleinen, kreisrunden Aussparung im homogenen Orbitaechogramm zu erkennen. Diese Befunde allein sind aber noch nicht charakteristisch, da ähnliche Bilder auch bei Durchschallung der äußeren Augenmuskeln beobachtet werden. Als pathognomonisch hingegen ist eine Größenzunahme der Zackendepression im A-Bild (Abb. 1.15 c) bzw. der Echoaussparung im B-Bild (Abb. 1.15 d) beim Valsalva-Versuch anzusehen. Hierbei kommt es zu einer deutlich vermehrten Blutfüllung der Varize, die klinisch das eindrucksvolle Bild des Exophthalmus intermittens hervorruft.

Die Gruppe der *Lymphome, Sarkome und Pseudotumoren* ist im A-Bild (Abb. 1.16 a) durch glatte Begrenzung, reguläre Innenstruktur, niedrige Re-

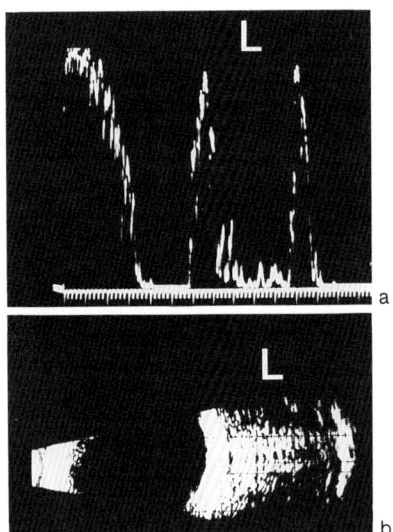

Abb. 1.16 Echographische Befunde bei orbitalem Lymphom (L). a) A-Bild: scharf begrenzte, niedrig reflektive Zackendepression mit geringer Schallschwächung. b) B-Bild: Verbreiterung des Orbitaechogramms durch glatt begrenztes, mäßig echogenes Lymphom (L).

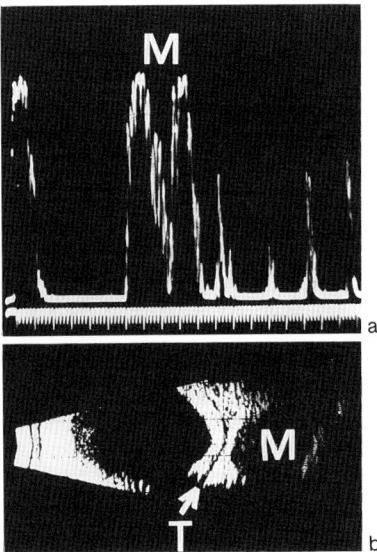

Abb. 1.17 Echographische Befunde bei Myositis. a) A-Bild: deutliche Verbreiterung der Zackendepression durch entzündliche Verdickung des Muskels (M). b) B-Bild: massive Verdickung des entzündeten Muskels (M); als Zeichen einer begleitenden (Epi)Skleritis ist der Tenonsche Raum (T) als echofreie Zone parallel zur Augapfelwand sichtbar.

flektivität, harte Konsistenz und geringe Schallschwächung ausgezeichnet. Die niedrige Innenreflektivität dieser Tumorgruppe läßt sich durch die homogene Anordnung kleiner Zellelemente erklären. Das B-Bild (Abb. 1.16b) zeigt neben einer Verbreiterung des Orbitaechogramms eine glatt begrenzte, mäßig echogene Aussparung.

Bei der *Myositis* sind der Muskel und seine Ansatzsehne am Auge deutlich verdickt. Im A-Bild (Abb. 1.17a) fallen niedrige Reflektivität und reguläre Innenstruktur als Ausdruck der entzündlichen Homogenisierung des Muskels auf. Das B-Bild (Abb. 1.17b) zeigt eine rundliche Verdickung des Muskels vor allem in seiner vorderen Hälfte. Als Zeichen einer *Begleit(epi)skleritis* kann der Tenonsche Raum durch Flüssigkeitsansammlung aufgeweitet und dadurch echographisch darstellbar werden.

Ultraschalldiagnostik der Tränenorgane

Tränendrüse

Indikationen

Die Indikation zur echographischen Untersuchung der Tränendrüsenregion ist gegeben, wenn dort eine Schwellung mit oder ohne Rötung und Schmerz festgestellt wird. Auch bei Verdacht auf Mitbefall der Tränendrüse im Rahmen generalisierter Erkrankungen des hämatopoetischen und lymphatischen Systems sollte eine Ultraschalluntersuchung durchgeführt werden.

Untersuchungstechnik

A- und B-Bild-Echographie der Tränendrüse werden durch direktes Aufsetzen des Schallkopfes auf die Oberlidhaut im temporalen Bereich unter Zwischenschaltung von Methylcellulose als Ankopplungsmedium durchgeführt. Durch Verkippen des Schallkopfes in horizontaler und vertikaler Richtung kann so die Tränendrüse, der Knochen im Bereich der Fossa glandulae lacrimalis sowie die temporal-obere Orbita echographisch beurteilt werden.

Normalbefunde

Die normale Tränendrüse ist im Ultraschall-A-Bild (Abb. 1.18a) durch ein scharf begrenztes (steiler Zackenabfall), hoch reflektives, regulär strukturiertes Zackenband mit geringer Schallschwächung charakterisiert. Das B-Bild (Abb. 1.18b) läßt eine homogene, glatt konturierte Echoverteilung erkennen. Der normale Tränendrüsenaufbau mit größeren Gewebekompartimenten (Ausführungs-

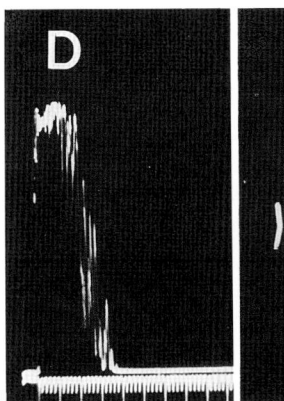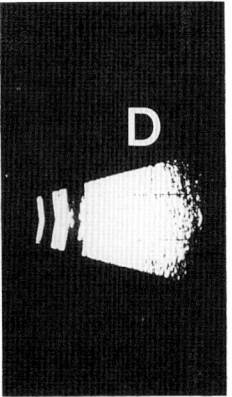

Abb. 1.18 Echographische Befunde der normalen Tränendrüse. a) A-Bild: scharf begrenztes, sehr hoch reflektives Echozackenband mit geringer Schallschwächung aus der Tränendrüse (D). b) B-Bild: homogene, glatt konturierte Echoverteilung.

gänge, bindegewebiges Interstitium) erklärt die insgesamt hohe Reflektivität im Ultraschall-A- bzw. die starke Echogenität im -B-Bild.

Pathologische Befunde

In der Tab. 1.3 (A) sind die sonographisch differenzierbaren Erkrankungen der Tränendrüse stichwortartig zusammengestellt; das *pleomorphe Adenom* soll ausführlich dargestellt werden: dieser benigne Mischtumor der Tränendrüse ist im A-Bild (Abb. 1.19a) durch glatte Begrenzung, mittelhohe Innenreflektivität mit irregulärer Zackenanordnung, geringe Schallschwächung und harte Konsistenz charakterisiert. Diese Kriterien sind das

1.14 Ultraschalldiagnostik in der Augenheilkunde

Tabelle 1.3 Echographisch diagnostizierbare Erkrankungen der Tränenorgane

A. Tränendrüse:

1. Fehlbildungen	Zysten
2. Entzündungen	akute, chronische Dakryoadenitis; postinflammatorische Atrophie
3. Tumoren	lymphatische Tumoren; leukämische Infiltration; pleomorphes Adenom, Mukoepidermoidtumor, adenoidzystisches, anaplastisches Karzinom

B. Tränenwege:

1. Fehlbildungen	Persistenz der Hasnerschen Klappe; Dakryozystozele; Aplasie, Atresie
2. Entzündungen	akute, chronische Dakryozystitis, Tränenwegsektasie, Begleitethmoiditis; Entzündungsfolgen: Fistel, Membranen, Stenosen, Obliteration; postoperativ: Erkennung der Rezidivursache
3. Tumoren	primäre Tränenwegstumoren; Nasennebenhöhlentumoren mit Einbruch in die Tränenwege; Differentialdiagnose: Pneumatozele

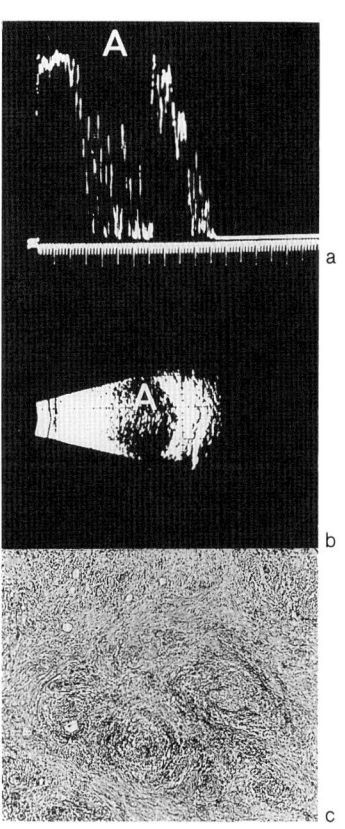

Abb. 1.19 Echographische und histologische Befunde eines pleomorphen Adenoms der Tränendrüse. a) A-Bild: scharf begrenzte, mittelhohe, irregulär strukturierte Echozackenbande eines Tränendrüsenadenoms (A). b) B-Bild: glattkonturiertes, mittelgradig echogenes Adenom (A). c) Histologisches Präparat mit Darstellung breiter Bindegewebsstraßen und epithelial-tubulärer Strukturen.

echographische Korrelat von breiten, derben Bindegewebsstraßen mit größeren Inseln epithelialer Strukturen (Abb. 1.19 c). Im B-Bild (Abb. 1.19 b) imponieren glatte Konturierung mit mittelgradiger Echogenität.

Tränenwege

Indikationen

Indikationen zur echographischen Untersuchung der ableitenden Tränenwege sind jede Schwellung im Tränensackbereich mit oder ohne Rötung und Schmerzhaftigkeit, das Leitsymptom „Epiphora" bei unklarem klinischen Befund sowie die Verlaufskontrolle nach operativen Eingriffen, wenn kein freier Abfluß der Tränenflüssigkeit erzielt werden konnte.

Untersuchungstechnik

Beim liegenden Patienten wird der Kopf leicht zur Gegenseite geneigt und etwas im Nacken überstreckt. Diese Position ermöglicht es, bei geschlossenen Lidern Methylcellulose über der Tränensackregion zu applizieren und so eine ausreichende Vorlaufstrecke zu erzielen. Bei der A-Bild-Untersuchung wird der Tränensack zunächst im sagittalen Strahlengang aufgesucht, sein proximales Ende eingestellt und dann der Tränensack vom Fundus bis zum Übergang in den Ductus nasolacrimalis systematisch dargestellt. Darauf folgt die Schallkopfeinstellung vom medialen Lidwinkel in frontaler Richtung. Im B-Bild-Verfahren wird der Tränensack in vertikaler Richtung aufgesucht und von proximal nach distal durch Verkippung des Schallkopfs untersucht. Daraufhin werden mehrere horizontale Querschnitte durch den Tränensack gelegt.

Normalbefunde

Der normale Tränensack stellt sich im A-Bild (Abb. 1.20 a) als zystisches Gebilde, das von 2 maximal hohen, doppelgipfligen Zacken scharf begrenzt wird, dar; aufgrund des serös-wäßrigen Inhaltes besteht im Lumen eine extrem niedrige Reflektivität. Im B-Bild (Abb. 1.20 b) ist der Tränensack im Längsschnitt als ovale, nach unten schmäler werdende, echofreie Struktur zu erkennen. Der Übergang in den Ductus nasolacrimalis ist gut sichtbar; in vielen Fällen läßt sich der Arltsche Sinus nachweisen.

Pathologische Befunde

Die Tab. 1.3 (B) informiert über die sonographisch faßbaren Erkrankungen der ableitenden Tränenwege; die Dakryozystitis und der Tränensacktumor werden ausführlicher besprochen.

Bei der *akuten Tränensackentzündung* läßt sich im A-Bild (Abb. 1.21 a) eine deutliche Aufweitung des Tränensacks mit niedrigen (flüssig-eitriger Inhalt) bis mittelhohen (eingedickt-eitriger Inhalt), eng aufeinanderfolgenden Innenechos nachweisen. Im B-Bild (Abb. 1.21 b) sieht man einen erweiterten Tränensack mit multiplen Innenechos. Die entzündliche Infiltration der über dem Tränensack liegenden Haut ist an der Echoverbreiterung vor dem Saccus sowohl im A- als auch im B-Bild zu erkennen.

Tumoren des Tränensackes sind zwar extrem selten, müssen aber differentialdiagnostisch stets bedacht werden. Das Ultraschall-A-Bild (Abb. 1.22 a) zeigt

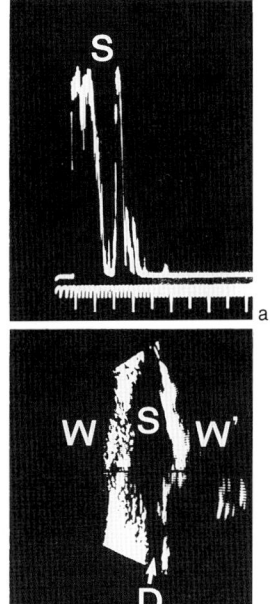

Abb. 1.20 Echographische Befunde des normalen Tränensacks. a) A-Bild: durch 2 maximal hohe, doppelgipflige Zacken scharf begrenzter Tränensack (S) mit niedriger Innenreflektivität. b) B-Bild in vertikaler Untersuchungsebene mit Darstellung der äußeren (W) und inneren (W') Tränensackwand, des echofreien Tränensacklumens (S) sowie des Übergangs in den Ductus nasolacrimalis (D).

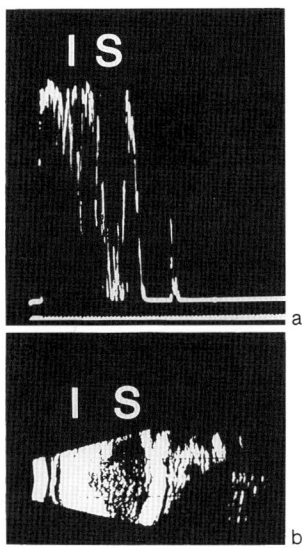

Abb. 1.21 Echographische Befunde bei akuter Dakryozystitis mit flüssig-eitrigem Tränensackinhalt. a) A-Bild: durch entzündliche Infiltration und Verdickung der Haut über dem Tränensack verbreitertes Initialecho (I); Aufweitung des Tränensacks (S) mit niedrigen Innenechos. b) B-Bild: Verbreiterung des Initialechos (I) durch entzündliche Verdickung der Haut; erweiterter Tränensack (S) mit diffus verteilten Innenechos.

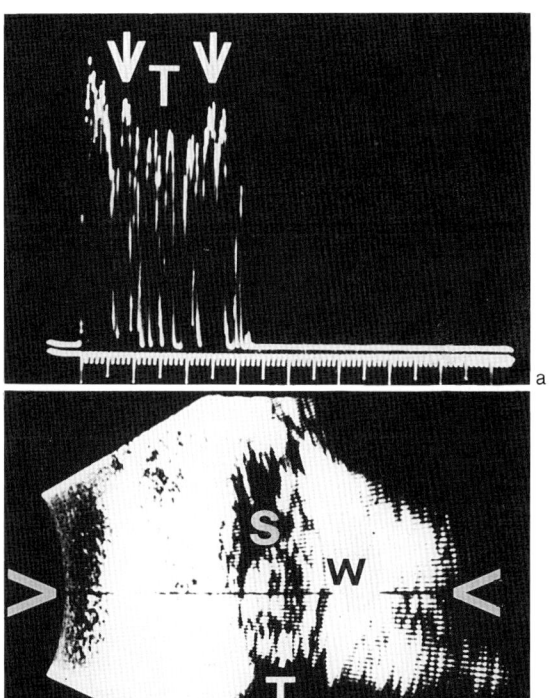

Abb. 1.22 Echographische Befunde eines Tränensacktumors. a) A-Bild: bei Schallrichtung durch den Tumor (entsprechend der schwarzen horizontalen Linie in [b]) hochreflektives, regulär strukturiertes Echozackenband aus dem Tumor (T); die Pfeile weisen auf die äußere bzw. innere Tränensackwand hin. b) B-Bild in vertikaler Schallebene: weitgehende Ausfüllung des Tränensacks (S) durch den soliden Tumor (T), der von der medialen Tränensackwand (W) ausgeht (die Pfeilspitzen markieren die Schnittebene von [a]).

bei Schallrichtung durch den Tumor eine hochreflektive, regulär strukturierte Echozackenbande mit minimaler Schallschwächung und harter Konsistenz. Im B-Bild (Abb. 1.22 b) ist der Tumor bei vertikaler Schallrichtung als rundliche, solide, wandständige Raumforderung zu erkennen. Auch bei sekundär aus den Nasennebenhöhlen in die ableitenden Tränenwege einbrechenden Tumoren ist eine exakte echographische Darstellung und Diagnostik möglich. Als Leitsymptom gilt der Nachweis multipler, irregulär begrenzter Knochendefekte im Bereich der Fossa sacci lacrimalis.

Pränatale ophthalmologische Echographie

Indikationen

Die pränatale echographische Untersuchung der Orbitae des Feten ist indiziert, wenn in der Familienanamnese okuläre Fehlbildungen (z.B. Mikrophthalmus, angeborene Katarakt) bekannt sind. Da diese vielfach Leitsymptome einer generalisierten Erkrankung des Feten bzw. eines polysymptomatischen Syndroms sind, ist die pränatale ophthalmologische Echographie auch in der Fehlbildungsdiagnostik von großem Nutzen; gleiches gilt für die Früherkennung intrauterin entstandener Tumoren (z.B. Retinoblastom, orbitales Teratom). Darüber hinaus erlauben die Ergebnisse der Orbitabiometrie eine exakte Bestimmung des Gestationsalters von Feten mit Mikrozephalus, bei denen der biparietale Schädeldurchmesser hierzu nicht herangezogen werden kann.

Untersuchungstechnik

Die Kopfregion des Feten wird in frontaler und horizontaler Richtung durch die mütterliche Bauchdecke hindurch untersucht. Wegen der hierzu notwendigen großen Eindringtiefe des Ultraschalls werden Untersuchungsfrequenzen von 3,5 bis 5 MHz benutzt, was auf Kosten des Auflösungsvermögens geht. Bei der Darstellung der Orbitae ist darauf zu achten, daß eine exakt symmetrische Schnittebene gewählt und der jeweils größte, seitengleiche Durchmesser erfaßt wird.

Normalbefunde

Der echographische Nachweis einer Gravidität gelingt ab der 5. Schwangerschaftswoche, d. h. 3 Wochen post conceptionem. Der Embryo ist ab der 6.–7. Schwangerschaftswoche zu erkennen. Etwa ab der 10. Schwangerschaftswoche kann echographisch eine Unterscheidung zwischen Kopf, Rumpf und Gliedmaßen erfolgen; in der 13. Schwangerschaftswoche ist erstmals eine exakte Darstellung der Orbitae und Linsen möglich. In transversalen und horizontalen Untersuchungsebenen des Kopfes sind Augenhöhlen und Bulbi mit Linsen in ihrer topographischen Nachbarschaft zum Mittelgesicht erkennbar (Abb. 1.23). Der horizontale Orbitadurchmesser sowie der innere und äußere Orbitaabstand lassen sich durch entsprechendes

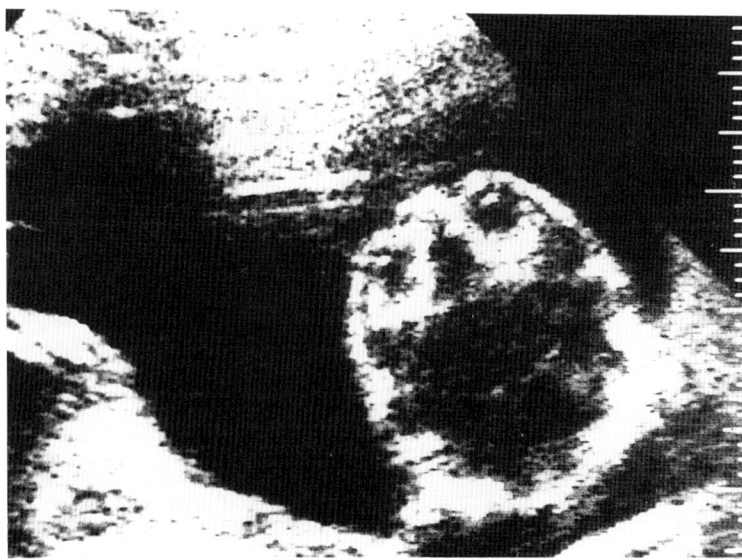

Abb. 1.23 B-Bild des Schädels eines Feten aus der 20. Schwangerschaftswoche. Der in Höhe der Orbitae gelegte Horizontalschnitt läßt die Begrenzung der Augenhöhlen, der Augäpfel sowie die Linsen erkennen.

Einblenden von Leuchtmarken auf dem Bildschirm exakt ausmessen. Diese Parameter erfahren während der Schwangerschaftsdauer eine annähernd lineare Größenzunahme; es besteht hierbei eine besonders strenge Korrelation zwischen dem biparietalen Kopfdurchmesser und dem äußeren Orbitaabstand.

Pathologische Befunde

In der Tab. 1.4 sind die Aussagemöglichkeiten der pränatalen ophthalmologischen Echographie schwerpunktmäßig zusammengestellt. Beispielhaft

Tabelle 1.4 Pränatale ophthalmologische Echographie

1. Diagnose okulärer Fehlbildungen	Mikrophthalmus, Anophthalmus, Synophthalmie, Zyklopie; Buphthalmus, Cataracta connata; persistierender hyperplastischer primärer Glaskörper
2. Diagnose orbitaler Fehlbildungen	Anenzephalus, Orbitahypoplasie bei Mikrophthalmus, Anophthalmus; Synophthalmie, Zyklopie; Hyper-, Hypotelorismus
3. Diagnose pränataler Tumoren	Retinoblastom; orbitales Teratom, Rhabdomyosarkom
4. Bestimmung des Gestationsalters bei Mikrozephalus	

sei der B-Bild-Befund einer einseitigen *Orbitahypoplasie* (Abb. 7.24) bei klinischem Anophthalmus angeführt.

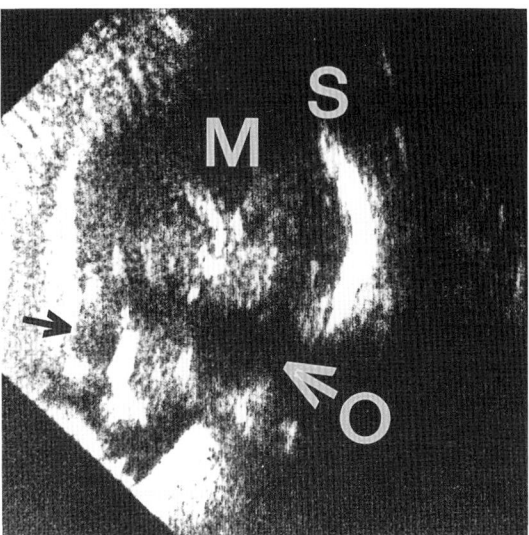

Abb. 1.24 Pränatales, frontales B-Bild eines Feten aus der 33. Schwangerschaftswoche mit Hydrozephalus, Anophthalmus rechts und konsekutiver Orbitahypoplasie. S Schädelkalotte, M Mittellinienecho, O normal große linke Orbita, der schwarze Pfeil weist auf die extrem hypoplastische rechte Orbita hin.

Ausblick

Die Vielzahl der in den Tabellen aufgelisteten, echographisch differenzierbaren Erkrankungen des Auges, der Orbita und der Tränenorgane unterstreicht neben den in der Einleitung aufgeführten Vorteilen gegenüber anderen bildgebenden Untersuchungsverfahren nachdrücklich den hohen Stellenwert der Sonographie in der ophthalmologischen Routinediagnostik. Nachweis, Lokalisation, Größenbestimmung und Hinweise zur Topographie einerseits, die mögliche gewebliche Differenzierung des jeweils zugrundeliegenden pathologischen Substrates andererseits sind dabei die Voraussetzung für die hohe (differential) diagnostische Treffsicherheit und Aussagekraft dieser Untersuchungsmethode. Technische Weiterentwicklungen der Ultraschallgeräte werden hier in Zukunft weitere diagnostische Fortschritte (z.B. mit der farbkodierten Duplexsonographie) erwarten lassen.

Literatur

Bronson, N.R., Y.L.Fisher, N.C.Pickering, E.M.Trayner: Ophthalmic Contact B-scan Ultrasonography for the Clinician. Intercontinental Publ., Westport 1976

Buschmann, W., H.G.Trier: Ophthalmologische Ultraschalldiagnostik mit Atlas, Standardisierung und Einordnung in den augenärztlichen Untersuchungsgang. Springer, Berlin 1989

Coleman, D.J., F.L.Lizzi, R.L.Jack: Ultrasonography of the Eye and Orbit. Lea & Febiger, Philadelphia 1977

Dallow, R.L.: Ophthalmic Ultrasonography: Comparative Techniques. Little, Brown, Boston 1979

Guthoff, R.: Ultraschall in der ophthalmologischen Diagnostik. Ein Leitfaden für die Praxis. Enke, Stuttgart 1988

Hassani, S.N.: Real Time Ophthalmic Ultrasonography. Springer, New York 1978

Koplin, R.S., M.Gersten, B.Hodes: Real Time Ophthalmic Ultrasonography and Biometry. A Handbook of Clinical Diagnosis. Slack, Thorofare 1985

Nover, A., B.Löpping: Ultraschall. In Straub, W.: Die ophthalmologischen Untersuchungsmethoden, Bd.I. Enke, Stuttgart (S. 493–513)

Ossoinig, K.C.: Echography of the Eye, Orbit, and Periorbital Region. In Arger, P.H.: Orbit Roentgenology. Wiley, New York 1977 (pp. 224–269)

Ossoinig, K.C.: Advances in Diagnostic Ultrasound. In Henkind, P.: Acta XXIV International Congress of Ophthalmology. Lippincott, Philadelphia 1983 (pp. 89–114)

Poujol, J.: Echographie en Ophtalmologie, 2. Aufl. Masson, Paris 1984

Rochels, R.: Ultraschalldiagnostik in der Augenheilkunde – Lehrbuch und Atlas. Ecomed, Landsberg 1986

Shammas, H.J.: Atlas of Ophthalmic Ultrasonography and Biometry. Mosby, St.Louis 1984

2 Glaukom

J. Draeger und H. M. Wirt

Einleitung

Historischer Abriß

Der Sammelbegriff *Glaukom* leitet sich von dem griechischen Wort γλαυκος ab, was graublau, hell schimmernd bedeutet. Dieser Begriff hatte keine spezifische pathologische Bedeutung, sondern bezeichnete wohl nur den dumpfen Schimmer aus unterschiedlichen Gründen erblindeter Augen. Erst erheblich später wurde durch CELSUS (25 v.–50 n.Chr.), RUFUS VON EPHESUS (95–117) und durch GALEN (131–210) eine Einteilung in 2 Gruppen vorgenommen (DUKE-ELDER 1969). Es wurden die heilbaren Katarakte von den unheilbaren Glaukomen unterschieden. Die Ursache der Erkrankung wurde jedoch weiterhin in einer Veränderung der Linse vermutet. Erst im 10. Jahrhundert wurde in den arabischen Schriften des AT-TABARI die Vermutung aufgestellt, daß die Ursache evtl. in einer *Erhöhung des Augendruckes* zu sehen sei (DUKE-ELDER 1969). In Europa wurde erstmalig 1621/22 durch R. BANISTER die tastbare Härte des Auges als prognostisch ungünstiges Zeichen angesehen.

Wesentliche Fortschritte in der Aufklärung der *Pathogenese* folgten aber erst mit der Entwicklung des *Ophthalmoskopes* (V. HELMHOLTZ 1851). So wurde die *Arterienpulsation* (V. GRAEFE 1854) und die glaukomatöse *Optikusexkavation* entdeckt (JAKOBSON 1853, JAEGER 1854, V. GRAEFE 1854 bis 1857, WEBER 1855), die aber erstaunlicherweise zuerst als Schwellung beschrieben wurde, was später von WEBER und von A. V. GRAEFE korrigiert wurde.

Das *Winkelblockglaukom*, dessen entzündliche und kongestive Veränderungen im Vordergrund standen, wurde 1857 durch V. GRAEFE in ein *akutes*, ein *chronisches* und in ein *sekundäres* unterteilt. Eine Amaurosis mit Optikusexkavation ohne Entzündungszeichen wurde von ihm noch als Anomalie betrachtet. Erst DONDERS erkannte 1862 die erhöhte Tension als allein ursächlich für diesen Zustand und führte den Begriff *einfaches* oder *simples Glaukom* ein.

Erste brauchbare *Tonometer* wurden 1862/63 durch VON GRAEFE und einen Schüler von DONDERS entwickelt. Es handelte sich um Impressionstonometer. WEBER konstruierte 1867 das erste Applanationstonometer. Kokain zur Oberflächenanästhesie wurde jedoch erst seit 1884 nach KOLLER angewandt. Die ersten *Gonioskope* (SALZMANN 1914/15) führten zur klaren Unterscheidung zwischen den *Winkelblock-* und den *Offenwinkelglaukomen*. Damit war die Grundlage der heutigen Klassifikation geschaffen.

Glaukombegriff und Klassifikation

Definition

Unter einem Glaukom wird eine individuell unterschiedliche pathologische Tensionslage verstanden, die zu einer Gewebsschädigung in Sehnerv und Netzhaut führt, so daß die typische Optikusexkavation und -atrophie mit entsprechenden funktionellen Schäden eintritt.
Die Glaukome werden entsprechend dem jeweilig zugrundeliegenden pathogenetischen Befund unterteilt in die *primär-chronischen Glaukome mit offenem Kammerwinkel,* die von DONDERS (1862) seinerzeit als *Glaucoma simplex* bezeichnet wurden, die *kongenitalen Glaukome,* die *Winkelblockglaukome* und die *Sekundärglaukome.*

Die pathologisch erhöhte Tension stellt das wesentliche gemeinsame Merkmal dieser ätiologisch unterschiedlichen Glaukomformen dar. Hinzu kommt die spezifische vaskuläre Situation des Patienten, die an der Pathogenese entscheidenden Anteil hat, was vor allem die Diskussion um die sog. okuläre Hypertension und das sog. Niederdruckglaukom verdeutlicht. Es besteht offensichtlich eine individuell unterschiedliche *Tensionstoleranz,* bevor Schäden am Sehnerv auftreten. Es ist also nicht die absolute Höhe der Tension allein ausschlaggebend für die Folgeschäden, sondern daneben auch der *Perfusionsdruck,* d.h. das Verhältnis zwischen dem Augeninnendruck und dem Blutdruck in der A. ophthalmica bzw. in Netz- und Aderhautkreislauf.

Welchen Kriterien soll daher die Diagnose eines primär-chronischen Glaukoms folgen?

So problematisch die Angabe von absoluten Werten für den Augendruck ist, ausgehend von einem mittleren Normwert um 15 mmHg, ist das wiederholte Überschreiten der 2-Sigmagrenze (21 mmHg) zumindest kontrollbedürftig, während oberhalb der 3-Sigmagrenze bereits von einem Glaukomverdacht gesprochen werden kann (LEYDHECKER u. Mitarb. 1958). Von wesentlicher Bedeutung sind auch die Druckschwankungen im Laufe eines Tages. Hier ist das deutliche Überschreiten der Amplitude von 5 mmHg ebenso verdächtig wie eine Seitendifferenz von mehr als 5 mmHg (DRAEGER 1959). Liegen zusätzlich bereits morphologische und funktionelle Schäden vor, so kann die Diagnose sicher gestellt werden. Aber auch vor Auftreten solcher Folgeschäden, die unter Umständen erst nach mehr als 10 Jahren auftreten, sollte aufgrund der genannten Kriterien die Diagnose primär-chronisches Glaukom gestellt werden (DAVID u. Mitarb. 1977). Dies bedeutet nun aber nicht immer gleich, daß sofort eine Therapie eingeleitet werden soll. Zunächst sollte eine sorgfältige Patientenaufklärung erfolgen, ebenso eine erweiterte Diagnostik und eine regelmäßige Verlaufskontrolle.

Primär-chronisches Glaukom

95% aller Gesunden haben einen Augendruck zwischen 13–23 mmHg nach der Framingham-Studie (LEIBOWITZ u. Mitarb. 1980). Dies bestätigt die bereits 1958 von LEYDHECKER u. Mitarb. in einer Reihenuntersuchung gefundenen Ergebnisse mit Druckwerten zwischen 10–21 mmHg bei 99% aller Gesunden.

Die relativ geringen *Tagesschwankungen* von 4 bis 6 mmHg (DRAEGER 1959, LEYDHECKER 1973) und die Stabilität der Drucklage über Jahrzehnte hinweg ist bemerkenswert, zumal ja als Folge von Altersveränderungen sowohl die *Kammerwassersekretion* erniedrigt als auch der *Kammerwasserabfluß* reduziert wird, so daß das empfindliche Gleichgewicht gestört werden könnte. Mit zunehmendem Lebensalter nimmt die Kammerwassersekretion ab, während der Abflußwiderstand (BECKER 1958) und die Druckmittelwerte gering steigen (DRAEGER 1959).

So ist es erstaunlich, daß nur etwa 2% der über 40jährigen an einem primären Glaukom leiden. Vom primär-chronischen Glaukom sind in der Regel beide Augen betroffen. Der Kammerwinkel ist stets offen. Er kann weit, aber auch eng sein. Ursache ist in fast allen Fällen eine Abflußbehinderung, die im Bereich des Trabeculum corneosclerale vermutet wird. In ganz seltenen Fällen liegt eine Hypersekretion vor. Eine Geschlechtsabhängigkeit ist nicht bekannt. Eine dominante Vererbung bei unterschiedlicher Gen-Expressivität wird in bis zu 20% angegeben (LEYDHECKER 1973, GRAHAM 1978).

Die Erkrankung verläuft schleichend progressiv ohne eindeutige Symptome, und es kann bis zu 15 Jahren dauern, bevor sich funktionelle Schäden manifestieren (DAVID u. Mitarb. 1977).

Da infolge von Druckspitzen beim primär-chronischen Glaukom häufiger Gefäßverschlüsse auftreten, sollte, z. B. bei Venenast- oder Zentralvenenverschlüssen, immer auch ein primär-chronisches Glaukom des nicht befallenen Auges ausgeschlossen werden (TARKKANEN u. RAITTA 1967).

Okuläre Hypertension

Bereits 1924 sprach ELSCHNIG vom „Hochdruck ohne Glaukom", was wir heute als *„okuläre Hypertension"* bezeichnen. Übereinstimmend werden hierunter Augen mit deutlich über der Norm (> 24 mmHg) liegenden Druckwerten verstanden, bei denen der Kammerwinkel offen, eine normale Papille und ein intaktes Gesichtsfeld vorhanden ist.

Es stellt sich also die Frage, ob der über der Norm liegende Druck für den jeweiligen Patienten überhaupt pathologisch ist oder nicht. Dies ist sicher abhängig von der individuellen *Tensionstoleranz* und ggf. auch von der Höhe des vorherigen Ausgangswertes. So mag ein Patient mit einer ursprünglichen Ausgangsdrucklage von 20 mmHg einen Druck von 26 mmHg länger tolerieren als ein Patient mit einer mittleren Ausgangslage von 16 mmHg.

Es ist bekannt, daß es bei Tensionswerten bis 25 mmHg 5–13 Jahre dauern kann, bevor Schäden manifest werden. Je höher jedoch der Augendruck ist, desto größer wird die Wahrscheinlichkeit, daß im Laufe der Zeit Schäden auftreten. 3% aller Augen entwickelten mit Druckwerten bis 23 mmHg Gesichtsfelddefekte (PHELPS 1980). Bei Werten zwischen 26–30 mmHg traten bereits bei 12% der Augen Schäden ein, und bei Druckwerten über 30 mmHg entwickelten sich in 41,2% der Augen Gesichtsfelddefekte (DAVID u. Mitarb. 1977).

Sollte daher bei Verlaufskontrollen eine Zunahme der Optikusexkavation beobachtet werden oder „Splitterblutungen" auf der Papille sichtbar werden, so sollte auch bei noch regelrechtem Gesichtsfeld nicht mehr von okulärer Hypertension, sondern von einem primär-chronischen Glaukom gesprochen und eine entsprechende Therapie eingeleitet werden, um das Auftreten von Gesichts-

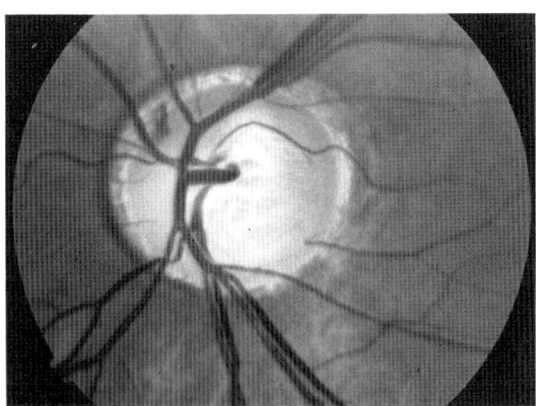

Abb. 2.1 Papille mit Splitterblutung.

felddefekten zu verhindern (Abb. 2.1). Es ist daher unbedingt erforderlich, die Patienten von vornherein aufzuklären und zu regelmäßigen *Kontrolluntersuchungen* (inkl. Tagesprofil) zu motivieren (HOLLWICH u. Mitarb. 1982). Dies ist um so wichtiger, wenn bei den Patienten noch weitere Risikofaktoren oder eine mangelnde Compliance vorliegen.

Risikofaktoren:
Familiäre Glaukombelastung,
Alter über 60 Jahren,
Diabetes mellitus,
arterielle Hypotonie,
allgemeine Arteriosklerose.

Niederdruckglaukom

Unter einem Niederdruckglaukom oder besser nach FLAMMER (1989) „Normaldruckglaukom" werden typische glaukomatöse Optikusexkavationen mit entsprechenden Gesichtsfeldschäden verstanden, die bei eindeutig gesicherter Augendrucklage im Bereich der statistischen Norm unter 21 mmHg auftreten. Die Abgrenzung zum einfachen primär-chronischen Glaukom muß durch *Tagesprofile, Belastungsproben* und durch Messungen des Augen- und Blutdrucks im Sitzen und Liegen (Orthostase) sowie evtl. auch durch frühmorgendliche Messungen erfolgen, da hier erfahrungsgemäß am häufigsten die höchsten Druckwerte im Laufe eines Tages gefunden werden. Da eine *Minderperfusion* als ursächlich angenommen werden kann und zusätzlich vasospastische Phänomene im Sinne einer Migräne bei Patienten mit Normaldruckglaukom wesentlich häufiger als in einer gesunden Vergleichspopulation gefunden werden (PHELPS u. CORBETT 1985), sollte neben einer internistischen auch eine neurologische Untersuchung, ggf. auch eine Karotis-Doppler-Sonographie durchgeführt werden (Tab. 2.1).

Zur Diskussion sollte in diesen Fällen auch die Möglichkeit gestellt werden, daß es sich ähnlich

Tabelle 2.1 Diagnostik beim Niederdruckglaukom

Tagesprofile (inkl. Messungen im Sitzen und Liegen, ggf. auch nachts)

Belastungsproben (Wasserbelastungstest, Tonographie, Okulopressionstonographie)

Internistische Untersuchung

Neurologische Untersuchung (evtl. mit Karotis-Doppler-Sonographie)

wie bei der okulären Hypertension um Patienten handelt, bei denen die Ausgangsdrucklage bei 10 mmHg appl. lag und nun z. B. auf 18 mmHg gestiegen ist. Vergleichbar wäre dies mit einem Patienten, dessen Druck von ursprünglich 20 mmHg auf 28 mmHg appl. angestiegen wäre.

Nehmen wir jedoch an, daß es sich um einen Abfall des Perfusionsdrucks handelt, so ist aufgrund der fehlenden Autoregulation im Bereich der präalaminaren Kapillaren (HAYREH 1965, 1976) oder im Bereich des radiären, peripapillären Kapillarsystems (DAICKER 1976; HENKIND 1967, 1969), also den Endästen der ziliaren und retinalen Gefäßversorgung, mit ischämischen Schäden zu rechnen.

Aufgrund eigener experimenteller Untersuchungen stellte ANDERSON (1975) eine interessante Hypothese auf. So stellt er die Papillenschädigung beim akuten Glaukom als Folge der akuten Ischämie dar, während er beim chronischen Glaukom zunächst eine mechanische Druckschädigung der Tonofibrillen in den Astrozyten postuliert, so daß das Kapillarsystem entblößt wird und entsprechend anfälliger auf Drucksteigerungen reagiert und damit die typischen Mikroinfarkte mit Strichblutungen und Nervenfaserausfall entstehen können. Die Häufung dieser Papillenrandblutungen beim Normaldruckglaukom, die als Ischämiefolge anzusehen sind, kann als Beleg dafür gelten, daß eine Störung der Perfusion und der Autoregulation im Bereich des N. opticus ursächlich ist.

Therapeutisch steht neben dem oftmals schwierigen Versuch der weiteren Augendrucksenkung die Therapie der vaskulären Risikofaktoren im Vordergrund. Zu beachten ist, daß eine medikamentöse Blutdrucksenkung mit vasokonstriktorisch wirkenden Mitteln kontraindiziert ist. Rein physikalische Maßnahmen sind hier eher angebracht (Stützstrümpfe, Wechselbäder).

Kongenitales Glaukom

Das Kennzeichen des primär-kongenitalen Glaukoms ist der vergrößerte Augapfel (früher „Hydrophthalmus", „Buphthalmus"). Es ist eine recht seltene Erkrankung. Auf 12 000–18 000 neugeborene Kinder kommt etwa 1 erkranktes Kind (SHAFFER 1955, 1965).

2.4 Glaukom

65–80% der Kinder erkranken bilateral (LEYD-HECKER 1963, MØLLER 1977).

In 70% der Fälle manifestiert sich die Erkrankung vor dem 6. Lebensmonat (BECKER u. SHAFFER 1965).

Ein Großteil der Fälle entsteht sporadisch. Eine autosomal-rezessive Vererbung mit einer 40- bis 60%igen Penetranz ist jedoch auch möglich (SHAFFER 1965). GENCIK vermutet hingegen einen multifaktoriellen Erbgang (GENCIK u. Mitarb. 1979).

Etwa 10% der Fälle treten familiär gehäuft auf. Die Penetranz innerhalb dieser Familien schwankt zwischen 40–100%. Die Geschlechtsverteilung in Europa und Amerika beträgt 2:1 bis 3:2 für das männliche Geschlecht (Tab. 2.2).

Tabelle 2.2 Inzidenz des kongenitalen Glaukoms

Auf 12 000–18 000 neugeborene Kinder kommt etwa 1 erkranktes Kind
65–80% der Kinder erkranken bilateral
In 70% der Fälle Manifestation vor dem 6. Lebensmonat
Ein Großteil der Fälle entsteht sporadisch
Etwa in 10% der Fälle findet sich eine familiäre Häufung
Die Penetranz der Vererbung liegt in diesen Familien bei 40–100%
Erbgang multifaktoriell jedoch auch autosomal-rezessiv mit 40–60% Penetranz möglich
Geschlechtverteilung männlich zu weiblich liegt bei 2:1 bis 3:2 in Europa und Amerika

Bereits Ende des 19. Jahrhunderts wurde als Ursache das Persistieren von mesodermalem und uvealem Gewebe angenommen (COLLINS 1899).

BARKAN beschrieb eine zellophanartige Membran, die den Kammerwinkel von der Iris zum Skleralsporn überspannt und als der entscheidende, abflußhemmende Faktor angesehen wurde (BARKAN 1955).

1971 wurde von HANNSON u. JERNDAL elektronenoptisch eine kontinuierliche endotheliale Zellschicht in der Fetalzeit nachgewiesen. Sie bedeckt das Trabekelwerk und könnte beim Persistieren möglicherweise eine Druckerhöhung auslösen.

Wir unterteilen die kindlichen Glaukome zum einen nach dem Zeitpunkt ihrer Manifestation, zum anderen nach der Pathogenese.

Bei einer Klassifikation nach dem Manifestationszeitpunkt werden nur die Glaukome kongenital genannt, bei denen die Beschwerden schon bei der Geburt oder in den ersten Lebensmonaten auftreten. Bis zum 3. Lebensjahr wird der Begriff „infantiles Glaukom", danach der Begriff „juveniles Glaukom" verwendet (Tab. 2.3).

Tabelle 2.3 Einteilung der kindlichen Glaukome nach dem Zeitpunkt des Auftretens der ersten Symptome

1. Kongenital,, also Symptome bei der Geburt oder in den 1. Lebenswochen
2. Infantil,, Symptome bis zum 3. Lebensjahr
3. Juvenil,, Symptome nach dem 3. Lebensjahr
4. Spätjuvenil,, das heißt vor dem 40. Lebensjahr

Eine derartige Klassifikation läßt allerdings die Ätiologie zunächst außer acht. Letztlich ist aber jedes dieser Glaukome, bei denen eine unterschiedlich schwere Kammerwinkeldysplasie ursächlich ist, bereits bei der Geburt, also kongenital, determiniert.

Sinnvoll erscheint daher auch eine Klassifikation nach morphologischen Kriterien, wie sie in der angelsächsischen Literatur für das sog. „developmental glaucoma" vorgenommen wird (HOSKINS u. Mitarb. 1981, 1983) (Tab. 2.4).

Tabelle 2.4 Hoskins gonioscopic classification of the developmental glaucomas

1. Trabeculo dysgenesis
2. Irido-trabeculo dysgenesis
3. Iridocorneo-trabeculo dysgenesis

Der gonioskopische Befund einer reinen Trabekulodysgenesis findet sich typischerweise beim primären kongenitalen Glaukom. Es werden 3 Formen nach dem Kammerwinkelbefund unterschieden (Abb. 2.2–2.4):

1. Breitflächiger Irisstromaansatz vor dem Skleralsporn. Das Trabekel erscheint verdickt, aber transluzide und läßt an der Basis Teile des Ziliarkörpers durchschimmern.

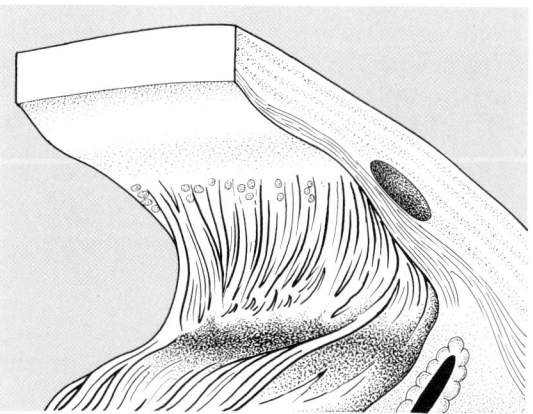

Abb. 2.2 Breitflächiger Irisansatz vor dem Skleralsporn (nach *Hoskins*).

Glaukombegriff und Klassifikation 2.5

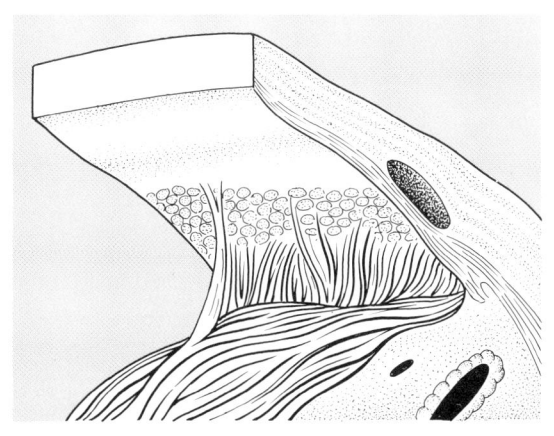

Abb. 2.3 Breitflächiger Irisansatz hinter dem Skleralsporn (nach *Hoskins*).

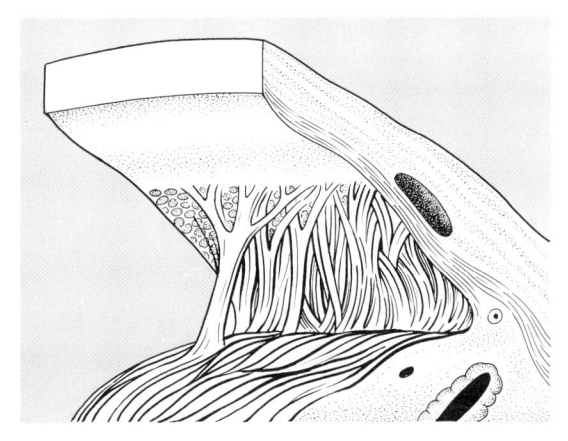

Abb. 2.4 Irisfasern, die den Kammerwinkel netzartig auskleiden (nach *Hoskins*).

2. Breitflächiger Irisansatz hinter dem Skleralsporn mit Irisfaserbrücken, die den Blick auf den Ziliarkörper verdecken können. Auch hier ist das Trabekel verdickt.

3. Die Irisfasern überbrücken die Winkelbucht mit einem dichten Maschenwerk, das fast Membranstruktur annehmen kann.

Die „Iridotrabekulodysgenesis", die wie die Iridokorneotrabekulodysgenesis zu den sekundären kongenitalen Glaukomen gerechnet wird, umfaßt vor allem die Gruppe der Aniridien sowie einige Patienten mit Irisgefäßanomalien und Irisstroma-Hypoplasie (DELUISE u. ANDERSON 1983).

Unter dem Begriff der „Iridokorneo-Trabekulodysgenesis" werden vor allem das Rieger-Syndrom, die Axenfeld-Anomalie und die Peters-Anomalie zusammengefaßt. Also Dysplasien mit peripheren bzw. zentralen Hornhautleukomen, die auch unter dem Begriff des „Anterior chamber clearage Syndromes" zusammengefaßt werden können. Der

Übersichtlichkeit halber wollen wir die bisher vorgeschlagenen Klassifikationen zusammenfassen und den Begriff „kongenitales Glaukom" damit zugleich etwas weiter fassen. Wir sprechen also auch in den Fällen, in denen die Drucksteigerung nicht bereits bei der Geburt manifest ist, sondern erst später auffällt, von einem kongenitalen Glaukom, weil die Ursache der Drucksteigerung, nämlich die Dysplasie des Kammerwinkels, bereits bei der Geburt angelegt war. Damit wollen wir im Gegensatz zu HOSKINS einheitlich auf die Pathogenese, nicht so vordergründig auf das morphologische Detail abstellen (Tab. 2.5).

Tabelle 2.5 Klassifikation des kindlichen Glaukoms

1. Primäres kongenitales Glaukom
2. Sekundäres kongenitales Glaukom
 – mit okulären Mißbildungen
 – bei generalisierten Erkrankungen
3. Sekundärglaukom im Kindesalter

Auch bei den sekundären kongenitalen Glaukomen liegt eine Dysplasie des Kammerwinkelbereichs vor, allerdings kompliziert durch zusätzliche okuläre Mißbildungen (Tab. 2.6).

Tabelle 2.6 Sekundäres kongenitales Glaukom

Mit okulären Mißbildungen
– Axenfeld-Syndrom
– Rieger-Syndrom
– Peters-Anomalie
– Aniridie

Bei generalisierten Erkrankungen
– Neurofibromatose
– Sturge-Weber-Erkrankung
– Angiomatosis retinae et cerebelli
– okulodermale Melanozytose
– Lowe-Syndrom
– Homozystinurie
– Rötelnembryopathie
– Pierre-Robin-Syndrom
– Trisomie-13-15-Syndrom (Pateau-Syndrom)
– Retinoblastom
– juveniles Xanthogranulom der Iris
– Lymphangiom der Orbita
– Marfan-Syndrom
– Weill-Marchesani-Syndrom

Beim Axenfeld-Syndrom liegt eine zirkuläre uveale Brückenbildung zwischen dem Iriswurzelstroma und dem Schwalbe-Ring vor. Das Axenfeld-Syndrom ist autosomal-dominant erblich und geht meist mit einem sekundären kongenitalen Glaukom einher (Abb. 2.5 und 2.6).

Beim Rieger-Syndrom (Dysgenesis mesodermalis iridis et cornea) sind das Irisstroma und die Hornhautrückfläche in der mittleren Peripherie betroffen. Der Ausprägungsgrad kann sehr unterschied-

2.6 Glaukom

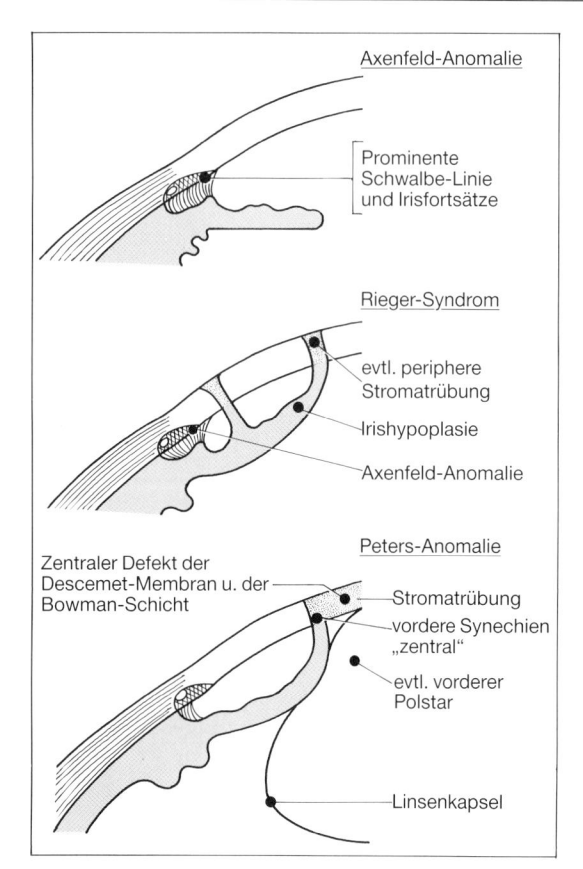

Abb. 2.5 Iris- und Kammerwinkelfehlentwicklung bei Axenfeld-Syndrom, Rieger-Syndrom, Peters-Anomalie (nach *Naumann* u. Mitarb. 1980).

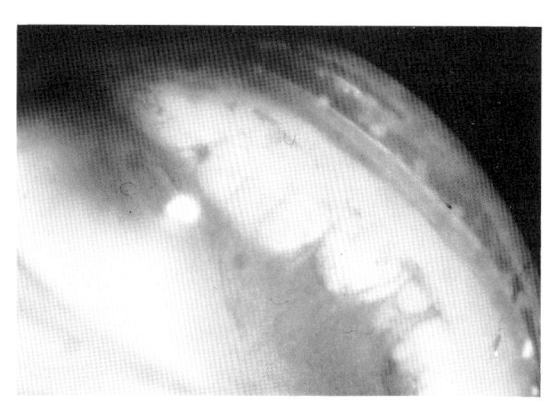

Abb. 2.6 Dysplastischer Kammerwinkel bei Axenfeld-Syndrom.

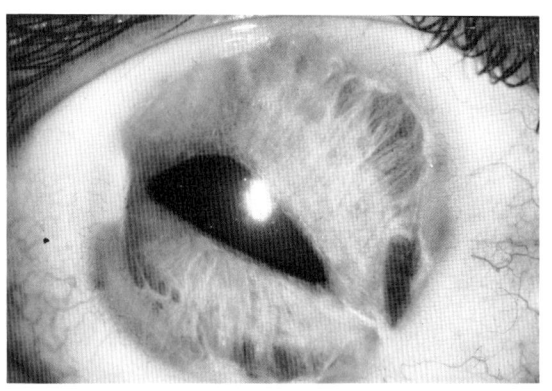

Abb. 2.7 Vorderabschnittsbefund bei Rieger-Syndrom.

bilateral zentral getrübt mit vorderen Synechien von Iris und Linse bei vorderem Polstar. Entsprechend dem Ausprägungsgrad tritt ein sekundäres kongenitales oder kindliches Glaukom hier häufiger als beim Rieger-Syndrom auf (Abb. 2.8).

In etwa 50 % aller Fälle von Aniridie, die sowohl familiär, autosomal-dominant als auch sporadisch auftreten kann, tritt ein sekundäres kongenitales Glaukom auf (GRANT u. WALTON 1974) (Abb. 2.9 und 2.10).

lich sein und in späteren Jahren noch zunehmen. Die Häufigkeit eines kongenitalen Glaukoms ist hier etwas niedriger als beim Axenfeld-Syndrom (Abb. 2.7).

Die Peters-Anomalie stellt eine noch schwerere Fehldifferenzierung der Kammerbucht dar. Sie entsteht auch in einer wesentlich früheren Phase der embryonalen Entwicklung. Die Hornhaut ist meist

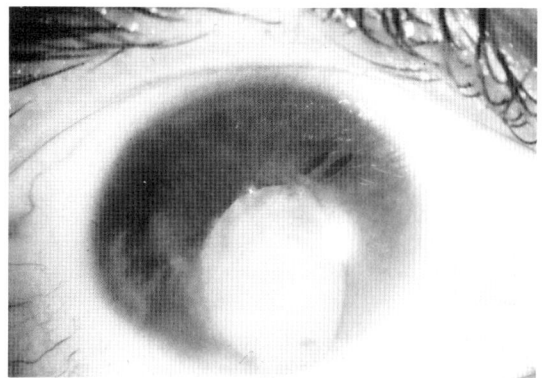

Abb. 2.8 Peters-Anomalie mit axialer Hornhauttrübung und peripherer Stromdysplasie der Iris.

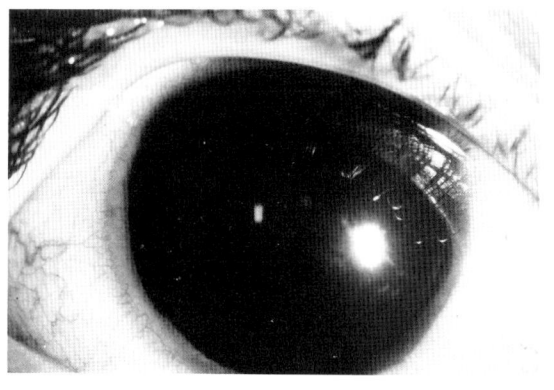

Abb. 2.9 Vorderabschnittsbefund bei Aniridie.

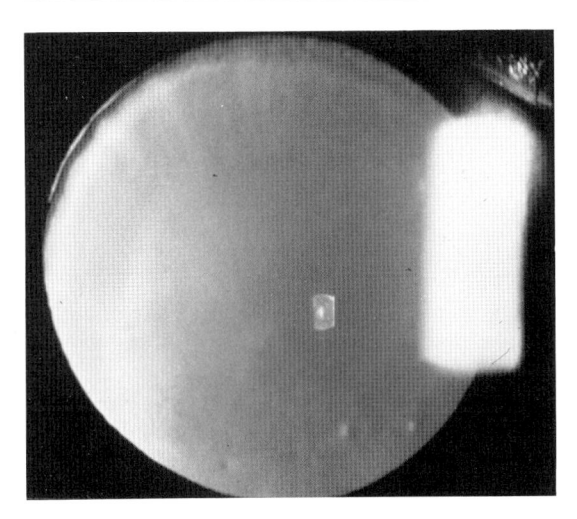

Abb. 2.10 Vorderabschnittsbefund bei Aniridie im regredienten Licht.

Histologische Untersuchungen zeigen, daß in einigen Fällen der Schlemmsche Kanal fehlt, obwohl in der Regel noch ein kleiner Irisstumpf vorhanden ist. Liegt ein sporadischer Fall von Aniridie vor, so sollte ein Miller-Syndrom, d.h. die Kombination von sporadischer Aniridie und einem Wilms-Tumor der Niere ausgeschlossen werden (RUPRECHT u. NAUMANN 1978).

Eine ganze Reihe von generalisierten Erkrankungen können mit einem sekundären kongenitalen Glaukom einhergehen (Tab. 2.6).

Relativ häufig ist ein sekundäres kongenitales Glaukom bei der Sturge-Weber-Erkrankung zu finden. Hier findet sich oft ein faziales Hämangiom im Trigeminusbereich sowie ein homolaterales intrakranielles Hämangiom und mitunter auch ein chorioidales Hämangion.

Als Ursache für das in diesen Fällen häufig auftretende kongenitale Glaukom nahm PHELPS (1978) einen erhöhten episkleralen Venendruck an.

Bei Neurofibromatose mit Oberlidbefall tritt gehäuft ein sekundäres kongenitales Glaukom auf. Diagnostisch wegweisend sind hier die Café-au-lait-Flecken und das Bild einer getigerten Iris (GRANT u. WALTON 1968).

Auch Chromosomendefekte und Stoffwechselstörungen sowie virusbedingte embryonale Mißbildungen können mit einem kindlichen Glaukom einhergehen.

Das sekundäre kindliche Glaukom ist in der Regel nicht kongenital, seine Ursachen liegen auf der Hand, eine gesonderte Klassifizierung erübrigt sich. Die allerdings kongenitale Katarakt und ihre Operationsfolgen sowie das Trauma spielen die Hauptrolle.

Grundsätzlich treten beim Kind die gleichen glaukomatösen Schäden wie beim Erwachsenen auf. Darüber hinaus wird aber infolge der noch vorhandenen Dehnbarkeit der Bulbushüllen eine Vergrößerung des gesamten Auges induziert. Das diagnostische Leitsymptom des Glaukoms im frühen Kindesalter stellt daher der pathologisch vergrößerte Hornhautdurchmesser dar, der auf Werte über 15 mm zunehmen kann. Die mit der Größenzunahme einhergehende Dehnung führt zu Einrissen in der Descemet-Membran. Diese treten zunächst peripher, später auch zentral auf. Reparative Vorgänge im Bereich der Basalmembran führen zur Bildung der typischen Haab-Leisten (Abb. 2.11). Weitere typische Symptome sind Epiphora, Photophobie und Hornhauttrübungen. Von erheblicher diagnostischer Bedeutung sind ne-

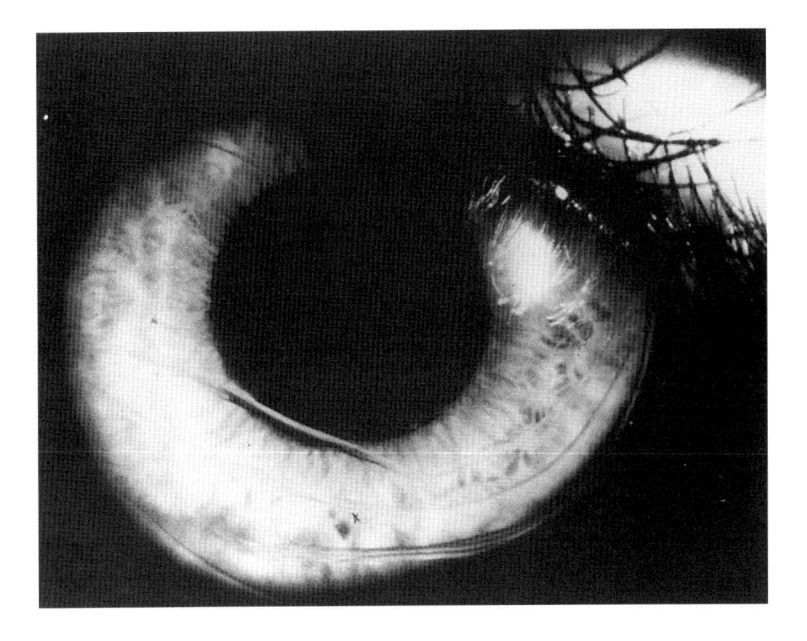

Abb. 2.11 Haab-Leisten.

ben der Vergrößerung des Hornhautdurchmessers aber auch die Vertiefung der Vorderkammer und die Zunahme der Achsenlänge. Das pathologische Längenwachstum ruft eine deutliche Myopisierung hervor, die nur zum Teil durch die gleichzeitig abnehmende Hornhautbrechkraft kompensiert wird. Nicht nur aus diesem Grund besteht hier das erhöhte Risiko einer Amblyopie – vor allem bei einseitigem Befall –, sondern auch aufgrund des oft vorhandenen Hornhautödems und der in schweren Fällen auftretenden Descemet-Leisten.

Die Behandlung dieser seltenen, oft zu spät erkannten, weiterhin schwer therapierbaren Erkrankung sollte in einigen wenigen dafür spezialisierten Kliniken erfolgen. In der Regel ist eine konservative Therapie nicht indiziert. Eine frühzeitige Operation (Goniotomie) bietet zur Zeit die günstigste Prognose; parallel dazu sollte eine Amblyopiebehandlung bzw. -prophylaxe eingeleitet werden (Therapie s. S. 2.54, „Goniotomie").

Juveniles/spätjuveniles Glaukom

Die Einteilung des Glaukoms nach dem Zeitpunkt der Manifestation bzw. der Diagnose läßt die Ätiologie leider völlig außer acht. Somit ist der Begriff des juvenilen bzw. spätjuvenilen Glaukoms wenig befriedigend. Wir verstehen hierunter ein Glaukom, das hervorgerufen wird durch eine Kammerwinkeldysplasie, die vom morphologischen Aspekt her dem Bild eines primär-kongenitalen Glaukoms gleicht (DRAEGER u. WIRT 1988).

Die verzögert einsetzende Drucksteigerung mit resultierender glaukomatöser Schädigung des N. opticus wäre dann als eine abortive Form eines kongenitalen Glaukoms anzusehen, wenn es durch die hinzukommenden Altersveränderungen im Trabekelwerk zu einer pathologischen Drucksteigerung in einem ungewöhnlich frühen Lebensalter kommt (SAUTTER 1971).

Sonderformen der Glaukome

Im Bereich der primär-chronischen Glaukome lassen sich Sonderformen feststellen, deren pathogenetische Ursachen eine gesonderte Darstellung rechtfertigen und evtl. auch dazu beitragen, die Gruppe der primär-chronischen Glaukome weiter zu untergliedern.

Aufzuführen ist hier die schon beschriebene Gruppe der juvenilen und spätjuvenilen Glaukome mit einer Kombination aus Kammerwinkeldysplasie mäßiger Ausprägung und hinzutretenden Altersveränderungen, so daß eine Verbindung zu den kongenitalen Glaukomen hergestellt werden könnte. Ebenso ist das Glaukom bei hoher Myopie, das Pigmentglaukom, sowie das Glaukom bei Diabetes, bei Pseudoexfoliatio lentis und das Kortisonglaukom zu nennen.

Bei höherer Myopie (über 5,0 dpt) tritt das primär-chronische Glaukom häufiger auf als bei Emmetropie oder Hyperopie. In 35% dieser Augen läßt sich durch Kortison (lokal) eine starke kortisoninduzierte Drucksteigerung auslösen (KOLKER u. HETHERINGTON 1976).

Das gehäufte Auftreten des primär-chronischen Glaukoms bei Diabetikern läßt sich ähnlich wie beim Pigmentglaukom mit der verstärkten Ausschwemmung von Pigmentpartikeln aus der Iris bei diabetischer Iridopathie aber evtl. auch durch eine diabetische Störung der Basalmembran im Bereich des Trabekelendothels erklären. Auffällig ist auch hier wieder der hohe Prozentsatz der Augen, die auf lokal angewandte Steroide mit einem deutlichen Druckanstieg reagieren. Erwähnenswert ist, daß sich eine proliferative diabetische Retinopathie in Augen mit primär-chronischem Glaukom oder okulärer Hypertension seltener entwickelt (BECKER 1971).

Corticosteroide führen bei etwa 35% aller Individuen zu einer mehr oder weniger stark ausgeprägten Augendrucksteigerung, die sich in der Regel nach Absetzen wieder zurückbildet. In einer Untersuchung von BECKER u. HAHN (1964) reagieren 4% der getesteten Probanden auf 0,1%ige lokale Dexamethason-Gabe (4 × tgl. über 6 Wochen) mit einem Augendruckanstieg auf über 30 mmHg, 32% der Probanden mit einem mäßigen Druckanstieg (20–30 mmHg). Dieser Prozentsatz von Respondern ist unter den Patienten mit einem primär-chronischen Glaukom, hoher Myopie, bei Diabetes, vorhandener Krukenberg-Spindel oder Familienangehörigen mit einem primär-chronischen Glaukom höher als in der Normalbevölkerung.

Auch durch endogen verursachten Hyperkortizismus, wie z. B. beim Morbus Cushing, wird in 35% der Fälle eine okuläre Hypertension beobachtet (SAYEGH u. WEIGELIN 1975).

Pigmentglaukom

Das Pigmentglaukom stellt eine Sonderform des primär-chronischen Glaukoms dar. Ursächlich ist eine Pigmentdispersion, die zu einer Verstopfung des Trabekelwerkes führt und somit den Abflußwiderstand deutlich ansteigen läßt. Betroffen von dieser Erkrankung sind vorwiegend junge Männer mit einer Myopie zwischen −2,0 bis −5,0 dpt im 3. Lebensjahrzehnt. Der Kammerwinkel ist bei ihnen in der Regel sehr weit bei meist konkaver peripherer Iriskontur, so daß Bündel weit vorne auf dem Kapselblatt inserierender Zonulafasern zu einem mechanischen Reibeffekt am Irispigmentblatt führen können (CAMPBELL 1979). So kommt es zu den typischen peripheren streifigen Depigmentierungen im Irispigmentepithel, dem Kirchenfensterphänomen (Abb. 2.12). Die diffuse Pigmentaussaat im Kammerwasser lagert sich entsprechend der Wärmekonvektion spindelförmig vertikal auf der Hornhautrückfläche ab, was zur typischen Krukenberg-Spindel führt sowie an der Linsenrückfläche an der Egger-Linie, auf dem Irisstroma und auf dem Trabekelwerk (Abb. 2.13). Im Trabekelwerk verursacht die Pigmenteinschwemmung die typische dunkelbraune bis schwarze Verfärbung (Abb. 2.14). Darüber hinaus verschlechtert die Erschöpfung der phagozytotischen Aktivität der Trabekelendothelzellen den Abfluß weiter, da die Endothelzellen zugrunde gehen, abschilfern und die entblößten Trabekel kollabieren.

Neben der üblichen Glaukomdiagnostik wird von CAMPBELL (1985) eine exakte Dokumentation der Pigmentverschiebungen empfohlen und zur Einteilung in 3 Stadien verwandt.

- Das 1. Stadium ist gekennzeichnet von beginnenden oder zunehmenden Irispigmentblattdefekten mit entsprechender Pigmentaussaat in den Kammerwinkel. Das wellenförmige Überschreiten der Schwalbe-Linie durch die Pigmentablagerung gilt hierbei als ungünstig und wird als „Sampaolesi-Zeichen" bezeichnet.
- Im 2. Stadium findet sich eine Stabilisierung der Pigmentblattdefekte mit Stillstand der Pigmentausschwemmung.
- Im 3. Stadium läßt sich ein Rückgang der Transilluminationseffekte durch die mögliche Proliferation des Irispigmentepithels mit gleichzeitiger Abnahme der Kammerwinkelpigmentierung beobachten. Es sind also auch Spontanheilungen möglich.

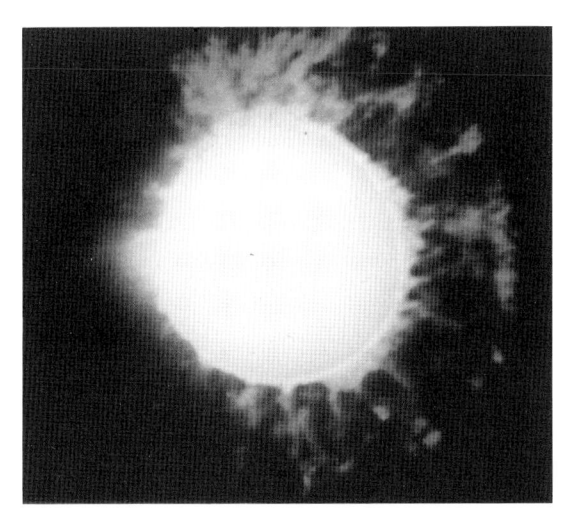

Abb. 2.12 Ausgeprägtes Kirchenfensterphänomen bei fortgeschrittenem Pigmentglaukom.

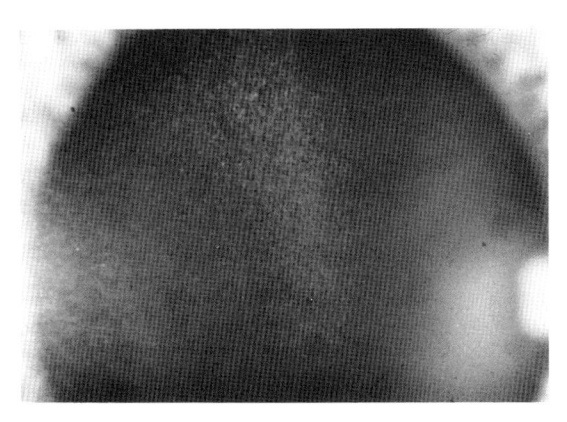

Abb. 2.13 Krukenberg-Spindel.

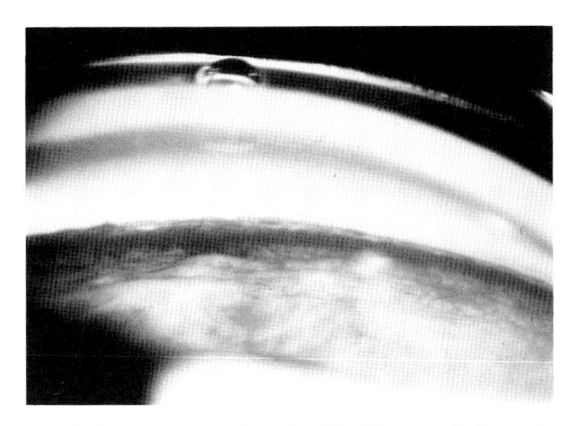

Abb. 2.14 Kammerwinkelbefund bei Pigmentglaukom mit „schwarzer" Pigmentation des Trabekelwerks und wellenförmigem Überschreiten der Schwalbe-Linie (Sampaolesi-Zeichen).

Therapeutisch ist eine milde Miotikatherapie zur Verringerung des mechanischen Reibeffektes zwischen den Zonulabündeln und dem Irispigmentblatt anzustreben. Erschwert wird diese Therapie in der Regel durch die störende akkommodative Myopisierung, die von den jüngeren Patienten häufig nicht toleriert wird. Möglicherweise kann hier in Zukunft ein α-adrenerger Blocker, Tymoxamin, der eine Miosis ohne begleitende akkommodative Myopie hervorruft, Abhilfe schaffen (WAND u. GRANT 1976). Bisher ist dieses Medikament jedoch noch nicht im Handel. Die Lasertrabekuloplastik ist möglich, kann jedoch durch starke Pigmentfreisetzung zu einer akuten Druckdekompensation führen. Ansonsten bestehen die gleichen operativen Möglichkeiten wie beim primär-chronischen Glaukom, wobei die Vernarbungstendenz aufgrund des eher jüngeren Lebensalters auch hier Probleme machen kann.

Kapselhäutchenglaukom

Im Rahmen eines Pseudoexfoliationssyndromes entwickeln etwa 20–50% der Augen ein chronisches Glaukom mit offenem Kammerwinkel, so daß es auch als eine Sonderform des primär-chronischen Glaukoms angesehen werden kann (TARKKANEN 1962). Die Erstbeschreibung erfolgte 1917 durch den finnischen Augenarzt LINDBERG. Im Gegensatz zu früheren Annahmen kommt das Pseudoexfoliationssyndrom nicht nur im skandinavischen Raum vor, sondern läßt sich global nachweisen, auch wenn die Inzidenz in Skandinavien höher ist (TARKKANEN 1985). Es besteht eine eindeutige Altersabhängigkeit des Exfoliationssyndroms. Vor dem 60. Lebensjahr läßt es sich nur selten feststellen, mit weiter zunehmendem Alter steigt die Inzidenz dann aber bis auf 8% an (TARKKANEN 1986).

Klinisch imponiert ein ein- oder doppelseitiges Glaukom zum Teil mit hohen Augendruckwerten (40–50 mmHg). Im Bereich des Pupillarsaumes werden auffällige bläulich-weißgraue Flocken zwischen Iris und Linse sichtbar, die der Linsenkapsel zum Teil lose anhaften und manchmal auch erst in Mydriasis erkennbar werden (Abb. 2.15). Pigmentblattdefekte im Bereich des Pupillarsaums bei atrophischer Iris und eine Pigmentdispersion finden sich häufig. Gonioskopisch läßt sich eine auffällig starke Pigmentierung der Schwalbe-Linie und des Trabekelwerkes erkennen. Ultrastrukturelle Untersuchungen lassen als Herkunftsort des Pseudoexfoliationsmaterials die Basalmembran des Pigmentepithels der Iris annehmen (SHIMIZU u. FUTA 1985). Histochemisch weist das Exfoliationsmaterial Ähnlichkeiten mit Amyloid auf (RINGVOLD 1973). Histologisch können die degenerativen Veränderungen des Pigmentepithels der Iris in 3 Stadien eingeteilt werden. Im 3., dem fortgeschrittensten Stadium, tritt eine Degeneration der Pigmentepithelzellen ein und es finden sich nur noch Reste der unterbrochenen verdickten Basalmembran (SHIMIZU u. FUTA 1985). Klinisch wird in diesem Stadium die Atrophie des Pigmentepithels mit der ausgeprägten Pigmentausstreuung sichtbar. Die Pseudoexfoliation führt daher erst mit zunehmendem Alter verstärkt zum Glaukom.

Die medikamentöse Therapie ist oft alleine aufgrund des sehr hohen Druckniveaus nicht ausreichend, so daß eine weiterführende Therapie notwendig wird. Die Kombination mit der Lasertrabekuloplastik kann zu einer befriedigenden Druckregulation führen. Langzeiterfolge sind damit aber nicht garantiert (RAITTA u. SETÄLÄ 1986). Oft hilft nur eine operative Drucksenkung durch eine fistelbildende Operation, die wiederum zu einer Progression der oft mit einer Pseudoexfoliation verbundenen Katarakt führen kann (DARK 1979). Ein kombiniertes Vorgehen ist zwar möglich, die häufig eingeschränkte Mydriasis und die erhöhte Komplikationsrate bei der extrakapsulären Linsenentfernung kann jedoch zu Problemen führen. Bei der Indikationsstellung und Operationstechnik sind daher die spezifischen Problempunkte des Exfoliationssyndroms zu berücksichtigen, nämlich die oft unvollständige Mydriasis, iridokapsuläre Adhäsionen, die sehr dünne Hinterkapsel und schwache Zonulafasern, die sogar in etwa 2% dieser Augen zu einer Linsensubluxation führen (RAITTA u. SETÄLÄ 1986, TARKKANEN 1986).

Posner-Schlossman-Syndrom

Dieses Syndrom ist gekennzeichnet durch eine einseitige, rezidivierende Augendrucksteigerung und einen meist nur geringen intraokularen Reizzustand. Nach DUKE-ELDER (1966) besteht „no pain and little or no congestion of the eye which remains white". Der Kammerwinkel bleibt während der Attacke offen. Die Drucksteigerung dauert meist Stunden bis Tage oder auch Wochen. Ein spontaner Rückgang ist ohne Papillen- oder Gesichtsfeldschäden möglich. Bemerkenswert sind über die ganze Hornhautrückfläche verstreute Präzipitate, die sich nach der Attacke wieder zurückbilden sowie das Fehlen von Synechien. Diese nichtpigmentierten, feinen hellweißen Präzipitate findet man nur noch bei der Heterochromie Fuchs und sonst bei keiner anderen okulären Erkrankung (SUGAR 1965; HOLLWICH 1978, 1988). POSNER u. SCHLOSSMAN fanden in einem Drittel ihrer Fälle eine deutliche Heterochromie (Abb. 2.16). Farbunterschiede, d. h. dystrophische Depigmentierung, sind bei braunen Irides besser erkennbar als bei blauen; sie hängen vom Ausmaß und von der Dauer der Erkrankung ab. Tonographische Untersuchungen von SPIVEY u. ARMALY sowie MERTÉ u. a. ergaben im Anfall eine Abnahme der Abflußleichtigkeit, offenbar durch ein Ödem des Trabekelsystems und eine Erhöhung der Kammerwasserproduktion (MERTÉ 1959, 1960; SPIVEY u. ARMALY 1963; SUGAR 1965). Zur Pathogenese dieser „glaukomatozyklitischen Krisen", wie sie POSNER u. SCHLOSS-

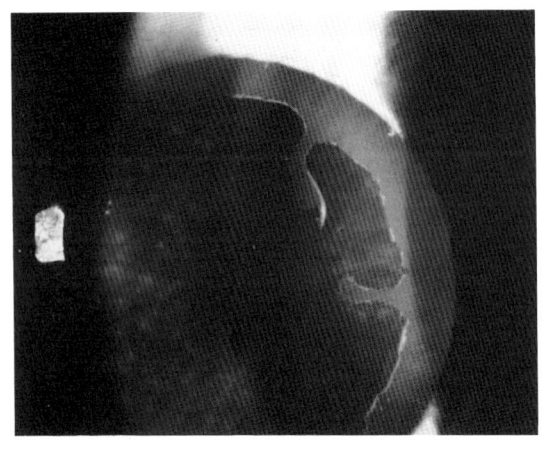

Abb. 2.15 Pseudoexfoliatio lentis.

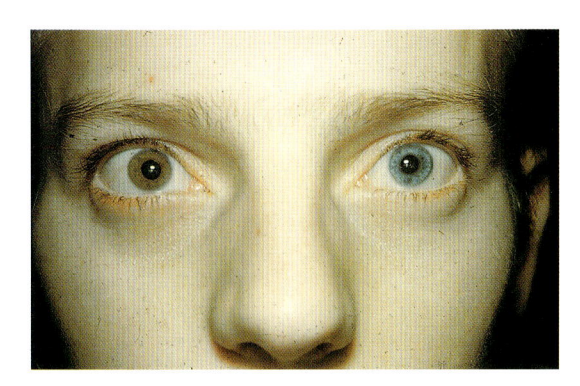

Abb. 2.16 Heterochromie.

MAN in ihrer 2. Arbeit (1953) bezeichneten, haben beide Autoren schon 1948 auf die auffallende Ähnlichkeit zwischen der Heterochromie Fuchs und ihrem Syndrom hingewiesen (SLEZAK 1983). Vor allem die gleichzeitige Heterochromie weise auf eine Störung des sympathischen Nervensystems und nicht auf eine Entzündung hin, was SUGAR (1965) sowie HOLLWICH (1988) bestätigen. KRAUPA, der dieses Krankheitsbild schon 1935 beobachtete, nimmt wie später auch zahlreiche andere Autoren ein „allergisches Glaukom" mit Vasodilatation und erhöhter Permeabilität der Ziliarkörpergefäße an, wie sich durch die Fluoreszeinprüfung von HUBER (1946) und VERREY (1954) nachweisen läßt.

GREHN u. SUNDMACHER (1982) diskutieren ähnlich der herpetisch verursachten Trabekulitis als Ursache der Drucksteigerung eine Endotheleitis und Trabekulitis. Japanische Autoren (MASUDA u. Mitarb. 1975, NAGATAKI u. MISHIMA 1976) fanden eine Erhöhung der Prostaglandine im Kammerwasser und vermuten einen entzündlichen Vorgang.

Therapie: Mehrfache lokale Steroidgaben verkürzen offenbar den Krankheitsverlauf. Bei hohen Druckwerten um 60 mmHg ist zusätzlich Diamox angezeigt.

Sekundärglaukome

Sekundärglaukome machen ca. 19% aller Glaukome aus. Die Pathogenese der Sekundärglaukome ist höchst unterschiedlich. Es lassen sich jedoch grundsätzlich die sekundären Offenwinkelglaukome von den sekundären Winkelblockglaukomen trennen, wobei fließende Übergänge durchaus vorkommen können.

Die Ursachen für sekundäre Offenwinkelglaukome sind u.a. 1. Uveitis, 2. Makrophagen, 3. intraokuläre Blutungen, 4. Kontusionsverletzungen, 5. Medikamente, 6. intraokuläre Tumoren, 7. Epithelimplantationen, 8. erhöhter episkleraler Venendruck.

ad 1. Bereits die Viskositätsänderung im Rahmen einer Entzündung kann eine Augendrucksteigerung auslösen. Fibrinhaltiges Material kann selbstverständlich zu länger anhaltenden, hier auch zu irreversiblen Synechien im Abflußbereich führen.

Eine spezielle Form des sekundären Offenwinkelglaukoms stellt das Heterochromieglaukom dar. Klinisch imponiert hier ein Farbunterschied zwischen beiden Irides, wobei in der Regel das hellere Auge in ca. 10–15% der Fälle ein Glaukom entwickelt (HOLLWICH 1963). Das Posner-Schlossman-Syndrom ließe sich evtl. auch in dem Rahmen der sekundären Offenwinkelglaukome abhandeln. Wir haben es aber als eine Sonderform des primärchronischen Glaukoms angesehen.

Viralbedingte Sekundärglaukome entstehen vor allem im Rahmen von Herpes simplex und nach Zoster ophthalmicus. Im Rahmen der Genese ist wohl in erster Linie an eine Trabekulitis zu denken.

ad 2. Der Zerfall autologen Gewebes verursacht eine Invasion von Makrophagen, die aufgrund ihrer Größe das Trabekelwerk verstopfen können. Beim phakolytischen Glaukom tritt verflüssigtes Linsenmaterial durch die Linsenkapsel aus und induziert eine massive Immunreaktion mit Invasion von Makrophagen, die einen raschen Augendruckanstieg verursachen.

Im Rahmen einer ausgeprägten Vorderkammerblutung kann ebenfalls die Invasion von Makrophagen induziert werden, die dann eine deutliche Drucksteigerung auslösen.

Der Spontanzerfall und der induzierte Zerfall, z.B. durch Rutheniumbestrahlung eines Aderhautmelanoms, kann zu einem Melanophagen-Glaukom führen.

ad 3. Blut im Bereich des Kammerwinkels erhöht die Kohäsität des Kammerwassers und kann den Kammerwinkelbereich direkt verlegen.

Füllt eine Blutung die Vorderkammer vollständig aus, so verfärben sich die Erythrozyten infolge des Sauerstoffmangels schwarz. Es entsteht das sog. „black ball hyphaema". In diesen Fällen muß unbedingt am 4. oder 5. Tag über einen großen Korneoskleralschnitt das Koagel in toto entfernt werden, bevor es von den Iriskrypten aus organisiert wird und sich nicht mehr von der Irisoberfläche oder den Kammerwinkelstrukturen lösen läßt. Ein zu frühes Eingreifen sollte ebenfalls vermieden werden, da das Risiko von Nachblutungen sehr groß ist (SEARS 1970).

Verzögerte Resorption von rezidivierenden Vorderkammerblutungen kann zum sog. hämosiderotischen sekundären Offenwinkelglaukom führen. Die Abbauprodukte, vor allem das Hämosiderin, werden in den Endothelzellen und den Kollagenstrukturen des Trabekelwerks abgelagert, so daß sich der Abflußwiderstand erhöht.

ad 4. Traumatische Veränderungen im Bereich des Kammerwinkels führen in etwa 5–10% der Fälle zu einem sekundären Offenwinkelglaukom.

ad 5. Die Instillation von Alphachymotrypsin zur Zonulolyse bei der i. c. Kataraktextraktion kann zu einer vorübergehenden Augeninnendruckerhöhung führen (KIRSCH 1964). Tierexperimentell läßt sich mit diesem Ferment ein akutes Sekundärglaukom erzeugen (ANDERSON 1974).

Die genetisch prädisponierte Drucksteigerung auf Kortison verschwindet in der Regel nach Absetzen des Medikamentes (BECKER u. HAHN 1964).

Postoperative Druckanstiege nach Instillation von Siliconöl können zur chirurgischen Intervention zwingen, evtl. sogar die Entfernung des Siliconöls bedingen (BUSSE 1988).

ad 6. Im Rahmen des juvenilen Xanthogranuloms, des Retinoblastoms, des Medulloblastoms des Ziliarkörpers, des Sturge-Weber-Syndroms bei solitärem Hämangiom sowie beim malignen Melanom, bei Metastasen und bei Leukosen können sekundäre Offenwinkelglaukome auftreten. Als Sonderform wäre das sog. Ringmelanom zu nennen, das allerdings zu einer direkten Verlegung des Abflußbereiches und somit zu einem sekundären Offenwinkelglaukom führt (DEMELER u. V. DOMARUS 1976).

ad 7. Bei jeder Operation, bei der die Vorderkammer eröffnet wird, also auch bei perforierenden Verletzungen, kann es zu einer Implantation von Bindehaut- oder Hornhautepithel in die Vorderkammer kommen. Diese Epitheleinwachsungen finden sich im histologischen Material in Fällen von Enukleationen nach Kataraktextraktionen in 20%, also erheblich häufiger, als es dem klinischen Eindruck entspricht (BLODI 1954).

Kommt es zu einem Wachstum der Epithelimplantationszysten, so kann durch entsprechende Kammerwinkelverlegung ein massiver Druckanstieg auftreten. Kurativ wirkt hier nur die Blockexzision mit vollständiger Entfernung der Implantationszyste.

ad 8. Episklerale Venendrucksteigerungen können im Rahmen orbitaler Erkrankungen, Myositis, endokriner Ophthalmopathie, Pseudotumor orbitae, im Rahmen von arteriovenösen Fisteln sowie nach Cerclage als sog. String-Syndrom auftreten.

Sekundäre Winkelblockglaukome

Infolge von Uveitiden, Vorderkammerblutungen, traumatischen Veränderungen im Bereich des Kammerwinkels, jedoch auch im Rahmen einer senilen Iridoschisis und bei progressiver essentieller Irisatrophie kann ein direkter Winkelblock entstehen (Endothelialisierung). Häufiger wird jedoch ein sekundärer Winkelblock durch Neovaskularisationen im Bereich der vorderen Uvea ausgelöst (Rubeosis iridis), die als Folge einer Hypoxie im Augeninneren auftreten. Am häufigsten liegt dieser Neovaskularisation eine Zentralvenenthrombose, eine Retinopathia diabetica proliferans, ein Zentralarterienverschluß oder eine alte Amotio retinae zugrunde.

Eine Reihe weiterer Erkrankungen, die in der folgenden Tabelle aufgeführt werden, können jedoch ebenfalls zur Entstehung einer Rubeosis iridis führen und somit ein „Neovaskularisationsglaukom" hervorrufen (Tab. 2.7).

Intraokuläre Tumoren, die den Kammerwinkel infiltrieren, können ebenfalls zu einem direkten Winkelblock führen (z. B. Cogan-Reese-Syndrom) (COGAN u. REESE 1969). Auch an ein Iris-Ziliarkörper-Melanom, insbesondere an das bereits angesprochene Ringmelanom ist zu denken.

Eine weitere wichtige Ursache für die Entstehung sekundärer Winkelblockglaukome stellt der Pupillarblock dar, der im Rahmen einer Seklusio- bzw. Okklusiopupille im Rahmen einer Uveitis jedoch auch postoperativ entstehen kann.

Tabelle 2.7 Ursachen des Neovaskularisationsglaukoms

Zentralvenenthrombose

Retinopathia diabetica proliferans

Zentralarterienverschluß

Alte Amotio retinae

Sichelzellanämie

Postoperative Ischämie des vorderen Augensegments
- String-Syndrom
- Abtragen extraokulärer Muskeln

Morbus Eales

Orbitovenöser Block (z. B. arteriovenöse Fisteln)

Verschlepptes primäres Winkelblockglaukom

Uveitis anterior (z. B. Herpes zoster)

Panuveitis bzw. Endophthalmitis

Siliconöl

Morbus Coats

Pseudogliome
- Morbus Norrie
- retrolentale Fibroplasie

Intraokuläre Tumoren:
- Retinoblastom
- Hippel-Lindau-Syndrom
- malignes Melanom
- Metastasen

Tabelle 2.8 Sekundärglaukome (nach *Völcker*)

A Offener Kammerwinkel	B Sekundäres Winkelblockglaukom

- zelluläre sekundäre Offenwinkelglaukome
  - Entzündungszellen
  - Erythrozyten
	- iridolentikulär
	  - primär
	  - sekundär
	  - ziliovitrealer oder
	  - lentikulärer Block

- hämorrhagisch: - hämolytisch:	- Hyphäma - Blackball - Ghostcell

- Makrophagen
  - Hämolyse
  - Phakolyse
  - Melaninolyse
- Zellproliferation
  - Epithelialisation
  - Endothelialisation
    - pseudofibröse Metaplasie
    - Peters-Anomalie
    - CHCD (kongenitale hereditäre Korneadystrophie)
    - Schlichting-Hornhautdystrophie
    - Cogan-Rhese-Syndrom
  - fibrovaskulär
  - Neoplasie
- Pigmentglaukome
  - primäre Pigmentdispersion
  - sekundäre Pigmentdispersion
  - Hämosiderosis
  - kongenitale Melanose
- Sekundärglaukome durch venöse Abflußstörungen
  - orbital
    - Tumoren
    - Myositis
    - endokrine Ophthalmopathie
    - Pseudotumor orbitae
    - arteriovenöse Fisteln
    - Sinus-cavernosus-Thrombose
    - nach Cerclage (String-Syndrom)
  - episkleral
    - Tumoren
    - idiopathische Venendrucksteigerung
(Radius-Maumenee-Syndrom)
- operative Sekundärglaukome
  - Silicon
  - SF$_6$
  - Katarakt

Wesentlich seltener tritt ein ziliolentikulärer Block auf, der jedoch gerade im Zusammenhang mit fistelbildenden Operationen gefürchtet wird („malignes Glaukom", s. S. 2.14, „Primäres Winkelblockglaukom").

Auch an die Möglichkeit einer ziliovitrealen Blockbildung sollte bei aphaken Augen gedacht werden (Tab. 2.8).

Primäres Winkelblockglaukom

Das Winkelblockglaukom ist erheblich seltener als das primär-chronische Glaukom (ca. 5% aller Glaukome). Voraussetzung ist in aller Regel ein Kurzbau des Auges. Eine weitere pathogenetische Ursache für den Entstehungsmechanismus des primären Winkelblocks liegt in einer funktionellen anatomischen Schwäche der Iriswurzel, deren Stroma in diesem Bereich etwa halb so dick ist wie das Irisstroma im Zentrum, so daß letztlich jeder deutliche Anstieg des Pupillarwiderstandes mit resultierender Drucksteigerung im Bereich der Hinterkammer zu einer Vorwölbung der Iriswurzel führt (NAUMANN 1980). Über den Weg eines Pupillarblocks kann somit bei entsprechend prädisponierter, anatomischer Situation bei Patienten mit flacher Vorderkammer und engem Kammerwinkel, wie sie häufig bei hyperopen oder älteren Patienten mit stark vergrößerter sklerosierter Linse zu finden ist, ein akuter Glaukomanfall auftreten. Dabei kann der akute Druckanstieg zu einem Epithel- und Stromaödem der Hornhaut sowie zu einer kräftigen Gefäßinjektion episkleraler Gefäße und Fibrinexsudation im Bereich der Vorderkammer führen. Häufig werden ausstrahlende Kopfschmerzen auf der gleichseitigen Gesichtshälfte angegeben, und es treten über den okulokardialen Reflex neben Übelkeit und Erbrechen evtl. auch eine Bradykardie und Arrhythmie auf. Durch das Epithelödem bedingte prodromale Symptome wie das Sehen von Farbringen, Nebelsehen oder Sehverschlechterung, aber auch Schmerzen müssen jedoch einem derartigen akuten Anfall nicht unbedingt vorausgehen. Neben dem akuten Winkelblockglaukom, das in der Regel nur medikamentös oder operativ durchbrochen werden kann, sind auch intermittierende Verläufe möglich, bei denen sich auch fokale Nekrosen im Bereich der Iris und Linse sowie Kammerwinkelsynechien ausbilden. Durch Zunahme dieser Goniosynechien kann sich ein chronischer Winkelverschluß, also ein „verschleppter Glaukomanfall" entwickeln.

Eine deutliche Häufung des primären Winkelblockglaukoms findet sich im Alter zwischen 50 und 65 Jahren, wobei Frauen wesentlich häufiger als Männer betroffen sind (ARMALY 1972). In etwa der Hälfte der Fälle ist zunächst nur ein Auge betroffen, prophylaktisch sollte aber in jedem Fall am noch nicht betroffenen 2. Auge ebenfalls eine periphere Iridektomie oder heutzutage ggf. eine YAG-Laser-Iridotomie durchgeführt werden, weil sich in etwa zwei Drittel der Fälle am Partnerauge innerhalb einiger Jahre ebenfalls ein Glaukomanfall entwickelt (BENEDIKT 1970, LOWE 1962, WOLLENSAK u. EHRHORN 1975).

2.14 Glaukom

Zur Diagnostik und auch zur differentialdiagnostischen Abgrenzung ist die Gonioskopie entscheidend. Hierbei ist es sinnvoll, mit dem Kontaktglas so auf die Hornhaut zu drücken, daß der Kammerwinkel sich etwas entfalten kann, da es sonst nicht möglich ist, bei sehr engem Kammerwinkel zu entscheiden, ob Goniosynechien oder bereits ein organischer Verschluß oder auch nur eine Anlagerung der Irisbasis am Trabekelwerk vorliegt (FORBES 1966, 1974).

Therapeutisch läßt sich der Anfall in der Regel von Carboanhydrasehemmern, hyperosmolaren Lösungen (z. B. Glycerintrunk, Mannitinfusionen) und Miotika durchbrechen, so daß dann nach Abklingen der akuten Reizung eine periphere Iridektomie durchgeführt werden kann. Diese Therapie der Wahl wurde bereits 1857 als bahnbrechende Neuerung durch ALBRECHT VON GRAEFE eingeführt. Sollte es jedoch auch nach der Iridektomie bei einer Pupillenerweiterung zu einem erneuten Winkelblockanfall kommen, muß an das relativ seltene Syndrom einer Plateau-Iris gedacht werden. Hier kommt es ohne Pupillarblock infolge der wulstigen Irisbasis zu einer mechanischen Verlegung des Kammerwinkels, so daß eine weiterführende Therapie erforderlich bleibt (WAND u. Mitarb. 1977). Jedoch auch bei einem verschleppten Winkelblockglaukom – hierfür könnten die typischen Glaukomflecken auf der vorderen Linsenkapsel sprechen – kann durch irreversible Synechien im Kammerwinkelbereich bereits eine chronische Drucksteigerung eingetreten sein, so daß die periphere Iridektomie allein nicht mehr in der Lage ist, den intraokulären Druck zu normalisieren. Die Gefahr, daß sich in solchen Augen als Folge einer abflußbessernden Glaukomoperation ein ziliolentikulärer Block, also ein sog. „malignes Glaukom" entwickelt, ist erhöht (CHANDLER u. GRANT 1979). Bei dieser äußerst schweren Komplikation verlagert sich die Linse bei relativ engem vorderen Augensegment nach vorn und wird in den Ziliarring hineingepreßt. Gelingt es nicht, den ziliolentikulären Block durch eine maximale Zykloplegie zu durchbrechen, kann es trotz zusätzlicher Vitrektomie notwendig werden, auch eine klare Linse zu entfernen. In seltenen Fällen kann dieser ziliolentikuläre Block auch als eigenständige Glaukomform auftreten. Auch hier hilft therapeutisch nur eine konsequente Zykloplegie in Kombination mit einer Iridektomie oder Iridotomie (GREHN 1987, LEVINI 1972, SCHWARZ u. ANDERSON 1975).

Die Prognose des primären akuten Glaukomanfalls ist bei rechtzeitigem Einsetzen der Therapie heute in der Regel sehr gut. Wird eine Behandlung aber versäumt, so kann es sehr rasch zu einer ischämischen Papillennekrose, der sog. „Schnabelschen kavernösen Optikusatrophie" kommen (SCHNABEL 1905). Hierbei wird Hyaluronsäure aus dem Glaskörperraum in den Bereich der ischämischen, prälaminaren Papillennekrose eingepreßt (LAMPERT u. Mitarb. 1968). Das rechtzeitige Erkennen der Disposition zum Winkelverschluß kann daher für den Patienten visuserhaltend sein. An der Spaltlampe kann man die Kammerwinkeleingangstiefe recht gut beurteilen, wenn man den Spalt so schmal stellt, daß die Dicke der Hornhaut als Maßeinheit verwendet werden kann. Liegt die Kammerwinkeleingangstiefe unter $1/4$ der Hornhautdicke, muß von einer Gefährdung des Patienten ausgegangen werden (VAN HERICK u. Mitarb. 1969). Als pharmakologischer Provokationstest wurde von MAPSTONE (1976, 1977) die Gabe von 2%igem Pilocarpin in Kombination mit 10%igem Phenylephrin 2× im Abstand von 10 Min. angegeben. Entscheidend ist neben einem Druckanstieg um mehr als 8 mmHg der gonioskopische Nachweis eines Winkelverschlusses. Bei positivem Ergebnis muß sofort eine konsequente Therapie eingeleitet werden.

Pathophysiologie

Kammerwasser (Volumen und Zusammensetzung)

Das Kammerwasser wird vom nichtpigmentierten Epithel der Ziliarkörperzotten sezerniert. Die individuellen Unterschiede können zwischen 0,6 und 7,0 µl/min schwanken (Brubaker u. McLaren 1985).

Bei einer normalen Kammerwassersekretionsrate von etwa 2,5 µl/min werden daher bei einem Gesamtvolumen der Vorder- und Hinterkammer von 190 bis 400 µl 1–2% des Kammerwassers pro Minute ersetzt. Dies entspricht einer kompletten Erneuerung alle 1–2 Stunden (Moses 1972). Im Bereich des nichtpigmentierten Epithels der Ziliarkörperzotten liegt auch die sog. Blutkammer-Wasser-Schranke (Smith u. Rudt 1973). Der Proteingehalt des Kammerwassers liegt mit 50 mg auf 100 ml um 1:150 niedriger als im Blut. Hervorzuheben ist, daß die Ascorbinsäurekonzentration im Kammerwasser 60mal höher ist.

Abgesehen von extremen Augendruckwerten besteht keine Abhängigkeit der Kammerwasserproduktion von der Höhe des Augeninnendruckes (Moses 1981).

Auf der anderen Seite bedarf es einer extremen Reduktion der Ziliarkörperdurchblutung, um die Funktion der chemischen Pumpe zu stören.

Nach Modellrechnungen würde eine vollständige Verlegung der Abflußwege bei normaler Kammerwasserproduktion innerhalb von 20 Minuten zu einem Druckanstieg auf 60 mmHg führen. Die Reduktion der Produktion auf $^1/_{10}$ würde immer noch innerhalb von 3 Stunden diesen Druckanstieg bewirken. Eine weitere Reduktion auf $^1/_{1000}$ der üblichen Kammerwasserproduktion würde innerhalb von 3 Tagen in nicht linearer Weise zu einem Augendruckanstieg bis zu diesem Wert führen (Niesel 1988).

Diese Modellrechnungen geben auch Aufschluß über den Rückgang einer Aderhautabhebung. So dauert es etwa 10–12 Stunden, bis 1 ml Exsudat einer Aderhautabhebung durch Kammerwasser ersetzt werden kann.

Es ist auch möglich, daß die Zusammensetzung des Kammerwassers den Abflußwiderstand beeinflußt, indem Wachstumsfaktoren und zelltoxische Substanzen die Funktion des trabekulären Maschenwerkes durch Veränderung der Zellzahl, -proliferation, -morphologie und -funktion modulieren (Herschler u. Burke 1983).

Ob hier einer der Schlüssel zur Lösung der vielfältigen Probleme des Glaukoms liegt, wird sich aber erst zeigen müssen.

Vaskuläre Einflüsse

Als ein entscheidender Faktor für die Entstehung glaukomatöser Schäden wird nicht allein die pathologische Steigerung des Augendruckes angesehen, sondern vor allem die Verschlechterung der Perfusion in Netzhaut, Aderhaut und N. opticus. Eine Verschlechterung des Perfusionsdruckes, sei es durch eine Störung der Autoregulation oder sei es durch eine insgesamt hypotone Kreislaufsituation, kann ja auch ohne pathologisch erhöhte Tensionswerte zu einem glaukomatösen Schaden führen (Niederdruckglaukom).

Zwei getrennte Zirkulationssysteme sind am Auge zu finden. Das uveale Gefäßsystem versorgt die Iris, den Ziliarkörper und die Aderhaut. Die Innervation erfolgt über α-adrenerge Rezeptoren (Bill 1962). Der retinale Kreislauf versorgt nur einen Teil der Netzhaut. In Tierexperimenten mit Katzen wurde festgestellt, daß 20% der Sauerstoffversorgung über den retinalen Kreislauf und 80% über die Aderhaut laufen (Alm u. Bill 1972). In verschiedenen Experimenten konnte gezeigt werden, daß der Perfusionsdruck sich nicht unbedingt verschlechtern muß, wenn der intraokuläre Druck ansteigt. Der exakte Mechanismus dieser Autoregulation ist bisher nicht eindeutig geklärt (Bill 1975). Die Versorgung des N. opticus im Bereich des Eintritts ins Auge verläuft über beide Kreislaufsysteme (Abb. 2.17). Die juxtapapillären Aderhautkapillaren und die das präaminare Papillengewebe versorgenden Arteriolen stellen Endäste des ziliaren Gefäßsystems dar. Die inneren Anteile des N. opticus werden ebenfalls von Endästen versorgt, die aus der Zentralarterie stammen.

Neben einer gewissen Ischämie wird beim primär-chronischen Glaukom eine direkte Druckschädi-

2.16 Glaukom

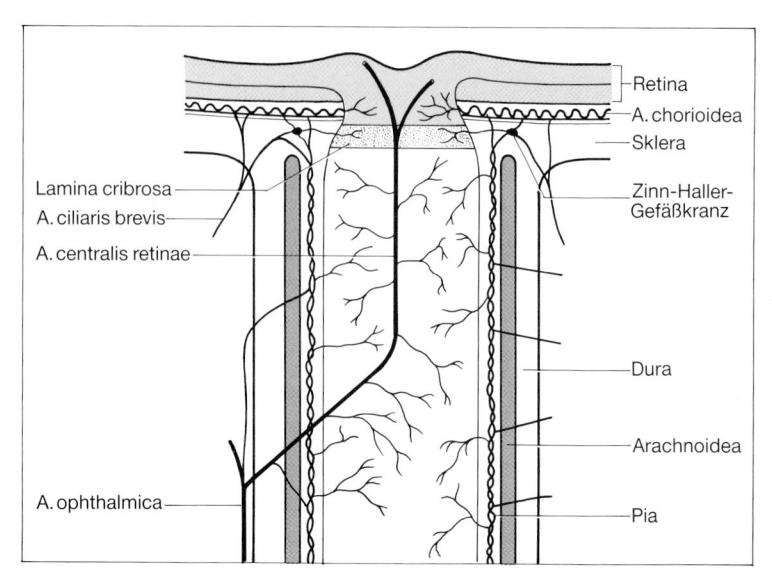

Abb. 2.17 Blutversorgung des N. opticus – im Bereich der Nervenfaserschicht findet die Versorgung über große retinale Arterien und Venen sowie über ein dichtes Kapillarnetz statt. In diesem Bereich liegt eine ausreichende Autoregulation vor.
– Im Bereich der prälaminaren Region finden sich Nervenfaserbündel, umgeben von Astrozyten, zwischen den glialen Septen finden sich eingebettete Kapillaren der peripapillären Chorioidalarterien (*Anderson* 1969).
– Im Bereich der Lamina cribrosa treten Äste der kurzen Ziliararterien oder Äste aus dem Zinn-Haller-Gefäßkranz am Rand ein. Die Zentralarterie gibt in diesem Bereich keine Äste ab, während die Zentralvene einige erhält. Die Kapillaren bilden hier ein dichtes Gefäßnetz (*Linitzki* u. Mitarb. 1969).

gung der besonders empfindlichen Astrozyten vermutet (ANDERSON 1975). Sind diese erst einmal geschädigt, wird das jetzt sozusagen entblößte Kapillarsystem druckempfindlicher, was die splitterförmigen Papillenrandblutungen (Mikroinfarkte) mit entsprechendem Nervenfaserausfall erklären würde (DRANCE u. BEGG 1970, DRANCE 1983).

Abflußwegsobstruktion

Der Abfluß des Kammerwassers verläuft zu 85% über das Trabekelwerk zum Schlemmschen Kanal. Von dort wird das Kammerwasser über ca. 20–30 radiär verlaufende Sammelkanäle direkt über den tiefen venösen Skleralplexus zu den episkleralen Kammerwasservenen weitertransportiert. Der Druck in den episkleralen Venen liegt zwischen 6 und 12 mmHg. Zu 15% verläuft der Abfluß über einen uveoskleralen Weg mit Anschluß an das venöse Kreislaufsystem (BILL 1966).

Auf dem Weg von der Hinterkammer bis zum Schlemmschen Kanal hat das Kammerwasser 2 physiologische Widerstände zu überwinden. Dies ist zum einen der Pupillarwiderstand und zum anderen das Trabekelwerk mit etwa $^2/_3$ der Fazilität im kribriformen Trakelsystem (BILL u. SVEDVERG 1972).

Der Pupillarwiderstand wird gekennzeichnet vom Verhältnis zwischen Irislinsenkontaktfläche und Pupillenumfang. Ist dieser Pupillenwiderstand pathologisch erhöht, sprechen wir von einem Pupillarblock. Im Bereich des Trabekelwerks lassen sich 2 Abschnitte unterscheiden, und zwar vorne der nichtfiltrierende, dahinter der filtrierende Abschnitt, der direkten Kontakt zum Schlemmschen Kanal aufweist. Der Übergang vom vorderen Abschnitt zur Kornea verläuft fließend, wobei zwischen Korneaendothel und Trabekelendothel ein kontinuierlicher Übergang besteht. Im Bereich des filtrierenden Trabekelwerks lassen sich 3 funktionell unterschiedliche Gewebslagen mit abnehmender Porengröße zum Schlemmschen Kanal hin unterscheiden (Abb. 2.18):

1. das uveale Trabekelwerk mit großen überlappenden Poren;
2. das korneosklerale Trabekelwerk, das aus flächenhaften Lamellen besteht, deren Öffnungen kleiner sind und selten überlappen;
3. das sog. kribriforme Trabekelwerk, das direkt am Schlemmschen Kanal liegt.

Hier findet sich nur noch ein feines Fasergerüst mit eingelagerten länglichen fibroblastenähnlichen Zellen. Im Bereich des korneoskleralen und kribriformen Trabekelwerks liegt die hauptsächliche Ursache für den Abflußwiderstand (GOLDMANN 1946, BARANY 1955, GRANT 1951). Die Öffnungen

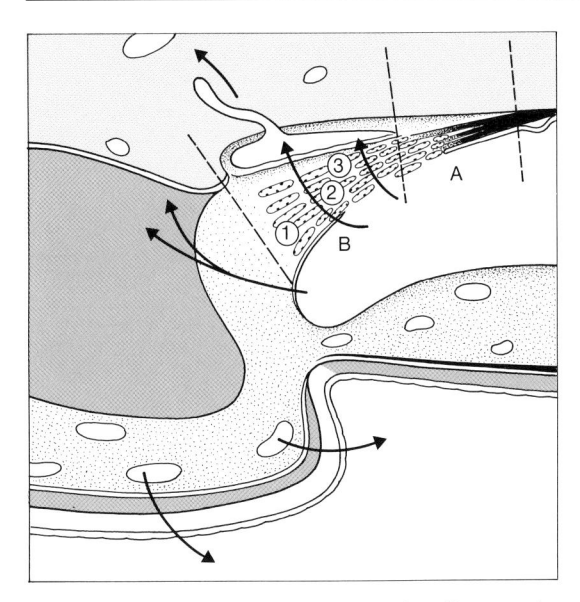

Abb. 2.18 Schematische Darstellung des Kammerwinkels (nach *Rohen*). A) nichtfiltrierender Abschnitt des Trabekelgangs; B) filtrierender Abschnitt des Trabekelwerks, 1 uveales Trabekelwerk, 2 korneosklerales Trabekelwerk, 3 kribriforme oder juxtakanalikuläre Schicht. Die Pfeile deuten die Richtung der Kammerwasserströmung an. Der transtrabekuläre Abfluß zu den Kammerwasservenen erfolgt zu etwa 85%, während der uveosklerale Weg über den Ziliarkörper zur Aderhaut etwa 15% beträgt.

in diesem Maschenwerk betragen 1–20 μm, die Trabekelbalken bestehen aus kollagenen Faserbündeln, die von Endothelzellen bedeckt sind. Die Endothelzellzahl nimmt mit zunehmendem Lebensalter ab; sie beträgt im 20. Lebensjahr etwa 1 100 000 Zellen und sinkt auf ca. 600 000 Endothelzellen bis zum 80. Lebensjahr. Es gehen damit jährlich etwa 8000 Zellen aus dem Bereich des Trabekelwerks verloren. Zusätzlich wird mit zunehmendem Lebensalter sog. „curlycollagen" abgelagert (ALVARADO u. Mitarb. 1984, MCMENAMIN u. Mitarb. 1986, GRIERSON u. Mitarb. 1981). Eine wesentliche Funktion der Trabekelzellen liegt in ihrer hohen phakozytotischen Aktivität (ROHEN u. UNGER 1959, ROHEN u. VAN DER ZYPEN 1968). Damit besitzt das Trabekelwerk die bemerkenswerte Eigenschaft, sich selbst zu reinigen und die Abflußwege offenzuhalten. Außerdem stellen sie eine relativ druckabhängige Barriere dar, die den Kammerwasserdurchfluß im wesentlichen durch eine Makro- und Mikropinozytose, also eine intrazelluläre Vesikel- und Porenbildung im Sinne von kurzfristig bestehenden Kanälen regelt (COLE u. TRIPATHI 1971, GRIERSON u. LEE 1977, TRIPATHI 1977).

Außerdem üben die Endothelzellen eine metabolische Pumpaktion aus, die den Grad der Entquellung der Trabekel im uvealen und korneoskleralen Trabekelwerk sichert. Jede Schädigung dieser Endothelzellen – sei es durch übermäßigen Zellverlust, sei es durch eine Erschöpfung der phakozytotischen lysozymatischen Funktion – kann zu einer deutlichen Abflußverschlechterung beitragen. Verlieren die Trabekel ihre endotheliale Hülle, schwellen sie deutlich an, was verständlicherweise zu einer Erhöhung des trabekulären Widerstandes führt.

Durch Kontraktion des Ziliarmuskels wird das Trabekelwerk entfaltet, so daß die Zahl der kribriformen Strömungskanälchen zunimmt, wodurch die filtrierende Oberfläche sich vergrößert und der Abflußwiderstand sinkt. Dies ist eine Hauptwirkungsweise des Pilocarpins zur Widerstandsherabsetzung (BARANY 1967a, BARANY 1967b). 35% aller Menschen reagieren auf Kortison mit einer Drucksteigerung. Die Pathogenese ist unklar. Eine genetisch bedingte Prädisposition scheint vorzuliegen (ARMALY 1963).

Eine neurogene Regulation im Bereich des Trabekelwerks ist zu vermuten, da es reichhaltig mit Nerven versorgt ist. Es überwiegen die adrenergen über die cholinergen Rezeptoren im Verhältnis 3:1 (NOMURA u. SMELSER 1974).

Klinische Beobachtungen lassen den Schluß zu, daß eine Abflußreserve vorhanden ist, so daß bei gesunder halber Zirkumferenz mit intaktem Trabekelwerk bei ansonsten verlegtem Kammerwinkel dieser Bereich ausreicht, um einen normalen Kammerwasserabfluß zuzulassen (NAUMANN u. Mitarb. 1980).

Abflußwegsobstruktion im Pupillarbereich

Das in die Hinterkammer sezernierte Kammerwasser muß auf seinem Weg in die Vorderkammer das durch den Iris-Linsen-Kontakt hervorgerufene Abflußhindernis überwinden. Der Durchfluß verläuft daher pulsierend (LINNER 1952).

Dieser Abflußwiderstand kann durch eine Miosis, Vergrößerung der Linse, aber auch durch hintere Synechien beeinflußt werden. Die resultierende Druckerhöhung in der Hinterkammer kann dann durch die physiologische Schwäche der Iriswurzel zur Pathogenese eines Winkelblocks entscheidend beitragen. Liegt ein extrem hoher Pupillarwiderstand vor, so führt dies zu einem Pupillarblock.

Abflußwegsobstruktion im Trabekelwerk

Der Abfluß des Kammerwassers erfolgt zu ca. 85% über das Trabekelwerk. Der Hauptabflußwiderstand liegt im Trabeculum korneosklerale. Es werden 3 Gewebslagen mit abnehmender Porengröße zum Schlemmschen Kanal hin unterschieden:

1. uveales Trabekelwerk: große überlappende Poren.

2. Korneosklerales Trabekelwerk: Die Öffnungen sind kleiner und überlappen seltener. Die einzelnen Lamellen sind untereinander vernetzt und vollständig von Zellen bedeckt (ROHEN u. JIKIHARA 1988).
3. Das endotheliale oder auch kribriforme Trabekelwerk weist keine Lamellenstruktur mehr auf. Es besteht aus fibroblastenartigen Zellen und grenzt unmittelbar an die Innenwand des Schlemm-Kanals.

Im Bereich des korneoskleralen und des endothelialen Trabekelwerkes findet sich die hauptsächliche Ursache des Abflußwiderstandes (BILL u. SVEDBERG 1972). Vor allem in diesem Bereich finden sich plaqueartige Ablagerungen, die jedoch nicht nur in Glaukom-, sondern auch in normalen Augen älterer Personen gefunden werden (LÜTJEN-DRECOLL u. Mitarb. 1986a). Dieses plaqueartige Material wird sowohl im Innen- als auch im Außenwandbereich des Schlemmschen Kanals gefunden und nimmt kontinuierlich mit dem Alter zu. Drei verschiedene Typen von Plaques sind bisher beschrieben worden:

Typ-I-Plaque: Es handelt sich hierbei um homogenes Material, wahrscheinlich um Basalmembranreste, die sich vorwiegend an der Innenwand ablagern.

Typ-II-Plaque: Es sind Ablagerungen elastikaähnlicher Fasern, die üblicherweise im Trabekelwerk vorkommen.

Typ-III-Plaque: Dies sind Ablagerungen von Hüllen der elastikaähnlichen Fasern.

Die Plaques bilden ein zusammenhängendes Netzwerk und können dadurch die Mechanik im Bereich der kribriformen Region stören (ROHEN 1983). Während diese plaqueartigen Ablagerungen beim primär-chronischen Glaukom signifikant erhöht sind (LÜTJEN-DRECOLL et al. 1986b), liegen sie beim Exfoliationsglaukom im Normbereich. Dafür wurden typische Fibrillen in unregelmäßiger Anordnung im Bereich der Innenwand oder im Trabekelwerk gefunden, die die kribriformen Zellen auseinanderdrängen (RINGVOLD u. VEGGE 1971).

Ganz andere Veränderungen stehen nun wiederum bei den bisher untersuchten kindlichen Glaukomen im Vordergrund. Hier fielen eine deutliche Hyalinisierung der Trabekellamellen und eine Verdickung der Basalmembran auf (ROHEN u. JIKIHARA 1988).

Abflußwegsobstruktion im Schlemmschen Kanal

Das Kammerwasser fließt dem Druckgefälle folgend durch das Trabekelwerk zum Schlemmschen Kanal. Dort trifft es auf die sehr dünne endotheliale Auskleidung der inneren Wand des Kanals. In diesem Bereich sind in Abhängigkeit vom Druckgradienten neben Poren Einstülpungen und größere Vakuolen gefunden worden. Die Poren sind sehr unregelmäßig verteilt und haben eine Größe zwischen 3 und 50 µm. Pro Auge finden sich etwa 15 000–20 000 dieser Poren (HOLMBERG 1965, INOMATA u. Mitarb. 1972).

Zelluläre und andere Abfallprodukte von einer Größe zwischen 1 und 2 µm können somit bis zum endothelialen Maschenwerk vordringen und sogar durch die innere Wand des Schlemmschen Kanals hindurchtransportiert werden. Daneben ermöglichen die Endothelzellen einen gewissen Kammerwasserabfluß über die Einstülpungen und Vakuolen nach dem Prinzip einer Pinozytose (TRIPATHI 1971). Die Zahl dieser Zellen nimmt langsam, aber stetig mit zunehmendem Alter ab (MCMENAMIN u. Mitarb. 1986). Auch dies könnte eine mögliche Ursache für den langsam mit dem Alter ansteigenden Augendruck darstellen. Von größerer Bedeutung für die Erhöhung des Abflußwiderstandes ist aber eine verminderte phagozytotische Aktivität durch Funktionsminderung oder Verlust von Endothelzellen im Bereich des Trabekelwerkes und des Schlemmschen Kanals (BILL 1975). Nach Eintritt des Kammerwassers in den Schlemmschen Kanal fließt es über 20–40 Sammelkanäle von 40 bis 90 µm Durchmesser in den venösen Skleralplexus ab.

Abflußwegsobstruktion im Bereich der Kammerwasservenen und episkleraler Venendruck

Das Kammerwasser fließt vom Schlemmschen Kanal über 30–40 radiäre Sammelkanäle mit einem Durchmesser von 40–90 µm ab. So gelangt es in den venösen Skleralplexus und fließt weiter über die episkleralen Kammerwasservenen ab, wo es sich langsam mit dem Blut vermischt (ASCHER 1961).

Bereits 1923 berichtete SEIDEL über erste Versuche, den episkleralen Venendruck zu bestimmen. Seither wurden immer wieder neue Methoden zur Messung des Kollapsdruckes der episkleralen Venen entwickelt (GOLDMANN 1951, LINNER 1954, WEIGELIN u. LÖHLEIN 1952, STEPANIK 1969, KRAKAU u. Mitarb. 1973, GUTHOFF u. Mitarb. 1988).

Der episklerale Venendruck liegt je nach der verwendeten Meßmethode zwischen 6 und 12 mmHg. Allerdings hängt dieser Druck von der jeweiligen hydrostatischen Situation ab; während er beim Stehenden gegen Null sinkt, kann bei Kopftieflage rasch ein Wert von mehr als 40 mmHg erreicht werden.

Liegen pathologische Differenzen zwischen dem episkleralen Venendruck und dem intraokulären Druck vor, so kann sich ein Sekundärglaukom entwickeln (JÖRGENSEN u. GUTHOFF 1986). Umgekehrt kann es aber auch zu einer Aderhautamotio führen, wenn sich im Rahmen arteriovenöser Shunts eine Drucklage im episkleralen Bereich einstellt, die über dem intraokulären Druck bleibt, so daß die Ziliarkörperdurchblutung und damit auch die Kammerwassersekretion gedrosselt wird (HARBISON u. Mitarb. 1978, GROVE 1984).

Diagnostik

Morphologische Diagnostik

Die differenzierte morphologische Befundbeschreibung ist zur exakten Klassifizierung eines Glaukoms meist unerläßlich.

Während sich die Diagnostik eines Glaukoms vor allem nach der Tension, dem Papillen- und dem Gesichtsfeldbefund richtet, sind für die Klassifikation die Anamnese und vor allem der gonioskopische Befund neben der Betrachtung des Vorderabschnitts von großer Bedeutung.

Gonioskopie

1898 untersuchte TRANTAS den Kammerwinkel bei einem Patienten mit einem Keratoglobus, den er sich mit Hilfe eines Ophthalmoskopes unter zusätzlicher Eindellung mit dem Finger darstellte (TRANTAS 1907, 1918). Für diese Untersuchung prägte er den Begriff „Gonioskopie". Eine andere Methode wurde 1914 von MIZUO angegeben, der den unteren Fornix conjunctivae mit Wasser füllte und so in der Lage war, den unteren Kammerwinkelbereich direkt zu betrachten. Doch erst die grundlegenden Arbeiten von SALZMANN (1914, 1915), der die optischen Bedingungen zur Kammerwinkelbetrachtung definierte, stellten die Basis für die heutige moderne Biomikroskopie des Kammerwinkels dar. Mit Hilfe einer speziell geeigneten Kontaktlinse wurde es erst möglich, die Totalreflexion der Hornhaut auszuschalten und die Methode klinisch zu etablieren. Die zunächst entwickelten Kontaktlinsen, z. B. die Koeppe-Linse, erlaubten eine direkte Gonioskopie (KOEPPE 1920). Der entscheidende Durchbruch gelang dann mit der Entwicklung neuer Kontaktlinsen, die eine indirekte Gonioskopie unter Zuhilfenahme der Spaltlampe ermöglichten (GOLDMANN 1938) (Abb. 2.19).

Eine weitere Entwicklung stellen die speziell für die Lasertherapie im Iris- und im Kammerwinkelbereich entwickelten Kontaktlinsen dar. Mit Hilfe

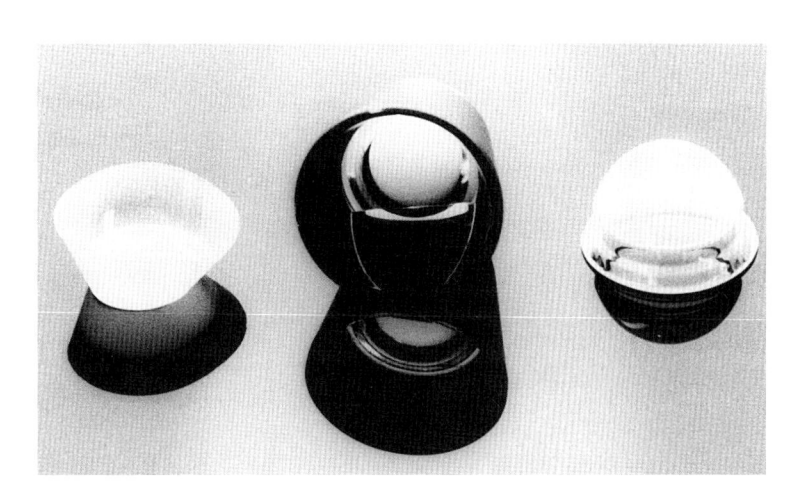

Abb. 2.**19** Kontaktgläser zur Betrachtung des Kammerwinkels. Von links nach rechts: Silikonkontaktlinse nach Barkan, Goldmann-Gonioskopielinse, Koeppe-Kontaktlinse zur direkten Gonioskopie.

2.20 Glaukom

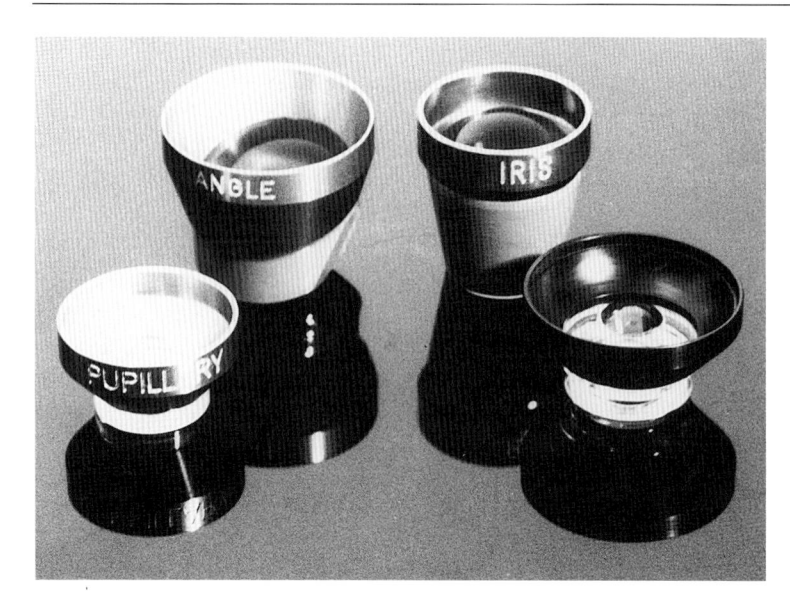

Abb. 2.20 Spezielle Laserkontaktgläser für die Iris und den Kammerwinkel. Von links nach rechts: Abraham-Glas für den Pupillarbereich, vor allem zur Nachstardiszision, Kontaktglas für die Lasertrabekuloplastik YAG-Laser-Kontaktglas für die Iridotomie, spezielles Abraham-Kontaktglas mit aufgesetzter Sammellinse zur Durchführung der Iridotomie.

dieser Kontaktlinsen lassen sich Details im Kammerwinkelbereich noch genauer erkennen, gleichzeitig ermöglichen sie eine bessere Fokussierung und Energiereduzierung des benutzten Laserstrahls (Abb. 2.20).

Anatomie der Gonioskopie

Die Gonioskopie stellt eine entscheidende diagnostische Hilfe zur Klassifikation des Glaukoms dar. So läßt sich grundsätzlich zwischen einem engen winkelblockgefährdeten Kammerwinkel und einem weit offenen Kammerwinkel unterscheiden. Darüber hinaus erlaubt die Gonioskopie jedoch eine weit differenziertere Betrachtung. So lassen sich z. B. eine endotheliale Auskleidung, massive Pigmentablagerungen oder Exfoliationsmaterial, aber auch traumatische Veränderungen differenzieren, die dann zur eindeutigen Klassifikation führen.

Im Bereich der Winkelbucht lassen sich 5 verschiedene Gewebsstrukturen unterscheiden: die *Iriswurzel,* das *Ziliarkörperband,* der *Skleralsporn,* das *Trabeculum corneosclerale* mit einem filtrierenden und einem nichtfiltrierenden Abschnitt und die Schwalbe-Linie (Abb. 2.21). Als markanteste Landmarke läßt sich in der Regel diese zart pigmentierte Schwalbe-Linie identifizieren, die dem peripheren Rand der Descemet-Membran entspricht. Es handelt sich um eine grauweiße Bindegewebsleiste mit unterschiedlicher individueller Prominenz, an der sich in der Regel etwas Pigment ablagert. Im Anschluß hieran beginnt das Trabeculum corneosclerale, das sich in 2 etwa gleichlange Abschnitte unterteilen läßt: vorne der nichtfiltrierende, weiter hinten der filtrierende Abschnitt, hinter dem der Schlemmsche Kanal liegt. Die Breite des Trabeculum corneosclerale beträgt im Durchschnitt 0,5 mm und wird hinten vom Skleralsporn be-grenzt. Der graue semitransparente Aspekt nimmt mit zunehmendem Alter und zunehmender Pigmentation ab. Der hinter dem filtrierenden Anteil des Trabeculum korneosclerale gelegene Schlemmsche Kanal wird nur bei retrograder Blutfüllung oder bei verstärkter Pigmentaufnahme sichtbar.

Das normale gonioskopische Bild des Trabekelwerks vermag eine breite individuelle Streuung entsprechend der Involution des mesenchymalen Gewebes und entsprechend des Reifungszustandes in der späten Fetal- oder Neugeborenenzeit aufzuweisen. Die mehr oder minder stark ausgeprägten

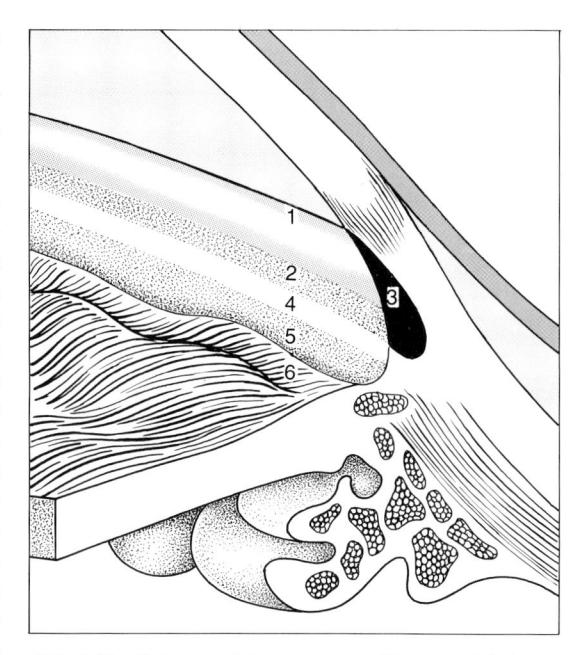

Abb. 2.21 Schemazeichnung vom Kammerwinkel zur Darstellung von 1 Schwalbe-Linie, 2 Trabeculum korneosclerale, 3 Schlemm-Kanal, 4 Skleralsporn, 5 Ziliarkörperband, 6 Iriswurzel.

mesenchymalen Gewebsreste, die z. T. das Trabekelwerk bedecken können und auch innerhalb des Kammerwinkels in verschiedenen Sektoren unterschiedlich ausgeprägt sein können, müssen daher nicht unbedingt pathologisch sein. Aber bei entsprechender typischer Konfiguration liegt der Verdacht einer Goniodysgenesis mit einer entsprechend hohen Prädisposition für ein Glaukom vor (JERNDAL u. Mitarb. 1978).

Der Skleralsporn stellt sozusagen die Sehne der longitudinalen Fasern des Ziliarmuskels dar und läßt sich als gelblichweiße Linie identifizieren.

Das Ziliarkörperband, ebenfalls mit einer Breite von etwa 0,5 mm, stellt den Kammerwinkelgrund dar und sieht graubraun aus. Seine Oberfläche kann von einer Bindegewebsschicht, dem Trabeculum uveale, und von sog. Irisfortsätzen überzogen sein. Die Sichtbarkeit des Ziliarkörperbandes hängt direkt von der Weite des Kammerwinkels und von der Gewebsdicke der Iriswurzel ab. Läßt sich das Ziliarkörperband nicht einsehen, kann der Kammerwinkel eng genannt werden. Klinisch entscheidend ist jedoch die Frage, ob es sich um einen engen Winkel mit einem drohenden Winkelblock handelt.

Die Iriswurzel bildet das periphere Ende der Iris und stellt aufgrund ihrer geringeren Dicke einen anatomischen Schwachpunkt dar. Der Abstand zwischen der Iriswurzel und der Schwalbe-Linie entscheidet über die Einsehbarkeit und damit über die Weite des Kammerwinkels. Reicht der Einblick eben gerade bis zum vorderen Abschnitt des Trabeculum korneosclerale, so handelt es sich um einen engen Kammerwinkel. Von dem Aspekt, der sich dann beim Überkippen des Kontaktglases bietet, hängt es ab, ob der Kammerwinkel als eng, schlitzförmig oder als verschlossen bewertet wird.

Ist gerade eben noch das Ziliarkörperband sichtbar, so handelt es sich um einen mittelweiten Kammerwinkel. Ist das Ziliarkörperband vollständig sichtbar, so liegt ein weiter Kammerwinkel vor.

Pathologie des Kammerwinkels

Beim *primär-chronischen Glaukom* mit stets offenem Kammerwinkel, sei er nun weit oder – wesentlich seltener – eng, werden in der Regel gonioskopisch keine pathognomonischen Veränderungen erkannt, die nicht auch in einem altersentsprechenden Normalkollektiv zu finden wären.

Recht eindeutig hingegen sieht der gonioskopische Befund beim Pigment- und Exfoliationssyndrom aus. Das Trabekelwerk und die Schwalbe-Linie sind stark pigmentiert und nehmen eine schwarzbraune Färbung an. Beim Pigmentglaukom befindet sich in der Irisperipherie eine punktuelle Durchleuchtbarkeit sowie meist die typische Krukenberg-Pigmentspindel auf der Hornhautrückfläche. Beim Pseudoexfoliationssyndrom findet sich ein ähnliches Bild im Bereich der Schwalbe-Linie und im Bereich des Trabekelwerks, z. T. sind jedoch auch zarte bläulichgraue, flöckchenartige Ablagerungen nicht nur auf der Linsenvorderfläche, sondern auch im Kammerwinkel sichtbar. Die Augen, die eine Prädisposition zum Winkelblockglaukom haben, weisen charakteristische anatomische Merkmale auf. Es sind in der Regel hyperope Augen mit einem kurzen vorderen Segment bei insgesamt sehr flacher Vorderkammer (1,5–2,9 mm). Das Iris-Linsen-Diaphragma wölbt sich bei zunehmender Kernsklerose immer weiter vor.

Bei verschlossenem Kammerwinkel zeigt sich gonioskopisch, daß die Iriswurzel dem Trabekelwerk bis zur Schwalbe-Linie anliegt. Läßt sich bei leichtem Druck mit dem Kontaktglas auf die periphere Hornhaut etwas Kammerwasser in den verschlossenen Kammerwinkel drücken, so kann man davon ausgehen, daß es sich noch nicht um einen organischen Verschluß des Kammerwinkels handelt (FORBES 1966, 1974). Sind bereits rezidivierende Anfälle aufgetreten, finden sich im Bereich des sehr engen Kammerwinkels zahlreiche Iriswurzelsynechien, z. T. nur zipfelförmig, z. T. jedoch auch breitflächig. Diese Synechien sind in der Regel bereits organisiert, so daß u. U. bereits eine chronische Drucksteigerung eingetreten ist, die sich durch eine Iridektomie alleine nicht mehr beheben läßt.

Das *kongenitale Glaukom* weist einige typische gonioskopische Merkmale auf. Grundsätzlich ist bei der Untersuchung von Neugeborenen zu berücksichtigen, daß das Irisstroma noch nicht sehr ausgeprägt ist und an der Wurzel häufig das Pigmentblatt durchschimmert. Es werden im wesentlichen 3 Kammerwinkelbefunde unterschieden (HOSKINS u. Mitarb. 1983):

1. die sog. „anterior insertion", also der breitflächige Irisstromaansatz vor dem Skleralsporn. Das Trabekel erscheint verdickt, aber transluzide und läßt an der Basis Teile des Ziliarkörpers durchschimmern.
2. Die sog. „posterior insertion", also der breitflächige Irisansatz hinter dem Skleralsporn mit Irisfaserbrücken, die den Blick auf den Ziliarkörper verdecken können. Auch hier ist das Trabekel verdickt.
3. Irisfasern sowie mesenchymales Gewebe überbrücken die Kammerbucht mit einem dichten Maschenwerk, das fast Membranstruktur annimmt.

Typische gonioskopische Befunde finden sich auch beim *Axenfeld-Syndrom*, wo eine zirkuläre uveale Brückenbildung zwischen dem Iriswurzelstroma und der Schwalbe-Linie vorliegt, sowie beim *Rie-*

2.22 Glaukom

ger-Syndrom (Dysgenesis mesodermalis iridis et corneae), wo das Irisstroma und die Hornhautrückfläche im Bereich der mittleren Peripherie betroffen sind und Synechien ausbilden. Auch zur Diagnostik und Klassifikation der Sekundärglaukome kann die Gonioskopie in vielen Fällen beitragen und gehört zur Routinediagnostik.

Papillenbeurteilung

Im N. opticus verlaufen die Axone der retinalen Ganglienzellen, die retrolaminar von Myelin, also von Oligodendrozyten, prälaminar von Astrozyten sowie gefäßführenden Stützgewebe umgeben sind. Die vaskuläre Versorgung im Bereich der Papille ist aufgrund der hohen metabolischen Aktivität im Bereich der peripapillären Retina besonders kräftig ausgeprägt und sehr komplex. Es liegen 2 funktionell getrennte Gefäßsysteme, nämlich das uveale und das retinale Gefäßsystem, vor. Die uvealen Gefäße versorgen die Iris, den Ziliarkörper und die Aderhaut und sind sympathisch innerviert. Über die uvealen Gefäße ist daher eine neurohumorale Beeinflussung des Blutflusses möglich.

Das retinale Gefäßsystem verfügt über eine *Autoregulation* und besitzt keinerlei adrenerge Rezeptoren. Im Bereich des radiären peripapillären Kapillarsystems und der prälaminaren Kapillaren liegen Endäste der ziliaren und retinalen Gefäßversorgung vor.

Die Einschätzung der Vitalität der Papille wird beeinflußt vom Kapillarreichtum und von der Dicke des prälaminaren Papillengewebes sowie vom Kontrast zum peripapillären Gewebe. Ein peripapillärer Konus kann ebenso wie eine Kernopaleszenz der Linse zu Fehleinschätzungen führen.

Auch die Größe der *Papillenexkavation*, die genetisch determiniert ist, ist von verschiedenen Faktoren, wie z. B. vom Durchmesser des Skleralkanals, vom Sehnerveintritt oder von Fehlbildungen, wie z. B. Kolobomen, abhängig. Da eine statistisch gesicherte Korrelation zwischen Exkavationsgröße und Augeninnendruck besteht, ist die Messung der Exkavation des sog. Cup-disc-Quotienten (s. Abb. 2.22) eine wichtige und entscheidende Methode zur Verlaufskontrolle bei Glaukompatienten (Armaly 1967).

Zur Pathogenese der Glaukompapillen werden 2 Prinzipien diskutiert. Bei akuten Glaukomen liegen eine ischämische Schädigung und Nervenfaserverlust vor. Sekundär wird dann Hyaluronsäure aus dem Glaskörper in den prälaminaren Infarkt gepreßt. Dies entspricht dem Bild der sog. Schnabelschen kavernösen Optikusatrophie (Schnabel 1905). Erst bei persistierend hohem Druck gehen sekundär die Astrozyten zugrunde, und es entsteht eine glaukomatöse Exkavation. Beim chronischen Glaukom vermutet man zunächst eine mechanische Schädigung der Astrozyten (Anderson 1975). Durch den Verlust der Astrozyten wird das Kapillarsystem entblößt und entsprechend anfälliger gegenüber intraokulären Drucksteigerungen. Dies stellt eine plausible Erklärung für die beim chronischen Glaukom typischen Splitterblutungen dar, die einem akuten Mikroinfarkt mit einem kleinen Nervenfaserausfall entsprechen (Drance u. Mitarb. 1977). Im Spätstadium kommt es dann zu einer Ausbuchtung der Lamina cribrosa. Nach Kol-

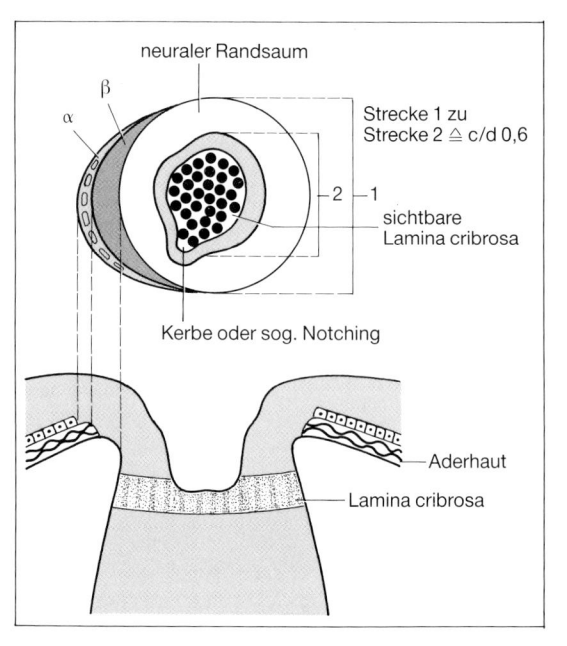

Abb. 2.22 Glaukomatöse Papillenexkavation mit sog. Randkerbe und chorioidaler Atrophiezone (α und β). α = unregelmäßige Hypo- bis Hyperpigmentierung, β = sichtbare größere chorioidale Gefäße oder Sklera. Die Abschätzung des sog. **Cup-disc-Quotienten** erfolgt im vertikalen Meridian unter Abschätzung der Strecken 1 zur Strecke 2 (c/d beträgt in diesem Fall in etwa 0,6).

Tabelle 2.9 Glaukomverdächtige Papillenveränderungen

Dokumentierte Exkavationszunahme
Randständigkeit der Exkavation
Arterielle Pulsationen
Nervenfaserbündeldefekte
Asymmetrie der Exkavationen größer als 0,2 c/d
Relative Größe der Exkavation über 0,6 c/d
Scharfer Exkavationsrand oder Unterminierung
Papillenradiäre Blutungen
Tiefe Exkavation
Asymmetrie der Exkavationsform
Abblassung der Exkavation
Sichtbarkeit der Lamina cribrosa
Asymmetrische Ausdehnung der vertikalen Exkavation
Nasale Abdrängung der Gefäße
Aussparung von Papillengefäßen
Abknicken der Gefäße und dilatierte Venen
Peripapilläre Atrophie

KER und HETHERINGTON (1983) sind die in Tab. 2.9 aufgeführten Papillenveränderungen pathognomonisch für ein Glaukom.

Aufgrund großer interindividueller Unterschiede in der Größe der einzelnen Papillen liegt in der Beurteilung des neuroretinalen Randsaumes ein weiteres wichtiges Maß für die Beurteilung eines Glaukomschadens. Die Fläche zwischen Papillenrand und Exkavationsrand stellt ein Maß für die Größe des retinalen Randsaumes dar. Verschiedene Untersuchungen haben ergeben, daß die Fläche des neuroretinalen Randsaumes sehr gut mit der Größe des Gesichtsfeldausfalles korreliert (DRANCE u. BALAZSI 1984, GRAMER u. Mitarb. 1986).

Stereophotographie

Zur klinischen Verlaufskontrolle eines Glaukoms sind Stereophotographien sicherlich ausreichend. Zur Vermessung der Papillen ist es jedoch erforderlich, die Abbildung zu vergrößern und rechnerisch sowohl den konstanten Vergrößerungsfaktor einer nach dem telezentrischen System arbeitenden Funduskamera zu berücksichtigen als auch den jeweiligen individuellen okulären Vergrößerungsfaktor, der durch den vorderen Hornhautkrümmungsradius und die Refraktion bzw. die Bulbusachsenlänge bestimmt wird (LITTMANN 1982, JAEGER 1983).

Zur Berechnung der Gesamtpapillenfläche des *neuroretinalen Randsaumes* sowie der Exkavation ist es erforderlich, die Außengrenzen und die Exkavationsgrenzen anzuzeichnen. Die anhand dieser Methode gewonnenen Maße für normale vitale Papillen bei einem nicht ausgewählten Kollektiv zeigen eine deutliche interindividuelle Schwankungsbreite. Nach Angaben von JONAS u. Mitarb. (1987) beträgt die mittlere Papillenfläche $2,73 \pm 0,76$ mm^2, der Durchmesser beträgt horizontal $1,78 \pm 0,27$ mm und vertikal $1,93 \pm 0,29$ mm. Die mittlere Exkavationsfläche liegt bei $0,71 \pm 7,0$ mm^2, der horizontale Durchmesser beträgt im Mittel $0,87 \pm 0,55$ mm, der vertikale $0,79 \pm 0,52$ mm. Damit liegt die mittlere relative Exkavationsgröße bei Gesunden etwa zwischen 0,3 bis 0,4 c/d im Bereich des vertikalen Durchmesser, die Fläche des neuretinalen Randsaumes im Mittel bei $2,02 \pm 0,73$ mm^2 (JONAS u. Mitarb. 1987).

Statistisch signifikante Unterschiede isomorphometrisch bestimmter Daten im Vergleich mit Glaukomaugen konnten nicht gefunden werden (GUSEK u. JONAS 1988).

Zusätzlich fiel bei Auswertung dieses Kollektivs auf, daß eine Schädigung des neuroretinalen Randsaumes mit *glaukomatösen Kerben* häufiger im temporal unteren und temporal oberen Papillensektor, also im Bereich des breitesten Randsaumes, zu finden ist. Eine mögliche Erklärung für diese Befunde liegt in der unterschiedlichen Größe der Poren der Lamina cribrosa. In diesen Bereichen finden sich größere Poren, durch die dickere Nervenbündel ziehen, die aufgrund des geringeren umgebenden Gewebes damit evtl. druckempfindlicher werden (QUIGLEY u. Mitarb. 1981).

Digitalisierte Stereobildauswertung

Fundusanalysator

Der sog. „optic nerve head analyzer" (ONHA) erlaubt eine computergestützte Papillenanalyse zur Topographie und Vitalität der Papille.

Das Gerät nimmt mit zwei Videokameras diaskopische Papillenbilder auf und errechnet aus diesen die Tiefe der Papillenexkavation und stellt sie in Form von Profilschnitten und anhand einer topographischen Karte dar. Die Messung der dreidimensionalen Struktur der Papille wird gewonnen, indem ein Streifenmuster auf den Fundus projiziert wird. Das Gerät nimmt 2 stereoskopische Halbbilder auf, die dieses auf die Papille projizierte Streifenmuster unter unterschiedlichen Bildwinkeln festhalten.

Der Computer wählt aus den beiden stereoskopischen Halbbildern korrespondierende Bildsegmente aus und berechnet über eine Kreuzkorrelationsfunktion die Tiefenwerte (Abb. 2.23).

Das resultierende Profil wird über eine Farbkodierung wiedergegeben, wobei jede Farbdifferenz einem Tiefenunterschied von 100 µ entspricht.

Über einen Lichtgriffel werden auf dem Farbmonitor 4 Punkte angebracht, die den Papillenrand markieren. Der Rechner ergänzt diese Punkte zu einer Ellipse und ermittelt die Fläche der 4 Papillensegmente und der gesamten Papille. Die Exkavation wird berechnet, indem der Rechner entlang von 360 einzelnen Radien jeweils den Ort auf-

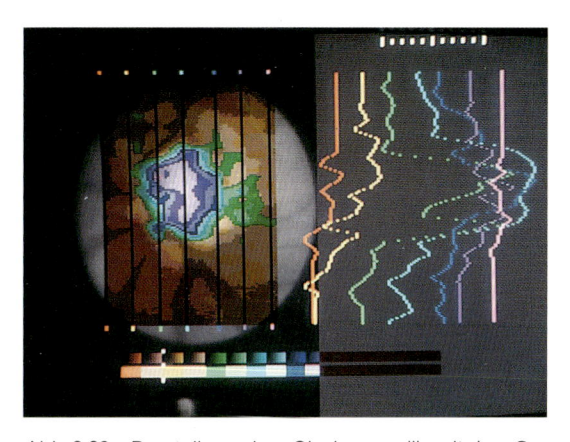

Abb. 2.23 Darstellung einer Glaukompapille mit dem Optic nerve head analyzer ONHA. Die Farbkodierung und die Rasterlinien geben einen guten Anhalt über die Ausdehnung und Tiefe der Exkavation.

2.24 Glaukom

sucht, der 150 µ tiefer als der Papillenrand liegt. Die ausgedruckten Zahlen entsprechen dem Gullstrandschen Normalauge, und um Absolutwerte zu erhalten, ist eine Umrechnung mit Hilfe eines Korrekturfaktors notwendig, der die Achsenlänge und die Refraktion berücksichtigt. Ein weiterer Meßvorgang dient der Analyse der Papillenfarbe. Das eine der beiden Fundusbilder wird mit rotem und das zweite mit grünem Licht gewonnen, und die jeweils reflektierten Lichtlängen werden miteinander korreliert.

Sogenannte „Blässewerte" werden an ca. 11 000 Bildpunkten gemessen. Die Reproduzierbarkeit dieser Farbanalyse läßt allerdings noch zu wünschen übrig (DANNHEIM u. KLINGBEIL 1986).

Laser-scan-Ophthalmoskop (LSO) und Laser-tomographic-Scanner (LTS)

Neben der konventionellen Fundusdokumentation sind neue technische Systeme entwickelt worden, die auch neue Möglichkeiten der Papillenvermessung bieten. Zu diesen Geräten gehört sowohl das Laser-scan-Ophthalmoskop, als auch der Laser-tomographic-Scanner. Beide Geräte verwenden ein konfokales Laser-scan-System, welches zur Abtastung des Augenhintergrundes geeignet ist (KLINGBEIL u. Mitarb. 1982). Das Grundprinzip besteht darin, daß ein Laserstrahl den Augenhintergrund punktweise abtastet und das reflektierte Licht gemessen und in ein Videosignal umgewandelt wird. Durch die Größenwahl der konfokalen Blende läßt sich innerhalb des Fundus gestreutes Licht vom direkt reflektierten Licht trennen, ausblenden oder getrennt erfassen. Neben gutem Kontrast und hoher Empfindlichkeit bei dieser neuen Methode ermöglicht die zusätzliche digitale Bildverarbeitung und Auswertung völlig neue Darstellungsmöglichkeiten. So läßt sich zum Beispiel mit dem LTS ein topographisches Bild der Papille gewinnen (Abb. 2.24–2.26). Ob dies in Zukunft die Diagnostik oder die Verlaufsbeobachtung der Glaukompatienten erleichtert, bleibt abzuwarten. Zur Zeit ist noch ein sog. interaktives Eingreifen des Untersuchers zur Festlegung der Papillengrenzen erforderlich, so daß subjektive Parameter das Ergebnis beeinflussen können. Bei entsprechender Weiterentwicklung der notwendigen Software stehen dieser vielversprechenden Methode weitere interessante Forschungsgebiete offen.

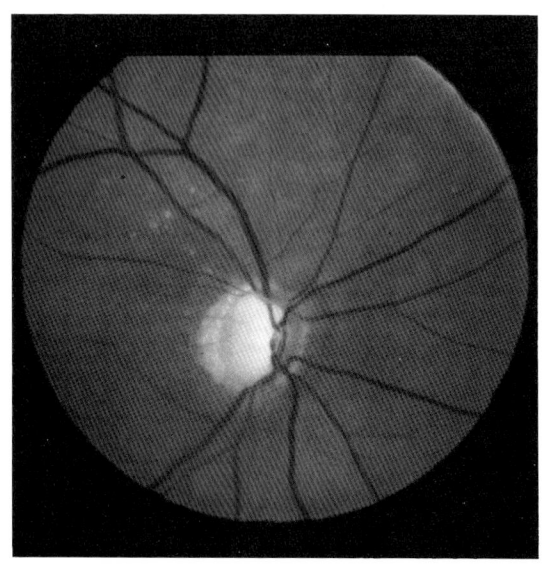

Abb. 2.24 Darstellung einer Glaukompapille.

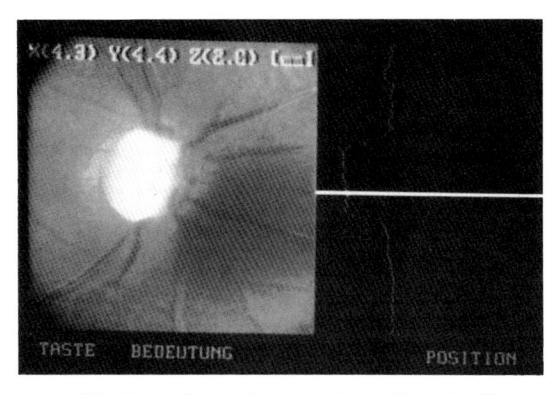

Abb. 2.25 Darstellung dieser glaukomatösen Papille mit dem Laser-Tomographie-Scanner (LTS).

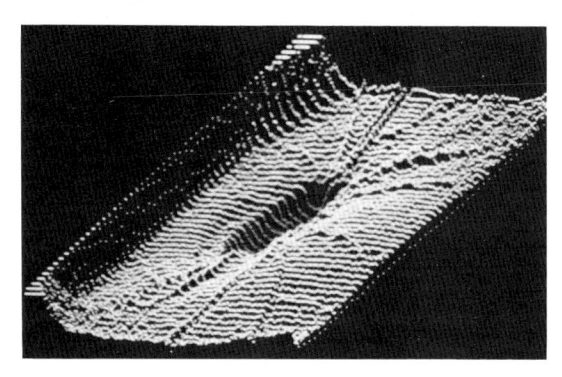

Abb. 2.26 Darstellung obiger glaukomatöser Papille mit dem LTS mit dem sog. „3D-Plot". Bei Festlegung der Papillenaußengrenzen ist ein interaktives Ausmessen der Papille ausreichend reproduzierbar möglich.

Tonometrie und abgeleitete Methoden

Entwicklung der Tonometrie und Verfahrenstechnik

Die ersten „digitalen" Tonometer waren die Finger des Untersuchers, der durch Palpation durch das Lid hindurch versuchen mußte, den intraokulären Druck abzuschätzen.

Noch vor der Verwendung der lokalanästhetischen Wirkung des Kokains durch KOLLER (1884) wurden die ersten Tonometer von v. GRAEFE und von DONDERS (1863) entwickelt. Eine Übersicht über die Geschichte der Tonometrie und Dynamometrie wurde 1961 von DRAEGER in einer Monographie gegeben. ALBRECHT VON GRAEFE kündigte 1862 seinem Freund Donders die Entwicklung eines „Tonometers" an (v. WEVE u. TEN DOESCHATE 1935). Es handelte sich um ein Impressionstonometer, das beim sitzenden Patienten am oberen und unteren Orbitarand abgestützt wurde. Der Meßfuß wurde auf die Sklera des nach nasal blickenden Auges, jedoch nicht auf das geschlossene Lid aufgesetzt.

Das gleichzeitig von DONDERS (1863) entwickelte *Impressionstonometer* wurde am liegenden Patienten angewandt und ließ bereits die spätere Konstruktion von SCHIÖTZ (1905) ahnen.

Das von DOR 1865 an der Utrechter Klinik entwickelte Impressionstonometer hat große Ähnlichkeit mit dem Graefeschen Gerät. 1868 folgte durch SNELLEN ein neuer Tonometertyp, der über 3 bewegliche Stifte die Impressionstiefe und damit den Druck erkennen ließ. Im Jahre 1905 wurde dann von SCHIÖTZ in Oslo das noch heute gebräuchliche Impressionstonometer entwickelt, das alsbald in größeren Serien hergestellt wurde. Um vergleichbare Meßergebnisse mit diesem Gerät erzielen zu können, führte SCHIÖTZ bereits eine Funktionsprüfung mit einem Standardtonometer unter Verwendung einer Membranmethode durch. Dieser positive Ansatz zur Tonometerkalibrierung konnte sich jedoch erst später durchsetzen (SCHIÖTZ 1909).

Das erste *Applanationstonometer* wurde 1867 von WEBER beschrieben. Es wurde aber trotz der offensichtlichen Vorteile der Methodik nicht angenommen. 1885 griff der Russe MAKLAKOFF die Applanationstonometrie erneut auf und stellte ein neues Tonometer vor, das er 1892 in der Methodik weiter verfeinerte. Der stempelförmige Tonometerfuß wurde auf einem Stempelkissen gefärbt und mit einem konstanten Gewicht auf die Hornhaut aufgesetzt, die damals bereits mit Kokain anästhesiert werden konnte. Anschließend wurde die Größe des farbfreien Zentrums nach Abdruck auf Papier mit einer Meßskala verglichen.

1888 wurde von FICK ebenfalls ein Applanationstonometer entwickelt, das mit einer Blattfeder arbeitete. Hier war der Federdruck variabel und die Abplattungsfläche konstant.

GOLDMANN folgte 1954 diesem Prinzip und wählte ebenfalls eine konstante Abplattungsfläche bei variablem Druck unter Verwendung einer künstlich gealterten Feder. Die Ankopplung an die Spaltlampe erlaubte die Beobachtung der applanierten Fläche mit großer Genauigkeit. Die Größe des Applanationsdurchmessers wurde nach grundlegenden Kalibrierungsarbeiten auf 3,06 mm festgelegt (GOLDMANN u. SCHMIDT 1957, 1961), da sich hier die zur Verformung der Hornhaut erforderlichen Kräfte und die Adhäsionskräfte der Tränenflüssigkeit gerade aufheben und die direkte Umrechnung von Pond in mmHg mathematisch möglich ist. Diesem Prinzip folgen auch die beiden *Handapplanationstonometer* nach PERKINS (1965) und DRAEGER (1966).

1972 wurde dann erstmals ein *Non-contact-Tonometer* vorgestellt (GROLMAN 1972) (Abb. 2.27). Ein gebündelter Luftimpuls, der von einer Pumpe erzeugt wird, verformt ein zentrales Hornhautareal. Als Meßgröße dient die Zeitdauer der Einwirkung des Luftstrahles zur Erzielung einer definierten Verformung. Ein optoelektronisches System erfaßt den Zeitpunkt der eingetretenen Applanation und beendet den Meßvorgang, der etwa 5–8 Millisekunden dauert. Die elektronisch bestimmte Zeit von der Auslösung des Meßvorganges bis zur Abplattung der Kornea wird in mmHg angezeigt. Aufgrund der kurzen Meßzeit können Fehler durch Atemfrequenz und Pulsamplitude auftreten, so daß für eine Tonometrie besser der Mittelwert aus 3–4 Messungen gebildet werden sollte.

Tonometer, die andere Meßprinzipien verwenden, konnten sich bisher nicht durchsetzen bzw. die inzwischen vorgeschriebenen Eichnormen erfüllen.

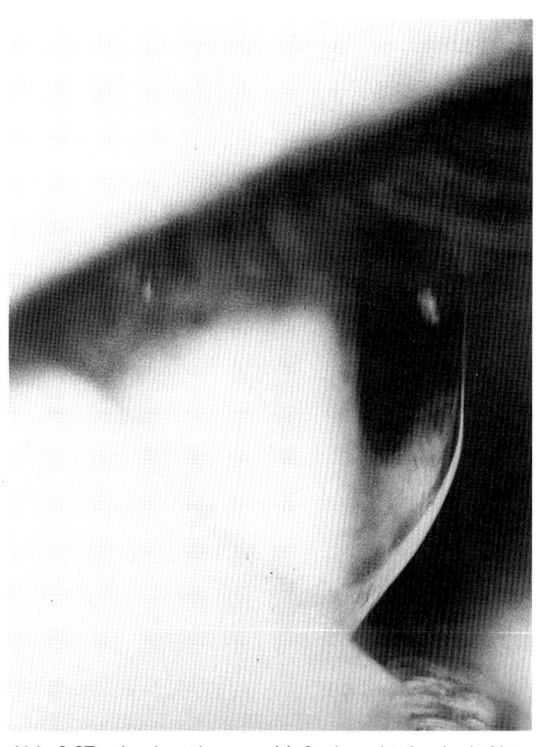

Abb. 2.27 Applanation zum Meßzeitpunkt durch ein Non-contact-Tonometer.

Z. Z. befindet sich eine Reihe neuer Tonometer, die zum Teil mikroprozessorgesteuert sind, in der Entwicklung bzw. in Kalibrierungsprüfungen. Es handelt sich hier u. a. um das *„Tonopen"*, ein batteriebetriebenes 60 g schweres, etwa Füllfederhalter großes, elektronisches Tonometer, das nach der 1959 von MACKAY u. MARG angegebenen Methode arbeitet. Vom Prinzip her handelt es sich um ein Applanations-Impressions-Tonometer. Es wird hier nur ein Teil der applanierten Fläche zur Messung des intraokulären Drucks benutzt. Der Stempel des Tonometers bildet einen beweglichen Kern, der von 2 gegeneinander versetzt liegenden Sekundärspulen umgeben ist. Bei der Lageänderung des Stempels ändert sich das Gleichgewicht der Spannungen, was als elektrisches Signal dient. Die bei der Hornhautberührung hervorgerufenen Spannungsänderungen im Induktionskreis werden vom Mikroprozessor des Tonopen als Kurve digitialisiert und ausgewertet. Aus 3–6 vom Gerät verwerteten Messungen wird der Mittelwert errechnet und digital als mmHg auf einer Flüssigkristallanzeige angegeben. Zum Schutz des Tonometerkopfes wird vor jeder Messung eine Latexhülle über die Spitze der Meßsonde gezogen. In einer klinischen und experimentellen Studie konnte aber gezeigt werden, daß die Reproduzierbarkeit der Messungen nicht ausreicht (DRAEGER u. Mitarb. 1989). Zwei weitere Luftimpulstonometer stehen zur Zulassung an, die das Prinzip des AO-non-contact-Tonometers NCT2 in modifizierter Form verwenden.

Eine Automatisierung der Goldmann-Applanationstonometrie durch Verwendung von Sensoren zur Flächenintegration unter Beibehaltung des Applanationsdurchmessers von 3,06 mm befindet sich noch in der Entwicklung (DRAEGER u. Mitarb. 1986).

Impressionstonometrie

Bei der Impressionstonometrie wird das Einsinken eines Stempels von genau definiertem Gewicht in die Hornhaut mit dem intraokulären Druck korreliert. Dabei ist zu berücksichtigen, daß durch das Aufsetzen des Tonometers der intraokuläre Druck erheblich erhöht wird. Durch die Impression wird eine Flüssigkeitsverdrängung hervorgerufen, die zu einer Zunahme des intraokulären Volumens führt. Die resultierende Druckerhöhung entspricht dem tonometrischen Druck und nicht demjenigen, der im Augeninneren vor dem Aufsetzen des Tonometers herrschte. Der Grad dieser Drucksteigerung ist von Auge zu Auge verschieden und abhängig von der Bulbuselastizität, die als Rigidität bezeichnet wird. Da jedes Auge einen individuellen *Rigiditätskoeffizienten* aufweist, ist seine Kenntnis Voraussetzung für eine exakte Tonometrie durch Impressionsgeräte. Zur Ermittlung dieses individuellen Rigiditätskoeffizienten ist eine Differentialtonometrie mit verschiedenen Gewichten erforderlich (WIEKERS u. PRIJOT 1970, FRIEDENWALD 1954).

Erst mit Kenntnis dieses Rigiditätskoeffizienten ist dann eine Rückrechnung auf den zuvor herrschenden Ausgangsdruck möglich. Es bleibt aber zu berücksichtigen, daß durch die Messungen bereits biologische Regulationen den Augendruck verändert haben könnten, so daß eine erhebliche Fehlermöglichkeit verbleibt.

Das auch heute noch gebräuchlichste *Impressionstonometer* ist das 1905 von SCHIÖTZ entwickelte Gerät. Es besteht aus 3 Teilen:
1) einer im Zentrum perforierten, zylinderförmigen Hülse, deren unteres Ende zur Fußplatte ausgeformt ist;
2) einem beweglichen Stempel zur Impression der Hornhaut; die Eindrucktiefe wird dann durch ein Übersetzungssystem mit einem Zeiger auf einer Skala direkt gemessen;
3) einem Handgriff. Dieser ist vom eigentlichen Tonometer unabhängig und dient lediglich zum Aufsetzen des Instruments auf die Hornhaut und zum Halten in senkrechter Stellung.

Die Unterseite der Fußplatte ist konkav mit einem Durchmesser von 10,1 mm. Der konkave Radius der Unterfläche der Fußplatte beträgt 15 mm und liegt damit erheblich über derjenigen der Hornhaut. Die Fußplatte führt so zu einer mäßigen Abplattung der Hornhaut. Das Gewicht der Fußplatte und der Hülse und des darauf montierten Gestells beträgt 11 g. Die Eindellung selbst entsteht durch das Gewicht des Stempels und des Übersetzungssystems. Der Durchmesser des Stempels beträgt 3 mm, sein Krümmungsradius entspricht exakt derjenigen der Fußplatte mit 15 mm. Das Gewicht des Stempels und von dem darüber befindlichen Zeiger mit Übersetzungssystem beträgt 5,5 g. Durch zusätzliche Auflagegewichte kann dieses Gewicht auf 7,5 bzw. 10 g erhöht werden. Das Einsinken des Stempels kann parallaxenfrei – durch die Verschiebung der Zeigerspitze auf einer Skala – abgelesen werden. Hierbei entspricht ein Millimeter- bzw. ein Teilstrich einer Eindellung mit einer Volumenverschiebung von 0,05 mm^3.

Um reproduzierbare und von Gerät zu Gerät vergleichbare Werte erzielen zu können, unterliegt dieses Tonometer selbstverständlich *Eichvorschriften*. Bei diesen mechanischen Geräten sind folgende Größen festgelegt: die Reibung zwischen dem Stempel und der Hülse, die Reibung zwischen dem zum Halten des Tonometers dienenden Handgriff und dem Tonometer selbst, die Maße der Fußplatte sowie die Öffnungsdurchmesser im Zentrum der Fußplatte. Geprüft werden die Maße des Stempels, sein Durchmesser und seine Krümmungsradien, sein Spiel in der Hülse nach den Seiten sowie das evtl. Spiel im Übersetzungssystem (DRAEGER 1960).

Optische Applanationstonometrie

Die Applanationstonometrie basiert auf dem Imbert-Fick-Gesetz (IMBERT 1885, FICK 1888):

Wird eine ebene Fläche mit einer Kraft (W) gegen eine kugelförmige Membran gedrückt, innerhalb der ein Druck (pt) herrscht, so gilt für das Gleichgewicht: pt = w : a; a entspricht der Größe der applanierten Fläche.

Es besagt, daß in einer mit Flüssigkeit gefüllten Kugel, die von einer dünnen Membran begrenzt wird, der im Inneren herrschende Druck durch genau denjenigen Gegendruck gemessen werden kann, der die Membran zu einer Ebene abplattet. Es wird hierbei allerdings vorausgesetzt, daß die Membran keine Eigensteifigkeit aufweist, und ebenfalls keine weiteren Faktoren die Messung beeinflussen. In grundlegenden Kalibrierungsarbeiten haben GOLDMANN u. SCHMIDT (1957) gezeigt, daß die störende Membransteifigkeit sowie die induzierte Volumenverschiebung und die Adhäsionskräfte des Tränenfilms am menschlichen Auge bei einem Applanationsdurchmesser von 3,06 mm zu vernachlässigen sind, so daß ein ausreichend genauer Rückschluß auf den intraokulären Druck möglich ist.

Das *Goldmann-Applanationstonometer* erlaubt über einen transparenten Kolben mit eingebautem optischen Teilungssystem eine direkte Betrachtung der applanierten Fläche. Um diese besser sichtbar zu machen, wird die Tränenflüssigkeit mit Fluorescein eingefärbt. Bei Betrachtung mit violettem Licht erscheinen in der Kontaktzone 2 intensiv grün gefärbte evtl. leicht versetzte Halbkreise (Abb. 2.28). Über eine Verstellung an der Waage läßt sich der innere Rand des oberen mit der Verlängerung des inneren Rands des unteren Halbkreises zur Deckung bringen, so daß die applanierte Fläche entsprechend der Bildversetzung um 3,06 mm dann exakt 7,354 mm² entspricht. Die Kraft von 1 g auf diese Fläche entspricht dann einem Augendruck von 10 mmHg. Da das Goldmann-Tonometer nur bei Ankopplung an eine Spaltlampe verwendbar ist, sind mit diesem Gerät Messungen nur an sitzenden Patienten möglich. Die lageunabhängige Messung des intraokulären Drucks wurde mit der Entwicklung von Handapplanationstonometern möglich (DRAEGER 1966, PERKINS 1965).

Automatisierte Verfahren

Das einzige zur Zeit zugelassene automatisierte Tonometer stellt das *AO-non-contact-Tonometer* NCT2 dar.

Eine in der Objektivachse befindliche Düse setzt einen über ein Pumpsystem erzeugten Luftimpuls frei, der so lange die Kornea des in 11 mm zentrierten Patientenauges deformiert, bis die Randstrahlen eines auf sie treffenden, parallelen Lichtbündels parallel zum Achsenstrahl reflektiert werden und die volle Lichtintensität auf einen Strahlungsempfänger fällt.

In diesem Moment der Applanation der Kornea wird der Stromkreis des Pumpsystems unterbrochen, und die elektronisch bestimmte Zeit von der Auslösung des Meßvorganges bis zur Applanation der Kornea wird auf der Beobachterseite des Tonometers digital in mmHg angezeigt. Der Meßvorgang erfolgt auf der ansteigenden Flanke der Impulskurve in etwa 5–8 ms. Zur exakten Zentrierung des Strahlenganges auf das Patientenauge wird eine Testmarke über ein optisches System auf der Kornea abgebildet. Trifft die Achse des Meßsystems genau den Scheitelpunkt der Kornea, so kommt die Testmarke innerhalb eines im Okular fest eingebauten Zentrierringes zu liegen. Diese Bedingung ist eine Voraussetzung für die Durchführung einer Messung, andernfalls ist die Impulsauslösung gesperrt. Daß kein direkter Gerätekontakt zum Auge stattfinden muß, ist zweifellos ein bedeutender Vorteil. Aus physikalischen Gründen läßt sich jedoch nur an einer klaren Hornhaut eine exakte Messung durchführen. Bereits ein Epithelödem, Narben, aber auch Salben oder ölige Rückstände von Augentropfen können die Meßergebnisse verfälschen. Dieses Non-contact-Tonometer

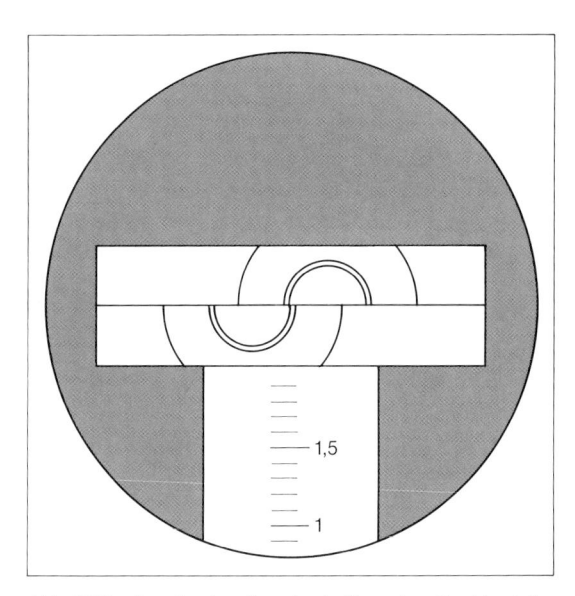

Abb. 2.28 Der Applanationskreis über den Strahlenteiler eines Handapplanationstonometers nach Draeger gesehen.

eignet sich wohl für Screening-Untersuchungen; der Einsatz für den klinischen Gebrauch ist jedoch unverändert mit Einschränkungen zu sehen.

Zur Zeit befinden sich weitere, z.T. vollautomatisch arbeitende Tonometer in der Entwicklung. Die Applanationsfläche wird hier untersucherunabhängig durch Mikrosensoren bestimmt und die Applanationskraft elektronisch geregelt. Da sich diese Geräte noch nicht in der klinischen Testung befinden, wollen wir hier auf eine weitergehende Darstellung verzichten (DRAEGER u. Mitarb. 1986, 1987).

Belastungstests

Belastungsproben sollen helfen, die Augen glaukomgefährdeter Patienten von denen gesunder zu unterscheiden.

Die einfachste und gewissermaßen natürlichste Belastungsprobe die es gibt, ist die Bestimmung des spontanen Verhaltens des Augeninnendruckes im Laufe eines Tageszyklus. Die hier beobachteten Schwankungen beruhen im wesentlichen auf Zuflußänderungen, die ihre Ursache im hydrostatischen Druckgefälle haben. So erklärt sich die typische Morgenspitze sowie die Druckspitzen nach Flüssigkeitsaufnahme. Während das „normale Auge" in der Lage ist, solche Änderungen rasch und wirkungsvoll zu kompensieren und die Druckschwankungen somit klein und von einer gewissen Regelmäßigkeit sind, treten beim primär-chronischen Glaukom größere und unregelmäßiger verteilte Schwankungen auf. Da Einzelwerte durchaus im Bereich der Norm liegen können, ist es zur Aufdeckung eines Glaukoms erforderlich, Messungen zu verschiedenen Tageszeiten vorzunehmen. Sampaolesi (1967) hielt 8malige Messungen im Laufe von 24 Stunden für optimal. Eine Forderung, die sich in der – Praxis oder – Klinikroutine nur selten verwirklichen läßt. Es ist daher verständlich, daß Belastungsproben entwickelt wurden, die diesen Zeitaufwand verringern helfen sollen (z. B. Wasserbelastungstest, Tonographie).

Beim Vergleich dieser Methoden zeigt sich aber weiterhin, daß das Verfahren mit dem größten zeitlichen Aufwand die besten Resultate liefert. Tests mit dem Ziel der Vereinfachung führen leider auch gleichzeitig zu weniger eindeutigen Ergebnissen (DRAEGER u. HASELMANN 1975). Dennoch sind bei der Diagnostik des primär-chronischen Glaukoms die Belastungsproben hilfreich, die den Abflußwiderstand bestimmen. Hier ist vor allem die *Tonographie* nach GRANT (1950) und der *Tonographietest* nach LEYDHECKER (1968, 1973) zu nennen. Aber auch dem *Wasserbelastungstest* kommt in der Diagnostik und Verlaufskontrolle eine gewisse Bedeutung zu.

Etwas anders sehen die Belastungsproben aus, die helfen sollen, das Risiko eines Glaukomanfalles bei einer Engwinkelsituation einzuschätzen. Hier hilft der *Mydriasis-Test*.

Mydriasis-Test

– Messung des Augeninnendruckes und Bestimmung der Pupillenweite;
– Gabe von Tropicamidum (Mydriaticum Roche), Wiederholung nach 10 Min.;
– Tonometrie in 10- bis 15minütigen Abständen mit Dokumentation der Pupillenweite über $1^1/_2$ bis zu 2 Stunden.

Ein Druckanstieg über 8 mmHg kann bereits als pathologisch angesehen werden (LEYDHECKER 1973). Die Zuverlässigkeit dieses Testverfahrens liegt etwa bei 50–60%.

Bei dem von MAPSTONE (1976, 1977) angegebenen Provokationstest soll die Zuverlässigkeit sogar bis zu 70% betragen.

Mydriasis-Test nach Mapstone

– Gabe von 2%igen Pilocarpin (Anspannung des Sphincter pupillae) und 10%igem Phenylephrin (Anspannung des Dilatator pupillae). Das Irisdiaphragma wird so auf die Linse gedrückt und der Pupillarwiderstand erhöht.
– Tonometrie in Abständen bis zu 2 Stunden und Gonioskopie.

Neben einem Druckanstieg von mehr als 8 mmHg ist der Nachweis eines Winkelverschlusses dafür entscheidend, ob der Test positiv oder negativ verlaufen ist.

Die sogenannte *Dunkelzimmerprobe* hat gegenüber diesen Untersuchungen an Bedeutung verloren.

Wasserbelastungstest

Die Probanden wurden aufgefordert, 1000 ml Wasser in 5 Min. möglichst auf nüchternen Magen zu trinken. Anschließend wird alle 10 Min. tonometriert. In der Regel stellt sich ein Druckmaximum nach 25–40 Min. ein. Bei anschließend eintretendem Druckabfall wird der Test beendet. Ein Druckanstieg von 8 mmHg ist bereits glaukomverdächtig, ein Anstieg über 9 mmHg gilt als pathologisch (LEYDHECKER 1950, 1954).

Der Effekt des *Wassertrinktestes* beruht darauf, daß die Einnahme von 1000 ml Wasser den osmotischen Druck im Plasma verringert. Dies führt zu einem Wasserzufluß aus dem Blut zum Kammerwasser. Im Falle eines vorliegenden Glaukoms entstehen somit stärkere Druckanstiege, da das erhöhte Kammerwasservolumen nicht so schnell über den Schlemmschen Kanal abfließen kann wie bei einem gesunden Probanden. Über den Umweg des erhöhten Kammerwaservolumens erhalten wir somit eine indirekte Aussage über den Abflußwiderstand. Ungenau und problematisch ist jedoch die nicht genau vorauszuberechnende, individuell auch unterschiedliche Kammerwasservolumenzunahme. Auch die Belastung von Herz und Kreislauf bei älteren Probanden sollte bedacht werden, so daß sich der Test nicht für alle Glaukompatienten anbietet.

Tonographie

Mit Hilfe der Tonographie soll ein Anhalt über den Abflußwiderstand bzw. seine reziproke Größe, die *Abflußleichtigkeit C*, gefunden werden („outflow facility").

Die Methode beruht auf der Beobachtung, daß bei konstanter Kompression des Auges der intraokuläre Druck langsam abnimmt (MOSES u. BRUNO 1950). Zunächst wurde mit Impressionstonometern, die über einen längeren Zeitraum auf dem Auge gehalten wurden, versucht, eine Differenzierung zwischen gesunden und glaukomkranken Augen zu erzielen. Jedoch erst die Entwicklung elektrisch registrierender sog. Tonographen erleichterte die klinische Tonographie. Zur Bestimmung der Abflußleichtigkeit (C) wurde von GRANT (1950) folgende Formel angegeben:

$$C = \frac{\Delta V}{T(P_D - P_o)}$$

(C): Koeffizient der Abflußleichtigkeit;
(ΔV): entspricht dem Flüssigkeitsvolumen, das bei gleichbleibender Sekretion während der Tonographie aus dem Auge verdrängt wird. Diese Volumenänderung läßt sich bei Kenntnis der Rigidität und den Druckwerten am Anfang und am Ende der Tonographie berechnen;
(T): Dauer der Tonographie, die nach Grant 4 Min. betrug;
(P_o): entspricht dem Ausgangsdruck des unbeeinflußten Auges;
(P_D): durchschnittlicher intraokulärer Druck während der Tonographie.

Die Voraussetzungen, unter denen diese Formel Gültigkeit hat, entsprechen aber leider nicht den physiologischen Gegebenheiten. So ist der Abflußwiderstand nicht unabhängig vom intraokulären Druck. Sowohl die Sekretion des Kammerwassers als auch das Blutvolumen des Auges können sich während der Tonographie ändern. Das Einsinken des Tonometerzapfens kann den Abflußwiderstand und möglicherweise auch die Skleralrigidität beeinflussen. Außerdem bleibt unberücksichtigt, daß das Kammerwasser nicht ausschließlich über den Schlemmschen Kanal abfließt. Grants Formel setzte zudem eine gleichbleibende Kammerwassersekretion voraus, was sich als Irrtum erwies. Das Aufsetzen des Tonometers führt neben einer mittleren Erhöhung des episkleralen Venendruckes um 1,25 mmHg (LINNÉR 1955) auch zu einer Hemmung der Kammerwassersekretion, was von BARANY (1963) als „*Pseudofazilität*" bezeichnet wurde. Tierversuche ermöglichten es, diese Pseudofazilität zu messen und somit den wirklichen Abfluß durch den Schlemmschen Kanal von dem scheinbaren Abfluß zu trennen. Die Pseudofazilität hat eine Größenordnung von etwa 20% von C.

Auch die Berechnung des Minutenvolumens (F) wurde von Grant angegeben.

$$F = C(P_o - 4)$$

Statt der Zahl 4 wurde von anderen Autoren der episklerale Venendruck (P_V) eingesetzt. Gerade in diesem Bereich liegen aber die Probleme, denn ohne individuell gemessenen episkleralen Venendruck, der zudem während der Tonographie größeren Schwankungen unterliegen kann, lassen sich deutlich divergierende Werte für (F) berechnen (LEYDHECKER 1960).

Um diese Methode ungeachtet der erwähnten prinzipiellen Ungenauigkeiten für den klinischen Alltag praktikabel zu machen, vor allem aber, um den für die Berechnung besonders wichtigen Rigiditätskoeffizienten zu berücksichtigen, wurden Tabellen berechnet, die darüber hinaus auch eine verkürzte Tonogaphicdauer ermöglichen (DRAEGER 1959).

Trotz dieser Einschränkungen stellt die Tonographie dennoch eine klinische Methode zur Einschätzung des Abflußwiderstandes im lebenden Auge dar. Vor allem in Kombination mit anderen Belastungstests läßt sich eine Verschlechterung der Situation über einen längeren Zeitraum hinweg deutlicher feststellen.

Tonographietest

Da bei der Tonographie aufgrund der Veränderung von Blutverteilung, Sekretion und elastischen Eigenschaften des Auges der Druckabfall in den ersten 3 Min. am steilsten ist und nur selten linear verläuft, schlug LEYDHECKER (1958, 1968) den sog. Tonographietest vor. Dabei werden die ersten 3 Min. einer über 7 Min. fortgeführten Tonographie unberücksichtigt gelassen. Der Test soll eine zuverlässigere Trennung von Gesunden und Glaukomkranken ermöglichen.

Okulopressionstonometrie (OPT)

Als neuer Belastungstest, der das dynamische Verhalten des Augendruckes während und nach Störung des Gleichgewichts zwischen Kammerwasserabfluß und Kammerwasserbildung untersucht, wurde 1985 die Okulopressionstonometrie vorgestellt (ULRICH u. ULRICH 1985).

Prinzip und *Methode:* Unabhängig vom Ausgangsaugendruck wird simultan mit Hilfe eines doppelseitigen *Saugnapfokulopressors* und zweier Saugnäpfe der Augendruck auf 45 mmHg erhöht und der dazu erforderliche Unterdruck für 8 Min. aufrechterhalten. Der Augendruck wird während der Druckbelastungsphase mit einem Applanationstonometer in 2minütigen Abständen gemessen, zudem im Anschluß an die Druckbelastung für weitere 8 Min. In der Phase der Druckbelastung tritt innerhalb der 8 Min. ein Druckabfall ein, der mit dem Abflußwiderstand korrelieren sollte. Aber erst nach Entfernung der Saugnäpfe und dem daraus resultierenden Druckabfall soll anhand des zuerst erzielten Druckwertes eine eindeutige Differenzierung zwischen kranken und gesunden Augen möglich sein (ULRICH u. Mitarb. 1987a).

In Annäherung an die Tonographie läßt sich auch mit dieser Methode die Abflußleichtigkeit berechnen (ULRICH u. Mitarb. 1987b).

Drucktoleranztest des Sehnervenkopfes

Neben der intraokulären Drucksteigerung spielt die *Perfusion* im Bereich des Sehnervenkopfes eine entscheidende pathogenetische Rolle bei der Entstehung glaukomatöser Schäden (ANDERSON u. DAVIS 1974, HAYREH 1978).

Der Drucktoleranztest soll Hinweise auf eine gestörte vaskuläre *autoregulative* Reserve im Bereich des N. opticus zulassen. Einen Autoregulationsmechanismus für die oberflächlichen Nervenfaserschichten des Sehnerven, die durch den retinalen Kreislauf versorgt werden, konnte HAYREH 1963 nachweisen. Für die prälaminare Schicht erreichen dies GEIJER u. BILL 1979.

Methodik: Die über ein projiziertes Schachbrettmuster hervorgerufenen visuell evozierten kortikalen Potentiale (VEKP) werden zunächst monokulär ohne künstliche Druckerhöhung abgeleitet. Anschließend wird der intraokuläre Druck mit der *Saugnapfmethode* nach Mikuni stufenweise erhöht und die visuell evozierten Potentiale bei jeder Druckstufe registriert. Die Druckstufen von 80, 130, 160, 200, 250, 300, 400, 500 und 600 mmHg werden anhand einer Regressionskurve von Hayatsu in den aktuellen intraokulären Druck umgerechnet (HAYATSU 1964).

Vor Beginn der Ableitung der visuell evozierten Potentiale werden die okulären Perfusionsdrucke mit der *Okulooszyllodynamographie* (OODG) nach ULRICH u. ULRICH (1985) bestimmt.

Hierbei wird ein Saugnapf mit 11 mm Durchmesser in 1 mm Abstand vom Limbus im temporalen Sklerabereich auf beide Augen aufgesetzt. Der Saugnapf ist durch einen Schlauch mit einem hochempfindlichen Druckwandler verbunden, der die pulsatorische Druckschwankung des Auges überträgt. Wird der Unterdruck im Saugnapf jetzt soweit erhöht, daß keine pulsoszillatorischen Schwankungen mehr registriert werden können, befinden wir uns in einem suprasystolischen Bereich. Bei anschließend fallendem Augeninnendruck gibt die erste pulsatorische Schwankung den systolischen retinalen Perfusionsdruck an. Die erste hohe, die retinalen Oszillationen deutlich überragende Zacke entspricht dem systolisch ziliaren Perfusionsdruck.

Sind die okulären Perfusionsdrucke und die visuell evozierten kortikalen Potentiale unter Druckbelastung des Auges registriert, werden sog. *Perfusionsdruck-Amplituden-Kurven* erstellt. Hierbei wird die VEKP-Amplitude nicht in Mikrovolt eingetragen, sondern die Amplitude am Auge ohne künstliche Druckerhöhung mit 100% angesetzt. Der Verlauf der Kurven ist erstaunlicherweise nicht kontinuierlich. Sie fallen zunächst auf etwa 50% der Ausgangsamplitude ab, halten sich dann im weiteren Verlauf trotz zunehmender intraokulärer Druckwerte aber auf dem gleichen Niveau, um dann bei weiteren intraokulärem Druckanstieg auf 80–100 mmHg annähernd linear zum Rauschpegel abzufallen. Dieses beobachtete Plateau läßt sich bei Patienten mit einem manifesten primär-chronischen Glaukom nicht nachweisen. Als Erklärung für dieses Plateau bietet sich somit eine Gegen- bzw. Autoregulation im Bereich der Gefäße des N. opticus an. Der Verlust dieses Plateaus ist somit als ein Verlust an Reserveperfusion bzw. als fehlende vaskuläre Autoregulation zu deuten. Es fehlen derzeit jedoch noch Langzeitbeobachtungen, ob Patienten mit okulärer Hypertension bei noch existenter autoregulativer Reserve diesen Autoregulationsmechanismus später verlieren und entsprechende glaukomatöse Schäden entwickeln (PILLUNAT u. Mitarb. 1986).

Funktionelle Diagnostik

Zur Frühdiagnostik eines Glaukomschadens sind eine ganze Reihe funktioneller Testmethoden entwickelt worden. Unverändert an erster Stelle steht jedoch heute sowohl für die Frühdiagnostik als auch für die Verlaufskontrolle die *Gesichtsfeldprüfung*. Gerade auf diesem Sektor hat die computergestützte Rasterperimetrie neue Möglichkeiten der Erkennung von Frühschäden aufgezeigt. So wertet FLAMMER (1983) die *Fluktuation*, also die Änderung der Lichtunterschiedsempfindlichkeitsschwelle als Frühzeichen einer beginnenden Druckschädigung.

Zur Früherkennung von Glaukomschäden wurden u. a. Farbsinnprüfungen, Kontrastsensitivitätsmessungen, Muster-ERG-Ableitungen sowie Prüfungen der peripheren Sehschärfe vorgenommen.

Perimetrie

Die Perimetrie stellt eine psychophysische Untersuchungsmethode dar zur Erfassung des peripheren Sehens. Untersucht wird hierzu heute die *Unterschiedsempfindlichkeit*, also die Fähigkeit des Auges, den Kontrast- bzw. den Leuchtdichteunterschied zwischen Testzeichen und Untergrund wahrzunehmen. Die Unterschiedsempfindlichkeit des Auges ist abhängig vom Adaptationszustand der Netzhaut. So lassen sich für den photopischen und den skotopischen Adaptationszustand unterschiedliche Kurven erhalten. Entsprechende Untersuchungen hierzu wurden 1972 von AULHORN u. HARMS durchgeführt.

Da sich unter skotopischer Adaptation, also im Dunkeln, infolge der Stäbchenfreiheit der Foveola ein funktionelles Zentralskotom darstellen läßt, wird die klinisch übliche Perimetrie unter photopischer Adaptation, also im Hellen, durchgeführt. Es ergibt sich hierbei ein hohes Maximum der Unterschiedsempfindlichkeit in der Foveola mit einem steilen Abfall zur Peripherie. Dies steht im Einklang mit der Rezeptorverteilung. So liegt das Maximum der Zapfen im Bereich der Foveola mit einem drastischen Abfall im Bereich von 10° zur Peripherie hin, während die Stäbchen ihre höchste Dichte in einem Bereich zwischen 20 und 30° unter Aussparung der Foveola erreichen (LINDSAY u. NORMANN 1977) (Abb. 2.29).

Stellt man die Kurven der Unterschiedsempfindlichkeit dreidimensional dar, so resultiert der „Gesichtsfeldberg" nach Rönne und Traquair. Zur Vermessung dieses „Berges" werden klinisch 2 unterschiedliche Methoden verwandt (Abb. 2.30). Es

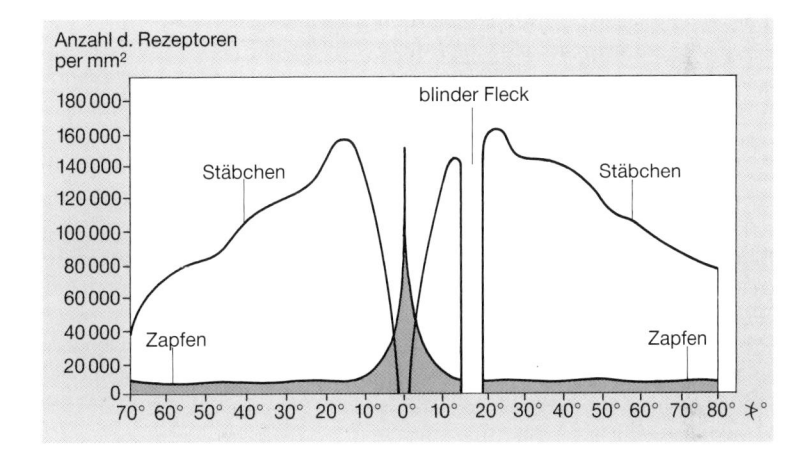

Abb. 2.29 Rezeptorverteilung in der menschlichen Netzhaut (nach *Lindsay* u. *Normann*).

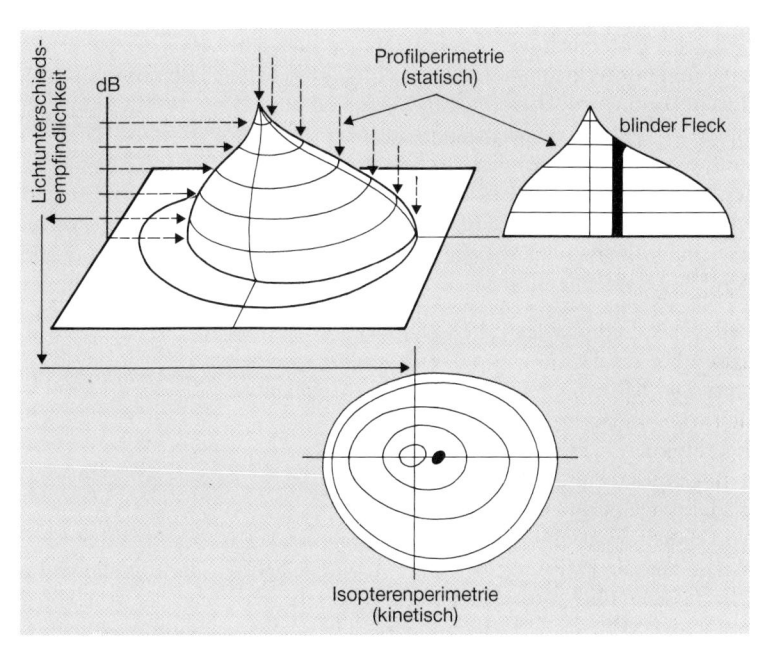

Abb. 2.30 Gesichtsfeldberg mit Schemazeichnung der kinetischen und statischen Perimetrie.

handelt sich zum einen um die sog. *dynamische oder kinetische Perimetrie*, bei der das Testzeichen bei fest eingestellter Leuchtdichte quasi statisch entlang einzelner Meridiane von peripher nach zentral oder umgekehrt bewegt wird. Als Ergebnis erhält man Isopteren gleicher Empfindlichkeit. Die sog. *statische Perimetrie* geht umgekehrt vor. Hier wird an einem fest vorgegebenen Gesichtsfeldort die Unterschiedsempfindlichkeit durch Variationen der Testzeichenleuchtdichte ermittelt. Als Ergebnis erhält man sog. vertikale Profilschnitte des Gesichtsfeldberges.

Die Fortschritte der Perimetrie sind eng mit der historischen Entwicklung und der Verbesserung der technischen Systeme zur Perimetrie verbunden.

Historische Entwicklung

In der Monographie von LAUBER aus dem Jahre 1944 findet sich auch eine Übersicht über die historische Entwicklung der Perimetrie. So wurden bereits ca. 300 v. Chr. von EUKLID Betrachtungen über das „Seh- und Gesichtsfeld" angestellt. Von PTOLEMÄUS wurden ca. 150 v. Chr. erste Messungen zur Ausdehnung des Gesichtsfeldes in horizontaler und vertikaler Richtung durchgeführt. Im 4. Jahrhundert n. Chr. unterscheidet DAMIANOS ein „deutliches zentrales" von einem „undeutlichen peripheren Sehen" – eine den heutigen Vorstellungen der Psychophysik sehr nahekommende Betrachtungsweise. Auch pathologische Veränderungen waren bereits bekannt. So beschrieb HIPPOKRATES einen Fall von Hemianopsie, GALEN und SOKRATES zentrale Gesichtsfeldschäden durch Sonneneinwirkung. In den weiteren Jahrhunderten wurden dann keine Fortschritte erzielt. Im Jahre 1593 führte PORTA mit Hilfe einer kampimetrischen Anordnung eine Untersuchung zum Einfluß von Beleuchtung und Hintergrund auf die Gesichtsfeldgrenzen durch. 1666 wurde der blinde Fleck von MARIOTTE entdeckt. Seine aufsehenerregende Entdeckung mußte er 1668 dem englischen König demonstrieren. Von YOUNG wurden im Jahre 1800 genaue Messungen zur Ausdehnung des Gesichtsfeldes sowie eine Vermessung zur Lage und Größe des blinden Fleckes durchgeführt.

In der Folgezeit wurden zunehmend weitere Kenntnisse über die Störung des Gesichtsfeldes gewonnen. Die Untersuchungsmethoden entwickelten sich vorwiegend in 3 Richtungen:
1. kampimetrische Anordnungen,
2. Bogenperimeter,
3. Halbkugelperimeter.

Von diesen 3 Methoden entwickelte sich die Perimetrie mit den Halbkugelperimetern, wie sie heute fast ausschließlich verwendet werden, relativ spät, erst in der Mitte des 20. Jahrhunderts.

Kampimetrische Anordnungen

Der Patient sitzt hierbei vor einer Wand oder vor einem Schirm, und der Untersucher bietet Prüfzeichen unterschiedlicher Konfiguration dar. Diese Untersuchung erfaßt den für glaukomatöse Ausfälle wichtigsten Bereich, nämlich das zentrale Gesichtsfeld bis 30°. Eine Verfeinerung und Standardisierung der Kampimetrie wurde durch BJERRUM im Jahre 1889 vorgenommen.

Nach ihm werden die beim Glaukom auftretenden bogenförmigen, dem Verlauf der Nervenfasern folgenden Skotome benannt. Seine kampimetrische Anordnung bestand aus einem 2 × 2 m großen mattschwarzen Schirm, einem Beobachtungsabstand von 2 m und weißen Testobjekten an schwarzen Stäben.

Bogenperimeter

Das erste Bogenperimeter wurde in den Jahren 1857 bis 1869 von AUBERT u. FÖRSTER entwickelt.

Prinzipiell besteht ein Bogenperimeter aus einem Halbkreis oder Viertelkreisbogen, der drehbar um die Verbindungsachse Auge-Kreismittelpunkt montiert ist. Durch Drehung des Bogens und Verschiebung der Testmarke längs des Bogens kann das gesamte Gesichtsfeld untersucht werden. Ihre technische Perfektion erreichten die Bogenperimeter mit dem Zeiss-Projektionsperimeter nach Maggiore in den Jahren 1930 und 1940. Der Testreiz wird über einen drehbaren Spiegelkopf auf den Bogen projiziert und sieht eine Vorrichtung zur selbsttätigen Registrierung der Ergebnisse vor (HARTINGER 1936).

Halbkugelperimeter

Bereits im Jahre 1872 konstruierte SCHERK das erste Halbkugelperimeter, das aus einer Holzkugel bestand. Der entscheidende Fortschritt gelang aber erst GOLDMANN (1945) mit den grundlegenden Untersuchungen zur Lichtsinnperimetrie, die auf der Kenntnis beruhen, daß für eine zuverlässige Perimetrie eine genaue Kontrolle des Adaptationszustandes erforderlich ist. Hinzu kommt die Reproduzierbarkeit des Kontrastes von Test, Objekt und Perimetergrund sowie die Reproduzierbarkeit der Testmarkengröße und der Untersuchungsdistanz. Der 2. Punkt, der an diesem Fortschritt entscheidenden Anteil hat, ist die Einführung der *statischen Perimetrie* als klinische Untersuchungsmethode (SLOAN 1939, HARMS 1940).

Zum Standardgerät der manuellen Perimetrie wurde mit dieser Entwicklung neben dem Handperimeter von Harms und Aulhorn insbesondere das Goldmannsche Gerät.

Die Einführung der statischen Perimetrie bildet die Grundlage für den Einsatz von Computersteuerungen. Alle automatisierten Perimeter bedienen sich heute dieses Verfahrens (GOLDMANN 1945, LACHENMAYR 1988).

Manuelle Perimetrie mit Halbkugelperimetern

Glaukomatöse Gesichtsfeldveränderungen korrelieren mit Nervenfaserbündeldefekten. Die Kenntnis des Verlaufes der Nervenfasern und der druckempfindlichsten Nervenfaserbündel sind für die Durchführung einer Perimetrie von großer Bedeutung (Abb. 2.31 und 2.32). So weist das untere Nervenfaserbündel aus bislang noch ungeklärten Gründen eine größere Empfindlichkeit gegenüber glaukomatösen Schädigungsprozessen auf. Hinzu kommt, daß Papillenrandblutungen mit Ausfällen nasal oben korrelieren und sich häufiger am temporal unteren Papillenrand finden (GRAMER u. LEYDHECKER 1985, SHIHAB u. Mitarb. 1982).

Bei histologischen Untersuchungen fanden sich im Bereich der Lamina cribrosa am oberen und unteren Pol größere Poren und dünnere schützende Bindegewebsschichten im Bereich der Nervenfaserbündel (QUIGLEY u. ADDICKS 1981, QUIGLEY u. Mitarb. 1981).

Da die Nervenfasern, die durch diese Poren ziehen, zum Bjerrum-Bereich führen, ist eine erhöhte Empfindlichkeit dieser Fasern gegenüber Drucksteigerungen zu vermuten. Diese Annahme wird auch durch experimentelle Drucksteigerungen unterstützt, wobei sich Blockierungen des axoplasmatischen Transportes vorwiegend in den temporalen Papillenquadranten feststellen ließen (QUIGLEY u. ANDERSON 1976, RADIUS 1981).

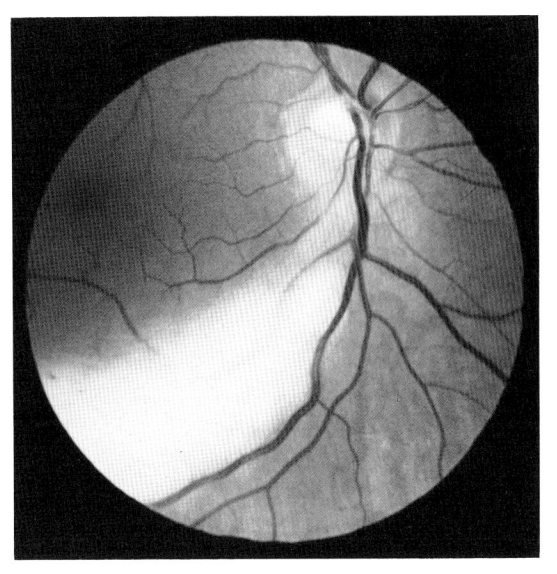

Abb. 2.32 Markhaltige Nervenfasern im Bereich des hinteren Pols lassen den Verlauf der Nervenfasern deutlicher sichtbar werden.

Entsprechend der unterschiedlichen Vulnerabilität der Nervenfasern lassen sich die glaukomatösen Gesichtsfeldschäden in unterschiedliche Stadien einteilen. Vor Auftreten typischer bogenförmiger Nervenfaserbündeldefekte kann sich eine generalisierte Herabsetzung der Lichtunterschiedsempfindlichkeit einstellen. Bei der *kinetischen Perimetrie* resultiert hieraus eine konzentrische Einengung der Isopteren. Diese Veränderungen

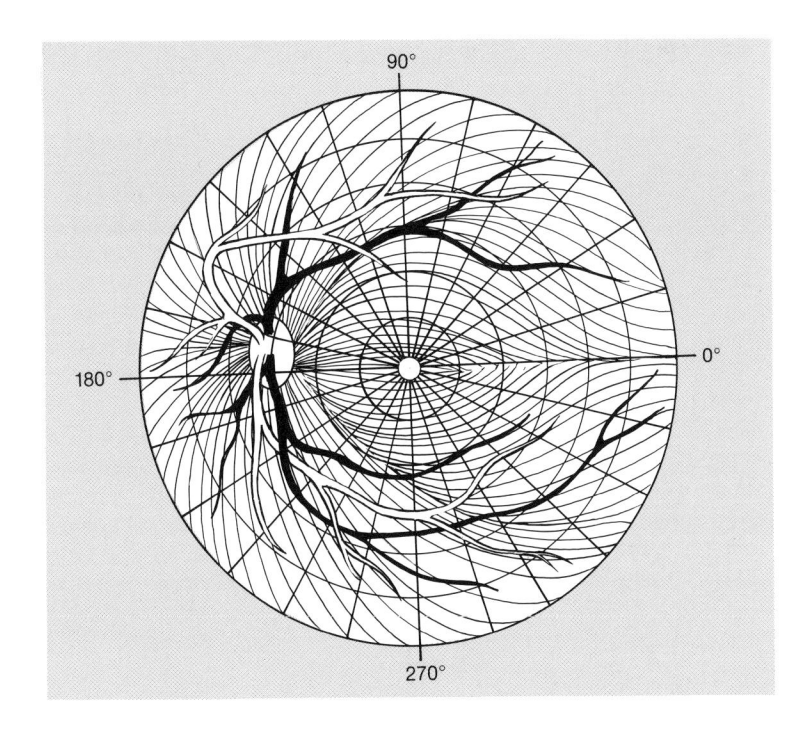

Abb. 2.31 Nervenfaserverlauf.

2.34 Glaukom

müssen jedoch nicht glaukomspezifisch sein, sondern können auch durch Refraktionsfehler, Medientrübungen oder eine medikamentöse Miosis verursacht sein. Eine Einteilung in 5 Stadien erscheint sinnvoll (AULHORN 1978) (Abb. 2.33).

Im *Stadium I* treten *relative Defekte* im Bjerrum-Bereich auf. Sie liegen häufiger in der *oberen* Hälfte des Gesichtsfeldes als in der unteren und überschreiten nicht die Horizontale. Zum Ausschluß eines absoluten Skotoms sollte bei der manuellen Perimetrie, z.B. beim Goldmann-Perimeter, mit der festeingestellten Marke I/4 die Umgebung des relativen Defektes mit einer kurzen Darbietungszeit von 0,5 s abgesucht werden.

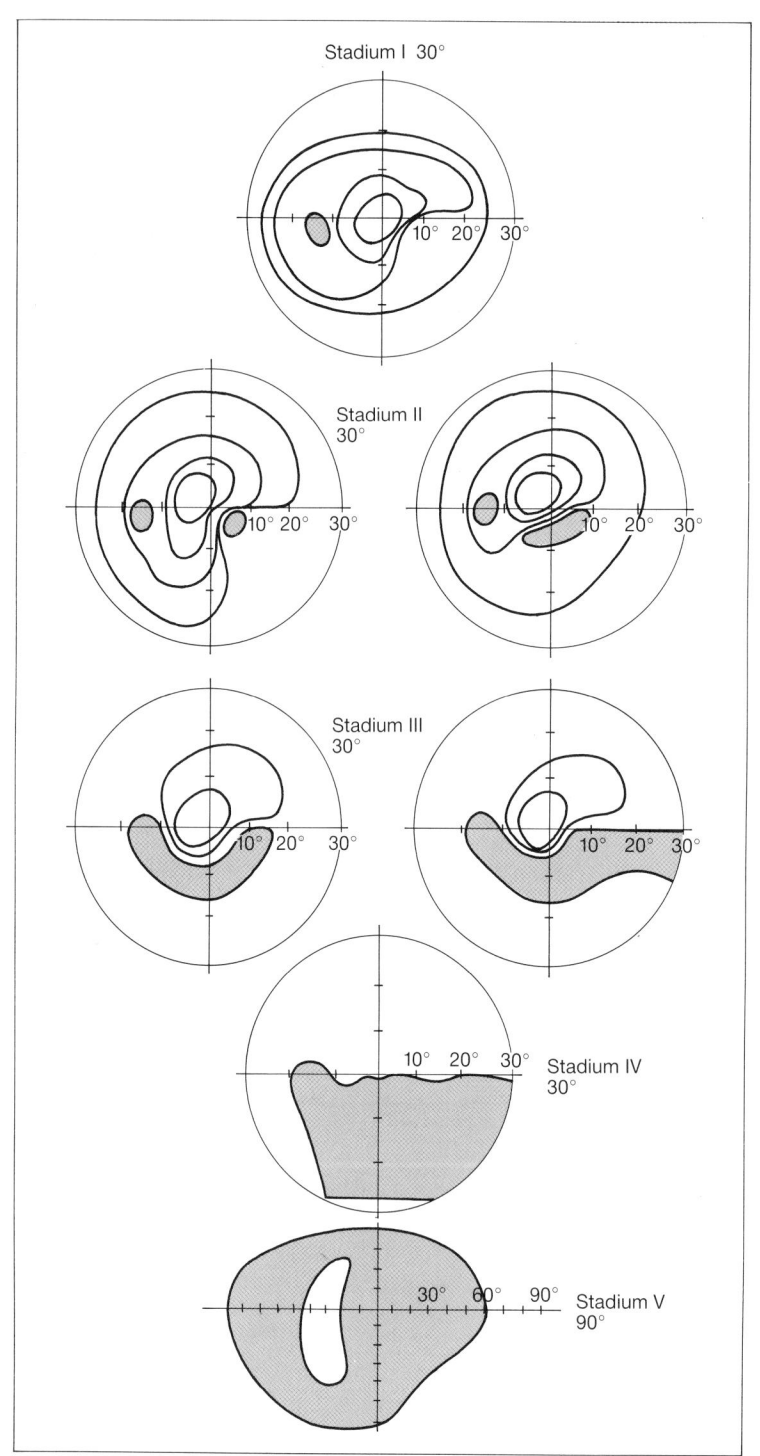

Abb. 2.33 Stadieneinteilung glaukomatöser Gesichtsfeldausfälle von Stadium I–V.

Im *Stadium II* treten kleine *absolute Defekte*, z. T. mit einem Durchmesser von nur 3–4 Grad auf. Diese absoluten Skotome finden sich etwa gleich häufig in der *oberen* und *unteren* Gesichtsfeldhälfte. Während sie jedoch in der oberen Gesichtsfeldhälfte bogenförmig um das Zentrum herum gleichmäßig angeordnet sind, finden sie sich in der unteren Gesichtsfeldhälfte vorwiegend im nasalen Quadranten und weiter vom Gesichtsfeldzentrum entfernt (AULHORN u. KARMEYER 1977). Bei der Auswertung *automatisierter Gesichtsfelduntersuchungen* ergibt sich im Stadium II für *absolute* und relative Ausfälle in der *oberen Hälfte* eine deutliche Häufung (GRAMER u. ALTHAUS 1987).

Die absoluten Skotome weisen in diesem Stadium noch keine Verbindung zum blinden Fleck auf, so daß die früher für glaukomatös gehaltene Vergrößerung des blinden Fleckes am ehesten in einer zu geringen Empfindlichkeit der Untersuchungsmethode ihre Ursache hatte. Eine Vergrößerung des blinden Fleckes sollte daher nicht für ein typisches frühes Glaukomzeichen gehalten werden.

Im *Stadium III* findet sich innerhalb des 30°-Gesichtsfeldes ein vollständiges *Bjerrum-Skotom* mit Verbindung zum blinden Fleck, einem vollständigen Nervenfaserbündeldefekt am Papillenrand in allen Schichten entsprechend. Es entwickelt sich jetzt auch der *nasale* Durchbruch oder *Sprung nach Rönne* mit einem scharfen, stufenartigen Sprung der Isoptere entlang der Horizontalen, Richtung Zentrum im Bereich des unteren nasalen Quadranten.

Der Übergang von Stadium III in *Stadium IV* wird in der Regel vom Patienten als deutlicher *Orientierungsverlust* bemerkt, da neben dem unteren Gesichtsfeldbereich auch die obere Gesichtfeldhälfte in verstärktem Maße vom Gesichtsfeldschaden betroffen wird. Die zentrale Sehschärfe kann in diesem Stadium immer noch sehr gut sein bei jedoch häufig bereits suchender Fixation.

Im *Stadium V* kommt es zu einem vollständigen Verfall des Gesichtsfeldzentrums; ein Verlust, der plötzlich eintritt und irreversibel ist. Warum gerade die temporale Gesichtsfeldperipherie am längsten erhalten bleibt, ist nicht eindeutig geklärt. Der Grund für die Widerstandsfähigkeit der entsprechenden Sehnervenfasern mag an der relativ lockeren Anordnung dieser Fasern am Papillenrand liegen.

Entsprechend diesen typischen glaukomatösen Ausfällen sollte das Interesse sich im wesentlichen auf den Bereich zwischen 10 und 30° bei der manuellen Perimetrie richten. Nicht vergessen werden sollte hierbei, daß das Auflösungsvermögen bei der kinetischen Perimetrie am Goldmann-Perimeter bei einer Bewegungsgeschwindigkeit der Prüfmarken im Zentrum von etwa 1°/s unter Berücksichtigung der Reaktionsgeschwindigkeit des Patienten nicht mehr als 2° beträgt. Zur gezielten Glaukomuntersuchung wurden daher verschiedene Methoden, unter anderem auch Kombinationen von statischer und kinetischer Perimetrie mit überschwelligen Marken entwickelt (ARMALY 1972). STEPANIK publizierte 1983 eine statische Methode zur Glaukomdiagnose am Goldmann-Perimeter mit exakt definierter Überschwelligkeit. Ein spezielles Schema zur „Rasterperimetrie" wurde 1984 von FISCHER vorgeschlagen. Vor allem die Vielseitigkeit der zahlreichen Untersuchungsmethoden am Goldmann-Perimeter, wie die *kinetische Isopterenperimetrie*, die *statische Profilperimetrie* und die *Rasterperimetrie* mit überschwelligen klinischen Methoden und Schwellenbestimmungen erlauben im nachhinein, den Verdienst Goldmanns an der Entwicklung dieses Gerätes nochmals hervorzuheben (FISCHER u. SCHMIDT 1988).

Automatisierte Perimetrie

Auf die Phase der halbautomatisierten Geräte folgten die vollständig *computergesteuerten Perimeter*, die sich prinzipiell in der Darbietung der Stimuli unterscheiden. Bei einigen Geräten werden die Stimuli über drehbare Spiegel- oder Prismensysteme auf die Perimeterkugel projiziert, bei anderen über Leuchtdioden oder Lichtleiter, die fest in der Kugel installiert sind, dargeboten. Zur Untersuchung wird in der Regel die statische Perimetrie mit einem computergesteuerten Rasterprogramm verwandt. Die Empfindlichkeit der automatisierten Perimetrie, auch frühglaukomatöse Skotome zu finden, hängt im wesentlichen von der Untersuchungsmethode sowie von der Rasterdichte ab. Aufgrund der limitierten Untersuchungszeit stellt jedoch jede Meßstrategie einen Kompromiß zwischen einer möglichst exakten Schwellenbestimmung und einer möglichst hohen räumlichen Auflösung dar. Es sind *3 Meßstrategien* möglich: Unterschieden wird eine *linear-überschwellige*, eine *schwellennah-überschwellige* sowie eine *quantitativ eingabelnde* Prüfmethode (Abb. 2.34). Die konstante Testzeichen-Leuchtdichte, also *lineare Überschwelligkeit*, ist für die Glaukomperimetrie nicht geeignet, da der zentrale Gesichtsfeldbereich sehr überschwellig geprüft werden muß, wenn man in der Peripherie falsch-positive Antworten vermeiden will. Die *schwellennah-überschwellige* Untersuchungsmethode läßt auch relative frühglaukomatöse Skotome mit hoher Sensitivität und hoher Spezifität erfassen. Es wird hier durch peripher hellere Prüfmarken das Empfindlichkeitsgefälle der Netzhaut berücksichtigt. Eine exakte Tiefenauslotung relativer Skotome wird bei diesem qualitativen Verfahren jedoch nicht vorgenommen. Durch

2.36 Glaukom

die *quantitativ eingabelnde* Prüfmethode wird ein relatives glaukomatöses Skotom sicher auslotbar durch Änderung der Leuchtdichte in Schritten von 4 dB. Selbstverständlich ist jedoch auch das Auffinden frühglaukomatöser Gesichtsfeldausfälle von der Rasterdichte, also von der Anordnung bzw. Anzahl der Schwellenbestimmungen pro Gesichtsfeldareal abhängig. Auch hier wird die Rasterdichte durch die *Belastungsfähigkeit* des Patienten begrenzt, wodurch die z.T. grundverschiedenen Prüfpunktraster zur Glaukomperimetrie beim Vergleich verschiedener Geräte verständlicher werden. Zur Befunddarstellung werden in der Regel unterschiedliche *Grauwerte*, jedoch auch Zahlenwerte und Symboldarstellungen benutzt. Leider sind nicht nur die Meßstrategien und Raster zur Glaukomperimetrie unterschiedlich, sondern auch die Befunddarstellungen, so daß eine Vergleichbarkeit zwischen verschiedenen Geräten nicht nur äußerst schwierig, sondern z.T. sogar unmöglich ist.

Der entscheidende Fortschritt der automatisierten Perimetrie besteht jedoch neben der Untersucherunabhängigkeit und damit auch der besseren Reproduzierbarkeit in der Möglichkeit der *statistischen Auswertung* der Gesichtsfelder. Hier ist vor allem das *G1-Programm* der Octopus-Geräte zu nennen. Es werden im Anschluß an die Untersuchung statistische Parameter zur Beurteilung des Gesichtsfeldes errechnet. Daneben sind vor allem die Programme von Interesse, die es dem Untersucher erlauben, Untersuchungen, die zu verschiedenen Zeiten am gleichen Patienten gewonnen wurden, zu vergleichen. Zu erwähnen sind hier das *Programm Delta* am Octopus sowie das *Programm Statpak* am Humphrey Field Analyser.

Die Rasterdichte stellt eines der entscheidenden Kriterien zur Auffindung früher glaukomatöser Veränderungen dar. So bietet sich bei einigen Projektionsperimetern wie Humphrey und Octopus z.B. die Kombination zweier Glaukomprogramme mit versetzten Rastermustern zur Verbesserung der Auflösung an, z.B. beim Octopus bzw. beim Humphrey die Kombination der Glaukomprogramme mit einem 6°-Raster, die um jeweils 3° nach Höhe und Seite versetzt sind (Octopus-Programm 31 kombiniert mit 32, 34, oder 36 sowie das Humphrey-Programm 30-1 kombiniert mit dem Programm 30-2). Aus der Kombination zweier solcher Rasteranordnungen ergibt sich ein Prüfpunktabstand von 4,2°. Die Untersuchungsergebnisse lassen sich in einem Graustufenausdruck z.T. auch als Zahlenausdruck wiedergeben. Die Möglichkeit einer statistischen Auswertung bei Verlaufskontrollen anhand des Deltaprogrammes am Octopus wurde bereits erwähnt. Einige der hierbei auftretenden Abkürzungen sollen im folgenden zur Erleichterung des Lesens dieser Befundausdrucke dargestellt werden.

Der sog. *Gesamtverlust* (GV) gibt die Summe der lokalen Verlustzahlen aller Prüfpunkte bei jeder Einzeluntersuchung an. Die hierbei entstehende

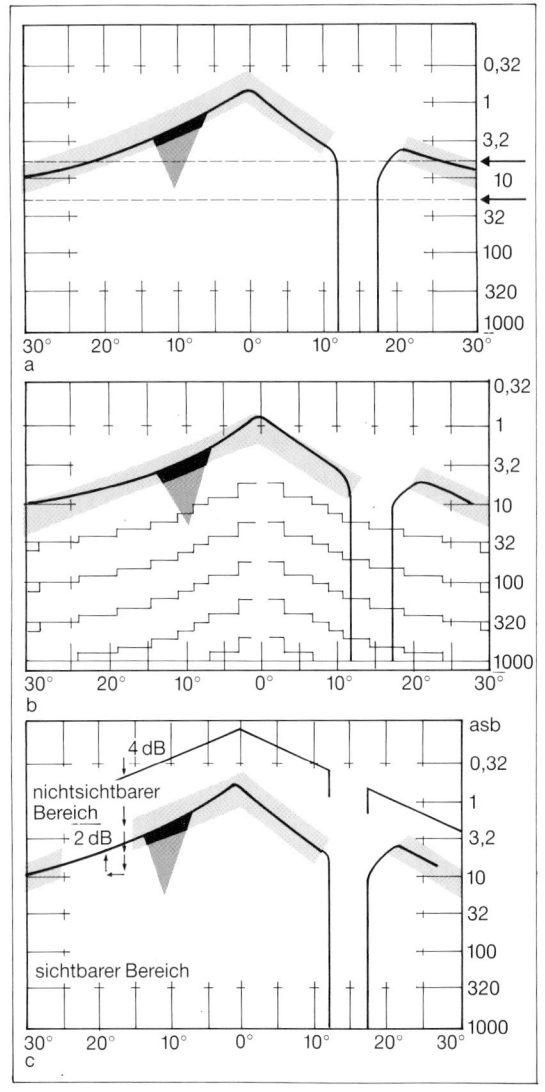

Abb. 2.34 Mögliche Meßstrategien. a) Linear-überschwellige Untersuchungsmethode: Bei gleicher Prüfpunktgröße wird das gesamte Gesichtsfeld mit einer einheitlichen, überschwelligen Reizmarke untersucht. Die untere gestrichelte Linie zeigt, daß hierbei sehr leicht relative frühglaukomatöse Skotome im zentralen Gesichtsfeldbereich übersehen werden können oder, es werden in der Peripherie Ausfälle angegeben, die nicht vorhanden sind (obere gestrichelte Linie). b) Schwellennah-überschwellige Testmethode: Diese Untersuchungsmethode folgt dem Empfindlichkeitsgefälle der Netzhaut, indem in der Peripherie hellere Prüfpunkte dargeboten werden. Dieses qualitative Testverfahren erlaubt auch frühglaukomatöse Schäden mit hoher Empfindlichkeit zu erfassen. Eine exakte Tiefenauslotung ist jedoch nicht möglich. c) Quantitative oder eingabelnde Prüfmethode: Bei dieser quantitativ-eingabelnden Testmethode wird die Leuchtdichte in Schritten von 4 dB geändert, so daß ein relatives glaukomatöses Skotom sicher auslotbar wird (nach *Gramer*).

Maßzahl gibt einen Anhalt über die Fläche und Tiefe aller Skotome unter Ausschluß von vielen Meßpunkten im Bereich des blinden Fleckes wieder.

Aus allen Prüfpunkten mit pathologischen Ergebnissen des Gesamtgesichtsfeldes wird die *mittlere Empfindlichkeitsherabsetzung* pro Testpunkt (mean loss) errechnet. Diese Angaben lassen sich auch getrennt für die einzelnen Quadranten und für verschiedene Exzentrizitätsbereiche ausrechnen. Bei Vergleichsuntersuchungen zur Darstellbarkeit des blinden Fleckes mit und ohne Programmkombination der 6°-Raster wurde deutlich, daß sich bei einer Empfindlichkeitsabweichung von 5 dB in einem einzelnen Prüfpunkt ein absolutes Skotom von der Größe des blinden Fleckes verbergen kann. Es bietet sich daher an, im Falle eines fraglich pathologischen Befundes die Untersuchung nicht mit dem gleichen Rastermuster zu wiederholen, sondern ein um 3° versetztes Rastermuster zu wählen (GRAMER u. Mitarb. 1986).

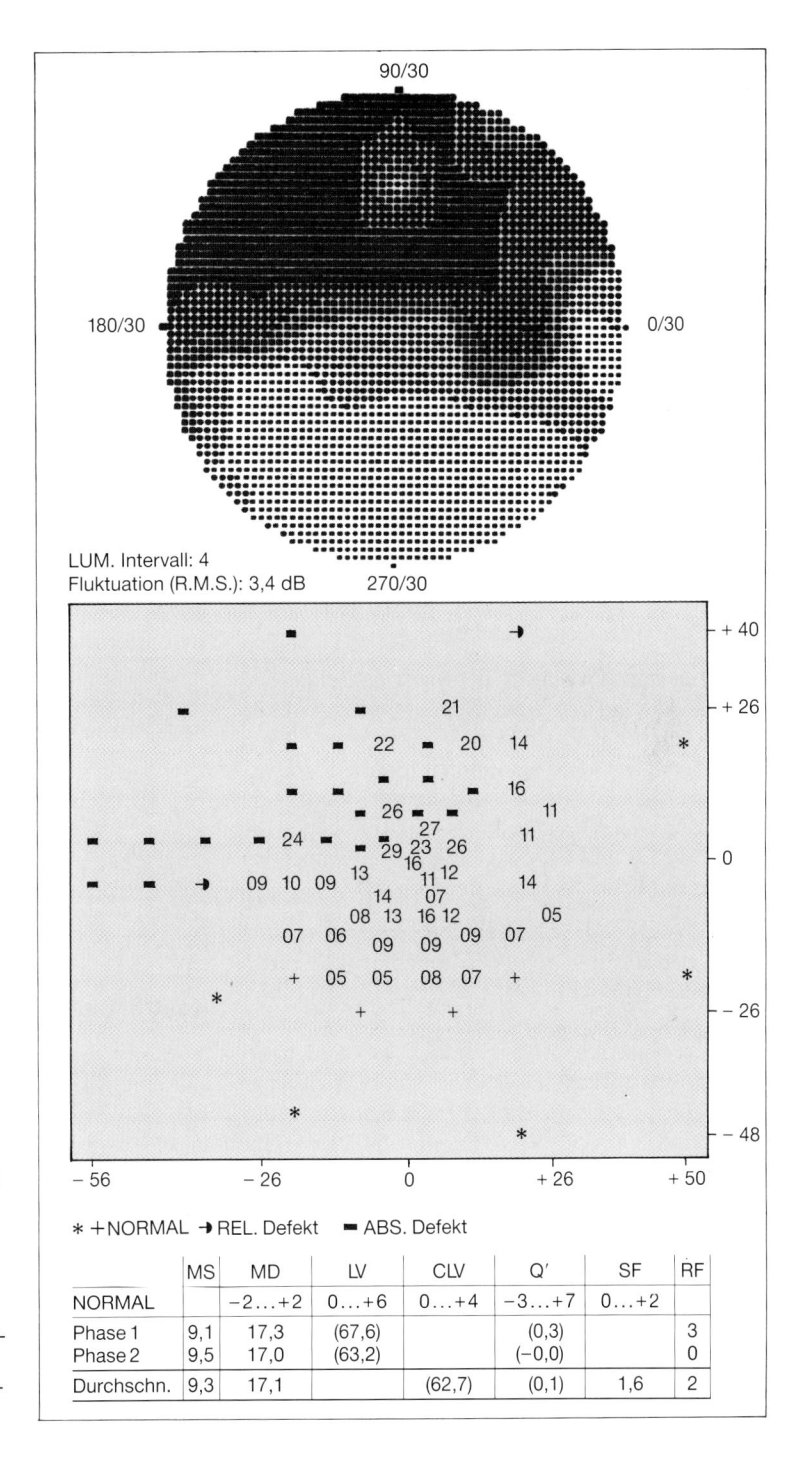

Abb. 2.35 Darstellung eines Nervenfaserausfalls. Oben mit dem Octopus-Programm 31, unten mit dem Octopus-Programm G1. Darunter sind die sog. „Gesichtsfeldindizes" angegeben. Die mittlere Netzhautempfindlichkeit (MS) ist um 9,3 herabgesetzt. Der mittlere Defekt (MD) ist entsprechend dem Gesichtsfeldausfall pathologisch erhöht (17,1) (Beurteilung dieses Parameters durch gleichzeitig vorhandene Katarakt erschwert). Ebenfalls pathologisch ist die sog. „Verlustvarianz" (LV) sowie die korrigierte Verlustvarianz (CLV). Q = Schiefe, RF = Zuverlässigkeitswert, SF = Kurzzeitfluktuation.

	MS	MD	LV	CLV	Q′	SF	RF
NORMAL		−2…+2	0…+6	0…+4	−3…+7	0…+2	
Phase 1	9,1	17,3	(67,6)		(0,3)		3
Phase 2	9,5	17,0	(63,2)		(−0,0)		0
Durchschn.	9,3	17,1		(62,7)	(0,1)	1,6	2

Das *G1-Programm* weist im Zentrum eine deutlich dichtere Prüfpunktanordnung mit einer Auflösung von 2° im Makulabereich auf und führt dort eine Doppelschwellenbestimmung in den einzelnen Prüfpunkten durch. Ergänzt wird diese Untersuchung durch 14 peripher gelegene Prüfpunkte zwischen 30° und 60°, wobei vor allem der Bereich des nasalen Sprungs mit mehreren Punkten qualitativ geprüft wird. Neben dem kombinierten Zahlen- und Symbolausdruck werden sog. Gesichtsfeldindizes angegeben (Abb. 2.35).

Kurze Erläuterung der angegebenen Gesichtsfeldindizes: Während einer Untersuchung tritt in der Regel eine Gesamtstreuung zwischen 1 dB und 2 dB auf. Sie wird *Kurzzeitfluktuation* (SF) genannt. Bei der Erstuntersuchung kann sich hier ein Übungseffekt störend bemerkmar machen, bei pathologischen Gesichtsfeldern ist sie jedoch deutlich erhöht.

Die *mittlere Netzhautempfindlichkeit* (MS) wurde für das G1-Programm mit 13,6 dB berechnet. Der Mittelwert der Defekttiefen in den einzelnen Prüfpunkten, der sog. *mittlere Defekt* (MD) sollte bei einem normalen Gesichtsfeld bei 0 liegen. Jegliche pathologische Veränderung führt damit zu einer Erhöhung dieses Wertes. Vor allem eine diffuse Empfindlichkeitsherabsetzung der Lichtunterschiedsempfindlichkeit, die glaukomspezifisch, jedoch auch durch eine beginnende Katarakt oder eine Miosis bedingt sein kann, wirken sich im Bereich dieses Parameters stark aus.

Eine Aussage über dicht nebeneinander liegende Unregelmäßigkeiten eines Gesichtsfeldes gibt die *Verlustvarianz* (LV) an. Die Verlustvarianz kann noch korrigiert werden, nämlich um die Kurzzeitfluktuation, so daß sich dann die korrigierte Verlustvarianz (CLV) ergibt. Im Normalfall liegen die Werte für LV und CLV gegen 0, steigen jedoch bei Auftreten lokaler Skotome deutlich an.

Zur Vermeidung von Fehlinterpretationen aufgrund der *altersphysiologisch* abnehmenden Netzhautsensitivität wurden die Meßwerte durch vergleichende Untersuchungen an Normalprobanden alterskorrigiert. Selbstverständlich ist es auch bei der automatisierten Perimetrie von wesentlicher Bedeutung, daß neben der Berücksichtigung der sich reduzierenden Netzhautempfindlichkeit im höheren Alter auch *kataraktogene* Empfindlichkeitsherabsetzungen sowie die *Pupillenweite* bei jeder Untersuchung berücksichtigt werden. Vor allem eine *Miotikatherapie* kann zu einer deutlichen „Pseudoprogredienz" der Gesichtsfelddefekte führen und sollte daher bei jeder Untersuchung zur Vermeidung von späteren Fehlinterpretationen notiert werden. Bei Langzeituntersuchungen haben sich zwischen den einzelnen Gesichtsfelduntersuchungen deutliche Unterschiede ergeben, ohne daß eine eindeutige Verschlechterung nachweisbar war, so daß auch eine sog. *Langzeitfluktuation* berücksichtigt werden muß. Setzt sich jedoch bei einer kontinuierlichen Gesichtsfeldüberwachung die Tendenz zur Befundverschlechterung von Untersuchung zu Untersuchung fort, ist sicher eine fundierte Basis für entsprechende therapeutische Konsequenzen gegeben.

Farbsinnstörungen

Daß Farbsinnstörungen im Rahmen glaukomatöser Schäden vorzeitig auftreten können, ist schon seit langem bekannt. Vor allem Störungen im Gelb-Blau-Bereich seien charakteristisch. In einer Reihe von Untersuchungen konnte auch gezeigt werden, daß der Grad der Farbsinnstörung mit der Gesichtsfeldstörung korreliert. (LAKOWSKI u. DRANCE 1979, AUSTIN 1974, POINOOSAWMYD NAGASUBRAMANIAN u. GLOSTER 1980).

Diesen Beobachtungen stehen jedoch weit vorangeschrittene glaukomatöse Gesichtsfeldausfälle gegenüber, bei denen sich keinerlei Farbsinnstörungen feststellen lassen. Weitere Studien an glaukomverdächtigen Patienten konnten nachweisen, daß Farbsinnstörungen Nervenfaserdefekten vorausgehen können. Diese Beobachtung wäre von besonders großer Bedeutung, wenn es hiermit möglich wäre, einen drohenden Schaden in einem noch reversiblen Stadium zu entdecken. Die frühesten Störungen lassen sich im Gelb-Blau- und Blau-Grün-Bereich aufweisen, während die Rot-Grün-Rezeptoren nicht beeinflußt werden. Die Beobachtung, daß Farbsinnstörungen nicht bei allen Patienten mit z.T. weit fortgeschrittenen Gesichtsfeldausfällen auftritt, weist möglicherweise auf 2 unterschiedliche Schädigungsmechanismen für die Genese glaukomatöser Schäden hin. Weitere longitudinale Studien an glaukomverdächtigen Patienten können hier in Zukunft evtl. weiterhelfen (DRANCE u. LAKOWSKI 1983).

Kontrastsehen

Auch die Untersuchung der Kontrastsensitivität soll eine Möglichkeit darstellen, vor dem Eintritt von glaukomatösen Gesichtsfeldveränderungen einen *Frühschaden* festzustellen. Die Beurteilbarkeit dieser Studien und der Kontrastempfindlichkeit wird jedoch stark von den altersabhängigen Veränderungen der Kontrastempfindlichkeit sowie durch ihre Abhängigkeit von Medientrübungen beeinflußt. So ist auf diesem Sektor auch noch offen, ob die Untersuchung der Kontrastsensitivität für die Routinediagnostik Bedeutung erlangen wird (BODIS-WOLLNER u. Mitarb. 1983, SINGH u. Mitarb. 1981).

Sehschärfe

Da die Sehschärfe in der Regel im Verlauf eines Glaukomschadens erst im Spätstadium beeinträchtigt wird, kann sie im Gegensatz zur Untersuchung des Farbsinns und des Kontrastsinns nicht zur Früherkennung eines Glaukoms bzw. eines Glaukomschadens herangezogen werden. In Anlehnung an das Konzept von GAFFNER u. GOLDMANN (1965) gibt es daher eine ganze Reihe von Untersuchungen, die unter künstlich erhöhtem Augeninnendruck Funktionsprüfungen gestatten.

Hierzu gehört auch der *Drucktoleranztest* (PILLUNAT u. Mitarb. 1985), der in einem vorausgegangenen Abschnitt (S. 2.30) schon dargestellt wurde. In einer vom Prinzip her ähnlichen Studie untersuchte LANGHAM 1983 die visuelle Empfindlichkeit bei künstlicher Intraokularsteigerung unter gleichzeitiger Bestimmung des Perfusionsdruckes. Erstaunlicherweise zeigten auch diese Untersuchungen, daß der okuläre Perfusionsdruck anscheinend nicht den kritischen Parameter darstellt, der für den Glaukomschaden bei ansteigendem intraokulären Druck verantwortlich ist. Beim Vergleich einer Gruppe von Normalaugen mit denen von Glaukompatienten fanden sich in beiden Gruppen gleiche okuläre Perfusionsdruckwerte. Der visuelle Empfindlichkeitsverlust trat jedoch bei den Glaukomaugen in einem früheren Drucksteigerungsbereich als bei den Normalpatienten auf.

Kreislaufdiagnostik

An der Pathogenese des Glaukomschadens ist neben dem erhöhten intraokulären Druck sicher auch ein *vaskulärer Faktor* beteiligt. So können vasosklerotische Prozesse zur Verschlechterung der Perfusion im Bereich des N. opticus und der Autoregulation im Netzhaut-Bereich beitragen. Aber auch *vasospastische Vorgänge* können bei der Entwicklung eines Glaukomschadens Bedeutung erlangen. In einer klinischen Vergleichsstudie wurde eine höhere Inzidenz von Migräne bei Patienten mit einem Niederdruckglaukom im Vergleich zu Patienten mit einem primär-chronischen Glaukom an einer altersentsprechenden Vergleichsgruppe gefunden (PHELPS u. CORBETT 1985).

In dieser Studie fanden die Autoren bei 86% aller älteren Niederdruckglaukompatienten aber nur in 64% der Kontrollgruppe und nur in 59% der Glaukompatienten das Symptom Kopfschmerz. Da es sich bei der Migräne um einen ischämischen Prozeß handelt, könnte das durchaus für die Ätiologie und für die Therapie Bedeutung erlangen. Als Ergänzung zur spezifischen Glaukomdiagnostik sollte daher auch eine intensive Kreislaufdiagnostik und ggf. sogar eine neurologische Abklärung der vaskulären bzw. der zerebralen Funktion erfolgen. So sollte nach Möglichkeit ein Belastungs-EKG die übliche klinische Routinediagnostik ergänzen. Zur *Routinediagnostik* gehört neben der normalen Laborchemie auch der Ausschluß einer Fettstoffwechselstörung. Die von vielen Patienten immer wieder vorgebrachte Frage einer Korrelation zwischen intraokulärem Druck und systolischem Blutdruck läßt sich eindeutig verneinen. Nach einer Studie von SCHULZER u. DRANCE (1987) besteht eindeutig eine signifikante *negative Korrelation* zwischen intraokulärem Druck und systolischem Blutdruck. Jede wahrnehmbare Assoziation zwischen Augeninnendruck und Alter läßt sich vollends durch die Korrelation zwischen systolischem Blutdruck und Alter erklären. Treten allerdings größere orthostatisch bedingte Blutdrucksenkungen auf, so können diese vor allem bei Hypotonikern zur Genese eines Glaukomschadens beitragen (Niederdruckglaukom). Im Falle eines *Niederdruckglaukoms* sollten diese Untersuchungen ggf. ergänzt werden durch eine *Karotis-Doppler-Sonographie* und bei auffälliger Anamnese auch durch eine neurologische Untersuchung. In den wenigen Fällen eines ätiologisch nicht eindeutig geklärten *Neovaskularisationsglaukoms* (S. 2.12) sollte jedenfalls die Möglichkeit einer chronischen Ischämie infolge einer *Karotisstenose* in Betracht gezogen und entsprechend eine Karotis-Doppler-Sonographie veranlaßt werden.

Therapie

Indikationsstellung für die Therapie

Liegt nach Abwägen aller diagnostischer Parameter bei einem Patienten ein für ihn zu hoher intraokulärer Druck vor, so stellt sich die Frage des *therapeutischen Vorgehens*.

Weltweit einheitlich akzeptiert ist die Reihenfolge der therapeutischen Maßnahmen. So wird in der Regel zunächst eine *konservative Therapie* eingeleitet und erst bei ihrem Versagen eine *operative Druckregulierung* angestrebt. Das operative Spektrum wurde hierbei in den letzten Jahren durch die Möglichkeit der *Lasertherapie* erweitert. Aber auch hier bestätigen Ausnahmen die Regel. So sollte ein Auge mit einem *Winkelblockanfall* auch nach erfolgreicher medikamentöser Drucksenkung einer Iridektomie zugeführt werden. Auch am akut nicht betroffenen *Partnerauge* sollte keine prophylaktische konservative Dauertherapie eingeleitet werden, sondern sobald wie möglich ein operativer Eingriff das Risiko einer akuten Drucksteigerung dauerhaft ausschließen. Und auch beim primären *kongenitalen Glaukom* ist in der Regel eine medikamentöse Therapie nicht indiziert, sondern zur Vermeidung der sekundären Gewebsschäden rasch eine operative Drucksenkung anzustreben.

Trotz dieser Ausnahmen stellt sich die Frage, wann und mit welcher Therapie begonnen werden soll.

Unter Berücksichtigung der *individuellen Situation* (u. a. Papille, Gesichtsfeld) und der *Risikofaktoren* sowie der Höhe der *Tensionslage* wird in der Regel zunächst die Entscheidung darüber zu treffen sein, ob eine konservative Therapie schon eingeleitet werden muß oder noch nicht. Eine absolute Maßzahl für die Höhe des intraokulären Druckes gibt es nicht, jedoch einen Grenzbereich, der etwa zwischen 18 und 26 mmHg appl. liegt. In diesem Grenzbereich ist die individuelle Tensionstoleranz sicher dafür verantwortlich, ob Schäden auftreten oder nicht. Eine Reihe von prospektiven Studien konnten zwar zeigen, daß Tensionswerte unter 25 mmHg von den meisten Patienten ohne wesentliche Schäden über Jahre hinweg vertragen wurden, aber funktionelle Frühschäden lassen sich aufgrund eines Mangels an entsprechenden Routineuntersuchungsmethoden auch nicht sicher ausschließen (DAVID u. Mitarb. 1977, PHELPS 1980). Steigt die Drucklage jedoch weiter an (> 25 mmHg), so verkürzt sich die Zeit erheblich, nach der Schäden manifest werden, so daß es in diesen Fällen sicherlich besser ist, von einem Glaukomverdacht und nicht mehr nur von einer okulären Hypertension zu sprechen (LEYDHECKER 1983).

In dieser Situation ist es sicher gerechtfertigt, mit einer konservativen Therapie zu beginnen, auch ohne die Entwicklung dieser Schäden abzuwarten. Sind zusätzlich Risikofaktoren neben der erhöhten Drucklage bekannt, so sollte in jedem Falle eine deutliche Drucksenkung möglichst auf Tensionswerte unter 18 mmHg appl. angestrebt werden (Tab. 2.10). Besteht jedoch der Verdacht auf ein Niederdruckglaukom, sollte trotz normaler Augendruckwerte eine medikamentöse Senkung der Drucklage in den unteren Normbereich neben einem Therapieversuch zur Verbesserung der Perfusion angestrebt werden (ABEDIN u. Mitarb. 1982, GOLDBERG u. Mitarb. 1982).

Tabelle 2.10 Risikofaktoren bei okulärer Hypertension

Glaukom in der Familie
Glaukom am anderen Auge
Ateriosklerose
Diabetes mellitus
Hypotonie
Pseudoexfoliation
Große Exkavation
Blutungen am Papillenrand
Alter über 60 Jahren
Mangelnde Compliance

Die *Wahl der Therapie* sollte sich nach dem Alter der Patienten und der jeweiligen Nebenwirkungen der Medikamente richten. So sind bei jüngeren Patienten sicherlich die kardiovaskulären Nebenwirkungen der Betablocker geringer als die unangenehme myopisierende Wirkung von Pilocarpinpräparaten. Es sollte jedoch auch nicht vergessen werden, daß jede Sekretionsreduktion mit einem verminderten Durchfluß von Kammerwasser im Bereich des Trabekelwerks zu einer Ansammlung von Abbauprodukten und damit zu einer Widerstandserhöhung beitragen kann und daß jede andauernde Miotikatherapie ebenfalls zu manifesten morphologischen Veränderungen im Abflußbereich führt.

Läßt sich unter Ausschöpfung einer *Kombination* unterschiedlich wirkender antiglaukomatöser Medikamente eine Verschlechterung der diagnostischen Parameter erkennen, besteht eine Indikation für ein operatives Vorgehen. Hier bietet sich nun zunächst die *Lasertrabekuloplastik* vor der *Filtrationschirurgie* an. Trotz ihrer begrenzten Wirkungsdauer stellt sie vor allem bei jüngeren Patienten, bei denen sich hiermit der Zeitpunkt für die Filtrationschirurgie hinauszögern läßt, ein zusätzliches operatives Mittel dar. Bei Patienten, die auf *Miotikatherapie* günstig reagieren und deren Drucklage unter Therapie nicht über 30 mmHg appl. liegt, ist nach Durchführung einer Lasertrabekuloplastik ein günstiger, drucksenkender Effekt möglich. Bei deutlich erhöhter Drucklage und fortgeschrittenen glaukomatösen Schäden sowie bei drohender Gefahr des Verlustes der zentralen Gesichtsfeldbereiche sollte nicht lange gezögert werden und eine fistelbildende Operation durchgeführt werden.

Konservative Therapie

Ist nach Abwägung der möglichen Schäden einer okulären Hypertension sowie der systemischen und lokalen Nebenwirkungen der antiglaukomatösen Medikamente eine Entscheidung zugunsten der konservativen Therapie getroffen worden, so stellt sich die Frage, mit welcher Medikation die Therapie eingeleitet werden soll. Grundsätzlich sollten bei der Medikamentenauswahl folgende Kriterien berücksichtigt werden:

1. die absoulte Höhe der Drucklage,
2. das Erkrankungsstadium,
3. das Alter der Patienten,
4. Linsentrübungen oder Aphakiesituation,
5. Allgemeinerkrankungen,
6. lokale Unverträglichkeitsreaktionen,
7. mangelnde Compliance.

Außerdem sollte berücksichtigt werden, daß die Antiglaukomatosa, die die Abflußleichtigkeit verbessern, der Pathophysiologie der Erkrankung sehr viel eher gerecht werden, als die sekretionsmindernden Medikamente. Bei Glaukomverdacht und bei manifesten Gesichtsfeldschäden sind die direkten mit starker Miosis einhergehenden Parasympathikomimetika (Pilocarpin, Carbachol, Aceclidin [Glaucotat]) den zugegebenermaßen von der Compliance her besser akzeptierten Betablockern und Adrenalinpräparaten vorzuziehen. Bei bereits fortgeschrittenem Gesichtsfeldschaden und hohem Operationsrisiko ist ggf. neben einer Kombinationstherapie auch eine Dauerbehandlung mit Carbonanhydrasehemmern in Erwägung zu ziehen.

Da bei noch jüngeren Glaukompatienten die direkten Parasympathikomimetika stark störend in die Akkommodation eingreifen und eine im Tagesverlauf wechselnde Myopisierung hervorrufen können, sind zur Einleitung der Therapie Betablocker und Adrenalinderivate vorzuziehen. Sollten Miotika doch notwendig werden, ist eine einschleichende Therapie mit niedrigen Pilocarpinkonzentrationen anzuraten. Alternativ hierzu läßt sich auch das synthetisch hergestellte Aceclidin 2% (Glaucotat) anwenden, das zu einer geringeren Myopisierung als Pilocarpin führt.

Sind bereits ausgeprägte oder gerade eben axialsitzende Linsentrübungen vorhanden, sollte nach Möglichkeit vermieden werden, die Pupille zu verengen. Die Gabe von Andrenalinpräparaten und Betablockern ist zu bevorzugen. Sollten Parasympathikomimetika erforderlich sein, bietet sich die Kombination mit Adrenalinpräparaten an.

Bei Aphaken sind Miotika den Betablockern und anderen adrenalinhaltigen Präparaten vorzuziehen. Bei peripheren Netzhautdegenerationen sollte aber an das erhöhte Amotiorisiko infolge eines möglichen Ziliarspasmus gedacht werden (HEIMANN u. KYRIELEIS 1970).

Allgemeinerkrankungen können zu einer Kontraindikation für einzelne Antiglaukomatosa führen. So sollte bei schweren kardialen Erkrankungen, Herzrhythmusstörungen, Myokardinsuffizienz und AV-Blockierung II. und III. Grades eine Miotikatherapie bevorzugt werden und nur nach internistischem Konsil eine Betablocker- oder Adrenalinderivatgabe erfolgen. Bei Asthmabronchiale und obstruktiver Bronchitis in der Anamnese verbietet sich in der Regel die Gabe von Betablockern. Die Gabe von Dipivalyl-Epinephrin sollte neben den Parasympathikomimetika vorgezogen werden. Bei positiver Nierensteinanamnese und einem Diabetes mellitus ist nach Möglichkeit die Gabe von Carboanhydrasehemmern zu vermeiden.

Bei Unverträglichkeitserscheinungen im Rahmen eines trockenen Auges sollte auf adrenerge Substanzen verzichtet werden und eine Tränensubstitution erfolgen. Tritt hingegen eine ausgeprägte reaktive Hyperämie auf, empfiehlt sich die Gabe von Betablockern.

Ist eine Allergie die wahrscheinliche Ursache einer Unverträglichkeit, ist eine Allergietestung auf Konservierungsstoffe und die entsprechenden antiglaukomatösen Substanzen ratsam.

Bei zu befürchtender mangelnder Compliance oder ungenügender Medikamentenapplikation sollten nach Möglichkeit langwirksame Substanzen verordnet werden. Dies sind zum Beispiel die Betablocker, Pilocarpinöl oder das neuentwickelte Pilocarpingel sowie Carboanhydrasehemmer in ihrer Retardform.

Für den Erfolg der eingeschlagenen Therapie ist nicht allein die Wahl der Medikamente verantwortlich, sondern auch die nicht zu vernachlässigende Aufklärung des Patienten über die Art seiner Erkrankung, die ja in der Regel schleichend, ohne subjektive Beschwerden und lange Jahre ohne für ihn erkennbaren Funktionsverlust verläuft.

Die Therapieeinstellung erfolgt am besten ambulant unter Erhebung von Tagesdruckkurven an den Schnittstellen vor der jeweiligen Applikation des nächsten Tropfens. Im Anschluß daran sind weitere Tensionskontrollen in regelmäßigen Abständen (zunächst 4–6 Wochen, später alle 2–3 Monate) jeweils an den Nahtstellen zur Tropfengabe erforderlich.

Miotika (direkte und indirekte Parasympathikomimetika)

Die *Pilocarpinpräparate* stellen seit ihrer Einführung in die Glaukombehandlung im Jahre 1877 durch WEBER das wichtigste Medikament der Glaukombehandlung dar. Pilocarpin greift direkt an der Muskelzelle an, und BARANY konnte 1967 im Tierexperiment nachweisen, daß es in der Tat die Wirkung am Ziliarmuskel ist, die die Widerstandherabsetzung bewirkt. Weniger die Entfaltung der korneoskleralen Trabekellamellen als die zahlenmäßige Vermehrung der Strömungskanälchen im kribriformen Trabekelwerk sind hier von ausschlaggebender Bedeutung (BARANY 1967 a, BARANY 1967 b).

Pilocarpin durchdringt die Hornhaut gut (HAVENER 1974, 1978). Das Endothel stellt die geschwindigkeitsbegrenzende Barriere dar, so daß sich in der Kornea ein Depot bildet. Untersuchungen konnten zeigen, daß nach einmaliger Gabe einer 1%igen Pilocarpin-Nitrat-Lösung erst nach 4 Stunden kein Medikament mehr im Kammerwasser nachweisbar ist. Somit liegt es nur an dieser *Depotwirkung*, daß wir mit einer 4maligen Gabe pro Tag auskommen (ASSEFF u. Mitarb. 1973).

In der Regel wird eine 1- bis 2%ige Lösung 3mal täglich in wäßriger und abends in öliger Lösung verordnet. Da die Compliance bei mehrfacher täglicher Gabe reduziert ist und nach einer Studie nur etwa 70% der vorgeschriebenen Dosis getropft wird, sind Pilocarpinzubereitungen entwickelt worden, deren Wirkung erheblich länger anhalten soll (KASS u. Mitarb. 1986).

Das 4%ige *Pilocarpin* in *Gelform* reicht zwar nicht für eine 24stündige Drucksenkung aus, wird aber trotz der Visusbeeinträchtigung von den Versuchspersonen als angenehm empfunden (GOLDBERG u. Mitarb. 1979).

Der maximale medikamentöse drucksenkende Effekt tritt bei den Miotika in der Regel nach 30–60 Min. ein. Dies trifft auch für Pilocarpin zu (WILKE 1974).

Das synthetisch hergestellte *Aceclidinum* (Glaucotat) wirkt ähnlich gut wie Pilocarpin und wird in 2%iger Lösung ebenfalls 3- bis 4mal täglich appliziert. Neben der abflußbessernden Wirkung soll auch die Sekretion gedrosselt werden, die akkommodative Myopisierung jedoch geringer als nach Pilocarpin sein.

Carbachol wirkt ebenfalls direkt auf die Muskelzelle des Ziliarmuskels und hemmt außerdem die Cholinesterase. Dauer und Stärke der Drucksenkung ist häufig etwas besser als nach Pilocarpingabe.

Die meisten der irreversiblen und reversiblen Cholinesterasehemmer (indirekte Parasympathikomimetika) sind wegen ihrer Nebenwirkung aus dem Handel gezogen worden. Die stark wirkenden Cholinesterasehemmer bewirken eine extreme akkommodative Myopie, Ziliarspasmen, eine extrem enge Pupille, häufig mit Ausbildung hinterer Synechien. Im Handel erhältlich ist noch Ecothiopatiodid. Bei täglich 2maliger Gabe wirkt es etwa so stark drucksenkend wie 2%iges Pilocarpin 4mal täglich (Phospholinjodid 0,125%).

Nebenwirkungen der Miotika: Die Miosis verschlechtert das Dämmerungssehen erheblich und reduziert bei axialen Linsentrübungen den Visus. Weitere störende Nebenwirkungen sind die bereits angesprochene akkommodative Myopisierung sowie bei Gabe der irreversiblen Cholinesterasehemmer die Kataraktentwicklung und Ausbildung hinterer Synechien, die Entwicklung von Pupillarsaumzysten sowie das Risiko einer Netzhautablösung. Eine Kontraindikation gegen Miotika liegt bei Pupillarblock sowie ziliolentikulären und ziliovitrealen Blockbildnern vor (s. S. 2.14).

Kombinationstherapie: Sollte die alleinige Therapie mit den direkten und indirekten Parasympathikomimetika, die in etwa 60% der primär-chronischen Glaukome eine ausreichende Druckeinstellung erlauben, nicht ausreichen, so ist sowohl die Kombination mit den Betablockern als auch mit den Adrenalinpräparaten sinnvoll. Die effektivste Kombination stellt hierbei Pilocarpin mit einem Betablocker dar (PECORI GIRALDI u. Mitarb. 1986) (Tab. 2.11).

Tabelle 2.11 Parasympatikamimetika und Kombinationspräparate*

Handelspräparate	Substanzen	Konservierungsmittel	Handelspräparate	Substanzen	Konservierungsmittel
Chibro-Pilocarpin 1%, 2%	Pilocarpinnitrat	Benzododeciniumbramid	**Kombinationspräparate**		
Glaucotat	Aceclidin-HCl	Benzalkoniumchlorid	Glaucadrin	Aceclidin-HCl Epinephrin	Benzalkoniumchlorid
Isopto-Carbachol 0,75%, 1,5%, 2,25%, 3%	Carbachol	Benzalkoniumchlorid	Isopto-Pilamin	Pilocarpin-HCl Physostigminsalicylat	Chlorobutanol
Isopto-Pilocarpin 0,5%, 1%, 2%, 3%, 4%	Pilocarpin-HCl	Benzalkoniumchlorid	Miopos-POS stark AS	Pilocarpinitrat Physostigminsalicylat	
Miopos-POS schwach AS	Pilocarpinnitrat		Normoglaucon	Pilocarpin-HCl Metipranolol-HCl	Benzalkoniumchlorid
Pilocarpin 3%	Pilocarpin-HCl	Benzalkoniumchlorid	Piladren 1%, 2%, 4%	Pilocarpin Epinephrin	8-Chinololinsulfat, Edetinsäure Dinatriumsalz, Borsäurelösung
Pilocarpol 1%, 2%	Pilocarpin	Cetalkoniumchlorid	Pilo/Eserin (ölig)	Pilocarpin Physostiamin	Chlorobutanol
Pilogel	Pilocarpin-HCl	Benzalkoniumchlorid	Piloserin/Piloserin forte	Pilocarpin-HCl Physostigminsulfat	Benzalkoniumchlorid
Pilomann 0,5%, 1%, 2%, 3%	Pilocarpin-HCl	Cetrimoniumchlorid			
Pilomann-Öl 2%	Pilocarpin	Chlorobutanol	Syncarpin	Pilocarpinborat Neostigminbramid Naphazolin-HCl	Chlorobutanol
Pilopos 0,5%, 1%, 2%, 3%	Pilocarpinnitrat	Benzalkoniumchlorid			
Spersacarpin AS 1%, 2%, 3%	Pilocarpin-HCl	Benzalkoniumchlorid	Thiloadren	Dipivefrin-HCl Pilocarpin-HCl	Thiamersal, Natriumdisulfit Edetinsäure, Dinatriumsalz
Thilo-Carpin 0,5%, 1%, 2%	Pilocarpinborat	Thiamersal			
Vistacarpin 1,1%, 2,2%, 3,3%, 4,4%	Pilocarpinnitrat	Chlorobutanol	Pilo-Eserin Dispersa AT und AS	Pilocarpin-HCl Physostigminsalicylat	Dofamiumchlorid
Borocarpin 0,5%, 1%, 2%	Pilocarpinborat Naphazolin-HCl	Chlorobutanol	**indirekte Parasymphatikomimetika**		
Borocarpin-N 0,5%, 1%, 2%	Pilocarpinborat Pilocarpin-HCl Naphazolin-HCl	Chlorobutanol	Phospholinjodid	Ecothiopatiodid	Chlorobutanol

* Stand 1989 Rote Liste

Betablocker (β-Sympathikolytika)

Selten ist eine neue Medikamentengruppe auf eine derart gute Akzeptanz getroffen, wie die Betablocker. Ursächlich hieran beteiligt ist sicher das Fehlen von unangehmen Nebenwirkungen, wie z.B. Miosis und akkommodative Myopie. Hinzu kommt als weiterer Vorteil die lange Wirkungsdauer eines einzelnen Tropfens, so daß eine zweimal tägliche Applikation ausreicht. Nicht nur die lokale, sondern auch die systemische Anwendung von Betablockern bewirkt am Auge einen deutlich drucksenkenden Effekt mit einem Maximum nach ca. 3 Stunden (ZIMMERMAN u. KAUFMAN 1977).

Der initiale drucksenkende Effekt liegt zwischen 30 und 70% des unbehandelten Druckniveaus (ZIMMERMAN u. KAUFMANN 1977). Dies entspricht jedoch keinesfalls der Dauerwirkung. Bei langfristiger Therapie wird nur eine relative Drucksenkung zwischen 20 und 25% erreicht (DAUSCH u. MICHELSON 1979).

Im Unterschied zur Wirkungsminderung (Tachyphylaxie), die bei jedem Medikament bei einer Dauerbehandlung möglich ist, kommt es bei ca. einem Drittel der Patienten durch diese sog. Tachyphylaxie bei den Betablockern zu einem fast vollständigen Wirkungsverlust (OKSALA u. SALMINEN 1980). Da dieser Empfindlichkeitsverlust auf die Betablocker sowohl rasch als auch langsam entstehen kann, sollte nach Therapiebeginn bereits nach einer Woche sowie nach 2–3 Monaten eine Kontrolluntersuchung durchgeführt werden (ZIMMERMAN 1979).

Der Wirkungsmechanismus der Betablocker beruht auf einer Sekretionsminderung (COAKES u. BRUBAKER 1978). Ursache hierfür könnte eine Hemmung der aktiven Transportmechanismen im Ziliarkörperepithel sein. Es sprechen jedoch einige Untersuchungen dafür, daß die reine Betablockade nicht die alleinige Ursache für die Augendrucksenkung der Betablocker sein kann, sondern daß komplexe pharmakologische Effekte von Bedeutung sind. Diskutiert wird eine Vermehrung der Betarezeptoren unter Therapie am Ziliarkörper (NEUFELD u. Mitarb. 1978, NEUFELD 1979). Jedoch auch eine membranstabilisierende Wirkung der Betablocker ist möglich. Ein vaskulärer Wirkungsmechanismus am Ziliarkörper ist ebenfalls möglich, da die Betablocker den peripheren Gefäßwiderstand erhöhen und damit über eine Änderung der Blutzufuhr zum Ziliarkörper die Ultrafiltration und die Sekretion des Kammerwassers beeinflussen könnten (FRANCIOSA u. Mitarb. 1973).

Seit der Einführung von Timolol im Jahre 1978 sind eine Reihe weiterer Betablocker zugelassen worden Carteolol, Metipranolol, Betaxolol, Pindolol, Befunolol, Bupranolol, Levobunolol). Die Betablocker unterscheiden sich hinsichtlich ihrer betablockierenden Wirksamkeit, ihrer Selektivität, ihrer membranstabilisierenden Eigenschaften, ihrer Bioverfügbarkeit sowie offensichtlich in ihren z. T. leichten sympathikomimetischen Eigenschaften (intrinsic sympathetic activity, ISA) (Tab. 2.12). Die wenigsten sind Beta-1-selektiv, wie Betaxolol und blockieren außer den Beta-1- auch die Beta-2-Rezeptoren. Da dies zu einer Bronchokonstruktion führen kann, liegt bei vorhandenem Asthma bronchiale eine Kontraindikation vor. Auch bei dem Beta-1-selektiven Betaxolol ist hinsichtlich der möglichen Bronchokonstriktion erhöhte Vorsicht geboten, trotz einer positiven Studie an 11 Asthmapatienten mit schwerem Glaukom (VAN BUSKIRK u. Mitarb. 1986).

Tabelle 2.12 ISA (intrinsic sympathetic activity)

Die Betarezeptorenblockade erfolgt mit einer unterschiedlichen Affinität zu den Beta-1- und Beta-2-Rezeptoren. Hieraus ergeben sich auch die spezifischen Nebenwirkungen der Betablocker.

Beta-1-Rezeptoren wirken auf den Herzmuskel und auf den Stoffwechsel (cave: AV-Überleitungsstörungen und Herzinsuffizienz).
Beta-2-Rezeptoren beeinflussen die glatte Muskulatur und den Stoffwechsel (cave: obstruktive Atemwegserkrankungen).

Die bei einigen Betablockern vorhandene *intrinsische sympathikotone Aktivität (ISA)* soll eine gewisse Teilprotektion gegenüber diesen Nebenwirkungen bieten.

Der Versuch, nach Applikation der Tropfen die systemische Absorption der Betablocker durch Lidschluß und Druck auf die abführenden Tränenwege zu reduzieren, erbrachte große interindividuelle Streuungen der Resorption mit z. T. sogar erhöhter Absorption, so daß dieses Verfahren nicht empfohlen werden kann (KAILA u. Mitarb. 1986).

Nebenwirkungen: Nach Applikation der Betablocker am Auge kann sich lokal eine Bindehauthyperämie, eine oberflächliche Keratitis, Hornhautanästhesie, eine ausgeprägte Sikka-Symptomatik durch Verminderung des Lysozymgehaltes der Tränen entwickeln. Insbesondere bei Kontaktlinsenträgern ist daher die Anwendung von Betablockern mit großer Sorgfalt vorzunehmen (DRAEGER u. Mitarb. 1980).

Allgemeine Nebenwirkungen, wie z. B. zentral nervöse Störungen, Depression, Angst, Verwirrtheit, Halluzinationen, Müdigkeit, die auftreten können, werden in der Regel vom Patienten nicht mit einer lokalen Tropfenapplikation am Auge in Zusammenhang gebracht, so daß die Patienten hierauf entweder hinzuweisen sind oder gezielt danach gefragt werden sollten. Da Todesfälle nach lokaler Betablockergabe beschrieben sind, sind besonders die kardiovaskulären Störungen wie Bradykardie, ausgeprägte Herzinsuffizienz und AV-Überleitungsstörungen II. und III. Grades auszuschließen. Bei hypotoner Blutdrucklage sollte ebenfalls besser auf die Verschreibung von Betablockern verzichtet werden. Die mögliche Bronchokonstriktion kann zu Atemnot und Bronchialspasmus führen, so daß ein Asthma bronchiale als Kontraindikation anzusehen ist. Über weitere Nebenwirkungen wie Diarrhoe, Krämpfe, Übelkeit und im Bereich der Haut über Exantheme und Alopezie wurde berichtet.

Kombinationstherapie: Am häufigsten werden die Betablocker am Anfangsstadium der glaukomatösen Erkrankung, vor allem bei noch jüngeren Patienten, bei denen eine Miotikatherapie durch die Myopisierung problematisch ist, rezeptiert. Da jedoch bei Dauertherapie nur mit einer relativen Drucksenkung zwischen 20 und 25% zu rechnen ist, kann bereits eine alleinige Betablockertherapie bei einer Ausgangsdrucklage über 25 mmHg nicht ausreichend sein. Für die Betablocker hat sich somit auch hinsichtlich der Kombination mit den traditionellen Antiglaukomatosa ein breites Anwendungsfeld ergeben (KEATES 1979).

Die kombinierte Gabe von Betablockern mit Miotika führt zu einem additiven Effekt. Dieser ließ sich auch in Kombination mit Carboanhydrasehemmern finden, während die Kombination mit Adrenalinpräparaten umstritten ist (Tab. 2.13).

Tabelle 2.13 Betablocker und Kombinationspräparate*

Handelspräparate	Substanzen	Konservierungsmittel
Arteoptic 1%, 2%	Carteolol-HCl	Benzalkoniumchlorid
Betamann 0,1%, 0,3%, 0,6%	Metipranolol	Benzalkoniumchlorid
Betoptima	Betaxolol-HCl	Benzalkoniumchlorid
Chibro-Timoptol 0,1%, 0,25%, 0,5%	Timolohydrogenmaleat	Benzalkoniumchlorid
Durapindol 0,5%, 1,0%	Pindolol	Benzalkoniumchlorid
Glauconex 0,25%, 0,5%	Befunolol-HCl	Benzalkoniumchlorid
Glauco-Visken	Pindolol	Benzalkoniumchlorid
Ophtorenin 0,05%, 0,1%, 0,25%, 0,5%	Bupranolol	–
Pindoptan 0,5%, 1,0%	Pindolol	Benzalkoniumchlorid
Vistagan Liquifilm 0,5%	Levobunolol-HCl	Benzalkoniumchlorid, Edetinsäure, Dinatriumsalz, Polyvinylalkohol
Kombinationspräparate		
Normoglaucon	Pilocarpin-HCL Metipranolol	Benzalkoniumchlorid

* Stand 1989 Rote Liste

Adrenalinpräparate (Sympathikomimetika)

Die drucksenkende Wirkung der Adrenalinpräparate beruht auf Erregung der Alpha- und Betarezeptoren.

Bereits 1894 wurde die Wirkung von Adrenalin bzw. Epinephrin über subkonjunktiale Injektionen therapeutisch eingesetzt (DARRIER 1900). Aber erst die lokale Anwendung in der Glaukomtherapie führte zu einer breiteren Anwendung (HAMBURGER 1923).

Die drucksenkende Wirkung beruht sowohl auf einer Reduktion der Kammerwasserproduktion als auch auf einer Verbesserung des Abflusses. Die Stimulation der Betarezeptoren bewirkt eine Sekretionsminderung, während die Erregung der Alpharezeptoren eine Abflußverbesserung, jedoch auch eine Gefäßverengung und eine Mydriasis hervorruft.

Die Abflußleichtigkeit wird bei den verschiedenen Zubereitungsformen des Adrenalins jeweils um ca. 20–50% verbessert.

Der maximale drucksenkende Effekt tritt etwa nach 2 Std. ein. Die Pupillenerweiterung erfolgt in der Regel nach 15–30 Min. und kann bis zu 20 Std. anhalten. Die Nebenwirkungen der Sympathikomimetika bestehen oft in einer reaktiven Hyperämie, einer Allergisierung und bei Langzeittherapie in einer Ablagerung von schwarzen Pigmentkörnchen im Bindehautsack, oxidiertem Adrenalin, dem sog. Adrenochrom (FERRY u. ZIMMERMANN 1964, v. DOMARUS 1976). Ein Makulödem tritt in etwa 7% bei Aphakie auf.

Ein weiterer Nachteil der Adrenalinpräparate besteht auch bei dieser Medikamentengruppe in der Tachyphylaxie. Durch eine medikamentöse periphere Sympathektomie lassen sich die Rezeptoren sensibilisieren, so daß eine stärkere Drucksenkung auf die Gabe von Adrenalinpräparaten möglich ist. Das Präparat *Guanithidin* (Sympathikolytikum) ist solch ein Medikament. Durch die Hemmung der Depolarisation adrenerger Neurone und Verminderung des Speichervermögens für Noradrenalin werden die Rezptoren erheblich empfindlicher und reagieren mit einer stärkeren Drucksenkung auf die Gabe von Adrenalin. Entsprechende Kombinationspräparate mit drucksenkender Wirkung, die derjenigen von 1%igem Pilocarpin entsprechen sollen, sind daher entwickelt worden (Suprexon, Thilodigon). Nebenwirkung: geringe Ptosis und Bindehauthyperämie. Eine deutliche Verbesserung der glaukomatösen Therapie mit Adrenalinpräparaten konnte mit Epinephrin-Dipivalat erreicht werden, einem chemischen Abkömmling des Adrenalins, bei dem es sich um ein Propharmakon des Adrenalins handelt.

Diese sowohl hydrophile als auch lipophile Substanz penetriert die Kornea erheblich besser als das kaum lipophile Adrenalin, so daß eine erhöhte biologisch aktive Konzentration resultiert. Ein Zehntel der ansonsten üblicherweise notwendigen Adrenalinmenge ist daher ausreichend. Darüber hinaus werden die angelagerten Pivalylgruppen nur langsam abgebaut, so daß es zu einer längeranhaltenden Freisetzung von Adrenalin kommt, mit entsprechend langer Wirkungsdauer.

Der maximale drucksenkende Effekt tritt etwa nach 2 Std. ein und hält etwa 8 Std. an.

Nebenwirkungen: Die Adrenalinpräparate führen am Auge zu Hyperämie, Mydriasis, Hornhautödem, leicht zur Allergisierung, zu einer Makulopathie (Aphakie) sowie bei Langzeittherapie zur Ablagerung von adrenochromen Farbstoffen im Bindehautsack.

Die systemischen Nebenwirkungen sind vor allem kardiovaskulärer Natur. Es können Arrhythmien, Blutdrucksteigerungen und auch zerebrovaskuläre

Anfälle auftreten. Aber auch Blässe, Schwindelgefühl, Tremor, Angstzustände, Spannungsgefühl und Ruhelosigkeit werden beschrieben.

Erfreulicherweise tritt ein Großteil dieser Nebenwirkungen nach der Gabe von Adrenalin-Dipivalat nicht auf. Auch die reaktive Hyperämie und Allergisierung ist seltener. Es soll auch keine Tachyphylaxie auftreten.

Kombinationstherapie: Sowohl in Kombination mit Guanethidin als auch mit Miotika und Betablockern ergibt sich ein additiver drucksenkender Effekt (ALLEN u. EPSTEIN 1986, OBER u. Mitarb. 1987).

Die Kombination von α-adrenergen Substanzen wie Noradrenalin und Phenylephrin, die neben einer Gefäßverengung und einer Mydriasis auch zu einer Senkung des intraokulären Druckes durch Verbesserung des Abflusses führen, können die drucksenkende Wirkung von Pilocarpin verstärken.

Vorteilhaft ist hierbei die Verringerung der Miosis und der akkommodativen Myopisierung (Tab. 2.14).

Clonidin (Sympathikomimetikum)

Clonidin stimuliert die Alpharezeptoren und beeinflußt den Barorezeptorreflex, so daß das Medikament zur Therapie des arteriellen Hypertonus eingesetzt werden kann. Bei lokaler Gabe am Auge mit 0,125%iger Lösung (Isoglaucon) wird der Augendruck gesenkt, jedoch ohne daß eine anhaltende Blutdrucksenkung stattfindet. Nur bei 50% der Patienten fand sich eine geringe arterielle Blutdrucksenkung (LEYDHECKER u. HERTLINE 1971).

Die Anwendung dieses Präparates sollte auf Fälle beschränkt werden, bei denen eine Verschlechterung der Perfusion im Bereich der Netzhaut durch eine mäßige Blutdrucksenkung nicht zu befürchten ist. Die Therapie sollte daher auch eher jüngeren Patienten – besonders bei Hypertonus – vorbehalten bleiben. Da die Drucksenkung nicht bei jedem Patienten in ausreichendem Maße eintritt, sind Kontrollen nach Einleitung der Therapie mit besonderer Aufmerksamkeit durchzuführen.

Carboanhydrasehemmer

Die Hemmer der Carboanhydrase, die ja bei der Kammerwasserbildung eine wesentliche Rolle spielt, führen zu einer effektiven Reduktion der Kammerwassersekretion von etwa 60% (BECKER 1954). Obwohl der drucksenkende Effekt nicht auf der systemischen dehydrierenden Wirkung beruht, sondern im wesentlichen auf der Hemmung des Ferments Carboanhydrase, ist zur Zeit noch die systemische Applikation dieser Medikamentengruppe erforderlich. Am bekanntesten ist das *Acetazolamid*. Zwei- bis dreimal stärker und insgesamt besser verträglich sind jedoch *Methazolamid* sowie

Tabelle 2.14 Sympathikomimetika und Kombinationspräparate*

Handelspräparate	Substanzen	Konservierungsmittel
d Epifrin 0,1%	Dipivefrin-HCl	Benzalkoniumchlorid, Natriumdisulfit, Edetinsäure, Dinatriumsalz
Epiglaufrin 1%, 2%	Epinephrin	Edetinsäure, Dinatriumsalz, Benzalkoniumchlorid, Natriumdisulfit
Glaucothil 0,1%	Dipivefrin-HCl	Benzalkoniumchlorid, Natriumdisulfit, Edetinsäure, Dinatriumsalz
Isoglaucon 1/8%, 1/4%, 1/2%	Clonidin-HCl	Benzalkoniumchlorid
Links-Glaukosan	Epinephrinhydrogentartrat Adrenalon-HCl	Methyl-4-Hydroxybenzoat
Kombinationspräparate		
Glaucadrin	Aceclidin-HCl Epinephrin	Benzalkoniumchlorid Natriumdisulfit
Piladren 1%, 2%, 4%	Pilocarpin Epinephrin	8-Chinolinsulfat, Edetinsäure, Dinatriumsalz, Borsäurelösung
Suprexon/Suprexon forte	Guanethidinsulfat Epinephrin	Bezalkoniumchlorid
Thiloadren	Dipivefrin-HCl Pilocarpin-HCl	Thiomersal, Natriumdisulfit, Edetinsäure, Dinatriumsalz
Thilodigon 0,5%	Guanethidinsulfat Dipivefrin-HCl	Benzalkoniumchlorid, Edetinsäure, Dinatriumsalz

* Stand 1989 Rote Liste

Dichlorphenamid und *Ethoxzolamid*. Verantwortlich für die fehlende Wirksamkeit dieser Medikamentengruppe bei lokaler Applikation ist die kaum vorhandene Penetration durch die Kornea. Es werden daher zur Zeit große Anstrengungen unternommen, die Penetrationsfähigkeit durch Änderungen der chemischen Zusammensetzung zu verbessern und damit die Bioverfügbarkeit zu erhöhen. Über erste positive Erfahrungen in der Anwendung lokaler Carboanhydrasehemmer wurde bereits berichtet, so daß es durchaus möglich ist, daß hier in Zukunft ein weiteres potentes antiglaukomatöses Medikament heranreift (PFEIFFER u. Mitarb. 1988, LEWIS u. Mitarb. 1986, BARANY u. Mitarb. 1986).

Nach systemischer Gabe beginnt die Drucksenkung nach 30 Min. und erreicht ihr Maximum nach 3–5 Std. Die Wirkung klingt nach 8–12 Std. ab und hält bei den Carboanhydrasehemmern in Retardform bis zu 24 Std. an. Die Kaliumsubstitution sollte in ausreichender Dosierung erfolgen – ein Gabe von 2 g Kaliumchlorid bzw. 2,7 g Bicarbonat sollte nicht unterschritten werden (DRAEGER 1962). Nützlich ist auch die Gabe von Bananen oder getrockneten Aprikosen.

Nebenwirkungen: Aufgrund der zahlreichen Nebenwirkungen kommen die Carboanhydrasehemmer für eine Dauerbehandlung nur selten in Frage. Vor allem die kaliumausschwemmende Wirkung kann äußerst unangenehme kardiale Folgeerscheinungen verursachen. Die hauptsächlichen Nebenwirkungen bestehen in Parästhesien in den Fingern und Zehen, in Schläfrigkeit, Appetitverlust und manchmal auch Atemnot. Bei längerer Gabe können sich Nierensteine entwickeln, die dann zu Nierenkoliken führen. Außerdem wird die Thromboseneigung erhöht. Die Gabe von Carboanhydrasehemmern ist bei Leberzirrhose, positiver Nierensteinanamnese und bei bekannter Sulfonamidallergie kontraindiziert (Tab. 2.15).

Tabelle 2.15 Carbonanhydrasehemmer *

Handelspräparate	Substanzen	Konservierungsmittel
Diamox	Acetazolamid	–
Diamox Parenteral	Acetazolamid-Natrium	–
Diamox retard	Acetazolamid	–
Diclofenamid-Tbl.	Diclofenamid	–
Glaupax	Acetazolamid	–

* Stand 1989 Rote Liste

Compliance

Unter dem Begriff Compliance wird die Einsicht des Patienten in seine Erkrankung und sein Einverständnis, die notwendigen therapeutischen Schritte gewissenhaft mitzutragen, verstanden. Von außerordentlicher Bedeutung ist die Compliance bei der medikamentösen Therapie der Glaukompatienten. In der Regel sind die Glaukompatienten nicht nur im Frühstadium ihrer Erkrankung, sondern selbst bei bereits vorhandenen Gesichtsfeldausfällen beschwerdefrei und vom Funktionsausfall kaum berührt. Es erscheint daher durchaus verständlich, daß die Patienten eine Therapie nicht konsequent durchführen oder gar abbrechen, wenn sich unter ihr Beschwerden einstellen, die durch die Nebenwirkungen der Medikamente ausgelöst werden. Hinzu kommt, daß vielen Patienten eine häufige Medikamentenanwendung lästig ist. So haben Studien zum Applikationsverhalten von Pilocarpin gezeigt, daß nur etwa 70% der verschriebenen Pilocarpindosis auch wirklich appliziert wurde (KASS u. Mitarb. 1986). Eine ähnliche Untersuchung zur Compliance des längerwirkenden Betablockers Timolol ergab ein etwas besseres Ergebnis (KASS u. Mitarb. 1985). Es ist also offensichtlich, daß nicht nur die Nebenwirkungen, sondern auch die Häufigkeit der Applikation die Compliance beeinflußt. Die Entwicklung von *Medikamententrägern*, die nur einmal pro Woche appliziert werden müssen, ist daher folgerichtig. Die Therapie mit Pilocarpin, welches in 2 semipermeablen Membranen eingeschlossen ist *(Ocusert)*, führte zwar zu einer deutlichen Verringerung der unangenehmen Nebenwirkungen, empfiehlt sich jedoch auch nur für die Behandlung weniger, geeigneter Patienten. Als problematisch erweist sich hier vor allem der unbemerkte Verlust und das kosmetisch störende Sichtbarwerden des Medikamententrägers im Lidspaltenbereich. Neue, verbesserte Medikamententräger, die sich auflösen, nicht toxisch sind und eine verbesserte Bioverfügbarkeit des jeweiligen Medikamentes ermöglichen, befinden sich noch in der Entwicklung (SCHAEFFER u. KROHN 1982). Entscheidend für den Erfolg einer konservativen Therapie ist darüber hinaus die ausführliche Aufklärung des Patienten über Sinn und Notwendigkeit der eingeschlagenen Therapie. Sachinformationen über die notwendigen diagnostischen Maßnahmen, den möglichen Krankheitsverlauf, die Wirkung und mögliche Nebenwirkungen der Therapie können sehr hilfreich sein. Die positiven Erfahrungen mit dem Patienteninformationsbuch von LEYDHECKER unterstützen diesen Punkt (LEYDHECKER 1978, GRAMER u. Mitarb. 1980). Vor der Einleitung einer medikamentösen Therapie sollte jedoch darüber hinaus auch sichergestellt werden, ob der Patient überhaupt in der Lage ist, die Therapie

2.48 Glaukom

zuverlässig zu applizieren. Eine ausgeprägte Zerebralsklerose, Vergeßlichkeit sowie Tremor können den Versuch einer medikamentösen Therapie von vornherein zum Scheitern verurteilen, so daß in solchen Fällen, falls die Verabreichung durch Familienangehörige nicht sichergestellt werden kann, evtl. sogar weitergehende therapeutische Schritte ergriffen werden müssen.

Laseranwendung

Die technische Perfektionierung sowie die Neuentwicklung von Lasern hat zu einer breiten Anwendungspalette dieser Therapieform in der Glaukombehandlung geführt. Die Abkürzung Laser steht für: Light amplification by stimulated emission of radiation. Die emittierte Wellenlänge richtet sich nach dem verwandten Lasermaterial. Die zur Zeit verbreitetsten Laser sind die Argon- und Kryptonlaser sowie der Neodymium-YAG-Laser. Die Wellenlänge der Argonlaser liegt bei 488 nm oder bei 514 nm. Der Kryptonlaser arbeitet in einem Wellenlängenbereich zwischen 531 und 647 nm, während der langwellige Neodymium-YAG-Laser infrarotes Licht mit einer Wellenlänge von 1064 nm emittiert. Die Laser können ihre Energie kontinuierlich (continous wave), jedoch auch gepulst abgeben. Hierbei kann die Zahl der emittierten Pulse sowie deren Länge und ihre Spitzenenergie so variiert werden, daß völlig unterschiedliche biologische Effekte möglich werden. Werden diese Impulse in einem Zeitraum von wenigen Nanosekunden (ns) (10^{-9}s) abgegeben, spricht man von einem Q-switched Laser. Die Energieverteilung entspricht hier einer Gaussschen Normalverteilung, in einer allerdings extrem kurzen Zeit von 10^{-9}s. Von einem sog. Mode-locked Laser spricht man, wenn eine Serie von Impulsen, die im einzelnen nur eine Dauer von Pikosekunden (10^{-12}s) haben, in Serie im ns-Bereich abgegeben werden (Abb. 2.36).

Während die einen Laser (Argon/Krypton) *thermische* Effekte setzen, ist es mit den hochenergetischen Neodymium-YAG-Lasern möglich, unabhängig von der Transparenz oder Pigmentierung der Zielstrukturen Gewebe ohne thermischen Reiz zu zerstören.

In einigen Bereichen überschneiden sich die Einsatzmöglichkeiten dieser beiden unterschiedlichen Lasersysteme. Beim *Neovaskularisationsglaukom* mit noch vorhandener guter Transparenz empfiehlt sich jedoch die Anwendung der thermischen Lasereffekte zur *panretinalen Laserkoagulation*. Zur Beseitigung eines eventuellen Hornhautödems sowie zur Drucksenkung sollten daher keinesfalls Miotika eingesetzt werden. Läßt sich eine panretinale Laserkoagulation nicht mehr durchführen, sollte eine panretinale Kryokoagulation – evtl. in Kombination mit einer Zyklokryokoagulation – eingeleitet werden. Von SIMMONS u. Mitarb. (1980) wurde zur Prophylaxe des Neovaskularisationsglaukoms eine direkte Koagulation der Neovaskularisationen im vorderen Segment des Auges, eine sog. Goniophotokoagulation, empfohlen.

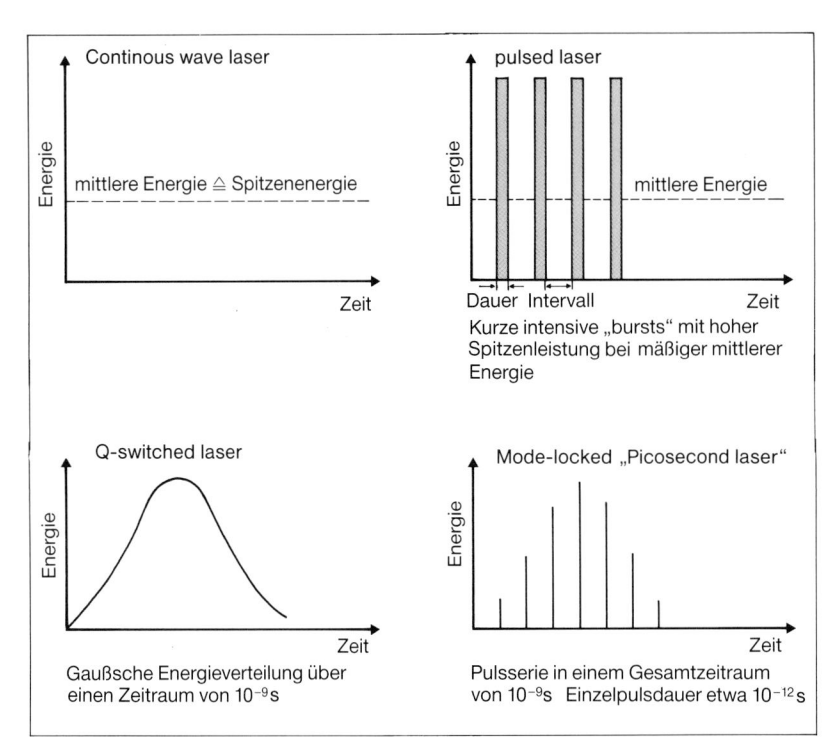

Abb. 2.36 Mögliche Wirkungsweisen der Laser, a) Continous-wave-Laser, b) Pulsed Laser, c) Q-switched Laser, d) Mode-locked „Picosecond-Laser".

Während sich die von HAGER angegebene Trabekulopunktur (LTP) in der heutigen Therapie in modifizierter Form als *Lasertrabekuloplastik* einen festen Platz in der Therapie verschafft hat, spielt die von HAGER beschriebene tangentiale Irisbasis Koagulation (TIK), die von ihm zur Pupillenerweiterung und Verlagerung gedacht war, in der Anwendung zur Irisretraktion beim Winkelblockglaukom eher eine untergeordnete Rolle (HAGER 1975, SIMMONS u. Mitarb. 1981).

Im folgenden sollen die verbreitetsten Anwendungsgebiete der Laser in der Glaukomtherapie, also zur *Lasertrabekuloplastik* und zur *Laseriridotomie,* dargestellt werden. Daß sich weitere Anwendungsbereiche durch Modifikationen und technische Verfeinerungen der Laser ergeben werden, ist zu erwarten. Es bleibt jedoch abzuwarten, ob sich z. B. die transsklerale Photokoagulation zur Zerstörung des Ziliarkörpers in der Therapie der Sekundärglaukome behaupten kann. Dies gilt auch für die Versuche mit Laserapplikation transsklerale Kanäle für eine Fistelbildung zu schaffen, z. T. sogar ohne Eröffnung der Konjunktiva.

Lasertrabekuloplastik

Während HAGER (1973) und KRASNOV (1973) mit der sog. Lasertrabekulopunktur noch kleine Mikroforamina hervorrufen wollten, modifizierten WISE u. WITTER (1979) die Koagulationstechnik durch Reduzierung der applizierten Energie, so daß statt kleiner Foramina eine Vielzahl kleiner Narben entstehen konnte. Diese Narben sollten durch Kontraktion die Maschen des Trabekelwerks öffnen und den Abflußwiderstand erniedrigen. In ihrer Arbeit empfahlen sie die Applikation von 100 Laserherden, verteilt auf 360° des Trabekelwerks im hinteren Bereich des pigmentierten Anteils. Die Fleckgröße sollte 50 µ bei 0,1 s Expositionszeit und einer Leistung zwischen 1000 und 1500 mW betragen. Die Leistung sollte so gewählt werden, daß eine Depigmentierung und z. T. auch eine Gasblasenbildung sichtbar wird.

Die Mitteilung einer deutlichen Augendrucksenkung ohne ernste Komplikationen bei dieser relativ einfachen Methodik führte bald zu einer breiten Anwendung. Hierbei zeigten sich jedoch auch ernsthafte Nebenwirkungen in Form nicht nur passagerer Drucksteigerungen, sondern therapieresistenter akuter Drucksteigerungen, die zu einer weiteren chirurgischen Intervention zwangen (SHIRATO u. KITAZAWA 1980).

Eine Reihe von weiteren Modifikationen zur Verringerung dieser unangenehmen Nebenwirkungen wurde daher in klinischen Studien getestet (KITAZAWA u. Mitarb. 1984, SCHWARTZ u. KÖPELMAN 1983) (Abb. 2.37). Als Ergebnis dieser Studien ließ sich festhalten, daß die Behandlung des vorderen nichtpigmentierten Trabekelwerks geringere Komplikationsraten bei gleicher Wirksamkeit aufwies. Darüber hinaus zeigte sich, daß die Behandlung von 180° bei halbierter Laserherdzahl einen identischen drucksenkenden Effekt ergab, so daß auch dieses Verfahren in der Folgezeit aufgrund der geringeren Nebenwirkungen propagiert wurde. Überwiegend wird jedoch die gesamte Zirkumferenz in ein oder zwei Sitzungen koaguliert. Die Applikation der Laserherde wurde zusätzlich erleichtert durch spezielle Kontaktgläser, die aufgrund ihrer Vergrößerung die Laserapplikation nicht nur erleichtern, sondern darüber hinaus auch eine Reduktion der notwendigen Energie ermöglichen. Da es im Rahmen der Lasertherapie in der Regel zu einem Zusammenbruch der Blutkammerwasser-

Abb. 2.37 Laserapplikationsmöglichkeiten im Kammerwinkelbereich bei Lasertrabekuloplastik. 1 nichtpigmentiertes Trabekelwerk, 2. Übergang vom nichtpigmentierten zum pigmentierten Trabekelwerk, 3 pigmentiertes Trabekelwerk, 4 Übergang vom pigmentierten Trabekelwerk zum Skleralsporn.

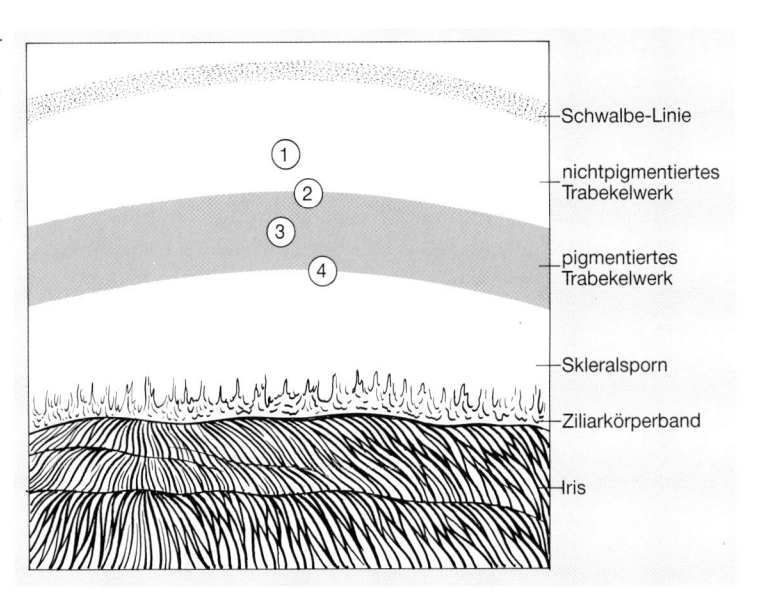

schranke mit einer Freisetzung von Prostaglandinen kommt, empfiehlt sich eine prophylaktische Pharmakotherapie mit entsprechenden entzündungshemmenden Substanzen, wie z.B. Indometacin-Augentropfen (SCHREMS 1985).

Inzwischen liegen Langzeitergebnisse bis zu 10 Jahren Beobachtungszeit vor (WISE 1987). Vor allem das primär-chronische Glaukom spricht bei einer Ausgangsdrucklage, die nicht über 35 mmHg liegen soll, gut auf die Lasertherapie an. Alle Untersuchungen zeigen aber einen kontinuierlichen Wirkungsverlust von jährlich etwa 10% der anfangs erzielten Drucksenkung (SCHWARTZ u. KOPELMAN 1983, LUND u. ZINK 1988).

War die erste Laserbehandlung erfolgreich und wurde nur eine Hälfte der Zirkumferenz behandelt, so kann mit einer Erfolgsquote von etwa 35% eine Wiederholung durchaus sinnvoll sein (LUND 1988, SPIEGEL 1988).

Indiziert ist die Lasertrabekuloplastik beim primär-chronischen Glaukom, beim Pigmentglaukom sowie beim Pseudoexfoliationsglaukom. Auch in aphaken und pseudophaken Augen wird eine positive Wirkung beschrieben unter der Voraussetzung, daß über 180° des Kammerwinkels offen sind. Dagegen sollte bei einer Engwinkelsituation, bei Sekundärglaukomen, nach Uveitis und bei kongenitalen Glaukomen die Lasertrabekuloplastik nicht durchgeführt werden (THOMAS 1984).

Nebenwirkungen: Am häufigsten tritt ein vorübergehender intraokulärer Druckanstieg auf, der jedoch in einigen Fällen auch persistieren kann. An weiteren Nebenwirkungen werden nachmal eine Iritis, Vorderkammerblutungen, periphere vordere Synechierungen, Hornhautödeme, jedoch auch Gesichtsfeldverschlechterungen beschrieben.

Histologische Untersuchungen zur Wirkungsweise der Lasertrabekuloplastik wurden von RODRIGUES u. Mitarb. (1982) in einem Zeitraum von 3 Stunden bis zu einem Jahr nach der Laserkoagulation des Trabekelwerks durchgeführt.

24 Stunden nach der Laserkoagulation wurden ein zytoplasmatisches Ödem in den kornealen Endothelzellen sowie Kernunregelmäßigkeiten gesehen. Eine Woche später war das Trabekelwerk im Koagulationsbereich unregelmäßig zusammengezogen. Nach 2 und 8 Monaten zeigte das Trabekelwerk im Koagulationsbereich eine vollständige Obliteration. Ein Jahr nach der Behandlung wurde eine beginnende Proliferation von atypischen kornealen Endothelzellen im Kammerwinkel beschrieben. Möglicherweise liegt hier auch der Grund für den zunehmenden Wirkungsverlust im Laufe der Zeit. Dies entspricht den Ergebnissen von GAASTERLAND u. KUPFER (1974), die bei tierexperimenteller Laserkoagulation des Trabekelwerks ebenfalls eine reaktive Proliferation von Hornhautendothelzellen hervorriefen, die durch Auskleidung des Kammerwinkels zu einer Abflußwiderstandserhöhung führten.

Laseriridotomie

Sowohl mit den Argonlasern, also über einen thermischen Effekt, als auch mit den hochenergetischen Neodymium-YAG-Lasern ist es möglich, dauerhaft offene Löcher an der Iris hervorzurufen.

Entscheidend erleichtert wird auch hier das Vorgehen durch speziell angefertigte Kontaktgläser, die in der Regel eine parazentral aufgesetzte Sammellinse mit hoher Brechkraft aufweisen, wie z.B. das Abraham-Iridotomieglas mit einer +66 dpt starken plankovexen Zusatzlinse. Mit dieser Anordnung wird die Energiedichte im Bereich der Iris vervierfacht und die Energie im Bereich der Hornhaut um eben diesen Faktor verringert. Bei Verwendung der thermischen Laser sind verschiedene Techniken möglich. Der Bereich zwischen 11 und 1 Uhr sollte nach Möglichkeit vermieden werden, da ansonsten bei der Laserbehandlung die auftretenden Gasblasen den Einblick stark herabsetzen können. Die Iridektomiestelle sollte möglichst peripher gesetzt werden, wobei eine Iriskrypte den laserchirurgischen Eingriff erleichtern kann.

Von SIMMONS und DEPPERMANN wird folgende Technik empfohlen: Zunächst werden 4 Herde von 200µ Fleckgröße mit 100 mW Leistung bei 0,2 s Applikationsdauer gesetzt, um das Irisgewebe zu straffen. Anschließend werden im Zentrum dieser 4 Herde bei einer Fleckgröße von 50 µ und 500 mW Leistung und 0,5 s Applikationsdauer ein bis mehrere Herde zur Erzielung einer Iridotomie appliziert. Um evtl. noch persistierendes Pigment zu beseitigen, wird bei gleicher Energie und 50 µ Fleckgröße bei verringerter Applikationszeit von 0,05 s Dauer die Laserkoagulation abgeschlossen (BELCHER 1984). Sie empfehlen zur Sicherheit, falls eine der Iridotomien durch Pigmentklumpen verschlossen wird, eine 2. Iridotomie in der gleichen Sitzung durchzuführen (BELCHER 1984).

Da bei dieser Form der Iridotomie ein Verschluß des Irisdefektes in bis zu 40% der Fälle möglich ist, ist eine engmaschige Kontrolle erforderlich.

Gerade aus diesen Gründen erscheint uns die Anwendung des Neodymium-YAG-Lasers sicherer (Abb. 2.38). Auch hier empfiehlt sich die Anwendung eines speziellen Kontaktglases, das die Abbildungsgüte verbessert, den Brennfleck verkleinert und die Leistungsdichte im Fokus erhöht (ROUSSEL u. FANKHAUSER 1983).

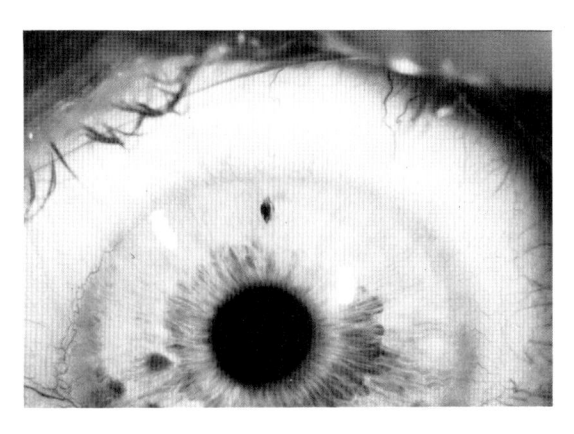

Abb. 2.38 Zustand nach Neodymium-YAG-Laser-Iridotomie.

In der Regel läßt sich eine Neodymium-YAG-Iridotomie mit weniger als 20 Herden bei 1 mJ bis maximal 3,6 mJ Leistung erzeugen. Hierbei kann es zu leichten Vorderkammerreizzuständen kommen. Bei sehr flacher Vorderkammer sind auch Endothelschäden möglich. Vor allem bei Anfallaugen mit noch vorhandener Stromaquellung, extrem flacher Vorderkammer und einer der Irisrückfläche dichtanliegenden Linse sind Mißerfolge möglich, so daß dann eine operative periphere Iridektomie durchgeführt werden muß.

Die einfache und für den Patienten wenig belastende Operation, die sich auch ambulant durchführen läßt, bietet sich die YAG-Iridotomie, vor allem bei sehr alten Patienten sowie beim Partnerauge eines Anfallauges als Methode der Wahl an. Vor dem endgültigen Absetzen einer Miotikatherapie sollte aber in jedem Falle ein Mydriasistest durchgeführt werden. Wenn es hierbei zu keinem signifikanten Druckanstieg kommt, kann von einer erfolgreichen Behandlung ausgegangen und die Miotikatherapie abgesetzt werden.

Chirurgische Therapie

Sowohl das *kongenitale* Glaukom als auch das *akute Winkelblockglaukom* stellen die Glaukomformen dar, bei denen in der Regel eine medikamentöse Therapie wenig aussichtsreich ist und sich ein operatives Vorgehen nicht umgehen läßt. Dies gilt auch für einige Sekundärglaukome, so z. B. für die *phakogenen Glaukome* und auch für das sog. *maligne Glaukom*, einer äußerst schwerwiegenden Komplikation meist fistulierender Eingriffe. Im Bereich der primär-chronischen Glaukome ergibt sich die Indikationsstellung zur Operation in der Regel nach Ausschöpfung der konservativen Therapiemöglichkeiten, evtl. auch nach bereits durchgeführter Lasertrabekuloplastik aufgrund einer dekompensierten Drucklage, einer zunehmenden Gesichtsfeldverschlechterung oder einer deutlich zunehmenden Exkavation der Papille. Nicht nur die Höhe der Tension, sondern auch das Lebensalter und die Lebenserwartung der Patienten haben einen Einfluß auf die Indikationsstellung. In der Regel gilt, je höher die mittlere dekompensierte Drucklage ist und je größer die Lebenserwartung des Patienten, desto eher ist die Indikation zu einem antiglaukomatösen Eingriff gegeben.

Hinsichtlich der Art des Eingriffs spielt schließlich die Pathogenese des Glaukoms eine ausschlaggebende Rolle (SAUTTER u. DRAEGER 1969).

Das Ziel, die Erhaltung der natürlichen Abflußwege, läßt sich nicht in jedem Falle aufrechterhalten. Diesem Ziel am nächsten kommt die Goniotomie, die durch Beseitigung der ausgeprägten Hemmungsmißbildungen im Kammerwinkel beim *kongenitalen Glaukom* die natürlichen Abflußwege wiederherstellen soll. Sie zählt wie die Trabekulotomie und die fistelbildenden Operationen (Elliot-Trepanation, Trabekulektomie, Goniotrepanation, Operation nach Scheie, Iridenkleisis) zu den abflußbessernden Operationen. Erweitert wurden die fistelbildenden Operationen durch Kunststoffimplantate, die Kammerwasser aus der Vorderkammer in den subkonjunktivalen Raum ableiten sollen. Die Probleme in der Glaukomtherapie mit diesen *Siliconimplantaten* liegen hauptsächlich in der Vernarbungsreaktion des subkonjunktivalen Gewebes im Bereich des Implantates (MOLTENO 1969, SCHOCKET 1986, KRUPIN 1986).

Diesen Operationen gegenüber steht die 1905 von HEINE angegebene *Zyklodialyse,* die einen verstärkten supraziliaren Abfluß bewirkt und darüber hinaus die Sekretion des Kammerwassers hemmt.

Der Einsatzbereich dieser Operation liegt vor allem beim therapierefraktären *Aphakieglaukom*.

Die sekretionshemmenden Operationen stellen in der Regel die Ultima ratio in der operativen Glaukombehandlung dar und können bei der schmalen Gratwanderung zwischen Unter- und Übereffekt auch zu einer dauerhaften irreparablen Hypotonie mit resultierender Phthisis bulbi führen. Die häufigste Anwendungsform zur Destruktion des Ziliarkörpers ist zur Zeit die Kälteapplikation. Derzeit befinden sich neue Techniken zur Sekretionsreduktion des Ziliarkörpers in Erprobung. So werden hochenergetische fokussierte Ultraschallenergien in klinischen Studien bereits therapeutisch eingesetzt (COLEMAN u. Mitarb. 1985).

Eine weitere, bereits erwähnte Laseranwendung ergibt sich ebenfalls auf diesem Bereich durch die transsklerale YAG-Laserkoagulation des Ziliarkörpers. Ob bei diesen neuen Verfahren auf Dauer die

2.52 Glaukom

Risiken und Nebenwirkungen geringer als bei der bisherigen Zyklokryokoagulation des Ziliarkörpers sind, bleibt abzuwarten. Ferner besteht noch eine allerdings sehr radikale Operationsmethode in der Ziliarkörperexzision, bei der von einer sehr hohen Erfolgsrate berichtet wird (DEMELER 1986).

Abflußbessernde Operationen

Gedeckter Elliot

Die fistelbildenden Operationen folgen dem Vorschlag ELLIOTS (1909), eine subkonjunktivale Fistel mit Hilfe einer korneoskleralen Drainageöffnung von der Vorderkammer aus herzustellen.

Da die freie subkonjunktivale Filtration erhebliche Nebenwirkungen aufwies (sog. Elliotsche Trepanation), wurden Modifikationen dieser Technik von CAIRNS (1968) sowie von FRONIMOPOULOS u. Mitarb. (1970) vorgeschlagen. Vor allem die Deckung des Sklerakanals mit einem lamellären Skleradeckel hat die Komplikationsrate deutlich vermindert (sog. ged. Elliot).

Trabekulektomie

Die Präparation sowohl eines limbus- als auch eines fornixständigen Bindehautlappens soll zu gleich guten Resultaten führen (Abb. 2.39). Wir bevorzugen jedoch weiterhin die Präparation eines sehr breiten limbusständigen Konjunktivallappens. Im Anschluß an eine vorsichtige oberflächliche Kauterisation episkleraler Gefäße erfolgt die lamelläre viereckige Präparation des oberflächlichen Skleralappens (ca. $^1/_3$ der Skleradicke) bis weit korneal, so daß die Trepanation entsprechend den bereits von Elliot angegebenen Empfehlungen möglichst weit korneal durchgeführt werden kann (Abb. 2.40). Während bei der Trabekulektomie die innere, tiefe Skleralamelle mit einem Messer entfernt wird, erfolgt dies bei der Goniotrepanation nach Fronimopoulos, dem ged. Elliot, mit einem Trepan. Über die Technik dieser Operation und ihre Ergebnisse haben FRONIMOPOULOS u. Mitarb. (1970, 1971) und HOLLWICH u. Mitarb. (1973, 1977) mehrfach berichtet, weshalb auf ihre Arbeiten verwiesen sei.

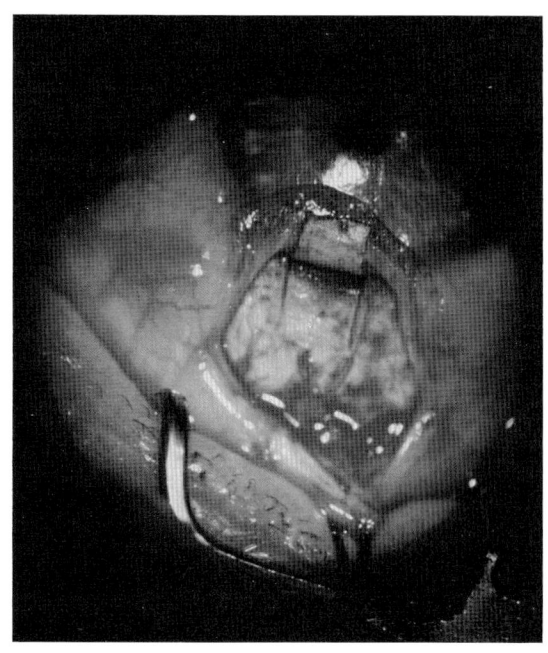

Abb. 2.40 Darstellung des oberflächlichen, lamellären, viereckigen Skleralappens weit korneal (ca. ein Drittel der Skleradicke).

Die tiefe trepanierte Skleralamelle wird vollständig entfernt und eine basale periphere Iridektomie angelegt (Abb. 2.41). Für diese Phase hat sich ein schnell laufender, motorgetriebener Rotortrepan besonders bewährt, der mit minimalem Druck auf das Gewebe auskommt (Abb. 2.42). So werden unbeabsichtigte Verletzungen von Iris und Linse vermieden. Außerdem kann durch die zentrale Bohrung des Trepans der Moment des Durchschneidens mit dem Operationsmikroskop beobachtet werden (Draeger 1973).

Die Ecken des lamellären Skleralappens werden an beiden Seiten locker fixiert (Tübinger 10–0), so

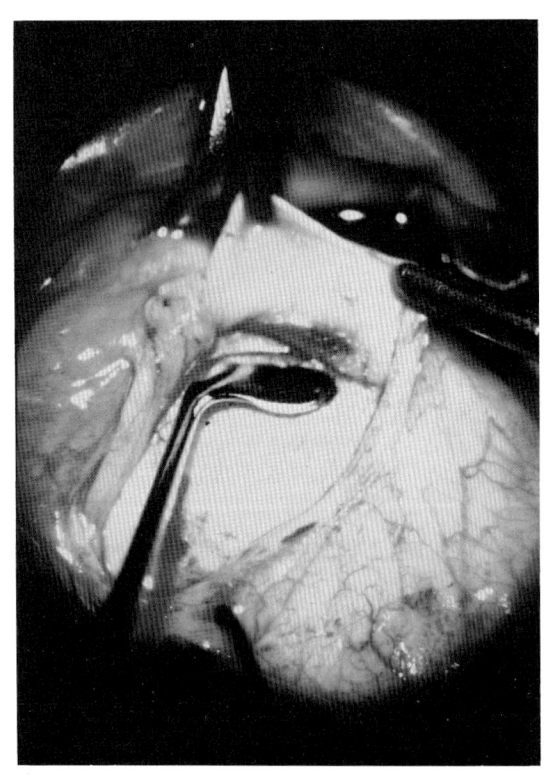

Abb. 2.39 Präparation eines Bindehautlappens beim gedeckten Elliot.

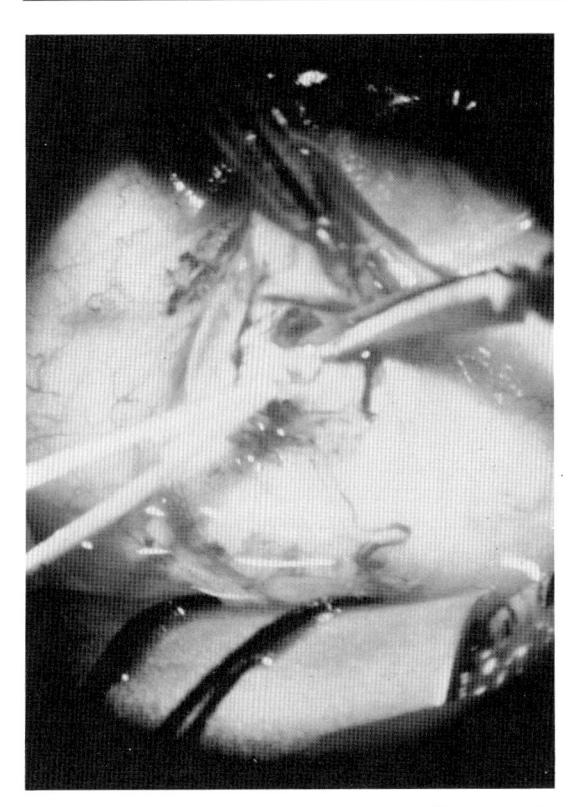

Abb. 2.41 Vollständige Exzision der tiefen Skleralamelle und basale periphere Iridektomie.

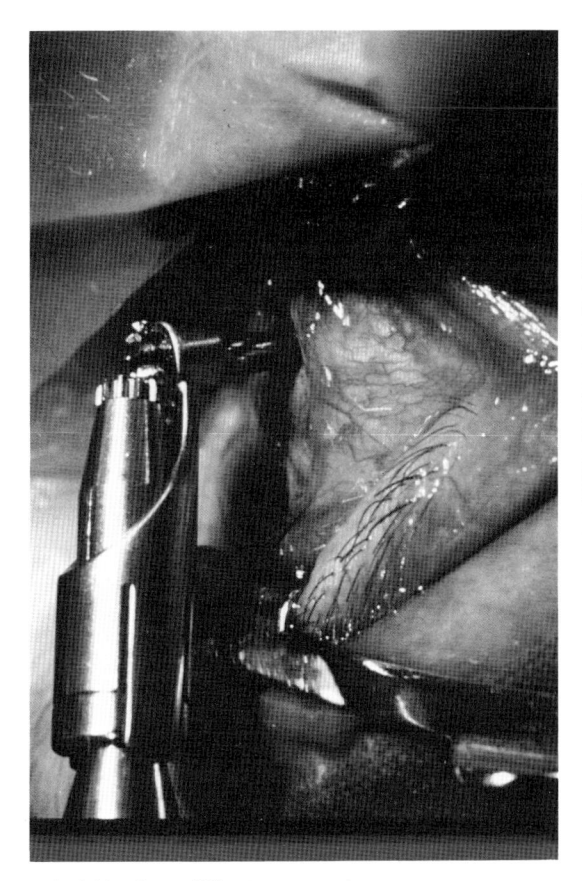

Abb. 2.42 Rotor-Mikrotrepan am Auge.

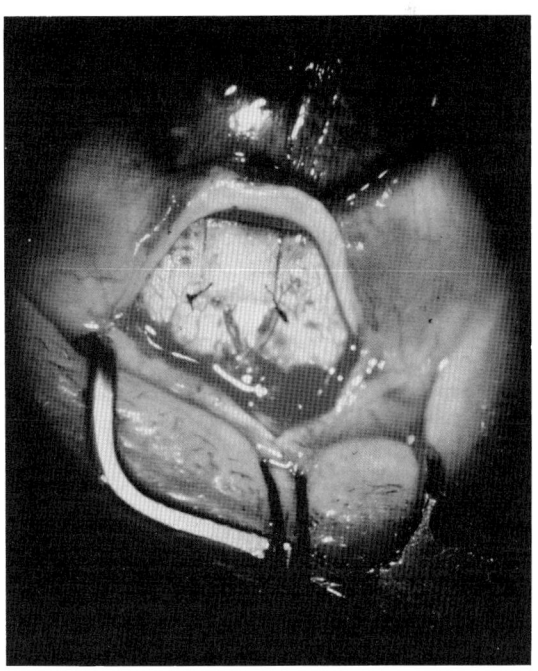

Abb. 2.43 Zustand nach Refixation des oberflächlichen lamellären Skleralappchens mit Tübinger 10-0.

daß ein mäßiger Abfluß von Kammerwasser aus der Vorderkammer weiterhin möglich ist (Abb. 2.43). Der konjunktivale Wundverschluß erfolgt fortlaufend intramural mit einer Rundkörpernadel und Seide 7–0. Bei Z-förmiger Nahtführung und abschließender linearer Straffung führt diese Fadenführung zu einer Selbstbeklemmung und fördert die rasche Epithelialisation der Konjunktivalwunde. Darüber hinaus läßt sich der Faden leicht ziehen (DRAEGER u. WIRT 1983). Über eine zuvor gelegte Parazenteseöffnung läßt sich nicht nur die Vorderkammer auffüllen, sondern gleichzeitig das Sickerkissen auf Dichtigkeit prüfen.

Komplikationen: Das größte Problem stellt zweifelsohne die postoperative Aufhebung der Vorderkammer dar. Die nächstliegende und zugleich häufigste Ursache ist hier in der Regel eine externe Fistel, jedoch auch ein Sekretionsstopp, vor allem bei älteren Leuten mit Entwicklung einer ausgeprägten Amotio chorioideae, kann ursächlich sein. Eine interne Fistel mit Hyperfiltration läßt sich in der Regel durch konservative Maßnahmen (Druckverband mit intermittierendem Wasserstoß und alternierender Gabe von Carboanhydrasehemmern) beherrschen. Bei quellender Linse, vollständig aufgehobener Vorderkammer und einer steigenden Drucklage droht die Entwicklung eines malignen Glaukoms. In diesen Fällen kann es sogar erforderlich werden, die z. T. noch klare Linse zu entfernen.

Kommt es dagegen zu einer drohenden Obliteration des Sickerkissens, ist eine ein- bis mehrfach tägliche *Bulbusmassage* erforderlich. Zusätzlich sollte die lokale Steroiddosis erhöht werden, um der bestehenden Vernarbungstendenz entgegenzuwirken. Ist bereits präoperativ aufgrund eines sehr jugendlichen Alters oder vorausgegangener negativer Erfahrungen am anderen Auge mit der Entwicklung eines sog. *„Narbenkeloids"*, also einem Pseudosickerkissen zu rechnen, bietet sich evtl. die intraoperative Gabe von 5-Fluorouracil an (Mitosehemmstoff). Langzeiterfahrungen in einer prospektiven Studie liegen hierzu jedoch auch noch nicht vor (HEUER u. Mitarb. 1986). Über Sickerkisseninfektionen können sich Endophthalmitiden als Spätinfektion einstellen. Zu bedenken ist, daß jede fistelbildende Operation eine deutliche Änderung der Kammerwasserdynamik bewirkt, was zum einen die beschleunigte Kataraktentwicklung, zum andern auch die sich weiter verschlechternde Filtrationswirkung des Trabekelwerkes erklärt.

Postoperative Behandlung: Direkt postoperativ erhalten die Patienten Mydriatika und Antibiotika, im anschließenden postoperativen Verlauf dann zusätzlich je nach Reizzustand lokal Steroide. Da die Kortisonpräparate die Transportfunktion des Trabekelwerks behindern, sollten die Steroide nach Möglichkeit bei reizfreiem Befund abgesetzt werden. In der Regel läßt sich eine langfristige Augendruckregulierung durch die Filtrationschirurgie je nach Patientengut zwischen 50 und 80% erreichen. Es besteht ein ungünstiger Einfluß auf die spätere Kataraktentwicklung.

Goniotomie

Die Goniotomie, die ursprünglich zur Therapie des primär-chronischen Glaukoms gedacht war, hat in diesem Jahrhundert die Prognose des kongenitalen Glaukoms entscheidend verbessern können. Bereits 1893 wurde von DE VICENTIIS ein Kammerwinkeleingriff vorgeschlagen, der 1936 von BARKAN wieder aufgegriffen und Goniotomie genannt wurde.

Eine frühzeitige Operation läßt bei den Kindern mit kongenitalem Glaukom die günstigsten Resultate erwarten (DRAEGER u. WIRT 1984). Neben dem – meist in Narkose gemessenen – Augendruck ist für die Operationsindikation auch die Beurteilung des Hornhautdurchmessers, der Achsenlänge und der Dysplasie im Kammerwinkel von Bedeutung. Die Iris ist an der Basis häufig atrophisch, der Ansatz liegt deutlich höher, und die Winkelbucht ist in vielen Fällen zirkulär von Irisfaserbrücken verlegt und ausgekleidet. Zur Wiederherstellung der physiologischen Abflußwege stellt die Goniotomie somit einen kausalen, zudem ständig visuell kontrollierbaren Eingriff dar. Ist aufgrund eines Stromaödems kein Einblick möglich, so stellt die Trabekulotomie eine operative Alternative dar. Da die Schwierigkeiten der Goniotomie vorwiegend in der operativen Technik liegen, erklärt sich die Beliebtheit der Trabekulotomie aus der den meisten Operateuren von den fistelbildenden Eingriffen her vertrauten Präparation der Konjunktiva und Sklera. Ein wesentlicher Nachteil besteht jedoch darin, daß eine optische Kontrolle in der entscheidenden Phase des Eingriffs nicht möglich ist und daß eine flächenhafte Zerreißung des Trabekelwerks und z.T. auch benachbarter Skleralamellen unvermeidlich ist. Dies verstärkt die postoperative Proliferations- und Vernarbungstendenz (LÜTJEN-DRECOLL u. Mitarb. 1972).

Technik der Goniotomie: Gegenüber der Trabekulotomie kann bei der Goniotomie durch die visuelle Kontrolle während des gesamten Eingriffs eine unbeabsichtigte Verletzung benachbarter Strukturen vermieden werden. Da bei der Goniotomie eine ziehende und schiebende Messerführung notwendig ist, die einer gewissen Übung bedarf, ist eine fortdauernde und perfekte visuelle Kontrolle eine unabdingbare Voraussetzung für den Operationsablauf. Dazu ist aber ein Operationsmikroskop unerläßlich. Der Operateur sollte praktischerweise augseitig sitzen, der Assistent ihm gegenüber, die Haltefäden führen, während vom Kopfende her instrumentiert wird. Das Mikroskop wird entsprechend dem erforderlichen schrägen Einfallswinkel gekippt und auf koaxiale Beleuchtung eingestellt (DRAEGER 1970). Zur Fokussierung des Operationsgebietes wird die Lateralverschiebung des Operationstisches von ± 7 cm zu Hilfe genommen (DRAEGER 1969). Zur intraoperativen Gonioskopie wird eine modifizierte Barkan-Linse aus Silicon von uns verwandt, die eine 2fache Eigenvergrößerung aufweist, so daß bei geringer primärer Mikroskopvergrößerung eine größere Tiefenschärfe des Umfeldes resultiert. Die Goniotomiehohlnadel wird dann unter optischer Kontrolle von temporal in den nasalen Kammerwinkelbereich geführt (Abb. 2.44). Die vorausgegangene oder während der Operation durchgeführte Vertiefung der Vorderkammer mit viskoelastischen Substanzen kann dieses Vorgehen erleichtern und bietet gleichzeitig die Möglichkeit, den präparierten Goniotomiespalt in der postoperativen Phase offen zu halten (WIRT u. Mitarb. 1984). In der Regel reicht jedoch die Instillation physiologischer Kochsalzlösung unter geringem Überdruck aus, um während der Operation die Vorderkammertiefe konstant zu halten und das Eintreten von Hypotonieblutungen zu vermeiden. Direkt nach Entfernung der Goniotomienadel sollte die Vorderkammer rasch mit Luft aufgefüllt werden, zum einen zur Vermeidung einer Hypotonieblutung, zum anderen um die Einstichstelle zu verschließen. Direkt postoperativ werden Miotika appliziert und die Patienten auf die Seite des operierten Auges gelagert, damit Nachblutungen nicht zu einem Verschluß des Goniotomiespal-

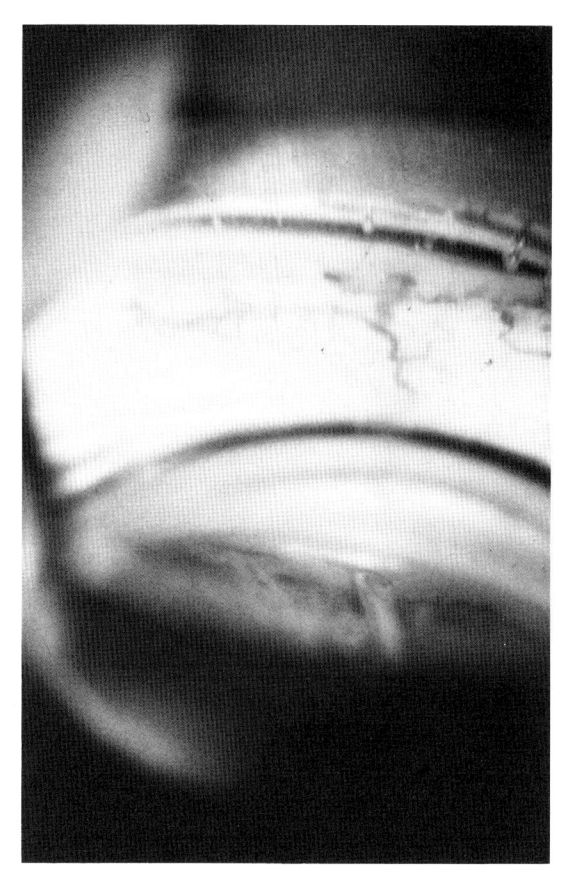

Abb. 2.44 Präparation der Goniotomie mit der Hohlnadel nach *Worst* (OP-Situs).

Tabelle 2.16 Resultate nach Goniotomie (aus *Draeger, J., H. Wirt, V. Ahrens:* Klin. Mbl. Augenheilk. 185 [1984] 481 bis 489)

Druckregulation beim kongenitalen Glaukom, 3–22 Jahre nach der letzten Goniotomie

Anzahl der Augen	reguliert		nicht reguliert – keine weiteren Operationen		– mit anderen antiglaukomatösen Operationen nachoperiert	
n	n	%	n	%	n	%
104	70	67	7	7	27	26

tes führen können. Einige Langzeitkontrollen beweisen, daß die Goniotomie zur völligen Heilung führen kann (DRAEGER u. Mitarb. 1982, 1984) (Abb. 2.45).

Eine Auswertung von 104 Augen 3–22 Jahre nach der letzten Goniotomie zeigte, daß 67% reguliert waren (Tab. 2.16). 20% dieser Augen standen jedoch noch unter einer zusätzlichen lokalen antiglaukomatösen Therapie (DRAEGER u. Mitarb. 1984). Zu ähnlichen Ergebnissen kommt eine Goniotomiestudie aus der Münsteraner Klinik, in der HOLLWICH 102 operierte Augen von seinem Mitarbeiter PROMESBERGER auswerten ließ (PROMESBERGER u. Mitarb. 1980). Die Wahrscheinlichkeit der Druckregulation nach der 1., 2. bzw. 3. Goniotomie liegt jeweils um 40%, so daß eine mehrfache Wiederholung der Goniotomie ggf. sinnvoll ist, zumal durch Vergrößerung der behandelten Zirkumferenz eine Summation der drucksenkenden Wirkung erreicht werden kann. Sollte jedoch selbst nach mehrfacher Wiederholung der Goniotomie keine dauerhafte Druckregulation eintreten, so läßt sich nach den Vorschlägen von BARKAN (1959) und BIETTI (1952) die Goniotomie mit einer sog. „Zyklodialyse ab interno" kombinieren (DRAEGER u. WIRT 1984). Über den gleichen Zugang wie bei der Goniotomie wird hierbei unter mikroskopischer Kontrolle der Schnitt tiefer ausgeführt und der Ziliarkörper an seiner Wurzel abgelöst. Postoperativ erhalten die Patienten Miotika, Antibiotika und lokale Steroide. Die Miosis und die Steriodgabe sollten je nach Reizzustand auch nach der Entlassung noch bis zu 3 Wochen fortgesetzt werden. Trotz der recht guten Resultate der Goniotomie hinsichtlich der Druckregulation darf darüber hinaus aber das funktionelle Resultat bei den Kindern mit kongenitalem Glaukom nicht aus den Augen verloren werden. Die Visusergebnisse sind hier deutlich schlechter, als die Ergebnisse der Druckregulation es erwarten lassen. Parallel zur antiglaukomatösen Operation sollte daher auch eine Amblyopieprophylaxe bzw. -therapie eingeleitet werden.

Abflußbessernde und sekretionshemmende Operationen: Zyklodialysen

Die Indikation zur Zyklodialyse besteht in der Hauptsache in Fällen von *Aphakie* und *sekundären Winkelblockglaukomen*. Durch Ablösung des Ziliarkörpers an seiner Wurzel wird ein suprachorioidaler Spalt gebildet, der zu einem deutlich ver-

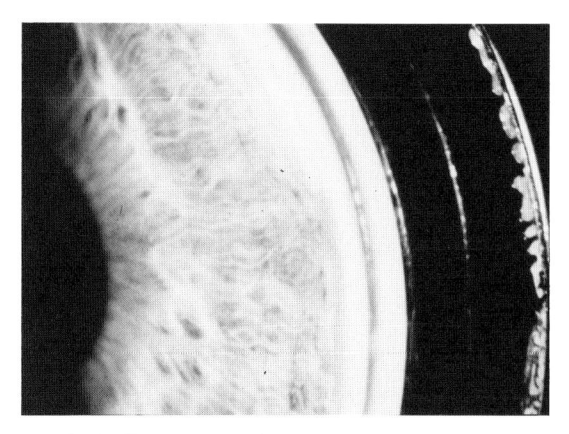

Abb. 2.45 Zustand nach Goniotomie vor 17 Jahren. Deutliche Vertiefung der Winkelbucht im Bereich der Goniotomie, während im Bereich der restlichen Zirkumferenz eine Trabekulodysgenesis im Sinne eines vorderen Irisansatzes noch sichtbar ist.

2.56 Glaukom

stärkten Abfluß führt. Darüber hinaus entsteht zusätzlich eine Atrophie des Ziliarkörpers im betroffenen Bereich, so daß zusätzlich eine Sekretionsminderung für den drucksenkenden Effekt verantwortlich gemacht werden muß. Die direkte und indirekte Zyklodialyse ab externo wird in der Regel in den temporalen muskelfreien Quadranten vorgenommen (HEINE 1905) (Abb. 2.46). Die Konjunktiva wird 4 mm vom Limbus entfernt eröffnet und für die direkte Zyklodialyse ein lamellärer Skleraschnitt limbusparallel in 3 mm Limbusabstand gesetzt. Sobald die Uvea zu sehen ist, wird ein Zyklodialysespatel unter Druck an die Innenseite der Sklera bis in die Vorderkammer vorgeschoben. Beim Eintritt des Spatels in die Vorderkammer empfiehlt es sich, die Spitze etwas zu senken, um die Descemet-Membran nicht zu verletzen. Zur Vermeidung einer Hypotonieblutung sollte nach Möglichkeit über den Hohlspatel sofort „balanced salt solution" (BSS) oder Luft in die Vorderkammer gefüllt werden. Postoperativ werden Miotika und Steroide gegeben. Bei der inversen Zyklodialyse wird in 3 mm Limbusdistanz ein radiärer Skleraschnitt vorgenommen und der Zyklodialysespatel zunächst limbusparallel subskleral eingeführt und dann von dort in die Vorderkammer einge-

schwenkt, so daß insgesamt ein erheblich größerer supraziliarer Abflußtunnel entstehen kann. Entsprechend größer ist bei dieser Operation auch das Blutungsrisiko durch Verletzung von Gefäßen im Kammerwinkelbereich oder e vacuo durch ausgeprägte Hypotonie. Heftige Blutungen können durch Verletzung der langen hinteren Ziliarterien im Bereich des 3 und 9 Uhr Meridians auftreten.

Eine persistierende Hypotonie stellt ebenfalls eine ernstzunehmende Komplikation dar.

Durch die hierbei vorhandene Störung der Blut-Kammerwasser-Schranke wird das normale Kammerwasser von eiweißreichem, plasmoiden Exsudat ersetzt. Als Folge entwickelt sich neben einer möglichen Katarakta sehr rasch ein ausgeprägtes Ödem im Bereich der Aderhaut, des Ziliarkörpers und der Retina. Im Bereich der Papille ist in der Regel ein diskretes Ödem im Sinne einer „Stauungspapille e vacuo" sichtbar als Zeichen einer Stagnation des axoplasmatischen Flusses im N. opticus (MINCKLER u. Mitarb. 1976). Die Entwicklung einer sekundären komplexen Optikusatrophie kann folgen, so daß ein operativer Verschluß des offenen Zyklodialysespaltes in einigen Fällen notwendig ist

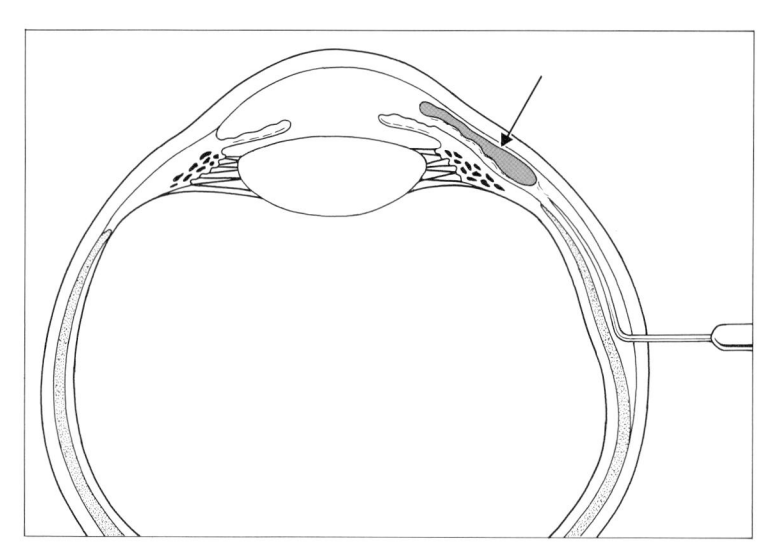

Abb. 2.46 Zyklodialyse ab externo.

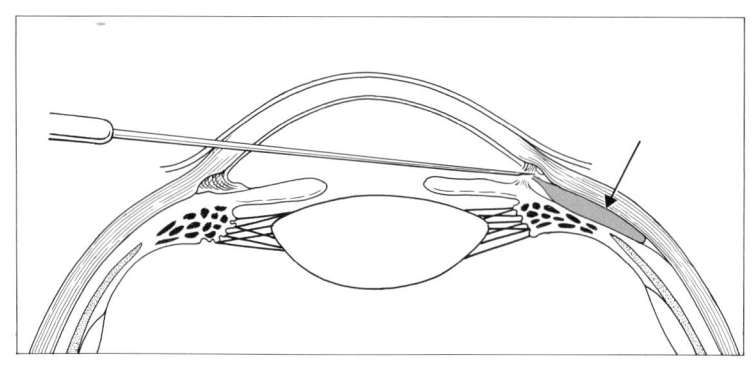

Abb. 2.47 Zyklodialyse ab interno.

(MACKENSEN u. CUSTODIS 1972, MACKENSEN u. CORYDON 1974).

So liegen die Probleme der Zyklodialyse auch im wesentlichen in ihrer Dosierbarkeit. Die Erfolgsaussichten der klassischen Zyklodialyse liegen nach eigenen Resultaten etwa bei 40% (DRAEGER u. WIRT 1984). Gerade aufgrund der schwierigen Dosierbarkeit der Zyklodialyse erscheint uns die Modifikation der Goniotomie mit einer Zyklodialyse ab interno ein verfeinertes Verfahren zu sein, da sich hier unter direkter Sicht ein Zyklodialysespalt evtl. auch unter Umgehung von störenden Gefäßen präparieren läßt (Abb. 2.47). Dieses Verfahren wurde von uns nicht nur mit Erfolg beim kongenitalen Glaukom, sondern auch bei Aphakieglaukomen angewandt (DRAEGER u. WIRT 1984).

Sekretionshemmende Operationen: Zyklokryokoagulation

Die Hauptindikation für die Zyklokryokoagulation liegt in der Behandlung therapierefraktärer Sekundärglaukome, insbesondere der *Neovaskularisationsglaukome* mit einer Rubeosis iridis. In 2 mm Limbusdistanz werden 6–8 Kryoherde zu −80° je 2 Min. vorwiegend in der unteren Zirkumferenz gesetzt. Hierbei sollte man darauf achten, daß möglichst nur eine der nasalen oder temporalen langen hinteren Ziliararterien mitbehandelt wird, da sonst das Risiko wächst, eine Phthisis bulbi hervorzurufen. Bei nicht ausreichendem Effekt ist eine erneute Kryokoagulation durchaus möglich. Sie sollte jedoch vorsichtig dosiert werden (2–6 Herde). Direkt postoperativ kann ein deutlicher Druckanstieg auftreten. In der Regel stellt sich eine starke Fibrinexsudation ein. Bei ausgeprägter Rubeosis iridis ist auch eine Vorderkammerblutung möglich. Da die Blut-Kammerwasser-Schranke vollständig zusammenbricht, bleibt ein chronischer Vorderkammer-Reizzustand über sehr lange Zeit bestehen. In etwa zwei Drittel der Fälle läßt sich eine ausreichende Drucksenkung erzielen. Die funktionellen Ergebnisse sind hingegen deutlich schlechter. Es sollte jedoch nicht vergessen werden, daß diese Therapie in der Regel als Ultima ratio angewandt wird (BRINDLEY u. FIELDS 1986).*

Die gleiche Wirkung soll mit der eingangs schon erwähnten transskleralen Nd-YAG-Laserkoagulation des Ziliarkörpers erzielt werden.

Zu erwähnen wäre hier auch nochmals die thermische Koagulation mit Hilfe konzentrierter, transskleraler Ultraschallapplikation (COLEMAN u. Mitarb. 1985).

---

* Bei Rubeosis ist die Kombination mit einer zusätzlichen retinalen Kryokoagulation oft ratsam.

Besondere Probleme bei der Indikationsstellung

Katarakt und Glaukom

Die extrakapsuläre Kataraktextraktion mit Implantation einer Hinterkammerlinse, zumal bei sicherer Fixation im Kapselsack, stellt heute sicher keinerlei Kontraindikation mehr bei Patienten mit einem Glaukom dar. Je nach Drucklage und Ausprägungsgrad des bereits bestehenden Glaukomschadens stellt sich jedoch die Frage, ob eine kombinierte Operation oder eine Zweischrittmaßnahme günstiger wäre. Liegt bereits ein schwerer Glaukomschaden vor und ist die Drucklage medikamentös nicht reguliert, ist es empfehlenswert, zunächst eine fistelbildende Operation durchzuführen und später die Kataraktextraktion mit kornealem Schnitt zu planen. – Auch bei verengten Pupillen durch langjährige Miotikatherapie ist die Implantation einer Hinterkammerlinse durch gezieltes Anlegen einer Iridotomie und ggf. Legen einer Irisnaht nach Implantation möglich. Die Implantation der Hinterkammerlinse in den Kapselsack sollte auch hier angestrebt werden, da ziliarkörpergestützte Linsen die Blut-Kammerwasser-Schranke stören können (MIYAKE u. Mitarb. 1984).

Im Falle eines weit fortgeschrittenen Glaukoms, jedoch medikamentös gut kontrollierter Drucklage, ist zunächst auch die primäre extrakapsuläre Kataraktextraktion mit Linsenimplantation zu diskutieren. Ein kornealer Schnitt ist jedoch in diesen Fällen sicherlich ratsam, um die Chancen für eine spätere fistelbildende Operation nicht von vornherein zu verschlechtern. Liegt zusätzlich noch eine Engwinkelsituation vor, ist dieses Vorgehen erst recht zu empfehlen, da es infolge der Vorderkammervertiefung nach erfolgter Kataraktextraktion mit Hinterkammerlinsenimplantation auch zu einer Verbesserung der intraokulären Drucklage kommen kann. Sogar die Reduzierung der zuvor notwendigen konservativen Tropfentherapie kann möglich werden (BLECKMANN 1985). Liegt jedoch erst ein geringer glaukomatöser Schaden bei medikamentös schlecht eingestellter Drucklage vor, so kann ein kombiniertes Vorgehen durchaus sinnvoll sein. Die möglichen Komplikationen dieses kombinierten Vorgehens liegen allerdings deutlich über denen einer einfachen Kataraktoperation. Vom technischen Ablauf her empfehlen wir zunächst die Präparation eines breiten, limbusständigen Konjunktivallappens, dann die Präparation des lamellären Skleradeckels, die Goniotrepanation und ausgehend vom Goniotrepanationskanal die Durchführung des korneoskleralen Schnittes mit anschließender Kataraktoperation und Hinterkammerlinsenimplantation, und erst im Anschluß daran erfolgt der exakte Wundverschluß und die Fixation des lamellären Skleradeckelchens sowie die intramurale Seidennaht der Konjunktiva.

Liegt eine okuläre Hypertension oder ein gut eingestelltes Glaukom bei geringem glaukomatösen Schaden vor, sollte zunächst nur die Kataraktoperation mit oder ohne Kunstlinse durchgeführt werden. Im Hinblick auf eine auch in diesen Fällen später durchaus noch notwendig werdende fistelbildende Operation ist eine korneale Schnittführung vorzuziehen. In der postoperativen Phase treten bei diesen Patienten in der Regel gehäuft Druckspitzen auf, die besser rechtzeitig medikamentös kupiert werden sollten.

Auf die Implantation von Vorderkammerlinsen sollte bei Patienten mit einem Glaukom verzichtet werden, da die Fixation der Haptik in unmittelbarer Nähe des Trabekelwerks einen weiteren Risikofaktor zur Verschlechterung der Glaukomsituation darstellt, von der grundsätzlichen Ablehnung dieses Implantationsortes aus Gründen der Hornhautendothelschädigung ganz abgesehen.

Hornhauttrübungen und Glaukom

Die Indikationsstellung zur Hornhauttransplantation kann sich durch eine zusätzlich festgestellte Augendrucksteigerung, die im Rahmen der Ursache der Hornhauttrübung – z. B. bei Zustand nach Verätzung – als Sekundärglaukom gar nicht so selten vorkommt, schwieriger als zunächst erwartet darstellen.

Obwohl in der Regel nur akute Druckspitzen einen dauerhaften Endothelschaden hervorrufen können (SVEDBERG 1975) und bei Patienten mit einem primär-chronischen Glaukom normale endotheliale Zelldichten gefunden wurden (BIGAR 1982), stellt eine chronische Druckerhöhung dennoch einen zusätzlichen Risikofaktor bei einer Hornhauttransplantation dar. Verantwortlich hierfür ist möglicherweise die erhöhte Vulnerabilität des Endothels auf Drucksteigerungen im Rahmen einer Transplantatreaktion. Eine dauerhafte intraokuläre Drucksenkung vor einer perforierenden Keratoplastik sollte daher nach Möglichkeit angestrebt werden und die Indikation zu einem antiglaukomatösen Eingriff entsprechend großzügiger gestellt werden.

Literatur

Abedin, S., R. J. Simmons, W. M. Grant: Progressive low-tension glaucoma. Ophthalmology 80 (1982) 1–6

Allen, R. C., D. L. Epstein: Additive effect of betaxolol and epinephrine in primary open angle glaucoma. Arch. Opthalmol. 104 (1986) 1178–1184

Alm, A., A. Bill: The oxygen supply to the retina. II. Effects of high intraocular pressure and of increased arterial carbon dioxide tension on uveal and retinal blood flow in cats. A study with labelled microspheres including flow determinations in brain and some other tissues. Acta physiol. scand. 84 (1972) 306

Alvarado, J., C. Murphy, R. Juster: Trabecular meshwork cellularity in POAG and non-glaucomatous normals. Ophthalmology 91 (1984) 564

Anderson, D. R.: Ultrastructure of the optic nerve head. Arch. Ophthalmol. 82 (1969) 800–814

Anderson, D. R.: Experimental alphachymotrypsin glaucoma studied by scanning electron microscopy. Amer. J. Ophthalmol. 92 (1974) 301

Anderson, D. R.: Pathogenesis of glaucomatous cupping: a new hypothesis. Symposium on glaucoma, Trans. New Orleans Acad. Ophthalmol. 81 (1975)

Anderson, D. R., E. B. Davis: Retina and optic nerve after posterior ciliary artery occlusion. An experimental study on squirrel monkeys. Arch. Ophthalmol. (Chic.) 92 (1974) 422

Armaly, M. F.: Effect of corticosteroids on intraocular pressure and fluid dynamics. I. The effect of dexamethasone in the normal eye. Arch. Ophthalmol. 70 (1963) 482

Armaly, M. F.: Genetic determination of cup-disc-ratio of the optic nerve. Arch. Ophthalmol. 78 (1967) 35–43

Armaly, M. F.: Glaucoma. Arch. Ophthalmol. 88 (1972) 439

Armaly, M. F.: Selective perimetry for glaucomatous defects in ocular hypertension. Arch. Ophthalmol. (Chic.) 87 (1972) 518–524

Ascher, K. W.: The Aqueous Veins. Blackwell, Oxford 1961 (p. 269)

Asseff, C. F., R. L. Weissmann, S. M. Podos, B. Becker: Ocular penetration of pilocarpine in primates. Amer. J. Ophthalmol. 75 (1973) 212–215

Aubert, H., R. Förster: Beiträge zur Kenntnis des indirekten Sehens. Albrecht v. Graefes Arch. klin. exp. Ophthalmol. 3 (1857) 1–37

Aulhorn, E.: Sensoric functional damage. In Heilmann, K., K. T. Richardson: Glaucoma. Conceptions of a Disease, Pathogenesis, Diagnosis, Therapy. Thieme, Stuttgart 1978 (pp. 157–168)

Aulhorn, E., H. Harms: Visual perimetry. In Jameson, D., L. N. Hurvich: Handbook of Sensory Physiology, vol VII/e: Visual Psychophysics. Springer, Berlin 1972

Aulhorn, E., H. Karmeyer: Frequency distribution in early glaucomatous visual field defects. Docum. ophthalmol. 14 (1977) 75–83

Austin, D. J.: Acquired colour vision defects in patients suffering from chronic simple glaucoma. Trans. opthalmol. Soc. U. K. 94 (1974) 808–883

Banister, R.: A Treatise of One Hundred and Thirteen Diseases of the Eyes and Eyeliddes. London 1622

Barany, A., N. I. Pessah, T. Maren: Ocular penetration and hypotensive activity of the topically applied carbonic anhydrase inhibitor L-645, 151. J. ocular Pharmacol. 2 (1986) 109–120

Barany, E. H.: Physiologic and pharmacologic factors influencing the resistance to aqueous outflow. In Newell, F. W.: Glaucoma, vol. I. Masy Foundation, New York 1955 (p. 123)

Barany, E. H.: A mathematical formulation of intraocular pressure as dependent on secretion, ultrafiltration, bulk outflow, and osmotic reabsorbtion of fluid. Invest. Ophthalmol. 2 (1963) 584–590

Barany, E. H.: The mode of action of miotics on outflow resistance. A study of Pilocarpine in the vervet monkey (Cercopitecus ethiops). Trans. ophthalmol. Soc. U. K. 86 (1967 a) 539

Barany, E. H.: The immediate effect on outflow resistance of intravenous pilocarpine in the vervet monkey (Cercopitecus ethiops). Invest. Ophthalmol. 6 (1967 b) 373

Barkan, O.: New operation for chronic glaucoma. Amer. J. Ophthalmol. 19 (1936) 951

Barkan, O.: Pathogenesis of congenital glaucoma, gonioscopic and anatomic observations of the angle of the anterior chamber in the normal eye and in congenital glaucoma. Amer. J. Ophthalmol. 40 (1955) 1–11

Barkan, O.: Cyclo-goniotomy. A new operation for chronic simple glaucoma. Preliminary report. Bull. ophthalmol. Soc. Egypt 49 (1959) 65

Becker, B.: The decline in aqueous secretion and outflow with age. Amer. J. Ophthalmol. 46 (1958) 731

Becker, B.: Diabetes mellitus and primary open-angle glaucoma. XXVIIth Edward Jackson memorial lecture. Amer. J. Ophthalmol. 71 (1971) 1

Becker, B., K. A. Hahn: Topical corticosteroids and heredity in primary open angle glaucoma. Amer. J. Ophthalmol. 57 (1964) 543

Becker, B., R. N. Shaffer: Diagnosis and Therapy of the Glaucomas. Mosby, St. Louis 1965

Becker, E.: Decrease in intraocular pressure in man by a carbonic anhydrase inhibitor diamox. Amer. J. Ophthalmol. 37 (1954) 13–15

Belcher, C. D., J. F. Thomas, R. J. Simmons: Laser-iridectomy In Belcher, C. D., J. V. Thomas, R. J. Simmons: Photocoagulation in Glaucoma and Anterior Segment Disease. Williams & Wilkins, Baltimore 1984 (pp. 6.87–6.110)

Benedikt, O.: Prophylaktische Iridektomie nach Winkelblock am Partnerauge. Klin. Mbl. Augenheilk. 156 (1970) 80

Bietti, G. B.: Sui resultati di interventi goniolitici nell' idroftalmo. Ateneo parmense 23 (1952)

Bigar, F.: Specular microscopy of the corneal endothelium. Optical solutions and clinical results. Rev. Ophthalmol. 6 (1982) 1

Bill, A.: Autonomic nervous control of uveal blood flow. Acta physiol. scand. 56 (1962) 70

Bill, A.: Conventional and uveo-scleral drainage of aqueous humor in the cynomulgus monkey (Macaca irus) at normal and high pressures. Exp. Eye Res. 5 (1966) 45

Bill, A.: Blood circulation and fluid dynamics in the eye. Physiol. Rev. 55 (1975) 383–417

Bill, A., B. Svedberg: Scanning electron microscopic studies of the trabecular meshwork and the canal of Schlemm – an attempt to localize the main resistance to outflow of aqueous humor in man. Acta ophthalmol. 50 (1972) 295

Bjerrum, J.: Über Untersuchung des Gesichtsfeldes. Med. Selskab Förhandl. 219 (1889)

Bleckman, H.: Hinterkammerlinsen und Glaukom. Klin. Mbl. Augenheilk. 187 (1985) 173–177

Blodi, F.: Zitat n. Duke-Elder, vol XI. Kimpton, London 1969 (p. 719); Iowa St. med. Soc. 44 (1954) 514

Bodis-Wollner, I., S. M. Podos, A. Atkins, S. Nitzberg, L. Mylin: Psychophysische Untersuchungen über Störungen der Kontrastempfindlichkeit beim Glaukom. In Leydhecker W., G. K. Kriegelstein: Okuläre Hypertension. Kaden, Heidelberg 1983

Brindley, G., M. B. Fields: Value and limitations of cyclocryotherapie. Albrecht v. Greafes Arch. klin. exp. Ophthalmol. 224 (1986) 545–548

Brubaker, R. B., J. W. McLaren: Uses of fluorophotometry in glaucoma research. Ophthalmology 92 (1985) 884–890

van Buskirk, E. N., R. N. Weinreb, D. P. Berry, J. S. Lustgarten, S. M. Podos, M. M. Drake: Betaxolol in patients with glaucoma and asthma. Amer. J. Ophthalmol. 101 (1986) 531–534

Busse, H.: Klinik und Therapie der Sekundärglaukome. Fortschr. Ophthalmol. 85 (1988) 88–93

Cairns, J.E.: Trabeculectomy. Preliminary report of a new method. Amer. J. Ophthalmol. 66 (1968) 673–679

Campbell, D.G.: Pigmentary dispersion and glaucoma: a new theory. Arch. Ophthalmol. 97 (1979) 1667

Campbell, D.G., J.W.Boys-Smith: Pigmentary glaucoma. In: Symposium on the laser boys. In: ophthalmology and glaucoma update. Trans. New Orleans Acad. Ophthalmol. (1985) 102–110

Chandler, P., W.Grant: Glaucoma. Lea & Febiger, Philadelphia 1979 (p. 9.137)

Coakes, R. L., R. F. Brubaker: The Mechanism of timolol in lowering intraocular pressure. Arch. Ophthalmol. 96 (1978) 2045–2048

Cogan, D.G., A. B. Reese: A syndrom of iris nodules, ectopic Descemet's membrane and unilateral glaucoma. Docum. ophthalmol. 26 (1969) 424

Cole, D. F., R. C. Tripathi: Theoretical considerations on the mechanisms of the aqueous outflow. Exp. Eye Res. 12 (1971) 25

Coleman, D. J., F. L. Lizzi, J. Driller, A. L. Rosado, S. Chang, D. Rosenthal: Therapeutic ultrasound in the treatment of glaucoma: I.Experimental model. Ophthalmology 92 (1985) 339–346

Collins, E. T.: Über den Bau und angeborene Mißbildungen des Ligamentum pectinatum. Proc. IX. int. Congr. Ophthalmol., Utrecht 1899

Daicker, B.: Selektive Atrophie der radialen peripapillären Netzhautkapillaren und glaukomatöse Gesichtsfelder. Ophthalmologica 172 (1975) 138

Dannheim, F., U. Klingbeil: Die Bestimmung räumlicher Papillendaten mit dem „Fundusanalysator". Fortschr. Ophthalmol. 83 (1986) 527–529

Dark, A. J.: Cataract extraction complicated by capsular glaucoma. Brit. J. Ophthalmol. 63 (1979) 465

Darrier, A.: De l'extrait de capsule surrénales en thérapeutique oculaire. Lab. Clin. Ophthalmol. 6 (1900) 141

Dausch, D., W. Michelson: Die Langzeitbehandlung des Weitwinkelglaukoms mit Timolol. Klin. Mbl. Augenheilk. 174 (1979) 127–135

David, R., D.G. Livingston, M. H. Luntz: Ocular hypertension – a longterm follow up of treated and untreated patients. Brit. J. Ophthalmol. 61 (1977) 668–674

Deluise, V.P., D. R. Anderson: Primary infantile glaucoma (congenital glaucoma). Surv. Ophthalmol. 28 (1983) 1–19

Demeler, U.: Ciliary surgery for glaucoma. Trans. ophthalmol. Soc. U. K. 105 (1986) 242–245

Demeler, U., D.v.Domarus: Klinik, Fluoreszenzangiographie und Histologie eines Ringmelanomes der Iris. Klin. Mbl. Augenheilk. 168 (1976) 387

v.Domarus, D.: Adrenochromeinlagerungen in die Kornea („Schwarze Kornea"). Ophthalmologica 168 (1976) 175

Donders, F.C.: Albrecht v. Graefes Arch. Ophthalmol. 8 (1862) 124

Donders, F.G.: Über einen Spannungsmesser des Auges (Brief F.C. Donders an A.v.Graefe). Albrecht v.Graefes Arch. Ophthalmol. 9 (1863) 215–221

Dor, H.: Über ein verbessertes Tonometer. Zehenders Mbl. Augenheilk. 3 (1865) 351–355

Draeger, J.: Die altersabhängige Änderung des normalen Augeninnendruckes. Ber. dtsch. ophthalmol. Ges. 62 (1959) 169

Draeger, J.: Untersuchungen über die Rigiditätskoeffizienten. Docum. ophthalmol. 13 (1959) 431–486

Draeger, J.: Über den Zustand neuer und gebrauchter Schiötz-Tonometer. Klin. Mbl. Augenheilk. 137 (1960) 483–494

Draeger, J.: Geschichte der Tonometrie. Karger, Basel 1961

Draeger, J.: Gezielte Elektrolytsubstitution bei langdauernder Behandlung mit Carboanhydrasehemmern. Ber. dtsch. ophthalmol. Ges. 64 (1962) 411–419

Draeger, J.: Über ein lageunabhängiges Applanationstonometer. Klin. Mbl. Augenheilk. 149 (1966) 905

Draeger, J.: Beitrag zur technischen Verfeinerung der Goniotomie. Ber. dtsch. ophthalmol. Ges. 69 (1969) 260–261

Draeger, J.: Erweiterte Anwendungsmöglichkeiten des Operationsmikroskopes. Ber. dtsch. ophthalmol. Ges. 70 (1970) 90–93

Draeger, J.: Technische Fortschritte der Glaukombehandlung. Klin. Mbl. Augenheilk. 163 (1973) 298–302

Draeger, J., G. Haselmann: Der Wert von Tagesdruckkurve und Belastungsproben für unsere Indikationsstellung beim chronischen Glaukom. Wiss. Univ. Rostock math.-naturwiss. R. 24 (1975) 119–124

Draeger, J., H. Wirt: Behandlung nach Glaukom-Operation. Z. prakt. Augenheilk. 4 (1983) 321–329

Draeger, J., H. Wirt: Methodische Überlegungen zur Goniotomie und Zyclodialyse. Klin. Mbl. Augenheilk. 184 (1984) 400–402

Draeger, J., H. Wirt: Klassifizierung und Therapie des Glaukoms im Kindesalter. Fortschr. Ophthalmol. 85 (1988) 63–69

Draeger, J., H. Buhr-Unger, M. Lüders: Untersuchungen zur Lokalanaesthetischen Wirkung der Beta-Rezeptorenblocker. Ber. dtsch ophthalmol. Ges. 77 (1980) 577–581

Draeger, J., E. Rumberger, H. Wirt: Klinische und experimentelle Prüfung des sogenannten Tono-Pen-Tonometers. Klin. Mbl. Augenheilk. 195 (1989) 196–202

Draeger, J., H. Wirt, V. Ahrens: Langzeitergebnisse nach Goniotomie beim kongenitalen Glaukom. Klin. Mbl. Augenheilk. 185 (1984) 481–489

Draeger, J., H. Wirt, D. von Domarus: Langzeitergebnisse nach Goniotomie. Klin. Mbl. Augenheilk. 180 (1982) 264–270

Draeger, J., B. Hechler, S. Levedag, H. Wirt: Neue Überlegungen zur Applanationstonometrie. Fortschr. Ophthalmol. 83 (1986) 559–563

Draeger, J., E.Rumberger, B. Hechler, H. Wirt, S. Levedag, G. Rudolph, B. Ludwig: Nonoptical definition of applanation surface. Ophthal. Res. 19 (1987) 361–364

Drance, S. M., M. Fairclough, N., D. Butler, M. S. Kottler: The importance of disc hemorrhage in the prognosis of chronic open angle glaucoma. Arch. Ophthalmol. 95 (1977) 226–228

Drance, S. M.: Hemorrhage on the disc – a risk factor in glaucoma. In Krieglstein, G. K., W. Leydhecker: Glaucoma Update, vol.II. Springer, Berlin 1983 (pp. 77–79)

Drance, S. M., G. Balazsi: Die neuroretinale Randzone bei frühem Glaukom. Klin. Mbl. Augenheilk. 184 (1984) 271–273

Drance, S. M., I. S. Begg: Sector hemorrhage. A probably acute ischaemic disc change in chronic glaucoma. Canad. J. Ophthalmol. 5 (1970) 137

Drance, S.M., R. Lakowski: Colour vision in glaucoma. In Krieglstein, G. K., W. Leydhecker: Glaucoma Update, vol.II. Springer, Berlin 1983 (pp. 117–121)

Duke-Elder, S.: System of Ophthalmology, vol. IX. Diseases of the Urealtract. Kimpton, London 1966 (p. 202)

Duke-Elder, S.: System of Ophthalmology, vol. XI: Diseases of the Lens and Vireous; Glaucoma and Hypotony. Kimpton, London 1969

Elliot, R. H.: A preliminary procedure for establishment of a filtering cicatrix in the treatment of glaucoma. Ophthalmoskop 7 (1909) 804–808

Elschnig, A.: Glaukom ohne Hochdruck und Hochdruck ohne Glaukom. Z. Augenheilk. 52 (1924) 287

Ferry, A.P., L. E. Zimmerman: Black cornea: a complication of topical epinephrine. Amer. J. Ophthalmol. 58 (1964) 205

Fick, A.: Über Messung des Drucks im Auge. Pflügers Arch. ges. Physiol. 42 (1888) 86

Fick, R. A.: Fick's Ophthalmo-Tonometer. Ber. ophthalmol. Ges. 7 (1888) 289–291

Fischer, F. W.: Zur freien statischen Schwellenperimetrie am Goldmann-Perimeter. Klin. Mbl. Augenheilk. 186 (1985) 330–314

Fischer, F. W., T. H. Schmidt: 40 Jahre Goldmann-Perimeter. Klin. Mbl. Augenheilk. 193 (1988) 237–242

Flammer, J.: Vermehrte Fluktuationen der perimetrischen Untersuchungsergebnisse bei okulärer Hypertension. In Leydhecker, W., G. K. Krieglstein: Okuläre Hypertension. Kaden, Heidelberg 1983

Flammer, J.: Das Normaldruckglaukom. Vortrag auf der 87. Tagung der dtsch. Ophthalmol Ges. in Heidelberg 1989

Forbes, N.: Gonioscopy with corneal indentation. A method for distinguishing between appositional closure and synechial closure. Arch. Ophthalmol. 76 (1966) 488

Forbes, N.: Indentation gonioscopy and efficacy of iridectomy in angle-closure glaucoma. Trans. Amer. ophthalmol. Soc. 72 (1974) 488

Franciosa, J. A., E. D. Freis, J. Conway: Antihypertensive and hemodynamic properties of the beta adrenergic blocking agent timolol. Circulation 48 (1973) 118–124

Friedenwald, J. S.: Standardization of tonometers, dezennial report. Amer. Acad. Ophthalmol. Otolaryngol. 177 (1954)

Fronimopoulos, J., N. Lambrou, C. Kristakis: Elliot'sche Trepanation mit Skleradeckel. Klin. Mbl. Augenheilk. 156 (1970) 1–8

Fronimopoulos, J., C. Christakis, N. Lambrou, N. Pelekis: Elliotsche Trepanation mit Skleradeckel, Entwicklung der Operationstechnik und postoperative Ergebnisse. Klin. Mbl. Augenheilk. 159 (1971) 565

Gaasterland, D., C. Kupfer: Experimental Glaucoma in the rhesus monkey. Invest. Ophthalmol. 13 (1974) 455–457

Gaffner, F., H. Goldmann: Experimentelle Untersuchungen über den Zusammenhang von Augendrucksteigerung und Gesichtsfeldschädigung. Ophthalmologica 130 (1965) 357–377

Geijer, C., A. Bill: Effects of raised intraocular pressure on retinal, prelaminar, laminar and retrolaminar optic nerve blood flow in monkeys. Invest. Ophthalmol. 18 (1979) 1030

Gencik, A., A. Gencikova, A. Gerinec: Notes on the genetics of congenital glaucoma. Ophthalmologica 1979 (1979) 209–213

Goldberg, I., F. S. Ashburn, M. A. Kass, B. Becker: Efficacy and patient acceptance of pilocarpine gel. Amer. J. Ophthalmol. 88 (1979) 843–846

Goldberg, I., F. C. Hollows, M. A. Kass, B. Becker: Systemic factors in patients with low-tension glaucoma. Brit. J. Ophthalmol. 65 (1982) 56–62

Goldmann, H.: Zur Technik der Spaltlampenmikroskopie. Ophthalmologica 96 (1938) 90–97

Goldmann, H.: Grundlagen exakter Perimetrie. Ophthalmologica 109 (1945) 57–70

Goldmann, H.: Ein selbstregistrierendes Projektions-Kugelperimeter. Ophthalmologica 109 (1945) 71–79

Goldmann, H.: Abfluß des Kammerwassers beim Menschen. Ophthalmologica 111 (1946) 146, 112 (1946) 344

Goldmann, H.: Abflußdruck, Minutenvolumen und Widerstand der Kammerwasserströmung des Menschen. Docum. Ophthalmol. 5–6 (1951) 278–356

Goldmann, H., T. Schmidt: Un nouveau tonomètre à applanation. Bull. Soc. franç. Ophthalmol. 67 (1955) 474–478

Goldmann, H., T. Schmidt: Über Applanationstonometrie. Ophthalmologica 134 (1957) 221–242

Goldmann, H., T. Schmidt: Weitere Beiträge zur Applanationstonometrie. Ophthalmologica 141 (1961) 441

v. Graefe, A.: Albrecht v. Graefes Arch. Ophthalmol. 1 (1854) (1) 371 (2) 299

v. Graefe, A.: Albrecht v. Graefes Arch. Ophthalmol. 2 (1) (1855) 248

v. Graefe, A.: Über die Iridectomie bei Glaucom und über den glaucomatösen Process. Albrecht v. Graefes Arch. Ophthalmol. 3 (2) (1857) 456

v. Graefe, A.: Albrecht v. Graefes Arch. Ophthalmol. 9 (2) (1863) 215

v. Graefe, A.: In v. Weve, H. J. M., G. ten Doeschate: Die Briefe Albrecht von Graefes an F. C. Donders (1852–1870). Klin. Mbl. Augenheilk. 95, Suppl. (1935)

Graham, P.: Epidemiology of chronic glaucoma. In Heilmann, K., K. T. Richardson: Glaucoma. Conceptions of a Disease. Thieme, Stuttgart 1978

Gramer, E., G. Althaus: Quantifizierung und Progredienz des Gesichtsfeldschadens bei Glaukom ohne Hochdruck, Glaucoma simplex und Pigmentglaukom. Eine klinische Studie mit dem Programm Delta des Octopus-Perimeters 201. Klin. Mbl. Augenheilk. 191 (1987) 184–198

Gramer, E., W. Leydhecker: Papillendiagnostik bei Glaukom. Z. prakt. Augenheilk. 6 (1985) 294–302

Gramer, E., G. Althaus, W. Leydhecker: Lage und Tiefe glaukomatöser Gesichtsfeldausfälle in Abhängigkeit von der Fläche der neuroretinalen Randzone der Papille bei Glaukom ohne Hochdruck, Glaucoma simplex, Pigmentglaukom. Eine klinische Studie mit dem Octopus Perimeter 201 und dem Optic Nerve Head Analyzer. Klin. Mbl. Augenheilk. 189 (1986) 190–198

Gramer, E., G. Althaus, W. Leydhecker: Die Bedeutung der Rasterdichte bei der computergesteuerten Perimetrie. Eine klinische Studie. Z. prakt. Augenheilk. 7 (1986) 197–202

Gramer, E., K. Loehr, W. Leydhecker, G. K. Krieglstein: Erfahrungen mit der umfassenden Aufklärung des Glaukom-Patienten durch ein Informationsbuch. Z. Prakt. Augenheilk. 5 (1980) 43–49

Grant, W. M.: A tonographic method for measuring the facility and rate of aqueous flow in human eyes. Arch. Ophthalmol. 44 (1950) 204

Grant, W. M.: Clinical measurements of aqueous outflow. Arch. Ophthalmol. 46 (1951) 113

Grant, W. M., D. S. Walton: Distinctive gonioscopic findings in glaucoma due to neurofibromatosis. Arch. Ophthalmol. 79 (1968) 127

Grant, W. M., D. S. Walton: Progressive changes in the angle in congenital aniridia with development of glaucoma. Trans. Amer. ophthalmol. Soc. 72 (1974) 207

Grehn, F.: Primäres Glaukom durch cilio-lentikulären Block. Eine eigenständige Glaukomform. Fortschr. Ophthalmol. 84 (1987) 577

Grehn, F., R. Sundmacher: Zur Pathogenese und Therapie des Posner-Schlossman-Syndroms, medikamentöse Glaukomtherapie. Bergmann, Ülzen 1982 (S. 95–99)

Grierson, I., W. R. Lee: Pressure effects on the distribution of extracellular materials in the monkey outflow apparatus. v. Graefe's Arch. clin. exp. Ophthalmol. 203 (1977) 155

Grierson, I., W. R. Lee, P. McMenamin: The morphological bases of drug action on the outflow system of the eye. Res. Clin. Forums, vol. III., (1981) 1–25

Grolman, B.: A new tonometry system. Amer. J. Optom. 49 (1972) 646

Grove jr, A. S.: The dural shunt syndrom: pathophysiology and clinical course. Ophthalmology 91 (1984) 31–43

Gusek, G. C., J. B. Jonas, G. O. H. Naumann: Unterscheidet sich die Pupillengröße in normalen und Glaukomaugen? Fortschr. Ophthalmol. 85 (1988) 52–53

Guthoff, R., J. Pichnick, J. Jörgensen: Ein neues Gerät zur Messung des epiokleralen Venendrucks – sein klinischer Nutzen zur Beurteilung der Kammerwasserzirkulation unter physiologischen u. pathologischen Bedingungen. Fortschr. Ophthalmol. 85 (1988) 158–160

Hager, H.: Besondere mikrochirurgische Eingriffe. Klin. Mbl. Augenheilk. 162 (1973) 437–450

Hager, H.: Zur Lasermikrochirurgie bei Glaukom (Lasertrabekulopunktur) (LTP), tangentiale Irisbasiskoagulation (TIK), Pupillenerweiterung und Verlagerung. Klin. Mbl. Augenheilk. 167 (1975) 18

Hamburger, K.: Experimentelle Glaukomtherapie. Klin. Mbl. Augenheilk. 7 (1923) 810–811

Hannson, H. A., T. Jerndal: Scanning electronmicroscopic studies on the development of the iridocorneal angle in human eyes. Invest. Ophthalmol. 10 (1971) 252–265

Harbison, J. W., D. Guerry, H. Wiesinger: Dural arteriovenous fistula and spontaneous choroidal detachment: new cause of an old disease. Brit. J. Ophthalmol. 62 (1978) 483–490

Harms, H.: Objektive Perimetrie. Ber. dtsch. ophthalmol. Ges. 53 (1940) 63–70

Hartinger, H.: Neuerungen im Perimeterbau (Projektionsperimeter nach L. Maggiore) Vers. ophthalmol. Ges., Heidelberg 51 (1936 a) 421

Hartinger, H.: Das ZEISS Projektionsperimeter nach L. Maggiore. Z. ophthalmol. Opt. 24 (1936 b) 39–52

Havener, W. H.: Ocular Pharmacology, 4th ed. Mosby, St. Louis 1978

Hayatsu, H.: Measurement of blood pressure in retina, especially on calibration curves for Mikunis ophthalmo-dynamometer. I. Calibration curves by Schiötz standardized tonometer. Acta Soc. Ophthalmol. jap. 68 (1964) 111

Hayatsu, H.: Measurement of blood pressure in retina, especially on calibration curves for Mikunis ophthalmo-dynamometer. II. Calibration curves by Goldmanns applanation tonometer. Acta Soc. Ophthalmol. jap. 68 (1964) 175

Hayatsu, H.: Measurement of blood pressure in retina, especially on calibration curves for Mikunis ophthalmo-dynamometer. III. Influence of age, refraction and ocular rigidity on calibration curves. Acta Soc. Ophthalmol. jap. 68 (1964) 1289

Hayreh, S. S.: The central artery of the retina. Its role in the blood supply of the optic nerve. Brit. J. Ophthalmol. 47 (1963) 651

Hayreh, S. S.: Anterior Ischemic Optic Neuropathy. Springer, Berlin 1975

Hayreh, S. S.: The pathogenesis of optic nerve lesions in glaucoma. (Symposium: The Optic Disc in Glaucoma.) Trans. Amer. Acad. Ophthalmol. Otolaryngol. 81 (1976) 197

Hayreh, S. S.: Glaucoma damage – pathogenesis of optic nerve damage and visual field defects. In Heilmann, K., K. T. Richardson: Glaucoma. Conceptions of a Disease. Thieme, Stuttgart 1978 (pp. 104–137)

Heimann, K., E. Kyrieleis: Netzhautablösung bei miotischer Therapie. Klin. Miol. Augenheilk. 156 (1970) 98

Heine, L.: Die Zyklodialyse: Eine neue Glaukom-Operation. Dtsch. med. Wschr. 31 (1905) 731

v. Helmholtz, H.: Beschreibung eines Augenspiegels zur Untersuchung der Netzhaut im lebenden Auge. Berlin 1851

Henkind, P.: Radial peripapillary capillaries of the retina. I. Anatomy: human and comparative. Brit. J. Ophthal. 51 (1967) 115

Henkind, P.: Microcirculation of the peripapillary retina. Trans. Amer. Acad. Ophthalmol. Otolaryngol. 73 (1969) 890

van Herick, W., R. M. Shaffer, A. Schwartz: Estimation of width of angle of anterior chamber. Incidence and significance of the narrow angle. Amer. J. Ophthalmol. 68 (1969) 626

Herschler, J., J. Burke: The biology of the aqueous humor. In Krieglstein, G. K., W. Leydhecker: Glaucoma Update, vol. II. Springer, Berlin 1983 (pp. 31–32)

Heuer, D. K., R. K. Parrish, M. G. Gressel, E. Hodapp, D. C. Desjardins, G. L. Skuta, P. F. Palmberg, J. A. Nevarez, E. J. Rockwood: 5-Flourural and glaucoma filtering surgery. III. Intermediate follow-up of a pilot study. Ophthalmology 93 (1986) 1537–1546

Hollwich, F.: Zur Differentialdiagnose der Heterochromiezyklitis. Klin. Mbl. Augenheilk. 142 (1963) 129

Hollwich, F.: Zur Klinik und Therapie des Posner-Schlossman-Syndroms. Klin. Mbl. Augenheilk. 172 (1978) 736

Hollwich, F.: Heterochromia complicata Fuchs. Klin. Mbl. Augenheilk. 192 (1988) 87

Hollwich, F., M. Mertz: Zur Differentialdiagnose: Okulare Hypertension – inzipientes Glaukom. In Krieglstein, G. K., W. Leydhecker: Medikamentöse Glaukomtherapie. Bergmann, München 1982 (S. 123–128)

Hollwich, F., G. Jünemann, J. Kinne: Klinische Ergebnisse der Goniotrepanation mit Skleradeckel. Klin. Mbl. Augenheilk. 171 (1977) 735

Hollwich, F., J. Fronimopoulos, G. Jünemann, C. Christakis, N. Lambrou: Indikation, Technik und Ergebnisse der Goniotrepanation mit Skleradeckel bei primär chronischem Glaukom. Klin. Mbl. Augenheilk. 163 (1973) 513

Holmberg, A.: Schlemm's canal and the trabecular meshwork. An electron microscopic study of the normal structure in man and monkey (Cercopithecus aethiops). Docum. ophthalmol. 19 (1965) 339–373

Hoskins, H. D., I. Hetherington, R. N. Shaffer, A. Welling: Developmental glaucoma – diagnosis and classification. Symposium on glaucoma. Trans. New Orleans Acad. Ophthalmol. 1 (1981) 172

Hoskins, H. D., R. N. Shaffer, I. Hetherington: Developmental glaucoma. In Krieglstein, G. K., W. Leydhecker: Glaucoma Update, vol. II. Springer, Berlin 1983 (pp. 189–193)

Huber, A.: Methodik und erste klinische Ergebnisse einer Funktionsprüfung der Blut-Kammerwasserschranke. Ophthalmologica 111 (1946) 155

Inomata, H., A. Bill, G. K. Smelser: Aqueous humor pathways through the trabecular meshwork and into Schlemm's canal in the cynomolgus monkey (Macaca irus): an electron microscopic study. Amer. J. Ophthalmol. 73 (1972) 760–789

Imbert, A.: Theorie des ophthalmo-tonométres. Arch. Ophthalmol. (Paris) 5 (1885) 358–363

Jacobson, J.: De glaucomate. Diss., Königsberg 1853

Jaeger, E.: Ueber Staar u. Staaroperationen. Wien 1854

Jaeger, W.: Ermittlung der wahren Papillengröße an Patienten. (Beitrag zur Diagnose der Mikropapille). Fortschr. Ophthalmol. 80 (1983) 527–532

Jerndal, T., H. A. Hansson, A. Bill: Goniodysgenesis, a New Perspective on Glaucoma. Scriptor, Kopenhagen 1978

Jonas, J. B., A. Händel, G. O. H. Naumann: Die tatsächlichen Maße der vitalen Papilla nervi optici des Menschen. Fortschr. Ophthalmol. 84 (1987) 356–357

Jörgensen, J. S., R. Guthoff: Differential diagnosis of the dilated superior ophthalmic vein by B-scan ultrasonography. Orbit 5 (1986) 259–262

Kaila, T., R. Huupponen, L. Salminen: Effects of eyelid closure and nasolacrimal duct occlusion on the systemic absorption of ocular timolol in human subjects. J. ocular Pharmacol. 2 (1986) 365–369

Kass, M. A., M. Gordon, D. W. Meltzer: Compliance with topical timolol-therapy. Suppl. To. Chibret. In. J. Ophthalmol. Suppl. (1985) 99–105

Kass, M. A., D. W. Meltzer, M. Gordon, D. Cooper, J. Goldberg: Compliance with topical pilocarpine treatment. Amer. J. Ophthalmol. 101 (1986) 515–523

Keates, E. U.: Evaluation of timolol maleate combination therapy in chronic open angle-glaucoma. Amer. J. Ophthalmol. 88 (1979) 565–571

Kirsch, R. E.: Glaucoma following cataract extraction associated with use of alpha-chymotrypsin. Arch. Ophthalmol. 72 (1964) 612

Kitazawa, Y., T. Yamanoto, S. Shirato, S. Eguchi: Über die Technik der Argon-Laser-Trabekulo-Plastik und ihre Ergebnisse. Klin. Mbl. Augenheilk. 184 (1984) 274–277

Klingbeil, U., A. Plesch, J. Bille, O. Käfer: Meßverfahren in der Augenhintergrunddiagnostik mit Laserscannern. Fortschr. Ophthalmol. 79 (1982) 275

Koeppe, L.: Die Mikroskopie des lebenden Kammerwinkels im fokalen Licht der Gullstrand'schen Nernstspaltlampe. Albrecht v. Graefes Arch. Ophthalmol. 101 (1920) 48–66

Kolker, A. E., J. Hetherington: Becker-Shaffer's Diagnosis and Therapy of the Glaucomas. Mosby, St. Louis 1976

Kolker, A. E., J. Hetherington: Diagnosis and Therapy of the Glaucomas, 5th ed. Mosby, St. Louis (1983)

Koller, C.: Ber. dtsch. ophthalmol. Ges. Heidelberg 60 (1884)

Krakau, C. E. T., J. Widakowich, K. Wilke: Measurement of the episcleral venous pressure by means of an air jet. Acta ophthalmol. 51 (1973) 185–196

Krasnov, N. N.: Laser puncture of anterior chamber angle in glaucoma. Amer. J. Ophthalmol. 75 (1973) 674–678

Kraupa, E.: Die Drucksteigerung bei akuter Angioneurose des Ciliarkörpers („Glaucoma allergicum") in ihren Beziehungen zum cyclitischen und Heterochromieglaukom. Arch. Augenheilk. 109 (1936) 416–433

Krupin, T.: Surgical treatment of glaucoma with the Krupin-Denver valve. In Cairns, J. E.: Glaucoma, vol. I. Grune & Stratton, New York 1986 (pp. 239–245)

Lachenmayr, W.: Perimetrie gestern und heute. Klin. Mbl. Augenheilk. 193 (1988) 80–92

Lakowski, R., S. M. Drance: Acquired dyschromatopsias: the earliest functional losses in glaucoma. Docum. ophthalmol. Proc. Ser. 19 (1979) 159–165

Lampert, P. W., M. H. Vogel, L. E. Zimmerman: Pathology of the optic nerve in experimental acute glaucoma. Invest. Ophthalmol. 7 (1968) 199

Langham, M. E.: Visual sensitivity to intraocular pressure. In Krieglstein, G. K., W. Leydhecker: Glaucoma Update, vol. II. Springer, Berlin 1983 (pp. 161–167)

Lauber, H.: Das Gesichtsfeld – Untersuchungsgrundlagen, Physiologie und Pathologie. In Engelking, E., W. Löhlein, O. Marchesani, A. Pillat: Augenheilkunde der Gegenwart, Bd. III. Bergmann, München 1944

Leibowitz, H. M., D. E. Krueger, L. R. Meunder, R. C. Milton, M. M. Kini, H. A. Kahn, R. J. Nickerson, J. Pool, T. L. Colton, J. P. Ganley, J. I. Loewenstein, T. R. Dawber: The Framingham eye study monography. An ophthalmological and epidemiological study of cataract, glaucoma, diabetic retinopathy, macular degeneration and visual acuity in a general population of 2631 adults, 1973–1975. Surv. Ophthalmol., Suppl. 24 (1980) 335–610

Lenitzki, M., P. Henkind: Angioarchitecture of the optic laminar cribrosa. Amer. J. Ophthalmol. 68 (1969) 986–996

Levini, R.: A new concept of malignant glaucoma. Arch. Ophthalmol. 87 (1972) 497

Lewis, R. A., R. D. Schoenwald, C. F. Barfknecht, C. D. Phelps: Aminozolamide gel. A trial of a topical carbonic anhydrase inhibitor in ocular hypertension. Arch. Ophthalmol. 104 (1986) 842–844

Leydhecker, W.: The water-drinking test. Brit. J. Ophthalmol. 34 (1950) 169

Leydhecker, W.: Evaluation of the water-drinking test. Brit. J. Ophthalmol. 38 (1954) 290

Leydhecker, W.: Ein neues Verfahren der klinischen Tonographie. Klin. Mbl. Augenheilk. 132 (1958) 77

Leydhecker, W.: Glaukom. Ein Handbuch. Springer, Berlin 1960

Leydhecker, W.: Operationsergebnisse bei Hydrophthalmie unter besonderer Berücksichtigung der Goniotomie. Klin. Mbl. Augenheilk. 142 (1963) 650–671

Leydhecker, W.: Klinische Bedeutung der Tonographie und des Tonographietests. Docum. ophthalmol. (Den Haag) 25 (1968) 100

Leydhecker, W.: Glaukom. Ein Handbuch. 2. Aufl. Springer, Berlin 1973

Leydhecker, W.: Alles über den grünen Star. Thieme, Stuttgart 1978

Leydhecker, W.: Eine neue Definition der okulären Hypertension. Z. prakt. Augenheilk. 4 (1983) 173–176

Leydhecker, W., D. Hertline: Senkt Catapresan den I. O. Druck unabhängig vom Blutdruck? Klin. Mbl. Augenheilk. 159 (1971) 574–577

Leydhecker, W., K. Akiyama, H. G. Neumann: Der intraokulare Druck gesunder menschlicher Augen. Klin. Mbl. Augenheilk. 133 (1958) 662–670

Lindberg, J. G., Kliniska undersökningar över depigmentering av pupillarranden och genomlysbarhet av iris vid fall av ålderstarr samt i normala ögon hos gamla personer. Thesis, Helsingfors 1917

Lindsay, P. H., D. A. Normann: Human Information Processing, 2nd ed. Academic Press, New York 1977

Linnér, E.: Ascorbic acid as a test substance for measuring relative changes in the rate of plasma flow through the ciliary processes. Acta physiol. scand. 26 (1952) 130

Linnér, E.: Episcleral venous pressure during tonography. Acta Conc. Ophthalmol. 17 (1954) 1532–1535

Linnér, E.: Episcleral venous pressure during tonography. Acta Conc. Ophthalmol. 17, 3 (1955) 1532

Littmann, H.: Zur Bestimmung der wahren Größe eines Objektes auf dem Hintergrund des lebenden Auges. Klin. Mbl. Augenheilk. 180 (1982) 286–289

Lowe, R. F.: Acute angle closure glaucoma. The 2nd eye: an analysis of 200 cases. Brit. J. Ophthalmol. 46 (1962) 641

Lund, O. E.: Laserbehandlung des Glaukoms. Fortschr. Ophthalmol. 85 (1988) 583–592

Lund, O. E., H. Zink: Langzeitergebnisse nach Argon-Laser-Trabekuloplastik (ALT). Klin. Mbl. Augenheilk. 193 (1988) 572–578

Lütjen-Drecoll, E., J. Draeger, W. Rohen: Histologische Untersuchungen über die strukturellen Veränderungen in der Kammerwinkelregion nach mikrochirurgischen Glaukomoperationen. Klin. Mbl. Augenheilk. 160 (1972) 281

Lüttjen-Drecoll, E., T. Shimizu, M. Rohrbach, J. W. Rohen: Quantitative analysis of „plaque material" in the inner and outer wall of Schlemms canal in normal and glaucomatous eyes. Exp. Eye Res. 42 (1986 a) 443

Lüttjen-Drecoll, E., T. Shimizu, M. Rohrbach, J. W. Rohen: Quantitative analysis of „plaque material" between ciliary muscle tips in normal and glaucomatous eyes. Exp. Eye Res. 42 (1986 b) 1986

Mackay, R. S., E. Marg: Fast automatic electronic tonometers based on an exact theory. Acta ophthalmol. 37 (1959) 495

Mackensen, G., L. Corydon: Verbesserter Eingriff gegen das Hypotoniesyndrom im Kammerwinkelspalt nach drucksenkender Operation. Klin. Mbl. Augenheilk. 165 (1974) 696-704

Mackensen, G., M. Custodis: Beitrag zur operativen Behandlung einer okulären Hypertonie nach Cyclodialyse. Klin. Mbl. Augenheilk. 161 (1972) 10–16

Macklakoff, C.: L'ophthalmotonométrie. Arch. Ophthalmol. (Paris) 5 (1885) 159–165

Macklakoff, C.: Contributions à l'ophthalmotonométrie. Arch. Ophthalmol. (Paris) 12 (1892) 321–349

McMenamin, P. G., W. R. Lee, D. A. N. Aitken: Age-related changes in the human outflow apparatus. Ophthalmology 93 (1986) 194–209

Mapstone, R.: Provocative tests in closed angle glaucoma. Brit. J. Ophthalmol. 60 (1976) 115

Mapstone, R.: Normal response to pilocarpine and phenylephrine. Brit. J. Ophthalmol. 61 (1977) 510

Mariotte, E.: Mém. Acad. Méd. 1 (1666) 68

Masuda, K., Y. Izawa, S. Mishima: Prostaglandins and glaucomatocyclitic crisis. Jap. J. Ophthalmol. 19 (1975) 368–375

Merté, H.-J.: Zum Posner-Schlossman-Syndrom. Verh. öst. ophthalmol. Ges. 4 (1959/60)

Merté, H.-J.: Zur Klinik glaukomatozyklitischen Krisen. Klin. Mbl. Augenheilk. 137 (1960) 514

Minckler, D. S., M. O. M. Tso, L. E. Zimmerman: Light microscopic autoradiographic study of axoplasmic transport in the optic nerve head during ocular hypotony, increased intraocular pressure and papilledema. Amer. J. Ophthalmol. 82 (1976) 741

Miyake, K., N. Asakura, H. Kodayashi: Effect of intraocular lens fixation on the blood-aqueous barrier. Amer. J. Ophthalmol. 98 (1984) 451

Mizuo, S.: Ein Verfahren zur Besichtigung der Kammerbucht. Klin. Mbl. Augenheilk. 52 (1914) 561

Møller, P. N.: Goniotomy and the congenital glaucoma. Acta ophthalmol. 55 (1977) 436–442

Molteno, A. C. B.: New implant for drainage in glaucoma: clinical trial. Brit. J. Ophthalmol. 53 (1969) 606–615

Moses, R. A.: A graphic analysis of aqueous humor dynamics. Amer. J. Ophthalmol. 73 (1972) 665

Moses, R. A.: Adler's Physiology of the Eye (Clinical Application), Mosby, St. Louis 1975

Moses, R. A., M. Bruno: The rate of outflow of fluid from the eye under increased pressure. Amer. J. Ophthalmol. 33 (1950) 389

Nagataki, S., S. Mishima: Aqueous humor dynamics in glaucomatocyclitic crisis. Invest. Ophthalmol. 15 (1976) 365–370

Naumann, G. O. H., D. J. Apple, D. v. Domann, E. N. Hinzpeter, K. W. Ruprecht, H. E. Völcker, L. R. Naumann: Pathologie des Auges. Springer, Berlin 1980

Neufeld, A. H.: Experimental studies on the mechanism of action of timolol. Surv. Ophthalmol. 23 (1979) 363–370

Neufeld, A. H., K. A. Zawistowski, E. D. Page, B. B. Bromberg: Influences on the density of β-adrenergic receptors in the cornea and iris-ciliary body of the rabbit. Invest. Ophthalmol. 17 (1978) 1069–1075

Niesel, P.: Pathophysiologie der Hydrodynamik beim Glaukom. Fortschr. Ophthalmol. 85 (1988) 33–37

Nomura, T., G. K. Smelser: The identification of adrenergic and cholinergic nerve endings in the trabecular meshwork. Invest. Ophthalmol. 13 (1974) 525

Ober, M., A. Scharrer, D. Dausch: Guanethidin/Dipivefrin and Pilocarpin bei der Behandlung des erhöhten intraokularen Drucks. Klin. Mbl. Augenheilk. 190 (1987) 103–104

Oksala, A., L. Salminen: Zur Tachyphylaxie bei Timololbehandlung des chronischen Glaukoms. Klin. Mbl. Augenheilk. 177 (1980) 451–454

Pecori Giraldi, J., A. Ciarnella, G. Fuschini, S. Mazzili, S. Genovese, G. P. Covelli: Antiglaucomatous pharmacological combinations: clinico-statistical investigation and literature review. Associazioni farmacologiche antiglaucomatose: indagine clinico-statistica e rassegna bilbiografica. Boll. Oculist. 65 (1986) 685–701

Perkins, E. S.: Hand-help applanation tonometer. Brit. J. Ophthalmol. 49 (1965) 591

Pfeiffer, N., R. Hennekes, F. Grehn, E. Lippa: Augendrucksenkung durch einen neuen lokalen Carboanhydrase-Hemmer (MK-927) – Wirkungsvergleich mit Pilocarpin. Vortrag auf der Tagung der dtsch. ophthalmol. Ges., Berlin 1988

Phelps, C. D.: The pathogenesis of glaucoma in Sturge-Weber-Syndrom. Trans. Amer. Acad. Ophthalmol. Otolaryngol. 85 (1978) 276–286

Phelps, C. D.: The „no treatment" approach to ocular hypertension. Surv. Ophthalmol. 25 (1980) 175–182

Phelps, C. D., J. J. Corbett: Migraine and low-tension glaucoma. A case control study. Invest. Ophthalmol. 26 (1985) 1105–1108

Pillunat, L. E., R. Stodtmeister, J. Wilmans, T. Christ: New aspects of pressure tolerance of the optic nerve head. Invest. Ophthalmol. 26 (1985) 223

Pillunat, L. E., R. Stodtmeister, J. Wilmans, T. Christ: Drucktoleranztest des Sehnervenkopfes bei okulärer Hypertension. Klin. Mbl. Augenheilk. 186 (1986) 39–44

Poinoosawmyd Nagasubramanian, S., J. Gloster: Colour vision in patients with chronic simple glaucoma and ocular hypertension. Brit. J. Ophthalmol. 64 (1980) 852–857

d. Porta, G.: De refractione. (1593)

Posner, A., A. Schlossman: Syndrome of lateral recurrent attacks of glaucoma with cyclitic symptoms. Arch. Ophthalmol. 39 (1948) 517–535

Posner, A., A. Schlossman: Further observations on the syndrome of glaucomatocyclitis crisis. Trans. Amer. Acad. Ophthalmol. Otolaryngol. 57 (1953) 531

Promesberger, H., H. Busse, L. Meve: Befunde und operative Therapie beim Buphthalmus. Klin. Mbl. Augenheilk. 176 (1980) 180

Quigley, H. A., E. M. Addicks: Regional differences in the structure of the lamina cribrosa and their relation to glaucomatous optic nerve damage. Arch Ophthalmol. 99 (1981) 137–143

Quigley, H. A., D. R. Anderson: The dynamics and location of axonal transport blockade by acute intraocular pressure elevation in primate optic nerve. Invest. Ophthalmol. 15 (1976) 606–616

Quigley, H., E. M. Addicks, R. Green, A. E. Maumenee: Optic nerve damage in human glaucoma. II. The site of injury and susceptibility. Arch. Ophthalmol. 99 (1981) 635–649

Radius, R. L.: Distribution of pressure-induced fast axonal transport abnormalities in primate optic nerve – an autoradiographic study. Arch. Ophthalmol. 99 (1981) 1253–1257

Raitta, C., K. Setälä: Argon laser trabeculoplasty vs trabeculectomy in simple and capsular glaucoma. A long-term follow-up. Glaucoma 8 (1986) 141

Raitta, C., K. Setälä: Intraocular lens implantation in exfoliation syndrome and capsular glaucoma. Acta ophthalmol. 64 (1986) 130

Rindvold, A.: Pseudoexfoliation material. An amyloid like substance. Exp. Eye Res. 17 (1973) 289

Rindvold, A., T. Vegge: Electron microscopy of the trabecular meshwork in eyes with exfoliation syndrome (pseudoexfoliation of the lens capsule). Virchows Arch. pathol. Anat. 353 (1971) 110

Rodrigues, M. M., G. L. Spaeth, P. Donohoo: Electron microscopy of argon laser therapy in phacic open angle glaucoma. Ophthalmology 89 (1982) 198–210

Rohen, J. W.: Why is intraocular pressure elevated in chronic simple glaucoma? Anatomic considerations. Ophthalmology 90 (1983) 758

Rohen, J. W., S. Jikihara: Morphologie des Kammerwasserabflußsystems bei verschiedenen Glaukomformen. Fortschr. Ophthalmol. 85 (1988) 15–24

Rohen, J. W., H. H. Unger: Zur Morphologie und Pathologie der Kammerbucht des Auges. Abhandlung der Akademie der Wissenschaften und der Literatur, Mainz 3. Steiner, Wiesbaden 1959

Rohen, J. W., E. Van der Zypen: The phagozytic activity of the trabecular meshwork endothelium. An electron microscopic study of the vervet monkey (Cercopithecus ethiops). Graefes Arch. clin. exp. Ophthalmol. 175 (1968) 143

Roussel, R., F. Frankhauser: Contactglas for use with high powerlaser – geometrical and optical aspects. Solution for the angle of anterior chamber. Int. Ophthalmol. 6 (1983) 183–190

Ruprecht, K. W., G. O. H. Naumann: Aniridie und Wilms-Tumor. Ber. dtsch. ophthalmol. Ges. 75 (1978) 588

Salzmann, N.: Die Ophthalmoskopie der Kammerbucht. Z. Augenheilk. 31 (1914) 1–19

Salzmann, N.: Die Ophthalmoskopie der Kammerbucht. Z. Augenheilk. 34 (1915) 26

Sampaolesi, R.: In Leydhecker, W.: Glaucoma Tutzing Symposium. Karger, Basel 1967 (pp. 206–208)

Sautter, H.: Zur klinischen Morphologie des Kammerwinkels, Glaukomprobleme, Bücherei des Augenarztes. Klin. Mbl. Augenheilk. 56 (1971) 55

Sautter, H., J. Draeger: Die operative Behandlung des Glaukoms. Almanach für die Augenheilkunde. Lehmann, München 1969 (S. 129–148

Sayegh, F., E. Weigelin: Intraocular pressure in cushing syndrome. Ophthal. Res. 7 (1975) 390

Schaeffer, H. E., D. L. Krohn: Liposomes in topical drug delivery. Invest. Ophthalmol. 22 (1982) 220–227

Scherk, R.: Ein neuer Apparat zur Messung des Gesichtsfeldes. Klin. Mbl. Augenheilk. 10 (1872) 151

Shimizu, T., R. Futa: The fine structure of pigment epithelium of the iris in capsular glaucoma. Graefe's Arch. clin. exp. Ophthalmol. 223 (1985) 77–82

Schiötz, H.: Ein neues Tonometer. Arch. Augenheilk. 52 (1905) 401–424

Schiötz, H.: Tonometrie. Arch. Augenheilk. 62 (1909) 317–339

Schnabel, J.: Die Entwicklungsgeschichte der glaukomatösen Excavation: Z. Augenheilk. 14 (1905) 1

Schocket, S. S.: Investigation of reasons for success and failure in the anterior chamber shunt-to-the-encircling-band procedure in the treatment of refractory glaucoma. Trans. Amer. ophthalmol. Soc. 84 (1986) 743–798

Schrems, W.: Der Zusammenbruch der Blut-Kammerwasser-Schranke nach Lasertrauma – Prophylaktische Pharmakotherapie mit Prostaglandin-Hemmsubstanzen. Klin. Mbl. Augenheilk. 186 (1985) 23–31

Schulzer, M., S. M. Drance: Intraocular pressure, systemic blood-pressure and age: A correlation study. Brit. J. Ophthalmol. 71 (1987) 245–249

Schwarz, A. L., D. R. Anderson: „Malignant glaucoma" in an eye with no antecedent operation or miotics. Arch. Ophthalmol. 93 (1975) 379

Schwartz, A. L., S. J. Kopelman: Four-year experience with argon laser trabecular surgery in uncontrolled open-angle glaucoma. Ophthalmology 90 (1983) 771–780

Schwartz, L. W., G. L. Spaeth, C. Traverso, K. C. Greenidge: Variation of techniques on the results of argon laser trabeculoplasty. Ophthalmology 90 (1983) 781–784

Sears, M. L.: Surcical management of black-ball hyphema. Trans. Amer. Acad. Ophthalmol. Otolaryngol 74 (1970) 820

Seidel, E.: Weitere experimentelle Untersuchungen über die Quelle und den Verlauf der intraokulären Saftströmung XX. über die Messung des Blutdrucks in dem episkleralen Venengeflecht, den vorderen Ziliar- und den Wirbelvenen normaler Augen (Messungen am Tier- und Menschenauge). Albrecht v. Graefes Arch. Ophthalmol. 112 (1923) 252–259

Shaffer, R. N.: Pathogenesis of congenital glaucoma: gonioscopic and microscopic anatomy. Trans. Amer. Acad. Ophthalmol. Otolaryngol. 59 (1955) 297–308

Shaffer, R. N.: Genetics of and the congenital glaucomas. Amer. J. Ophthalmol. 60 (1965) 981–994

Shihab, H. M., P. F. Lee, P. Hay: The significience of disc hemorrhage in open angle glaucoma. Ophthalmology 89 (1982) 111–213

Shirato, S., Y. Kitazawa: Laser therapy for open-angle glaucoma. Acta Soc. Ophthalmol. jap. 84 (1980) 2101–2107

Simmons, R. J., S. R. Deppermann, D. K. Dueker: The role of gonio-photokoagulation in neovascularisation of the anterior chamber angle. Ophthalmology 87 (1980 a) 79

Simmons, R. J., S. R. Deppermann, D. K. Dueker: Laserprophylaxis of neovascular glaucoma: by goniophotocoagulation alone or with panretinal photocoagulation. Docum. ophthalmol. Proc. Ser. 22 (1980 b) 203–207

Simmons, R. J., R. L. Kimbrough, C. D. Belcher et al.: Lasergonioplasty for special problems in angle closure glaucoma. In: Symposium on Glaucoma. Trans. New Orleans Acad. Ophthalmol. (1981)

Singh, A., R. R. Cooper, V. A. Alder, E. J. Crawford, A. Terrel, I. J. Constable: Arden grating acuity: effect of age and optical factors in the normal patient, with prediction of the false-negative rate in screening for glaucoma. Brit. J. Ophthalmol. 65 (1981) 518–524

Slezak, H.: Glaukomatozyklitische Krise. In François, J., F. Hollwich: Augenheilkunde in Klinik und Praxis. Bd. III/1. Thieme, Stuttgart 1983

Sloan, L. L.: Instruments and techniques for the clinical testing of light sense. III. An apparatus for studying regional differences in light sense. Arch. Ophthalmol. 22 (1939) 233–251

Smith, R. S., L. A. Rudt: Ultrastructural studies of the blood-aqueous barrier. Amer. J. Ophthalmol. 76 (1973) 937

Snellen, H.: Über Tonometer. Klin. Mbl. Augenheilk. 6 (1868) 363–365

Spiegel, D.: Vortrag auf dem Glaukom-Kongreß, Würzburg 1988

Spivey, B. E., M. F. Armaly: Tonographic findings in glaucomatocyclitic crisis. Amer. J. Ophthalmol. 55 (1963) 47

Stepanik, J.: Neues Verfahren zur Bestimmung des extraokularen Venendruckes. Albrecht v. Graefes Arch. klin. exp. Ophthalmol. 177 (1969) 116–123

Stepanik, J.: Glaukomdiagnose am Goldmann-Perimeter. Klin. Mbl. Augenheilk. 183 (1983) 330–332

Sugar, H. S.: Heterochromia iridis with special consideration of its relation to cyclitic disease. Amer. J. Ophthalmol. 60 (1965) 1

Svedberg, B.: Effects of artificial intraocular pressure on the corneal endothelium in the vervet monkey (Cercopithecus ethiops). Acta ophthalmol. 53 (1975) 839

Tarkkanen, A.: Pseudoexfoliation of the Lens Capsule. Thesis, Helsinki 1962; Acta ophthalmol., Suppl. (1962) 71

Tarkkanen, A.: Epidemiology of exfoliation syndrome. Proc. VIIth Congr. Europ. Soc. Ophthalmol. (1985) 214

Tarkkanen, A. H. A.: Exfoliation syndrome. Trans. ophthalmol. soc. U. K. 105 (1986) 233–236

Tarkkanen, A., E. Raitta: Corticosteroide und hämorrhagisches Glaukom nach Zentralvenenverschluß. Albrecht v. Graefes Arch. klin. exp. Ophthalmol. 171 (1967) 307

Thomas, J. V.: Laser-trabekuloplasty. In Belcher, C. D., J. V. Thomas, R. J. Simmons: Photocoagulation in Glaucoma and Anterior Segment Disease. Williams & Wilkins, Baltimore (1984) (pp. 61–86)

Trantas, A.: Ophthalmoscopie de la région ciliaire et retrociliaire. Arch. Ophthalmol. (Paris) 27 (1907) 581–606

Trantas, A.: L'ophthalmoscopie de l'angle iridocornée (gonioscopie). Arch. Ophthalmol. (Paris) 36 (1918) 257

Tripathi, R. C. Mechanism of the aqueous outflow across the trabecular wall of Schlemm's canal. Exp. Eye Res. 11 (1971) 116–121

Tripathi, R. C.: The functional morphology of the outflow systems of ocular and cerebrospinal fluids. Exp. Eye Res. 25, Suppl. (1977) 65–116

Ulrich, C., W.-D. Ulrich, E. Neunhöfer, T. Fuhrmann: Der Wert der Oculo-Pressions-Tonometrie (OPT) zur Bestimmung des Abflußwiderstandes. Fortschr. Ophthalmol. 84 (1987 a) 377–379

Ulrich, W.-D., C. Ulrich: Oculooszillodynamographie, ein neues Untersuchungsverfahren zur Bestimmung des Ophthalmicabdruckes und zur okulären Pulskurvenanalyse. Klin. Mbl. Augenheilk. 186 (1985) 385

Ulrich, W.-D., C. Ulrich: Okulokompressions-Tonometrie (OPT) – Ein neues Verfahren zur Glaukomdiagnostik. 147. Versamml. Ver. Rheinisch-Westfäl. Augenärzte, 1985

Ulrich, W.-D., C. Ulrich, E. Neunhöffer, T. Fuhrmann: Oculo-Pressionstonometrie (OPT) – Ein neues tonographisches Verfahren zur Glaukomdiagnostik. Klin. Mbl. Augenheilk. 190 (1987 b) 431–435

Verrey, F.: Hétérochromie de l'iris. In: Clinique de l'humeur aqueuse pathologique. Delachaux & Niestlé, Neuchâtel 1954

de Vicentiis: Incisione del'angelo irideo nel glaucoma. Ann. Ottalmol. 22 (1893) 540

Völcker, H. E.: Klinik und Histopathologie der Sekundärglaukome. Vortrag auf der 85. Tagung der dtsch. Ophthalmol Ges. in Heidelberg 1987

Wand, W., W. M. Grant: Thymoxamine hydrochloride: effects on the facility of outflow and intraocular pressure. Invest. Ophthalmol. 15 (1976) 400

Wand, M., W. M. Grant, R. J. Simmons, P. T. Hutchinson: Plateau-iris-syndrome. Trans. Amer. Acad. Ophthalmol. Otolaryngol 83 (1977) 122–130

Weber, A.: Albrecht v. Graefes Arch. Ophthalmol. 2 (1) (1855) 133

Weber, A.: Albrecht v. Graefes Arch. Ophthalmol. 13 (1) (1867) 203

Weber, A.: Einige Worte über Tonometrie. Neues Tonometer. Albrecht v. Graefes Arch. Ophthalmol. 13 (1) (1867) 201–209

Weber, A.: Die Ursache des Glaukoms, Albrecht v. Grafes Arch. Ophthalmol. 23 (1877) 1–91

Weekers, R., I. Prijot: Tonometrie und Tonografie. In Straub, W.: Die ophthalmologischen Untersuchungsmethoden, Bd. I. Enke, Stuttgart 1970

Weigelin, E., H. Löhlein: Blutdruckmessungen an den episkleralen Gefäßen des Auges bei kreislaufgesunden Personen. Albrecht v. Graefes Arch. Ophthalmol. 153 (1952) 202–213

v. Weve, H. J. M., G. ten Doeschate: Die Briefe Albrecht von Graefes an F. C. Donders (1852–1870). Klin. Mbl. Augenheilk. 95, Suppl. (1935)

Wilke, H.: Early effect of Epinephrine and Pilocarpine on the pressure and the episcleral venous pressure in the normal human eye. Acta ophthalmol. 52 (1974) 231–241

Wirt, H., J. Draeger, R. Winter: Erfahrungen mit Hyaluron-Säure in der operativen Glaukombehandlung. Fortschr. Ophthalmol. 81 (1984) 130–132

Wise, B., L. Witter: Argon-laser therapy for open angle glaucoma. A pilot study. Arch. Ophthalmol. 97 (1979) 319–322

Wise, J. B.: Ten year results of laser trabeculoplasty. Does the laser avoid glaucoma surgery or merely defer it? Eye 1 (1987) 45–50

Wollensak, J., J. Ehrhorn: Winkelblockglaukom und prophylaktische Iridektomie am symptomfreien Auge. Klin. Mbl. Augenheilk. 167 (1975) 791

Young, Th.: On the mechanisms of the eye. Phil. Trans. 92 (1800) 23

Zimmerman, T. J.: Timolol: short term „escape" and long term „drift". Ann. Ophthalmol. 11 (1979) 1239–1242

Zimmerman, T. J., H. E. Kaufman: Timolol. Dose response and duration of action. Arch. Ophthalmol. 95 (1977) 605–607

3 Manuelle Perimetrie bei Glaukom

B. J. Lachenmayr und S. M. Drance

Einleitung

Die Perimetrie ist die entscheidende Untersuchungsmethodik zur Erfassung funktioneller Ausfälle beim Glaukom. Während des letzten Jahrzehnts hat die automatisierte computergestützte Perimetrie die manuelle Gesichtsfeldprüfung mehr und mehr verdrängt. Historisch gesehen wurden jedoch die wesentlichen Vorstellungen zu Art und Ausprägung des glaukomatösen Gesichtsfeldschadens, wie sie heute Gültigkeit besitzen, mittels der manuellen Perimetrie entwickelt.

Die klinisch übliche Perimetrie mißt die Verteilung der *Lichtunterschiedsempfindlichkeit* im Gesichtsfeld, also der Fähigkeit des Auges, einen Leuchtdichtekontrast zwischen einem Testzeichen und dessen Untergrund wahrzunehmen. Entscheidend war die Erkenntnis von GOLDMANN, daß reproduzierbare Schwellenmessungen nur dann möglich sind, wenn die Helligkeit des Umfeldes, also der Adaptationszustand des Auges, exakt kontrolliert wird (GOLDMANN 1945a). Dies gelingt optimal bei Verwendung von *Halbkugelperimetern,* bei allen anderen Testvorrichtungen, wie sie seit den ersten apparativen Anfängen der Perimetrie in der Mitte des 19. Jahrhunderts verwendet wurden (Kampimeter, Bogenperimeter usw.), ist dies nicht oder nur unzureichend gewährleistet (LACHENMAYR 1988). Nicht zuletzt aufgrund seiner raffinierten mechanischen Gestaltung ist das Perimeter nach GOLDMANN (1945b) bis heute das gebräuchlichste manuelle Perimeter geblieben, seine Geräteparameter (Umfeldleuchtdichte, Testzeichengröße) haben einen Standard etabliert, der auch von vielen automatischen Perimetern übernommen wurde.

Im Zustand der Helladaptation weist die Lichtunterschiedsempfindlichkeit ein hohes Maximum in der Fovea mit einem steilen Abfall zur Peripherie auf, wie dies in sehr anschaulicher Weise von TRAQUAIR (1914) in Form eines *„Gesichtsfeldberges"* dargestellt wurde. Es gibt prinzipiell zwei verschiedene Möglichkeiten, die Lichtverteilung dieses „Berges" zu vermessen: Zum einen können Testzeichen vorgegebener Größe und Leuchtdichte zentripetal oder zentrifugal auf die Gesichtsfeldgrenzen zu bewegt werden, wie dies bei der *kinetischen Perimetrie* geschieht; es werden dabei horizontale Schnitte durch den „Gesichtsfeldberg" gelegt, durch Projektion auf die Grundebene ergibt sich die bekannte Isopterendarstellung. Zum anderen kann an einem festen Prüfpunkt im Gesichtsfeld die Leuchtdichte des Testzeichens variiert werden, um so die lokale Schwelle zu ermitteln; in diesem Fall nähert sich der Untersucher dem Gesichtsfeldberg in vertikaler Richtung. Dieses von SLOAN (1939) sowie HARMS (1940) und AULHORN u. HARMS (1972) eingeführte *statische Meßprinzip* findet Anwendung bei der manuellen *Profilperimetrie* und ist die Basis für die *automatisierte Rasterperimetrie*. Das von AULHORN u. HARMS (1972) entwickelte *Tübinger Handperimeter* kombiniert in perfekter Weise das kinetische mit dem statischen Meßverfahren.

Die Gesichtsfeldprüfung bei Glaukompatienten verfolgt zwei Fragestellungen:

1. *Liegen glaukomatöse Gesichtsfeldveränderungen vor?*
2. *Haben vorhandene Gesichtsfeldstörungen zugenommen?*

Während die erste Frage auf die *Früherkennung* und *Differentialdiagnose* abzielt, dient die zweite Frage der *Verlaufsbeobachtung,* die die Grundlage für die therapeutischen Bemühungen darstellt.

3.2 Manuelle Perimetrie bei Glaukom

Gesichtsfeldveränderungen bei Glaukom

Im Rahmen der glaukomatösen Schädigung kommt es einerseits zur Entstehung umschriebener lokalisierter Defekte der retinalen Nervenfaserschicht, andererseits kann sich ein generalisierter Verlust von Nervenfasern entwickeln, der über das Maß des physiologischen Alterungsprozesses hinausgeht. Die umschriebenen Nervenfaserbündeldefekte führen im Gesichtsfeld zu *lokalisierten Ausfällen* (TRAQUAIR 1931, DRANCE 1985b), die in Verlauf und Anordnung der räumlichen Verteilung der retinalen Nervenfasern entsprechen, wie dies schematisch in Abb. 3.1 dargestellt ist (LAUBER 1944). Da die glaukomatöse Schädigung vor allem am oberen und unteren Pol des Sehnerven, insbesondere am temporal oberen und temporal unteren Randsaum der Papille, angreift, kommt es bevorzugt zu einer Beeinträchtigung der bogenförmig nach temporal oben bzw. temporal unten ziehenden Nervenfasern. Der generalisierte Untergang von Nervenfasern führt zu einer mehr oder weniger gleichmäßigen Reduktion der Unterschiedsempfindlichkeit im gesamten Gesichtsfeld, zum sog. *diffusen Gesichtsfeldschaden* (DRANCE 1985b, FLAMMER 1985a).

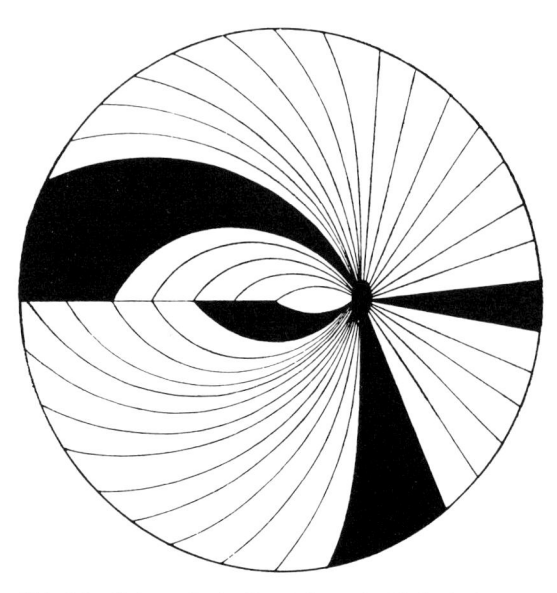

Abb. 3.1 Schematische Darstellung des Verlaufs der retinalen Nervenfasern. Temporal der Makula stoßen die Nervenfasern aus dem oberen und unteren Halbfeld an der sog. Raphe aneinander, die eine horizontale Trennlinie bildet (*Lauber* 1944).

Lokalisierte Ausfälle

Der *lokalisierte glaukomatöse Gesichtsfeldschaden* im Sinne eines Nervenfaserbündeldefektes kann sich je nach Anordnung und Grad der Ausprägung in sehr unterschiedlicher Weise manifestieren.

Umschriebene parazentrale relative oder absolute Skotome

Das früheste Zeichen der Entwicklung eines Nervenfaserbündeldefektes besteht im Auftreten von *parazentralen relativen oder absoluten Skotomen* (AULHORN u. HARMS 1967, REED u. DRANCE 1972, DRANCE 1985b).

Diese parazentralen Defekte orientieren sich in ihrer Längsausdehnung am Verlauf der retinalen Nervenfasern, was vor allem auch für eine Zunahme der Defekte im Laufe einer möglichen Progression gilt. Im temporalen Teil des zentralen Gesichtsfeldes treten diese Defekte typischerweise im klassischen *Bjerrum-Areal* im Bereich zwischen *ca. 10°- und 20°-Exzentrizität* vom Zentrum auf (HARRINGTON 1965). Je nach Lokalisation sind die Defekte auf der nasalen Seite sehr weit peripher angesiedelt oder sie reichen bis unmittelbar an das Zentrum heran. Entlang eines Nervenfaserbündels können multiple Skotome benachbart aufgereiht sein (Abb. 3.2). Die Breite der Skotome ist üblicherweise papillenwärts, also nach temporal, kleiner als nach nasal. Auf der nasalen Seite können die Defekte die *horizontale Trennlinie*, die sog. *Raphe*, erreichen (Abb. 3.1) und weisen dann eine scharfe geradlinige Begrenzung auf. Benachbarte absolute Skotome sind oftmals durch Bereiche mit relativen Störungen verbunden, was ihren bogenförmigen Charakter als Nervenfaserbündeldefekt unterstreicht. Reichen relative Ausfälle bis an die Papille heran, so kann es bei der Isopterendarstellung der kinetischen Perimetrie zu einem „*Freiliegen des blinden Fleckes*" kommen („baring of the blind spot") (Abb. 3.3).

Nasaler Sprung

Fallen Nervenfaserbündel teilweise oder vollständig aus, so kann im Bereich ihrer Einmündung in die horizontale Raphe eine sprungförmige Ände-

Gesichtsfeldveränderungen bei Glaukom 3.3

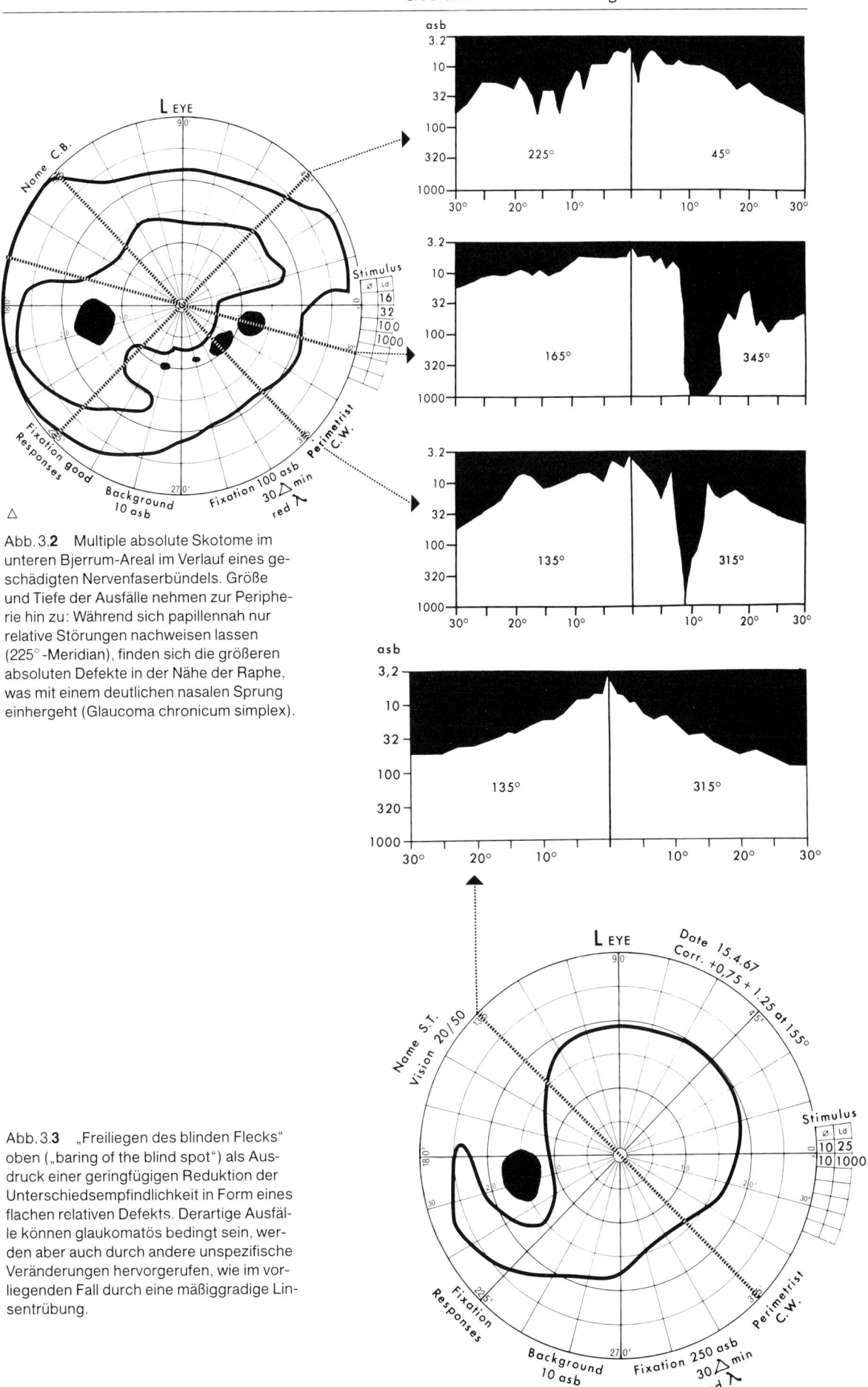

Abb. 3.2 Multiple absolute Skotome im unteren Bjerrum-Areal im Verlauf eines geschädigten Nervenfaserbündels. Größe und Tiefe der Ausfälle nehmen zur Peripherie hin zu: Während sich papillennah nur relative Störungen nachweisen lassen (225°-Meridian), finden sich die größeren absoluten Defekte in der Nähe der Raphe, was mit einem deutlichen nasalen Sprung einhergeht (Glaucoma chronicum simplex).

Abb. 3.3 „Freiliegen des blinden Flecks" oben („baring of the blind spot") als Ausdruck einer geringfügigen Reduktion der Unterschiedsempfindlichkeit in Form eines flachen relativen Defekts. Derartige Ausfälle können glaukomatös bedingt sein, werden aber auch durch andere unspezifische Veränderungen hervorgerufen, wie im vorliegenden Fall durch eine mäßiggradige Linsentrübung.

3.4 Manuelle Perimetrie bei Glaukom

rung der Unterschiedsempfindlichkeit auftreten (REED u. DRANCE 1972). Dieser sog. *nasale Sprung* liegt je nach Verlauf und Ausmaß der Schädigung der betroffenen Nervenfasern sehr weit in der Peripherie oder unmittelbar im parazentralen Gesichtsfeld. Da die zugrundeliegenden Defekte relativ oder absolut sein können, ist ein nasaler Sprung mitunter nur für bestimmte Isopteren nachweisbar (Abb. 3.4). Ist ein nasaler Sprung vorhanden, so las-

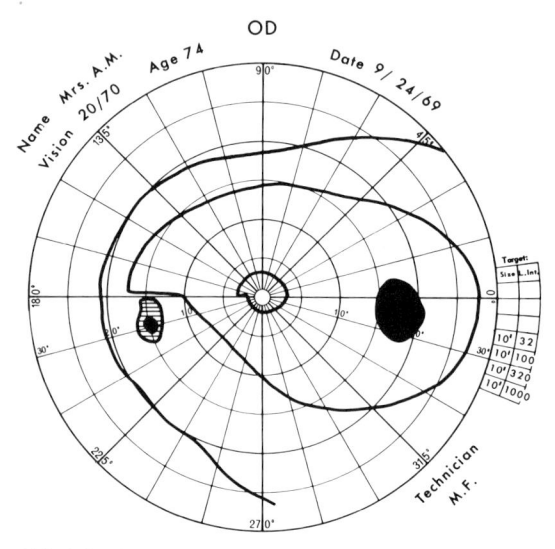

Abb. 3.4 Absolutes Skotom unterhalb der Raphe mit Ausbildung eines nasalen Sprungs, der sich zwar auch in der nächsten zentralen Isoptere wiederfindet, nicht jedoch in der weiter peripher gelegenen (Glaucoma chronicum simplex).

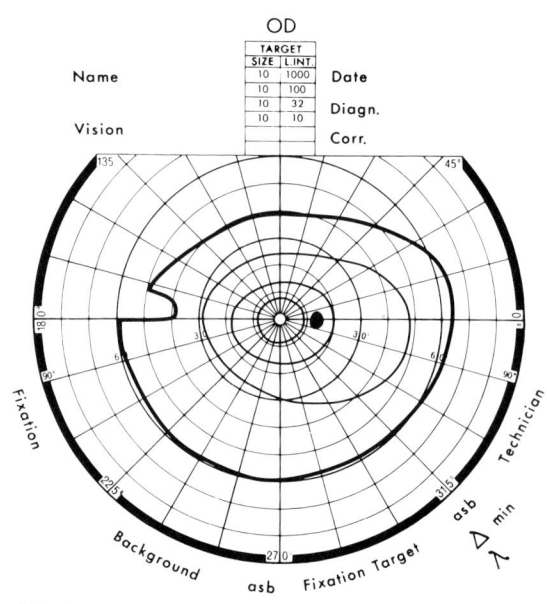

Abb. 3.5 Nasaler Sprung oben, der nur für die äußerste Isoptere nachweisbar ist. Das zentrale Gesichtsfeld ist unauffällig (Glaucoma chronicum simplex).

sen sich im zugehörigen Nervenfaserbündel zumeist relative oder absolute lokalisierte Defekte nachweisen. Das isolierte Auftreten eines nasalen Sprungs ohne zusätzliche Veränderungen im zentralen Gesichtsfeld ist selten: AULHORN u. HARMS (1967) haben dies nur in 1,6% ihrer Patienten beobachtet. In seltenen Fällen kann allerdings ein nasaler Sprung ausschließlich für die äußersten Isopteren vorhanden sein (Abb. 3.5), was die Wichtigkeit der Untersuchung des peripheren Gesichtsfeldes auch beim Glaukom unterstreicht. Der *Nachweis eines reproduzierbaren nasalen Sprungs ist ein sehr wichtiges Zeichen des frühen glaukomatösen Gesichtsfeldschadens* und sollte daher Anlaß zu besonders intensiver Suche nach zusätzlichen Defekten im zentralen Gesichtsfeld geben.

Klassische bogenförmige Ausfälle (Bjerrum-Skotome)

Kommt es zu Funktionsstörungen im gesamten Verlauf eines Nervenfaserbündels, so entstehen im Gesichtsfeld *klassische bogenförmige Ausfälle*, die sog. *Bjerrum-Skotome* (HARRINGTON 1965). Die Defekte können relativ oder absolut sein. Entsprechend dem Verlauf der Nervenfasern konvergieren die Ausfälle von der Peripherie her zum blinden Fleck (Abb. 3.6). Ausdehnung und Lokalisation der Bjerrum-Skotome hängen von der Anordnung der betroffenen Nervenfaserbündel ab. Nach nasal hin kann sich das Skotom bis weit in die Peripherie an den Rand des Gesichtsfeldes ausdehnen, es kann aber auch auf den zentralen oder parazentralen Gesichtsfeldbereich beschränkt bleiben und bis unmittelbar an das Zentrum heranreichen. Bei Störungen des papillomakulären Bündels kommt es zu zentralen Gesichtsfelddefekten. Oftmals finden sich bei Bogenskotomen im zentralen Gesichtsfeld zusätzlich weitere relative oder absolute Defekte in der Peripherie (Abb. 3.6). Entsprechend dem Verlauf der *Raphe* weisen die Bjerrum-Skotome in der nasalen Peripherie eine *scharfe geradlinige horizontale Begrenzung* auf. Bogenskotome können eine Verbindung zum blinden Fleck aufweisen, sie können aber auch durch Bereiche mit noch normaler Funktion vom blinden Fleck getrennt sein. Auch wenn eine Verbindung zum blinden Fleck besteht, findet sich der dichteste Anteil des Skotoms meist in der Peripherie. Dies und die klinische Erfahrung zeigt, daß Bogenskotome üblicherweise nicht vom blinden Fleck ausgehend in die Peripherie wandern, sondern *umgekehrt sich von der Peripherie papillenwärts ausdehnen*. Treten bogenförmige Skotome im oberen und unteren Halbfeld gleichzeitig auf, so findet sich wegen der zumeist unsym-

Gesichtsfeldveränderungen bei Glaukom **3.5**

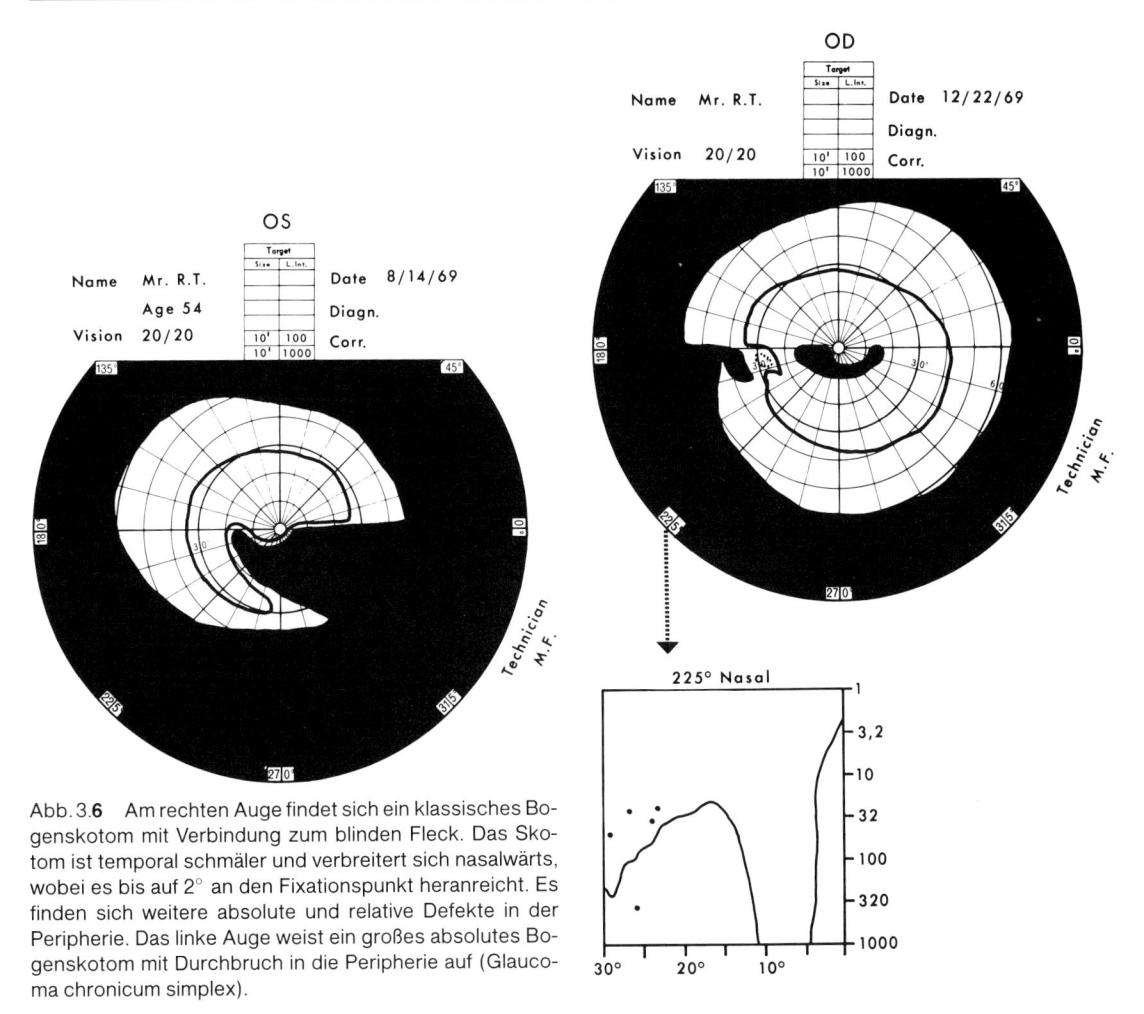

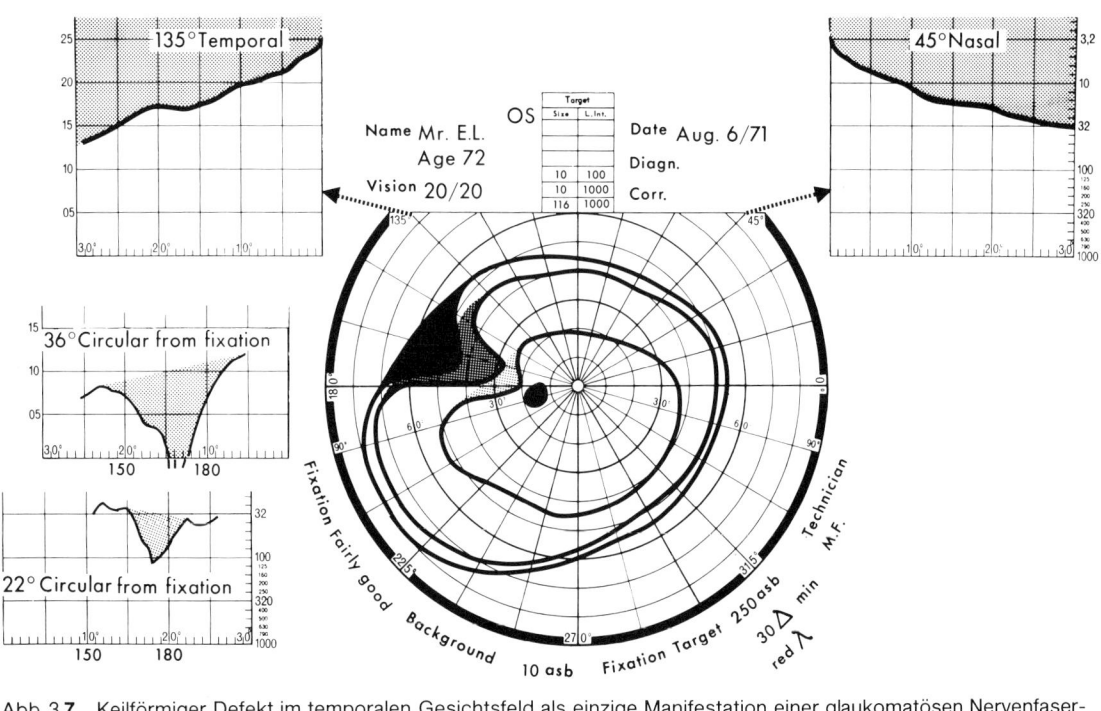

Abb. 3.6 Am rechten Auge findet sich ein klassisches Bogenskotom mit Verbindung zum blinden Fleck. Das Skotom ist temporal schmäler und verbreitert sich nasalwärts, wobei es bis auf 2° an den Fixationspunkt heranreicht. Es finden sich weitere absolute und relative Defekte in der Peripherie. Das linke Auge weist ein großes absolutes Bogenskotom mit Durchbruch in die Peripherie auf (Glaucoma chronicum simplex).

Abb. 3.7 Keilförmiger Defekt im temporalen Gesichtsfeld als einzige Manifestation einer glaukomatösen Nervenfaserschädigung (Glaucoma chronicum simplex).

3.6 Manuelle Perimetrie bei Glaukom

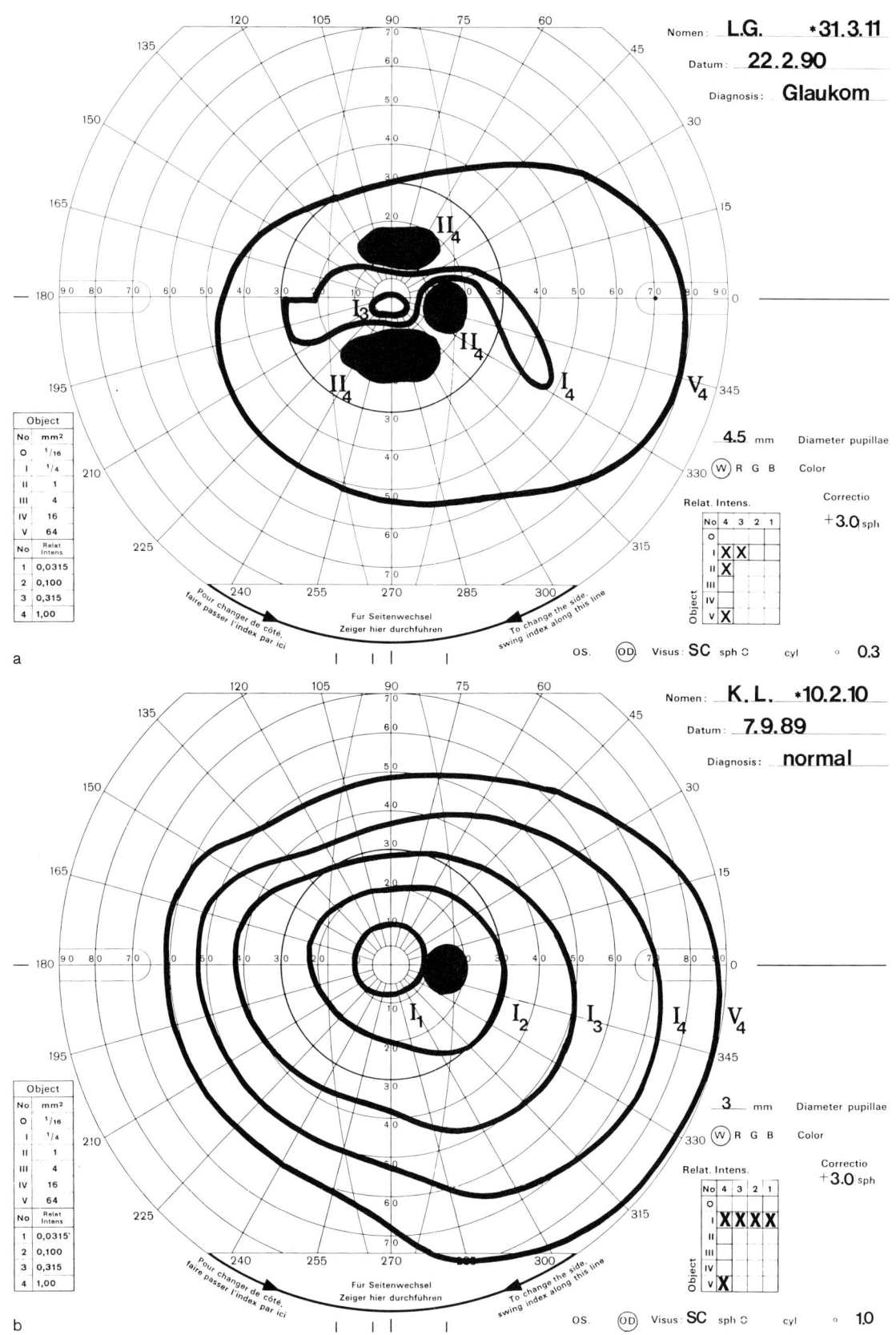

Abb. 3.8 Diffuser glaukomatöser Gesichtsfeldschaden mit konzentrischer Einengung der Isopteren in Kombination mit lokalisierten Defekten (Glaucoma chronicum simplex). In b) ist zum Vergleich ein normales Goldmann-Gesichtsfeld dargestellt.

metrischen Ausprägung an irgendeiner Stelle auf dem horizontalen Meridian ein nasaler Sprung. Konfluierende Bogenskotome in beiden Halbfeldern führen zum Bild eines Ringskotoms.

Keilförmige Defekte im temporalen Gesichtsfeld

Wenngleich die Nervenfasern im Bereich der temporalen Gefäßarkaden am häufigsten durch die glaukomatöse Schädigung betroffen sind, können typische Nervenfaserbündeldefekte auch die nasale Zirkumferenz der Papille betreffen und in das temporale Gesichtsfeld einstrahlen. Es finden sich dann keilförmige Defekte, die vom blinden Fleck aus nach oben, unten oder temporal ziehen (Abb. 3.7) und dabei das zentrale Gesichtsfeld nicht oder nur minimal beeinträchtigen. *Keilförmige Defekte im temporalen Gesichtsfeld können die alleinige Manifestation eines Glaukomschadens sein* (BRAIS u. DRANCE 1972). Eine Erfassung dieser Gesichtsfelddefekte ist nur möglich, wenn auch das periphere Gesichtsfeld hinreichend differenziert untersucht wird, bei der Beschränkung auf das zentrale 30°-Gesichtsfeld können derartige Ausfälle vollständig übersehen werden.

Diffuser Schaden

Der *diffuse glaukomatöse Gesichtsfeldschaden* manifestiert sich in der kinetischen Perimetrie als *konzentrische Gesichtsfeldeinengung* mit einer *Konstriktion der Isopteren* (AULHORN u. HARMS 1967, ARMALY 1972, ANCTIL u. ANDERSON 1984, DRANCE 1985 b) (Abb. 3.8). Das Vorhandensein eines diffusen Gesichtsfeldschadens weist nach den Erkenntnissen eigener Untersuchungen darauf hin, daß irgendwann im Krankheitsablauf eine Schädigung durch erhöhten Augeninnendruck, also eine sog. „mechanische Schädigung", eingetreten ist (LACHENMAYR u. Mitarb. 1990a). Ein diffuser Gesichtsfeldschaden als alleinige Manifestation einer glaukomatösen Schädigung ist relativ selten (unter 10%) (LACHENMAYR u. Mitarb. 1990b), er tritt häufig in Kombination mit lokalisierten Gesichtsfelddefekten auf. Ein diffuser Gesichtsfeldschaden ist nicht glaukomspezifisch und kann durch Störfaktoren, wie z.B. enge Pupille oder Medientrübungen, imitiert werden.

Erhöhte Fluktuation

Vor der Ausbildung eines manifesten Gesichtsfelddefektes kann es als Ausdruck der beginnenden glaukomatösen Schädigung zu einer *erhöhten Streuung der Schwellenwerte* im Vergleich zu nicht betroffenen Gesichtsfeldarealen kommen (GREVE 1973, WERNER u. DRANCE 1977) (Abb. 3.9). Erhöhte Streuungen oberhalb oder unterhalb des horizontalen Meridians können als Vorläufer eines nasalen Sprungs auftreten (WERNER u. DRANCE 1977). Finden sich an definierten Stellen im Gesichtsfeld reproduzierbar erhöhte Streuungen bei der statischen oder kinetischen Perimetrie, so ist dies als möglicher Hinweis für die nachfolgende Entwicklung eines glaukomatösen Gesichtsfelddefektes zu werten. In diesen Fällen muß besonders sorgfältig und engmaschig nach weiteren Scha-

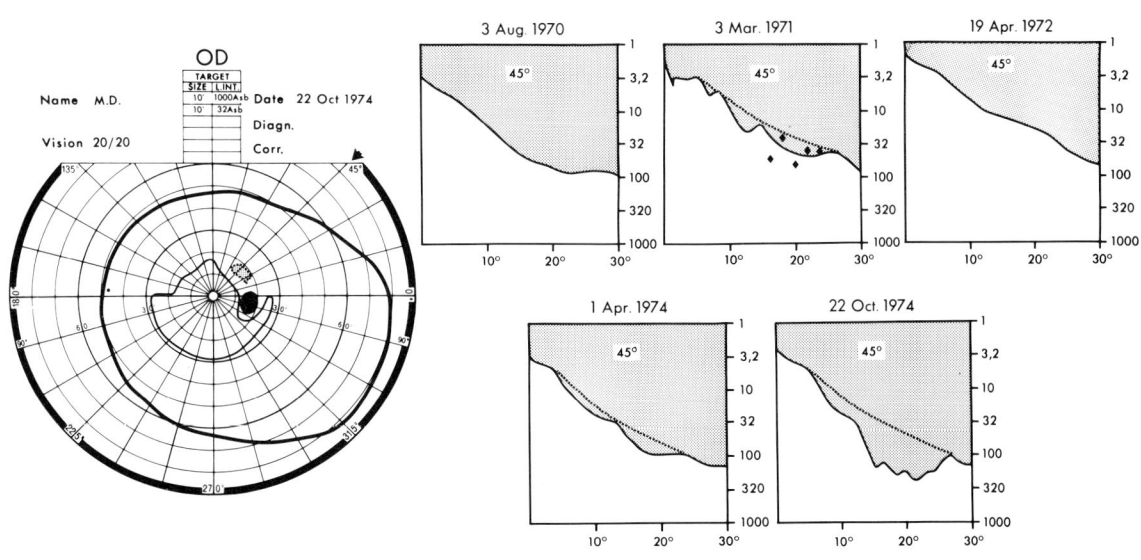

Abb. 3.9 Vor der Entwicklung eines manifesten Defektes im oberen Bjerrum-Areal (22.10.1974) war bei den Voruntersuchungen auf dem 45°-Meridian eine erhöhte Streuung der Schwellenwerte zu verzeichnen (Glaucoma chronicum simplex).

denszeichen gesucht werden. Diese Vorstellungen, die zunächst an der manuellen Perimetrie entwickelt wurden, haben durch die Erkenntnisse der modernen automatisierten Perimetrie mit dem Konzept der erhöhten Schwellenfluktuation als Zeichen der glaukomatösen Schädigung (Kurzzeitfluktuation, homogene und heterogene Langzeitfluktuationen) Bestätigung gefunden (GLOOR u. Mitarb. 1984, STÜRMER u. Mitarb. 1984, FLAMMER 1985 b).

Differentialdiagnose glaukomatöser Gesichtsfelddefekte

Lokalisierte Gesichtsfelddefekte, die Nervenfaserbündelausfällen entsprechen, können naturgemäß durch viele andere Krankheitsbilder, die auch zur Störung bzw. zum Untergang von Nervenfaserbündeln führen, hervorgerufen werden. Neben retinalen Läsionen (z. B. Chorioretinitis, lokale Gefäßverschlüsse) sind vor allem vaskuläre Affektionen der Papille zu nennen (Apoplexia papillae, Anteriore ischämische Optikusneuropathie). Affektionen des Sehnerven und Läsionen im Bereich des Chiasmas sind ebenfalls in Betracht zu ziehen. Auch bei Patienten mit erhöhtem Augeninnendruck und glaukomatösem Sehnervenschaden können zusätzlich derartige Veränderungen vorliegen (HARRINGTON 1965).

Der *diffuse Gesichtsfeldschaden* ist noch weniger als glaukomspezifisch anzusehen. Neben Störfaktoren von seiten der optischen Abbildung des Auges (Medientrübungen, Fehlrefraktion, enge Pupille) können vielfältige pathologische Veränderungen an Netzhaut, Sehnerv oder Sehbahn zu einem generalisierten Empfindlichkeitsverlust im Gesichtsfeld führen.

Die typischen glaukomatösen Skotome orientieren sich an der Raphe und weisen daher – wenn überhaupt – eine *horizontale Begrenzung oder Stufe* auf. Das Auftreten einer *vertikalen Trennlinie* hingegen ist untypisch für das Glaukom und muß in allen Fällen zu einer intensiven neurologischen Abklärung Anlaß geben.

Progression glaukomatöser Gesichtsfelddefekte

Ein Fortschreiten glaukomatöser Gesichtsfelddefekte kann auf unterschiedliche Weise erfolgen: Die *Tiefe von Skotomen kann zunehmen*, d. h. relative Defekte können in absolute Defekte übergehen. Die *Ausdehnung kann in Verlaufsrichtung des betroffenen Nervenfaserbündels zunehmen,* d. h. es kommt zu einem Absinken der Unterschiedsempfindlichkeit im Bereich zunächst noch normaler Gesichtsfeldareale in der Nachbarschaft des Skotoms. Oftmals treten dabei im Verlauf des Nervenfaserbündels weitere relative oder absolute Skotome auf, die konfluieren und in ein vollständiges Bogenskotom übergehen. Durch Beeinträchtigung benachbarter Nervenfaserbündel kommt es zu einer *Verbreiterung der Skotome nach lateral und zu einem Durchbrechen in die Peripherie.* Unabhängig von bereits bestehenden Defekten können *in ganz anderen Bereichen des Gesichtsfeldes zusätzliche Ausfälle* auftreten.

Bilden sich absolute bogenförmige Skotome im oberen und unteren Halbfeld, so entsteht das Bild eines *Ringskotoms*, wobei wegen der zumeist unsymmetrischen Ausprägung ein *nasaler Sprung* an der horizontalen Trennlinie bestehen bleibt. Das Zentrum bleibt oft auch in fortgeschrittenen Stadien des Gesichtsfeldverfalls noch erhalten, wobei sich am Rande der *zentralen Restinsel* ebenfalls meist noch ein nasaler Sprung nachweisen läßt. Bei Untergang der papillomakulären Fasern geht dann schließlich auch das Zentrum verloren. Gelegentlich bleiben *Gesichtsfeldinseln in der temporalen Peripherie* erhalten.

Glaukomatöse Gesichtsfeldveränderungen können sich in manchen Fällen zurückbilden, insbesondere nach drastischer Senkung des Augeninnendrucks. Es ist dabei jedoch zu berücksichtigen, daß – wie bereits oben dargelegt – erhöhte Streuungen bzw. Fluktuationen zum Bild des glaukomatösen Schadens gehören. *Eine erhöhte Fluktuation kann u.U. eine Gesichtsfeldverbesserung vortäuschen*, definitiven Aufschluß liefert nur die Langzeitbeobachtung mit Analyse des Gesamttrends der Schadensentwicklung. Die überwiegende Mehrzahl der glaukomatösen Gesichtsfelddefekte – dies zeigt die klinische Erfahrung – ist jedoch *nicht reversibel*.

Die Ursache für eine Progression glaukomatöser Gesichtsfelddefekte kann zum einen in einer schlechten Druckregulierung bzw. einer für den Einzelfall nicht ausreichenden Drucksenkung liegen („*mechanischer Schaden*"), zum anderen können zusätzlich oder ausschließlich andere nichtdruckabhängige Schadensmechanismen im Bereich der vaskulären Versorgung des Sehnerven angreifen *(vaskulärer Schaden)* (DRANCE 1985 a, FLAMMER 1985 a, LACHENMAYR 1990). Während für die Drucksenkung wirkungsvolle und ausgefeilte therapeutische Konzepte vorliegen, stehen uns zur Beeinflussung der vaskulären Schadenskomponente derzeit noch keine vergleichbar effektiven und allgemein anwendbaren Mittel zur Verfügung.

Strategien der manuellen Untersuchung

Die Ausführungen des vorangehenden Abschnitts über Art und Anordnung glaukomatöser Gesichtsfelddefekte verdeutlichen, daß sich die Suche nach glaukomatösen Veränderungen zwar schwerpunktmäßig im *Zentrum* abspielen wird, daß aber auch das *periphere Gesichtsfeld* in allen Bereichen abgesucht werden muß. Da die Verteilung der Unterschiedsempfindlichkeit im parazentralen Gesichtsfeld, also insbesondere im Bjerrum-Bereich, einen vergleichsweise flachen Gradienten aufweist, muß *statisch* perimetriert werden, um zuverlässige und reproduzierbare Schwellenwerte zu erhalten. Die *kinetische Perimetrie ist hier eindeutig unterlegen*, da sich wegen des flachen Gradienten die Lage der Schwelle kinetisch nur mit wesentlich geringerer Genauigkeit ermitteln läßt und bei bewegter Prüfmarke kleine tiefere Skotome, aber auch größere flache relative Ausfälle leicht übersehen werden. Trotz des größeren Zeitaufwandes muß statisch längs *Profilschnitten* oder an *Einzelpunkten*, die das fragliche Areal erfassen, geprüft werden. Aus diesen Gründen wurde in neuerer Zeit die manuelle Perimetrie im zentralen Gesichtsfeld weitgehend durch die automatisierte Rasterperimetrie verdrängt. Die Erfassung und Quantifizierung früher glaukomatöser Gesichtsfeldveränderungen ist daher heute ohne Zweifel die Domäne der computergesteuerten Perimetrie. Die Untersuchung des peripheren Gesichtsfeldes hingegen ist kinetisch sehr gut durchführbar und wegen der größeren Flexibilität der computerisierten Rasterperimetrie überlegen.

Im folgenden sollen die methodischen Verfahrensweisen kurz dargestellt werden, die noch in der Zeit vor der Automatisierung der Perimetrie für die manuelle Untersuchung des Glaukomgesichtsfeldes entwickelt wurden. Sie kommen auch heute noch zumindest in den Fällen zur Anwendung, in denen eine computerisierte Gesichtsfeldprüfung nicht möglich ist.

Erfassung früher glaukomatöser Gesichtsfelddefekte

ARMALY (1969) und ROCK u. Mitarb. (1973) haben für die Erfassung früher Nervenfaserbündeldefekte folgende Vorgehensweise angegeben: 1. genaue Vermessung des blinden Flecks; 2. kinetische Suche nach einem nasalen Sprung im zentralen Gesichtsfeld; 3. statische Schwellenbestimmung an 72 Prüfpunkten, die kreisförmig in 5°, 10° und 15° Abstand vom Zentrum angeordnet sind, und an 4 Prüfpunkten unter 2,5° Exzentrizität in den 4 Quadranten.

DRANCE hat diese Vorgehensweise folgendermaßen ergänzt (Abb. 3.10):

1. Bei der statischen Prüfung wird die Testzeichenleuchtdichte der Verteilung der Unterschiedsempfindlichkeit im Gesichtsfeld angepaßt, dergestalt daß die Darbietung jeweils um 0,5 log-Einheiten überschwellig erfolgt. Bei 10° Exzentrizität wird folglich eine höhere Stimulusleuchtdichte benötigt als bei 5° usw.
2. Die äußerste Isoptere, also die Isoptere für den stärksten Stimulus, wird komplett in 15°-Schritten bestimmt mit zusätzlicher genauer Suche nach einem nasalen Sprung.
3. Im temporalen Gesichtsfeld werden darüber hinaus 24 Punkte mit überschwelligen Stimuli geprüft.

Verlaufsbeurteilung

Bei der Verlaufsbeurteilung müssen neben der *Suche nach neuen Defekten* in bislang normalen Gesichtsfeldbereichen *Ausdehnung und Tiefe vorhandener Skotome* genau bestimmt werden, um eine eventuelle Größenzunahme zu erfassen. Daher muß jedes entdeckte Skotom mit möglichst hoher Genauigkeit quantifiziert werden. Hierfür ist neben der *kinetischen Prüfung* die Verwendung der *statischen Perimetrie* unumgänglich: Die *Tiefe* des Skotoms ergibt sich aus dem *stärksten Stimulus* hinsichtlich Leuchtdichte und Größe, der im Defektbereich gerade nicht mehr wahrgenommen wird. Die *Ausdehnung bzw. Begrenzung des Skotoms* ergibt sich zum einen aus statischen *Profilschnitten*, die durch den Defekt gelegt werden, zum anderen durch kinetische Vermessung mit der Bestimmung mehrerer Isopteren, wobei der *stärkste und schwächste Reiz* mitgeprüft werden, für den das Skotom gerade noch nachweisbar ist.

3.10 Manuelle Perimetrie bei Glaukom

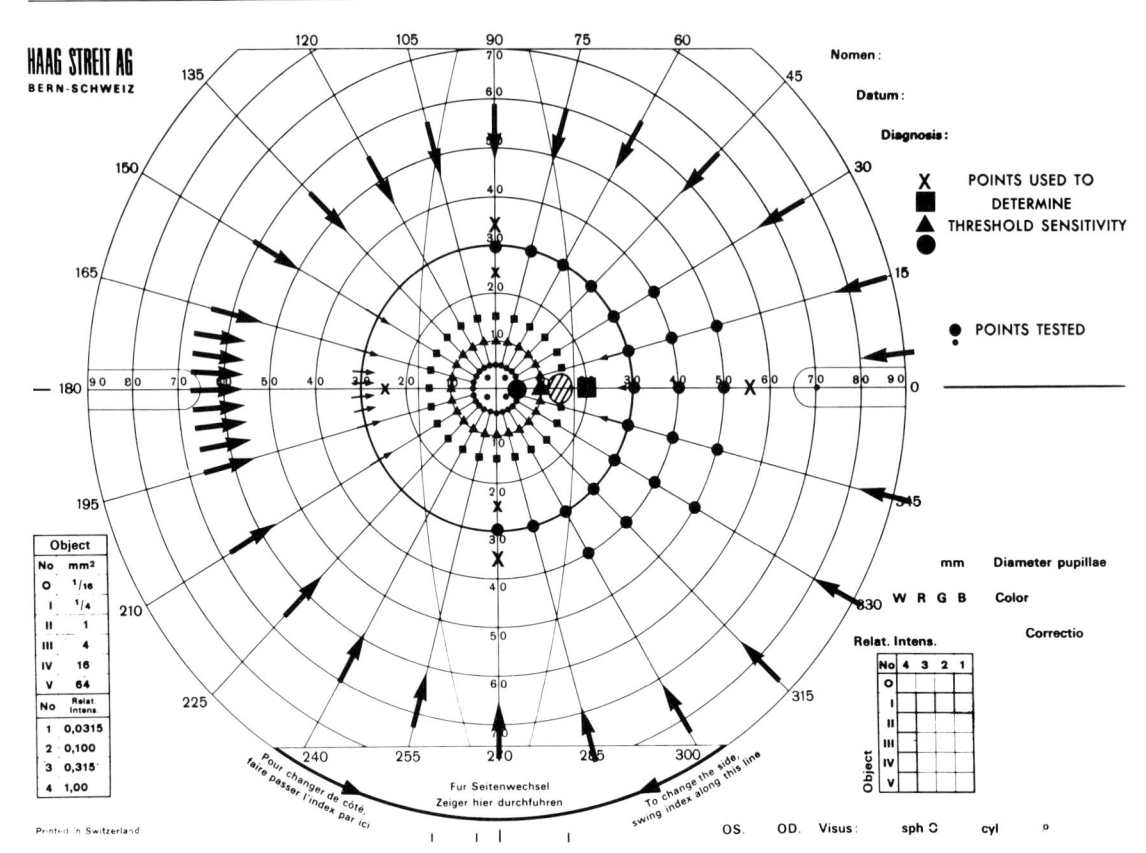

Abb. 3.10 Screening-Verfahren nach *Drance* und *Armaly* zur kombinierten statischen und kinetischen Suche nach glaukomatösen Gesichtsfelddefekten (Erläuterung im Text).

Eine *Zunahme der Gesichtsfelddefekte* kann sowohl im *zentralen,* als auch im *peripheren Gesichtsfeld* erfolgen, sie kann sogar ausschließlich in der Peripherie ablaufen (DRANCE 1985b). Daher darf sich die Glaukomüberwachung nicht auf das zentrale Gesichtsfeld beschränken, sondern die Peripherie muß mit hinreichender Genauigkeit konsequent überwacht werden. Dies erfordert aber einen nicht zu unterschätzenden Zeitaufwand: während ein ausschließliches Screening nach dem Vorhandensein von Defekten noch relativ rasch durchführbar ist, stellt die genaue Vermessung von Skotomen unter Zuhilfenahme der statischen Profilperimetrie ein recht zeitintensives Unterfangen dar.

Störfaktoren

Verschiedene Störfaktoren erschweren im klinischen Alltag die Interpretation von Glaukomgesichtsfeldern. Dies gilt in besonderem Maße für die Einschätzung des diffusen Gesichtsfeldschadens.

Pupille

Die Unterschiedsempfindlichkeit hängt von der *Netzhautbeleuchtungsstärke* ab, die sich aus der Adaptationsleuchtdichte im Außenraum und der Fläche der Eintrittspupille des Auges berechnet. Bei Verkleinerung der wirksamen Pupillenfläche kommt es einerseits zu einer generalisierten Abnahme der Unterschiedsempfindlichkeit, andererseits verändert sich die Tiefe von relativen lokalisierten Defekten. Die klinische Erfahrung zeigt, daß ein deutlicher Einfluß der Pupillenweite auf die perimetrischen Schwellen bei *Pupillenweiten unter 2,0 mm* zu erwarten ist. Dies ist von besonderer Bedeutung für die Betreuung von Glaukompatienten, da zum einen das Glaukom typischerweise in höherem Lebensalter auftritt und damit die *Altersmiosis*, also die Abnahme der Pupillenweite mit dem Lebensalter, zum Tragen kommt, da zum anderen viele Glaukompatienten unter *Miotikatherapie* stehen und oftmals Pupillenweiten unter 2,0 mm aufweisen. Für die Beurteilung jedes perimetrischen Befundes ist es folglich von grundlegender Bedeutung, die Pupillenweite zu registrieren und insbesondere Änderungen der Pupillenweite von Untersuchung zu Untersuchung zu berücksichtigen. Soweit möglich sollte versucht werden, im Rahmen der Verlaufsbeobachtung bei gleichen Pupillenweiten zu perimetrieren. Die Pupillenweite sollte dabei stets bei *mindestens 2,0 mm oder darüber* liegen, was bedeuten kann, daß bei manchen Patienten für die Gesichtsfelduntersuchung eine *medikamentöse Pupillenerweiterung* erforderlich ist, so insbesondere, wenn Verdacht auf eine Progression der Gesichtsfelddefekte besteht.

Medientrübungen

Trübungen der brechenden Medien, wie z. B. Hornhauttrübungen, Katarakt oder dichtere Glaskörpertrübungen, verursachen Lichtstreuung und reduzieren den Kontrast des Netzhautbildes. Dies führt zu einer Verminderung der Unterschiedsempfindlichkeit. Eine dichtere Cataracta brunescens kann darüber hinaus einen nennenswerten Anteil des einfallenden Lichtes absorbieren und dadurch über eine Reduktion der Netzhautbeleuchtungsstärke ebenfalls zu einer Erhöhung der perimetrischen Schwellen führen. In der kinetischen Perimetrie kommt es infolgedessen zu einer *konzentrischen Einschränkung der Isopteren.* Die mit dem Alter zunehmenden Medientrübungen, insbesondere die Katarakt, erschweren die Beurteilung des *diffusen glaukomatösen Gesichtsfeldschadens,* da bislang keine verläßlichen Parameter oder Kriterien existieren, die eine quantitative Erfassung ihrer Auswirkung auf die perimetrischen Resultate erlauben. Bei der Langzeitbetreuung von Glaukompatienten muß daher besonderes Augenmerk auf die mögliche Zunahme einer Katarakt gelegt werden, um nicht fälschlicherweise eine Progredienz eines glaukomatösen Gesichtsfeldschadens zu diagnostizieren.

Refraktion, Refraktionsskotome

Die Unterschiedsempfindlichkeit hängt von der *Güte des Netzhautbildes* ab und damit vom exakten *Ausgleich möglicher Refraktionsfehler.* Bereits eine Fehlrefraktion von nur 1 dpt kann zu einer meßbaren Verminderung der Unterschiedsempfindlichkeit führen (WEINREB u. PERLMAN 1986). Bei Presbyopen muß der Beobachtungsabstand des Perimeters (meist 30 cm) bei der Korrektur berücksichtigt werden. Ein prinzipielles Problem, das speziell bei der Perimetrie zum Tragen kommt, besteht darin, daß sich die bei der üblichen Refraktionsbestimmung ermittelte Brechkraft des Auges lediglich auf die axiale Refraktion bezieht; schräg ins Auge einfallende Strahlen können eine erheblich andere Refraktion aufweisen, die von Ort zu Ort variieren kann.

Als *Refraktionsskotome* werden Defekte im Gesichtsfeld bezeichnet, die durch eine lokale Fehlrefraktion hervorgerufen werden und bei Änderung der Korrektur verschwinden. Typischerweise treten derartige Refraktionsskotome bei *Myopen im*

3.12 Manuelle Perimetrie bei Glaukom

oberen bzw. temporal oberen Gesichtsfeld auf und können Anlaß zur Verwechslung mit Nervenfaserbündeldefekten geben (Abb. 3.11). Das *Vorsetzen von stärkeren Minusgläsern* in geeigneter Abstufung führt zum Verschwinden der Skotome. Ursache für diese Art von Refraktionsskotomen sind umschriebene geringfügige Ausbuchtungen des Bulbus, die zu einer lokalen relativen Myopie führen. Oftmals findet sich an entsprechender Lokalisation im unteren Fundusbereich eine Verdünnung des retinalen Pigmentepithels.

Refraktionsskotome können auch durch den *prismatischen Effekt stärkerer Plusgläser* hervorgerufen werden, der eine konzentrische Einengung der Isopteren oder bogenförmige parazentrale Skotome hervorrufen kann. Letzteres ist vor allem bei Aphaken zu beobachten, da aufgrund der Tatsache, daß das zentrale Gesichtsfeld *mit Korrektur,* die Peripherie hingegen *ohne Korrektur* perimetriert wird, ein prismatisches Ringskotom entstehen kann. Wichtig für die Einschätzung möglicher Artefakte durch Änderungen des Abbildungsmaßstabs bei extremen Korrekturen ist die genaue Vermessung von Lage und Größe des blinden Flecks.

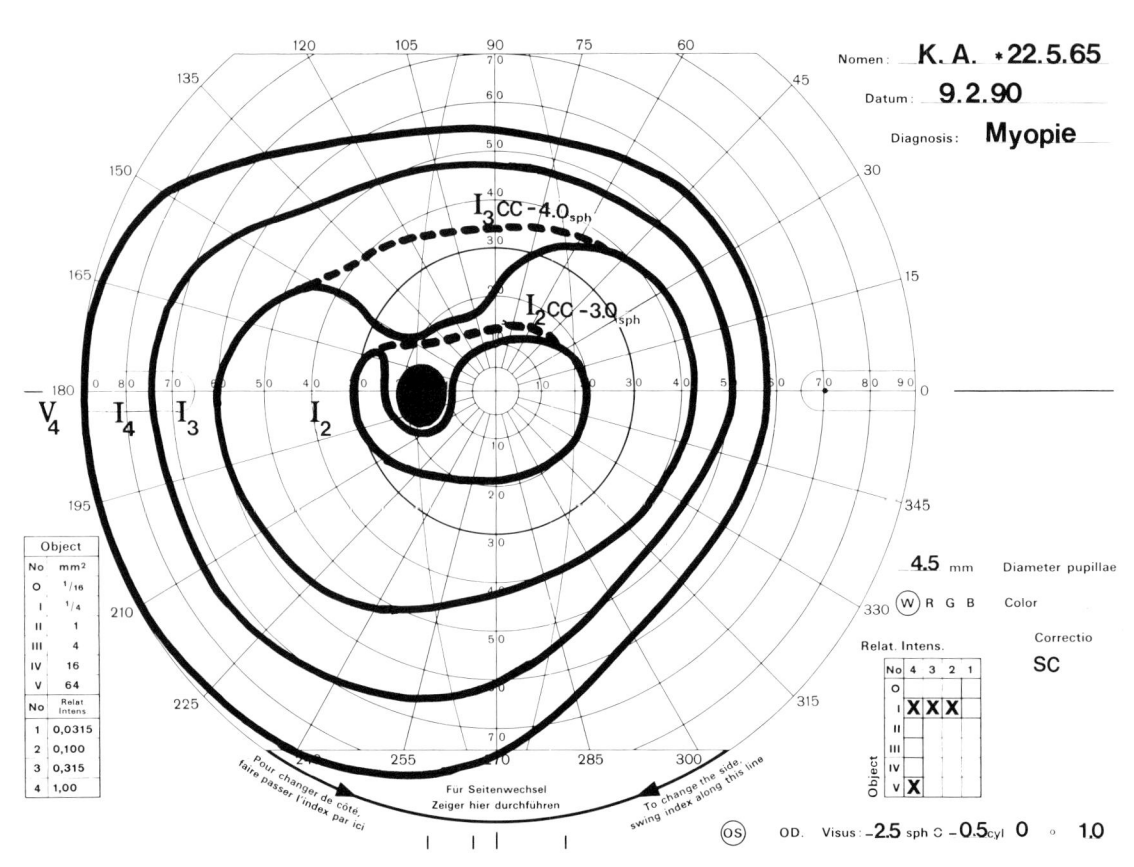

Abb. 3.11 Der relative Ausfall temporal oben, der ähnlich einem Nervenfaserbündeldefekt vom blinden Fleck nach oben verläuft, verschwindet bei Vorsetzen von stärkeren Minusgläsern. Es handelt sich folglich um ein Refraktionsskotom.

Wertigkeit der manuellen Perimetrie bei Glaukom heute

Eine *adäquate manuelle perimetrische Untersuchung des zentralen Gesichtsfeldes* zur Früherfassung von glaukomatösen Ausfällen und zur Verlaufsbeobachtung manifester Defekte erfordert in ganz wesentlichem Umfang die Anwendung der *statischen Schwellenbestimmung*. Dies erfolgt zum einen in Form von *Profilschnitten*, die durch verdächtige oder defekte Bereiche gelegt werden, zum anderen in Form einer *lokalen Schwellenermittlung an einzelnen Prüfpunkten bzw. über einem definierten Prüfpunktraster*. Eine ausschließlich kinetische Perimetrie ist im zentralen Gesichtsfeld insuffizient! Da eine manuelle statische Perimetrie des zentralen Gesichtsfeldes sehr zeitaufwendig ist, in der Regel noch wesentlich zeitaufwendiger als die heute üblichen computerisierten Schwellenwertperimetrien, wird sie kaum mehr angewendet. Wegen der unbestreitbaren *Vorteile der automatischen Perimetrie* (Unabhängigkeit vom Untersucher, Quantifizierung der Gesichtsfelddaten mit der Möglichkeit differenzierter statistischer Auswertung usw.) ist ihr heute in der Regel für die Untersuchung des zentralen Gesichtsfeldes bei Glaukompatienten eindeutig der Vorzug zu geben.

Ein wesentlicher Bestandteil der Glaukomperimetrie ist allerdings auch die *Untersuchung des peripheren Gesichtsfeldes*. Diese Tatsache wird im Zeitalter der automatisierten Perimeter mit weitgehender Beschränkung auf das zentrale Gesichtsfeld leider oft übersehen. Bedauerlicherweise wird diese Entwicklung durch manche Gerätehersteller gefördert, die Apparate auf den Markt bringen, die nur noch das zentrale Gesichtsfeld prüfen können und die dann eigentlich nicht mehr als „Perimeter" zu bezeichnen sind. Bei der *Untersuchung des peripheren Gesichtsfeldes* ist die *manuelle kinetische Perimetrie der automatischen Rasterperimetrie eindeutig überlegen*: sie ist mit einem wesentlich geringeren Zeitaufwand verbunden und erlaubt eine bessere Anpassung der Prüfstrategie an den Einzelfall (z.B. genaues Ausmessen eines nasalen Sprungs usw.).

Wo liegt folglich auch heute noch die *Wertigkeit der manuellen Perimetrie bei der Überwachung von Glaukompatienten?*

1. Die *manuelle kinetische Perimetrie* erlaubt eine rasche Untersuchung des peripheren Gesichtsfeldes und ist daher eine optimale Ergänzung zu einer automatisierten Schwellenwertperimetrie des Zentrums.

2. Bei *schlecht kooperierenden Patienten*, bei denen kein brauchbares Ergebnis am automatischen Perimeter zu erzielen ist, läßt sich erfahrungsgemäß an einem manuellen Perimeter in vielen Fällen noch ein verwertbarer Befund erzielen. Dies gilt insbesondere für sehr alte Patienten, die bisweilen von der modernen Technik überfordert sind. Die manuelle Perimetrie erlaubt hier eine bessere Führung des Patienten und ein besseres Eingehen auf die besonderen Bedürfnisse des Einzelnen.

3. Bei *Patienten mit fortgeschrittenem Gesichtsfeldverfall* liefert die kinetische manuelle Perimetrie einen rascheren Überblick über den Funktionszustand. Hier sollte auf die Durchführung langwieriger und psychisch belastender Untersuchungen am automatischen Perimeter verzichtet werden.

4. Ist die *zentrale Sehschärfe stark herabgesetzt* auf Werte deutlich unter 0,1, so treten zunehmend Fixationsprobleme auf. Auch in diesen Fällen wird die manuelle Perimetrie oftmals bessere Ergebnisse liefern als die Untersuchung am Automaten.

Trotz der unbestreitbaren Vorteile der automatischen Perimetrie für die Untersuchung des zentralen Gesichtsfeldes gerade beim Glaukom *besitzt die manuelle Perimetrie auch heute noch ihren festen Stellenwert in Klinik und Praxis.* In manchen Fällen bietet sie die einzige Möglichkeit, einen noch verwertbaren Gesichtsfeldbefund zu erzielen. Die oft geäußerte Ansicht, der Hauptvorteil der manuellen Perimetrie gegenüber der automatischen Prüfung bestünde in der sehr viel rascheren Durchführbarkeit, ist zwar für die Untersuchung der Peripherie zutreffend, sicher jedoch nicht für eine Perimetrie des zentralen Gesichtsfeldes: wenn hier mittels manueller Perimetrie eine der computergestützten Untersuchung vergleichbare Genauigkeit erzielt werden soll, so muß statisch perimetriert werden und dies ist extrem zeitaufwendig.

3.14 Wertigkeit der manuellen Perimetrie bei Glaukom heute

Literatur

Anctil, J. L., D. R. Anderson: Early foveal involvement and generalized depression of the visual field in glaucoma. Arch. Ophthalmol. 102 (1984) 363

Armaly, M. F.: Ocular pressure and visual fields. Arch. Ophthalmol. 81 (1969) 25

Armaly, M. F.: Selective perimetry for glaucomatous defects in ocular hypertension. Arch. Ophthalmol. 87 (1972) 518

Aulhorn, E., H. Harms: Early visual field defects in glaucoma. In Leydhecker, W.: Glaucoma, Tutzing Symposium 1966. Karger, Basel 1967 (p. 151)

Aulhorn, E., H. Harms: Visual perimetry. In Jameson, D., L. M. Hurvich: Handbook of Sensory Physiology, vol. VII/4: Visual Psychophysics. Springer, Berlin 1972

Brais, P., S. M. Drance: The temporal field in glaucoma. Arch. Ophthalmol. 88 (1972) 518

Drance, S. M.: The early structural and functional disturbances of chronic open-angle glaucoma. Robert-N.-Schaffer-Lecture. Ophthalmology 92 (1985 a) 853

Drance, S. M.: The glaucoma visual field defect and its progression. In Drance, S. M., D. Anderson: Automatic Perimetry in Glaucoma. A Practical Guide. Grune & Stratton, New York 1985 b (p. 35)

Flammer, J.: Psychophysics in glaucoma. A modified concept of the disease. In Greve, E. L., W. Leydhecker, C. Raitta: Second European Glaucoma Symposium, Helsinki, 1984. Junk, Den Haag, 1985 a (p. 11)

Flammer, J.: Fluctuations in the visual field. In Drance, S. M., D. Anderson: Automatic Perimetry in Glaucoma. A practical guide. Grune & Stratton, New York 1985 b (p. 161)

Gloor, B., J. Stürmer, B. Vökt: Was hat die automatisierte Perimetrie mit dem Octopus für neue Kenntnisse über glaukomatöse Gesichtsfeldveränderungen gebracht? Klin. Mbl. Augenheilk. 184 (1984) 249

Goldmann, H.: Grundlagen exakter Perimetrie. Ophthalmologica 109 (1945 a) 57

Goldmann, H.: Ein selbstregistrierendes Projektionskugelperimeter. Ophthalmologica 109 (1945 b) 71

Greve, E. L.: Single and Multiple Stimulus Static Perimetry in Glaucoma. Junk, Den Haag 1973

Harms, H.: Objektive Perimetrie. Ber. dtsch. ophthalmol. Ges. 53 (1940) 63

Harrington, D. O.: The Bjerrum scotoma. Amer. J. Ophthalmol. 59 (1965) 646

Lachenmayr, B.: Perimetrie gestern und heute. Klin. Mbl. Augenheilk. 193 (1988) 80

Lachenmayr, B.: Früherkennung und Prophylaxe des Glaukoms. Referate der Essener Fortbildung 1990. Klin. Mbl. Augenheilk., Suppl. (1990)

Lachenmayr, B., S. M. Drance, B. C. Chauhan, P. H. House, S. Lalani: Diffuse and localized glaucomatous field loss in lightsense, flicker and resoution perimetry: Submitted to Graefe's Arch Clin Exp Ophthalmol (1990 a)

Lachenmayr, B., S. M. Drance, G. R. Douglas, F. S. Mikelberg: Light-sense, flicker and resolution perimetry in glaucoma: a comparative study. Graefe's Arch Clin Exp Ophthalmol (1990 b; accepted for publication)

Lauber, H.: Das Gesichtsfeld – Untersuchungsgrundlagen, Physiologie und Pathologie. In Engelking, E., W. Löhlein, O. Marchesani, A. Pillat: Augenheilkunde der Gegenwart, Bd. III Bergmann, München 1944

Reed, H., S. M. Drance: Essentials of Perimetry. Oxford University Press, London 1972 (p. 66)

Rock, W. J., S. M. Drance, R. W. Morgan: Visual field screening in glaucoma: an evaluation of the Armaly technique for screening glaucomatous visual fields. Arch. Ophthalmol. 89 (1973) 287

Sloan, L. L.: Instruments and technics for the clinical testing of light sense. III. An apparatus for studying regional differences in light sense. Arch. Ophthalmol 22 (1939) 233

Stürmer, J., B. Gloor, H. J. Tobler: Wie sehen Glaukomgesichtsfelder wirklich aus? Klin. Mbl. Augenheilk. 184 (1984) 390

Traquair, H. M.: The quantitative method in perimetry. Ophthal. Rev. (1914) 65

Traquair, H. M.: Perimetry in the study of glaucoma. Trans. ophthalmol. Soc. U. K. 51 (1931) 585

Weinreb, R. N., J. P. Perlman: The effect of refractive correction on automated perimetric thresholds. Amer. J. Ophthalmol. 101 (1986) 706

Werner, E. B., S. M. Drance: The early visual field disturbances in glaucoma. Arch. Ophthalmol. 95 (1977) 1173

4 Computerperimetrie

F. Dannheim

Einführung

Die im vorigen Kapitel ausführlich behandelte manuelle Perimetrie wird durch einige Faktoren entscheidend beeinflußt. Der Vorteil der Computertechnik liegt in der Optimierung dieser Faktoren:

Ein Computerperimeter besitzt stets kontrollierte *physikalische Eigenschaften*, wie z.B. die Leuchtdichte, Position und Darbietungsdauer der Prüfpunkte und die Umfeldleuchtdichte.

Die *Strategie* der Untersuchung folgt einem Programm, das mit vorbestimmter Gründlichkeit arbeitet.

Der *Befundausdruck* ist eine unvoreingenommene Darstellung der Meßergebnisse. Er läßt sich häufig in verschiedenen Wiedergabearten anschaulicher abbilden.

Die *Interpretation* wird durch eine Datenreduktion und statistische Analyse erleichtert. Dies gilt ganz besonders für feine Abweichungen von der Norm bzw. für geringe Differenzen bei Folgeuntersuchungen.

Der *Untersucher* bekommt bei der Computerperimetrie eine neue Funktion: Er hat einerseits die richtige Programmwahl zu treffen, andererseits muß er den Patienten sorgfältig in den automatischen Untersuchungsablauf einweisen. Während der Untersuchung sollte er den Patienten beobachten und zuweilen Erholungspausen einfügen. Alles in allem ist der Untersucher jetzt ein Vermittler zwischen dem Patienten und dem Gerät. Dieser Verpflichtung kann er besonders leicht nachkommen, da er mit dem eigentlichen Untersuchungsgang nicht mehr belastet ist.

Allerdings gibt es zuweilen auch geübte Patienten, bei denen der Untersucher nur auf den Startknopf drücken muß. Alles weitere geschieht automatisch und ohne seine Mithilfe.

Als eine weitere Unterstützung des Untersuchers halten einige Computerperimeter erklärende Texte bereit, die bei Bedarf mit einem Tastendruck auf dem Bildschirm aufgerufen werden können. Ein solches „elektronisches Bedienerhandbuch" ist stets griffbereit und kann nicht verlorengehen.

Die Unsicherheiten, die der Computer nicht ganz beseitigen kann, liegen in der Persönlichkeit des *Patienten*, seiner psychischen Verfassung und in der ihm momentan möglichen Kooperation. Immerhin läßt sich durch die automatische Überwachung der Fixation des Patientenauges, durch Einstreuen von Fangfragen und durch Doppelmessungen die Qualität der Mitarbeit abschätzen, erkennbar an entsprechenden Vermerken auf dem Befundausdruck. Die Anpassung des Untersuchungstempos an die Reaktionsgeschwindigkeit des einzelnen Patienten ist eine weitere Hilfe. Manche Geräte halten die Untersuchung ggf. an und geben Hinweise auf Fehlverhalten des Patienten. Hierauf muß der Untersucher natürlich in geeigneter Weise reagieren.

Die verschiedenen Computerperimeter unterscheiden sich in vielen Details z. T. erheblich voneinander (DANNHEIM 1987). Eine ausführliche Darstellung der Grundlagen der Computerperimetrie und ihrer Anwendung wurde von GLOOR (1987) herausgegeben.

Neben den handelsüblichen Geräten kann auch ein Personalcomputer als Perimeter genutzt werden, d.h. als Kampimeter für das zentrale Gesichtsfeld (BOBERG-ANS u. VANGSTED 1988). Hierfür ist neben dem Rechner, einem geeigneten Bildschirm und einem Drucker, der „Hardware", nur noch das Computerprogramm, die „Software", erforderlich.

Nicht nur die Lichtunterschiedsempfindlichkeit eignet sich zur Erfassung des Gesichtsfeldes. Auch das örtliche (DANNHEIM u. Mitarb. 1989) und das zeitliche Auflösungsvermögen (LACHENMAYR u. Mitarb. 1988) kann als perimetrisches Verfahren erfolgreich genutzt werden. Das Unterscheidungsvermögen für Farben hat sich dagegen für die Routineperimetrie als sehr aufwendig und weniger ergiebig erwiesen (HART JR. 1989).

4.2 Computerperimetrie

Die „Rauschfeld-Kampimetrie" (AULHORN u. KÖST 1988) ist eine Sonderform der Untersuchung des zeitlichen Auflösungsvermögens. Hierbei nimmt der Patient mit einem Blick seine Gesichtsfelddefekte auf einem randomisiert flimmernden Bildschirm als Zonen ausgesparten Flimmerns selbst wahr. Voraussetzung ist eine ausreichende und selbstkritische Beobachtungsgabe. Jede Störung muß mit konventionellen Techniken quantitativ überprüft werden.

Strategie

Wie bereits im vorigen Kapitel ausgeführt, hat die Perimetrie zum Ziel, die topographische Verteilung der Empfindlichkeit für Lichtunterschiede im Gesichtsfeld zu ermitteln.

Empfindlichkeitsmessung

Bei der Computerperimetrie wird ganz überwiegend die statische Schwellenmessung angewandt (GLOOR 1987). Dadurch läßt sich der Einfluß der Prüfpunktbewegung ausschalten. Die automatische Eingabelungsstrategie (Abb. 4.1, rechts) ist hierbei der manuellen Treppenstufenstrategie (Abb. 4.1, links) überlegen, da sie bei gleicher Genauigkeit etwa ein Drittel weniger Darbietungen benötigt. Außerdem werden nicht alle Darbietungen an einem einzelnen Gesichtsfeldort in unmittelbarer Folge gezeigt, sondern vermischt mit einzelnen Darbietungen an anderen Orten. Durch diese räumliche und zeitliche „Randomisierung" ahnt der Patient nicht, was ihn als nächste Darbietung erwartet. Dies hat sich als günstig für eine ruhige Fixation und für reproduzierbare Antworten erwiesen.

Die gemessene Empfindlichkeit wird üblicherweise in Dezibel (dB) angegeben (s. Abb. 4.8–4.10), seinem physikalischen Maß der Dämpfung. Wenn ein stark „gedämpfter" Prüfreiz mit einem hohen Dezibelwert, d. h. mit geringer Leuchtdichte, zur Wahrnehmung ausreicht, entspricht dies einer hohen Empfindlichkeit. Den Dezibelwert 0 findet man bei einem absoluten Gesichtsfelddefekt, wenn die höchste Prüfpunktleuchtdichte nicht wahrnehmbar ist. Da sich die maximale Leuchtdichte der einzelnen Geräte voneinander unterscheidet, sind Dezibelangaben stets gerätespezifisch.

Die Empfindlichkeitsmessung mit der üblichen Eingabelung liefert recht genaue Meßwerte. Doch die durchschnittlich erforderlichen 3–4 Darbietungen für jeden Meßort bedeuten einen großen Zeitaufwand. Daher lassen sich nur etwa 70 bis höchstens 140 Positionen in einer Sitzung untersuchen.

Bei einer modifizierten Schwellenstrategie werden flexible Schrittweiten zur Eingabelung in Abhängigkeit vom Leuchtdichteniveau benutzt (WEBER 1990). Hiermit dürfte die Untersuchung besonders

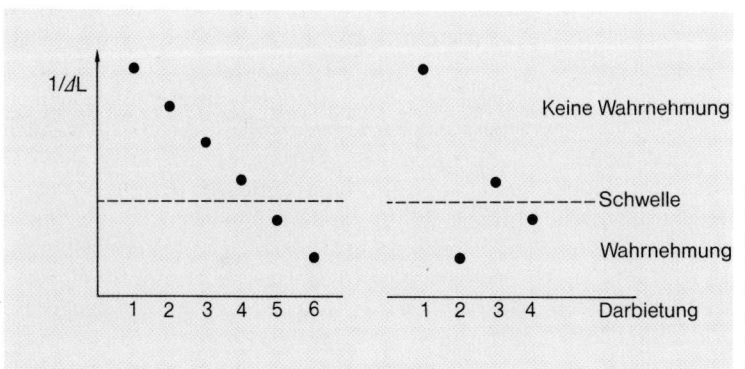

Abb. 4.1 Schematische Darstellung der Prüfpunktleuchtdichten bei der Schwellenmessung der statischen Perimetrie. Links: Manuelle Methode mit stufenweise ansteigender Leuchtdichte. Rechts: Computerperimetrie mit Eingabelungsstrategie (vereinfacht).

bei starken Gesichtsfeldschäden und in der Peripherie rascher vonstatten gehen.

Ein Stichprobentest mit einer einzigen Darbietung eines überschwelligen Prüfpunktes an jedem Ort, wie er z. B. im „Fieldmaster 200" verwendet wurde (s. Abb. 4.5), läßt die Testdauer noch weiter verkürzen. Alternativ können innerhalb einer festen Untersuchungszeit mehr Positionen in einem feineren Prüfpunktraster abgearbeitet werden.

Eine konstante Prüfpunktleuchtdichte hat allerdings den Nachteil, daß die parazentralen Darbietungen viel stärker überschwellig sind, wodurch relative Ausfälle übersehen werden können. Peripher dagegen liegt die Prüfpunktleuchtdichte in Schwellennähe, so daß sich keine klare Aussage über die Funktion machen läßt.

Eine Verbesserung ist dadurch möglich, daß alle Prüfpunkte gleich stark überschwellig gewählt werden. Hierzu muß der normalerweise vorhandene Empfindlichkeitsabfall zur Peripherie hin durch eine entsprechende Steigerung der Prüfpunktleuchtdichte kompensiert werden (Abb. 4.2).

Eine ganz grobe Anpassung an das Empfindlichkeitsgefälle erfolgt bei Strategien, die während der Untersuchung die Prüfpunktleuchtdichte im Bereich von 2–3 Zonen ändern. Eine feinere Abstufung erfüllt die genannte Forderung natürlich besser.

Einige Geräte gehen bei der Wahl der Prüfpunktleuchtdichte von dem Empfindlichkeitsprofil eines altersentsprechenden Normalkollektivs aus. Andere dagegen verwenden nur das normale Empfindlichkeitsgefälle. Die Höhe des Empfindlichkeitsprofils wird durch Schwellenmessungen an einigen repräsentativen Gesichtsfeldorten individuell ermittelt.

Der Betrag, um den die Prüfpunktleuchtdichte gegenüber der erwarteten oder der zunächst gemessenen Schwelle angehoben wird, ist ganz übereinstimmend mit 4–6 dB so gewählt, daß auch schwächere relative Ausfälle erkannt werden (Abb. 4.2, rechts). Feinere Unregelmäßigkeiten in Schwellennähe (Abb. 4.2, links) machen sich dabei noch nicht bemerkbar. Hierdurch wird ein ausgewogenes Verhältnis von hoher Sensitivität und zugleich hoher Spezifität erreicht.

Für Patienten mit eingeschränkter Kooperation kann das Ausmaß der Überschwelligkeit bei einigen Geräten noch gesteigert werden (Abb. 4.2, links). Damit erhofft man sich etwas klarere Ja/-Nein-Antworten, wobei auf Feinheiten verzichtet werden muß.

Topographiemessung

Zur Erfassung der Ausdehnung eines Ausfalles ist, wie bereits im vorigen Abschnitt ausgeführt, eine ausreichend dicht angeordnete Prüfpunktverteilung notwendig. Wenn auch bei der manuellen Perimetrie die Meßorte an jede beliebige Stelle gelegt werden können, so empfiehlt sich doch für die Suchphase ein einheitliches Vorgehen nach einem bestimmten Raster, sozusagen nach einer „Checkliste".

Das gleiche gilt für die automatisierte Perimetrie: In der Suchphase sollte auch hier eine Untersuchung an einem Raster von Meßpunkten erfolgen, das fein genug ist, um auch kleinere Ausfälle zu entdecken (WEBER u. KOSEL 1986). Hierfür gibt es festgelegte, unveränderliche Prüfpunktraster aufgrund der Positionierung von Leuchtdioden oder von Lichtleitern.

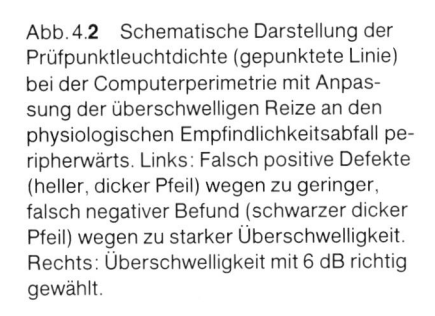

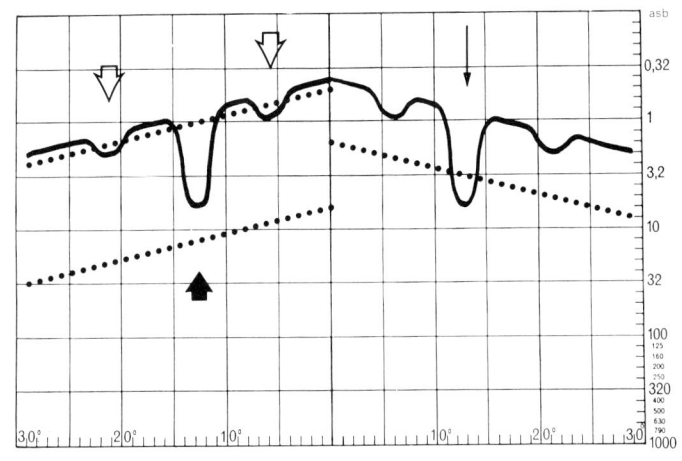

Abb. 4.2 Schematische Darstellung der Prüfpunktleuchtdichte (gepunktete Linie) bei der Computerperimetrie mit Anpassung der überschwelligen Reize an den physiologischen Empfindlichkeitsabfall peripherwärts. Links: Falsch positive Defekte (heller, dicker Pfeil) wegen zu geringer, falsch negativer Befund (schwarzer dicker Pfeil) wegen zu starker Überschwelligkeit. Rechts: Überschwelligkeit mit 6 dB richtig gewählt.

Flexible Rastermaße lassen sich dagegen durch Projektion von Prüfpunkten erzielen, entweder als lineares quadratisches Gitter oder mit anderen Verteilungsmustern. Wegen der kleinen parazentralen Ausfälle ist ein zentral dichteres Raster vorteilhaft (WEBER u. KOSEL 1986). Zur Erfassung eines nasalen Sprunges müssen ausreichend viele Meßpunkte unmittelbar oberhalb und unterhalb des nasalen horizontalen Meridians liegen. Die Peripherie außerhalb von 30° darf auch beim primär chronischen Glaukom nicht ganz vernachlässigt werden (DANNHEIM 1981).

Für die Erfassung von Läsionen der zentralen Sehbahn sollten Meßpunkte beiderseits des vertikalen Meridians liegen.

Beim Auftreten von einzelnen Ausfällen in der Suchphase kann die Auslotungsgenauigkeit erhöht und das Raster in der Umgebung des pathologischen Meßpunktes verfeinert werden. Bei den meisten Computerperimetern ist ein solcher „Nachtest", von Hand wählbar, für einzelne Areale möglich. Einige Perimeter führen in einer „adaptiven Strategie" solche Nachtests automatisch durch. Bei manchen Geräten können auch statische Profilschnitte entlang von Meridianen oder als Kreisbögen durch die Defekte hindurch gelegt werden.

Bei zahlreichen Computerperimetern lassen sich in Spezialprogrammen Teilbereiche des Gesichtsfeldes erfassen, so z. B. der blinde Fleck, das innerste Zentrum oder in einem „Neurologieprogramm" die Region beiderseits des vertikalen Meridians. Es empfiehlt sich, solche Teilprogramme in Kombination mit einem orientierenden Suchprogramm des gesamten Gesichtsfeldes auszuführen, um keine unerwarteten Ausfälle zu übersehen. Für die orientierende Untersuchung der Peripherie wird vereinzelt wieder auf die kinetische Methode zurückgegriffen (MILLER u. Mitarb. 1989).

Klinische Beispiele

Der Befund eines glaukomatös geschädigten Gesichtsfeldes, das mit verschiedenen Instrumenten untersucht wurde, soll dazu dienen, einige typische Ausdrucksarten im Vergleich mit der manuellen Perimetrie zu verdeutlichen.

Das am *Goldmann-Perimeter* gewonnene Gesichtsfeld läßt einen Nervenfaserausfall nasal unten erkennen (Abb. 4.3). Eine gründlichere statische und kinetische Analyse mit dem manuellen *Tübinger-Perimeter* enthüllt ein zusätzliches parazentrales absolutes Bogenskotom oben (Abb. 4.4).

Der *Fieldmaster 200* (Abb. 4.5) und der *Rodenstock-Peritest* mit seinem zentralen Programm (Abb. 4.6) hat beide Defekte aufgefunden.

Der Grausymbolausdruck (Abb. 4.6) läßt sich allerdings leichter interpretieren und mit einer Isopterendarstellung (Abb. 4.3 und 4.4) vergleichen als der einfache Ja/-Nein-Ausdruck des Fieldmaster 200 (Abb. 4.5).

Ein kombinierter Ausdruck der beiden zentralen 30°-Programme und des Präzisionsprogrammes des *Octopus* ist von einer Serie von Profilausdrucken eingerahmt und dadurch anschaulicher gemacht worden (Abb. 4.7). Hieraus läßt sich der nasal unten gelegene Ausfall als absolut erkennen, der parazentral obere als relativ. Hierbei muß berücksichtigt werden, daß der größere Prüfpunkt von 30 Winkelminuten eher an die Randpartien des schmalen Ausfalles heranreicht, während der kleine Prüfpunkt von 10 Winkelminuten bei der manuellen statischen Perimetrie eher in den tiefen zentralen Kern des Skotoms trifft.

Eine so detaillierte Analyse erfordert eine Untersuchungszeit von etwa einer Stunde pro Auge. Dies mag eine Spezialsprechstunde in einer Klinik noch verkraften – für die Praxis dürfte eine so aufwendige Diagnostik allerdings meist nicht praktikabel sein. Vielen Patienten ist schon wegen der Ermüdung eine so lange Untersuchung nicht zuzumuten. Nun kann innerhalb einer gegebenen Zeit von rund

Klinische Beispiele 4.5

Abb. 4.3 Glaukomatöser Nervenfaserausfall nasal unten, mit 4 Isopteren am Goldmann-Perimeter erfaßt. Der nasale Sprung reicht von peripher bis dicht parazentral.

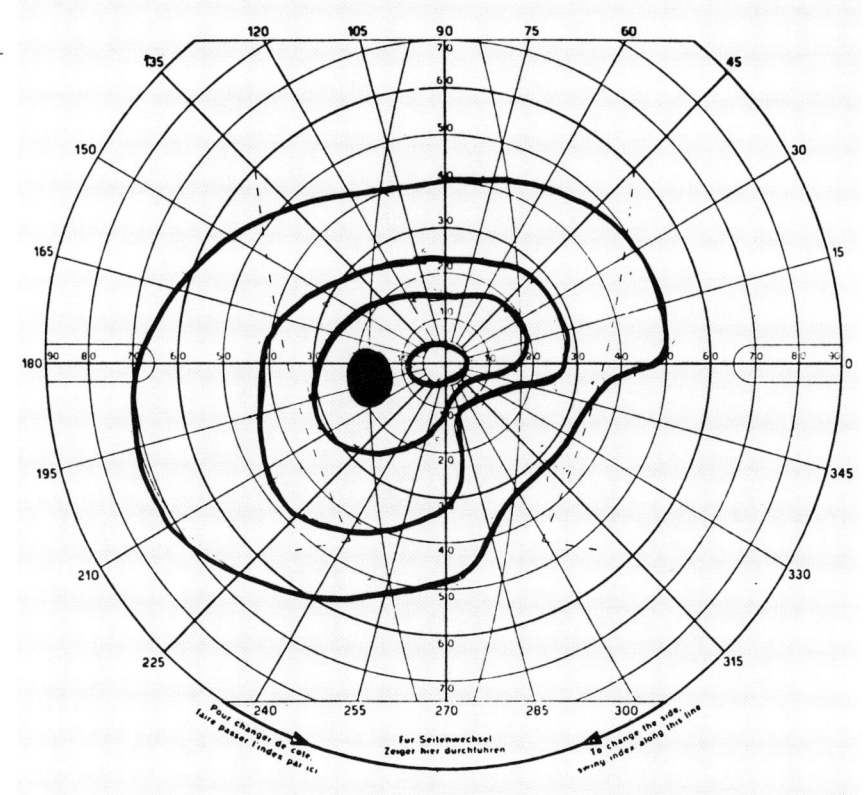

Abb. 4.4 Gesichtsfeld aus Abb. 4.3, am Tübinger-Handperimeter gewonnen. Die Isopterendarstellung ist links für das gesamte Gesichtsfeld bis 90° dargestellt, rechts davon für den zentralen Bereich bis 30°. In dieser „Ausschnittsvergrößerung" wird das im Vergleich zu Abb. 4.3 zusätzlich gefundene schmale Bogenskotom parazentral oben deutlich größer abgebildet. Die statische Profilperimetrie entlang den beiden schrägen oberen Meridianen (Pfeile), oberhalb davon wiedergegeben, lassen das schmale, tief eingeschnittene Bogenskotom gut erkennen. In den Profilen der beiden unteren schrägen Meridianen, unterhalb davon gezeigt, ist der absolute Nervenfaserausfall nasal unten als steiler Empfindlichkeitsabfall sichtbar.

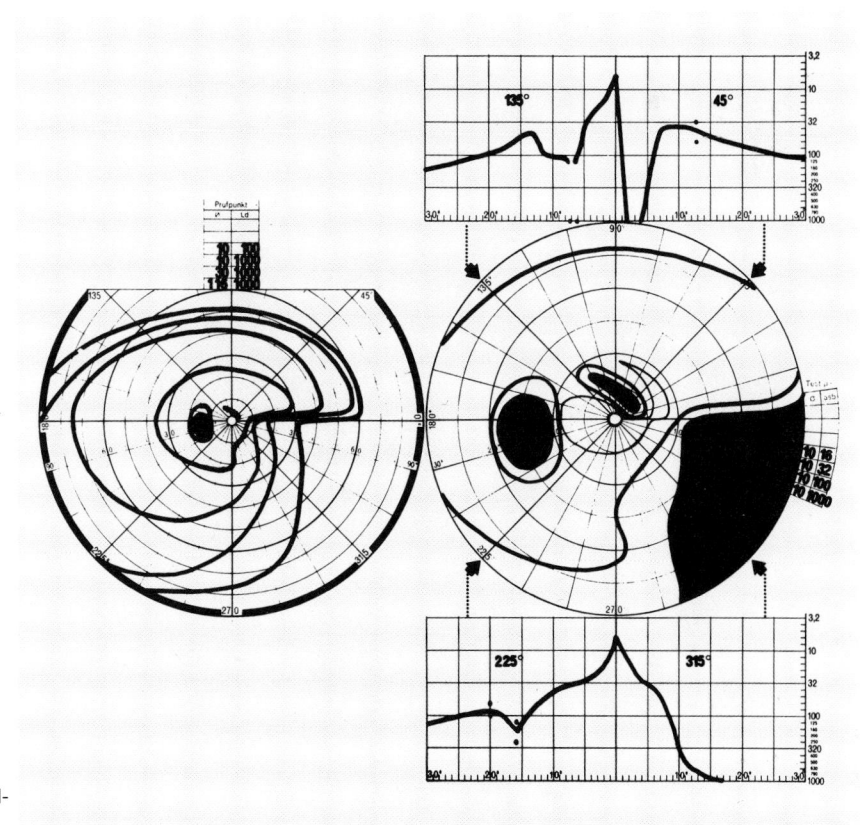

4.6 Computerperimetrie

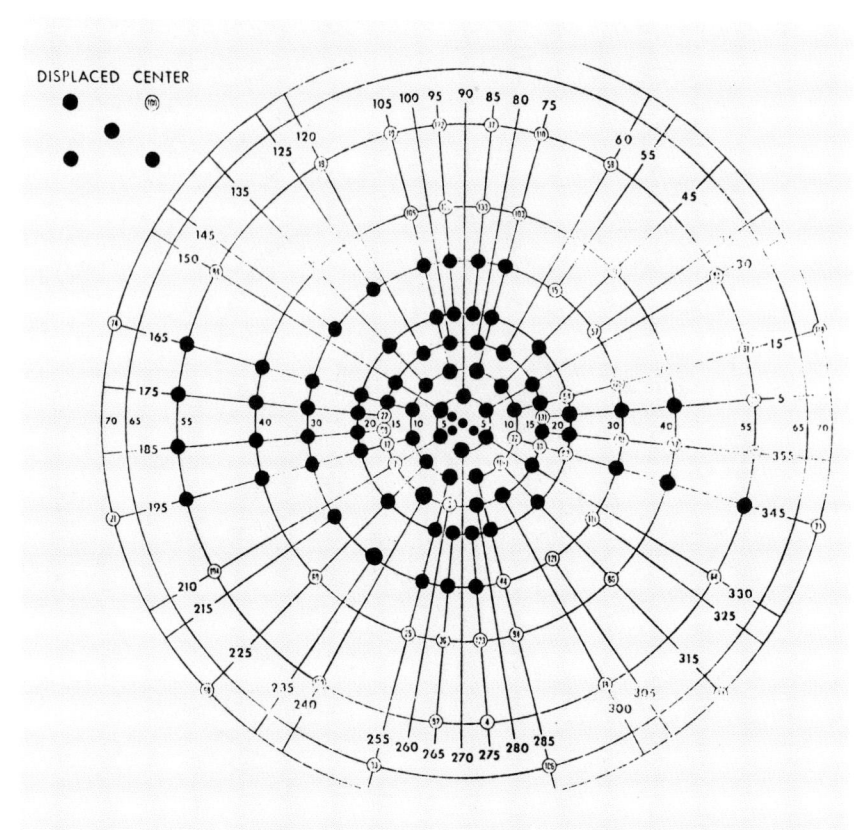

Abb. 4.5 Gesichtsfeld aus Abb. 4.3, mit dem automatischen Perimeter Fieldmaster 200 erfaßt. Der Ausdruck zeigt die Positionen wahrgenommener Prüfpunkte als schwarze, diejenigen fehlender Wahrnehmung als helle Kreise. Mit der gewählten, überall konstanten Prüfpunktleuchtdichte von 200 asb bei 10 asb Umfeldleuchtdichte ergibt sich ein temporal intaktes Gesichtsfeld mit einem nach unten relativ großen blinden Fleck. Von nasal oben und nasal unten her ist das periphere Gesichtsfeld allerdings in unregelmäßiger Weise eingeengt. In den 5 zentralen Meßpunkten des Makulaprogrammes, die links oben separat abgebildet (displaced center), aber auch in den Gesamtbefund eingezeichnet sind, läßt sich ein umschriebener Defekt parazentral oben erkennen (s. Abb. 4.4).

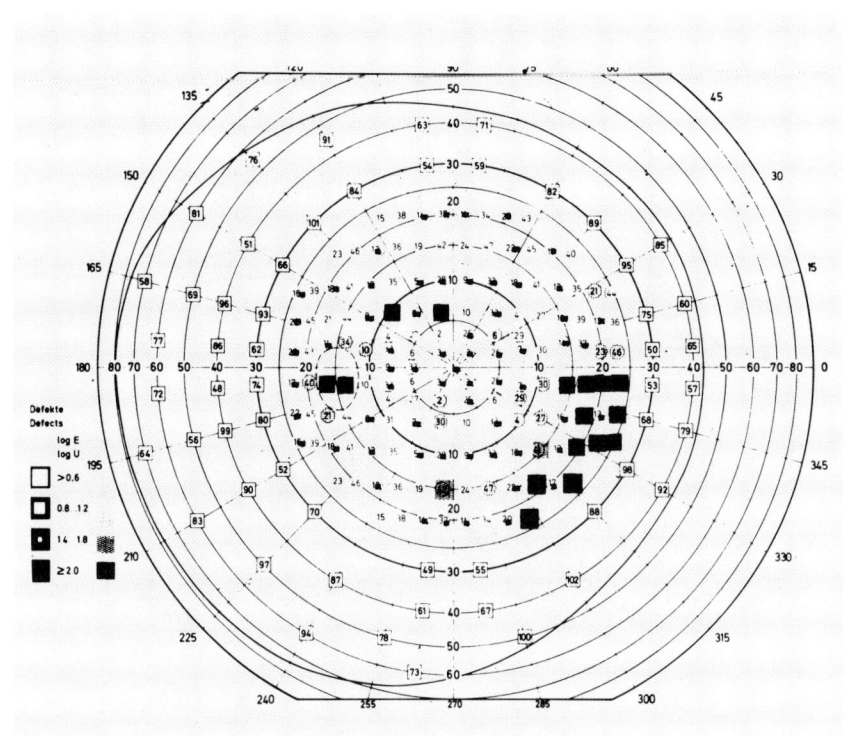

Abb. 4.6 Gesichtsfeld aus Abb. 4.3 mit dem Peritest, Programm 30°, gewonnen. Der Nervenfaserausfall nasal unten reicht als absolutes Skotom (große schwarze Quadrate) in den Untersuchungsbereich bis 15° hinein und bietet einen klaren nasalen Sprung. Einige relative Ausfälle von der stärkeren und der schwächeren Klasse (Klasseneinteilung links unten) sind als mehr oder weniger dunkel gefärbte Quadrate im unteren Bjerrum-Bereich und nasal oben mehr peripher wiederzufinden. Der blinde Fleck und das schmale Skotom parazentral oben bilden sich als je 2 absolute Ausfallpositionen ab. Eine geringe allgemeine Empfindlichkeitsherabsetzung zeigt sich in dem Schwellenwert von 0,6 log Einheiten, rechts außerhalb des Gesichtsfeldes dargestellt.

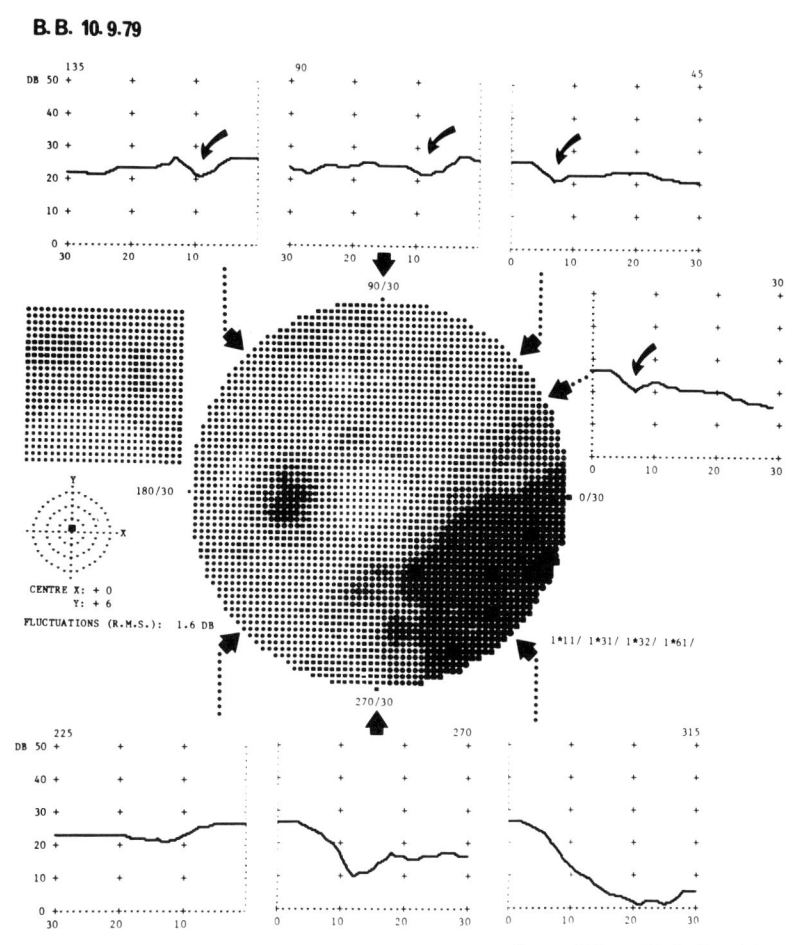

Abb. 4.7 Gesichtsfeld aus Abb. 4.3, mit den Octopus-Programmen 31, 32 und 61 innerhalb von 30° ermittelt. Der „interpolierte Graustufenausdruck" in der Mitte der Abbildung dient vor allem der Anschaulichkeit. Er zeigt viele kleine gleichmäßig angeordnete Graustufensymbole, deren zunehmende Schwärzung eine abnehmende Empfindlichkeit widerspiegelt. Diese vielen Grauwerte sind aus den nur etwa 160 gemessenen Empfindlichkeitswerten rein rechnerisch ermittelt. Die tatsächliche Position der linear über das Gesichtsfeld verteilten Meßpunkte ist dagegen im Befund nicht erkennbar. Die Umrandung von Zonen gleicher Schwärzung entspricht den Isopteren der manuellen Perimetrie (s. Abb. 4.3 und 4.4). Dies ist besonders deutlich im Bereich des Nervenfaserausfalls nasal unten zu erkennen, der sich durch seine ausgeprägte Schwärzung als weitgehend absoluter Defekt ausweist. Auch die Profilserie von 3 unteren Meridianen (fette schwarze Pfeile), unterhalb davon angeordnet, wurde durch Umrechnung der eigentlichen Meßwerte gewonnen und läßt den entsprechenden Abfall der Empfindlichkeit erkennen. In der Profilserie durch die oberen Meridiane, oberhalb wiedergegeben, findet sich eine umschriebene parazentrale Einsenkung in bogenförmiger Anordnung (kleine Pfeile). Dieser relative Ausfall wurde durch das Präzisionsprogramm im entsprechenden Meßbereich, links außerhalb davon separat abgebildet, genauer ermittelt.

15 Minuten entweder eine ausführliche Schwellenmessung an nur wenigen Gesichtsfeldorten durchgeführt werden, oder eine etwas großzügigere Schwellenabschätzung in der 4fachen Zahl von Orten. Um aber kleine, isolierte Glaukomausfälle nicht zu übersehen (Abb. 4.8), bietet es sich für die Praxis an, zunächst eine Suchmethode mit einem hinreichend dichten Raster anzuwenden und auf die Präzision der Schwellenmessung zu verzichten. Erst beim Auftreten eines Ausfalles muß dann die Feinauslotung angeschlossen werden.

4.8 Computerperimetrie

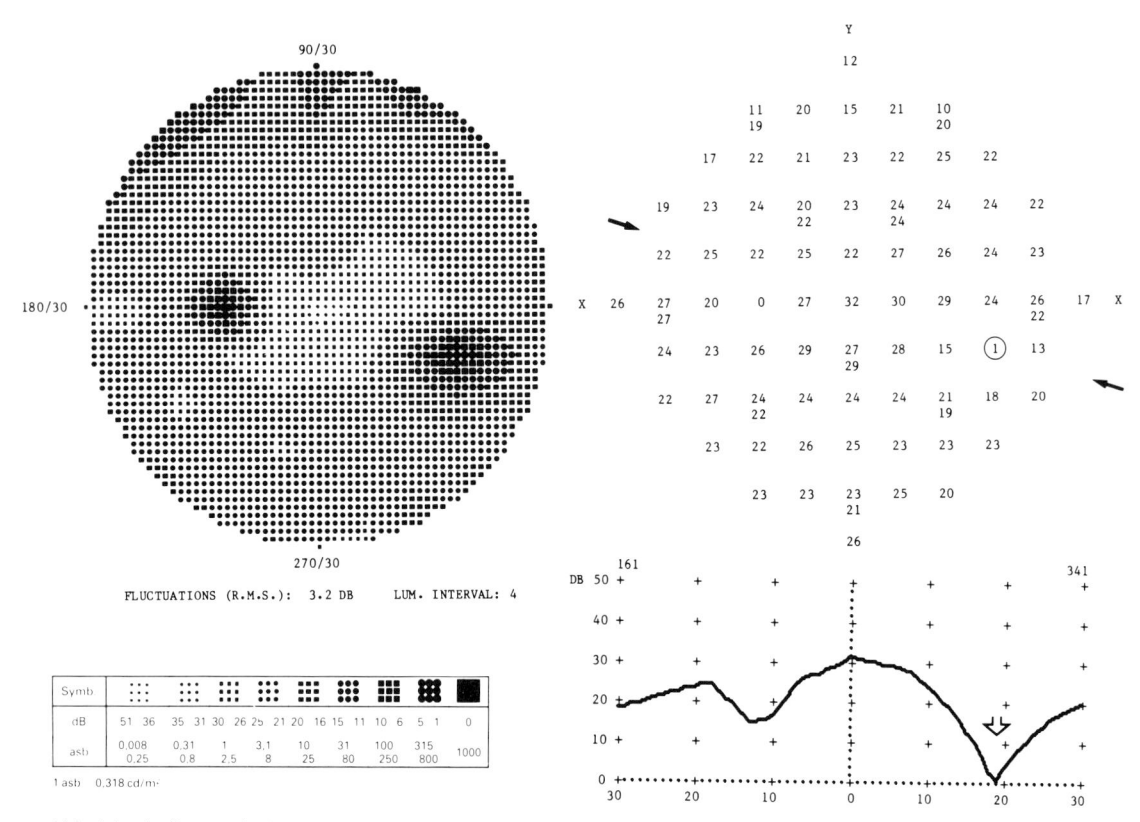

Abb. 4.8 Isolierter glaukomatöser Nervenfaserausfall nasal unten, mit dem Octopus-Programm 31 ermittelt. Ausdruck links in interpolierten Graustufen, Defekt wenig größer als der blinde Fleck. Rechts oben Ausdruck der gemessenen Empfindlichkeitswerte in dB, wobei der Wert 0 im blinden Fleck der maximalen Prüfpunktleichtdichte entspricht, also einem absoluten Ausfall. Der nasale isolierte Ausfall ist mit einem Kreis markiert. Das meridionale Profil durch diesen Ausfall, unterhalb davon abgebildet, läßt die entsprechende scharfe Profileinsenkung (offener Pfeil) erkennen. Die gegenüberliegende sanftere Profilsenke zeigt den teilweise angeschnittenen blinden Fleck.

Datenanalyse

Die Datenanalyse erlaubt eine bessere Interpretation eines Gesichtsfeldbefundes und seiner möglichen Änderung im Krankheitsverlauf. Die Analyse hängt allerdings von der Qualität und der Anzahl der Schwellenmessungen ab. Wie bereits angedeutet, muß nach kleinen Ausfällen mit einem entsprechend feinen Raster gesucht werden (DANNHEIM 1983, WEBER u. KOSEL 1986). Ein 6°-Raster kann einen solchen Ausfall gerade eben treffen (Abb. 4.8). Wenn das Raster aber um ein halbes Rastermaß in beiden Richtungen versetzt ist, kann die gleiche Rasterdichte den Ausfall verfehlen (Abb. 4.9).

Die Frage, ob es sich bei einem Gesichtsfeld um einen Normalbefund handelt, läßt sich leichter beantworten, wenn man einen speziellen „Vergleichsausdruck" (JENNI u. Mitarb. 1980) anwendet (Abb. 4.10). Hierbei werden die tatsächlichen Meßergebnisse, die altersentsprechenden Normalwerte und die Differenz zwischen beiden abgebildet.

Eine weitere, noch heiklere Frage ist diejenige nach einer Befundänderung im Krankheitsverlauf. Beim primär chronischen Glaukom werden nicht nur Befundverschlechterungen beobachtet, sondern ganz vereinzelt auch Besserungen.

Um geringfügige Änderungen erkennen zu können, ist eine detaillierte Analyse (BEBIE u. FANKHAUSER 1980) des „mittleren Empfindlichkeitsverlustes" innerhalb bestimmter Gesichtsfeldbereiche

Datenanalyse 4.9

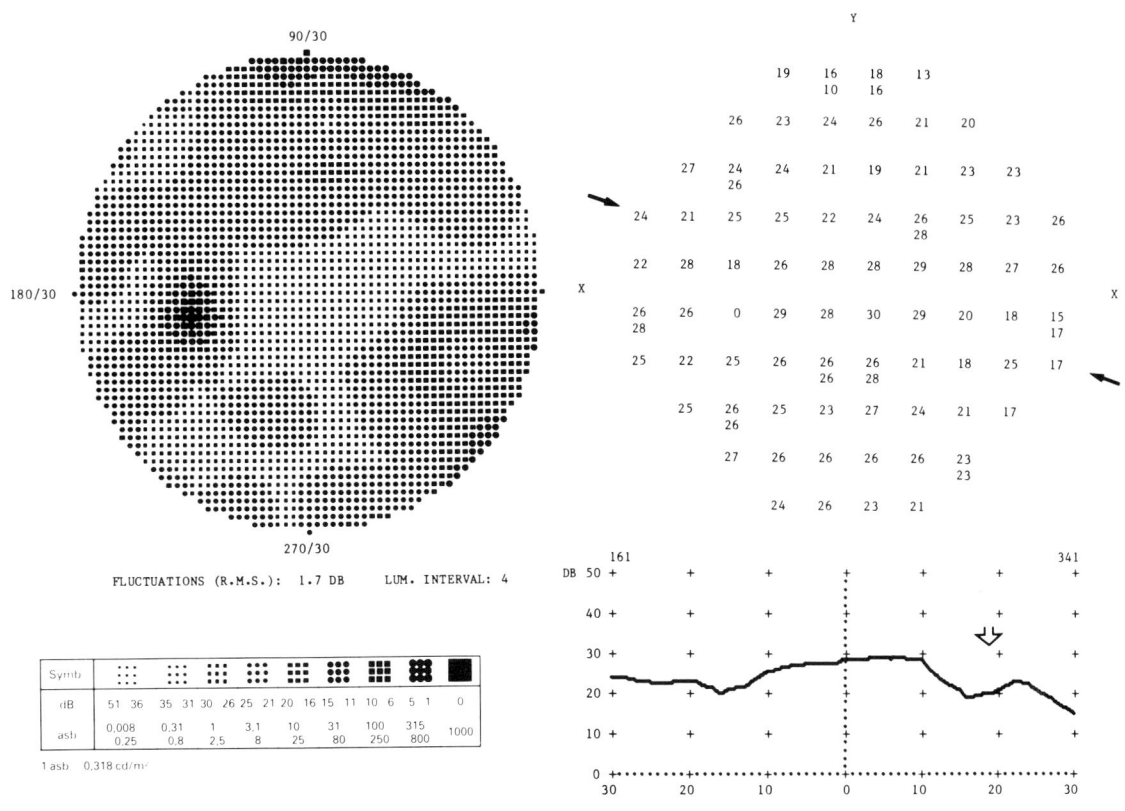

Abb. 4.9 Gleiches Auge wie in Abb. 4.8, zur gleichen Zeit mit Programm 32 untersucht und entsprechend abgebildet. Prüfpunkte um ein halbes Rastermaß in beiden Richtungen versetzt. Ausfall aus Abb. 4.8 nur als minimale Einsenkung zu ahnen (zarte Dunkelfärbung im Graustufenausdruck, offener Pfeil im Profilausdruck).

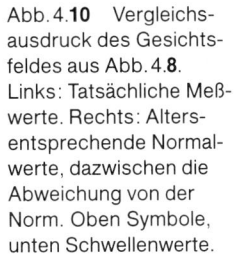

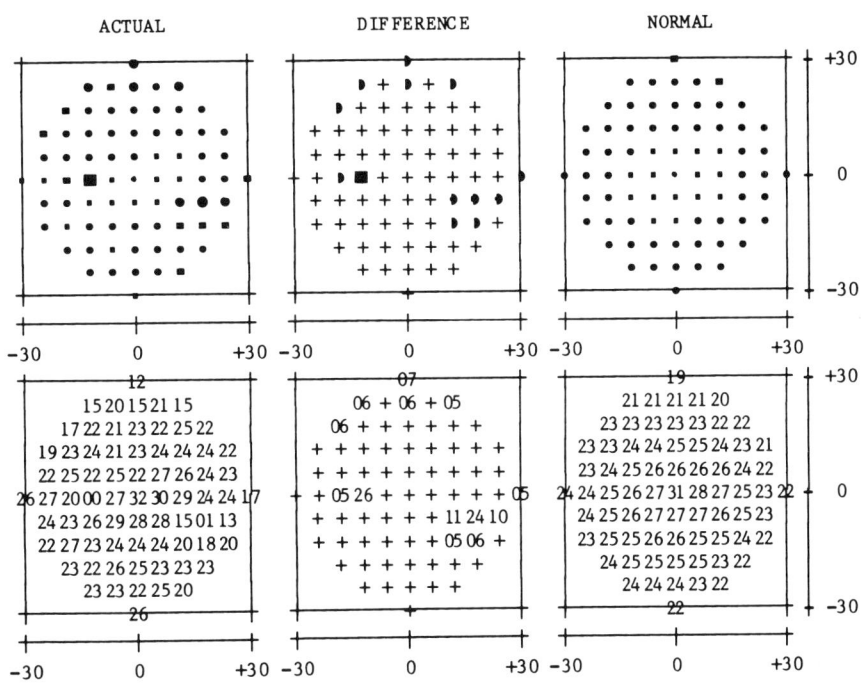

Abb. 4.10 Vergleichsausdruck des Gesichtsfeldes aus Abb. 4.8. Links: Tatsächliche Meßwerte. Rechts: Altersentsprechende Normalwerte, dazwischen die Abweichung von der Norm. Oben Symbole, unten Schwellenwerte.

DIFFERENCE TABLE (NORMAL MINUS ACTUAL):
+ DEVIATION <= 4 DB
▸ DEVIATION 5....9 DB
• DEVIATION 10...19 DB
● DEVIATION > 19 DB
■ ABS. DEFECT

FLUCTUATIONS (R.M.S.): 3.2DB   LUM. INTERVAL: 4

erforderlich (Delta-Programm „Serie", Abb. 4.11). Identische Meßorte im Gesichtsfeld sind eine Grundvoraussetzung für einen solchen quantitativen Befundvergleich (DANNHEIM 1983).

Die Aufteilung in die 4 Quadranten läßt nicht nur einen nasalen Sprung deutlich werden (Abb. 4.11), sondern auch hemiopisch angeordnete Störungen bei Läsionen der zentralen Sehbahn.

Die Reproduzierbarkeit der Schwellenmessung ist entscheidend für die Erkennung feiner Änderungen. Als Maß hierfür eignet sich die „Kurzzeitfluktuation", die sich als mittlere quadratische Abweichung aus den Differenzen von einzelnen Doppelbestimmungen ergibt.

Die Augenrotation kann, wenn sie vom einen zum nächsten Mal etwas unterschiedlich ausfällt, die relative Lage eines kleinen Skotoms zu einem konstanten Raster von Meßpunkten ändern. Die Lage des blinden Flecks und eines evtl. vorhandenen nasalen Sprunges muß daher stets berücksichtigt werden, um scheinbare Befundänderungen auszuschließen.

Für die digitale Analyse von Befunddifferenzen (BEBIE u. FANKHAUSER 1980) gibt es eine weitere Variante des Delta-Programms („Veränderung", Abb. 4.12). Diese wurde auf das Gesichtsfeld aus Abb. 4.8 und 4.10 und ein entsprechendes Gesichtsfeld desselben Auges, ein halbes Jahr zuvor erhoben, angewandt. Damit sind also die ersten beiden Befunde aus der Serie von Abb. 4.11 miteinander verglichen worden. Im topographischen Ausdruck der Befunddifferenzen (Abb. 4.12) sind die Positionen, welche eine Befundverschlechterung aufweisen, mit einem Minuszeichen gekennzeichnet, die Zahlenwerte entsprechen der Empfindlichkeitsänderung in Dezibel.

Das kleine Areal, in dem eine ausgeprägte Verschlechterung eintrat, ist von einer Linie eingerahmt. Die statistische Signifikanz einer Befundänderung im Defektbereich oder im gesamten Gesichtsfeld wird mit Hilfe eines T-Testes automatisch überprüft.

Unterschiedliche Rechenoperationen für die Trendanalyse von Gesichtsfeldserien können allerdings zu abweichenden Resultaten kommen (WERNER u. Mitarb. 1988). Diese Diskrepanzen waren aber geringer als diejenigen, die sich bei der Beurteilung durch verschiedene Glaukomexperten ergeben hatten. Wegen der immer möglichen Langzeitfluktuation sollte man mit der Feststellung einer Befundänderung zwischen wenigen Einzelbefunden stets zurückhaltend sein.

Eine weitere Datenreduktion ist in das Octopus-G1-Programm eingearbeitet (FLAMMER u. Mitarb. 1985) (Abb. 4.13), Gesichtsfeld zum gleichen Zeitpunkt wie in Abb. 4.10. Hierbei wird eine gründliche, 2fache Schwellenmessung an 59 Positionen des zentralen Gesichtsfeldes innerhalb von 30° in 2 getrennten Untersuchungsphasen vorgenommen.

Anschließend an diese Arbeitsgänge findet ein mehr orientierender Test an 14 Positionen des peripheren Gesichtsfeldes statt. Auf die 2. der beiden Untersuchungsphasen im Zentrum kann auf Wunsch verzichtet werden.

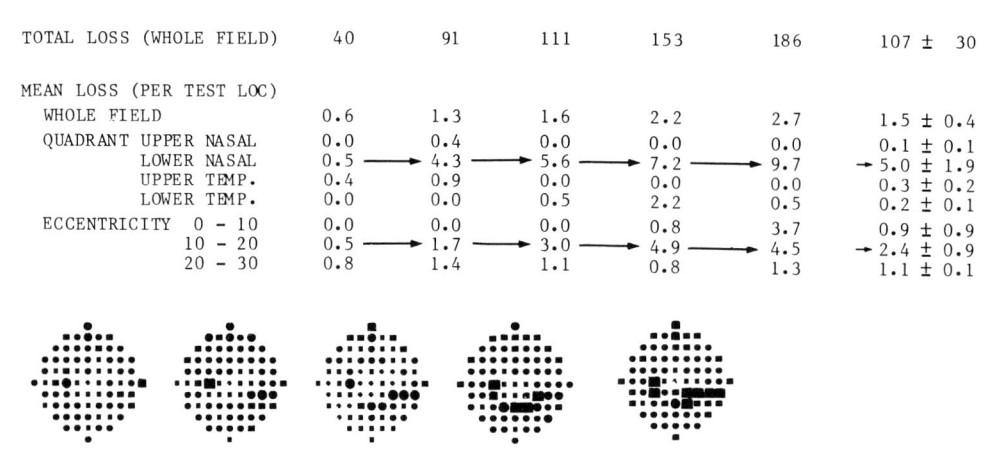

```
F001.85L      OS

TOTAL LOSS (WHOLE FIELD)      40        91       111       153       186       107 ± 30

MEAN LOSS (PER TEST LOC)
     WHOLE FIELD              0.6       1.3      1.6       2.2       2.7       1.5 ± 0.4
     QUADRANT UPPER NASAL     0.0       0.4      0.0       0.0       0.0       0.1 ± 0.1
              LOWER NASAL     0.5  →    4.3  →   5.6   →   7.2  →    9.7      →5.0 ± 1.9
              UPPER TEMP.     0.4       0.9      0.0       0.0       0.0       0.3 ± 0.2
              LOWER TEMP.     0.0       0.0      0.5       2.2       0.5       0.2 ± 0.1
     ECCENTRICITY  0 - 10     0.0       0.0      0.0       0.8       3.7       0.9 ± 0.9
                 10 - 20      0.5  →    1.7  →   3.0   →   4.9  →    4.5      →2.4 ± 0.9
                 20 - 30      0.8       1.4      1.1       0.8       1.3       1.1 ± 0.1
```

Abb. 4.11 Datenanalyse einer Serie von 5 im Abstand von 6–12 Monaten gewonnenen Gesichtsfeldern, von denen das zweite demjenigen von Abb. 4.8 bzw. 4.10 entspricht, mit dem Octopus-Delta-Programm „Serie". Erstmaliges Auftreten eines Empfindlichkeitsverlustes mit deutlicher Zunahme nasal unten in einer Exzentrizität von 10–30° (Pfeile). Befundverschlechterung auch im orientierenden Grausymbolausdruck erkennbar (unten).

Datenanalyse **4.**11

Abb. 4.**12** Topographischer Ausdruck der Befunddifferenz in dB zwischen den beiden ersten Gesichtsfeldern aus Abb. 4.**11** mit dem Octopus-Delta-Programm („Veränderung"). Befundverschlechterung mit minus gekennzeichnet. Areal stärkster Verschlechterung herausgehoben. Aufgrund des T-Testes, unterhalb angegeben, signifikante Verschlechterung nur für das gesamte Gesichtsfeld, nicht für die einzelne hochpathologische Position, die eine Verschlechterung von 17 dB aufweist.

```
                           - 1
                - 5.  - 2:    4    0:  - 3.
         - 7.  - 3:  - 4:  - 1:    2:    2:  - 3:
    - 6:  - 1:    2:  - 2:  - 2:  - 2:    1:    1:    0:
    - 1:  - 2:    2.  - 2:  - 2:    1:  - 1:    0:  - 1:
     3:    1:         - 1:    1:    1:    4:  - 2:    0:    7
          - 1:          1:    0:    1:  -10.  -17   - 7.
          - 5:    3:  - 1:  - 1:  - 3:    2:  - 3.  - 7.   1:
                - 1:  - 3:    1:    2:  - 3:  - 4:  - 1:
                      - 1:  - 1:  - 4:    1:  - 4:
                                    3:
```

```
DIFFERENCE TABLE  : MEAN B MINUS MEAN A (NEGATIVE VALUES: DECREASED SENSITIVITY)
 0-0  ALL RESULTS ZERO     <>  LOW NORMAL VALUES
 DOTS INDICATE THAT SOME (.) OR ALL (:) RESULTS ARE IN NORMAL RANGE (FULLY VALID)
CONFIDENCE INTERVAL FOR MEAN DIFFERENCE / T-TEST
 (1) PATHOL. AREA (UNDOTTED)    - 1.8 ±17.0  (T-TEST: DATA DO NOT PROVE ALTERATION)
 (2) WHOLE FIELD               - 1.2 ± 0.8  (T-TEST: ALTERATION IS INDICATED)
```

Abb. 4.**13** Gesichtsfeld des gleichen Auges wie in Abb. 4.**8**, mit dem Octopus-G1-Programm zum gleichen Zeitpunkt ermittelt. Oben: Topographischer Ausdruck der Differenz zur Norm in dB für das zentrale Gesichtsfeld, ähnlich wie in Abb. 4.**10**. In der Peripherie Abweichung zur Norm als Symbolausdruck aufgrund einer orientierenden Übersichtsuntersuchung. Die Gesichtsfeldindizes mit ihren Normalwerten, durch Datenreduktion gewonnen, sind darunter abgedruckt und spiegeln einen pathologischen Wert für isolierte Defekte wider (CLV offener Pfeil). Der mittlere Empfindlichkeitsverlust (MS) liegt dagegen fast noch im Normbereich. Kurzzeitfluktuation aufgrund der Doppelmessungen im zentralen Gesichtsfeld (SF) und Rate falscher Antworten auf Fangfragen (RF) im Normbereich.

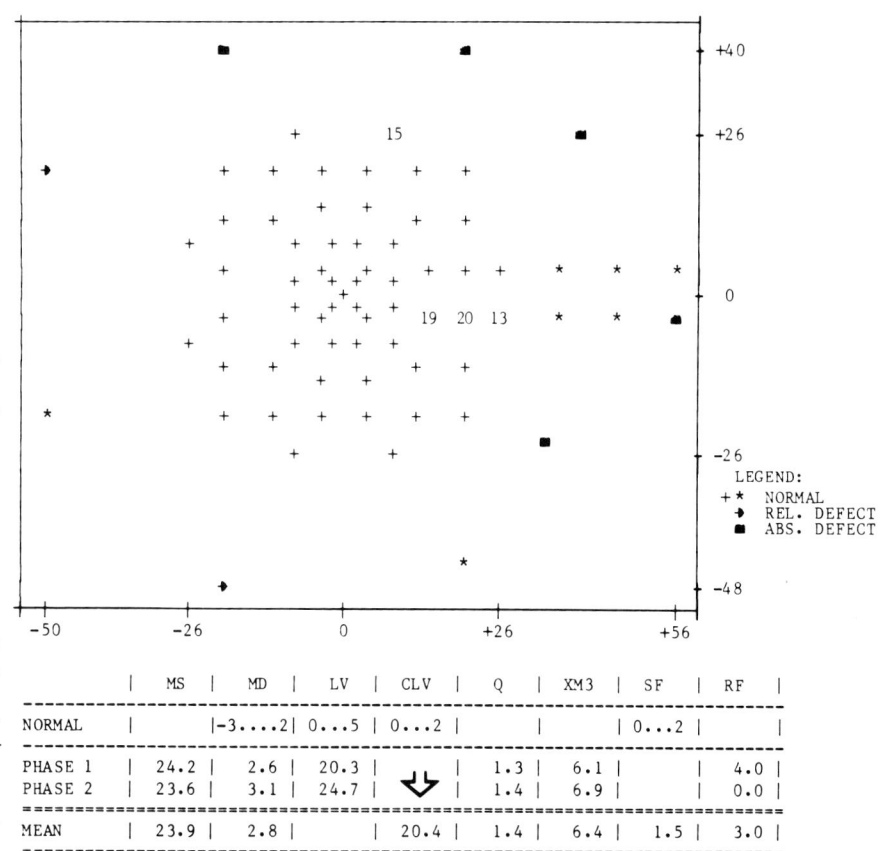

LEGEND:
+ * NORMAL
→   REL. DEFECT
■   ABS. DEFECT

	MS	MD	LV	CLV	Q	XM3	SF	RF
NORMAL		-3...2	0...5	0...2			0...2	
PHASE 1	24.2	2.6	20.3	⇓	1.3	6.1		4.0
PHASE 2	23.6	3.1	24.7		1.4	6.9		0.0
MEAN	23.9	2.8		20.4	1.4	6.4	1.5	3.0

4.12 Computerperimetrie

Eine Reihe von „Gesichsfeldindizes" werden unterhalb des Befundes abgedruckt und den Normalwerten gegenübergestellt. Die 4 wichtigsten Indizes sind dabei:

- Der *„gemittelte Defekt"* (MD) drückt die allgemeine Empfindlichkeitsherabsetzung aus (in Abb. 4.13 gering pathologisch).
- Die *fluktuationskorrigierte Varianz des Empfindlichkeitsverlustes* (CLV) spricht besonders auf umschriebene Defekte an (in Abb. 4.13 deutlich pathologisch).
- Die *Kurzzeitfluktuation* (SF) wird als mittlere quadratische Abweichung der beiden an den gleichen Positionen nacheinander durchgeführten Schwellenmessungen berechnet (in Abb. 4.13 normal).
- Die *Rate der falschen Antworten* (RF) ist ein Maß für die Häufigkeit verkehrter Reaktionen des Patienten auf Fangfragen.

Eine Differenzierung von allgemeiner und lokalisierter Empfindlichkeitsherabsetzung hat praktische Bedeutung, da jede dieser beiden Veränderungen glaukombedingt sein kann. Eine allgemeine Empfindlichkeitsherabsetzung als einzige glaukomatöse Funktionsstörung dürfte bei weiter Papillenexkavation mit zirkulär gleichmäßiger Verschmälerung des Papillenrandsaumes als Ausdruck des druckabhängigen diffusen Schadens beobachtet werden (AIRAKSINEN u. Mitarb. 1985, DRANCE u. Mitarb. 1987, FLAMMER u. Mitarb. 1985).

Solche diffusen Gesichtsfeldstörungen können natürlich auch bei zunehmender Linsentrübung, Miosis, fehlerhafter Nahkorrektur, hoher Myopie oder als „Langzeitfluktuation" auftreten. Sie müssen also nicht ursächlich mit dem Glaukomschaden zusammenhängen.

Sowohl die Kurzzeitfluktuation als auch die Rate falscher Antworten sind bei denjenigen Patienten pathologisch erhöht, die eine mangelhafte Mitarbeit, Konzentrationsschwächen oder ähnliche Probleme aufweisen. Die Kombination einer pathologischen Kurzzeitfluktuation bei normaler Rate falscher Antworten und bei Normalwerten der übrigen Indizes könnte ein sehr frühes Zeichen einer perimetrisch erfaßbaren glaukomatösen Schädigung darstellen (FLAMMER 1985).

Die meisten übrigen Computerperimeter sind ebenfalls in der Lage, Differenzausdrucke gegenüber Normalbefunden oder gegenüber Vorbefunden des gleichen Auges zu liefern. Solche topographisch ausgedruckten Differenzwerte geben allerdings, wenn sie gering ausfallen, keine Hinweise über die Signifikanz des Unterschiedes. Um eine Überinterpretation zu vermeiden, ist eine Datenreduktion und die Berücksichtigung der Zuverlässigkeit der Schwellenwerte erforderlich.

Eine sehr einfache Datenreduktion wird am Dicon-Perimeter durchgeführt und als „Esterman-Score" ausgedruckt (ESTERMAN u. Mitarb. 1985). Da hierbei nur die Reizmarke entsprechend Goldmann III/4 zur Anwendung kommt, sollte dieses Programm überwiegend der Frage nach Berufstauglichkeit bzw. der medikolegalen Schadensermittlung vorbehalten bleiben. Ähnlich arbeitende Strategien stehen bei einigen Geräten für Spezialprogramme zur Bearbeitung von Blindengutachten zur Verfügung (AULHORN u. Mitarb. 1986).

Eine Berechnung der mittleren Empfindlichkeit in einzelnen Gesichtsfeldarealen ist am Competer 750 möglich, wobei die Werte als „Performance" ablesbar sind (HEIJL 1985).

Das Humphrey-Perimeter besitzt, ähnlich wie der Octopus, eine ebenfalls sehr ausgefeilte Datenanalyse („Statpac", HEIJL u. Mitarb. [1987]). Die Besonderheit dieses Systems ist eine Berechnung von Wahrscheinlichkeiten des Auftretens individueller Schwellenwerte im Gesichtsfeld eines alterskorrigierten Normalkollektivs. Ein und dieselbe Defekttiefe stellt im zentralen Gesichtsfeld mit hö-

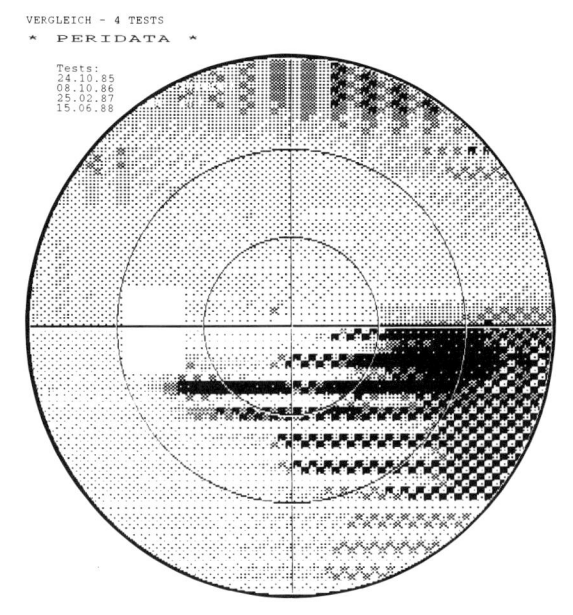

Abb. 4.14 Graphische Darstellung des perimetrischen Krankheitsverlaufs des zentralen Befundes von Abb. 4.13 und 3 weiterer Folgebefunde in annähernd jährlichen Abständen („Graphische Analyse topographischer Trends"). Horizontale Streifung im unteren Bjerrum-Bereich entspricht deutlicher Verschlechterung, senkrechte Streifung oben deutet auf gewisse Besserung hin, gewürfelter Grauton nasal unten signalisiert wechselnde Defekttiefe im Sinne einer Langzeitfluktuation ohne sicheren Trend.

herer Wahrscheinlichkeit einen pathologischen Befund dar als in der Peripherie. Im topographischen Ausdruck werden die Wahrscheinlichkeitswerte als Graustufensymbole abgebildet. Daneben gibt es noch einen topographischen Ausdruck der lokalisierten Defekte, in dem der diffuse Anteil der Defekte rechnerisch abgezogen ist. Darüber hinaus läßt sich das Verhalten der verschiedenen Gesichtsfeldindizes bei Folgeuntersuchungen graphisch darstellen, ähnlich wie bei dem entsprechenden Octopus-Programm (Octosoft Trend).

Ein neuartiges perimetrisches Analyseprogramm (Peridata) enthält eine besondere graphische Darstellung von Befundänderungen (WEBER u. KRIEGLSTEIN 1990). Hierbei werden Verschlechterungen als horizontale Streifung, Verbesserungen als vertikale Streifen und unregelmäßig wechselnde Befunde als Schachbrettmuster in interpolierten Graustufen dargestellt (Abb. 4.14).

Die Interpretation eines Gesichtsfeldbefundes des G1-Programms wird durch eine noch weitergehende Datenanalyse erleichtert (HIRSBRUNNER u. Mitarb. 1990). Hierbei werden die einzelnen Gesichtsfeldindizes in ihrer individuellen Zusammenstellung ausgewertet. Verschiedene Teilbereiche des Gesichtsfeldes werden auf Gruppierungen von Defekten hin überprüft. Eine graphische Darstellung der Schwellenwerte, sortiert nach der Defekttiefe („Bebie-Kurve", Abb. 4.15) eröffnet eine neuartige Betrachtungsweise des Gesichtsfeldes (BEBIE u. Mitarb. 1989). Schließlich beschreibt ein ausführlicher Kommentar die Eigenschaften des analysierten Gesichtsfeldes. Der längere Gebrauch dieses Interpretationsprogramms („Octosmart", HIRSBRUNNER u. Mitarb. [1990]) schult die differenzierte Bewertung individueller Gesichtsfeldbefunde, so daß es sich auch gut zur Ausbildung eignet.

Symmetrieberechnungen für Schwellenwerte können die Interpretation eines Gesichtsfeldes bezüglich feiner Nervenfaserdefekte bzw. eines nasalen Sprungs erleichtern (SOMMER u. Mitarb. 1987).

Das Analyseprogramm „Peridata" ermöglicht eine Trendanalyse im Format der Bebie-Kurve („Graphische Analyse numerischer Trends", Abb. 4.16). Hierbei wird der Bebie-Kurve des Erstbefundes jeder individuelle Meßwert des Folgebefundes zugeordnet. Hieraus lassen sich Befundänderungen in beiden Richtungen sehr übersichtlich ablesen.

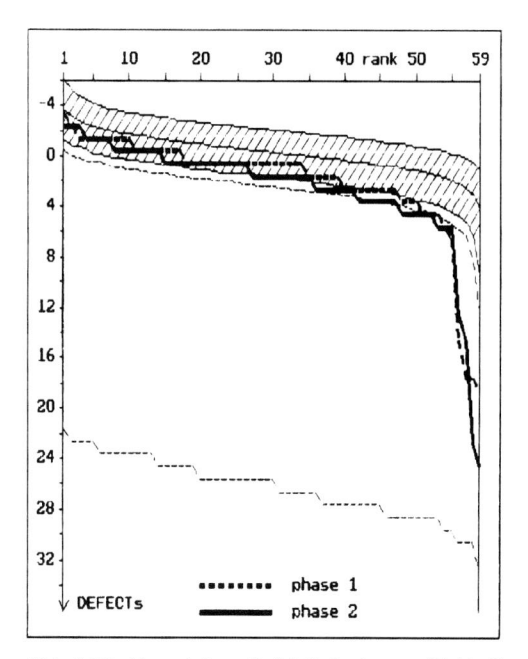

Abb. 4.15 Kumulative Defekttiefenkurve (Bebie-Kurve) des Gesichtsfeldes aus Abb. 4.13. Normalbereich ± einer Standardabweichung schraffiert, dicht darunter Normalwertkurve − 2 Standardabweichungen. Weitere Kurve im unteren Drittel entspricht maximal meßbarer Defekttiefe. Individuelle Bebie-Kurve (Phase 1 unterbrochen, Phase 2 – dicht daneben – dick ausgezogen) zeigt ganz überwiegend Empfindlichkeiten im unteren Normbereich, nur 4 sehr ausgeprägte, relative Defekte als Kurvenabsenkung am rechten Rand.

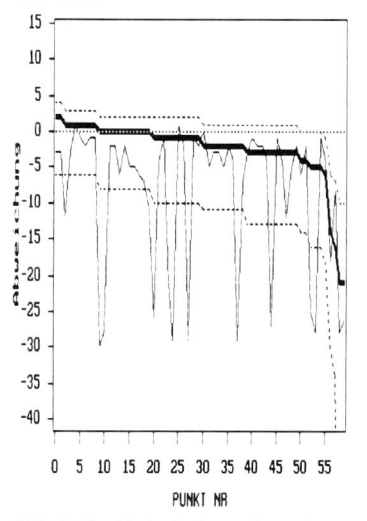

Abb. 4.16 Verlaufsdarstellung des ersten und letzten der 4 Gesichtsfelder aus Abb. 4.14. im Format der Bebie-Kurve („Graphische Analyse numerischer Trends"). Erstbefund (dick ausgezogen) entspricht dem Mittelwert der beiden Kurven aus Abb. 4.15. Defekttiefe des Folgebefundes in jeder der 59 Positionen als dünn ausgezogene, gezackte Linie vermerkt. Neu sortierte Bebie-Kurve des Folgebefundes als unterbrochene Linie unterhalb derer des Erstbefundes aufgetragen. Richtung der Zacken der Differenz beider Befunde fast ausnahmslos nach unten im Sinne einer Verschlechterung. Bebie-Kurve des Folgebefundes läßt generalisierten Empfindlichkeitsverlust im zeitlichen Verlauf erkennen.

Schlußbetrachtung

Die Computertechnologie und die Datenanalyse eröffnen neue Dimensionen für die klinische Perimetrie bezüglich der Früherkennung und Verlaufskontrolle von Gesichtsfeldstörungen. Expertensysteme werden in zunehmendem Maße Entscheidungshilfen liefern und Interpretationen erleichtern. Die *statistische Signifikanz* einer Befundänderung beinhaltet aber nicht unbedingt auch *klinische Relevanz*. Die Verantwortung für eine angemessene Patientenbetreuung während der Untersuchung und für klinisch fundierte, individuelle Schlußfolgerungen kann und darf nie von einer Maschine übernommen werden.

Literatur

Airaksinen, P. J., S. M. Drance, G. R. Douglas, M. Schulzer: Neuroretinal rim areas and visual field indices in glaucoma. Amer. J. Ophthalmol. 99 (1985) 107–110

Aulhorn, E., F. Dannheim, W. Durst, I. Witt: Automatisierte Perimetrie bei der Begutachtung für Blindengeld-Gewährung. Fortschr. Ophthalmol. 83 (1986) 716–720

Aulhorn, E., G. Köst: Rauschfeldkampimetrie. Eine neuartige perimetrische Untersuchungsweise. Klin. Mbl. Augenheilk. 192 (1988) 284–288

Bebie, H., F. Frankhauser: Ein statistisches Programm zur Beurteilung von Gesichtsfeldern. Klin. Mbl. Augenheilk. 177: (1980) 417–422

Bebie, H., J. Flammer T. Bebie: The cumulative defect curve: separation of local and diffuse components of visual field damage. Graefe's Arch. clin. exp. Ophthalmol. 227 (1989) 9–12

Boberg-Ans, L. J., P. Vangsted: An automatic screening perimeter for the personal computer. Glaucoma 10 (1988) 77–79

Dannheim, F.: Patterns of visual field alterations for liminal and supraliminal stimuli in chronic simple glaucoma. Docum. Ophthalmol., Proc. Ser. 26 (1981) 97–102

Dannheim, F.: Mechanisms for comparing visual fields and their storage in the evaluation of glaucoma. In Henkind, P.: Proceedings of the XXIV. International Congress of Ophthalmology. Lippincott, Philadelphia 1983 (pp. 654–656)

Dannheim, F.: Computer-Perimeter. In Rassow, B.: Ophthalmologisch-optische Instrumente. Klin. Mbl. Augenheilk. Suppl. 111 (1987) 137–160

Dannheim, F., F. Abramo, D. Verlohr: Comparison of automated conventional and spatial resolution perimetry in glaucoma. In Heijl, A.: Perimetry Update 1988/89. Kugler & Ghedini, Amsterdam 1989 (pp. 383–392)

Drance, S. M., G. R. Douglas, P. J. Airaksinen, M. Schulzer, R. A. Hitchings: Diffuse visual field loss in chronic open-angle and low-tension glaucoma. Amer. J. Ophthalmol. 104 (1987) 577–580

Esterman, B., E. Blanche, M. Wallach, A. Bonelli: Computerized scoring of the functional field. Preliminary report. Docum. Ophthalmol., Proc. Ser. 42 (1985) 333-339

Flammer, J., S. M. Drance, L. Augustiny, A. Funkhouser: Quantification of glaucomatous visual field defects with automated perimetry. Invest. Ophthalmol. 26 (1985) 176–181

Gloor, B.: Automatische Perimetrie. Klin. Mbl. Augenheilk., Suppl. 110 (1987)

Hart jr., W. M.: Blue/yellow color contrast perimetry compared to conventional kinetic perimetry in patients with established glaucomatous visual field defects. In Heijl, A.: Perimetry Update 1988/89. Kugler & Ghedini, Amsterdam 1989 (pp. 23–30)

Hirsbrunner, H. P., F. Fankhauser, A. Jenni, A. T. Funkhouser: Evaluating a perimetric expert system: experience with Octosmart. Graefe's Arch. clin. exp. Ophthalmol (1990) (im Druck)

Heijl, A.: The competer. In Drance, S. M., D. Anderson: Automatic Perimetry in Glaucoma. Grune & Stratton, New York 1985 (pp. 113–121)

Heijl, A., G. Lindgren, J. Olsson: A package for the statistical analysis of computerized visual fields. Docum. Ophthalmol. Proc. Ser. 49 (1987) 153–168

Jenni, A., F. Fankhauser, H. Bebie: Neue Programme für das automatische Perimeter Octopus. Klin. Mbl. Augenheilk. 176 (1980) 536–544

Lachenmayr, B., H. Rothbächer, M. Gleissner: Sinnesphysiologische Untersuchungen beim Glaukom. Fortschr. Ophthalmol. 85 (1988) 756–762

Miller, K. N., M. B. Shields, A. R. Ollie: Automated kinetic perimetry with two peripheral isopters in glaucoma. Arch. Ophthalmol. 107 (1989) 1316–1320

Sommer, A., C. Enger, K. Witt: Screening for glaucomatous visual field loss with automated threshold perimetry. Amer. J. Ophthalmol. 103 (1987) 681–684

Weber, J.: Eine neue Strategie für die automatische statische Perimetrie. Fortschr. Ophthalmol. (1990) (im Druck)

Weber, J., J. Kosel: Glaukomperimetrie – Die Optimierung von Prüfpunktrastern mit einem Informationsindex. Klin. Mbl. Augenheilk. 189 (1986) 110–117

Weber, J., G. K. Kriegelstein: Die Anwendung der graphischen Analyse topographischer Trends (GATT) in der Perimetrie. Fortschr. Ophthalmol. (1990) (im Druck)

Werner, E. B., K. I. Bishop, J. Koelle, G. R. Douglas, R. P. Leblanc, R. P. Mills, B. Schwarzt, W. R. Whalen, J. T. Wilensky: A comparison of experienced clinical observers and statistical tests in detection of progressive visual field loss in glaucoma using automated perimetry. Arch. Ophthalmol. 106 (1988) 619–623

5 Erkrankungen der Sehnerven

A. Huber und H. Wildberger

Einleitung

Die beiden Sehnerven sind integrierende Bestandteile in der Gesamtheit von Auge und Gehirn. Werden die Sehnerven in diesem Buch als separate Einheiten besprochen, so entspricht dies höchstens unserem Bedürfnis nach Ordnung, zudem der Tatsache, daß aufgrund anatomischer Verhältnisse eine besondere Vulnerabilität der Sehnerven besteht; schließlich, weil das ophthalmoskopische Beobachten der ovalen Sehnervenscheibe – beinahe ein Ritual für den Augenarzt – eine besonders wichtige diagnostische Bedeutung hat.

Erkrankungen der Sehnerven werden, entgegen früherer Gepflogenheiten, als *Neuropathien* benannt. Obwohl von Neurologen der Begriff Neuropathie vornehmlich für die Erkrankungen peripherer Nerven angewandt wird, sprechen wir auch von einer Neuropathie des Sehnerven, obwohl eine systeminterne Bahn vorliegt. Aufgrund neuerer Untersuchungsmethoden kann eine Neuropathie des Sehnerven auch dann vorliegen, wenn eine Abblassung der Papille (noch) nicht vorhanden ist oder wenn relativ grobe Sehfunktionen, wie Sehschärfe oder Gesichtsfeld, aufgrund der vorhandenen Leitungsreserve noch kompensiert sind. Als Ausgangspunkt der Sehnerven können wir die retinalen Ganglienzellen betrachten, deren Axone in die Lamellen der Corpora geniculata einstrahlen. Aus verschiedenen Gründen wird der Physiopathologie der Tractus optici, welche Axone von beiden Sehnerven enthalten, geringeres Gewicht beigemessen. Die entsprechenden Kapitel in Lehrbüchern sind zumeist kurzgefaßt, obwohl es möglich ist, daß gewisse doppelseitige Sehnervenerkrankungen ihren Ursprung zentralwärts, in den Tractus optici, haben und sich durch eine absteigende Degeneration manifestieren. Die für eine Leitungsstörung des Sehnerven verantwortlichen Noxen sind zahlreich: Entzündung, Demyelinisierung, vaskuläre Störung, Trauma, Intoxikation (inkl. metabolische Störungen), Kompression (Tumoren, Metastasen, Schädeldeformationen, intrakranielle Drucksteigerung). Die Kardinalsymptome der Leitungsstörungen des N. opticus sind bereits im Kap. Neuroophthalmologie (Bd. 3/II, S. 1.284) eingehend behandelt worden. In den folgenden Abschnitten wird nach Besprechung von Anatomie und Physiologie des Sehnerven gründlich auf die heute gebräuchlichen und modernen Untersuchungsmethoden der Sehnervenfunktion eingegangen. Im klinischen Teil folgt die Besprechung der Mißbildungen, der Optikusatrophie generell, der hereditären Optikusatrophien, der Neuritis, der toxischen Neuropathien, der ischämischen Neuropathien, der dysthyreotischen Neuropathien, der traumatischen Optikusläsionen, der Sehnerventumoren (inkl. Kompression des N. opticus von außen her), des Papillenödemes bei intrakranieller Drucksteigerung, der Sehnervenerkrankungen bei Allgemeinaffektionen und der Simulation und Aggravation. Es versteht sich von selbst, daß den modernen Untersuchungsmethoden der Kontrastsensibilität, des Farbensinnes, der computergesteuerten Perimetrie, der Elektrophysiologie und ganz besonders auch der Neuroradiologie (Computertomographie, Kernspintomographie) besonderes Gewicht bei den entsprechenden Erkrankungsformen beigelegt wird. Die Neuropathien des Sehnerven werden, wie dies auch der täglichen klinischen Erfahrung entspricht, nicht nur isoliert, sondern stets auch im Rahmen eines eventuellen Allgemeinleidens, resp. einer allgemeinen neurologischen Erkrankung besprochen.

5.2 Erkrankungen der Sehnerven

Anatomie/Pathologie, Physiologie/Pathophysiologie der Sehnerven

H. Wildberger

Zahlreiche, in diesem Kapitel abgehandelte Erkenntnisse waren nur dank Tierversuchen möglich. Falls nicht speziell im Text erwähnt, wurden vorwiegend Untersuchungen an Affen (Macaca mulatta, Aotus trivirgatus) vorgenommen.

Sehnerv (Nervus opticus)

Der Sehnerv setzt sich aus etwa 1,2 Millionen Axonen zusammen, welche aus der Ganglienzellschicht der Retina stammen. Somit beginnt der Sehnerv funktionell bei den retinalen Ganglienzellen. Die Axone ziehen als Nervenfaserschicht papillenwärts, von der nasalen Seite in einem eher geradlinigen Verlauf, von der Makula her im papillomakulären Bündel in einem leicht gebogenen Verlauf (Abb. 5.1). Von den übrigen retinalen Arealen nehmen die Axone einen gebogenen (arcuate) Verlauf innerhalb der Bogenbündel (arcuate bundles) um das papillomakuläre Bündel herum und treten am oberen und unteren Pol der Papille ein.

Im Bereiche der Papille gruppieren sich die Axone zu Faszikeln/Bündeln, und das System wird durch Astrozytensäulen eingebettet. Die intraokuläre Portion der Sehnervenpapille besitzt nach JONAS (1989) einen Durchmesser von 1,78 +/− 0,25 mm (horizontal) und 1,9 +/− 0,27 mm (vertikal). Unmittelbar hinter dem Bulbus, am Beginn des intraorbitalen Teiles des Optikus, erweitert sich der Sehnervendurchmesser auf 3 mm (4 mm inkl. Dura), da die Axone ihre Myelinscheide erhalten. Die orbitalen und intrakanalikulären Abschnitte enthalten ein gut ausgebildetes System von pialen Septen. Diese gehen in rechten Winkeln von der Pia mater aus und teilen die Nervensubstanz in parallele Säulen wechselnder Dicke auf. Die Astrozyten sind mit den pialen Septen in intimer Weise verbunden und spielen eine Rolle in der Ernährung der Axone.

Einzelne Abschnitte des Sehnerven

Der intraorbitale Abschnitt des Sehnerven (Länge 25–30 mm) geht über in den intrakanalikulären Abschnitt (knöcherner Kanal 5–12 mm lang). Mit dem Sehnerven läuft im Kanal die A. ophthalmica und Äste des Plexus sympathicus der Karotis. Schließlich mündet der kurze (3–16 mm lange) intrakranielle Anteil des Sehnerven in das Chiasma.

Ein Teil der Nervenfasern kreuzt im Chiasma. Bei Nichtsäugern kreuzen noch sämtliche Fasern zur Gegenseite, bei Säugern bleibt ein Anteil unge-

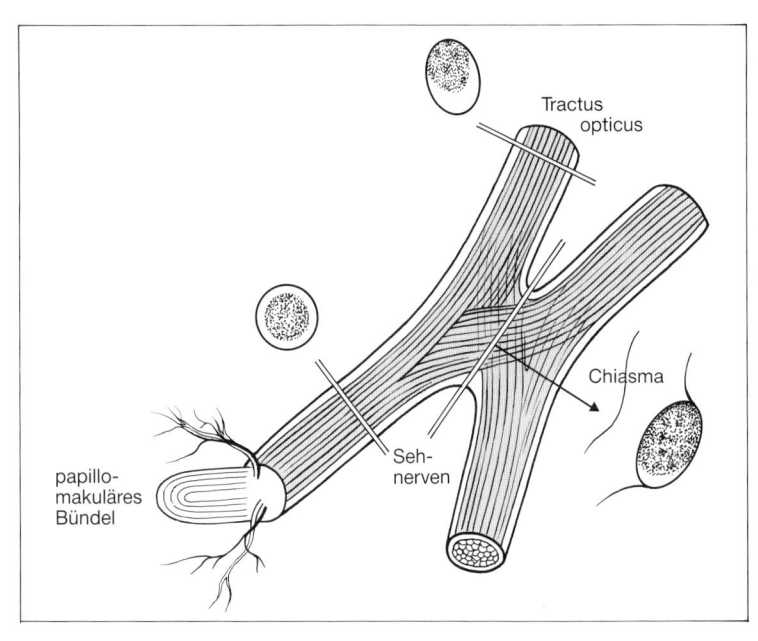

Abb. 5.1 Schematische Darstellung des Verlaufes der Fasern des papillomakulären Bündels innerhalb des Sehnerven, Chiasma und Tractus opticus (nach *Glaser*). Unmittelbar hinter dem Bulbus liegen die Fasern noch auf der temporalen Seite. Im weiteren Verlauf des Sehnerven finden sich die Fasern des papillomakulären Bündels innerhalb des Sehnerven, mantelförmig umgeben von den Fasern aus der Netzhautperipherie. Der axiale Verlauf innerhalb des Sehnerven mag den relativ spät erfolgenden Funktionsausfall bei verschiedenen pathologischen Prozessen erklären, bei denen es zunächst zu einer konzentrischen Gesichtsfeldeinengung kommt: Stauungspapillen, Pseudotumor cerebri, Perineuritis. Ein Großteil des Optikusquerschnittes wird flächenmäßig vom papillomakulären Bündel eingenommen.

Anatomie/Pathologie, Physiologie/Pathophysiologie der Sehnerven

kreuzt, beim Menschen beträgt der ungekreuzte Anteil etwa 50%. Im Corpus geniculatum laterale (CGL) enden die Axone für jedes Auge getrennt in verschiedenen Lamellen (Abb. 5.2 und 5.3). HUBEL u. WIESEL (1971) und GUILLERY (1974) beobachteten bei albinotischen Tieren, GUILLERY (1975) beim albinotischen Menschen eine Fehlbildung der Kreuzung von Nervenfasern: Im Sinne eines Rückschrittes in der Evolution kreuzen wieder mehr Fasern auf die Gegenseite. Die Lamellen im Corpus geniculatum laterale sind teilweise verschmolzen (Abb. 5.4). Lamellen korrespondierender Netzhautstellen liegen nur noch teilweise nebeneinander. Netzhautrepräsentationen sind in vertauschter, spiegelbildlicher Sequenz anliegend. Auf kortikaler Ebene setzt sich Fehlleitung retinaler Repräsentationen fort. Dies ist beim Menschen durch Veränderungen des Gesichtsfeldes und durch eine topographisch asymmetrische Verteilung der visuell evozierten Potentiale objektivierbar (CREEL u. Mitarb. 1974, APKARIAN u. Mitarb. 1983). Neben einer Sehschärfenherabsetzung durch eine foveale Aplasie variabler Ausprägung ist auch das Binokularsehen nachhaltig gestört. Weitere funktionelle Läsionen betreffen die Okulomotorik (WILDBERGER u. MEYER 1978, COLLEWIJN u. Mitarb. 1985).

Hüllen des Sehnerven

Die Sklera des Bulbus geht über in die Dura, welche die bindegewebige Scheide des Sehnerven bildet. Die Innenseite der Dura ist von der Arachnoidea bedeckt. Jenseits des Subarachnoidalraumes liegt als innere Hülle des Sehnerven die großzügig vaskularisierte Pia mater. Am Orbitaapex fusioniert die Dura des Sehnerven mit dem Periost der Orbita und mit dem Zinnschen Ring, an welchem die Augenmuskeln ansetzen. Vom knöchernen Kanal her kommend, spaltet sich somit die Dura in ein orbitales (Periost) und neurales (Hülle des Sehnerven) Blatt auf.

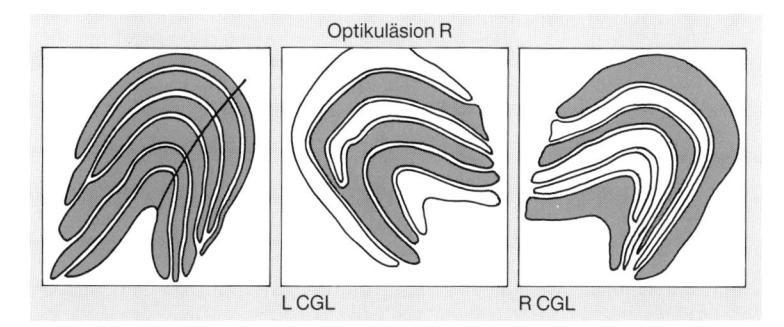

Abb. 5.2 Die Durchtrennung eines Sehnerven führt in beiden Corpora geniculata lateralia zu charakteristischen degenerativen Veränderungen einzelner Lamellen. Erst aufgrund dieses Verhaltens wurde die Lamellenstruktur des CGL entdeckt (Minkowsky) und gleichzeitig auch demonstriert, daß es im CGL kaum zu einer Konvergenz von Fasern aus beiden Augen kommt (im vorliegenden Schema handelt es sich um die CGL eines Affen).

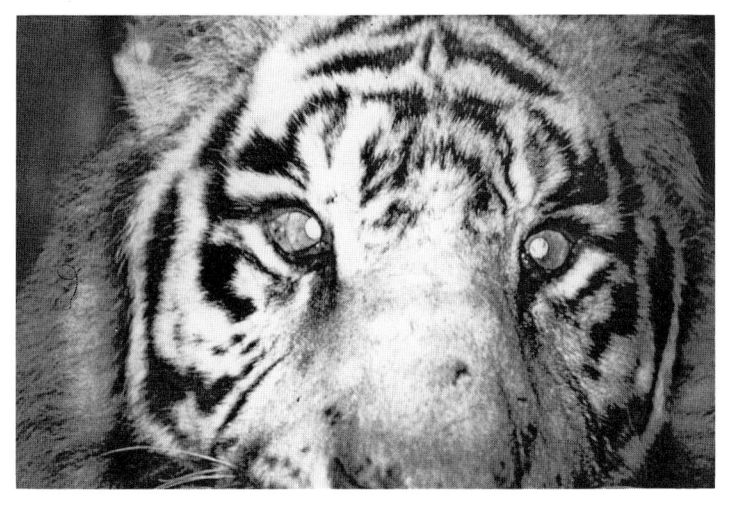

Abb. 5.3 Weißer (albinotischer) Tiger mit ausgeprägtem Strabismus als Folge der gestörten Projektion der Nervenfasern aus beiden Augen (Circus Knie, Schweiz).

5.4 Erkrankungen der Sehnerven

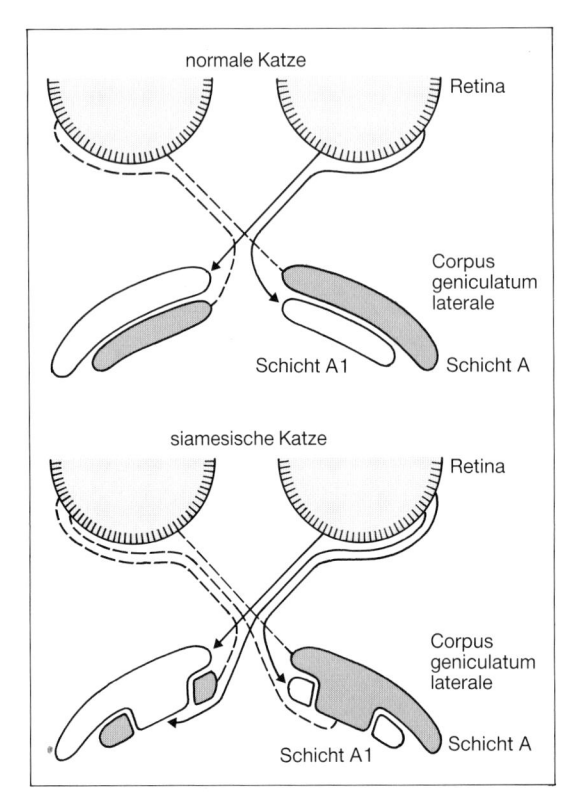

Abb. 5.4 Bei albinotischen Tieren, beispielsweise bei der siamesischen Katze, beim weißen Tiger, aber auch beim menschlichen Albino besteht neben der Störung des Pigmentgehaltes des Auges auch eine Fehlkreuzung von Fasern im Chiasma. Eine Überzahl an Fasern kreuzt im Chiasma zur Gegenseite. Es resultiert eine entsprechende Störung der Schichtungen in den Corpora geniculata lateralia. Die Schichten sind in den CGL teilweise verschmolzen. Die Konsequenz bei der Organisation des visuellen Kortex ist eine Beeinträchtigung der binokularen Konvergenz (gestörte Stereopsis und Strabismus) und eine Beeinträchtigung der Gesichtsfelder (nach Guillery).

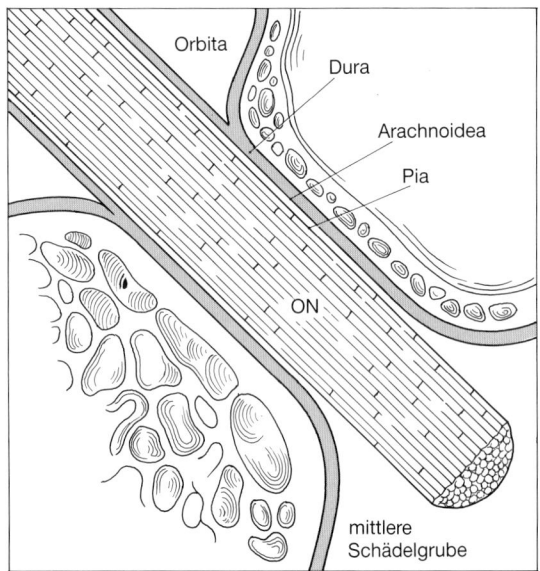

Abb. 5.5 Schematische Darstellung der Duraverhältnisse im Bereiche des knöchernen Sehnervenkanals (Sphenoid): Die Dura ist im Bereiche des Kanals dem Knochen fest anhaftend. In den Orbita teilt sich die Dura in 2 Blätter auf: das eine bildet die äußere Hülle des Sehnerven (ON), das andere bildet das orbitale Periost (Periorbita). Intrakraniell verläßt die Dura den Sehnerven. Sie bildet das Periost des Sphenoids (nach Miller).

Im Innern des Optikuskanales ist die Dura dem Knochen adhärent. Gegen das Schädelinnere bleibt die Dura als Periost auf dem Knochen des Sphenoids, während der Sehnerv frei, ohne Hülle, zum Chiasma läuft (Abb. 5.5).

Papille

Im Bereiche der Papille biegen die Axone in die Bündel-/Faszikelstruktur des beginnenden eigentlichen Sehnerven ein. Folgende Abschnitte dieses vordersten Sehnervenabschnittes, welcher im englischen Sprachgebrauch treffend „optic nerve head", Sehnervenkopf genannt wird, werden unterschieden:

- oberflächliche Nervenfaserschicht: Dieser Bereich besteht praktisch vollständig aus Axonen (94%) und Astrozyten (5%), deren Anteil posteriorwärts sukzessive zunimmt.
- Prälaminäre Region: Hier formieren sich die Axonbündel, unterstützt durch Neuroglia (Astrozyten), sukzessive zu Säulen.
- Region der Lamina cribrosa,
- retrolaminäre Region.

Normaler Papillenaspekt

Das ophthalmoskopische Erscheinungsbild der Papille ist die eines vertikalen Ovales, obwohl eine erhebliche Varianz in Größe und Form besteht. Die zentrale Portion der Papille kann eine Exkavation (physiologischer Cup) aufweisen, wobei Cup und vitale Randzone (neuraler Rim) eines Augenpaares weitgehend identische Dimensionen aufweisen. Der Bereich des Cups kann blaß sein, das Areal der Blässe stimmt mit dem Cupareal aber nicht immer überein. Der Rim besitzt das charakteristische „vitale" orangerosa Kolorit, welches temporalwärts eine Spur blasser ist. Die Gefäße finden sich mehrheitlich im nasalen Cup-Rim-Bereich. Der physiologische Cup variiert erheblich in der Größe. Die horizontale c/d-Ratio beträgt normalerweise 0,0 bis 0,3 in 67%, 0,3–0,5 in 27%, der kleine Rest verteilt sich auf noch größere Exkavationen. Bei stereoskopischer Betrachtung beträgt bei Gaussscher Verteilung die mittlere c/d-Ratio 0,4. Die physiologische Exkavation nimmt mit dem Alter kaum zu. Die Form des Cups ist stark unterschiedlich. Er kann seicht sein oder tief mit Durchschimmern der Lamina cribrosa. Der Übergang zum Rim kann scharf, stufenartig sein oder sanft ansteigend. Besonders bei Myopie ist die Exkavation flach temporalwärts ausgezogen. Die (binokulare) Untersuchung mit dem Funduskontaktglas oder mit der 90-Dioptrien-Linse zeigt häufig transparentes Nervengewebe, welches über einer fälschlicherweise angenommenen Exkavation liegt.

Die vitale Randzone (Rim) ist wichtig wegen der Entscheidung, ob eine Abblassung der Papille vorliegt.

Der Pigmentgehalt des Pigmentepithels bestimmt die Begrenzung der Papille. Wenn das Pigment den Rand der Papille erreicht, evtl. etwas über die sklerale Grenze hineinragt, so bildet der vor allem temporal vorhandene Elschnigsche Pigmentkonus oder Pigmentring die Grenze. Bei wenig Pigment und knapper Chorioidea bildet der (Elschnigsche) Skleralring die Grenze (ROBERT 1985).

Die Membrana limitans interna (Elschnig) separiert den Sehnervenkopf vom Glaskörperraum. Sie geht kontinuierlich über in die Membrana limitans interna der Retina.

Neuerdings, besonders im Zusammenhang mit biomorphometrischen Ausmessungen der Papille (Jonas 1989) wurden Papillenbegrenzung und Umgebung genauer definiert (Abb. 5.6 und 5.7):

1. Die Papille liegt innerhalb des Elschnigschen peripapillären Skleralringes. Dieser Ring ist temporal häufig besser sichtbar.

2. Der Zone Alpha entspricht eine unregelmäßige Hypo- und Hyperpigmentierung, welche vorwiegend auf der temporalen Seite sichelförmig an den Elschnigschen Skleralring anschließt. Eine Zone Alpha ist im Normalfall bei sehr vielen Papillen vorhanden.

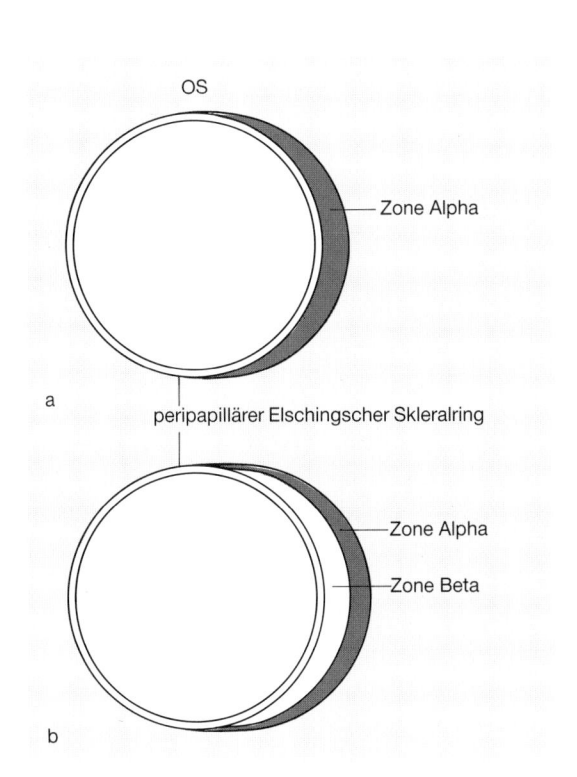

Abb. 5.6 a u. b Zonen Alpha und Beta (parapapilläre choriopigmentepithelioretinale Atrophiezonen). Die Papille wird vom peripapillären Elschnigschen Skleralring begrenzt. a) Vorwiegend temporal anschließend findet sich häufig die (physiologische) Zone Alpha (sichelförmige Zone mit unregelmäßiger Hypo- und Hyperpigmentierung). b) Bei der Zone Beta liegt eine totale Atrophie des Pigmentblattes und der Choriokapillaris vor. Eine Zone Beta wird bei der Myopie und beim Glaukom beobachtet. An die Zone Beta schließt die Zone Alpha an.

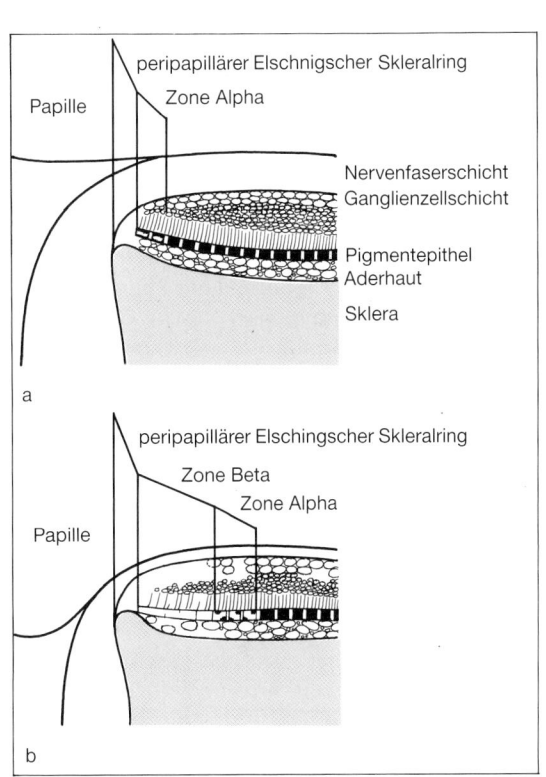

Abb. 5.7 a u. b Schematischer Schnitt durch eine normale (a) und eine glaukomatöse Papille (b) mit den Zonen Alpha und Beta.

3. Bei der Zone Beta findet sich eine sichelförmige, vorwiegend auf der temporalen Seite gelegene subtotale bis totale parapapilläre choriopigmentepithelioretinale Atrophie mit weitgehendem Verlust von Gefäßen der Choriokapillaris. Durch Rückzug des retinalen Pigmentepithels sind Sklera und große chorioidale Gefäße sichtbar. Nach innen ist die Zone Beta dem Elschnigschen Skleralring, nach außen einer Zone Alpha anschließend. Mit Ausnahme einer myopen Papillenkonfiguration ist das Vorhandensein einer Zone Beta ein wichtiges qualitatives Kriterium für einen Glaukomschaden. Eine Zone Beta findet sich eher an einer Stelle, wo auch ein Notch (eine glaukomatöse Kerbe im vitalen Randsaum) vorliegt.
4. Als Conus pigmentosus beschreibt man eine sichelförmig am Papillenrand gelegene hyperpigmentierte Sichel, welche häufig den Elschnigschen Skleralring überdeckt und an das Papillengewebe angrenzt.

Topographische Ausmessung der Papille – Messung des Rottones der Papille

Besonders im Hinblick auf Diagnose und Verlaufsbeobachtung der glaukomatösen Papillenveränderung wurden bildgebende Methoden (Biomorphometrie der Papille) entwickelt, welche die Exkavation und den Grad der Abblassung objektivieren sollen. Der Optic Nerve Head Analyzer (ONHA) von Rodenstock erzeugt durch ein stereoskopisches Bild der Papille und mit Hilfe eines projizierten Rasters eine topographische Darstellung, welche es erlaubt, Rimfläche, Exkavationsvolumen und andere Parameter zu bestimmen (GRAMER u. SIEBERT 1989).

Das Scanning Laser Ophthalmoskop (ebenfalls von Rodenstock) erzeugt ebenfalls ein dreidimensionales Bild von Papille und umgebender Retina (Nervenfaserschicht). Im besonderen kann beispielsweise eine Stauungspapille volumenmäßig ausgemessen werden (PLESCH u. Mitarb. 1986). Bei der Laser Scanning Tomographie (Weinreb, San Diego; Burk u. Völker, Heidelberg) wird eine dreidimensionale Information der Papillenoberfläche erhalten innerhalb von 32 unterschiedlichen Fokalebenen mit je 256×256 Bildpunkten. Entscheidend ist die Frage, welche Struktur man als Konturlinie, als Ausgangsort aller Messungen festlegt. Dies kann am geeignetsten der Elschnigsche Skleralring sein. Dieser liegt aber in der Tiefe des Gewebes. Mit zunehmender Atrophie/Exkavation der Papille wird auch die Nervenfaserschicht über dem Skleralring dünner.

Die Messung der Blässe der Papille, des Rottones, wäre ein einfaches objektives Mittel zur Feststellung einer progredienten Atrophie. Die Schwierigkeiten dieses Vorhabens werden durch die Tatsache illustriert, daß das Photographieren der Papille innerhalb eines Zeitintervalls aus verschiedenen Gründen (beispielsweise durch Beleuchtungsunterschiede oder Qualitätsunterschiede des Filmes) keine identische Farbwiedergabe ergibt. HENDRICKSON u. Mitarb. (1984) entwickelten ein Gerät (Photopapillometer), mit welchem die Helligkeit des Papillenkolorites bestimmt werden kann. Es wird jedoch nicht ein „absoluter Rottonwert" gemessen, die Definition einer solchen Größe wäre sehr schwierig. Hingegen wird unter Erhöhung des Augeninnendruckes die Rottonänderung bestimmt (ROBERT u. Mitarb. 1989, s. S. 5.8 „Autoregulation").

Lamina Cribrosa

Im Bereiche der skleralen Lamina cribrosa sind Axongruppen definitiv in einzelne Bündel aufgeteilt, um durch die Poren der Lamina cribrosa zu ziehen. Beim Menschen und bei Primaten finden sich über den Durchmesser unterschiedliche Porengrößen. Im Bereiche des oberen und unteren Poles sind die Poren größer, das Bindegewebe ist zarter ausgebildet als in den nasalen und temporalen Sektoren. Die feineren Trabekel, größeren Öffnungen und ihre Knickung könnten die erhöhte Mechanosensitivität der Axone bei erhöhtem Augeninnendruck im Bereiche der Pole erklären (QUIGLEY u. ADDICKS 1981). Der glaukomatöse Axonuntergang findet zunächst vor allem im Bereiche des oberen und unteren Poles der Papille statt. Demgegenüber ist das Untergangsmuster von Axonen bei ischämischer und toxischer Neuropathie erheblich verschieden (QUIGLEY u. Mitarb. 1982). Beim Glaukom (z. T. künstlich bei Affen erzeugt) findet eine Blockierung des axonalen Flusses mit prälaminärer und laminärer Anhäufung von Mikroorganellen statt. Die Blockierung ist diffus bei relativ intakter Lamina cribrosa (RADIUS u. ANDERSON 1981). Bei Deformierung und Knickung der Sklerakanäle ist der axonale Stau vor allem in den oberen und unteren Polbereichen (QUIGLEY u. Mitarb. 1979) anzutreffen. Eine ähnliche Aufstauung von Mikroorganellen im Bereiche der Lamina cribrosa auch bei anderen pathologischen Zuständen, wie z. B. beim Papillenödem (TSO u. FINE 1976), bei Kompression oder bei Optikustraumatisierung weiter zentralwärts, weist auf die anatomisch bedingte sehr kritische Situation für eine axonale Läsion in diesem Bereich hin. Auch eine neurale Ischämie kann sich gleichermaßen mehr in den erwähnten Regionen der Lamina cribrosa auswirken, vor allem wenn es bereits zu einem Gewebekollaps innerhalb der bindegewebigen Kanäle gekommen ist. Bei Glaukompapillen (Mensch) finden sich die fluoreszenzangiographischen Füllungsdefekte vorwiegend im Bereiche der besonders schadenanfälligen oberen und unteren Papillenpole (FISHBEIN u. SCHWARTZ 1977). Die Hypofluoreszenz geschädigter Papillenanteile scheint den dazugehörigen Gesichtsfelddefekten vorauszugehen (NANBA u. SCHWARTZ 1983). Eine ischämische Schädigung von Axonen im Bereiche der Lamina cribrosa wird bei alten Patienten schon im „Normalfall" beobachtet, also ohne daß ein akutes ischämisches Ereignis stattgefunden hat (DOLMAN u. Mitarb. 1980).

Durchblutung

Innerhalb des Sehnerven werden praktisch nur 2 Typen von Gefäßen angetroffen: Gefäße von Kapillargröße, welche direkt die Zellen versorgen und die A. centralis Retinae (u. Vene).

Die A. centralis retinae tritt in den Sehnerven auf halbem Weg seines orbitalen Verlaufes. Einige Äste werden zur Versorgung des retrolaminären Sehnerven abgegeben, aber die Hauptaufgabe ist die Versorgung der Retina. Die hauptsächliche Versorgung des orbitalen Sehnervenabschnittes erfolgt über 1–3 orbitale Äste der A. ophthalmica oder anderer orbitaler Arterien, welche das piale Netzwerk speisen.

Die Kapillaren formen ein longitudinales, kontinuierliches, anastomosierendes Netzwerk, welches von der Papillenoberfläche bis zu den orbitalen Sehnervenabschnitten reicht. Die Kapillaren liegen in den Stützstrukturen von Glia und Bindegewebe, nicht in den Nervenbündeln selbst. Dieses kontinuierliche kapilläre Netzwerk wird auf verschiedenen Stufen horizontal durch transverse Quellen folgendermaßen versorgt (von vorne nach hinten):

- an der Oberfläche der Nervenfaserschicht der Papille durch Kapillaren, welche Teil der retinalen Zirkulation sind;
- in der prälaminären Region durch Äste aus den peripapillären Chorioidalarterien und aus direkten Ästen der kurzen hinteren Ziliararterien, welche ohne sich zu verzweigen durch die Chorioidea ziehen;
- in der laminären Region durch Äste der kurzen hinteren Ziliararterien und durch den Zinn-Haller-Gefäßkreis;
- im unmittelbar retrobulbären Abschnitt durch Piagefäße, welche rückläufig auch aus der Chorioidea und aus rekurrenten kurzen Ziliararterien, andererseits aus der A. centralis retinae gespeist werden;

- die Piagefäße des orbitalen Sehnerven werden durch Äste orbitaler Gefäße (A. ophthalmica) versorgt.

Bezüglich Anatomie der Ziliararterien sei auf Abb. 5.12 des Kap. „Morphologie und Embryologie des Sehorgans" (J. W. ROHEN), Bd. 1, dieses Werk, verwiesen sowie auf die Ausführungen von HAYREH (1988) (Abb. 5.8, s. auch Abb. 5.140). Aus der A. ophthalmica kommt einerseits die A. centralis retinae, andererseits entspringen die hinteren Ziliararterien (HCA). Es gibt wenigstens 2 HCA, eine mediale und eine laterale, häufig 3–4, selten 5 HCA. Kurz vor dem Bulbus, also vor dem Perforieren der Sklera, teilen sich die HCA in Äste auf: 10–20 kurze hintere Ziliararterien (KHCA), welche segmentweise den Sehnervenbereich und chorioidale Abschnitte versorgen. Je 1 Ast aus der HCA auf der medialen und 1 Ast aus der HCA auf der lateralen Seite zieht nach Perforation der Sklera direkt nach vorne äquatorwärts. Es handelt sich um die beiden langen hinteren Ziliararterien (LHCA).

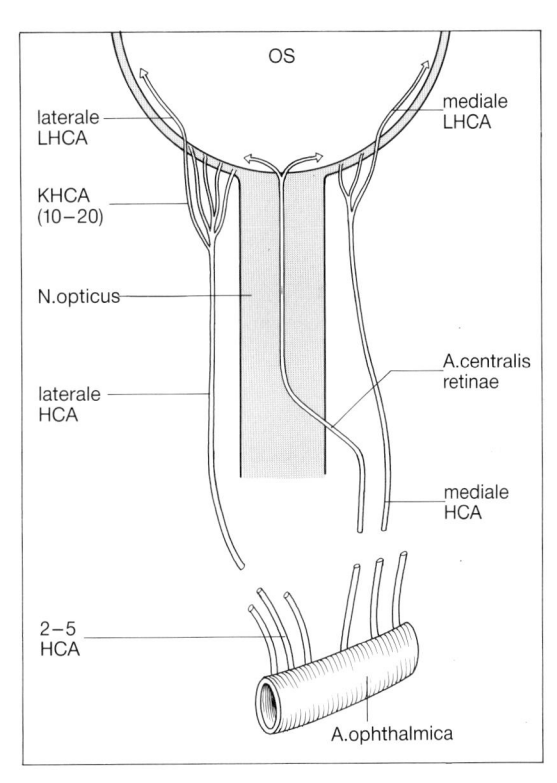

Abb. 5.8 Schema der Ziliararterien. HCA hintere (posteriore) Ziliararterie, KHCA kurze hintere Ziliararterie, LHCA lange hintere Ziliararterie.

Autoregulation

Ein plausibler Mechanismus für eine axonale Schädigung ist eine neuronale Ischämie, welche beispielsweise durch eine Erhöhung des intraokulären Druckes zustande kommt. In Augen mit erhöhtem intraokulärem Druck ist der arteriovenöse Perfusionsdruck reduziert. Ohne kompensatorische Zunahme des arteriellen Perfusionsdruckes oder Abnahme des vaskulären Widerstandes würde sich die Perfusion des prälaminären Sehnervenanteiles reduzieren. Von den Netzhautgefäßen nimmt man an, daß sie über eine derartige Autoregulation verfügen, bei der Chorioidea zweifelt man daran. Über die Papillenperfusion selbst weiß man wenig. Es wurden Methoden entwickelt, um die Autoregulation der Papillengefäße beim Menschen zu prüfen: PILLUNAT u. Mitarb. (1986) fanden mit künstlicher Augeninnendruckerhöhung und gleichzeitiger Ableitung der visuell evozierten Potentiale Hinweise für eine gestörte vaskuläre Autoregulation bei Glaukompatienten. Ähnliche Störungen wurden auch in Einzelfällen bei okulärer Hypertension gefunden. ROBERT u. Mitarb. (1989) versuchen in einem dynamischen Test die relative Rottonänderung des Rim vor, während und nach künstlicher Augeninnendrucksteigerung zu registrieren (dynamic provoked circulatory response). Wichtig ist bei diesem Test die „Latenzzeit", welche einige Sekunden dauert und als Maß der Fähigkeit zu Autoregulation gilt: Die Latenzzeit ist das Zeitintervall, das abläuft, bis die Papille nach Druckerhöhung abblaßt. Diese Latenzzeit ist bei Glaukompatienten gegenüber normalen verkürzt, was als Störung der Autoregulation beim Glaukom aufgefaßt wird.

Ganglienzellen, Rezeptivfelder und parallele visuelle Verarbeitung (parallel visual pathways)

Es scheint, daß von uns intuitiv separat empfundene Sehqualitäten wie Form, Farbe, Bewegung, Kontrast und Größe aufgrund neurophysiologischer Beobachtungen tatsächlich über separaten Kanälen verarbeitet und bis in hohe visuelle Zentren getrennt fortgeleitet werden. In der Praxis ist es im Krankheitsfall (besonders bei einer Neuropathie) allerdings recht schwierig, separate oder ausschließliche Ausfälle eines Systems zu finden. Unsere Untersuchungsmethoden spielen immer auf einer größeren Anzahl von verschiedenartigen Kanälen gleichzeitig. Dennoch kann es vorkommen, daß Patienten mit einer akuten zerebralen vaskulären Läsion über erstaunlich spezifische Ausfälle von Sehqualitäten klagen, beispielsweise über einen Verlust der Farbendiskrimination ohne Störung der Formerkennung oder über einen Verlust der Bewegungswahrnehmung ohne Störung von Form und Farbe.

Verschiedene parallele visuelle Pfade laufen von der Retina zum primären visuellen Kortex und in seine Umgebung (KAAS 1986). Bei der Katze wurden bis zu 20 morphologisch verschiedene Ganglienzellen beschrieben (PEICHL 1989), welche wahrscheinlich auch verschiedenartige Aufgaben zu erfüllen haben (Abb. 5.9). Bei der Katze basieren die hauptsächlichen Unterscheidungen auf dem Konzept einer linearen (X-Ganglienzellen) gegenüber einer nichtlinearen (Y-Ganglienzellen) Antwort auf Licht oder Kontrast (ENROTH-CUGELL u. Robson 1984, LENNIE 1980). In der Retina der Primaten kommt es insofern zu einer erheblich komplexeren funktionellen Situation, als etwa 90% aller retinaler Ganglienzellen farbkodiert sind, welche als die kleineren Beta-(B-)Zellen identifiziert werden können. Diese projizieren über relativ dünne, langsam leitende Axone fast ausschließlich zu den pravozellulären Schichten des Corpus geniculatum laterale. Die größeren Alpha-Zellen (A-Zellen) projizieren über dickere, schnell leitende Axone zu den magnozellulären Schichten des Corpus geniculatum laterale. Registrierungen vom Corpus geniculatum laterale lassen annehmen, daß die größeren Gan-

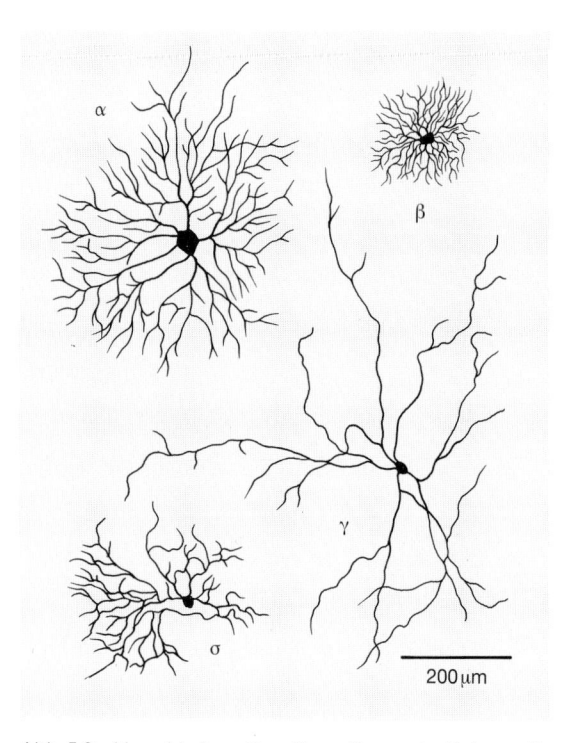

Abb. 5.9 Verschiedene Ganglienzelltypen der Katzenretina (nach *Peichl*). Die unterschiedliche Flächenbedeckung und Anzahl Dendriten läßt auf erhebliche funktionelle Unterschiede schließen.

glienzellen (vor allem auch in der Gesichtsfeldperipherie) nur rudimentär auf farbige Objekte reagieren, welche vor einem andersfarbigen isoilluminanten Hintergrund angeboten werden. Dafür aber sind die Rezeptivfelder dieser Ganglienzellen empfindlich auf Bewegung, Flicker und Hell-dunkel-Flächenkontrast-Unterschiede und Stereopsis (die Stereopsis ist „farbenblind"). Das magnozelluläre System ist geeignet, als „Warnsystem" (z.B. bei Bewegungen in der Umwelt) oder zur Hinlenkung der Aufmerksamkeit an einen bestimmten Ort im Gesichtsfeld zu dienen. Globale Formwahrnehmung und visuelle Suchstrategien, beispielsweise beim Lesen, sind weitere Funktionen.

Demgegenüber sind die kleinen Beta-(B-)Ganglienzellen besser im Gesichtsfeldzentrum (Fovea) vertreten, sie haben kleinere Rezeptivfelder, sie antworten nur rudimentär auf achromatischen Flicker, besitzen eine hohe räumliche Auflösung (Sehschärfe) und beinahe alle sind farbkodiert: etwa 90% sind vom rot-grünen Opponenztypus (Zusammenfassung der Funktionen in Tab. 5.1).

Diese Unterteilung von Bahnen aus großen und kleinen retinalen Ganglienzellen setzt sich bis in die Sehrinde fort (Abb. 5.10). Die beiden Subsysteme projizieren, wie oben erwähnt, in die magno- und parvozellulären Schichten des Corpus geniculatum laterale. Auch auf kortikaler Ebene bleiben die beiden Systeme über weite Strecken getrennt. Die Magnobahnen enden in Schicht 4 C-Alpha, die Parvobahnen in Schicht 4 C-Beta des primären visuellen Kortex (HUBEL 1989). Erst spät werden die Magno- und Parvobahnen zu einer ganzheitlichen Wahrnehmung zusammengefügt. Sogar im Temporallappen liegt das rezeptive Schwergewicht noch auf dem Parvosystem („WAS?"), im Parietallappen auf dem Magnosystem („WO?").

Vorsicht ist geboten beim Versuch, das X-Y-System der Katze mit dem Parvomagno-System der Primaten zu vergleichen: Zweifellos ist dies unstatthaft (KAPLAN u. SHAPLEY 1982). Vermutlich projizieren bei den Primaten die Äquivalente der Katzen-X- und -Y-Systeme zu den magnozellulären Schichten des Corpus geniculatum laterale. Demgegenüber

Tabelle 5.1 Schema der hauptsächlichen parallelen Informationskanäle von der Retina (Ganglienzellen) zu höheren visuellen Zentren (zusammengestellt von *Roth* u. *Pellizzone* [1989] nach *Livingstone* u. *Hubel* [1988])

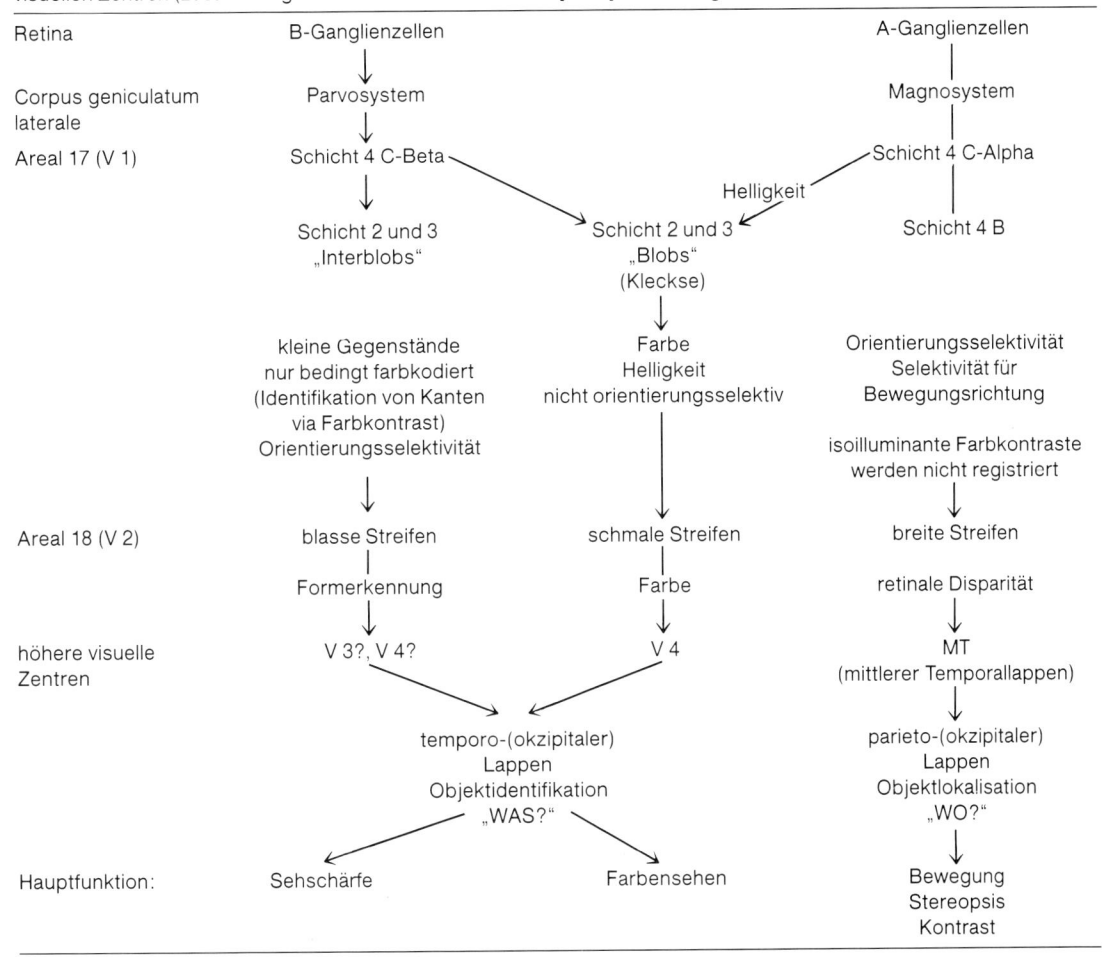

Retina	B-Ganglienzellen		A-Ganglienzellen
Corpus geniculatum laterale	Parvosystem		Magnosystem
	↓		↓
Areal 17 (V 1)	Schicht 4 C-Beta	→ Helligkeit ←	Schicht 4 C-Alpha
	↓	↓	↓
	Schicht 2 und 3 „Interblobs"	Schicht 2 und 3 „Blobs" (Kleckse)	Schicht 4 B
	↓	↓	↓
	kleine Gegenstände nur bedingt farbkodiert (Identifikation von Kanten via Farbkontrast) Orientierungsselektivität	Farbe Helligkeit nicht orientierungsselektiv	Orientierungsselektivität Selektivität für Bewegungsrichtung isoilluminante Farbkontraste werden nicht registriert
	↓	↓	↓
Areal 18 (V 2)	blasse Streifen	schmale Streifen	breite Streifen
	↓	↓	↓
	Formerkennung	Farbe	retinale Disparität
	↓	↓	↓
höhere visuelle Zentren	V 3?, V 4?	V 4	MT (mittlerer Temporallappen)
	↘	↙	↓
	temporo-(okzipitaler) Lappen Objektidentifikation „WAS?"		parieto-(okzipitaler) Lappen Objektlokalisation „WO?"
	↙	↘	↓
Hauptfunktion:	Sehschärfe	Farbensehen	Bewegung Stereopsis Kontrast

5.10 Erkrankungen der Sehnerven

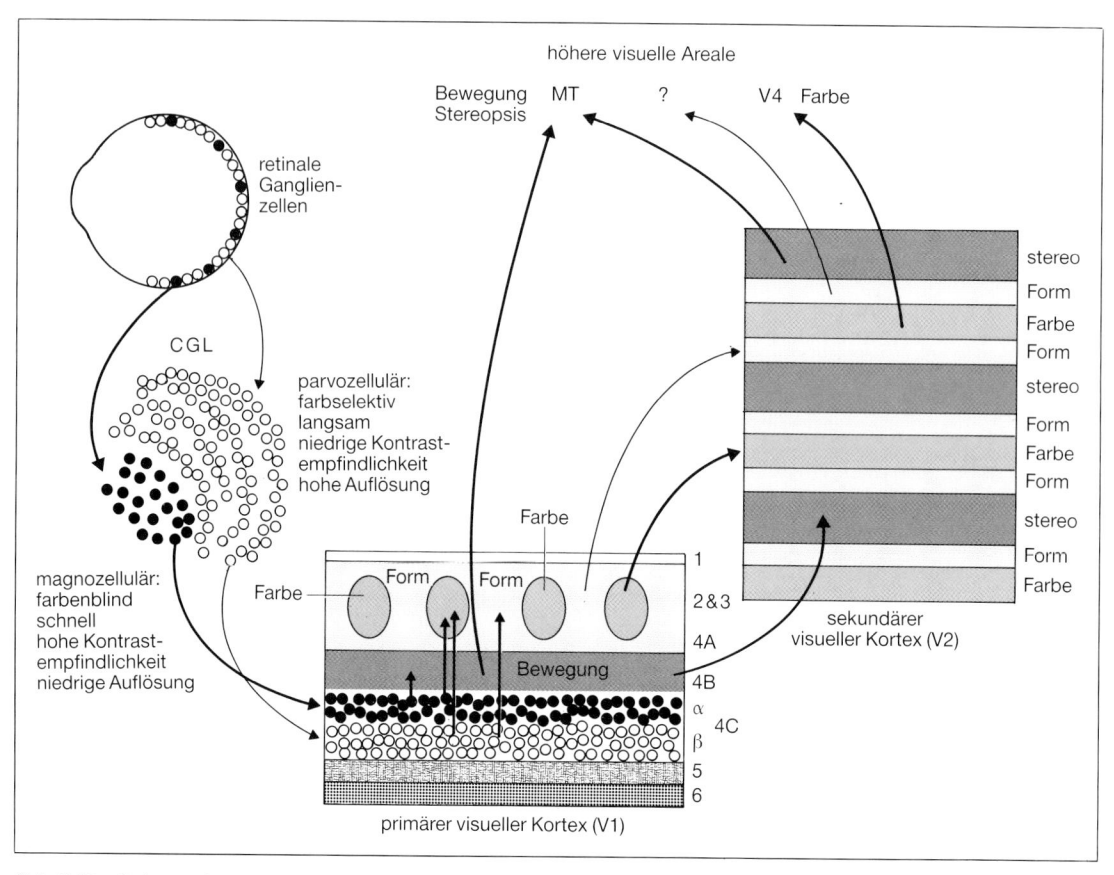

Abb. 5.10 Schema des magnozellulären und des parvozellulären Systems von der Retina über V1 (Area 17) und V2 (Area 18) nach höheren visuellen Zentren (nach *Livingstone* u. *Hubel*).

projiziert das zusätzliche entwicklungsgeschichtlich jüngere, farbkodierte lineare System, (welches beim Affen so ausgeprägt, bei der Katze so spärlich ausgebildet ist), exklusiv zu den parvozellulären Schichten des Corpus geniculatum laterale. Psychophysische Untersuchungen beim Menschen zeigen, daß eine selektive Stimulation der Parvo- und Magnobahnen zu unterschiedlichen Sensationen führen (HUBEL u. LIVINGSTONE 1987): Die Geschwindigkeit eines bewegten Streifenmusters aus isoilluminanten rot-grün-sinusmodulierten Streifen wird stark verlangsamt wahrgenommen. Das Muster scheint zeitweilig stillzustehen und auf Bewegung kann nur aufgrund veränderter Streifenpositionen geschlossen werden. Andererseits ist die Bewegungswahrnehmung bei hohen (Orts-)Raumfrequenzen gestört, weil die Sehschärfe im Magnosystem niedriger ist: Die Bewegung eines feinen Streifenmusters wird ebenso als stark verlangsamt, als beinahe stationär wahrgenommen (Problematik der „objektiven" Sehschärfenbestimmung bei psychogener Visusherabsetzung durch bewegte Streifenmuster an der Goldmann-Schaukel!).

Zu jeder Ganglienzelle gehört als funktionelle Einheit das Rezeptivfeld, also ein retinales Areal, in welchem die Funktion von Stäbchen und Zapfen über die Fläche zusammengefaßt werden. Durch vorgeschaltete neurale Elemente innerhalb der Netzhaut (Amakrinzellen) wird das Rezeptivfeld der Ganglienzelle räumlich aufgeteilt in eine antagonistische Zentrum-Umgebung-Struktur. Die Größe der Rezeptivfelder variiert entsprechend dem Ganglienzelltypus und seines Dendritenfeldes. Kleine Rezeptivfeldzentren besitzen einen Durchmesser von lediglich 2 Winkelminuten, große bis 1 Winkelgrad. Parvozelluläre Rezeptivfelder sind bei jeder Exzentrizität kleiner als magnozelluläre.

Farbreize (Abb. 5.11) oder Kontrastreize (Abb. 5.12) können im Rezeptivfeldzentrum der Katze die neuronale Aktivität steigern und in der Umgebung hemmen oder umgekehrt. Ob eine Aktivitätssteigerung in Rezeptivzentrum stattfindet (On-center-Neuron) oder eine Hemmung (Off-center-Neuron) hängt beispielsweise davon ab, über welche Neurotransmitter die Amakrinzellen gesteuert bzw. inhibitorisch beeinflußt werden. Dies bedeutet, daß On- und Off-Kanäle retinaler Ganglienzellen neurochemisch getrennt sind (IKEDA u. ROBBINS 1988). Mikroiontophoretische Studien zeigen, daß On-Neurone nur durch

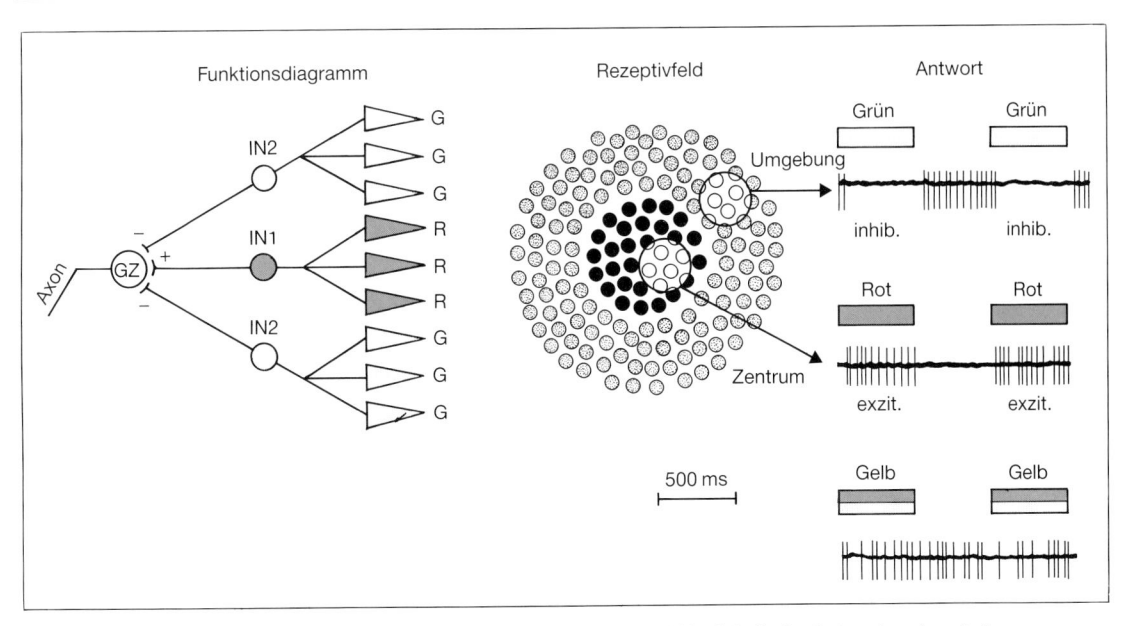

Abb. 5.11 Vereinfachtes Funktionsdiagramm, Rezeptivfeldstruktur und bioelektrische Antworten einer farbenopponenten Ganglienzelle (Rhesusaffe/Macaca mulatta). Bei dieser Zelle funktionieren die Rotzapfen im RF-Zentrum exzitatorisch, die Grünzapfen in der RF-Umgebung inhibitorisch. Gelbes Licht, welches sowohl Rot- wie Grünzapfen stimuliert, moduliert die Antwort nicht, da sich Exzitation und Inhibition gegenseitig aufheben (nach *Zrenner*).

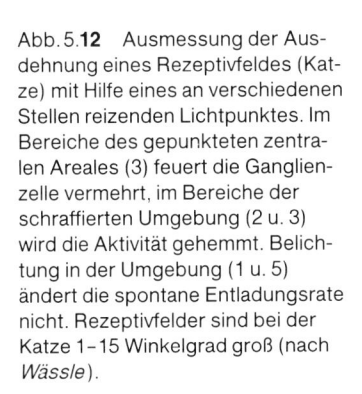

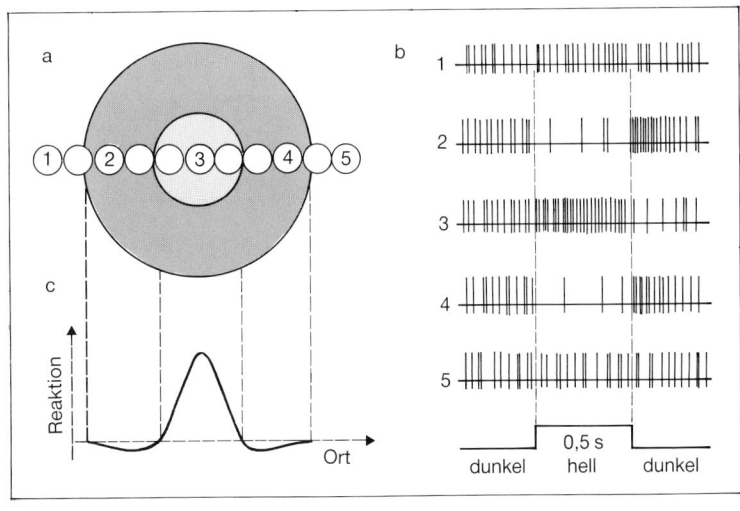

Abb. 5.12 Ausmessung der Ausdehnung eines Rezeptivfeldes (Katze) mit Hilfe eines an verschiedenen Stellen reizenden Lichtpunktes. Im Bereiche des gepunkteten zentralen Areales (3) feuert die Ganglienzelle vermehrt, im Bereiche der schraffierten Umgebung (2 u. 3) wird die Aktivität gehemmt. Belichtung in der Umgebung (1 u. 5) ändert die spontane Entladungsrate nicht. Rezeptivfelder sind bei der Katze 1–15 Winkelgrad groß (nach *Wässle*).

GABAergische, Off-Neurone nur durch Glycinergische Amakrine versorgt werden. Bei unreifen jungen Katzen ist diese Trennung noch nicht vorhanden. Dies zeigt, daß die visuelle Entwicklung in der ersten Lebenszeit auch von biochemischen Veränderungen abhängig ist.

Der Zentrum-Umgebung-Antagonismus ermöglicht bereits schon auf dem Niveau der Netzhaut eine Muster- oder Farbenanalyse.

Wird das Rezeptivfeld einer größeren, magnozellulären (eher in der Netzhautperipherie befindlichen) A-Zelle durch homogenes Licht beleuchtet, heben sich (bei einem On-center-Neuron) Erregung im Zentrum und Hemmung im Umfeld auf, und die Zelle reagiert nicht auf das flächige Muster. Fällt ein Lichtpunkt ins Zentrum, so findet eine starke Erregung, fällt er auf das Umfeld, so findet eine starke Hemmung neuronaler Aktivität statt (s. auch Kap. Neuroophthalmologie von A. Huber, Bd. 3/II, Abb. 5.229a und b, dieses Werk). Durch Reizung mit sinusoidalen Streifenmustern läßt sich für jede individuelle Ganglienzelle eine Kontrastempfindlichkeitsfunktion ableiten mit einem Empfindlichkeitsmaximum bei einer bestimmten Raumfrequenz. Erst die Zusammenfassung der Einzelinformationen wird auf kortikaler Ebene durch Frequenzanalyse eine Gegenstands-

5.12 Erkrankungen der Sehnerven

wahrnehmung ermöglichen. Beispielsweise besteht auf retinaler Ebene noch kaum eine Orientierungsspezifität (lediglich bei Katzen). Erst die Zusammenschaltung von retinalen Ganglienzellen in einer räumlich orientierten Reihe ermöglicht auf kortikaler Ebene die Wahrnehmung der Orientierung (WÄSSLE 1986) (Abb. 5.12).

Die kleineren, parvozellulären, vorwiegend im Gesichtsfeldzentrum befindlichen farbkodierten B-Zellen steigern die Entladungsrate, wenn beispielsweise das Zentrum mit rotem Licht gereizt wird; dafür senken sie die Entladungsrate, wenn die Peripherie mit grünem Licht gereizt wird. Diese farbopponenten Rezeptivfelder sind die Grundelemente zur Heringschen Gegenfarbentheorie. ZRENNER (1983) konnte bei Primaten eine größere Anzahl von Ganglienzellen mit verschiedenartigen Farbopponenzeigenschaften identifizieren, wobei tonische und phasische Rot-Grün-Zellen wesentlich häufiger vorkommen als Zellen, welche den Blaumechanismus vertreten (Blau-on- bzw. Gelb-off-Zellen) (Abb. 5.12). Die nur kleine Anzahl blauer Kanäle (dennoch wird „Blau" wahrscheinlich wegen eines internen „Verstärkermechanismus" als intensive Farbe empfunden!) erklärt die Tatsache, daß der Blaumechanismus bei Sehnervenerkrankungen am frühesten gestört ist.

Drei Arten retinaler Zapfen liegen der Farbenwahrnehmung zugrunde: solche mit einem Empfindlichkeitsmaximum im langwelligen (R), mittelwelligen (G) und kurzwelligen (B) Lichtbereich. Abb. 5.13 zeigt, daß der Output der R- und G-Zapfen einerseits den Rot-Grün-Farbopponenzkanal speist. Andererseits bildet eine geeignete Summation von R und G den Kanal Y („Gelb"). Die Interaktion von Kanal Y und Output der B-Zapfen formt den 2. (Blau-Gelb-)Farbopponenzkanal. Die B-Zapfen können aber auch die R-G-Opponenz in die rote Richtung verschieben. Die Summe der R- und G-Outputs (B in höchst untergeordnetem Maße) ist auch für das achromatische Signal für „Helligkeit" verantwortlich.

Nicht nur funktionell, auch morphologisch sind die retinalen Ganglienzellen und die Ausdehnung ihrer Dendritenfelder, welche die Rezeptivfeldeigenschaften mitbestimmen, unterschiedlich. Schon der berühmte Neuroanatom SANTIAGO RAMÓN Y CAJAL hat retinale Ganglienzellen mit unterschiedlicher Zellkörpergröße beschrieben. Große Unterschiede gibt es auch in der Dichte und Ausdehnung der Dendritenfelder. B-Zellen besitzen einen kleinen Zellkörper und ein kleines Dendritenfeld, welches jedoch sehr dicht gebaut ist. A-Zellen besitzen ein mittelgroßes Feld, die Dendritenverzweigungen

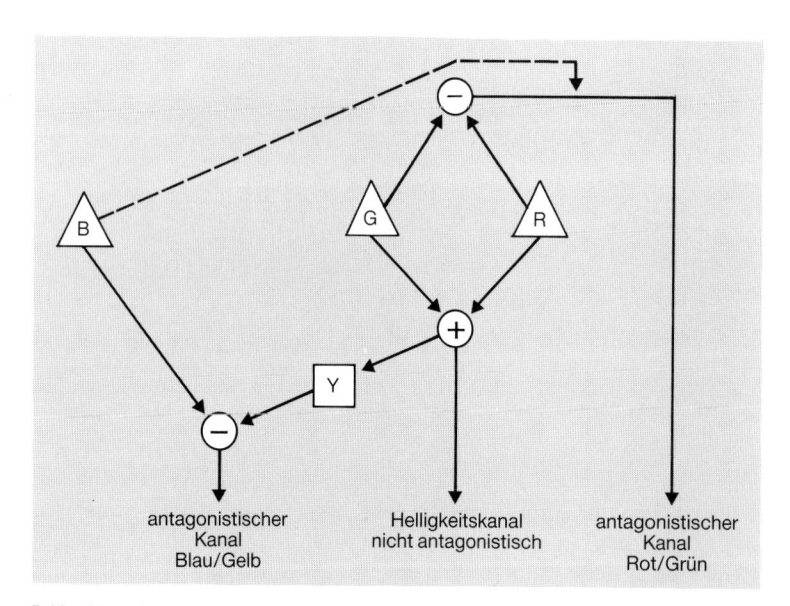

5.13 Funktionsdiagramm der 3 Zapfenarten für die Ausbildung der Empfindungen Rot/Grün, Blau/Gelb und Helligkeit. Drei Zapfenarten mit Empfindlichkeitsmaxima im langwelligen (R), mittelwelligen (G) und kurzwelligen (B) Bereich. Der Output der Rot- (R-) und Grün- (G-)Zapfen speist den R-/G-Opponenz-Kanal (antagonistischer Kanal). Andererseits bildet eine geeignete Summation von R und G den Kanal Y (Gelb), welcher seinerseits zusammen mit dem Kanal Blau (B) den Blau-Gelb-Opponenz-(Antagonismus-)Kanal bildet. Detektion von Farbe ist ein Prozeß, welcher entlang von Farbengrenzen erfolgt. Der klassische Begriff „Blau-/Gelb-Opponenz" ist für retinale Ganglienzellen irreführend. Welches exzitatorische Signal auch immer die Information für Gelb trägt, so findet die Antagonisierung zweifellos nicht gegenüber den Blauzapfen in der Retina statt, auch nicht im Corpus geniculatum laterale. Das Signal für Gelb wird lediglich entlang dem Informationspfad für Rot-/Grün-Opponenz transportiert und auf einem höheren Niveau des visuellen Systems in einen Blau-/Gelb-Opponenz-Kanal umtransformiert (*Zrenner* 1983). Die Summe von R und G bildet auch das achromatische Signal für Helligkeit.

sind weniger dicht. Der Zellkörper kann im Rezeptivfeld exzentrisch liegen, dennoch befindet sich das On-Zentrum im Dendritenfeldzentrum. Wird eine Populationsanalyse, beispielsweise von A-Zellen, auf der Netzhaut durchgeführt, so finden sich Dendritenfelder einer gegebenen Zellklasse in sehr regelmäßiger Ausdehnung ohne unnötige Überlappung (große Ökonomie) (Abb. 5.14). Es liegt eine Exzentrizitätsabhängigkeit der Dendritenfeldgröße vor: In die Netzhautperipherie hinaus werden die Dendritenfelder zunehmend größer. On- und Off-Zellen bilden unabhängig voneinander Dendritenmosaike. Anatomisch liegen On- und Off-Zellen bzw. ihre Dendritenflächen in verschiedenen Ebenen (die Off-Zellen mehr Glaskörperwärts). Die Rezeptivfeldgröße dürfte durch die Einzugsgebiete der Bipolaren und Amakrinen noch etwas größer sein als die Dendritenfläche. Bei der Annahme von etwa 20 verschiedenen Ganglienzelltypen muß die Netzhaut über die gleiche Anzahl unabhängiger, homogener, „übereinanderliegender" Ganglienzellnetzwerke verfügen, welche an jedem Ort zur parallelen Verarbeitung verschiedener Reizparameter verfügbar sind (Untersuchungen bei verschiedenen Säugetieren, PEICHL 1989).

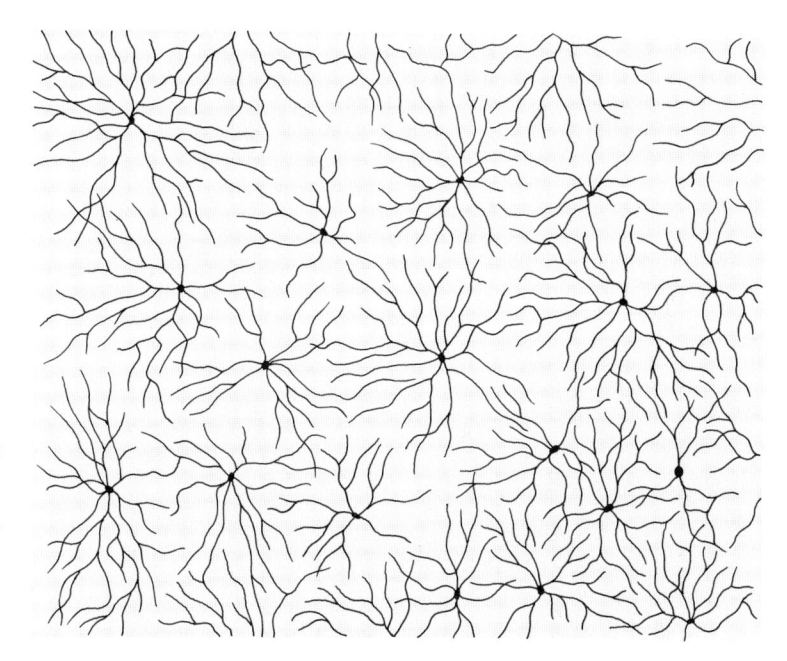

Abb. 5.14 Ein einzelner Ganglienzelltypus bildet auf der Netzhaut ein geschlossenes lückenloses Netz ohne unökonomische Überlappungen, im vorliegenden Fall On-Alpha-Zellen der Kaninchenretina (nach *Peichl*). Auf der Netzhaut dürfte jeder Ganglienzelltypus sein eigenes derartiges Mosaik bilden.

Farbe, Sehschärfe, Bewegung, Geschwindigkeit, Kontrastempfindlichkeit und Stereopsis: physiologische Funktionen des parvo- und magnozellulären Systemes

(HUBEL 1989, HUBEL u. LIVINGSTONE 1987, LIVINGSTONE u. HUBEL 1988)
Farbe: Etwa 90% der Zellen in den parvozellulären Schichten des Corpus geniculatum laterale sind strikt farbenkodiert. Die entsprechende parvozelluläre Bahn führt in die Schicht 4 C-Beta vom visuellen Areal 1 (V 1 = Areal 17). Dort teilt sich die parvozelluläre Bahn auf: Die eine ist die für Farben zuständige Bahn, welche in den Blobs (Kleckse) der Schichten 2 und 3 endet und von dort zu den schmalen Streifen von V 2 (Areal 18) weiterzieht. Die andere, für die *Sehschärfe* zuständige Bahn endet in den Bereichen zwischen den Blobs (Interblobs) von Schicht 2 und 3 und geht von dort weiter zu den blassen Streifen von V 2. Die Bahnen für Farbe, Sehschärfe, Formerkennung gehen über V 3 und V 4 eher nach dem temporo-(okzipitalen) Lappen, wo die Frage nach dem „WAS?" (Objektidentifikation) verarbeitet wird.

Magnozellen antworten schneller und transient auf entsprechende Reize. Die hohe Empfindlichkeit auf zeitliche (temporale) Ereignisse ist wichtig für die Wahrnehmung von *Bewegung* und *Geschwindigkeit.* Auf *Kontrast* sind Magnozellen erheblich empfindlicher als Parvozellen. Die magnozelluläre Bahn endet in Schicht 4 C-Alpha. Von dort geht „Helligkeitsinformation" nach den Blobs. Die magnozelluläre Hauptinformation endet jedoch in Schicht 4 B von V 1 (Kontrastempfindlichkeit, Orientierungsselektivität, Richtungsselektivität der Bewegung). Fortsetzung der magnozellulären Bahn sind die breiten Streifen von V 2, wo Zellen auf retinale Disparität ansprechen *(Stereopsis).* Von dort aus geht die Information zum Areal MT (mittlerer Temporallappen), von dort zum parieto-(okzipitalen) Lappen, wo die Frage nach dem „WO?" verarbeitet wird (Tab. 5.2).

5.14 Erkrankungen der Sehnerven

Tabelle 5.2 Schematische Zusammenstellung möglicher Einzelfunktionen des magno- und parvozellulären Systems (nach *Michael Bach*, Freiburg i. Br.; nach *Hubel* u. *Livingstone* 1987

	P-System	M-System
Retina	B- bzw. Beta-Zellen	A- bzw. Alpha-Zellen
Rezeptivfeld	klein	mittelgroß
Zellkörper	klein	groß
Axon	mitteldick	dick
Corpus geniculatum laterale	parvozellulär	magnozellulär
Kortex, V 1 (A 17)	Schicht 4 C-Beta ↓ 2 und 3 „Interblobs" und „Blobs"	Schicht 4 C-Alpha ↓ 4 B ↓ („Blobs")
Kortex, V 2	blasse und schmale Streifen	breite dunkle Streifen
Kortex, V > 2	V 4	V 3, V 5 (= MT)
Spektrum	farbopponent	breitbandig
Relative Häufigkeit	ca. 80%	ca. 10%
Kontrastempfindlichkeit	niedrig (Schwelle > 10%)	hoch (Schwelle < 2%)
Ortsauflösung	hoch	mittel 2- bis 3mal kleiner als P
Örtliche Summation	linear (X)	75% linear (X) 25% nicht linear (Y)
Zeitverhalten	sustained tonisch niedrige Auflösung	transient phasisch hohe Auflösung
Flicker	schlecht	gut
Leitungsgeschwindigkeit	langsam	schnell
Bewegungsempfindlichkeit	niedrig	hoch
Stereopsis	nein	Disparität, Parallaxe Perspektive
Funktion	Farbensehen Sehschärfe	Figur-Hintergrund Bewegung Kontrast

1, 2, 3, 4 A, 4 B, 4 C-Alpha, 4 C-Beta, 5, 6 sind Schichten des primären visuellen Kortex (V 1). V 1 (A 17), V 2 (A 18), V 3, V 4, V 5, MT (middle temporal visual area) sind kortikale visuelle Sehzentren.

Funktionelle Plastizität im visuellen System

Voraussetzung der Konturwahrnehmung ist die antagonistische Funktionsstruktur retinaler Rezeptivfelder. Es scheint aber teilweise erst das nachgeschaltete kortikale visuelle Verarbeitungssystem zu sein, welches unvollkommene Konturwahrnehmungen noch verstärkt. Dies kann aber auch bewirken, daß, ausgelöst durch Kanten und Lücken in einem Gegenstand, inhibitorische und exzitatorische Vorgänge überstark werden und derart virtuelle, also scheinbare Konturen auftreten in Abwesenheit physikalischer Gradienten (z. B. Hermann-Gitter, Kanizsa-Dreieck) (KANIZSA 1986) (Abb. 5.15). Unsere visuelle Wahrnehmung kann zweifelsohne nicht die exakte Repräsentation der äußeren Welt sein. Der Sehvorgang ist hochselektiv und übergeht häufig die echten physikalischen Eigenschaften des Gegenstandes (auch werden je nach Aufmerksamkeit beim Betrachten eines Gegenstandes nie alle Raumfrequenzkanäle gleichzeitig mobilisiert, dies würde das System unnötig überlasten). Die „selektive" visuelle Wahrnehmung, welche „unnötiges" ausscheidet, „wichtiges" verstärkt, kann bei einer Fluchtbewegung, für einen visuellen Schutzreflex lebenswichtig sein. Möglicherweise benützen höhere visuelle Zentren bei der Selektion der Informationseingänge Wahrscheinlichkeitskriterien. Werden diese nicht erfüllt, entstehen illusorische Konturen. Illusorische Konturen erzeugen beim Affen in Areal 18 (V 2) Zellantworten, welche verschwinden, wenn man durch Manipulationen die virtuellen Konturem zum Verschwinden bringt. Zellen von Areal 17 (V 1) sind jedoch nicht imstande, derartige „Konturen" wahrzunehmen (VON DER HEYDT u. Mitarb. 1984).

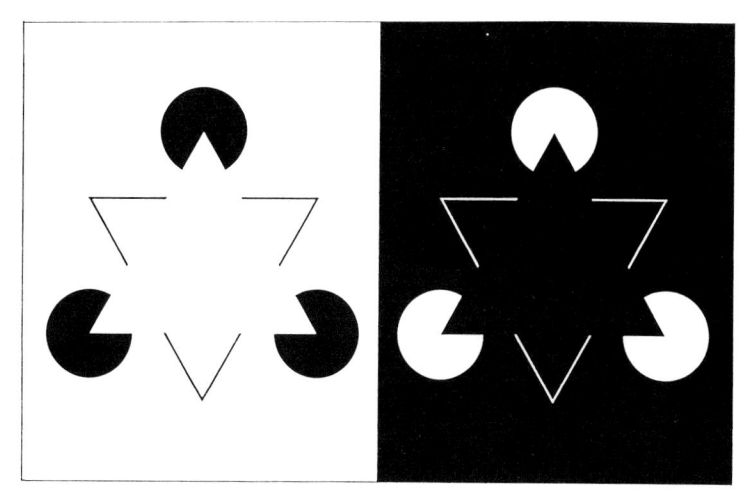

Abb. 5.15 Kanizsa-Dreiecke mit illusorischen Konturen, welche die Dreiecke „weißer" bzw. „schwarzer" als ihr Hintergrund erscheinen lassen. Der Effekt ist von der Betrachtungsdistanz abhängig. Verkürzung der Distanz läßt den Effekt verschwinden. Es wurde vermutet, daß das Auftreten subjektiver Konturen erkärt werden könnte durch eine partielle Aktivierung von Konturdetektorzellen im visuellen System. Kurze Linienelemente aktivieren Konturdetektoren in dem Maße, als eine scheinbar durchgehende Linie „wahrgenommen" wird. Dies trifft aber nicht mit Eindeutigkeit zu, da mit geeigneten Täuschungsbildern Konturlinien erzeugt werden können, welche nicht in derselben Richtung verlaufen wie die kurzen real existierenden Linien, welche den Stimulus darstellen. Zudem können auch Punkte die Illusion für das Vorliegen einer Linie verursachen. Selbstverständlich „sehen" die Ganglienzellen diese scheinbaren Konturen nicht. Erst das Zusammenspiel komplexer Informationsflüsse und gespeicherter visueller „Erfahrungen" auf kortikaler Ebene lassen sie erscheinen.

Das visuelle System ist auch befähigt, sich vorübergehend an eine bestimmte Kontraststruktur gegebener Ausrichtung zu gewöhnen (Kontrastadaptation). Bei längerem Fixieren eines leicht zur Seite gekippten Streifenmusters wird das anschließende Betrachten eines senkrechten Streifenmusters dieses leicht zur Gegenseite gekippt erscheinen lassen (CAMPBELL 1986). Durch langzeitige Adaptation an einen hohen Kontrastreiz bestimmter Raumfrequenz wird zudem die Kontrastempfindlichkeit gerade dieser Raumfrequenz herabgesetzt, diejenige benachbarter Raumfrequenzen jedoch verstärkt.

Die Intensität eines Farbtones kann von der eingenommenen Fläche und von der Farbe des Hintergrundes abhängen. Zwei Quadrate unterschiedlicher Größe und identischer roter Färbung erscheinen vor einem identischen dunklen Hintergrund unterschiedlich: Das kleinere Quadrat ist etwas dunkelroter. Andererseits erscheinen uns farblich und flächenmäßig identische Quadrate im Farbton unterschiedlich, wenn diese Quadrate vor farblich unterschiedlichen Hintergründen erscheinen (Simultankontrast).

Funktionelle Plastizität von Ganglienzellen

Inwieweit derartige Vorgänge bereits schon auf dem Niveau retinaler Ganglienzellen beeinflußt werden, bleibt vorerst unklar. Nur aus vereinzelten Versuchen ist bekannt, daß retinale Ganglienzellen nicht starr programmiert sind: Eine funktionelle Plastizität des Rezeptivfeldes durch Einführen eines zeitlichen Faktores beobachteten ZRENNER und GOURAS (ZRENNER 1983) an Ganglienzellen der Affennetzhaut: Die Farbopponenz, gewissermaßen das Farbensehen der Ganglienzellen, geht bei höheren Reizfrequenzen durch die Farbenstimuli verloren. Dafür können diese Ganglienzellen Flimmerlicht hoher Frequenz weitermelden. Dieser Vorgang beinhaltet eine selektive Informationsfilterung auf das für die Momentansituation wesentliche, wobei dies bereits schon auf der Ebene der Netzhautganglienzellen stattfindet. Ein stationäres Objekt, z. B. ein roter Vogel, wird vor einem etwa gleich hellen grünen Hintergrund wegen des Farbkontrastes erkannt. Fliegt der Vogel davon, erzeugt er durch den schnellen Flug hohe zeitliche Frequenzen, die bei der visuellen Verfolgung wahrgenommen werden müssen. Dies geschieht auf Kosten der Farbwahrnehmung: Die rote Farbe, welche vielleicht zur Identifikation des unbewegten Tieres nötig war, wird im Flug nicht mehr wahrgenommen. Auf gleichem Wege, aber mit umgekehrten Vorzeichen, läßt sich die wahrscheinlich retinal hervorgerufene Farbenillusion von farbigen Ringen erklären, welche entstehen, wenn eine Scheibe (Fechner-Benham-Top), welche farblose, schwarzweiße Muster enthält, mit etwa 12 Hertz rotiert wird (v. CAMPENHAUSEN 1968 a und b) (Abb. 5.16).

5.16 Erkrankungen der Sehnerven

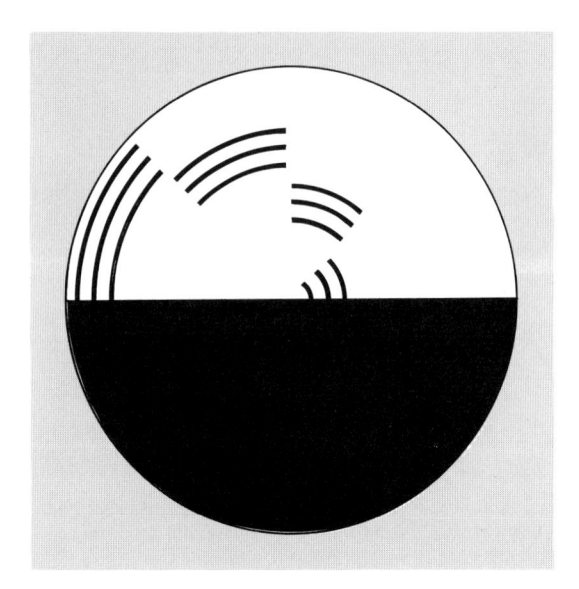

Abb. 5.16 Benhamsche Scheibe (Fechner-Benham's Top): Wird eine derartige Scheibe von ca. 25 cm Durchmesser mit ca. 12 Hz rotiert, entstehen illusorische Farbenkreise aus einigen Metern Betrachtungsdistanz (s. Abschnitt „Funktionelle Plastizität von Ganglienzellen").

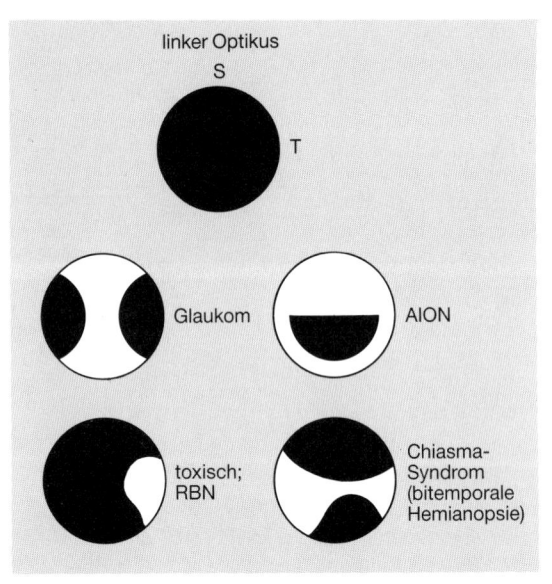

Abb. 5.17 Regionen im Sehnervenbereich (bezogen auf eine Untersuchung unmittelbar hinter dem Auge), welche bei einer Neuropathie aus verschiedenen Gründen besonders spezifisch betroffen werden: uhrglasförmige Degeneration beim Glaukom; altitudinale und mantelförmige Läsion bei der ischämischen Neuropathie (AION); Läsion des papillomakulären Bündels bei toxischem Einfluß (Tabak-Alkohol; Methylalkohol; Acrylamide); Chiasmasyndrom: bandförmige Atrophie als Ausdruck einer temporalen Hemianopsie (*Unsöld* u. *Hoyt* [1980]). S superior, T temoral.

Selektive Lädierbarkeit von Axonen

Verschiedene Klassen retinaler Ganglienzellen oder ihre Axone könnten in unterschiedlichem Maße empfindlich sein gegenüber Intoxikationen, Druckeinwirkung und anderen Noxen (Abb. 5.17). Fernziel der Diagnostik könnte es deshalb sein, durch genauere Klassifikation einer Läsion bessere Schlüsse auf die Ursache ziehen zu können. Eine selektive A-Zell-Schädigung würde die Bewegungs- und Formwahrnehmung beeinträchtigen bei Schonung der Sehschärfe. Tatsächlich kann eine kurz-

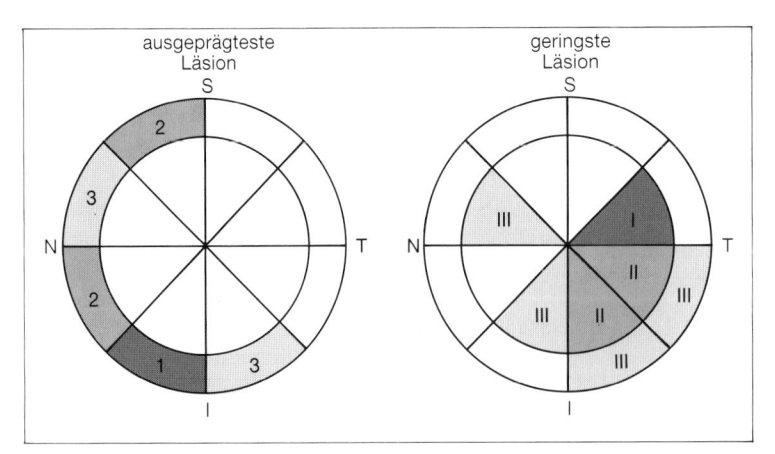

Abb. 5.18 Das chronische Glaukom soll selektiv große (dicke) Nervenfasern lädieren: Wird ein Glaukom künstlich beim Affen (Cynomolgus/Macaca fascicularis) erzeugt, werden am ausgeprägtesten die Nervenfasern in denjenigen Regionen des Sehnervenquerschnittes lädiert, welche von dickeren Axonen (vgl. Abb. 5.24) durchlaufen werden (bei Untersuchung des Sehnervenabschnittes unmittelbar hinter dem Auge). Das Schema zeigt die stärksten Läsionen auf der nasalen (unteren) Seite (1), gefolgt von etwas weniger beeinträchtigten Gegenden (2 und 3). Die geringste Läsion findet sich in gradueller Abstufung in inneren Sektoren auf der temporalen Seite (I und II), ferner in den Sektoren III (nach *Quigley* u. Mitarb.). N nasal, S superior, I inferior, T temporal.

zeitige Quetschung auf den Sehnerv der Katze eine selektive Degeneration der Alpha-Zell-Axone mit Erholung der Beta-Zell-Axone (nach vorübergehendem Block) verursachen. QUIGLEY u. Mitarb. (1987) fanden bei Primaten bei Augeninnendruckerhöhung eine selektive Lädierbarkeit dickerer Axone (A-Zellen) (Abb. 5.18). Acrylamid lädiert bei Primaten hingegen selektiv das papillomakuläre Bündel (B-Zellen) (ESKIN u. Mitarb. 1985). Eine ähnliche Läsion resultiert wahrscheinlich beim Menschen durch Methylalkohol (und Tabak-Alkohol-Intoxikation). Ethambutol schädigt selektiv den Rot-Grün-Antagonismus in den Rezeptivfeldern (ZRENNER 1983). Bei der Alzheimerschen Erkrankung schließlich scheinen selektiv retinale Ganglienzellen des A-Typus (magnozelluläres System) zugrunde zu gehen, was auch von einer entsprechenden funktionellen Störung begleitet wird (SADUN u. BASSI 1990).

Elektrophysiologische Evidenz für separate Informationsbahnen beim Menschen

Die statokinetische Dissoziation bei der Untersuchung von Neuropathien des Sehnerven läßt erwarten, daß Axone, welche statische (tonische/sustained) Informationen leiten, vulnerabler sind als Axone, welche zeitliche Abläufe (phasisch/transient) melden.

Bei der Ableitung visuell evozierter Potentiale (VEP) auf Hell-dunkel-Kontrastreize sowie auf isoilluminante Farbkontrastreize hängt die Kurvenform, vor allem die Polarität, von der räumlichen Struktur (Streifenbreite, Schachbrettmustergröße) ab. Diese Unterschiede finden ihren Grund teilweise in topographisch unterschiedlich angesprochenen Orten der Okzipitalrinde. Bei Kontrastumkehr mit breiteren farblosen Hell-dunkel-Mustern kommt zudem eine ausgesprochene Bewegungsillusion ins Spiel, welche zweifellos über eine Rekrutierung makrozellulärer Bahnen die Modifikation der Kurvenform beeinflußt (BERNINGER u. Mitarb. 1989). Demgegenüber werden visuell evozierte Potentiale, welche durch isoilluminante Farbkontrastreize ausgelöst werden, zweifellos über das parvozelluläre System vermittelt.

Durch Änderung des Zeitfaktors (hohe – niedrige Stimulationsfrequenzen bei der VEP-Untersuchung) kann wahrscheinlich eine gewisse Trennung magnozellulärer und parvozellulärer Funktionen bewerkstelligt werden (beispielsweise bessere Demonstrierbarkeit eines Glaukomschadens durch hohe zeitliche Stimulationsfrequenz).

Neuropharmakologie: Funktionsstörungen im Bereiche der Ganglienzellsteuerung bei Parkinsonscher Erkrankung?

Neurotransmitter spielen in der Netzhaut unter anderem auch an den Dendritensynapsen der retinalen Ganglienzellen eine Rolle. Wie schon im vorausgehenden Abschnitt erwähnt, werden (bei Katzen) On-center-Neuronen von den vorgeschalteten Amakrinzellen mit dem Neurotransmitter GABA *inhibitorisch* gesteuert, Off-center-Neuronen mit Glycin (IKEDA u. ROBBINS 1988).

Verschiedene Neurotransmitter arbeiten auf verschiedenen Stufen der Retina. Im Bereiche der Amakrinen, welche Kontakt mit den Dendriten der Ganglienzellen haben, sind es neben GABA und Glycin Taurin, Acetylcholin, Dopamin und verschiedene Neuropeptide (Übersichtsarbeit von von EHINGER 1983, PYCOCK 1985).

Die große Anzahl an Neurotransmitter läßt auch auf eine Funktionsvielfalt der nachgestalteten Ganglienzellen schließen, wobei die Pharmakologie sehr konservativ zu sein scheint, weil sie im ganzen Tierreich ähnlich ist. Hemmende und erregende Kanäle sowohl des Zapfen- wie des Stäbchensystems sind pharmakologisch getrennt. Dopamin ist in der Netzhaut in der höchsten Konzentration vorhanden und dies vor allem in der inneren plexiformen Schicht, also im Synapsenbereich zu den Ganglienzellen. Dabei scheint die Dopaminwirkung recht unspezifisch zu sein. Lichtstimuli erhöhen den Dopaminstoffwechsel in der Netzhaut erheblich. Dopamin scheint ebenfalls die Entladungsrate von Ganglienzellen zu hemmen. Dopamin ist indirekt an der Freisetzung von Taurin und Glycin beteiligt.

Bei der Parkinsonschen Erkrankung kommt es zu einem Untergang von Zellen im Mittelhirn, welche Dopamin produzieren. Dopaminmangel wirkt sich auch auf den Sehvorgang aus. Selbst die Pupillomotorik ist gestört und durch L-Dopa beeinflußbar (BEAUMONT u. Mitarb. 1987). Eine erste Beobachtung war die verlängerte Latenzzeit bei Parkinson-Patienten (BODIS-WOLLNER u. Mitarb. 1982), welche sich auf Levodopabehandlung verbesserte. Ebenso sind ERG und Schachbrettmuster-ERG (PERG) vor Levodopabehandlung schlechter als nachher (GOTTLOB u. Mitarb. 1987, ELLIS u. Mitarb. 1987). Das PERG reflektiert Vorgänge der Kontrastverarbeitung in den proximalen Netzhautschichten inklusive Ganglienzellen. Aufgrund dieser Befunde wird eine retinale Störung angenommen, welche evtl. bis zur Ganglienzellschicht reicht. Die subjektive Kontrastempfindlichkeit ist beeinträchtigt. Untersuchungen mit zeitlich moduliertem Kontrast (BODIS-WOLLNER u. Mitarb. 1987) lassen darauf schließen, daß Dopaminmangel einen erheblichen Einfluß auf die Rezeptivfeldorganisation hat. Auf welcher Stufe des visuellen Systems dies stattfindet, ist vorderhand unklar. Orientierungsselektive Sehstörungen auf sinusoidale Kontraststreifen (subjektive Kontrastempfindlichkeitsprüfung) lassen auch eine kortikale Fehlfunktionen vermuten (REGAN u. MAXNER 1987). Möglicherweise stört Dopaminmangel die visuelle Verarbeitung auf verschiedenen Stufen.

Nervenfaserschicht

Über diesen Aspekt sei auf Abschnitt Optikusatrophie, S. 5.96, und auf Übersichtsreferate bei HOYT u. Mitarb. (1973), RADIUS (1987) und CAPRIOLI (1989) verwiesen.

In der retinalen Nervenfaserschicht entspricht das feine Streifenbild Axonbündeln, welche in Tunnels laufen, die von Müller-Zellen gebildet werden (RADIUS u. ANDERSON 1979a, Affenuntersuchungen) (Abb. 5.19). Dies erklärt das Verschwinden der Gunnschen Flecken (reflektierende Fußplatten der Müller-Zellen) bei Axonverlust. Die Nervenfasern liegen retinotop, ein trivialer Befund bei rotfreier Ophthalmoskopie. Auch zeigt es sich, daß bei fokalem Ganglienzelluntergang die axonale Degeneration sich streng umschrieben bis in den Sehnerven hinein fortsetzt (RADIUS u. ANDERSON 1979b). Die

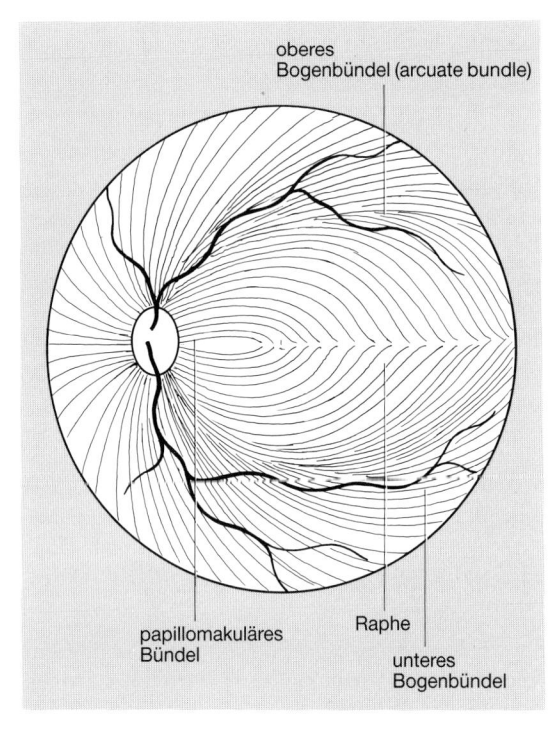

Abb. 5.19 Schematische Topographie der peripapillären retinalen Nervenfaserschicht.

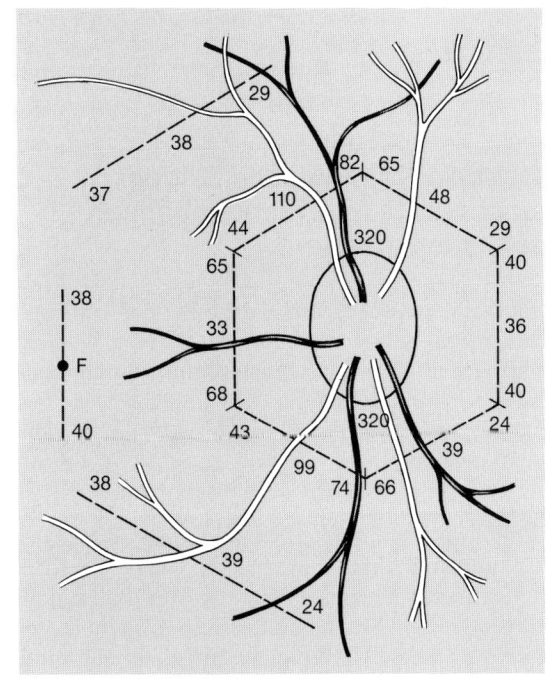

Abb. 5.21 Die Dicke der peripapillären retinalen Nervenfaserschicht variiert bezogen auf die Zirkumferenz. Am dicksten ist die Nervenfaserschicht im Bereiche der oberen und unteren (arcuate) Bogenbündel. Dickenmessungen beim Cynomolgus-Affen (Macaca fascicularis) (nach *Quigley* u. *Addicks*).

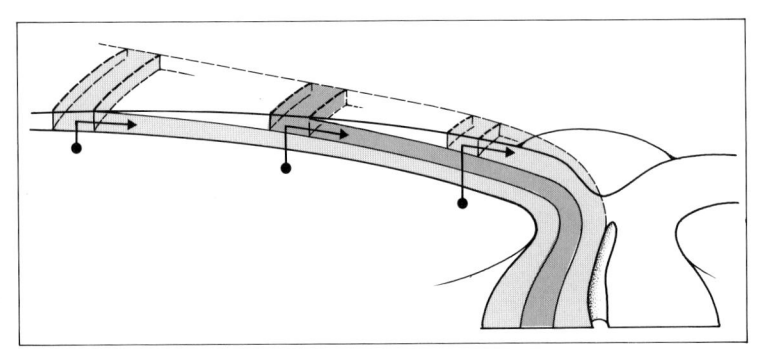

5.20 Topografisch geordneter Verlauf der Nervenfasern auf der Netzhautoberfläche: Je peripherer der Netzhautort, desto tiefer in der Nervenfaserschicht liegen die dazugehörigen Fasern und desto peripherer verlaufen sie in der Papille (nach *Quigley* u. *Addicks*). Solange das Gerüst der Müllerschen Stützzellen intakt bleibt, kann ein in der Tiefe gelegener Nervenfaserdefekt ophthalmoskopisch verborgen bleiben.

Nervenfaserbündel bilden retinotop wohlgeordnete Schichten: Papillenferne Axonbündel liegen tiefer (Affenuntersuchungen), papillennahe Axonbündel oberflächlicher (mehr glaskörperwärts) (MINKLER 1980, QUIGLEY u. ADDICKS 1982) (Abb. 5.20). Papillenwärts nimmt die Dicke der Nervenfaserschicht zu (RADIUS 1979) (Abb. 5.21). Vor allem wenn Axondefekte in einer tieferen Schicht liegen, bleiben sie für den Untersucher vorerst verborgen. Frühveränderungen lassen sich kaum quantifizieren. Mit dem Laser Scanning Ophthalmoskop eröffnen sich evtl. für die klinische Untersuchung neue Möglichkeiten. CAPRIOLI u. MILLER (1989) versuchen eine Beurteilung der Intaktheit der Nervenfaserschicht aufgrund ihrer „Oberflächenrauhigkeit" durch stereoskopische videographische Aufzeichnung und Verarbeitung (Abb. 5.22).

Atrophie der Nervenfaserschicht

Details über fokale spaltförmige, keilförmige oder diffuse Atrophie s. Abschnitt Optikusatrophie, S. 5.96, sowie Kap. Neuroophthalmologie von A. Huber in Bd. 3/II, S. 1.289, dieses Werk.

Mehrere klinische Arbeiten haben sich vor allem im Zusammenhang mit dem Glaukom mit verschiedenen Korrelationen gegenüber dem Verlust der retinalen Nervenfaserschicht (RNFL) beschäftigt:

– RNFL und verbleibendes Rim Areal (AIRAKSINEN u. DRANCE 1985): Die Korrelation mit diffusem RNFL-Verlust ist besser als mit lokalisiertem.
– RNFL und Gesichtsfeldindizes (Octopus) (mittlerer Verlust und Homogenitätsverlust (CLV) des Gesichtsfeldes) (AIRAKSINEN u. Mitarb. 1985): Diese Korrelation ist signifikant.
– RNFL und Farbensehen (AIRAKSINEN u. Mitarb. 1986): Mit dem Pickford-Nicholson-Anomaloskop (Gelb-Blau- und Grün-Blau-Mischung) findet sich eine signifikante Korrelation.

Bei diesen Untersuchungen bestehen gute Korrelationen für ein großes Kollektiv. Für die Fragestellung im Einzelfall müssen zur definitiven Beurteilung zweifellos möglichst viele Parameter berücksichtigt werden.

Es scheint, daß nicht nur Axon- oder Ganglienzellkörperuntergang zu einer Atrophie der retinalen Nervenfaserschicht führt. NEWMAN u. Mitarb. (1987) haben dies auch bei vererbten retinalen Erkrankungen (z.B. Cone-Rod-Dystrophie, Stargardt-Erkrankung) beobachtet und eine transsynaptische Degeneration vermutet.

Pseudomakulopathie

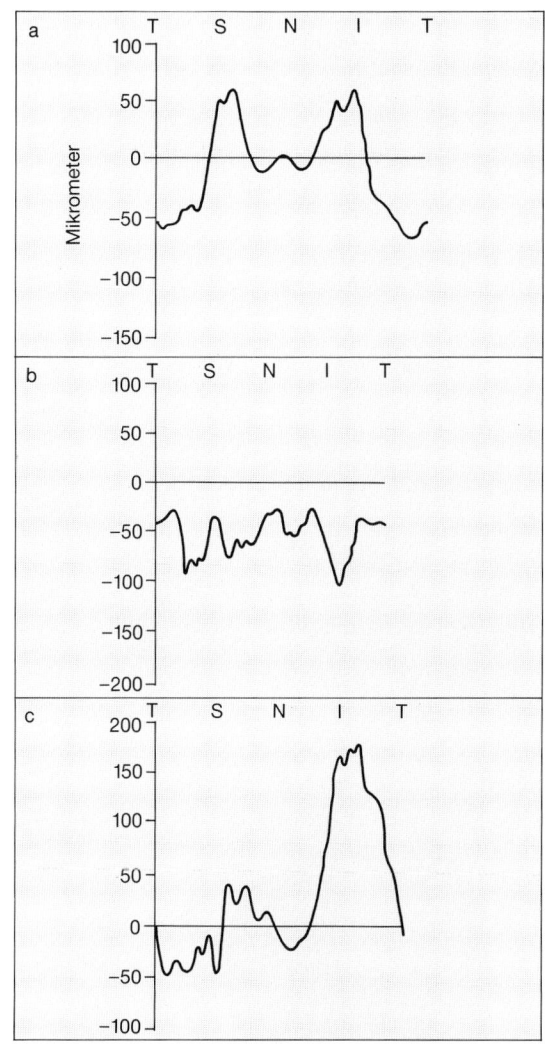

Abb. 5.22 Versuch der Messung der Nervenfaserdicke beim Menschen in vivo anhand der Oberflächenstruktur der peripapillären Nervenfaserschicht (nach *Caprioli* u. *Miller*). Im Normalfall (A) ist die Nervenfaserschicht im Bereiche der (arcuate) Bogenbündel besonders prominent, also am oberen (S) und am unteren (I) Papillenpol. Bei einem Glaukomschaden sind die Profile, vor allem diejenigen der Bogenbündel, stark ausgeflacht, evtl. „Pseudoprofile" durch „entkleidete" Gefäße (B). Bei einer sektoriell ausgeprägten vorderen ischämischen Neuropathie besteht im betroffenen Bereich (am unteren Pol I) eine starke axonale Stauung mit Anhebung des Nervenfaserprofiles (C).

Durch den diffusen atrophischen Prozeß der Degeneration der retinalen Nervenfaserschicht kommt es zu einer Oberflächenveränderung der fovealen Grube und des Makulawalles. Beide Strukturen flachen aus und gleichzeitig verschwindet Wall- und Foveolarreflex (LUNDSTRÖM u. FRISÉN 1975 SAFRAN u. Mitarb. 1986). Gleichzeitig ist auch der verbleibenden Makulastruktur Aufmerksamkeit zu schenken: Das normale diffuse homogene Kolorit schwächt sich ab, und es finden sich leichte Pigmentunruhen. Auf den ersten Blick ist man geneigt, diese neurale Pseudomakulopathie für eine echte zu halten. Die Koinzidenz eines blassen Sehnerven mit einer Pigmentunruhe der Makula ist jedoch nicht ungewöhnlich (Abb. 5.23 a u. b).

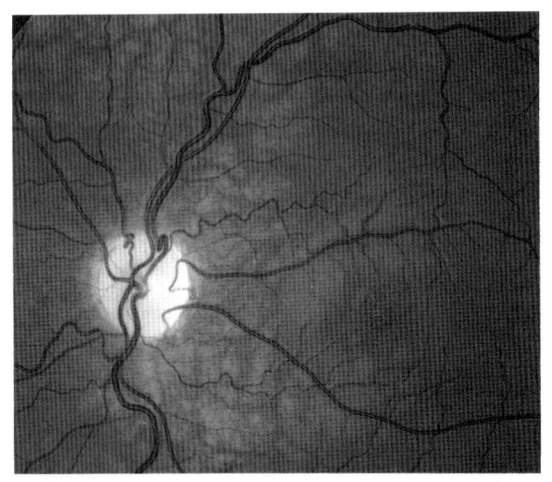

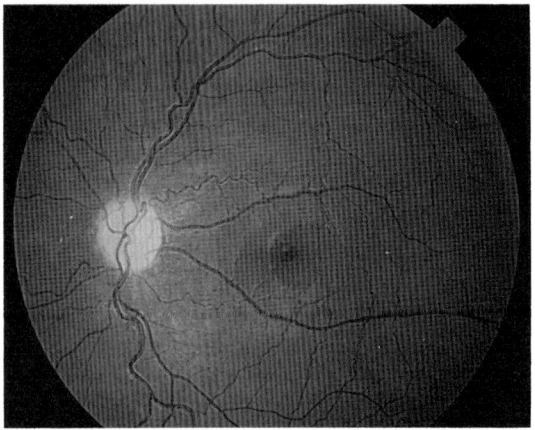

Abb. 5.23 a u. b Pseudomakulopathie bei einem 15jährigen Patienten mit beiderseitiger Optikusatrophie ungeklärter Genese. a) Fundusphotographie, linkes Auge, b) Nervenfaserphotographie der Netzhaut, linkes Auge. Neben der blassen Papille beobachtet man feine Pigmentverschiebungen in der Makula. Die Sehschärfe beträgt 1,0 knapp, die visuell evozierten Potentiale sind nur wenig gestört. Die Nervenfaserphotographie zeigt eine totale Abwesenheit der Nervenfaserzeichnung! Das Gesichtsfeld ist nur mäßig gestört, der Patient besucht eine normale Schule. Aus der Morphologie (Nervenfaserzeichnung) auf die Funktion zu schließen, mag zu Fehlschlüssen führen! Eine kleine (photographisch und ophthalmoskopisch unsichtbare) Anzahl von Nervenfasern kann die Sehfunktion noch aufrechterhalten.

Sekundäre Gefäßveränderungen (Kaliberabnahme) im Zusammenhang mit der Atrophie der Nervenfaserschicht

FRISÉN u. CLAESSON (1984) haben bei akuten Neuropathien die Gefäßkaliber vor und nach Auftreten der Papillenatrophie bzw. Atrophie der retinalen Nervenfaserschicht aufgrund von Fundusphotographien untersucht. Diese Untersuchung ist delikat, da von Aorta bis Retina der Querdurchmesser des Gefäßsystems mit jeder Bifurkation ansteigt (totaler Faktor ca. 1000 × !). Bei einer totalen Atrophie nimmt das gesamte retinale Arterienkaliber um 24% ab, bei einer Hemiatrophie (bitemporale Anopsie) um 17%. Die Läsion des Sehnerven muß also relativ massiv sein, damit sie auch am Gefäßkaliber abgelesen werden kann. SEBAG u. Mitarb. (1989) untersuchten den Effekt der neurogenen Optikusatrophie auf den retinalen Sauerstoffverbrauch und arteriellen Fluß. Sie verglichen Fälle einseitiger Atrophie mit der gesunden Gegenseite. Auf der kranken Seite wird etwa 40% weniger Sauerstoff aufgenommen als auf der gesunden Seite, was besagt, daß (trotz einer Verengerung der retinalen Arterien) weniger Sauerstoff gebraucht wird. Zudem ist der Blutdurchfluß am kranken Auge bis zu 63% reduziert.

Über die Konsequenz dieser Beobachtung s. auch Abschnitt „Optikusatrophie", S. 5.96.

Axone, Axonverteilung im Sehnerven

Die Axone der verschiedenen Ganglienzellklassen (beschrieben im Abschnitt „Ganglienzellen, Rezeptivfelder und parallele visuelle Verarbeitung") sind nicht diffus auf einen gegebenen Querschnitt des Sehnerven verteilt – innerhalb des Sehnerven kommt es in seinem Verlaufe bis zum Corpus geniculatum laterale ebenfalls zu laufenden Umschichtungen der retinotopen Verteilung (Abb. 5.24) –, sondern die Verteilung ist recht inhomogen, da den verschiedenen Netzhautorten auch verschiedene

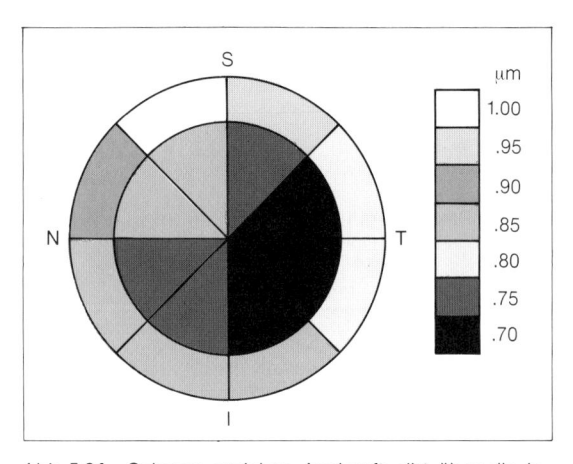

Abb. 5.24 Schema, welches Auskunft gibt über die jeweils überwiegenden Axondurchmesser in verschiedenen Regionen des Sehnerven, ca. 2 mm hinter dem Auge beim Affen (Cynomolgus/Macaca fascicularis). Nasal oben finden sich die dicksten, temporal unten die dünnsten Fasern (nach *Sanchez* u. Mitarb.). Linkes Auge, N nasal, S superior, I inferior, T temporal.

sensorische Aufgaben zugeteilt sind (Abb. 5.24). Evtl. kann aus der Axondicke bis zu einem gewissen Grade auch auf den zugehörigen Ganglienzelltypus und auf die Funktion geschlossen werden. SANCHEZ u. Mitarb. (1986) haben bei Affen nicht nur die Anzahl Axone und ihre lokale *Dichte* verteilung im Sehnerven bestimmt (welche ihrerseits von der Axon*dicke* abhängig ist), sondern auch die topographische Verteilung nach Faserdicke. Untersucht wurden Sehnervenquerschnitte unmittelbar hinter dem Bulbus: Es wurden durchschnittlich 1,2 Mio. Axone gezählt. Es zeigte sich, daß Dicke und Dichte bis zu einem gewissen Grade reziprok miteinander korreliert sind: Bei dicken Fasern ist die Dichte kleiner, bei dünnen Fasern ist die Dichte größer. Für die Faserdicken ergibt sich eine trimodale Verteilung (Durchmesser um 0,5, 0,8 und 1,5 µm). Wie Abb. 5.25 zeigt, ist die Verteilung von Dicken und Dichten im Sehnerven recht unterschiedlich. Der größte Anteil dicker Fasern ist in der oberen Nervenperipherie. Die größte Konzentration *aller* Faserdicken mit maximaler Dichte findet sich im temporalen unteren Quadranten (papillomakuläres Bündel). Dieser Befund, der sich praktisch mit der Topographie des sichtbaren Sehnervenkopfes deckt, könnte in Zukunft diagnostische Bedeutung beim Menschen haben. Das Papillenschema nach READ u. SPAETH (zit. bei CAPRIOLI 1989) (Abb. 5.26) erlaubt bei tiefem keilförmigem (wedge-shaped) Nervenfaserbündeldefekt nicht nur beim Glaukom (zusätzlich Notch/Kerbe im Rim!), sondern auch bei andern Neuropathien eine lokalisatorische Voraussage eines möglichen dazugehörigen Gesichtsfelddefektes. Aufgrund der Kenntnisse über die Funktion der lädierten Axone könnten auch die diagnostischen Methoden gezielter eingesetzt werden. Die mitteldicken 0,8-µm-Fasern mit der größten Dichte im Bereiche des papillomakulären Bündels dürften zum parvozellulären, die dickeren 1,5-µm-Fasern der Peripherie zum magnozellulären System gehören. Neuere Perimetrieprogramme (beispielsweise das Programm G 1 von Octopus) prüfen lediglich die zentralen 0–26°. Dennoch ist anzunehmen, daß bei der Perimetrie dieser verhältnismäßig kleinen Fläche ein Großteil der Ganglienzell-/Axon-Funktion geprüft wird (wenigstens $2/3$ der Gesamtzahl).

Retrograde absteigende Axondegeneration

Obwohl bei einer axonalen Läsion (beim Affen) die aufsteigende Degeneration des Axons in 7 Tagen komplett ist, zeigt der mit dem Zellkörper verbundene Axonanteil und der Zellkörper selbst während 3–4 Wochen einen normalen Aspekt. In dieser Zeit läuft der orthograde axonale Transport weiter. Nach 2 Wochen sind die Ganglienzellen noch normal. Lediglich findet sich in den Axonen eine etwas vermehrte fokale Aggregation von intraaxonalen Organellen. Nach 3–4 Wochen zerfallen Zellkörper und Axon rasch, gleichzeitig und vollständig unabhängig von der Distanz des Traumas. Es spielt also keine Rolle, ob die Verletzung noch auf der Netzhaut selbst in nur wenigen Millimeter Distanz vom Ganglienzellkörper, im orbitalen Abschnitt des Sehnerven oder gar im Tractus opticus stattgefunden hat (QUIGLEY u. Mitarb. 1977, RADIUS u. ANDERSON 1978). Die Veränderungen am Augenhintergrund bei einer schweren akuten Optikusläsion sind über die Zeit etwas gestaffelt wahrzunehmen (LUNDSTRÖM u. FRISÉN 1975): Die Atrophie der Nervenfaserschicht beginnt beim Menschen etwa nach 4 Wochen sichtbar zu werden, sie ist nach etwa 8 Wochen abgeschlossen. In der gleichen Zeit verschwindet der Ringreflex der Makula und die kleinen Gunnschen Flecken (Reflexe der Fußplatten der Müller-Zellen). Die Sehnervenabblassung beginnt etwa nach 7 Wochen und ist nach 11 Wochen abgeschlossen. Gleichzeitig mit der Atrophie entstehen die Pseudoeinscheidungen (Pseudosheathing, graue Begleitstreifen) an den großen, papillennahen Netzhautgefäßen, welche vom Nervenfasermantel entkleidet werden.

Durch sukzessive Abnahme der Nervenfaserzeichnung werden gleichzeitig kleine Gefäße deutlicher sichtbar, welche ursprünglich innerhalb der Nervenfaserschicht verliefen und nur schemenhaft sichtbar waren. Diese Gefäße sind jetzt nur noch von der Membrana limitans interna bedeckt, liegen direkt auf der Netzhautoberfläche und können sehr deutlich beobachtet werden. In der Netzhautperipherie beschrieben LUNDSTRÖM u. FRISÉN

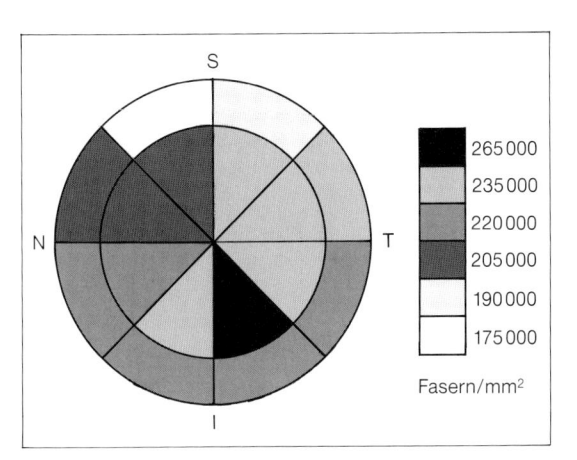

Abb. 5.25 Schema, welches Auskunft gibt über die zahlenmäßige Nervenfaserdichte im Bereiche des Sehnerven 2 mm hinter dem Auge. Dicke und Dichte sind umgekehrt korreliert, am meisten Fasern finden sich im temporal unteren Quadranten (nach *Sanchez* u. Mitarb.). N nasal, S superior, I inferior, T temporal.

5.22 Erkrankungen der Sehnerven

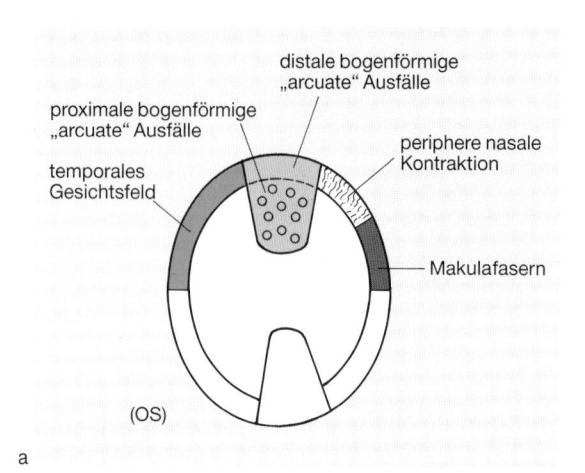

Abb. 5.26 a) Topographische Repräsentation eines Gesichtsfelddefektes auf der Papille des Sehnerven (nach *Read* u. *Spaeth*) b) Oben: Optikusatrophie bei glaukomatöser Papillenexkavation. Papille scharf begrenzt, zentral atrophisch mit einer Exkavation c/d-Radio von 0,8, Kerbe im Bereiche des neuroretinalen Saumes bei 4–5 Uhr. Mitte: Rotfrei-Fundusphoto desselben Auges wie oben. Von 4 bis 5 Uhr schweifförmiger Nervenfaserbündeldefekt von Papillenrand bis Peripherie. Zusätzlich temporal oben multiple, schmale Nervenfaserbündeldefekte und diffuse Atrophie auf der nasalen Seite. c) Octopus-Gesichtsfeld (Programm GI) zeigt in der oberen Gesichtsfeldhälfte breites Schweifskotom mit Ausbruch in die nasale Peripherie. Deutliche Korrelation dieses Defektes mit dem großen Nervenfaserbündeldefekt temporal unten zwischen 4 und 5 Uhr.

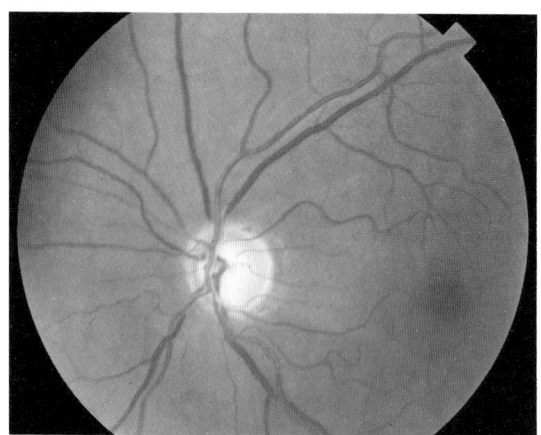

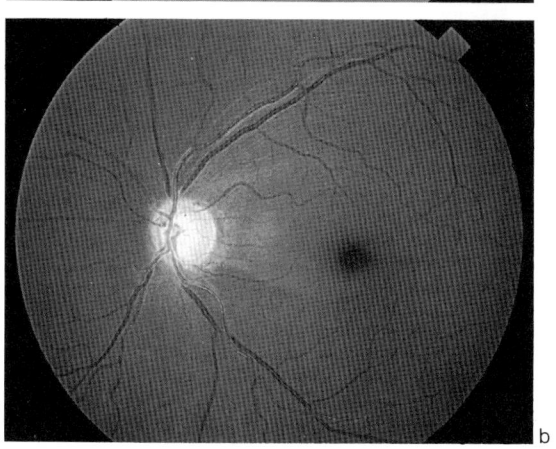

(1975) bei Abschluß des Vorganges der Nervenfaseratrophie eine feine Körnelung und Sprenkelung der Netzhautoberfläche (retinal mottling) (Abb. 5.27).

Der protrahierte Untergang der Ganglienzellen kann elektrophysiologisch mit dem Schachbrettmusterelektroretinogramm (PERG) objektiviert werden, welches die Funktion der proximalen Netzhautschichten untersucht. GRONEBERG u. TEPING (1980) fanden zunächst wenige Tage nach einem Optikustrauma normale PERG-Antworten.

Drei Monate später war kein PERG mehr registrierbar.

Aufsteigende Wallersche aszendierende Degeneration

Wenn ein Axon des Sehnerven verletzt wird, ist sein aufsteigendes Segment vom Ganglienzellkörper getrennt. Dieser Axonanteil desintegriert rasch und verschwindet. Man spricht von einer Wallerschen Degeneration. Nervenaxone im Sehnerven degene-

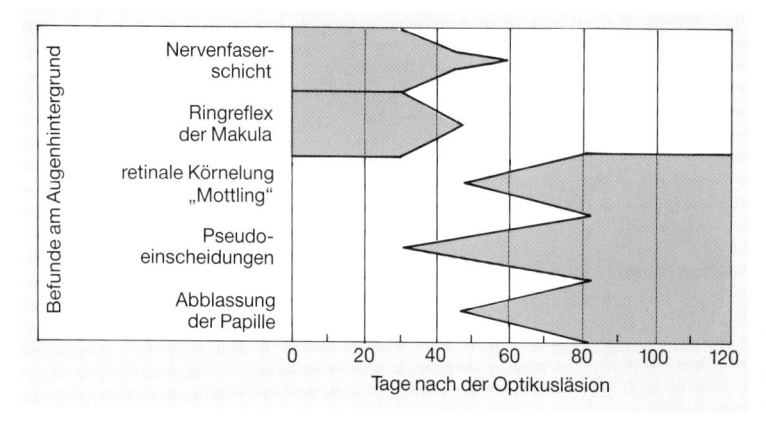

Abb. 5.27 Zeitliche Evolution einer deszendierenden (absteigenden) Optikusatrophie (Ursache der Läsion liegt retrobulbär) (nach *Lundström* u. *Frisén*).

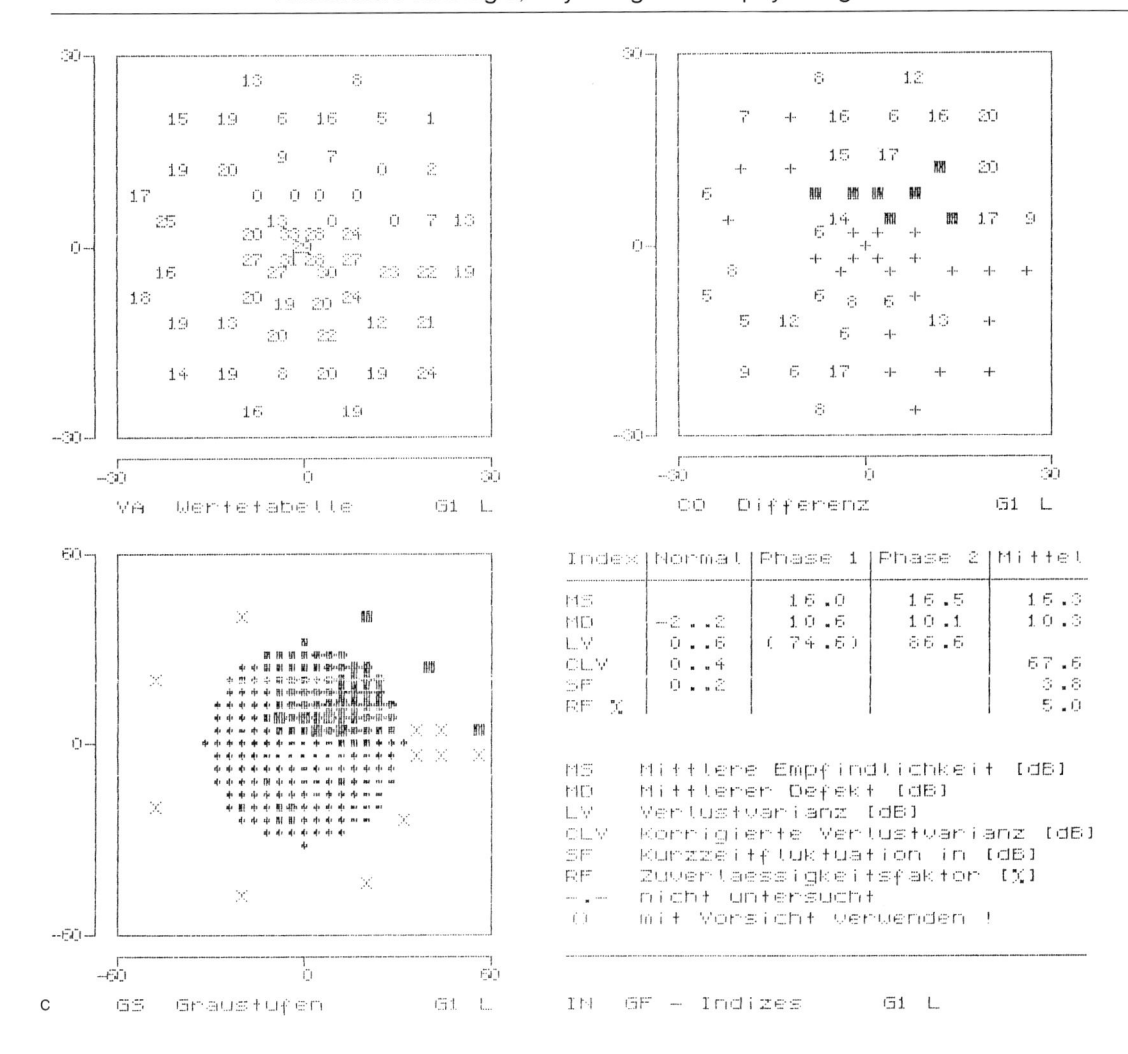

rieren in einer Geschwindigkeit, welche proportional zu ihrer Dicke steht. Die Axonenden im Corpus geniculatum laterale zeigen eine pathologische Schwellung schon nach 24 Stunden. Große Axone weisen bereits schon 30 Stunden nach der Läsion Veränderungen auf, sie zerfallen nach 4–8 Tagen; mittlere Axone zerfallen nach 14 Tagen, kleinere Axone noch etwas langsamer. Bei Applikation ausgedehnter Xenonphotokoagulationen auf der Netzhaut wird die Papille frühestens nach 2 Wochen blaß, also rascher als bei der absteigenden Degeneration (RADIUS u. ANDERSON 1979, Versuche beim Affen).

Unfähigkeit der Axonregeneration im Optikus

Die Axone des Zentralnervensystems und des Sehnerven sind nicht imstande, nach einer Läsion zu regenerieren. Im experimentellen Versuch der Zellkultur reagieren Nervenzellen und ihre Axone verschiedenartig auf gleichzeitig mitgezüchtete Astrozyten und Oligodendrozyten. Im Milieu der Astrozyten fühlen sich die Nervenzellen wohl, und die Axone wachsen aus. Hingegen werden die Oligodendrozyten von den Nervenzellen und Axonen gemieden. Oligodendrozyten und Myelin enthalten eine Substanz, welche das Nervenfaserwachstum hemmt. Wird ZNS-Myelin in eine Lipid- und Proteinfraktion aufgetrennt, so zeigt es sich, daß die Wachstumhemmung von der Proteinfraktion des Myelins ausgeht. Während der Wachstumsentwicklung von Hirn und Sehnerven erscheinen die Proteinkomponenten zu einem Zeitpunkt, an dem das Wachstum abgeschlossen ist. Damit wird die Bildung relevanter Nervenbahnen und ihrer Verknüpfungen in einem gewissen Entwicklungsstadium festgeschrieben. Im Laborversuch können spezifisch gegen die Wachstumshemmer wirkende Antikörper entwickelt werden, welche durch ihre hohe Affinität die Hemmwirkung ausschalten. Unterbrochene Axone beginnen wieder zu wachsen. Dies könnte in Zukunft der Ansatz für eine Therapie unterbrochener Nervenbahnen – auch des Sehnerven – sein (Forschungsarbeiten von Schwab u. Mitarb., Hirnforschungsinstitut Univ. Zürich).

Die funktionelle Reserve und Kompensation (?) im Zentrum und in der Gesichtsfeldperipherie bei Neuropathien des Sehnerven

Im Abschnitt „Ganglienzellen, Rezeptivfelder" usw. erwähnen wir das Konzept von PEICHL (1989) an Katzennetzhäuten, daß zwar eine intensive Überlappung von Rezeptivfeldern mit verschiedenartiger Funktion vorliegt, daß sich wahrscheinlich aber Rezeptivfelder *identischer* Funktion *nicht* überlappen, sondern streng aneinandergrenzen. Dies hat zur Folge, daß beim Ausfallen einzelner Axone vorerst zwar nicht das System, aber doch bis zu einem gewissen Grade lokale Einzelfunktionen, welche am ehesten den verlorenen Ganglienzellen entsprechen, ausfallen. Wohl kann ein Nervenfaserbündeldefekt (Glaukom) durch ein perimetrisches Routineprogramm (z. B. Octopus G 1) nicht nachgewiesen werden *(Kompensation)*, evtl. aber durch sorgfältig gelegte F 1-Programm-Profilschnitte *(Kompensation* fraglich). Wird aber z.B. mit der Flimmerperimetrie untersucht, welche die zeitliche Übertragung gewisser Rezeptivfeldtypen testet, kann ein Ausfall erheblich sein *(Kompensation* eines lokalen Axonausfalles also doch sehr *fraglich!).* Kompensationsmechanismen dürften dennoch dank einer gewissen Plastizität der Rezeptivfelder vorliegen. Aus diesem Grund wird auch ausdrücklich davor gewarnt, selektiv Einzelfunktionen des visuellen Systems prüfen zu wollen. In irgend einer Weise wird *immer* das *Gesamtsystem* angesprochen!

Wenn davon ausgegangen wird, daß von einer lokalisierten Stelle evtl. bereits schon 50% der Axone untergegangen sein müssen, bis dies als Nervenfaserbündeldefekt auf der Netzhaut (von Affen) sichtbar wird (QUIGLEY u. ADDICKS 1982), und daß selbst dann nur mit größerem Aufwand ein visueller Defekt gefunden wird, so muß der Schaden gewaltig sein, bis dieser klinisch mit konventionellen Methoden nachweisbar und für den Patienten spürbar wird. Dies wird uns anhand des Glaukomschadens besonders eindrücklich demonstriert: Relevante Gesichtsfeldverschlechterungen finden erst im Spätstadium, bei massiver Reduktion der Rimfläche der Papille statt.

Die Pathophysiologie der Sehschärfe (Frisén)

Wie später im Abschnitt „Optikusatrophie" besprochen wird, gilt das, was oben bezüglich Gesichtsfeldperipherie und Perimetrie erwähnt wurde, auch für das Gesichtsfeldzentrum und für die Sehschärfe. Nach FRISÉN (FRISÉN u. FRISÉN 1976, FRISÉN 1980, FRISÉN u. QUIGLEY 1984) kann mit weniger als 50% der zentralen Axone (mit blasser Papille) noch eine volle Sehschärfe mit hochkontrastigen Optotypen erreicht werden. Diese gute „kompensatorische" Leistung wird relativiert durch die Tatsache, daß gleichzeitig massive Amplitudenreduktionen der visuell evozierten Potentiale die Reduktion informativer Kanäle objektivieren, und daß differenzierte Sehfunktionen wie Farbensinn und Kontrastwahrnehmung erheblich gestört sind.

Selektivität und Axonuntergang

Aus verschiedenen Gründen, welche im einzelnen noch nicht erforscht sind, scheinen selektiv Axone bestimmter Dicke und Lokalisation besonders empfindlich zu sein und rascher zugrunde zu gehen (s. entsprechenden Abschnitt „Ganglienzellen, Rezeptivfelder und parallele visuelle Verarbeitung").

Myelinisierung

Die Myelinisierung peripherer Nerven ist bei der Geburt weitgehend abgeschlossen, nicht aber diejenige des ZNS. Im Sehnerven erscheinen die ersten Myelinstrukturen im Tractus opticus und im intrakraniellen Sehnerven in der 32. Schwangerschaftswoche. Bei der Geburt sind die Myelinhüllen dicker und eine Mehrheit der Axone ist myelinisiert. Alle Axone sind im Alter von 7 Monaten myelinisiert, also dann, wenn wir eine voll entwickelte Sehschärfe erwarten können (visuell evozierte Potentiale, MARG u. Mitarb. 1976). Eine signifikante Zunahme der Myelindicke findet in den ersten 3 Lebensjahren statt, nachher ist die Myelinisierung weitgehend abgeschlossen. In der Entwicklung schreitet die Myelinisierung vom Hirn peripherie-/augenwärts im Sehnerven fort (MAGOON u. ROBB 1981). Gleichzeitig mit der Myelinisierung ist auch das Axonwachstum und damit das Entstehen von Synapsen im ZNS abgeschlossen. Die Proteinfraktion des Myelins selbst scheint für diesen axonalen Wachstumsabschluß verantwortlich zu sein (s. vorangehenden Abschnitt „Unfähigkeit der Axonregeneration im Optikus"). Aus klinischer Erfahrung bei der Arbeit mit visuell evozierten Potentialen darf angenommen werden, daß die Latenzzeit bis etwa zum 12. Lebensjahr eher lang, bisweilen bis zu 3 Standardabweichungen ist. Später, bis ins Alter, ist keine erhebliche Modifikation von Latenzzeit oder Amplitude zu erwarten. Dennoch findet sich im Alter eine Abnahme der retrobulbären Myelindichte, welche evtl. auf Axonverlust zurückzuführen ist.

Da Nervenfasern die Schwingungsebene von polarisiertem Licht drehen, wird angenommen, daß die Moleküle der Lipidfraktion des Myelins sehr regelmäßig angeordnet sind. Lipidschichten und Proteinschichten des Myelins um das Axon herum folgen sich abwechselnd. Tatsächlich handelt es sich um flach gewalzte Membranen, welche mehrfach um das Axon herum gewickelt sind (Abb. 5.28). Bei den peripheren Nerven enthält die Zelle gleich auch den Kern (Schwannsche Zelle). Im zentralen Nervensystem, auch im Sehnerven, ist der Zellkörper der Stützzelle, des Oligodendrozyten, außerhalb der Membran: Jede dieser Zellen erzeugt mehrere, bis zu 40 Fortsätze, welche sich membranartig auswalzen und durch Einrollung ein Myelinsegment einer gleichen Anzahl Axone bilden (Abb. 5.29). Jedes Myelinsegment eines Axons wird somit von einem anderen Obligodendrozyten gebildet, zwischen den Segmenten liegt der Ranviersche Schnürring (für weitere Information s. WAXMAN 1985, MORELL u. NORTON 1988) (Abb. 5.30).

Die Myelinisierung bewirkt durch Isolation eine erhebliche Impulsbeschleunigung und Energieersparnis (ca. um das 5000fache!) bei der Informationsübertragung. Die Geschwindigkeit der Signalfortpflanzung hängt von der Dicke einer nackten Faser ab. Bei 4fachem Durchmesser der nackten Faser ist die Geschwindigkeit nur doppelt so hoch, bei einer myelinisierten Faser steigt der Durchmesser lediglich um das Doppelte, d.h. proportional mit der Geschwindigkeit. Ein nicht myelinisiertes Rückenmark müßte mehrere Meter dick sein, um seinen Aufgaben gerecht zu werden. Die Impulse setzen sich saltatorisch, sprungweise in den Traktus der weißen Substanz und in den myelinisierten peripheren Nerven fort. Eine Depolarisation findet lediglich an den Ranvierschen Schnürringen statt. An diesen Stellen strömen Natriumionen in die Faser ein, später Kaliumionen heraus. Demgegenüber muß die nackte Faser ihren gesamten Membranbereich in den Vor-Depolarisations-Zustand versetzen. Die Verlangsamung bei fokaler Demyelinisierung kommt in den visuell evozierten Potentialen zum Audruck.

Demyelinisierung

Eine Demyelinisierung mit Verlust der Oligodrozyten tritt sekundär in jedem Falle eines Axonverlustes irgend einer Ursache auf. Umgekehrt findet bei einer primär demyelinisierenden Erkrankung in einem Herdbereich ein plötzlicher Myelin-Breakdown statt mit abrupter Zerstörung der Oligodendrozyten. Die (demyelinisierten) Axone bleiben stehen, im Einzelfall gehen sie sekundär unter (Details inkl. Pathophysiologie s. Abschnitt „Demyelinisierende Neuritis", S. 5.157).

Remyelinisierung

Remyelinisierungsprozesse können wohl beobachtet werden, sie sind aber anatomisch und funktionell sehr rudimentär. In einem Einzelfall beobachteten AABY u. KUSHNER (1985) bei einem $5^{1}/_{2}$ Monate alten Kind das Auftreten von Myelinisierung am Augenhintergrund im Anschluß an eine neurochirurgische Dekompression der Sehnerven. Bei voller Sehschärfe zeigte sich an beiden Augen noch 6 Jahre nach der Operation eine Progression der retinalen Myelinisierung.

Glia (Astrozyten)

Das dominierende gliale Element der Papille ist der Astrozyt. Die Astrozyten sind gegenseitig zu einer dichten Struktur versponnen, welche die Tunnels bilden, die ihre Fortsetzung in den Öffnungen der Lamina cribrosa finden. Durch diese Tunnels ziehen

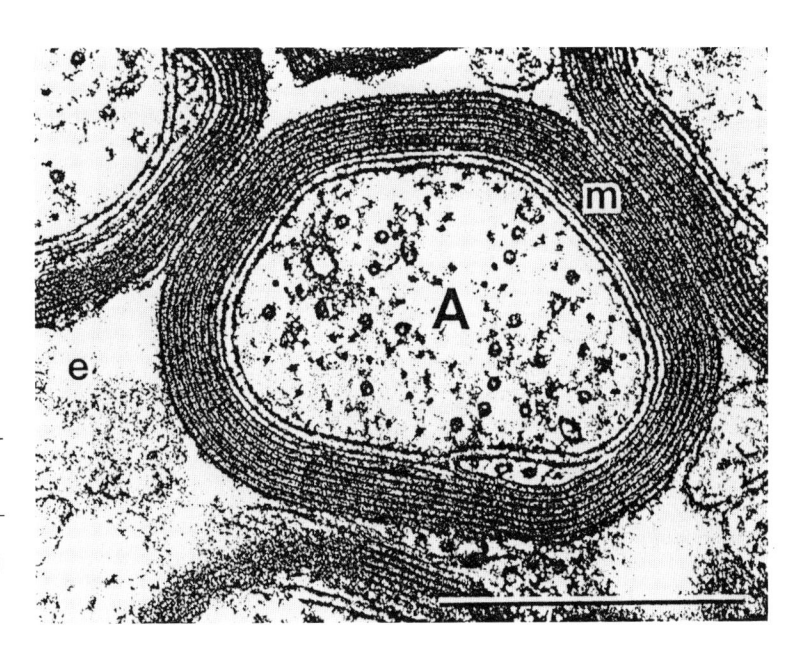

Abb. 5.28 Myelinisierte (m) Nervenfaser (A) im Querschnitt. e extrazellulärer Raum. Elektronenmikroskopische Aufnahme (Linie = 0,5 μm) (aus *St. Waxman*: Structure and function of the myelinated fiber. In *Vinken Bruyn, J. C. Koetsier*: Handbook of Clinical Neurology, vol. III/47 Elsevier, Amsterdam 1985 [p. 5].)

5.26 Erkrankungen der Sehnerven

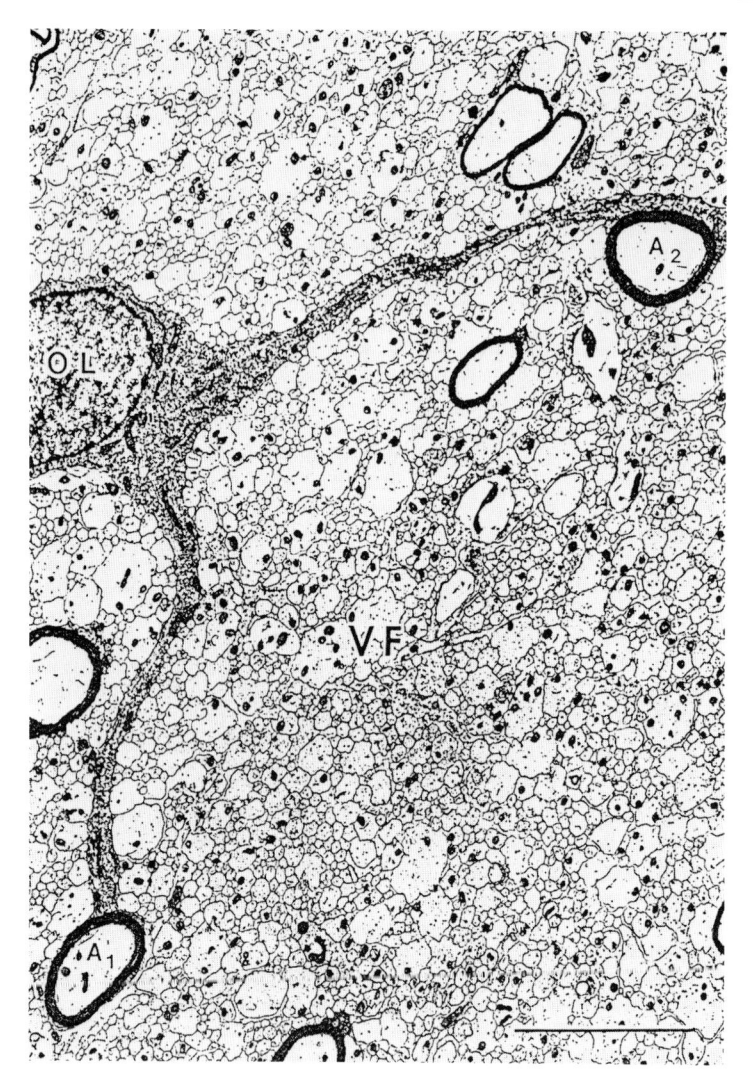

Abb. 5.**29** Ausbildung von Myelin um 2 Axone (A_1 und A_2) durch 2 Fortsätze von einem Oligedendrozyt (OL). Präparat aus einer 13 Tage alten Ratte. Der Großteil der Axone ist noch nicht myelinisiert (Linie = 5 µm) (aus *St. Waxman:* Structure and function of the myelinated fiber. In *Vinken Bruyn, J. C. Koetsier:* Handbook of Clinical Neurology, vol. III/47 Elsevier, Amsterdam 1985 [p. 8].)

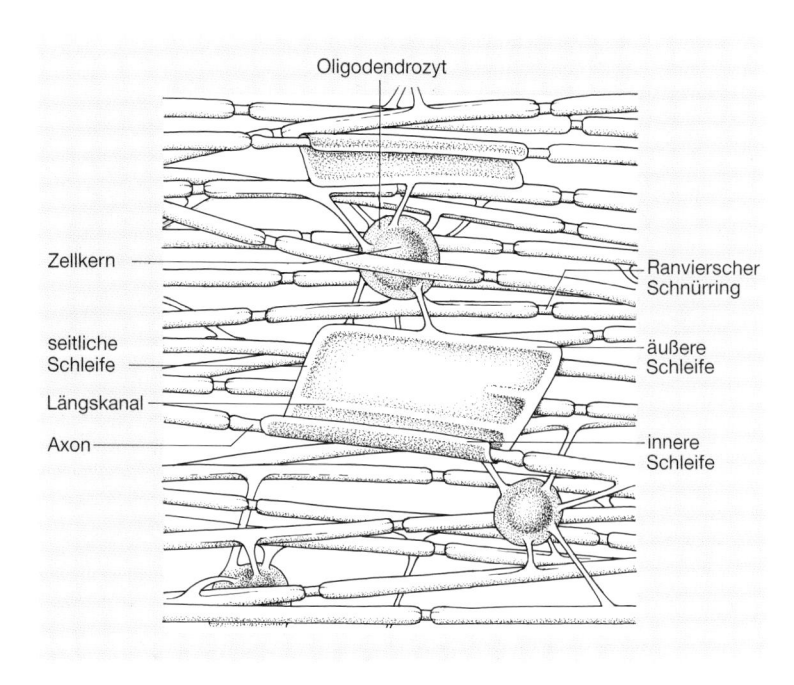

Abb. 5.**30** Im Zentralnervensystem (und Sehnerven) bilden die Oligodendrozyten multiple Fortsätze, welche als Myelinhüllen omelettenartig jeweils eine umschriebene Strecke des Axons (zwischen 2 Ranvierschen Schnürringen) einhüllen (nach *Morell* u. *Norton*).

die Axonbündel. Die Organisation der Astrozyten mit ihren intrazellulären Filamenten unterstützt die Axonbündel beim Einbiegen in den Sehnerven. Die Astrozyten erstellen auch die notwendigen Begrenzungen gegenüber mesodermalen Strukturen, beispielsweise an der Papillenoberfläche gegenüber dem Glaskörperraum, gegenüber Aderhaut, Sklera, Blutgefäßen und Kollagengewebe der Lamina cribrosa. Die Astroglia scheint zudem auch überflüssige Kaliumionen zu absorbieren, welche bei den Depolarisationen freigesetzt werden. Von Astrozyten gespeichertes Glykogen steht den neuralen Elementen zur Verfügung. Auf diese Weise funktionieren Astrozyten ähnlich wie die glialen Müller-Zellen in der Netzhaut.

Retrolaminär finden sich die bindegewebigen pialen Septen, welche das Nervengewebe in Säulen aufteilen. In engem Kontakt mit den Septen liegt ein Netzwerk fibröser Astrozyten, deren Fortsätze Kontakt mit den Axonen aufnehmen (ernährende Funktion). Neben den Astrozyten bilden retrolaminär die Oligodendrozyten zu zwei Dritteln die interstitielle neurogliale Zellpopulation. Sie sind in Säulen aufgereiht neben den fibrösen Septen mit den Astrozytenkernen. Die Oligodendrozyten unterhalten durch ihre Fortsätze die Myelinscheiden (s. Abschnitt „Myelinisierung").

Gliose, Astrozytenverhalten bei Sehnervenläsionen

Bei Axonverlust geht im *retrolaminären Sehnervenabschnitt* auch die parallele Anordnung der glialen Säulen aus Oligodendrozyten zugrunde. Statt dessen kommt es zu einer massiven Proliferation (Gliose) von Astrozyten. Trotz kompensierender Gliose nimmt der Durchmesser des Sehnerven ab, und der subarachnoidale Raum erweitert sich.

Aber auch bei einer Demyelinisierung (MS), bei welcher die Axone zunächst bestehen bleiben, kommt es nach Zerfall der Oligodendrozyten und der Myelinscheiden mit Phagozytose durch die Mikroglia (Makrophagen) zu einer Narbenbildung (Plaque) durch astrozytäre Aktivität (Gliose) (NAUMANN 1980).

Im *prälaminären Sehnervenabschnitt (Papille)* spielen die Astrozyten beim Zustandekommen der Papillenabblassung verschiedenartige Rollen:

Bei der *einfachen Atrophie*, beispielsweise bei einer aszendierenden (nach Laserbehandlung der Netzhaut) oder deszendierenden Atrophie (Trauma, direkte Kompression, toxische Läsion) verhalten sich die Astrozyten passiv. Nach dem relativ plötzlichen Untergang des Axons im gesamten Verlauf zusam-

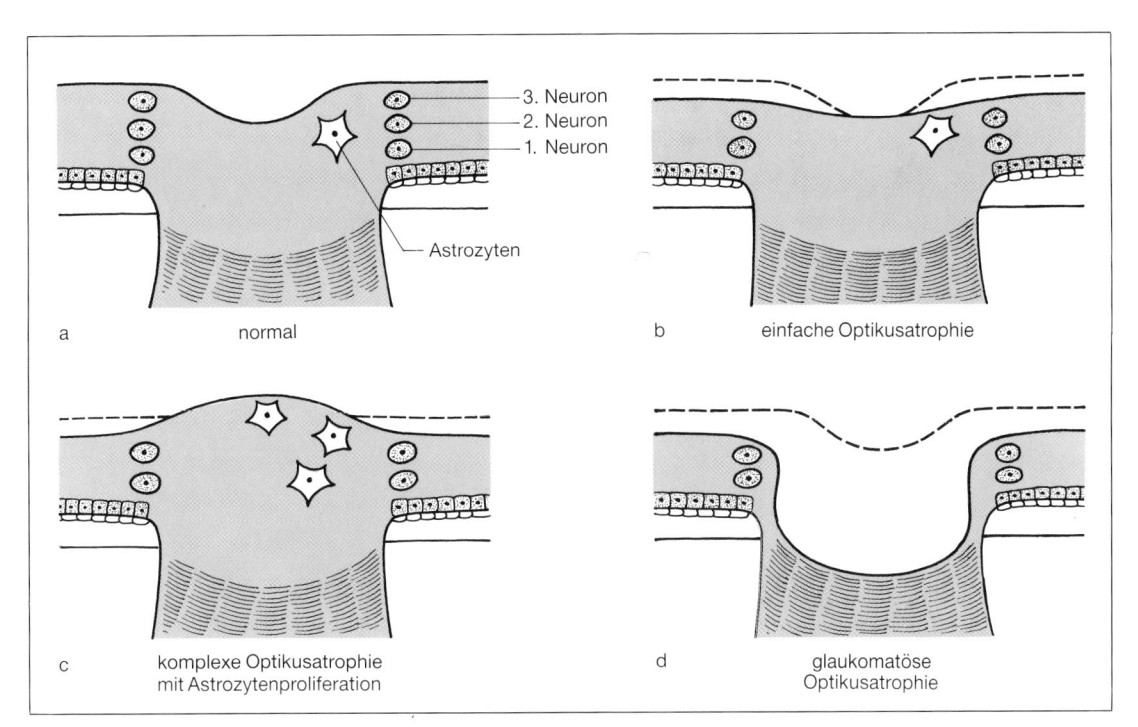

Abb. 5.31 Schema verschiedener Formen der Optikusatrophie: a) Normalfall mit gegebener Anzahl von Astrozyten und Ganglienzellen. b) Einfache Optikusatrophie: Ganglienzellen und ihre Axone gehen zugrunde, reaktive Prozesse fehlen. Die Papille ist blaß und etwas abgeflacht. Die Anzahl Astrozyten und Kapillaren ist unverändert, jedoch anders arrangiert. c) Komplexe Atrophie: durch Vermehrung der Astrozyten (Gliose) ist die Papille weniger abgeflacht und flau begrenzt (z. B. nach Stauungspapille). d) Bei der glaukomatösen Atrophie liegt die Lamina cribrosa frei, Kapillaren und Astrozyten sind untergegangen. Auch bei einer schweren vorderen ischämischen Neuropathie (Papillenapoplexie) gehen Kapillaren und Astrozyten unter (nach *Naumann*).

5.28 Erkrankungen der Sehnerven

men mit der Ganglienzelle kollabiert das Gerüst der Septen und der Astrozyten ohne entzündliche oder makrophagozytäre Reaktion.

Bei der *komplexen* (sog. *sekundären*) *Atrophie*, nach *jedem Prozeß im Papillengewebe selbst* (also mit Papillenödem nach Papillitis, ischämischem Infarkt, chronischer Stauungspapille) folgt dem Axonverlust eine reaktive Proliferation (Gliose) der Astrozyten innerhalb der Papille. Die proliferierenden Astrozyten erreichen auch die anliegenden Netzhautabschnitte, die Papille wird „unscharf" (Abb. 5.31).

Bei der *glaukomatösen Exkavation* ist sowohl die Anzahl an Axonen als auch an Astrozyten reduziert.

Abblassung der Papille

Eine Abblassung der Papille bedeutet nur in schweren Fällen, daß die Anzahl Kapillaren, welche den Rotton erzeugt, vermindert ist. Dies dürfte bei glaukomatöser Schädigung der Fall sein, bei welcher (laut einer mechanischen Hypothese) durch den Gewebsdefekt der Papille Traktionen an den Kapillaren entstehen und diese zum Verschwinden bringen. Auch bei einem Infarkt (AION) nekrotisieren Nervengewebe, Glia und Kapillaren gleichermaßen (mit einer sekundären Gliosereaktion = Vermehrung der Astrozyten). Das Ausmaß der Abblassung ist möglicherweise nicht bei allen Krankheiten immer gleich ausgeprägt: Bei der toxischen Tabak-Alkohol-Neuropathie besteht der Eindruck, daß es, im Vergleich zu den psychophysischen Befunden, lange bis zur Papillenabblassung dauert.

Im normalen Sehnerven sind die Astrozyten in vertikalen Säulen entlang den Axonbündeln angeordnet. Dies gibt, gewissermaßen entlang einer intakten Fiberglasoptik, den Weg frei zur Sichtbarwerdung des vitalen Rottones auch tiefer gelegener Kapillaren. Bei einer (durch mechanische Läsion bedingten) Papillenatrophie kollabieren die Axonzylinder und die Astrogliasäulen mit den Kapillaren. Während der Axonraum wegfällt, rearrangieren sich die Astrozyten, welche in ihrer Gesamtzahl kaum verändert sind, in einer mehr transversalen Ebene. Ophthalmoskopisch resultiert eine Transmissionsminderung des Lichtes auf tiefere Strukturen mit konsekutivem blasser Erscheinen der Papille. Die Anzahl Kapillaren dürfte jedoch zum mindesten bezüglich Gewebevolumen (dieses ist durch die Atrophie reduziert) unverändert sein (QUIGLEY u. ANDERSON 1977, Untersuchungen bei Affen) (s. auch Abschnitt „Optikusatrophie" und nächsten Abschnitt) (Abb. 5.32).

Die Konstanz der Ratio Nervengewebeanzahl-Kapillaren

QUIGLEY u. Mitarb. (1982) beobachteten in blassen atrophischen Papillen (durch Optikusdurchtrennung bei Affen) keine Reduktion der Anzahl an Kapillaren pro Volumeneinheit Gewebe im Vergleich zu einer normalen Papille. Eine 50%ige Reduktion der Papillengewebesubstanz führt zu einer 50%igen Abnahme der Kapillaren. Lediglich sind die Kapillaren in der atrophischen Papille etwas irregulärer aufgebaut.

Bis zu einem gewissen Grad scheint sich somit die Papillendurchblutung im noch vorhandenen Gewebe bei sich installierender Optikusatrophie nicht

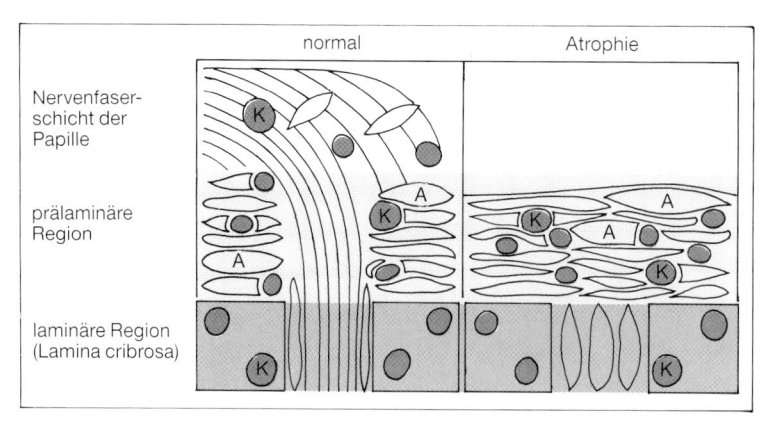

Abb. 5.32 Überlegungen zur Ursache der Papillenblässe bei der Optikusatrophie (nach *Quigley* u. *Anderson*). Verlust an neuraler Funktion bedeutet auch Verlust an Blutgefäßen und Durchblutung. Die retinalen Arteriolen werden bei einer Optikusatrophie dünner. Tatsächlich dürfte der Verlust an Kapillaren bei der Papillenblässe eine untergeordnete Rolle spielen. Im Normalfall dringt das Licht entlang den Axonbündeln ähnlich wie bei einer Fiberglasoptik in die Tiefe, nimmt das Rot der Kapillaren auf und vermittelt beim Wiederaustritt den Eindruck des vitalen Rottones. Bei der Atrophie verschwindet die Fiberglaseigenschaft der Axone. Die Astrozyten rearrangieren sich in Flächen, welche weißes Licht („Blässe") zurückwerfen, obwohl in der Tiefe normale Kapillaren verlaufen. A Astrozyten, K Kapillaren.

wesentlich zu vermindern. Dies zeigen auch fluoreszenzangiographische Studien vor und nach einer bei Primaten herbeigeführten Optikusatrophie (Radius u. Anderson, 1979).

Wann ist ein Sehnervenkolorit als blaß zu bezeichnen?

Dies ist eine Frage, welche im Frühfall durch die Papillenbetrachtung allein nur schwer zu beantworten ist, besonders wenn eine Myopie vorhanden ist. Da in einem Frühstadium auch die retinale Nervenfaserschicht kaum eindeutige Veränderungen aufweist (ophthalmoskopisch: nein, photographisch: evtl. ja), bleibt nur die sorgfältige subjektive und objektive Untersuchungspalette.

Papillenexkavation (nichtglaukomatöse)

Die Differenzierung einer glaukomatösen von einer nichtglaukomatösen atrophischen Papillenexkavation lediglich aufgrund ophthalmoskopischer Beobachtung kann schwierig sein (TROBE u. Mitarb. 1980). In der erwähnten Studie wurde beinahe die Hälfte der nichtglaukomatösen Exkavationen zu Glaukomexkavationen fehlinterpretiert. Die Blässe des neuroretinalen Rims scheint aber ein wichtiges Kriterium für die nichtglaukomatöse Atrophie zu sein, eine lokalisierte (Notch) und selbstverständlich eine totale Obliteration des Rims ist typisch für das Glaukom (s. auch Abschnitt „Optikusatrophie").

Axoplasmatischer Fluß

Über das Zytoplasma findet ein intrazellulärer Transport von Molekülen und Organellen von einem Ort zum anderen statt, wobei Neurone des Sehnerven keine Ausnahme darstellen. Innerhalb der Axone läßt sich dieser Fluß, man spricht vom axoplasmatischen Fluß, besonders gut beobachten. Es werden zum mindesten 2 unterschiedliche Bewegungsvorgänge beschrieben, nämlich der *rasche axonale Transport* und der *langsame axonale Transport*.

Rascher axonaler Transport: Dieser ist bidirektional: Der *orthograde (anterograde) Fluß* geht vom Ganglienzellkörper zum Axonterminal, also in proximodistaler Richtung; der retrograde Fluß geht vom Axonterminal zur Ganglienzelle, also in distoproximaler Richtung. Dieser aktive Transport benötigt metabolische Energie, welche von Adenosin-5′-Triphosphat (ATP) geliefert wird, welche lokal entlang jedem Axonsegment produziert wird. Produkte (Membranproteine), welche im endoplasmatischen Retikulum des Ganglienzellkörpers synthetisiert wurden, werden in Vesikeln entlang der Oberfläche der Mikrotubuli im orthograden Fluß zum Corpus geniculatum laterale transportiert. Die Flußgeschwindigkeit beträgt bei Primaten 200 bis 400 mm/Tag. Ähnliche Vesikeln mit Material aus dem extrazellulären Raum des Corpus geniculatum laterale werden zum Ganglienzellkörper in einer ähnlichen oder etwas herabgesetzten Geschwindigkeit zurücktransportiert. Transmittersubstanzen werden zum Axonterminal transportiert, daneben „chemical messages" (chemische Meldungen), Hormone, aber auch Fremdmaterial wie Toxine und Viren.

Langsamer axonaler Fluß: Lösliches Protein, welches im Ganglienzellkörper synthetisiert wurde, wird mit einer erheblich langsameren Geschwindigkeit von 1–3 mm/Tag transportiert. Der langsame Fluß ist vergleichbar einem gletscherähnlichen Vorrücken der zytoplasmatischen Säule, welche das flußabwärtskatabolierte Material ersetzt.

Sobald es zu einer Störung der Kontinuität des axoplasmatischen Flusses, vor allem des schnellen orthograden, kommt, entsteht ein Stau zirkulierender Mikroorganellen (Mitochondrien, Mikrovesikeln), evtl. auch eine Axonschwellung (Papillenödem). Häufig, vor allem bei künstlicher Augendruckerhöhung im Tierversuch und bei histologischer Untersuchung bei Glaukompatienten, findet man den Aufstau von Mikroorganellen im Bereiche der Lamina cribrosa. Interessanterweise scheint dieser vorerst wahrscheinlich reversible Prozeß die Signalübertragung nicht zu stören. Eine mäßige Modifikation des Farbensinnes (Blausinnstörung) bei Glaukom ist eher durch Axonverlust, bei Stauungspapille eher durch Axonschwellung in den Makulabereich hinein erklärbar. Die visuell evozierten Potentiale sind (vorerst) nicht erheblich gestört.

Selbstverständlich wird der abrupte Stop des axoplasmatischen Flusses bei einer ischämischen Läsion (AION), bei einer rasch zunehmenden Kompression oder bei einer toxischen Läsion (Methylalkohol) von einer unmittelbaren Visusabnahme begleitet.

Axonschwellung und Papillenödem

s. Abschnitt „Papillenödem bei Hirndruck"

Beginnende Stauungspapille oder kongenitale physiologische Papillenunschärfe?

Eine verstärkte Nervenfaserzeichnung durch beginnenden Axonstau kann ein Frühzeichen einer Stauungspapille sein. HOYT u. KNIGHT (1973) haben den Unterschied gegenüber einer kongenitalen physiologischen Papillenunschärfe genau beschrieben.

Augen mit der kongenitalen Unschärfe in Papillennähe im Bereiche der Bogenbündel zeigen:

– eine normal gestreifte feine Nervenfaserzeichnung mit feinen Reflexen;
– eine halbwegs durchsichtige Nervenfaserschicht mit einer leichten Unschärfe der Kapillaren;
– eindeutig sichtbare Gunn-Flecken (Fußplatten der Müller-Zellen);
– helle Gefäßreflexe;
– eine zeltartige Aufspannung der Membrana limitans über die großen Netzhautvenen;
– eine regelmäßig gestreifte Weiss'sche Linie (der kurvilineare Reflex von der Oberflächenkonkavität) rings um die Papille, wo die Nervenfaserschicht von der Papille auf das Retinaniveau steigt.

Augen mit einer beginnenden Stauungspapille zeigen:

– mäßig erweiterte Venen.
– Auf kleine Blutungen ist biomikroskopisch zu achten.
– Die Nervenfaserzeichnung ist vergröbert.
– Alle feinen Streifen sind verschwunden (nicht bei einer Papillitis!).
– Der kurvilineare Reflex ist einer unregelmäßigen Fältelung gewichen.
– Die Gunn-Flecken sind verschwunden.
– Die feinen Gefäße sind verdeckt.
– Dunkle radiäre Linien am Papillenrand sind erweiterte Kapillaren, nicht Streifenzeichnungen der Faserbündel.
– Die Papillenränder sind unscharf durch graue und gelbe Flecken.
– Die größeren Gefäße haben ihre Oberflächenreflexe verloren.
– Die zeltartige Aufspannung der Membrana limitans ist verschwunden.
– Die gesamte Oberfläche ist stumpf, flau, matt und glanzlos.

Altern des menschlichen Sehnerven

Histologische Befunde

Diese sind beim alternden Sehnerven nicht übersehbar (DOLMAN u. Mitarb. 1980). Axonschwellungen im Bereiche der Lamina cribrosa deuten auf kleine umschriebene Ischämiezonen. Im hohen Alter enthalten die Sehnerven weniger Myelin, Leptomeningen und fibröse Septen werden dicker. Degenerative Veränderungen sind Corpora amylacea und Lipofuscin im Zytoplasma von Astrozyten. Zeichen der Schnabelschen kavernösen Degeneration (Hohlräume im Sehnerven nach Gewebeuntergang).

Physiologische Papillenabblassung

Eine gewisse Abblassung des Sehnerven findet zweifellos, aber erst im hohen Alter statt. Vor allem wird dies bei klaren Medien nach einer Linsenimplantation deutlich.

Physiologische Papillenexkavation

Die Papillenoberfläche kann im hohen Alter einen muldigen Aspekt annehmen.

Abnahme der Nervenfaserzeichnung

Bei der systematischen Durchsicht retinaler „normaler" Nervenfaserphotos verschiedener Altersgruppen entsteht intuitiv der Eindruck, daß besondere Feinheiten der Nervenfaserzeichnung nur etwa bis zum 50. Lebensjahr beobachtet werden können. Dabei spielt teilweise die Abnahme der optischen Transparenz eine Rolle. Die photographisch eruierbare Abnahme der Nervenfaserschicht mit zunehmendem Alter ist eindeutig (JONAS u. Mitarb. 1989). Aber auch direkt biomikroskopisch ist die Abschwächung der Nervenfaserzeichnung bei älteren Individuen eindeutig.

Ganglienzellen

Abnahme der Ganglienzellen bzw. der Anzahl der Nervenfasern.

Pränatale Mechanismen

Pränatal finden sich Mechanismen, welche eine massive Überzahl von Axonen, die in der ersten Schwangerschaftshälfte gebildet wurden, eliminieren (um etwa 70%) (PROVIS u. Mitarb. 1985). Schon bei Geburt kann eine große Varianz in der Anzahl vorhandener Axone vorliegen. Bei der Nachprüfung dieses Phänomens bei der Ratte beträgt die Axonzahl pränatal 250 000, postnatal nur noch 100 000. Beispielsweise scheinen fehlgeleitete Axone eliminiert zu werden. Die pränatale Entfernung eines Auges bewirkt einen geringeren Axonuntergang im verbleibenden Auge. Dies könnte darauf zurückzuführen sein, daß die synaptischen Plätze in den visuellen Zentren beschränkt sind, bei dieser Gelegenheit aber besetzt werden können.

Während des Lebens

Nach BALAZSI u. Mitarb. (1984) und MIKELBERG u. Mitarb. (1989) verliert der menschliche Sehnerv auf physiologische Weise ca. 5500 Axone pro Lebensjahr. Bei der Geburt sind etwa 1 650 000 Axone vorhanden, im Alter von 70 Jahren noch etwa

1 250 000. Eine neuere Zählung (REPKA u. QUIGLEY 1989) mit einer automatierten Technik fand keinen eindeutigen Axonverlust (500/Jahr), allerdings aber doch eine eindeutige relative Abnahme dicker Nervenfasern. SADUN (Zit. bei REPKA u. QUIGLEY 1989) liegt zwischen den Extremen: Bei allerdings großer Variabilität besteht eine diskrete altersentsprechende Abnahme von etwa 1 100 000 auf 1 000 000 Axonen (1500/Jahr). Dies dürfte auch am ehesten mit den anderen hier erwähnten Befunden korrelieren. Verteilungsverhältnisse der Axonkaliber werden nach MIKELBERG u. Mitarb. (1989) durch das Altern nicht verändert (im Gegensatz zur Ansicht von REPKA u. QUIGLEY 1989).

Sehschärfe

Erst durch die Linsenimplantation ist evident geworden, über wie viele Lebensjahrzehnte das Anhalten einer guten Sehschärfe möglich ist. Bei hohem Alter (über 75 Jahre) scheinen eher degenerative Veränderungen der Makula, allgemeiner (Kreislauf) und zerebraler Zustand die Sehschärfe zu bestimmen als Ganglienzellverluste.

Farbensehen

Eine Abnahme des Farbensehens über die Jahrzehnte ist aus Untersuchungen mit dem 100-Hue-Test bekannt (s. Nomogramme von Verriest, Abschnitt „Prüfung des Farbensinnes"). Durch eine Linsenimplantation wird die Farbenwahrnehmung erheblich verbessert. Im besonderen nimmt die Empfindlichkeit am kurzwelligen Ende des Spektrums, also im Bereiche besonderer Auswirkung durch Linsentrübungen, um den Faktor 20 zu (ZRENNER u. LUND 1984). Gleichzeitig steigt aber die Gefahr photochemischer Schäden der Netzhaut an, evtl. mit Beschleunigung degenerativer Makulaprozesse.

Kontrastwahrnehmung

Die Kontrastempfindlichkeit nimmt im Alter vor allem im Bereiche niedriger Raumfrequenzen ab (SEKULER u. Mitarb. 1980, s. auch Abschnitt „Untersuchung der Kontrastwahrnehmung"). Die bei Linsenimplantationen vorhandene hintere Linsenkapsel kann auch bei voller Sehschärfe die Kontrastwahrnehmung in unterschiedlichem Ausmaß behindern. Erst nach YAG-Kapsulotomie ergibt sich eine verbesserte Kontrastempfindlichkeit.

Lichtunterschiedsempfindlichkeit

Die Lichtunterschiedsempfindlichkeit nimmt mit den Jahrzehnten kontinuierlich ab. Das Ausmaß der Abnahme differiert an unterschiedlichen Testorten innerhalb des Gesichtsfeldes: In der oberen Gesichtsfeldhälfte sind die Alterseinflüsse stärker als in der unteren. Das Zentrum und die Peripherie sind vom Alterungsprozeß mehr betroffen als die zentrumnahen Abschnitte. Das inhomogene Verhalten der Lichtunterschiedsempfindlichkeit in verschiedenen Gesichtsfeldregionen unterstützt die These, daß die Abnahme der Lichtunterschiedsempfindlichkeit nicht nur durch eine Linsenveränderung verursacht wird (HAAS u. Mitarb. 1986). Nach erfolgter Kataraktoperation mit Pseudophakie sind die Gesichtsfeldaußengrenzen zwar etwas enger, die mittlere Lichtunterschiedsempfindlichkeit ist aber um einen deutlichen Schritt besser. Auf verbessertem Niveau folgt sie dann erneut der altersmäßigen Abnahmetendenz (ROBERT 1989).

Schachbrettmusterelektroretinogramm (PERG)

Amplitudenabnahme und Latenzzeitzunahme in der PERG-Untersuchung im Laufe der Lebensjahrzehnte gehen parallel (im Netzhautzentrum) mit dem aus Axonzählungen bekannten Rückgang der Anzahl der Ganglienzellen (KORTH u. Mitarb. 1989). Bei alten Patienten mit einer Alzheimerschen Erkrankung sind die PERG gegenüber der altersentsprechenden Norm deutlich reduziert, obwohl die visuell evozierten Potentialen normal sind (KATZ u. Mitarb. 1989). Bei der Alzheimerschen Erkrankung soll die Degeneration von retinalen Ganglienzellen mit Axonuntergang ausgeprägter sein als die Veränderung höherer visueller Zentren.

Visuell evozierte Potentiale (VEP)

Eine für den Einzelfall relevante Aussage ist nicht möglich, da die Amplituden individuell unterschiedlich sind. Häufig werden im Alter ungewöhnlich hohe Antwortamplituden beobachtet. Das Ausmaß zerebraler Mechanismen, welche das Signal gegenüber den Eingängen aus den retinalen zentralen Ganglienzellen modifizieren (verstärken), ist unbekannt. Die Latenzzeiten ändern sich im Alter nur unwesentlich, entsprechend einer Latenzzunahme der PERG.

Zusammenfassung

Aufgrund von Axonzählungen und elektrophysiologischer Evidenz (PERG) scheinen die neuronalen Elemente des Sehnerven im Laufe der Jahrzehnte abzunehmen. Eine vergleichende Beurteilung aufgrund psychophysischer Tests deutet auf eine entsprechende Abnahme visueller Funktionen.

Literatur

Anatomie, Physiologie und Pathophysiologie des Sehnerven

Aaby, A. A., B. J. Kushner: Acquired and progressive myelinated nerve fibers. Arch. Ophthalmol. 103 (1985) 542–544

Airaksinen, P. J., St. M. Drance: Neuroretinal rim area and retinal nerve fiber layer in glaucoma. Arch. Ophthalmol. 103 (1985) 203–204

Airaksinen, P. J., St. M. Drance, G. R. Douglas, M. Schulzer, K. Wijsman: Visual field and retinal nerve fiber layer comparisons in glaucoma. Arch. Ophthalmol. 103 (1985) 205–207

Airaksinen, P. J., R. Lakowski, St. M. Drance, M. Price: Color vision and retinal nerve fiber layer in early glaucoma. Amer. J. Ophthalmol. 101 (1986) 208–213

Apkarian, P., D. Reits, H. Spekreijse, D. van Drop: A decisive electrophysiological test for human albinism. Electroenceph. clin. Neurophysiol. 55 (1983) 513–531

Balazsi, A. G., J. Rootman, St. M. Drance, M. Schulzer, G. R. Douglas: The effect of age on the nerve fiber population of the human optic nerve. Amer. J. Ophthalmol. 97 (1984) 760–766

Berninger, T. A., G. B. Arden, C. R. Hogg, T. Frumkes: Separable evoked retinal and cortical potentials from each major visual pathway: preliminary results. Brit. J. Ophthalmol. 73 (1989) 502–511

Bodis-Wollner, I., M. D. Yahr, L. Mylin, J. Thornton: Dopaminergic deficiency and delayed visual evoked potentials in humans. Ann. Neurol. 11 (1982) 478–483

Bodis-Wollner, I., M. S. Marx, S. Mitra, Ph. Bobak, L. Mylin, M. Yahr: Visual dysfunction in Parkinson's disease. Brain 110 (1987) 1675–1698

Campbell, F. W.: The importance of contrast in the assessment of normal and abnormal vision. In Hess, R. F., G. T. Plant: Optic Neuritis, Cambridge University Press, London 1986 (pp. 1–18)

von Campenhausen, Ch.: Über die Farben der Benham'schen Scheibe. Z. vergl. Physiol. 60 (1968 a) 351–374

von Campenhausen, Ch.: Über den Ursprungsort von musterinduzierten Flickerfarben im visuellen System des Menschen. Z. vergl. Physiol. 61 (1968 b) 355–360

Caprioli, J.: Correlation of visual function with optic nerve and nerve fiber layer structure in glaucoma. Surv. Ophthalmol. 33, Suppl. (1989) 319–330

Caprioli, J., J. M. Miller: Measurement of relative nerve fiber layer surface height in glaucoma. Ophthalmology 96 (1989) 633–641

Collewijn, H., P. Apkarian, H. Spekreijse: The oculomotor behaviour of human albinos. Brain 108 (1985) 1–28

Creel, D., C. J. Witkop, R. A. King: Asymmetric visually evoked potentials in human albinos: evidence for visual system anomalies. Invest. Ophthalmol. 13 (1974) 430–440

Dolman, C. L., A. Q. McCormick, St. M. Drance: Aging of the optic nerve. Arch. Ophthalmol. 98 (1980) 2053–2058

Ehinger, B.: Connexions between retinal neurons with identified neurotransmitters. Vision Res. 23 (1983) 1281–1291

Enroth-Cugell, Chr., J. G. Robson: Functional characteristics and diversity of cat retinal ganglion cells. Invest. Ophthalmol. 25 (1984) 250–267

Eskin, Th. A., L. W. Lapham, J. P. J. Maurissen, W. H. Merigan: Acrylamide effects on the macaque visual system. Invest. Ophthalmol. 26 (1985) 317–329

Fishbein, S. L., B. Schwartz: Optic disc in glaucoma. Arch. Ophthalmol. 95 (1977) 1975–1979

Frisén, L.: The neurology of visual acuity. Brain 103 (1980) 639–670

Frisén, L., M. Claesson: Narrowing of the retinal arterioles in descending optic atrophy. Ophthalmology 91 (1984) 1342–1346

Frisén, L., M. Frisén: A simple relationship between the probability distribution of visual acuity and the density of retinal output channels. Acta ophthalmol. 54 (1976) 437–444

Frisén, L., H. A. Quigley: Visual acuity in optic atrophy: a quantitative clinicopathological analysis. Graefes Arch. clin. exp. Ophthalmol. 222 (1984) 71–74

Gottlob, I., E. Schneider, W. Heider, W. Skrandies: Alteration of visual evoked potentials and electroretinograms in Parkinson's disease. Elektroenceph. clin. Neurophysiol. 66 (1987) 349–357

Gramer, E., M. Siebert: Optic nerve head measurements: the optic nerve head analyser – its advantages and its limitations. Int. Ophthalmol. 13 (1989) 3–13

Groneberg, A., C. Teping: Topodiagnostik von Sehstörungen durch Ableitung retinaler und kortikaler Antworten auf Umkehr-Kontrastmuster. Ber. dtsch. ophthalmol. Ges. 77 (1980) 409–417

Guillery, R. W.: Visual pathways in albinos. Sci. Amer. 230 (1974) 44–54

Guillery, R. W., A. N. Onkoro, C. J. Witkop: Abnormal visual pathways in the brain of a human albino. Brain Res. 96 (1975) 373–377

Haas, A., J. Flammer, U. Schneider: Influence of age on the visual fields of normal subjects. Amer. J. Ophthalmol. 101 (1986) 199–203

Hayreh, S. S.: Arterial blood supply of the eye. In Bernstein, E. F.: Amaurosis Fugax. Springer, Berlin 1988 (pp. 1–23)

Hendrickson, Ph., Y. Robert, H. P. Stöckli: Principles of photometry of the papilla. Arch. Ophthalmol. 102 (1984) 1704–1707

von der Heydt, R., E. Peterhans, G. Baumgartner: Illusory contours and cortical neuron responses. Science 224 (1984) 1260–1262

Hoyt, W. F., C L. Knight: Comparison of congenital disc blurring and incipient papilledema in red-free light – a photographic study. Invest. Ophthalmol. 12 (1973) 241–247

Hoyt, W. F., L. Frisén, N. M. Newman: Fundoscopy of nerve fiber layer defects in glaucoma. Invest. Ophthalmol. 12 (1973) 814–829

Hubel, D. H.: Auge und Gehirn. Spektrum der Wissenschaft, Heidelberg 1989

Hubel, D. H., M. Livingstone: Segregation of form, color, and stereopsis in primate area 18. J. Neurosci. 7 (1987) 3378–3415

Hubel, D. H., T. N. Wiesel: Aberrant visual projections in the siamese cat. J. Physiol. (Lond.) 218 (1971) 33–62

Ikeda, H., J. Robbins: Development of neurochemical separation of on and off channels at retinal ganglion cells. Docum. Ophthalmol. 69 (1988) 175–186

Jonas, J. B.: Biomorphometrie des Nervus opticus. Klin. Mbl. Augenheilk., Suppl. 120 (1989)

Jonas, J. B., N. X. Nguyen, G. O. H. Naumann: The retinal nerve fiber layer in normal eyes. Ophthalmology 96 (1989) 627–632

Kaas, J. H.: The structural basis for information processing in the primate visual system. In Pettigrew, J. D., K. J. Sanderson, W. R. Lewick: Visual Neuroscience. Cambridge University Press, London 1986 (pp. 315–340)

Kanizsa, G.: Subjective contours. In: The Mind's Eye. Readings from Scientific American. Freeman, New York 1986 (pp. 82–86)

Kaplan, E., R. M. Shapley: X and Y cells in the lateral geniculate nucleus of macaque monkeys. J. Physiol. (Lond.) 330 (1982) 125–143

Katz, B., St. Rimmer, V. Iragui, R. Katzman: Abnormal PERG in Alzheimer's disease: evidence for retinal ganglion cell degeneration? Ann. Neurol. 26 (1989) 221–225

Korth, M., F. Horn, B. Storck, J. Jonas: The PERG: age-related alterations and changes in glaucoma. Graefes Arch. clin. exp. Ophthalmol. 227 (1989) 123–130

Lennie, P.: Parallel visual pathways: a review. Vision Res. 20 (1980) 561–694

Livingstone, M., D. Hubel: Segregation of form, color, movement, and depth: anatomy, physiology, and perception. Science 240 (1988) 740–749

Lundström, M., L. Frisén: Evolution of descending optic atrophy. Acta ophthalmol. 53 (1975) 738–746

Magoon, E. H., R. M. Robb: Development of myelin in human optic nerve and tract. Arch. Ophthalmol. 99 (1981) 655–659

Marg, E., D. N. Freeman, Ph. Peltzman, Ph. J. Goldstein: Visual acuity development in human infants: evoked potential measurements. Invest. Ophthalmol. 15 (1976) 150–153

Mikelberg, F. S., St. M. Drance, M. Schulzer, H. M. Yidegiligne, M. M. Weis: The normal human optic nerve. Ophthalmology 96 (1989) 1325–1328

Minkler, D. S.: The organization of nerve fiber bundles in the primate optic nerve head. Arch. Ophthalmol. 98 (1980) 1630–1636

Morell, P., W. T. Norton: Myelin. In: Gehirn und Nervensystem. Spektrum der Wissenschaft, Heidelberg 1988 (S. 65–74)

Nanba, K., B. Schwartz: Fluorescein angiographic defects of the optic disc in glaucomatous visual field loss. In Greve, E. L., A. Heijl: Fifth Int. Visual Field Symposium. Junk, Den Haag 1983

Naumann, G. O. H.: Pathologie des Auges. In: Doerr, W., G. Seifert, E. Uehlinger: Spezielle pathologische Anatomie, Bd. XII. Springer, Berlin 1980

Newman, N. M., R. A. Stevens, J. R. Heckenlively: Nerve fibre layer loss in diseases of the outer retinal layer. Brit. J. Ophthalmol. 71 (1987) 21–26

Peichl, L.: Zur Organisation der Netzhaut: Struktur/Funktions-Beziehungen und ein Speziesvergleich retinaler Ganglienzellen. Fortschr. Ophthalmol. 86 (1989) 47–53

Pillunat, L. E., R. Stodtmeister, I. Wilmanns, Th. Christ: Drucktoleranztest des Sehnervenkopfes bei okulärer Hypertension. Klin. Mbl. Augenheilk. 188 (1986) 39–44

Plesch, A., V. Chapero, J. Bille, M. L. Götz, W. Jaeger: Laser Scanning Ophthalmoskopie. Fortschr. Ophthalmol. 83 (1986) 530–531

Provis, J. M., D. van Driel, F. A. Billson, P. Russell: Human fetal optic nerve: overproduction and elimination of retinal axons during development. J. comp. Neurol. 238 (1985) 92–100

Pycock, Ch. J.: Retinal neurotransmission. Surv. Ophthalmol. 29 (1985) 355–365

Quigley, H. A., E. M. Addicks: Regional differences in the structure of the lamina cribrosa and their relation to glaucomatous optic nerve damage. Arch. Ophthalmol. 99 (1981) 137–143

Quigley, H. A., E. M. Addicks: Quantitative studies of retinal nerve fiber layer defects. Arch. Ophthalmol. 100 (1982) 807–814

Quigley, H. A., D. R. Anderson: The histologic basis of optic disc pallor in experimental optic atrophy. Amer. J. Ophthalmol. 83 (1977) 709–717

Quigley, H. A., E. M. Addicks, W. R. Green: Optic nerve damage in human glaucoma. Arch. Ophthalmol. 99 (1981) 635–649

Quigley, H. A., E. M. Addicks, W. R. Green: Optic nerve damage in human glaucoma. Arch. Ophthalmol. 100 (1982) 135–146

Quigley, H. A., E. B. Davis, D. R. Anderson: Descending optic nerve degeneration in primates. Invest. Ophthalmol. 16 (1977) 841–849

Quigley, H. A., J. Guj, D. R. Anderson: Blockade of rapid axonal transport. Effect of intraocular pressure elevation in primate optic nerve. Arch. Ophthalmol. 97 (1979) 525–531

Quigley, H. A., R. M. Hohman, E. M. Addicks: Quantitative study of optic nerve head capillaries in experimental optic disc pallor. Amer. J. Ophthalmol. 93 (1982) 689–699

Quigley, H. A., R. M. Sanchez, G. R. Dunkelberger, N. L. L'Hernault, Th. A. Baginski: Chronic glaucoma selectively damages large optic nerve fibers. Invest. Ophthalmol. 28 (1987) 913–920

Radius, R.: Anatomy of the optic nerve head and glaucomatous optic neuropathy. Surv. Ophthalmol. 32 (1987) 35–44

Radius, R. L.: Thickness of the retinal nerve fiber layer in primate eyes. Arch. Ophthalmol. 98 (1980) 1625–1629

Radius, R. L., D. R. Anderson: Retinal ganglion cell degeneration in experimental optic atrophy. Amer. J. Ophthalmol. 86 (1978) 673–679

Radius, R. L., D. R. Anderson: The mechanism of disc pallor in experimental optic atrophy. Arch. Ophthalmol. 97 (1979) 532–535

Radius, R. L., D. R. Anderson: The histology of retinal nerve fiber layer bundles and bundle defects. Arch. Ophthalmol. 97 (1979 a) 948–950

Radius, R. L., D. R. Anderson: The course of axons through the retina and optic nerve head. Arch. Ophthalmol. 97 (1979 b) 1154–1158

Radius, R. L., D. R. Anderson: Rapid axonal transport in primate optic nerve. Arch. ophthalmol. 99 (1981) 650–654

Repka, M. X., H. A. Quigley: The effect of age on normal human optic nerve fiber number and diameter. Ophthalmology 96 (1989) 26–32

Robert, Y.: Die klinischen Untersuchungsmethoden der Papille. Klin. Mbl. Augenheilk., Suppl. 108 (1985)

Robert, Y.: Perimetrie bei Patienten mit Kunstlinsenimplantaten. In Lang, G. K., K. W. Ruprecht, K. W. Jakobi, K. Schott: Sonderdruck 2. Kongr. Dtsch. Ges. Intraokularlinsen Implantation. Enke, Stuttgart 1989 (S. 143–146)

Robert, Y., D. Steiner, Ph. Hendrickson: Papillary circulation dynamics in glaucoma. Graefes Arch. clin. exp. Ophthalmol. 227 (1989) 436-439

Roth, A., M. Pelizzone: L'examen de la vision centrale. Klin. Mbl. Augenheilk. 194 (1989) 325–332

Sadun, A. A., C. J. Bassi: Optic nerve damage in Alzheimer's disease. Ophthalmology 97 (1990) 9–17

Safran, A. B., Y. Lupolover, A. Roth: Aspects fondoscopiques de la macula après atrophie du nerf optique. Klin. Mbl. Augenheilk. 188 (1986) 459–461

Sanchez, R. M., G. R. Dunkelberger, H. A. Quigley: The number and diameter distribution of axons in the monkey optic nerve. Invest. Ophthalmol. 27 (1986) 1342–1350

Sebag, J., F. C. Delori, G. T. Feke, J. J. Weiter: Effects of optic atrophy on retinal blood flow and oxygen saturation in humans. Arch. Ophthalmol. 107 (1989) 222–226

Sefton, A. J.: The regulation of cell numbers in the developing visual system. In Pettigrew, J. D., K. J. Sanderson, W. R. Lewick: Visual Neuroscience. Cambridge University Press, London 1986 (pp. 145–156)

Sekuler, R., L. P. Hutman, C. J. Owsley: Human aging and spatial vision. Science 209 (1980) 1255–1256

Trobe, J. D., J. S. Glaser, J. Cassady, J. Herschler, D. R. Anderson: Nonglaucomatous excavation of the optic disc. Arch. Ophthalmol. 98 (1980) 1046–1050

Tso, M. O., B. S. Fine: Electron microscopic study of human papilledema. Amer. J. Ophthalmol. 82 (1976) 424–434

Unsöld, R., W. F. Hoyt: Band atrophy of the optic nerve. The histology of temporal hemianopsia. Arch. Ophthalmol. (Chic.) 98 (1980) 1637–1638

Wässle, H.: Auge und Gehirn: Informationsverarbeitung im visuellen System der Säugetiere. Umschau 86 (1986) 290–296

Waxman, St. G.: Structure and function of the myelinated fiber. In Vinken Bruyn, J. C. Koetsier: Handbook of Clinical Neurology, vol. III/47. Demyelinating Diseases. Elsevier, Amsterdam 1985

Zrenner, E.: Neurophysiological Aspects of Color Vision in Primates. Springer, Berlin 1983

Zrenner, E., O.-E. Lund: Die erhöhte Strahlungsbelastung der Netzhaut nach Implantation intraokularer Linsen in ihre Behebung durch farblose Filtergläser. Klin. Mbl. Augenheilk. 184 (1984) 193–196

Untersuchungsmethoden

Pupillomotorik

A. Huber

Da die visuellen Fasern und die pupillomotorischen Fasern in den Sehnerven von den retinalen Rezeptoren bis hinauf zum Corpus geniculatum laterale eng miteinander assoziiert sind, können mit Hilfe der Prüfung der Pupillenreaktion auf Licht, also mit der Prüfung der *Afferenz,* Leitungsstörungen des Sehnerven zwischen Retina und Chiasma rasch und ohne großen technischen Aufwand objektiviert werden. Bei vollkommener Lichtleitungsunterbrechung eines Sehnerven wird eine großflächige Belichtung der dazugehörigen Netzhaut am blinden Auge sowie am intakten Auge keine Pupillenverengerung bewirken; bei Lichteinfall auf das gesunde Auge verengern sich beide Pupillen in normaler Weise (amaurotische Pupillenstarre). Bei nur partieller Leitungsstörung des N. opticus sind die direkte Lichtreaktion auf der befallenen Seite und die indirekte Reaktion auf der Gegenseite deutlich abgeschwacht (amblyopische Pupillenträgheit). Zwischen der Beeinträchtigung der Sehnervenfunktion und derjenigen der Pupillenreaktion auf Licht besteht eine gewisse Kongruenz. Ergänzend muß bemerkt werden, daß Störung der brechenden Medien (Linse – Glaskörper) oder umschriebene Netzhautdefekte (z. B. Retinitis centralis serosa) die Pupillenreaktion nur geringfügig beeinflussen. Somit wird die Prüfung der Afferenz der Pupillomotorik zu einem wichtigen differentialdiagnostischen Hilfsmittel für die Differenzierung zwischen Affektionen der Retina und des N. opticus. Der Nachweis einer fehlenden afferenten Pupillenstörung kann in Fällen, wo reduzierter Visus oder gar Amaurose angegeben wird, ein zuverlässiges Hilfsmittel zur Aufdeckung von Simulation oder funktioneller Hysterie sein. Wichtigste Voraussetzung in solchen Fällen ist stets der Befund einer intakten Retina sowie das Fehlen von Trübungen der brechenden Medien. Mit der Feststellung der afferenten Pupillenstörung lassen sich erfahrungsgemäß schon geringfügige Leitungsstörungen des N. opticus nachweisen. Läsionen von Chiasma und Tractus opticus ergeben nur dann einen pathologischen Pupillenbefund, wenn das Gesichtsfeld eines Auges stärker beeinträchtigt ist als dasjenige des anderen.

Als Untersuchungsmethoden zur Prüfung der Afferenz der Pupillomotorik eignen sich das Marcus-Gunn-Pupillenzeichen sowie der Swingingflashlight-Test.

Marcus-Gunn-Pupillenzeichen

Bedeckt man bei gleichmäßiger Beleuchtung des Gesichtes das gesunde Auge, so wird die Pupille des kranken Auges größer sein als diejenige des gesunden, wenn man das kranke zudeckt (die pupillomotorische Kraft des affizierten Auges ist bei gleichem Lichteinfall eben geringer als die des gesunden). Ist in einem gegebenen Falle von einseitiger Visusstörung eine rein okuläre Ursache (Medientrübungen, Retinaerkrankungen, Glaukom) auszuschließen, so zeigt das positive Marcus-Gunn-Zeichen mit Sicherheit eine Störung der Afferenz, mit anderen Worten eine retrobulbäre Leitungsstörung des homolateralen N. opticus zwischen Sehnervenpapille und Chiasma an. Quantifiziert werden kann eine solche afferente Pupillenstörung mit Hilfe von an Intensität zunehmenden Neutralfiltern, die vor das gesunde Auge geschaltet werden (Abb. 5.33).

Swinging-flashlight-Test

Dieser Test ist noch etwas empfindlicher und geeigneter bei geringfügigen Optikusläsionen. Er wird mit Vorteil in einem etwas abgedunkelten Raum durchgeführt, wobei der Patient zur Vermeidung einer Naheinstellungsmiosis in die Ferne blicken soll. Der Lichtstrahl eines Ophthalmoskopes oder einer Taschenlampe wird von unten her tangential auf das Auge gerichtet, wobei das Licht alternierend von einem Auge zum anderen geschwenkt und jeweils auf jedem Auge etwa 5 Sekunden belassen wird. Unter normalen Bedingungen erzeugt die Belichtung eines Auges eine Kontraktion der ipsilateralen und, konsensuell in gleichem Maße, der kontralateralen Pupille. Nach Anpassung der belichteten Retina erweitern sich die Pupillen nach der anfänglichen Kontraktion sogleich wieder etwas. Beim raschen Wechsel des Lichtes auf das an-

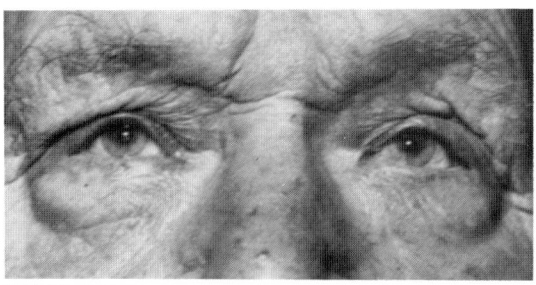

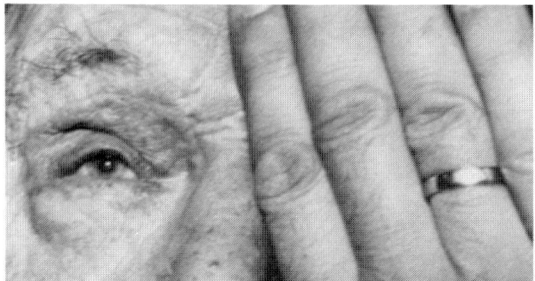

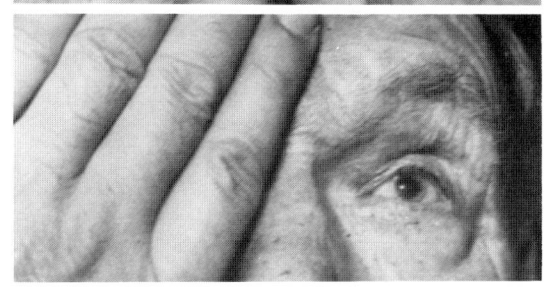

Abb. 5.33 Marcus-Gunn-Pupillenzeichen. Das linke Auge ist infolge traumatischer Optikusläsion afferent gestört. Oben: Bei Belichtung beider Augen beide Pupillen von gleicher Größe. Mitte: Beim Zudecken des kranken Auges, normale Weite der rechten Pupille. Unten: Beim Zudecken des rechten, gesunden Auges, wird die Pupille der afferent gestörten Seite links infolge der reduzierten pupillomotorischen Kraft weit.

dere Auge trifft das Licht auf eine noch nicht angepaßte Netzhaut, was zu einer initialen Kontraktion beider Pupillen führt. Am Ende der sich anschließenden Erweiterung sind die Pupillen genauso weit wie sie zuvor bei der Belichtung des anderen Auges waren. Bei einer gestörten Afferenz werden beim Umschalten des Lichtes vom gesunden auf das kranke Auge die Pupillen keine initiale Pupillenkontraktion aufweisen und sich nach wenigen Sekunden erweitern; sie erreichen also einen größeren Durchmesser als bei Belichtung des gesunden Auges. Beim Zurückschwingen des Lichtes auf das gesunde Auge werden beide Pupillen wieder enger. Der Swinging-flashlight-Test ist eine einfache, recht empfindliche Untersuchungsmethode in der Praxis gerade für beginnende, resp. geringfügige afferente Optikusleitungsstörungen, wobei selbstverständlich, wie noch einmal betont sei, rein oku-

läre Schäden wie Medientrübungen, Netzhautaffektionen, Glaukom usw. ausgeschlossen werden müssen, da auch diese das Bild einer gewissen Störung der Afferenz ergeben könnten. Es versteht sich auch von selbst, daß eine vorbestehende Anisokorie der Pupillen durch einseitige Störung der parasympathischen oder sympathischen Innervation die Beurteilung der Afferenz erschwert.

Der Swinging-flashlight-Test hat gegenüber dem Marcus-Gunn-Pupillenzeichen den Vorteil, daß das Auge nicht von vorne, sondern nahezu tangential von unten her beleuchtet wird. Somit gelangt der durch die Pupille eintretende Lichtstrahl auf eine pupillomotorisch kaum wirksame periphere Netzhautstelle, von wo aus er diffus reflektiert wird. Daraus resultiert eine relativ schwache Reizung der gesamten Retina. Überdies hat der Swinging-flashlight-Test den Vorteil, daß sich bei seiner Durchführung konsensuelle und direkte Lichtreaktion hintereinander unmittelbar ablösen, so daß sie während derselben Belichtung beobachtet und beim Seitenwechsel gleich mit denen der anderen Pupille verglichen werden können. Auch der Swinging-flashlight-Test kann quantifiziert werden durch die Anwendung von neutralen Absorptionsfiltern vor dem gesunden Auge, die graduell gesteigert werden, bis die Pupillenreaktionen auf beiden Seiten gleich ausfallen (THOMPSON 1976).

Pupillenzykluszeit (pupil cycle time)

Die Prüfung der Oszillationsperiode der Pupille stellt eine weitere, für die Praxis jedoch weniger geeignete Methode der Afferenzprüfung dar. In einem schwach erleuchteten Untersuchungsraum richtet man einen horizontalen Spaltlampenstrahl auf die unteren Irisbezirke und nähert diesen Strahl langsam gegen den Pupillarsaum. Aus der Spaltbeleuchtung resultiert eine Kontraktion der Pupille derart, daß die Retina kein Licht mehr erhält. Die Pupille erweitert sich demzufolge wieder, bis daß der Strahl wiederum pupillomotorisch wirksam wird. Daraus resultiert eine alternierende Verengung und Erweiterung der Pupille. Als Pupillenzykluszeit wird die notwendige Zeit für 100 Oszillationen gemessen und der Mittelwert errechnet. Bei optischen Neuropathien kommt es zur Verlängerung resp. zu Unregelmäßigkeiten der Pupillenzykluszeit.

Mit Hilfe von elektronischen Pupillographen (z. B. Infrarot-Reflexpupillograph nach Alexandridis) kann die *Latenz des Pupillenlichtreflexes* (Zeitabstand zwischen Beginn des Lichtreizes und Beginn der Pupillenveränderung) gemessen und als Maß für eine durch Optikusneuropathie bedingte Afferenzstörung gewertet werden. Beispielsweise manifestieren sowohl Papillitis wie Retrobulbärneuritis deutliche Verlängerung der Latenz des Pupillenlichtreflexes.

Fluoreszenzangiographie

A. Huber

Das Fluoreszenzphotogramm des Augenhintergrundes zeigt bekanntlich ein typisches Bild: Der mit dem Blutstrom herbeigetragene Farbstoff gelangt durch die Zentralarterie in die Netzhautgefäße, nimmt seinen Weg durch Arterien, Kapillaren und Venen und verläßt das Auge wieder durch die Zentralvene. Mit der Struktur der Netzhautgefäße wird zugleich die Strömungsform in diesen Gefäßen sichtbar. Ferner erhält man auch Einblick in physikalisch-hämodynamische Vorgänge. Bereits Novotny u. Alvis (1961) gliederten die dynamischen Vorgänge in arterielle, arteriovenöse und venöse Phase und differenzierten damit die typischen Strömungsbilder. Selbstverständlich haftet einer Unterteilung in verschiedenen Phasen eine gewisse Willkür an, da sie ja nicht streng voneinander zu trennen sind. Der *arterielle Einstrom* des Fluoresceins in die A. centralis retinae und ihre Äste erfolgt rasch innerhalb von etwa 1–1,5 Sekunden, wobei die Arterien im Bereiche der Makula als erste eine vollständige Füllung zeigen, und die Arterien der nasalen Bereiche erst zuletzt sich füllen. Vielfach kann man beobachten, daß der Fluoresceineinstrom in einer laminären Strömung erfolgt. Parallel mit dem Erscheinen des Fluoresceinfarbstoffes in der Zentralarterie beginnt der Untergrund eine fleckige Aufhellung zu zeigen, bedingt durch die Anfärbung der großen Choroidalgefäße. Als nächste Stufe des Fluoreszenzangiogramms kommt die *Anfärbung der Kapillaren,* beginnend am hinteren Pol und in Arteriennähe und sich dann auf den Raum zwischen Arterien und Venen ausdehnend und sich schließlich über den ganzen Fundus erstreckend (Abb. 5.34). Um die Papille herum beobachtet man radiär angeordnete Kapillaren, welche durch senkrecht abgehende Brücken miteinander verbunden sind (Rechteckmuster um die Papille herum). Ein typisches Kapillarbild zeigt die Makula, indem um einen zentralen gefäßfreien Bezirk herum die Kapillaren große Gefäßschlingen bilden. Mit der Auffüllung der Kapillaren nimmt auch die diffuse Fluoreszenz aus der Tiefe der Aderhaut zu. Die Abgrenzung von Fluoreszenz aus Netzhaut und Aderhaut ist nicht immer sehr leicht, jedoch lassen sich mit Stereoaufnahmen die fluoresceinführenden Schichten gut gegeneinander abgrenzen.

Der *venöse Abstrom* erfolgt am raschesten im peripapillären und makulären Bereich. Er beginnt zu einem Zeitpunkt, wo in peripheren Fundusabschnitten gerade erst die arterielle Phase begonnen hat. Auch der Abstrom des Farbstoffes erfolgt wie der Zustrom in lamellärer Schichtung und bewegt sich in Richtung auf die Papille hin. Die laminäre Schichtung bleibt über die ganze Länge des venösen Gefäßes bis zur Papille hin erhalten. Am Zusammenfluß mehrerer Hauptäste entstehen neue fluoresceinführende Bänder, die, nun inmitten des Stromes gelegen, wieder bis zur Papille unverändert erhalten bleiben. Die Untergrundfluoreszenz

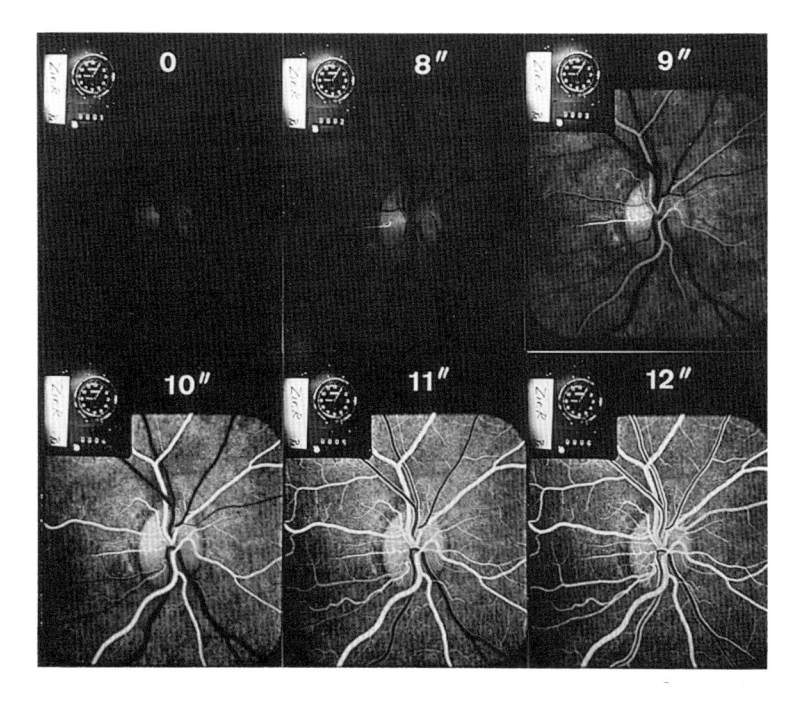

Abb. 5.34 Fluoreszenzangiogramm des normalen Auges unter Berücksichtigung der verschiedenen Phasen: arterieller Einstrom, Anfärbung der Kapillaren, venöser Abstrom.

erreicht in dieser Phase ihren Höhepunkt. In der *Spätphase* nimmt die Fluoresceinkonzentration im arteriellen Gefäßschenkel ab. Nach etwa 5–10 Minuten hat sich das Fluorescein gleichmäßig auf das gesamte Blutvolumen verteilt; zwischen Arterie und Vene entsteht ein Gleichgewicht. Erst nach 20–30 Minuten verschwindet das Fluorescein vollständig wieder aus den Gefäßen, wobei die Untergrundzeichnung immer diffuser wird, ein auf die Aderhaut beschränkter Vorgang. Während dann im weiteren Verlauf die Aderhaut sich langsam entfärbt, bleibt nur noch im Bereiche der Papille für 1 Stunde und noch länger eine gewisse Fluoreszenz zurück. Die Färbung ist am Papillenrand besonders kräftig, dehnt sich aber nicht in die angrenzende Netzhaut aus. *Die wesentlichen hämodynamischen Vorgänge des Fluoreszenzangiogramms spielen sich in den ersten Minuten nach der Injektion* ab. Für die Papille gilt zusammengefaßt: Im frühen Angiogramm füllen sich die *Gefäße der Papille* (Papillenkapillaren erreichen maximale Helligkeit in der späten arteriovenösen Phase), im späteren Angiogramm färbt sich das *Papillengewebe* mit Maximum 7–10 Min. nach Injektion des Farbstoffes (dies offenbar durch „leakage" des Fluoresceins aus gefensterten Kapillaren der Choriokapillaris)

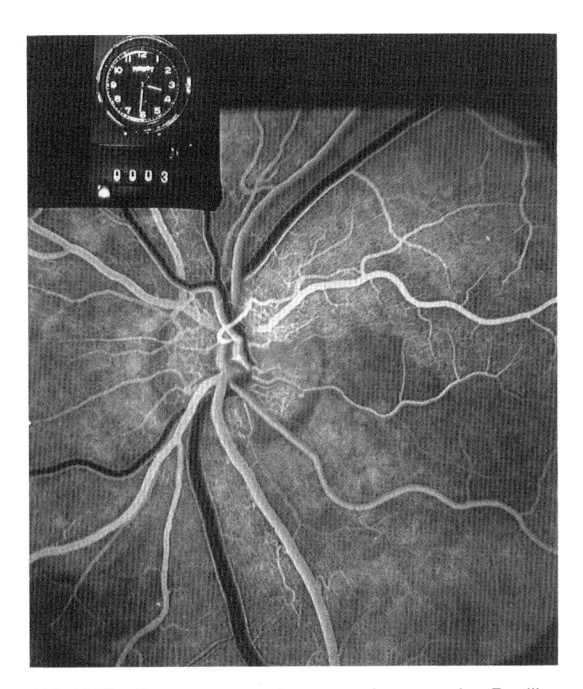

Abb. 5.35 Fluoreszenzangiogramm der normalen Papille. Deutliche Sichtbarkeit der Papillenkapillaren in der späteren arteriovenösen Phase. Noch diskrete Anfärbung des Papillengewebes. (Maximum erst 7–10 Min. nach Injektion des Farbstoffes.)

(Abb. 5.35). Zweifelsohne hat die Fluoreszenzangiographie für die Beurteilung von Sehnervenerkrankungen, besonders im Bereiche der Papille, wichtige diagnostische Bedeutung. Die diesbezüglichen fluoreszenzangiographischen Bilder werden bei den einzelnen Sehnervenaffektionen resp. Papillenaffektionen näher beschrieben. Hier seien nur einige wichtige allgemeine Punkte zusammengefaßt: Für die *Stauungspapille* bei intrakraniellen Drucksteigerungen charakteristisch ist das Netz erweiterter kapillärer Gefäße mit großem Kaliber, Unregelmäßigkeiten und Mikroaneurysmen im Papillengewebe. Die Grenze zwischen dem erweiterten Gefäßnetz der prominenten Papille und der umgebenden Netzhaut ist auffallend scharf. Als Zeichen der Stauung zeigt sich eine vermehrte Schlängelung kleiner Venen. Das 2. Hauptsymptom ist eine diffuse Anfärbung des Papillengewebes, die in der späten venösen Phase beginnt und mehrere Stunden lang andauern kann. Sie ist auffallend scharf und auf den Bereich der gestauten Papille beschränkt. Andere Formen der Papillenschwellung zeigen ein völlig anderes Gefäßmuster. Bei einer entzündlichen Papillenschwellung wie bei der *Papillitis* findet sich ein regelmäßiges Netzwerk radiär verlaufender Kapillaren, die untereinander durch Brücken in Verbindung stehen. Es überschreitet die Papillengrenzen und reicht weit in die Netzhaut hinein, vor allem im Bereich der großen Gefäße. Dieses Gefäßschema ist typisch für entzündliche Papillenprozesse und besonders deutlich dort, wo der Prozeß lange Zeit besteht und immer wieder neue Schübe aufgetreten sind. Wichtig ist die Fluoreszenzangiographie für die Differentialdiagnose der *Drusenpapille* gegenüber anderen Papillenaffektionen. Die hyalinen Körper stellen sich dank ihres hohen Brechungsindexes gut dar. Das hyperplastische Gliagewebe der Papille färbt sich etwas feiner an, zeigt aber nie eine so intensive und langdauernde Fluoreszenz wie bei Stauungspapille oder Papillitis. Erweiterte Gefäße, insbesondere auch Kapillaren, finden sich nicht. Von besonderer Bedeutung ist die bereits ohne Fluoresceinverabreichung zu beobachtende *Eigenfluoreszenz der Drusen*. Die *Pseudoneuritis* oder *Pseudostauungspapille* zeigt keine pathologischen Fluoreszenzerscheinungen und ist identisch mit dem Normalbefund. Die Spätfluoreszenz ist gering und überdauert die Entleerung der Gefäße nur für eine kurze Zeit. Die Pseudostauungspapille läßt sich von der echten Stauungspapille fluoreszenzangiographisch eindeutig differenzieren, wobei dies auch schon für initiale Stadien der beginnenden Stauungspapille gilt.

Neuroradiologie

A. Huber

Der Neuroradiologie ist es in den letzten Jahren durch Einführung verschiedener Kontrastmitteltechniken, durch die Verfeinerung der Tomographie und das Verfahren der Subtraktion und ganz besonders durch die neuen Methoden der Computertomographie und Kernspintomographie gelungen, wichtige Teile der Sehbahn, so auch des N. opticus teils direkt, teils indirekt sichtbar zu machen. Jede zerebrale Diagnostik, aber auch jene des N. opticus beginnt mit der röntgenologischen Untersuchung des Schädels und seines Inhaltes. Dabei wird in neuroophthalmologischen Fällen der Augenarzt oft als erste Instanz entscheiden, welche Art der Röntgendiagnostik anzuwenden ist. Es versteht sich von selbst, daß er stets mit den konventionellen Röntgenaufnahmen beginnen und je nach Ausfall derselben beispielsweise zur Computertomographie (CT) und zur Kernspintomographie (MRI) schreiten wird. Die Indikation zur Kontrastmitteltechnik – sei es Angiographie, Pneumographie oder Szintigraphie – wird er entsprechend der neuroophthalmologischen Symptomatologie meist nur in Zusammenarbeit mit dem Neurologen oder Neurochirurgen stellen und sie durch einen qualifizierten Neuroradiologen in einer für diese Zwecke ausgerüsteten Abteilung durchführen lassen. Gewiß stehen einer komplizierteren neuroradiologischen Untersuchung (besonders mit Kontrastmitteln) Bedenken und psychologische Hindernisse von seiten des Patienten, aber auch des Augenarztes gegenüber, doch muß der Ophthalmologe, der in erster Linie die Verantwortung für den weiteren Verlauf der Krankheit zu tragen hat, unbeirrt darauf bedacht sein, alle zur vollständigen Klärung des Krankheitsbildes der Optikusneuropathie notwendigen diagnostischen Maßnahmen durchführen zu lassen.

Nativröntgendiagnostik

Die Nativdiagnostik, also die Herstellung von Röntgenbildern im Grundzustand des Objektes ohne Anwendung künstlicher Kontrastmittel des Schädels und der Orbita beginnt mit Übersichtsaufnahmen in verschiedenen Positionen, wobei als Standarduntersuchung die *Schädelübersichtsbilder in antero-posterior (a.-p.) und in seitlicher Projektion* üblich sind. Bei der gewöhnlichen a.-p., resp. sagittalen Schädelaufnahme projizieren sich die Felsenbeinpyramiden in die Mitte der Orbitae und verhindern eine Beurteilung eines großen Teiles ihrer Strukturen. Dies wird bei senkrecht auf die Filmebene einfallenden Strahlen durch eine Kopfeinstellung vermieden, wobei Kinn und Nasenspitze auf der Tischplatte aufliegen: sog. *viertelaxiale Aufnahme* (Abb. 5.36).

Dach und laterale Orbitawand zeichnen sich unter diesen Bedingungen flächenhaft, Boden und mediale Augenhöhlenwand orthograd ab. Die Fissura orbitalis superior liegt im medialen unteren Quadranten der Orbita; oberhalb und medial davon wird der kleine Keilbeinflügel, unterhalb und lateral der große Keilbeinflügel sichtbar. Als Linea innominata bezeichnet man eine die lateralen Orbitapartien von lateral oben nach medial unten durchsetzende Verdichtungslinie, die der tangential getroffenen Kompakta der Fossa temporalis entspricht. Bei exakt symmetrischer Aufnahme besteht der große Vorteil, beide Orbitae hinsichtlich Größe, Form und Struktur miteinander vergleichen zu können.

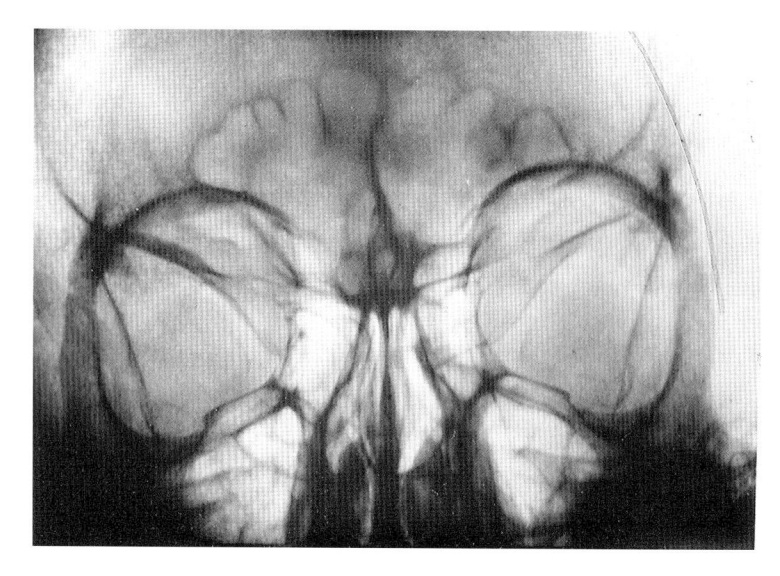

Abb. 5.36 $^{1}/_{4}$ axiale Aufnahme der Orbita bds. mit normalen anatomischen Verhältnissen der Orbitae, der Sinus frontalis, der Siebbeinzellen und der Konturen des Bodens der vorderen Schädelgrube. Besonders deutlich sind die Bauelemente der Orbita sichtbar.

Die *seitliche Orbitaaufnahme* wird mit Vorteil, wie die seitliche Schädelaufnahme, auf die Sella turcica zentriert (Abb. 5.37). Infolge der vielfachen knöchernen Überlagerungen ist ihre Interpretation, selbst bei Anwendung stereoskopischer Methoden, schwierig. Sie vermittelt hauptsächlich eine Ansicht der Keilbeinflügel, sowie ganz besonders auch der Processus clinoidei anteriores, die wegen ihrer Beziehung zu den Canales optici und als exponierte Formation der sphenoorbitalen Übergangsregion besonderes Interesse verdienen. Schräge Aufnahmen dienen vor allem der Darstellung des Canalis opticus einerseits und der Fissura orbitalis anderseits.

Canalis opticus

Zur Darstellung des Canalis opticus sind über 30 Methoden beschrieben. Bei der *Methode von Rhese-Goalwin* (Abb. 5.38) liegen Kinn- und Nasenspitze und lateraler Orbitarand auf der Tischplatte, wobei die Medianebene des Kopfes mit der Filmebene einen Winkel von etwa 50° bilden soll. Für die Einstellung des Zentralstrahles eignet sich als Hilfslinie die parallel zum Optikus verlaufende Verbindung der Protuberantia occipitalis externa mit der Spitze des Warzenfortsatzes; sie steht bei der angegebenen Kopfneigung senkrecht zur Filmebene. Dadurch kommt es zur orthogonalen Darstellung des Optikus, allerdings mit Projektion in den lateralen unteren Orbitaquadranten. Will man die Fissura orbitalis superior und den Processus clinoideus anterior auch noch überblicken, so empfiehlt sich eine Verringerung des Neigungswinkels der Medianebene auf 40–45° *(Methode von Hartmann und Herrnheiser)*, evtl. sogar auf 20–25° *(Methode von E. G. Mayer)*, wobei der Optikuskanal noch mehr gegen die Orbitamitte zu projiziert wird. Die röntgenologische Darstellung des Canalis

Abb. 5.**37** Seitliche Aufnahme des Gesichtsschädels und vom Boden der vorderen Schädelgrube. Die Orbita ist nur teilweise in den Konturen sichtbar. Dach, Boden und seitliche Wände sowie die Spitze der Orbita können nicht abgegrenzt werden.

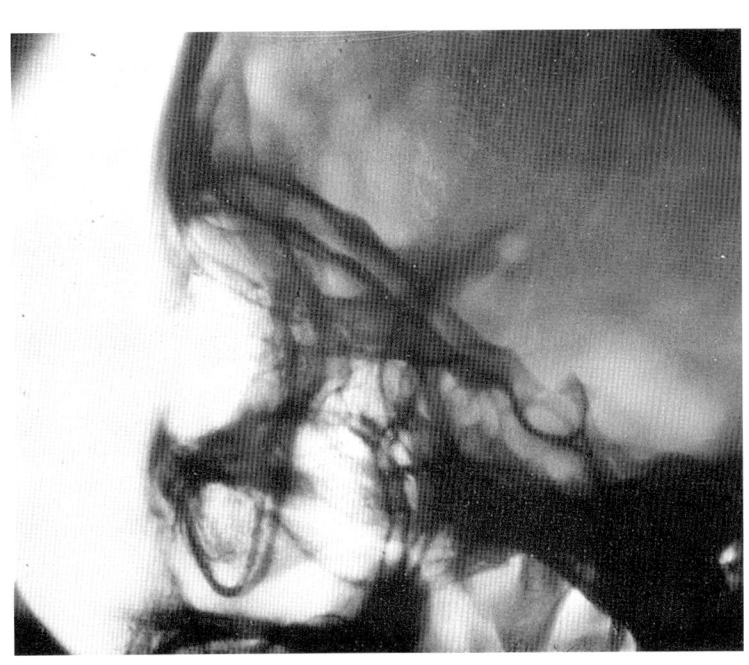

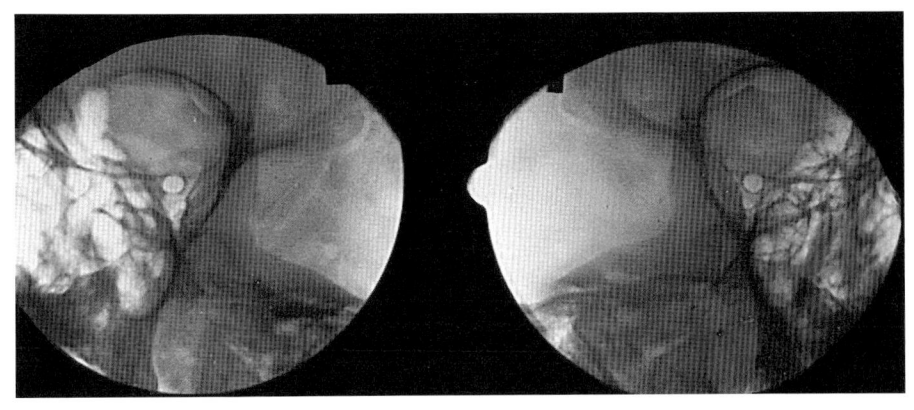

Abb. 5.**38** Aufnahme des Canalis opticus bds. nach der Methode von Rhese-Goalwin: Die Kanäle sind normal groß, kreisrund und scharf begrenzt. Die umgebende Knochenstruktur ist intakt.

opticus ist indiziert bei retrobulbären Leitungsstörungen jeglicher Natur sowie bei Optikusatrophie ungeklärter Natur. Stets sind zu Vergleichszwekken beide Optikuskanäle aufzunehmen. Bei ihrer Beurteilung wird man auf Durchmesser, Konfiguration und knöcherne Struktur achten. Bei Frakturen im Bereiche des Canalis opticus sind unter Umständen Schichtaufnahmen im Sinne der *Canalis-opticus-Tomographie* angezeigt. Ein Optikuskanal, dessen Durchmesser weniger als 4 mm beträgt, muß als eingeengt bezeichnet werden (Turmschädel, Morbus Cruzon, Hyperostosen, Frakturen usw). Ein Optikuskanal, dessen Durchmesser in irgendeiner Richtung 6 mm überschreitet, ist vergrößert. Die meisten Erweiterungen sind erworben, indem sie nach langandauernder direkter oder fortgeleiteter Druckerhöhung im Kanal auftreten (Gliome des Optikus resp. des Chiasmas, Meningeome der Sehnervenscheide, paraselläre und supraselläre Tumoren usw.).

Unter *Orbitographie* versteht man die Füllung des retrobulbären Raumes mit Kontrastmittel. Diese nicht ganz ungefährliche Untersuchungsmethode ist durch die subtile Nativtechnik, die Schichtaufnahmen, das CT, das MRI und die Angiographie fast überflüssig geworden und hat nur noch dort Berechtigung, wo die Situation mit den erwähnten Verfahren nicht geklärt werden kann. Die geringsten Risiken bietet die Pneumographie, wobei nach Bindehautanästhesie 5–6 ml Luft in die Tenonsche Kapsel am hinteren Bulbuspol oder 10–15 ml Luft retrobulbär im Bereiche der Orbitaspitze mittels spezieller Nadeln injiziert werden. Für eine genaue und erfolgreiche Analyse sind sagittale und seitliche Schichtaufnahmen mit Schichtabständen von 0,5 cm unerläßlich. Dennoch ist wegen der Überlagerung von Luft, Weichteilen und Knochen die Interpretation solcher Bilder recht schwierig. Anstelle von Luft können auch wasserlösliche Kontrastmittel Verwendung finden. Leider sind im Zusammenhang mit dieser Kontrastmitteltechnik Komplikationen, wie plötzlich auftretende Amaurose mit fehlender oder unvollkommener Restitution und sekundäre Optikusatrophien beschrieben.

Angiographie

Die Orbita-*Arterio- und -Phlebographie* ist durch die Methode der Computertomographie und des MRI sowie durch die Echographie weitgehend verdrängt worden. Indiziert ist die Angiographie der Orbita nur noch in Fällen, wo dringend der Verdacht auf pathologische Gefäßprozesse in der Orbita (arteriovenöse Angiome, Carotis-cavernosus-Fistel, Varix usw.) besteht. Seit der Anwendung von trijodierten Kontrastmitteln in hoher Konzentration (z. B. Urographin 60% oder Angiographin) für die Karotisangiographie ist es möglich geworden, die A. ophthalmica in etwa 80% der Fälle sichtbar zu machen und in 87% der Fälle bis in die palpebralen Äste hinaus darzustellen (Abb. 5.39). Leider

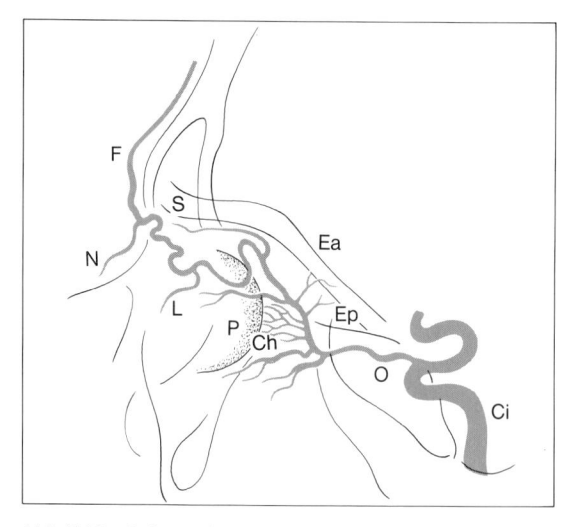

Abb. 5.39 Schematische Darstellung des Arteriogramms der Carotis interna sowie der A. ophthalmica und deren Verzweigungen. Ci Carotis interna, O A. ophthalmica, EA A. ethmoidalis anterior, Ep A. ethmoidalis posterior, Ch A. chorioideae, P Plexus chorioideus, L A. lacrimalis, N A. nasalis, F A. frontalis, S A. supraorbitalis.

reicht die Konzentration des Kontrastmittels im venösen Blut nicht aus, um auch die Venen der Orbita kontrastgefüllt zur Darstellung zu bringen, weil sie zahlreiche Anastomosen zu den periorbitalen Venenplexus haben, und das Kontrastmittel sehr rasch abfließt. Neben der Beurteilung der Spätphase des Karotisangiogramms ist deshalb noch ein *Phlebogramm* nötig. Die orbitale Phlebographie erfolgt durch perkutane Injektion von 8–10 ml des Kontrastmittels innerhalb von 5–10 Sekunden in die V. angularis und gleichzeitige Anfertigung von 3 Röntgenaufnahmen. Der Kopf des Patienten ist dabei mit Vorteil in leicht retroflektierter Stellung tief gelagert, so daß die Venen unter der Haut infolge der Stase deutlich sichtbar werden, und die V. facialis über dem Jochbein und die V. frontalis durch Kompression der Haut über der Nasenwurzel komprimiert werden, damit ein zu rascher Abfluß des Kontrastmittels verhindert wird. Zur Kompression der frontalen Vene wird ein elastisches Band um die Stirn des Patienten angelegt. Für die Herstellung von Arterio- und Phlebogrammen der Orbita sind empfehlenswert sagittale und seitliche Aufnahmen, mit Vorteil auch in stereoskopischer Ausführung. Eine ganz wesentliche Verbesserung der Darstellung normaler und pathologischer Gefäße in der Orbita bringt die *Subtraktionsmethode nach Ziedses des Plantes* (Abb. 5.40 a–c).

Sie besteht darin, daß vor der Kontrastmittelinjektion ein negatives Röntgenbild der Orbita angefertigt wird. Davon wird ein positives Bild hergestellt; unter denselben Bedingungen wird ein 2. negatives Röntgenbild nach erfolgter Kontrastmittelinjektion angefertigt. Das positive Leerbild wird dann auf das negative Arterio- oder Phlebogramm aufgelegt. Durch diese beiden Bilder hindurch wird das Subtraktionsbild exponiert; das Positive des einen Filmes läßt das Negative des anderen Filmes auslöschen. So verschwinden die knöchernen Strukturen und lassen einen mehr oder weniger homogenen grauen Hintergrund übrig, auf welchem in scharfem Kontrast diejenigen Schatten übrigbleiben, die nicht den beiden Bildern gemeinsam sind, nämlich die mit Kontrastmittel gefüllten Gefäße. Eine besondere Art der Angiographie ist die *digitale Subtraktionsangiographie,* welche ebenfalls für die Darstellung der Orbitagefäße in Frage kommt. Bei der digitalen Subtraktionsangiographie wird das Bild auf konventionelle Weise in einem Bildverstärkerfernsehen erzeugt, das so entstehende Videosignal wird dem eigentlichen Digitalsystem zugefügt und dann Bildpunkt per Bildpunkt digitalisiert. Diese digitalen Signale stehen dann für die subtraktionsangiographische Verarbeitung zur Verfügung. Die Digitaltechnik bietet ein Sofortbild und die Möglichkeit der Bildintegration und der Summation, ferner erlaubt die Digitaltechnik eine total reproduzierbare und in der Genauigkeit vorgebbare Signalspeicherung und Verarbeitung. Bei der digitalen Subtraktionsangiographie kann das Kontrastmittel sowohl arteriell als auch i.v. verabreicht werden, wobei der intraarteriellen Anwendung wegen der geringen Kontrastmittelmenge mit niedrigem Jodgehalt und ganz besonders wegen der hohen diagnostischen Aussagekraft der Vorzug zu geben ist.

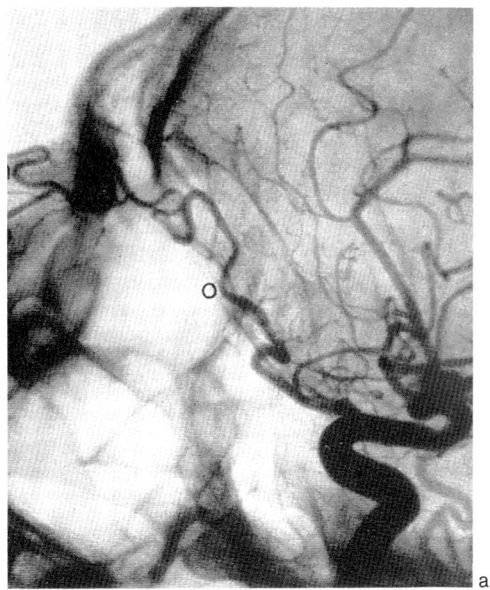

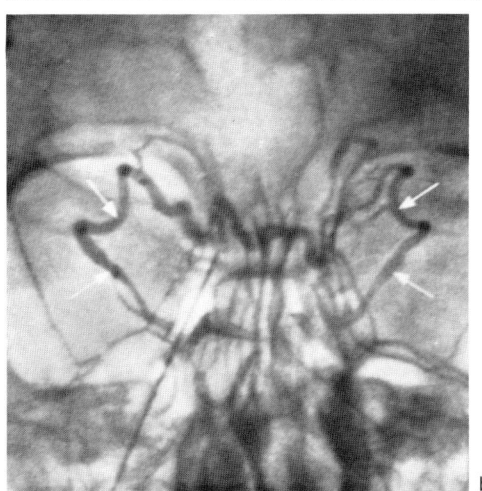

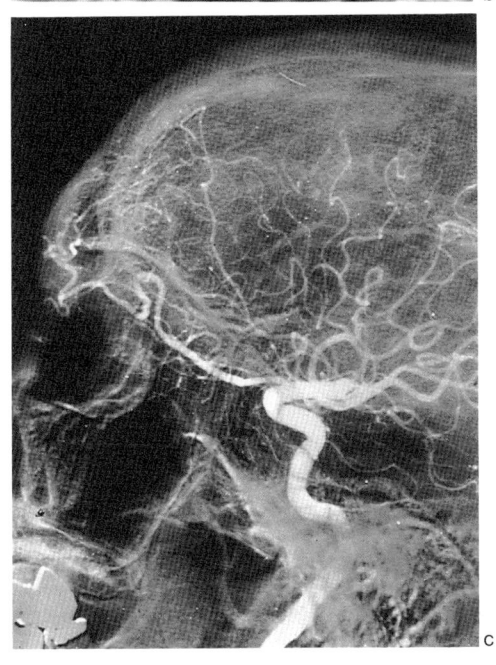

Computertomographie

Die Computertomographie (CT) ist eine Röntgentechnik, welche auf der quantitativen Registrierung der Absorption eines gebündelten Röntgenstrahls in einer genau definierten Gewebsschicht aus zahlreichen Strahlrichtungen beruht, wobei aus der Summe der Absorptionsmeßdaten mit Hilfe eines Rechenprogramms und digitaler Computertechnik Absorptionswerte für zahlreiche Einzelareale der durchstrahlten Schicht konstruiert werden. Die mit Hilfe des Computers errechneten Absorptionswerte werden unter Verwendung von Algorhythmen als Absorptionsdiagramme auf einem Bildschirm zweidimensional rekonstruiert, wobei diese Computertomogramme Schädelschichtbilder in axialer, koronaler und sagittaler

Abb. 5.**40** a) Seitliches Karotisangiogramm mit Darstellung der A. ophthalmica (O): Verlauf unterhalb des Planum sphenoidale mit leichter Schleife nach unten, dann dorsalwärts Anstieg und paralleler Verlauf zum Orbitadach nach vorne; oberhalb des Bulbus weniger schleifenreicher Verlauf. b) Normales Orbitaphlebogramm auf a.-p.-Bild, Punktionsnadel in der V. angularis links liegend. Beidseitige Darstellung der V. ophthalmica superior mit rhomboider Verlaufsform. Medial konvexer Boden entlang des M. rectus superior (obere Pfeile. c) Seitliche Karotisangiographie im Subtraktionsverfahren. Knochenfreie Darstellung von Abgang und Verlauf der A. ophthalmica sowie der Carotis interna und ihrer zerebralen Äste im Bereiche des Frontal- und Temporallappens.

5.42 Erkrankungen der Sehnerven

Richtung zeigen, welche die verschiedenen intrakraniellen Strukturen aufgrund unterschiedlicher Strahlenabsorption mit großer Detailgenauigkeit klar erkennen lassen. *Die Bedeutung der Computertomographie für die Diagnose von pathologischen Orbitaprozessen, somit auch für pathologische Veränderungen am N. opticus, ist ganz wesentlich.* Eine hochauflösende Matrix ermöglicht die Darstellung des Bulbus, des N. opticus, der Linse und der Augenmuskeln (Abb. 5.41). Bei der Untersuchung der Orbita mit Hilfe der Computertomographie sind 2 Momente von großem Vorteil: die Möglichkeit, Vergleiche mit der gesunden Seite zu vollziehen und die primär geringe Dichte des Orbitafettkörpers, die alle pathologischen Strukturen mittlerer Gewebsdichte auf diesem Hintergrund sehr leicht erkennen läßt. Für eine einwandfreie Beurteilung des Sehnerven ist es wichtig, daß der gewählte Schnitt die Ebene von Linse, Sehnerv und Canalis opticus (die sog. *neurookuläre Ebene*) auf beiden Seiten beschreitet. Der mittlere Durchmesser des Sehnerven im CT beträgt 2,6 mm, wobei Schwankungen zwischen 2,4–4,3 mm möglich sind. Die Länge des Sehnerven variiert zwischen 35 und 55 mm, wobei der intraokulare Abschnitt 1 mm, der intraorbitale 25 mm, der intrakanalikuläre 4–10 mm und der intrakranielle Abschnitt 10 mm beträgt. Die Augenmuskeln dürfen nicht mit dem Sehnerven verwechselt werden. In axialen Schnitten kann gelegentlich der M. rectus superior mit dem darunterliegenden Sehnerven verwechselt werden. Nach vorne wird jedoch der Rectus superior undeutlicher und gelangt nicht an die Rückfläche des Bulbus, wie dies beim Sehnerven der Fall ist. Im CT sind Verdickungen des Sehnerven (Papillenödem, Retrobulbärneuritis, Tumoren des N. opticus oder der Meningen usw.) sowie Verdünnungen (Optikusatrophie, Sehnervenhypoplasie usw.) ohne weiteres im sagittalen und koronaren Schnitt sichtbar. Mit Hilfe der „high resolution"-Computer-

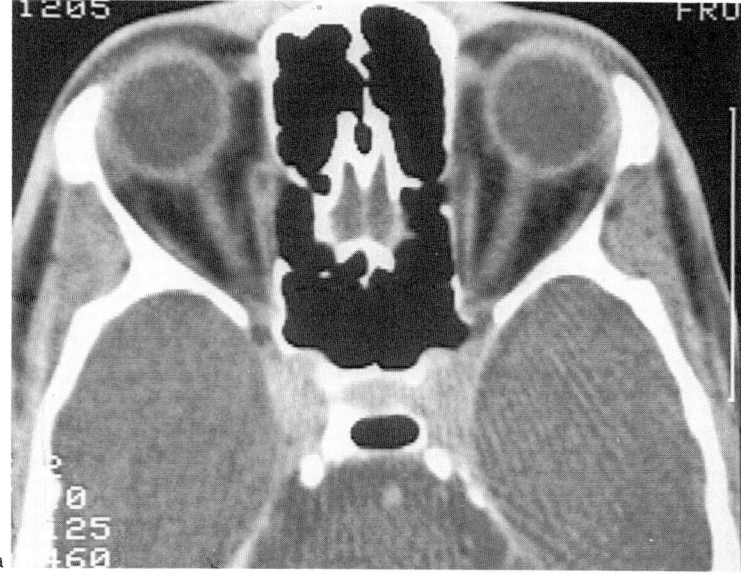

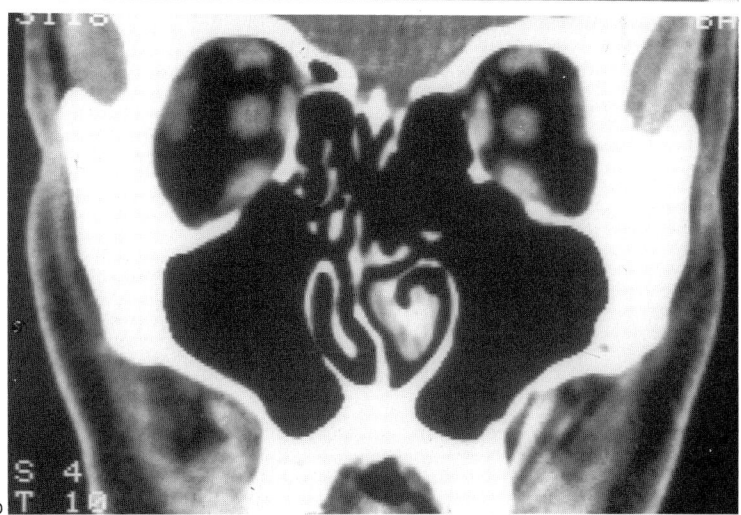

Abb. 5.**41** Computertomogramm der normalen Orbita. a) Axialer Schnitt mit Darstellung von Bulbus, N. opticus und vereinzelten Augenmuskeln (M. rectus externus und M. rectus internus). N. opticus in seiner ganzen Verlaufsstrecke von Bulbus bis Foramen opticum einwandfrei sichtbar mit einem durchschnittlichen Diameter von 3,5 mm und einer intraorbitalen Länge von ca. 25 mm. Die intrakanalikuläre Strecke von 4–10 mm auf der linken Seite angedeutet sichtbar. Die Augenmuskeln (M. rectus externus und M. rectus internus) sind als schmale Bänder vom Bulbus bis zur Orbitaspitze an den medialen und lateralen Orbitawänden erkennbar. b) Koronaler Schnitt durch die Orbitae. Leicht exzentrisch von der Mitte nach nasal als runde Scheiben die Nn. optici erkennbar. Abgrenzung des Sehnerven von der umgebenden Duralscheide rechts angedeutet. In beiden Orbitae sehr schön sichtbar: oben M. rectus superior und Levator palpebrae, am Boden der Orbitae die Recti inferiores und rechts lateral an der Orbitawand der M. rectus externus.

tomographie, besonders unter Anwendung von 1,5 mm dicken Schnitten, ist eine Abgrenzung des Sehnerven von den umgebenden Duralscheiden und somit eine Sichtbarmachung des perineuralen Raumes möglich. Bei Optikusatrophie wird dieser erweitert, bei Tumoren wie z. B. dem Optikusscheidenmeningeom verengt und mit Tumormassen ausgefüllt erscheinen.

Der intrakanalikuläre Teil des N. opticus ist im CT wegen der Knochenartefakte im allgemeinen schwer sichtbar zu machen. Hier springt nun das MRI (s. unten) wertvoll ergänzend ein, indem es den Sehnerven und benachbarte Strukturen besonders im intrakanalikulären sowie auch intrakraniellen Abschnitt sehr schön zur Darstellung bringt und dies besonders im Hinblick auf die Tatsache, daß im MRI das Signal der benachbarten Knochengewebe wegfällt resp. vernachlässigt werden kann.

Kernspintomographie

Die Kernspintomographie (NMR oder MRI) ist ein bildgebendes Verfahren, welches Schnittbilder durch den menschlichen Körper in jeder beliebigen Richtung erzeugt. Man gewinnt bei der Kernspintomographie Informationen über magnetische Eigenschaften der den medizinischen Anwendungen besonders leicht zugänglichen Wasserstoffatome. Die Vorteile des MRI sind neben der Risikofreiheit und der beliebigen Lage der Schnittebenen (dreidimensionale Darstellung) ein wesentlich besserer Weichteilkontrast und das Fehlen jeglicher Kno-

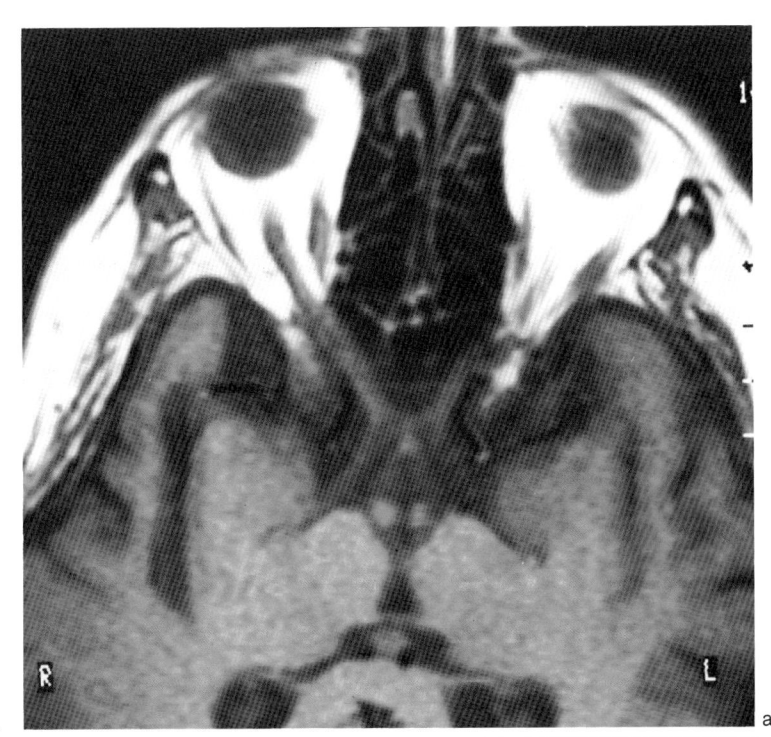

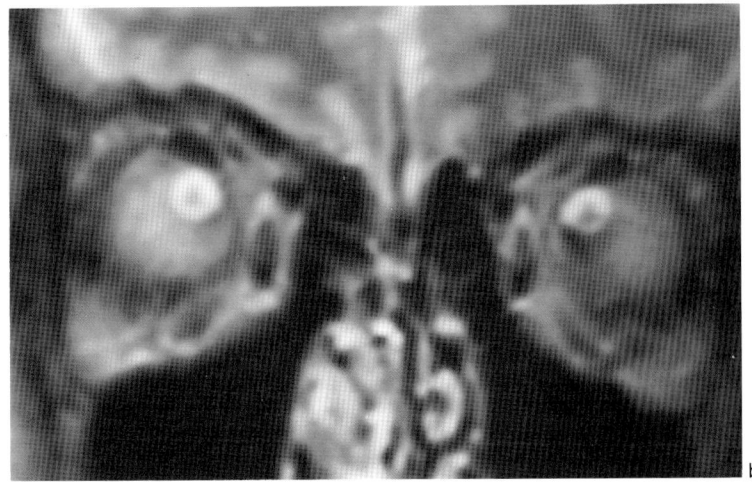

Abb. 5.**42** Kernspintomogramm der Orbita und Chiasmagegend.
a) Axialer Schnitt. Das Magnetresonanzbild zeigt die Bulbi, dahinter das intensive Signal des intraorbitalen Fettes, in welchem sich die beiden Sehnerven des intraorbitalen Abschnittes dunkel gut sichtbar abheben. Fehlen jeglicher Knochenartefakte. Gute Sichtbarkeit der Sehnerven auf ihrer ganzen Strecke vom Bulbus durch die Orbita, durch den Canalis opticus bis ins Chiasma. Hinter dem Chiasma die Tractus optici bds. ebenfalls sichtbar. In den beiden Orbitae lateral und medial in der Nähe der Wandung die schmalen, schwarzen Aussparungen der Mm. recti externi und interni. b) Koronaler Schnitt. Die beiden Sehnerven sind als relativ starke, rundliche Signale erkennbar, wobei die zentrale, dunklere Zone den Axonen und die hellere, kreisförmig umgebende Zone den Optikusscheiden entspricht. Orbitafett ist als mittelstarkes Signal deutlich erkennbar, darin eingelagert oben, unten, medial und lateral als schwarze Aussparungen die korrespondierenden Augenmuskeln.

chenartefakte. Die Bilder erlauben deshalb eine sehr differenzierte Beurteilung der anatomischen Struktur im Körperinnern, so insbesondere auch im Bereiche der Orbita. Bildhaft dargestellt werden Konzentration und Bildungszustand des Körperwassers (Protonendichte der Wasserstoffatome im Gewebe, kernmagnetische Relaxationszeiten der Wasserstoffprotonen). Im Bereich der Weichteile ist die gleiche anatomische Information wie im CT gewinnbar; die Kontraste der Weichteilstrukturen sind jedoch höher und durch Änderung der Aufnahmeparameter variierbar. Die einfache Erstellung direkter Schnittbilder in den 3 Ebenen des Raumes trägt wichtige Information zur topographischen Orientierung bei. *Auch im MRI ist der Sehnerv in seiner ganzen Strecke vom Bulbus bis in den intrakraniellen Abschnitt sehr gut sichtbar*, wobei das sehr starke Signal des intraorbitalen Fettes den Faktor eines Spontankontrastes erhält, welcher die anatomischen Detailfinessen des MRI im Bereiche der Orbita erklärt (Abb. 5.42). Die Kernspintomographie wird die Computertomographie in absehbarer Zeit weitgehend ersetzen, wenn auch die lege artis durchgeführte Computertomographie in sehr vielen Fällen als fast ebenso gut wie die Kernspintomographie bezeichnet werden kann. Ein sich abzeichnender Trend, die Kernspintomographie als Kontrolle der Computertomographie zu degradieren, sollte unbedingt gestoppt werden.

Echographie

Die echographische Untersuchung (wenn immer möglich standardisierte Ultrasonographie nach Ossoinig) des Sehnerven erfolgt mit Vorteil durch den Bulbus hindurch, der die Ultraschallenergie bedeutend leichter durchläßt als das Orbitafett. Die Echographie (vgl. Bd. 1, S. 3.21) ist eine einfache, schmerzlose, rasch durchzuführende Untersuchung, die auch beim Kleinkind ohne Anästhesie möglich ist. Mit Vorteil wird für die echographische Untersuchung des Sehnerven die *B-scan-Methode* verwendet. Dabei kommen transversale, sagittale oder schiefe Schnitte in Frage. Für die vorderen Abschnitte des Sehnerven sind auch koronale (frontale) Schnitte möglich. Neben der B-scan-Methode ist auch die *A-scan-Methode* durchführbar, jedoch gestattet sie nur den Sehnervenstamm und seine Hüllen zu evaluieren und zu messen (Abb. 5.43). Die normale Papille ist lediglich als flaches Ende des Sehnerven auszumachen, währenddem ödematös prominente Papillen, wie Stauungspapille oder Papillitis, deutliche Prominenz aufweisen. Ebenso manifestiert sich in der Echographie eine glaukomatöse Exkavation sowie ein Tumor der Papille selbst (Hämangiom, Melanozytom). *Auf den transversalen Schnitten kann der Sehnerv vom Bulbus bis zur Orbitaspitze verfolgt werden.* Die Optikusscheiden resp. der perineurale Raum, der die Scheiden vom Sehnerven trennt, sind häufig sehr gut darstellbar. Der Durchmesser des Sehnerven und seiner Scheiden kann echographisch besonders im A-scan-Verfahren an verschiedenen Punkten gemessen werden. Außer bei Tumoren zeigt der Sehnerv selten eine Erweiterung, ebenfalls auch selten eine Abnahme des Durchmessers bei Optikusatrophie. Dagegen kann *echographisch der Raum zwischen Optikusscheide und Sehnerv bei diesen Erweiterungen gut beobachtet werden,* was dem Sehnerven ein global erweitertes Aussehen verleiht. Eine Verbreiterung dieses perineuralen Raumes ist häufig mit einer Stauungspapille bei intrakranieller Drucksteigerung sowie auch bei Papillitis zu beobachten. Erweiterung des perineuralen Optikusraumes findet sich auch bei Patienten mit Pseudotumor, bei Papillenödem im Zusammenhang mit Hypertonie, bei Neuritis optica, okulärer Hypertonie sowie fast stets bei Patienten mit den Zeichen einer endokrinen Orbitopathie. Tumoren der Papille selbst sind als kleine, echographisch nachweisbare Erhebungen auf der Papille sichtbar. *Gliome* des Sehnerven manifestieren sich als Erweiterungen des Sehnervenstammes. Das Tumorbild ist homogen und sehr wenig echogen wie der Seh-

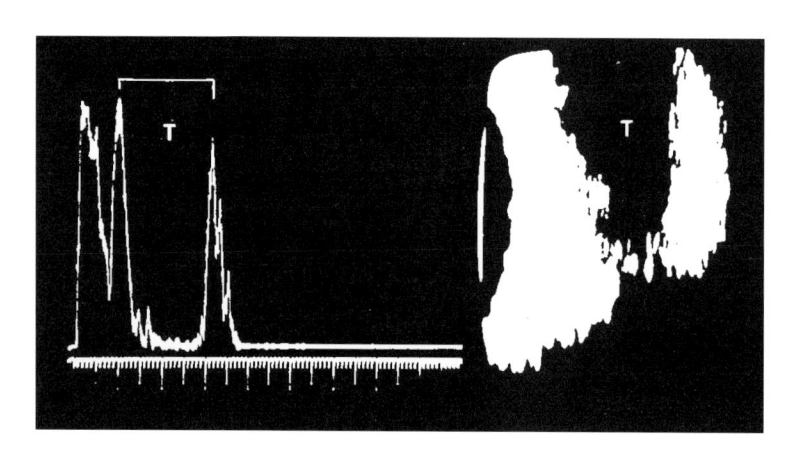

Abb. 5.43 Echographie der Orbita. Links A-scan-Methode, rechts B-scan-Methode mit Darstellung eines malignen Lymphoms der Orbita (T).

nerv selbst. *Meningeome* der Sehnervenscheiden (Abb. 5.44) sind dagegen ausgesprochen echogen, manifestieren sich als Verdickungen der Optikusscheiden und zeigen vielfach Verkalkungen; der Sehnerv wird dabei in der Regel vollkommen intakt gelassen.

Es besteht kein Zweifel darüber, daß die echographische Untersuchung des Sehnerven ein wichtiger Bestandteil in der Diagnostik seiner Erkrankungen darstellt. Wo Unsicherheiten bestehen, da wird man sich zur Durchführung eines Computer- oder eines Magnetresonanztomogrammes der Orbita mit Darstellung des Sehnerven in transversaler oder koronaler Ebene entscheiden.

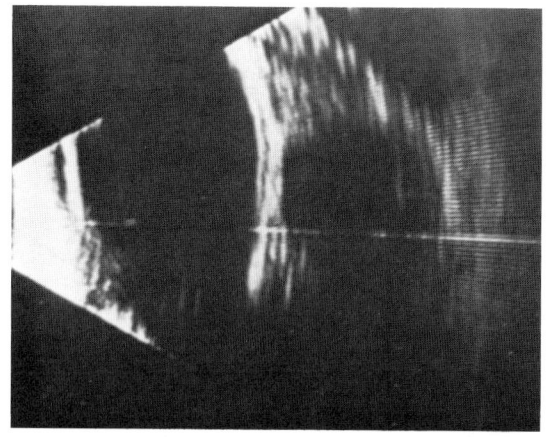

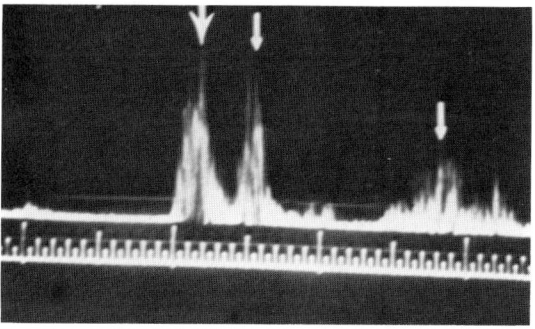

Abb. 5.44 Oben: B-scan- und unten A-scan-Echographie eines intraorbitalen Meningeoms des N. opticus.

Untersuchungsmethoden bei Neuropathien der Sehnerven

H. Wildberger

Sehschärfe: Ferne – Nähe

Im allgemeinen wird die Sehschärfe in die Ferne (Snellen-Sehproben) derjenigen in die Nähe (Birkhäuser-Lesetafel) entsprechen. Die Prüfung der Nahsehschärfe ist immer wichtig für die Beurteilung der Lesefähigkeit (Beurteilung der Arbeitsfähigkeit). Nur in Einzelfällen (tiefe parazentrale Skotome und hochgradige konzentrische Gesichtsfeldeinschränkung) kann das Erkennen von Wörtern und Text beim Nahvisus gegenüber dem Erkennen einzelner Sehzeichen in die Ferne massiv abfallen. Wie im Abschnitt „Symptomatik der Retrobulbärneuritis und bei demyelinisierender Neuropathie" angesprochen, kann die Sehleistung bei einer Neuropathie unter Umständen bei Vorhalten eines Neutralfilters oder bei Abschwächen der Helligkeit der Leselampe oder des Sehzeichenprojektors ansteigen bei gleichzeitiger Abnahme des Blendungsgefühls. Dies steht im Gegensatz zur Sehleistungsabnahme bei anderen, eher akuten Neuropathien, wo nach Vorhalten eines Neutralfilters sehr wohl eine Sehschärfenabnahme zu verzeichnen ist (s. unten).

Das Messen der Sehschärfe mit (Laser-)Interferenzstreifen oder die Verwendung der stenopäischen Lücke ist unentbehrlich zum Ausschluß einer optischen Störung. Ebenso kann der Laserinterferenzvisus bei einer psychogenen Sehstörung besser sein als der Sehzeichenvisus.

Grauglastest

Bei Vorhalten eines 2,0-log-Einheiten Neutralfilters wird im Normalfall die Sehschärfe etwa 2 Linien abfallen. Bei einer akuten Retrobulbärneuritis erfolgt dieser Abfall wesentlich stärker, während die reduzierte Sehschärfe bei einer orthoptischen Amblyopie nur wenig beeinträchtigt wird.

Photostreßtest: Differenzierung von retinaler (makulärer) Erkrankung

Bei einer Läsion des Pigmentepithels und anderer retinaler (makulärer) Strukturen, welche die Sehpigmentregeneration betreffen (vor allem bei Chorioretinopathia centralis serosa), ist die Erholungszeit nach Lichtstreß verlängert. Bei einer Neuropathie sind diese retinalen Vorgänge nicht von Bedeutung. Der Patient soll zunächst mit dem gesunden Auge während 10 Sekunden eine starke Lichtquelle beobachten. Danach wird die Zeit gemessen, bis wieder Text eine Linie unterhalb des Maximums gelesen werden kann. Nachher wird mit dem kranken Auge gleich verfahren.

Der Photostreßtest soll auch beim Glaukom pathologisch ausfallen, wobei die medikamentöse Miose keine Rolle spielen soll (SHERMAN u. HENKIND 1988).

Subjektive Helligkeitsempfindung

Bei einer einseitigen Neuropathie (oder bei beiderseitigen Neuropathien unterschiedlicher Ausprägung) kann neben einer Einschränkung anderer Sehqualitäten die Helligkeitsempfindung mehr oder weniger eingeschränkt sein. Diese Störung ist bei einer Amblyopie nicht vorhanden. Durch Vorsetzen von Neutralfiltern am guten Auge kann man einen subjektiven Helligkeitsunterschied ausgleichen und auf diesem Wege quantifizieren. SADUN u. LESSELL (1985) haben ein einfaches, auf ein Brillengestell montiertes Gerät entwickelt, bei welchem je 2 polarisierte Neutralfilter anstelle der Gläser sitzen. Die Lichtdurchlässigkeit läßt sich stufenlos regulieren durch Drehen eines der Polarisationsfilter. Durch Skalenablesung kann der Wert quantifiziert werden. Am besseren Auge wird die Lichtdurchlässigkeit solange reduziert, bis seitengleiche Helligkeit wahrgenommen wird. Das Gerät, welches auch im Handel* erhältlich ist, wurde bei verschiedenen Neuropathien angewendet. Dabei zeigte sich, daß die Helligkeitsempfindung anderen einfachen psychophysischen Tests überlegen ist (SADUN u. LESSELL 1985, PRESTON u. Mitarb. 1988) und gegenüber komplizierteren Tests ebenbürtig ist (FLEISHMAN u. Mitarb. 1987). Zwischen subjektiver Helligkeitsempfindung und afferentem Pupillendefizit ergibt sich im normalen wie im pathologischen Fall eine direkte Korrelation (BROWNING u. BUCKLEY 1988).

Untersuchung der Kontrastwahrnehmung

Kontrastwahrnehmung, ein fundamentaler Vorgang des Sehens

Kontrast beschreibt den Unterschied an mittlerer Leuchtdichte zwischen 2 sichtbaren Arealen. Kontrastempfindlichkeit ist das subjektive Empfinden, einen Unterschied in der Leuchtdichte zweier (benachbarter) Areale wahrzunehmen. Die Kontrastempfindlichkeit kann durch psychophysische Methoden gemessen werden.

Sehschärfe und Kontrastempfindlichkeit

Bei der Abklärung des „Sehvermögens" wird das Gesichtsfeld, in dessen Zentrum Farbensehen und Sehschärfe, untersucht. Zur Prüfung der Sehschärfe werden hochkontrastige, relativ kleine Sehzeichen benützt. Man kann davon ausgehen, daß die zentrale Sehfunktion gut/normal ist, wenn Sehzeichen erkannt werden, deren Unterscheidungsmerkmale eine Größenordnung von 1 Winkelminute aufweisen. Das Erkennen von Sehzeichen, also kleiner hochkontrastiger Gegenstände, stellt aber lediglich einen Teilaspekt dar. Sobald der Kontrast der Sehzeichen reduziert wird, können sich, beispielsweise bei einer milden Trübung der optischen Medien, Schwierigkeiten ergeben. Bei Erkrankungen des Sehnerven, typischerweise bei einer milden Retrobulbärneuritis, ergeben sich Einschränkungen gewisser Sehqualitäten beim Erkennen unterschiedlich dimensionierter räumlicher Strukturen. Es wird „flau" oder „unscharf" gesehen, obwohl die Sehschärfe normal ist. Hochkontrastige Telefondrähte werden wohl erkannt, nicht aber eine großflächige, niedrigkontrastige Fläche einer Gebirgskette im Dunst.

Kodierung von Kontrast und Gegenstandsgröße in den Rezeptivfeldern der retinalen Ganglienzellen

In den Rezeptivfeldern der verschiedenen Ganglienzelltypen werden Kontrastreize dank ihrer unterschiedlichen räumlichen Struktur (Rezeptivfeldgröße, Zentrum-Umgebung-Antagonismus) in verschiedener Weise kodiert (Abb. 5.45). Neurophysiologisch kann jeder Ganglienzelle ein individuelles Spektrum an Kontrastwahrnehmung mit einem Empfindlichkeitsmaximum bei einer bestimmten räumlichen Dimension zugeordet werden. Im parvozellulären System (vorwiegend Gesichtsfeldzentrum) ist die räumliche Auflösung hoch, die Kontrastempfindlichkeit relativ niedrig, im magnozellulären System (mehr periphere Gesichtsfeldanteile) werden umgekehrt vor allem größere Gegenstände vermittelt, und die Kontrastempfindlichkeit ist relativ hoch. An der Kontrastempfindlichkeitsfunktion (CSF) haben somit mindestens 2 parallele visuelle Informationssysteme ihren Anteil, wobei das magnozelluläre System auch für bewegte Reize und zeitliche (temporale) Änderungen (Counterphase movement von sinusoidalen Kontraststreifen) eine Rolle spielt. Zu erwähnen gilt, daß in der Literatur das parvozelluläre System bei Primaten aus verschiedenen Gründen mit der Funktion der x-Ganglienzellen der Katze, das

---

* New Threshold Amsler Grid (T. A. G.), Stereo Optical Company, 3539 N. Kenton, Chicago/Ill., 60641 USA

Abb. 5.45 Jede auf Kontrastreize entsprechende retinale Ganglienzelle besitzt je nach Eigenschaft des Rezeptivfeldes ihre eigene Kontrastempfindlichkeitsfunktion mit einer maximalen Empfindlichkeit in einem bestimmten optimalen Raumfrequenzbereich. Die resultierende Mantelkurve ist die Summe aller Funktionen einzelner Ganglienzellen. Die räumliche Selektivität zeigt bei Zellen im Corpus geniculatum bzw. bei Simple cells im primären visuellen Kortex ein noch spezifischeres (engeres) „Tuning". Retinale Ganglienzellen bei der Katze (nach *Maffei* u. *Fiorentini*).

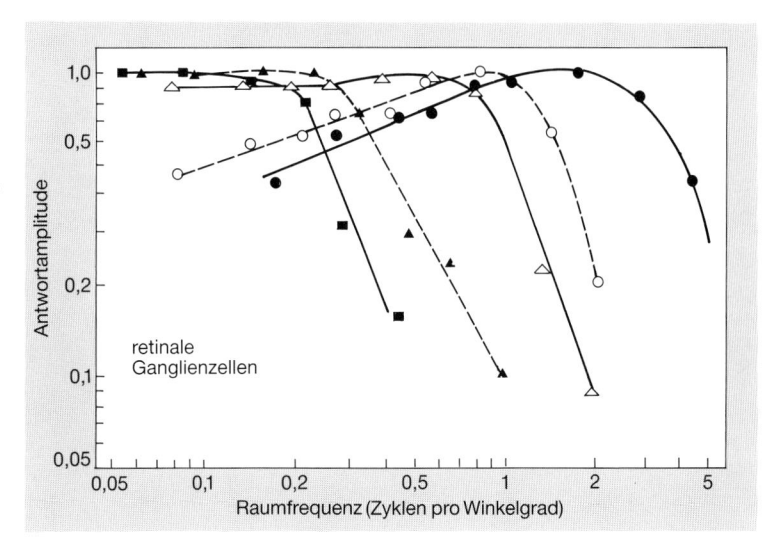

magnozelluläre mit derjenigen der y-Ganglienzellen gleichgestellt wird. Es muß an dieser Stelle betont werden, daß ein solcher Vergleich nicht statthaft ist. Wegen der großen Anzahl farbkodierter Ganglienzellen bei Primaten im Gegensatz zur Katze sind die Verhältnisse tatsächlich wesentlich komplizierter.

Das Gesamtsystem kontrastempfindlicher Ganglienzellen vermittelt ein breites Spektrum an Dimensionswahrnehmung. Der mathematisch am einfachsten definierbare und auch neurophysiologisch angewandte Kontrastreiz ist ein sinusförmig moduliertes Streifenmuster: Die Helligkeit variiert sinusoidal in einer senkrecht zu den Streifen laufenden Richtung. Üblicherweise werde bei psychophysischen Untersuchungen senkrechte Streifen präsentiert. Waagrechte Streifen ergeben kein erheblich anderes Verhalten, während mit schrägen Streifen (45°) eine schlechtere Kontrastempfindlichkeit resultiert (oblique effect). Neurophysiologisch haben retinale Ganglienzellen ein relativ breites Raumfrequenzspektrum (MAFFEI u. FIORENTINI 1973). Der Frequenzbereich von Zellen des Corpus geniculatum laterale ist enger. Noch wesentlich enger ist die Raumfrequenzselektivität von Simplecells der primären Sehrinde (CAMPBELL u. GREEN 1965, BLAKEMORE u. CAMPBELL 1969, MAFFEI u. FIORENTINI 1973, ELLENBERGER 1984, ENROTH-CUGELL u. ROBSON 1984, CAMPBELL 1986).

Sinusoidal modulierte Streifenmuster als fundamentale Kontrastreize

Raumfrequenz

Die Streifenbreite bzw. eine vollständige Helldunkel-Periode wird in der Raumdimension ausgedrückt durch die Anzahl derartiger Perioden pro Winkelgrad, durch die sog. Raumfrequenz (Synonym: Ortsfrequenz/Spatial frequency) (Abb. 5.46). Für das menschliche Auge liegt die Obergrenze der Streifenwahrnehmung bei einer Raumfrequenz von 30 Zyklen pro Winkelgrad, also bei einer Winkelminute Breite für je einen hellen oder dunklen Streifen. Die untere Grenze liegt bei etwa 0,1 Zyklen. Schmale Streifen besitzen also eine hohe, breite Streifen eine niedrige Raumfrequenz.

Kontrast/Modulationstiefe

Die Modulationstiefe der hellen und dunklen Anteile kann als einfache Formel ausgedrückt werden:

$$K = \frac{l_{max} - l_{min}}{l_{max} + l_{min}}.$$

Der photometrische Kontrast K wird aus der maximalen und der minimalen Leuchtdichte l berechnet. Er kann numerisch auf verschiedene Weise aus-

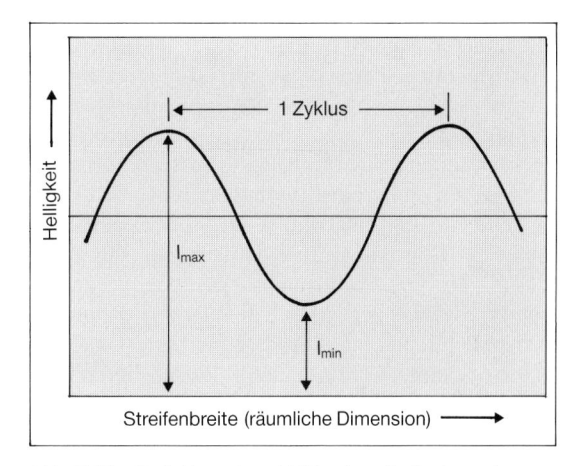

Abb. 5.46 Definition eines Zyklus innerhalb eines sinusoidalen Streifenmusters. Die Kontrasttiefe ist photometrisch definiert durch die maximale und minimale Leuchtdichte l_{max} und l_{min} („Helligkeit").

5.48 Erkrankungen der Sehnerven

gedrückt werden, beispielsweise in arbiträren Werten (Skalen im Arden-Test oder Ginsburg-Test) oder in Prozentsätzen: Zeitungsschrift auf weißem Papier besitzt beispielsweise einen Kontrast von etwa 95 % gegenüber der Umgebung, ein hochfliegendes Flugzeug am blauen Himmel einen solchen von nur 1 % (Tab. 5.3).

Tabelle 5.3   Kontrastniveaus

Zeitung:	95 %	
Arden-Test 0,2 Zyklen/Winkelgrad:	12 %	Skala 19
(Tafel 2)	2,8 %	Skala 12
Flugzeug	1,0 %	Skala 7
Maximale Kontrastwahrnehmung	1,0 %	
(bei 3–5 Zyklen/Winkelgrad):	0,3 %	

Kontrastempfindlichkeitsfunktion

Bei welcher Kontrasttiefe wir einen Gegenstand, beispielsweise sinusoidale Streifen, eben noch erkennen (Kontrastwahrnehmungsschwelle), hängt von der Gegenstandsgröße bzw. von der Raumfrequenz (Ortsfrequenz) ab. Durch psychophysische Untersuchung ergibt sich eine Funktion, die Raumfrequenz-Kontrast-Sensitivitäts-Funktion (CSF). Die erhaltene Kurve wird als U-förmig angegeben mit einem Empfindlichkeitsmaximum von ca. 0,3 % bei 3–6 Zyklen/Winkelgrad (Abb. 5.47). Bezugnehmend auf die Funktion einzelner Ganglienzellen mit einem umschriebenen räumlichen Empfindlichkeitsmaximum muß angenommen werden, daß die U-förmige CSF-Kurve die Funktion sämtlicher Wahrnehmungskanäle zusammenfaßt. Die psychophysisch erhaltene CSF-Kurve entspricht einer Mantelkurve, welche die Gesamtheit der Kurven der individuellen zellulären Antworten umfaßt.

Die Kontrastwahrnehmungsschwelle sinkt gegen die höheren Raumfrequenzen stark ab. Dies ist der Wahrnehmungsbereich, welcher von den üblichen (Snellenschen) Sehzeichen der Sehprobetafeln repräsentiert wird. Buchstaben der Sehschärfe 20/20 (1,0) brauchen einen hohen Kontrast, um gesehen zu werden. Im Bereiche der Snellenschen Sehschärfe 20/200 (0,1) bis 20/100 (0,2) liegt das Maximum der Kontrastempfindlichkeit. Ein „Großteil" der Raum-/Orts-Wahrnehmungskapazität des visuellen Systems liegt jedoch außerhalb des Snellenschen Bereiches bei Raumfrequenzen von 3 bis 0,05 Zyklen pro Winkelgrad. Dieser Bereich ist notwendig zur Erfassung großflächiger (niedrigkontrastiger) Gegenstände. Ein Autofahrer, der lediglich die Zulassungsnummer eines vor ihm fahrenden Verkehrsteilnehmers lesen könnte, nicht aber imstande wäre, die großflächigen Umrisse eines Lastwagens im Nebel vor sich zu erkennen, wäre stark gefährdet (z. B. bei Katarakt mit noch guter Snellenscher Sehschärfe).

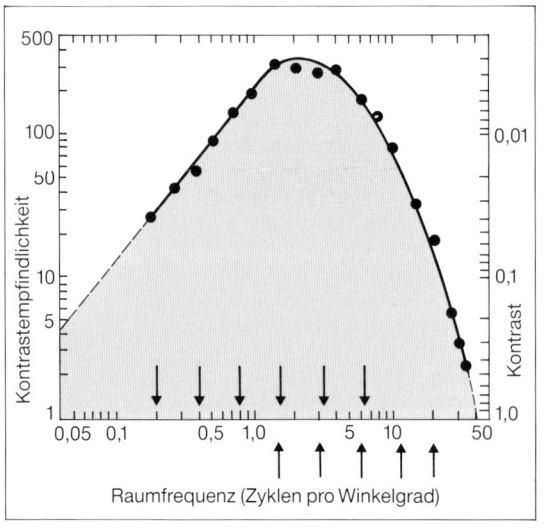

Abb. 5.47   Psychophysisch bestimmte Kontrastempfindlichkeitsfunktion beim Menschen. In der Abszisse die Raumfrequenz (Breite hell-dunkler sinusoidaler Streifenpaare), in der Ordinate der Kontrast der Streifenmuster an der Wahrnehmungsschwelle bzw. die Kontrastempfindlichkeit (reziproker Wert). Die maximale Kontrastempfindlichkeit liegt bei 2–4 Zyklen/Winkelgrad. Unsere sichtbare Welt liegt unterhalb der U-förmigen Kurve. Die 6 Pfeile über der Abszisse zeigen die mit dem Arden-Test geprüften Raumfrequenzen; die 5 Pfeile unterhalb der Abszisse zeigen die Raumfrequenzen, welche mit dem Ginsburg-Test geprüft werden. Die vorliegende Kurve gilt für stationäre, unbewegte Streifen. Werden die Streifen „counterphase" bewegt (auf einem Oszilloskop oder TV-Schirm), beispielsweise mit einer Frequenz von 6 Hz, steigt die Kontrastempfindlichkeit für alle niedrigen Raumfrequenzen unterhalb von 4 Zyklen/Winkelgrad, also „links" vom Empfindlichkeitsmaximum, noch etwas an. Es muß angenommen werden, daß Informationskanäle mobilisiert werden, welche auf großflächige, niedrigkontrastige Reize sowie auf zeitliche Änderungen reagieren (magnozelluläres System).

Grundsätzlich fällt die Kontrastempfindlichkeitskurve auch gegen breite Streifenmuster (niedriger Raumfrequenz) ab, d. h., es wären dann ebenfalls höhere Kontraste zur Erkennung der Schwelle nötig. Dies trifft allerdings nur bedingt zu und hängt mit der Anzahl gleichzeitig dargebotener breiter Streifen zusammen, d. h., mit der technischen Begrenzung einer solchen Darstellung breiter Streifenmuster, beispielsweise elektronisch an einem Oszilloskop. Nur wenn jeweils wenigstens 6 Perioden zu sehen sind, sind die Voraussetzungen für eine optimale Kontrastwahrnehmung gegeben (HOEKSTRA u. Mitarb. 1974). Dies trifft beispielsweise für die breitesten Streifen am Arden-Test (0,2 Zyklen/Grad) zu, aber nicht für die breiteren Streifen am Ginsburg-Test (1,5 und 3 Zyklen/Grad). VIRSU u. ROVAMO (1979) waren gar der

Ansicht, daß nur mit 12 dargebotenen Zyklen das System der repräsentierenden kortikalen Zellen abgesättigt sei. Dies bedeutet, daß parallel mit zunehmender Raumfrequenz auch die prüfende Fläche kleiner werden darf oder umgekehrt: Bei der Untersuchung niedriger Raumfrequenzen sollte ein größeres Netzhautareal einbezogen werden als bei einer solchen mit hohen.

Eine weitere Modifikation erfährt die Kontrastempfindlichkeitsschwelle durch zeitliche (temporale) Einflüsse: Eine Streifenmusterumkehr (counterphase movement) mit etwa 6 Hertz verbessert die Kontrastwahrnehmung niedriger Raumfrequenzen (unterhalb von 3 Zyklen/Grad) derart, daß der Verlauf der CSF-Funktion flach verläuft. Es wird vermutet, daß die erhöhte Kontrastempfindlichkeit bei niedrigen Raumfrequenzen, welche durch zeitliche (temporale) Änderung noch verbessert wird, auf die spezielle Eigenschaft und Funktionsweise des magnozellulären Systems zurückzuführen ist, wohingegen das Erkennen hoher Raumfrequenzen, das statischer Fixieren kleiner Details, eher Aufgabe des parvozellulären Systems ist.

Visuelles System als Analysator von Raumfrequenzen

Kontrastempfindlichkeit (sinusoidale Streifenmuster) und Sehschärfenprüfung (Snellen oder „grating acuity", letztere mit einem hochkontrastigen Rechteckgitter, beispielsweise Laser-Interferenz-Retinometer zur Evaluation der retinalen Sehschärfe bei Katarakt) sind nur bedingt, allenfalls bei höheren Raumfrequenzen miteinander vergleichbar. Bei einem Rechteckgitter (abrupter Kontrastübergang an einer scharfen Kante von hoher zu niedriger Helligkeitsverteilung, „Zebrastreifen") sind mehrere Sinusfrequenzen beteiligt, nämlich eine fundamentale Grundfrequenz und wenigstens 4–5 ungerade numerierte harmonische höhere Frequenzen (Abb. 5.48). Nur durch den Beizug hoher Raumfrequenzen können die scharfen Kanten eines großflächigen Gegenstandes in mathematisch angenäherter Form kodiert werden (CORNSWEET 1971). Die Theorie einer mathematischen Zerlegung (Fourier-Analyse) eines Gegenstandes in Anteile verschiedener Raumfrequenzen (Fourier-Spektrum) wurde vom gleichnamigen Mathematiker im 18. Jahrhundert aufgestellt (Abb. 5.49). Zur Vervollständigung einer Gegenstandskodierung gehört die Fähigkeit, Raumfrequenzen von Streifenmustern in multiplen Orientierungen zu verarbeiten, ein Vorgang, der in den Orientierungssäulen des primären visuellen Kortex stattfindet.

Es ist anzunehmen, daß visuelle Information über multiple Kanäle, von denen jeder einen begrenzten Bereich von Raumfrequenzen besitzt, übermittelt wird. Wie sehen wir eine komplexe Welt aus unzähligen Raumfrequenzen verschiedener Orientierung? Es ist unvorstellbar und für die visuelle Selektionierung auch nicht sinnvoll, daß das visuelle System simultan eine vollständige, erschöpfende Raumfrequenzanalyse eines Gegenstandes ausführt. Vielmehr ist anzunehmen, daß bei Erfassung eines Objektes nur ein Teil der Raumfrequenzen benützt wird, also bei Überfliegen einer Szenerie lediglich niedrige Raumfrequenzen, bei genauerer Untersuchung eines Details nur hohe Raumfrequenzen benützt werden. Diese fluktuierende Selektion von Raumfrequenzen bei der Gegenstandsbetrachtung muß auch erklären, weshalb die verschiedenen Informationskanäle von Raumfre-

Abb. 5.48 a) Zeigt ein Rechteckgitter („Zebrastreifen") und die dazugehörige Leuchtdichteverteilung, b) zeigt demgegenüber ein sinusoidales Streifenmuster mit einer Leuchtdichteverteilung, welche der Sinusfunktion entspricht. Für eine visuelle Verarbeitung eines dargebotenen Rechteckgitters (a) reicht der Informationskanal, welcher die Grundfrequenz (Grundwelle) als sinusoidale Funktion vermittelt (b) nicht aus. Die scharfen Kanten können nur durch Informationskanäle, welche höhere Raumfrequenzen vermitteln, „hergestellt" werden (s. Abb. 5.49).

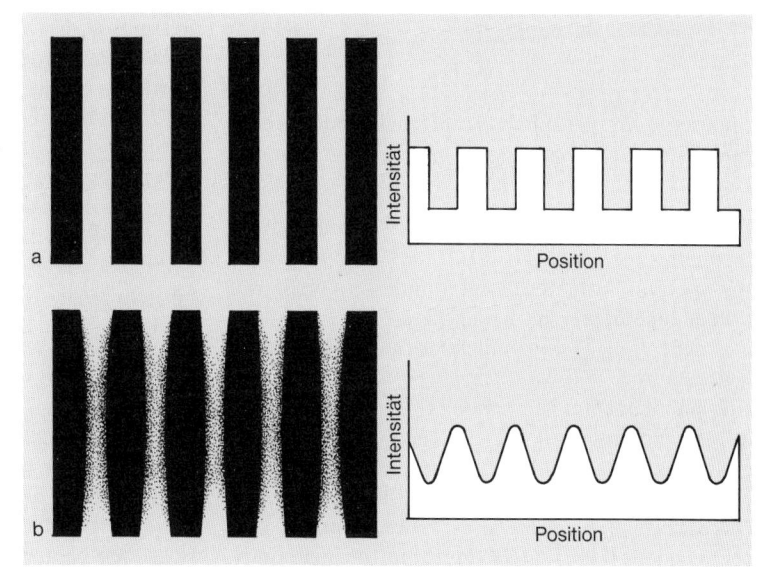

5.50 Erkrankungen der Sehnerven

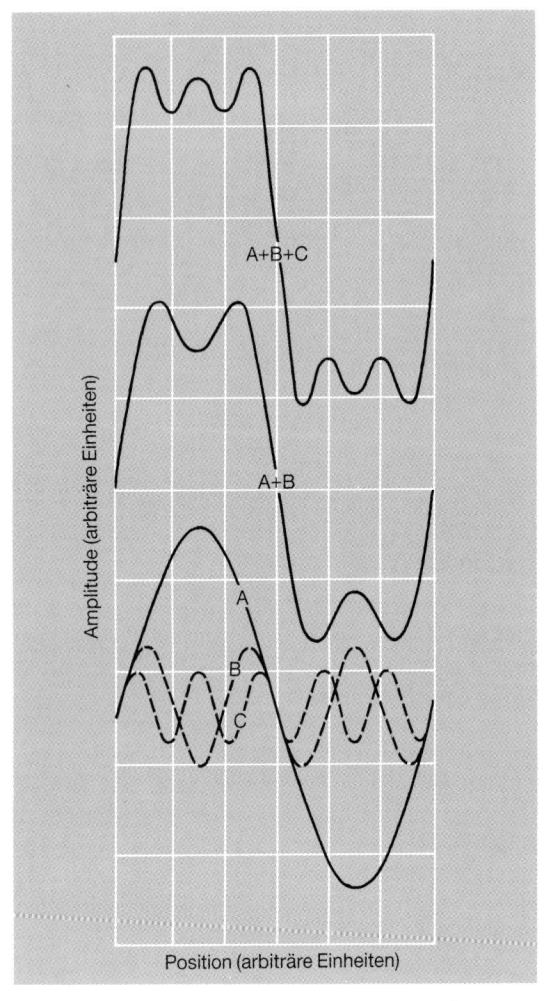

Abb. 5.49 Erst durch Addition der Grundfrequenz (Grundwelle) mit zusätzlichen Sinuswellen (Oberwellen) entsteht als visuelle Wahrnehmung annäherungsweise ein Rechteckgitter. Eine Theorie besagt, daß alle wahrgenommenen Gegenstände aufgrund ihres Raumfrequenzspektrums sinusoidaler Wellen aller Ausrichtungen kodiert werden. Die Ausrichtung (Orientierung) erfolgt dabei erst auf kortikaler Ebene (nach *Cornsweet*).

quenzen nicht autonom, sondern interdependent und gegenseitig modulierend durch Inhibition und Exzitation funktionieren.

Deshalb ist zu vermuten, daß die erwähnten Raumfrequenzkanäle nicht in absoluter Weise voneinander getrennt arbeiten, zum mindesten nicht auf kortikaler Ebene. Dies haben BLAKEMORE u. CAMPBELL (1969) in ihrer grundlegenden Arbeit über die Existenz von raumfrequenzspezifischen Informationskanälen beim Menschen mit Hilfe visuell evozierter Potentiale (VEP) gezeigt. Verlängertes, adaptives Betrachten eines hochkontrastigen Streifenmusters reduziert die VEP-Amplitude auf niedrigkontrastige Streifen in einer bestimmten umschriebenen Bandweite von Raumfrequenzen in der Nähe der Raumfrequenz des adaptiven hochkontrastigen Streifenmusters. Die psychophysische Untersuchung ergibt denselben Effekt. DE VALOIS (1977) stellte zudem fest, daß ein hochkontrastiges adaptierendes Streifenmuster nicht nur die Kontrastempfindlichkeit in diesem Raumfrequenzbereich reduziert, sondern daß gleichzeitig die Kontrastempfindlichkeit benachbarter Raumfrequenzen noch ansteigt. Detektion bestimmter Raumfrequenzen wird somit erleichtert durch Adaptation an bestimmte andere Raumfrequenzen. Wenn die erste Gruppe von Einheiten adaptiert ist, sind nicht nur ihre Empfindlichkeit, sondern auch ihr inhibitorischer Effekt auf die zweite Gruppe reduziert. Da diese Effekte die Orientierung von Streifenmustern mit einbeziehen, ist anzunehmen, daß diese gegenseitigen Modulationen auf kortikaler Ebene stattfinden.

Die besondere Charakteristik eines Gegenstandes wird in der Sehbahn repräsentiert durch die relativen Aktivitäten diverser Raumfrequenzkanäle. Dies würde auch erklären, weshalb dieser Gegenstand immer identifizierbar bliebe, ganz unabhängig von seiner Größe bzw. von Größenänderungen, bedingt durch Abstandsänderungen vom Betrachter. Das Ändern seiner Vergrößerung würde nicht sein Raumfrequenzspektrum verändern, sondern würde lediglich sämtliche beteiligten Raumfrequenzkomponenten um denselben Faktor multiplizieren oder dividieren.

Bei einer Neuropathie des Sehnerven ist anzunehmen, daß sämtliche Raumfrequenzkanäle bis zu einem gewissen Grade gestört sein können, wobei aber selektiv ein bestimmter Frequenzbereich besonders vulnerabel wäre. So konnte festgestellt werden, daß ein Gegenstand bestimmter Größe nicht identifizierbar war. Eine Identifikation war erst möglich, wenn der Gegenstand näher (Vergrößerung) oder weiter weg (Verkleinerung) gerückt wurde. Dies bedeutet im vorliegenden Falle, daß die mittleren Raumfrequenzkanäle selektiv lädiert waren, wie dies bei einer demyelinisierenden Neuropathie beobachtet wurde. Dieser lokale Ausfall eines Raumfrequenzbereiches wurde als Kerbe (Notch) im Empfindlichkeitsprofil benannt. Ein nur unvollständig erfülltes Wunschziel war es denn auch, bei der Kontrastsinnprüfung aufgrund der ausgefallenen Raumfrequenzkanäle Schlüsse auf die Ursache einer Neuropathie ziehen zu können.

Die psychophysische Prüfung der Kontrastempfindlichkeit bei Verdacht auf das Vorliegen einer Optikusneuropathie informiert rasch über verborgene Sehstörungen, welche auch bei voller Sehschärfe (Snellensche Sehzeichen) vorhanden sein können. Typischerweise muß bei einer demyelinisierenden Neuropathie, bei einer milden Retrobulbärneuritis, kein Zentralkotom mit Visusverminderung vorliegen. Die angegebenen Beschwerden sind erheblich unbestimmter (Verschwommensehen, einseitiger dunklerer Seheindruck, evtl. Blendungsgefühl, leichte Farbentsättigung). In solchen Fällen ergeben sich eindeutig angehobene Schwellen der Kontrastwahrnehmung von Mustern niedriger Raumfrequenzen.

Parallelgehen von Sehschärfe und Kontrastempfindlichkeit

Eine diffuse Herabsetzung der Kontrastempfindlichkeit wird bereits bei einer Neuropathie mit voller Sehschärfe festgestellt. Es ist aber zu erwarten, daß bei verschiedenen pathologischen Zuständen die sensorische Pathologie des Gesichtsfeldzentrums eine Rolle spielt: Im Falle eines scharf gestanzten Makulaloches dürfte die Empfindlichkeit niedriger Raumfrequenzen kaum eingeschränkt sein, wohl aber bei einer flächigen Drusenmakula. Bei der Schielamblyopie ist die Empfindlichkeit niedriger Raumfrequenzen evtl. sogar angehoben.

Ist die Sehschärfe reduziert, wird sie etwa der Kontrastempfindlichkeit am oberen Ende der CSF-Kurve entsprechen, also dort, wo bei maximalem Kontrast Streifenmuster der höchstmöglichen Raumfrequenz eben noch wahrgenommen wird (Cut-off-Frequenz). Bei gewissen Screening-Tests, vor allem beim Arden-Test, wird ein maximaler Kontrast mit den Prüftafeln gar nicht erreicht. Dies ist eigentlich auch unnötig, da die reduzierte Sehschärfe, geprüft mit maximalkontrastigen Snellenschen Sehzeichen, ja genügend aussagt und auch andere Untersuchungsmethoden weiterführen könnten.

Klinik der Kontrastwahrnehmung

Die ursprüngliche Hoffnung der Kontrastempfindlichkeituntersuchung bestand darin, daß bestimmte Krankheitsbilder durch relativ charakteristische Ausfälle im Raumfrequenzbereich genauer identifizierbar wären. Die Erfahrung hat aber gezeigt, daß dies nicht zutrifft. Bei allen pathologischen Zuständen kann eine diffuse Herabsetzung aller Raumfrequenzen stattfinden, ebensogut aber auch eine nur lokalisierte. Es gibt von dieser Regel nur wenige Ausnahmen: Bei einer Amblyopie, bei einer flächenmäßig umschriebenen Makulopathie oder bei einer milden Form einer autosomal dominant vererbten Optikusatrophie können ausschließlich nur höhere Raumfrequenzen betroffen

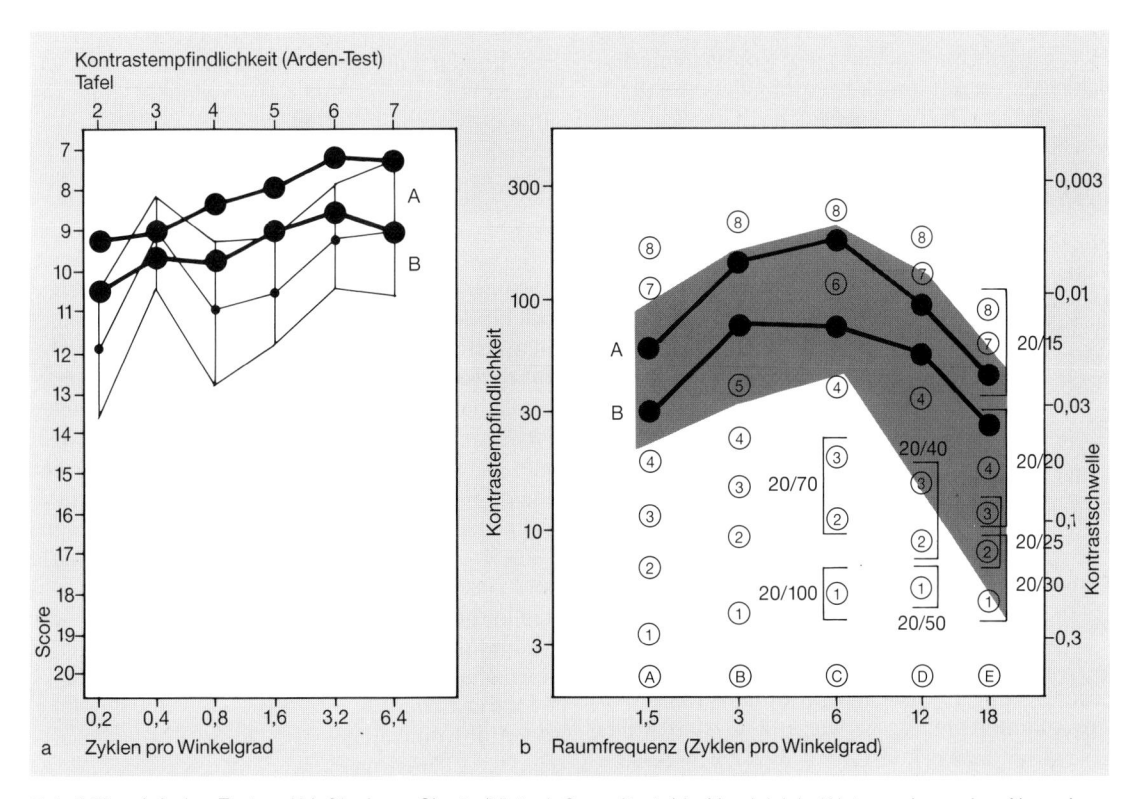

Abb. 5.50 a) Arden-Test und b) Ginsburg-Charts (Vistech Consultants) im Vergleich bei Untersuchung einer Normalperson mit und ohne Vorhalten des schwächsten orthoptischen Sichtokklusivs, welches die Sehschärfe von 1,25 auf 1,0 reduziert. Dies entspricht etwa dem Effekt einer nicht mehr ganz transparenten weichen Kontaktlinse. Bei beiden Tests zeigt sich durch das Okklusiv eine leichte Absenkung der Kontrastempfindlichkeit bei allen geprüften Raumfrequenzen. A ohne Sichtokklusion 1,0, NV = 1,25; B mit Sichtokklusion 1,0, NV = 1,0 (u. R., ♀, 28 Jahre, OS).

sein. Im übrigen gilt auch hier, daß aus der Statistik einer größeren Gruppe nicht Schlußfolgerungen auf einen Einzelfall gezogen werden können. Das Resultat der Kontrastempfindlichkeitsuntersuchung bietet nur eine Zusatzinformation im Rahmen einer weitergespannten Diagnostik.

Es werden ausschließlich Resultate der fovealen Kontrastsinnprüfung beschrieben

Kontrastempfindlichkeitsfunktion (CSF) bei optischer Störung (Fehlkorrektur, Keratokonus, Katarakt)

In verschiedenen Einzelfällen eindeutiger Neuropathien des Sehnerven wurden umschriebene Raumfrequenzbereiche beobachtet, in denen die Kontrastempfindlichkeit selektiv herabgesetzt war. Eine solche „Kerbe" (notch) in der Kontrastempfindlichkeitsfunktion kann tatsächlich Folge einer neuralen Anomalie sein. Es kann aber demonstriert werden, daß das Einführen einer astigmatischen Fehlkorrektur in ähnlicher Weise einen selektiven Ausfall an Kontrastempfindlichkeit in einem bestimmten Raumfrequenzbereich (und einer bestimmten Orientierungsrichtung der astigmatischen Achse) verursacht (APKARIAN u. Mitarb. 1987). Auch eine sphärische Defokussierung wird nicht nur die hohen Raumfrequenzen stören, sondern den gesamten Bereich (MARMOR u. GAWANDE 1988). Eine Untersuchung der Kontrastempfindlichkeit hat somit immer bei optimaler Auskorrektur zu erfolgen. Aus verschiedenen Gründen kann eine Kontaktlinse selbst bei voller Sehschärfe eine Störung der Kontrastempfindlichkeit verursachen. Bei Korrektur mit Brillengläsern normalisiert sich die Kontrastempfindlichkeit prompt. Bei Hornhauttrübungen, Hornhautödem, Keratokonus und Cornea guttata wird die Kontrastempfindlichkeit ebenso rasch gestört wie bei einer Linsentrübung (CARNEY u. JACOBS 1984, MANNIS u. Mitarb. 1984) (Abb. 5.50). Bei einer hinteren Schalentrübung wird auch bei noch guter Sehschärfe bei Blendung im Gegenlicht Sehschärfe wie Kontrastempfindlichkeit massiv beeinträchtigt. Nach Linsenimplantation können hintere Kapseltrübungen optisch stören. Nach erfolgter YAG-Kapsulotomie verbessert sich die Kontrastempfindlichkeit schlagartig.

Kontrastempfindlichkeit und Alter

Es ist gewissermaßen ein Vorteil der Kontrastsinnuntersuchung, daß ihre Indikationsstellung puncto Anwendungsbereiche vorwiegend in eine Altersgruppe mit relativ konstant bleibenden Sehleistungen fällt, d. h. in einen Altersbereich der Patienten zwischen 20 und 45(–50) Jahren. Nur wer Glaukompatienten untersucht, wird sich in zunehmendem Maße mit der Altersnorm auseinandersetzen müssen. Selbstverständlich gibt es auch innerhalb einer Altersgruppe Streuungen, und nicht alle Patienten sind für die Kontrastsinnuntersuchung gleichermaßen geeignet. Ein Seitenvergleich zwischen einem Augenpaar ist einfacher als zwischen Individuen einer Altersgruppe. Dasselbe gilt natürlich auch für die Untersuchung des Farbensinnes, vor allem mit dem Farnsworth-100-Hue-Test.

SKALKA (1980) fand bei etwa konstant bleibenden intraokulären Differenzen für den totalen Score des Arden-Tests einen exponentiellen Verlauf der altersbedingten Kontrastempfindlichkeitsabnahme mit einer relativ geringen Abnahme bis zum 40. Lebensjahr, einer etwas stärkeren Abnahme zwischen dem 40. und 50. Lebensjahr und einer starken Abnahme über 50 Jahren. Dieser nicht lineare Verlauf ist auffällig, erfolgt doch bei der Untersuchung der Lichtunterschiedsempfindlichkeit (Octopus) die altersabhängige Empfindlichkeitsabnahme bei einem zentralen Programm (JO) entlang einer linearen Regressionslinie (HAAS u. Mitarb. 1986). Im Gegensatz zu SKALKA stellten WILKINS u. Mitarb. (1988) beim Cambridge Low Contrast Gratings Test (Clement Clarke) eine lineare Regression für den Alterseinfluß fest. ROSS u. Mitarb. (1985) differenzierten zwischen verschiedenen Raumfrequenzen, wobei höhere Raumfrequenzen im Alter eine ausgeprägtere Empfindlichkeitsabnahme zeigen. WRIGHT u. DRASDO (1985) korrelieren die Abnahme der Kontrastempfindlichkeit weniger mit dem Alter als vielmehr mit der altersbedingten Abnahme der Pupillenfläche.

Kontrastempfindlichkeit bei Amblyopie

Gewisse Autoren finden keinen Unterschied in der Kontrastempfindlichkeit Schielamblyopie gegenüber der Kontrastempfindlichkeit bei anisometropischer Amblyopie. Die Schwere der Amblyopie ist ungeachtet ihrer Ursache eine einfache Gradabstufung (ROGERS u. Mitarb. 1987). Die Kontrastempfindlichkeit ist je nach Schweregrad nur bei höheren Raumfrequenzen herabgesetzt, nicht aber, oder nur in geringem Ausmaß, auch bei niedrigen Raumfrequenzen mit Verschiebung des Empfindlichkeitsmaximums der Kurve nach niedrigen Raumfrequenzen. Zwischen Snellen-Sehschärfe und Gittersehschärfe („grating acuity" bzw. Cutt-off-Frequenz) besteht eine schlechte Korrelation: Während für normale und für Neuropathien mit normaler Sehschärfe die Snellen-Sehschärfe besser ist als die Gittersehschärfe, sind die Verhältnisse bei der Amblyopie umgekehrt: Die Snellen-Sehschärfe ist deutlich niedriger als die Gittersehschärfe (VOLKERS u. Mitarb. 1987) (Abb. 5.51).

Wird die am Anfang genannte Unterscheidung aber vorgenommen, sollen sich folgende Befunde ergeben:

Die Schielamblyopie ist charakterisiert durch eine Abnahme der Kontrastempfindlichkeit vor allem bei hohen Raumfrequenzen. Eine genaue Korrelation zwischen Kontrastempfindlichkeitsmaximum und Sehschärfe besteht jedoch kaum. Auch wenn die Sehschärfe stark herabgesetzt ist, ist die Kontrastempfindlichkeitsfunktion im wesentlichen normal auf der Seite der niedrigen Raumfrequenzen bis zum maximalen Punkt.

Die anisometrope Amblyopie weist im allgemeinen eine Kontrastempfindlichkeitsfunktion auf, welche für alle Raumfrequenzen herabgesetzt ist. Der Punkt mit maximaler Kontrastempfindlichkeit ist gegen niedrigere Raumfrequenzen verschoben. Kontrastempfindlichkeitsmaximum in der Kurve und Sehschärfe sind miteinander korreliert (ABRAHAMSSON u. SJÖSTRAND 1988).

Es wird ein erheblicher Unterschied bei der Kontrastsinnuntersuchung bei Amblyopen resultieren, wenn man die Testfeldgröße in seinen Ausmaßen variiert (KATZ u. Mitarb. 1984): Bei großem Testfeld profitiert das amblyope Auge erheblich mehr als das normale Auge. Dieser positive Effekt der Testfeldgröße ist besonders bei niedrigen und mittleren Raumfrequenzen deutlicher als bei hohen.

Ein wesentlicher Punkt bei der Psychophysik der Amblyopie ist ferner die Tatsache, daß die Amblyopie nicht ein funktioneller Fehlzustand ist, welcher sich auf das Gesichtsfeldzentrum beschränkt. Die Untersuchung der Kontrastwahrnehmung in der Gesichtsfeldperipherie zeigt bei Amblyopen auch dort eine eindeutige Störung (KATZ u. Mitarb. 1984).

Eine orthoptische Therapie bleibt nicht ohne Einfluß auf die Kontrastwahrnehmung des amblyopen und des nichtamblyopen Auges: Die Okklusionstherapie am nichtamblyopen Auge verursacht dort eine (vorübergehende?) deprivative Abnahme der Kontrastempfindlichkeit über einen großen Raumfrequenzbereich. Andererseits steigt die Kontrastwahrnehmung des amblyopen Auges unter Okklusionstherapie an, allerdings wird im Durchschnitt die Qualität der Kontrastempfindlichkeit des nichtamblyopen Auges nicht erreicht. (Weiterführende Literatur: HESS u. HOWELL 1977, LEVI u. HARWERTH 1980, VOGELS u. Mitarb. 1984, KOSKELA u. HYVÄRINEN 1986.)

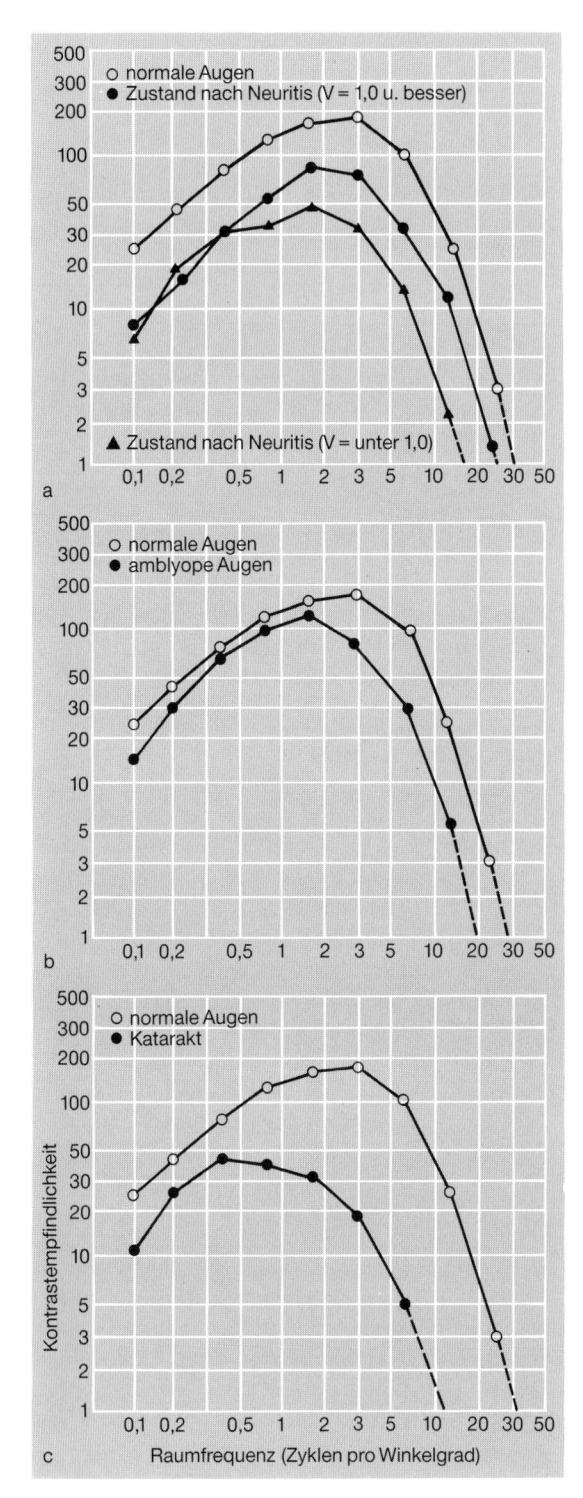

Abb. 5.51 Kontrastempfindlichkeitskurven (durchschnittliche Werte von Normalgruppen und Patientengruppen) auf sinusoidale, praktisch unbewegte Kontraststreifen (lediglich 0,6 Hz Counterphase). a) Fälle von Retrobulbärneuritis mit und ohne erholte Sehschärfe. b) Amblyope Augen (die Empfindlichkeit niedriger Raumfrequenzen ist kaum beeinträchtigt). c) Medientrübung/Katarakt (nach *Volkers* u. Mitarb. 1987).

Kontrastempfindlichkeit und retinale/makuläre Erkrankungen

Die Einbuße an Kontrastempfindlichkeit ist zweifellos von der Flächenausdehnung am hinteren Pol abhängig. Bei einem umschriebenen Makulaloch oder zystischem Makulaödem werden niedrige Raumfrequenzen kaum beeinträchtigt sein (MITRA 1985). Im Gegensatz zu gewissen Neuropathien (demyelinisierende Neuropathie) scheinen die hohen Raumfrequenzen mehr betroffen zu sein als die niedrigen (MARMOR 1986). In diesem Sinne gehen Sehschärfe und Kontrastempfindlichkeit bei Makulopathien parallel. (Weiterführende Literatur: SKALKA 1980, LOSHIN u. WHITE 1984, KLEINER u. Mitarb. 1988.)

Kontrastempfindlichkeit und Diabetes mellitus

Patienten mit einem insulinpflichtigen oder nichtpflichtigen Diabetes mellitus mit voller Sehschärfe und normalem Augenhintergrund aus verschiedenen Altersgruppen geben häufig eine noch normale Kontrastempfindlichkeit an, sowohl bei Prüfung mit einem elektronischen Gerät als auch mit dem Arden-Test. Insulinpflichtige Patienten scheinen etwas besser abzuschneiden. Dauert der Diabetes schon relativ lange, dann finden sich häufiger Probleme bei der Kontrastschwelle, auch wenn keine diabetische Retinopathie vorliegt. Besonders haben insulinpflichtige Kinder häufiger eine noch normale Kontrastempfindlichkeit, während bei Erwachsenen, welche schon viele Jahre insulinabhängig sind, die Kontrastempfindlichkeit gestört ist.

Die Patienten mit einer leichten diabetischen Retinopathie (Mikroaneurysmen, kleine Blutungen und harte Exsudate, aber kein Makulaödem) zeigen trotz voller Sehschärfe eine Herabsetzung der Kontrastempfindlichkeit, zunächst nur bei niedrigen Raumfrequenzen, später über alle Raumfrequenzen mit einer ausgeprägten Dissoziation zwischen Sehschärfe und Kontrastempfindlichkeit. Die Prüfung der Kontrastempfindlichkeit bei Diabetikern kann eine allfällige Progression aufzeigen. Zu berücksichtigen sind aber diabetische Linsenveränderungen (GHAFOUR u. Mitarb. 1982, DELLA SALA u. Mitarb. 1985, SOKOL u. Mitarb. 1985, TRICK u. Mitarb. 1988).

Kontrastempfindlichkeit bei verschiedenen Neuropathien des Sehnerven

Grundsätzlich wird bei jeder Neuropathie des Sehnerven eine Beeinträchtigung der Kontrastempfindlichkeit auftreten, wobei meistens alle Raumfrequenzen betroffen sind.

Kontrastempfindlichkeit bei demyelinisierender Neuropathie

Siehe im Abschnitt „Untersuchungsbefunde bei Retrobulbärneuritis und bei demyelinisierender Neuropathie" (S. 5.130) (REGAN u. Mitarb. 1977, ARDEN u. GUCUKOGLU 1978, REGAN u. Mitarb. 1980, BÜRKI 1981, REGAN 1983, SJÖSTRAND 1983, BECK u. Mitarb. 1984, NEIMA u. REGAN 1984, SANDERS u. Mitarb. 1984, HESS u. PLANT 1986, PLANT u. Mitarb. 1986, REGAN u. MAXNER 1986, FLEISHMAN u. Mitarb. 1987, SANDERS u. Mitarb. 1987).

Kontrastempfindlichkeit beim Uhthoff-Syndrom

Siehe im Abschnitt „Untersuchungsbefunde bei Retrobulbärneuritis und bei demyelinisierender Neuropathie" (S. 5.130).

Kontrastempfindlichkeit beim Morbus Parkinson

Die Störung dopaminergischer Neurone führt bei der Parkinsonschen Erkrankung zu Funktionsstörungen auch im visuellen System. Charakteristisch ist die Verspätung der visuell evozierten Potentiale und ihre Verbesserung nach Verabreichung von Dopamin. Aufgrund von elektroretinographischen Untersuchungen kann ein Teil dieser Störungen bereits schon auf retinaler Ebene lokalisiert werden. Die Kontrastempfindlichkeit ist bei Parkinson-Patienten defekt, auch wenn die Sehschärfe normal ist. Es wird diffus ein weiter Bereich an Raumfrequenzen betroffen. Dopamin spielt eine Rolle in der Zentrum-Umgebung-Organisation der Rezeptivfelder retinaler Ganglienzellen. Bei Dopaminmangel ist diese Organisation beeinträchtigt (BODIS-WOLLNER u. Mitarb. 1987, REGAN u. MAXNER 1987).

Kontrastempfindlichkeit bei Myambutolneuropathie

Bei einer Myambutoltherapie (Ethambutol) kann bereits schon nach Ablauf von 3 Monaten bei über 30% der Patienten eine Störung der Kontrastempfindlichkeit nachgewiesen werden (Arden-Test, SALMON u. Mitarb. 1987). (Eine toxische Optikusneuropathie kann frühestens nach 77 Tagen nachgewiesen werden.) Dies erklärt, weshalb auch bei normalem Farbensinn und voller Sehschärfe Patienten mit Myambutoltherapie über Sehstörungen klagen. Bei Langzeittherapie ist die wiederholte Prüfung der Kontrastempfindlichkeit zweifellos schneller und einfacher als der Farnsworth-100-Hue-Test.

Kontrastempfindlichkeit beim Glaukom und bei Glaukomverdacht (okuläre Hypertension)

Beim Glaukom ist primär die Gesichtsfeldperipherie betroffen. Mit empfindlicheren Untersuchungsmethoden (Prüfung von Kontrastempfindlichkeit, Farbensinn, Lichtunterschiedsempfindlichkeit) läßt sich jedoch früh auch eine sensorische Depression im Gesichtsfeldzentrum nachweisen. Diese zentrale Depression korreliert zumeist auch mit den peripheren Ausfällen. STAMPER u. Mitarb. (1982) fanden mit dem Arden-Test bei Glaukomverdacht und noch ausgesprochener beim Glaukom eine Einbuße an Kontrastempfindlichkeit gegenüber einer normalen Vergleichsgruppe, wobei allerdings die 3 Gruppen sich stark überlappen, so daß für den einzelnen Patienten keine Aussage gemacht werden kann. Die Anwendung der Kontrastempfindlichkeitsprüfung ist wohl nur sinnvoll, wenn beim individuellen Patienten der weitere

Glaukomverlauf mit der Kontrastempfindlichkeitsprüfung überwacht wird (unter Berücksichtigung der Pupillenweite) (ARDEN u. JACOBSON 1978, ATKIN u. Mitarb. 1979, TYLER 1981, STAMPER u. Mitarb. 1982, ROSS u. Mitarb. 1984, ROSS u. Mitarb. 1985, LUNDH 1985, ZULAUF u. Mitarb. 1987, BODIS-WOLLNER 1989, STAMPER 1989).

Methoden zur Untersuchung der Kontrastempfindlichkeit

Die Pionierarbeiten von CAMPBELL u. GREEN (1965) sowie von BLAKEMORE u. CAMPBELL (1969) führten zur Ansicht, daß das visuelle System aus multiplen Kanälen bestehe, von denen jeder Informationen über einen umschriebenen Bereich von Raumfrequenzen übermittelt. Es wurde vermutet, daß bei einer Affektion Kanäle, welche niedrigere Raumfrequenzen übermitteln, früher lädiert sein könnten als solche, welche hohe Raumfrequenzen übermitteln. Vom klinischen Standpunkt gibt es verschiedene Gründe anzunehmen, daß das Bestimmen der Kontrastempfindlichkeit zu einer früheren Diagnose einer Krankheit führen könnte. Viele neurale (z.B. das Glaukom) oder retinale (Diabetes mellitus) Erkrankungen beginnen knapp außerhalb vom Gesichtsfeldzentrum. Beim Diabetes mellitus Typ I können sich kleine Blutungen oder Mikroaneurysmen rund um die Fovea herum entwickeln, welche selbst intakt bleibt. In diesen Fällen ist die Sehschärfe (Foveola) nicht betroffen. Demgegenüber kann mit Kontraststimuli niedriger Raumfrequenz auch die perifoveale Gesichtsfeldfunktion geprüft werden, d.h., die Kontrastsinnprüfung ist nicht nur eine punktuelle zentrale Untersuchung wie die Sehschärfenprüfung, sondern sie betrifft einen umschriebenen zentralen Gesichtsfeldbereich. Dies könnte gewisse Diskrepanzen gegenüber der Farbsinnprüfung erklären: Es gibt Fälle, bei denen der Farbensinn deutlich weniger lädiert ist, wahrscheinlich weil für einen intakten Farbensinn eine relativ kleine intakte zentrale Gesichtsfeldinsel ausreicht. Niedrige Raumfrequenzen unterhalb 1 Zyklus pro Winkelgrad werden durch optische Fehler kaum betroffen. Bei einer Störung niedriger Raumfrequenzen ist immer das Vorliegen einer neuroretinalen Läsion anzunehmen.

Die übliche Kontrastsinnprüfung ist eine „foveale", d.h., sie beschränkt sich auf die zentralen Gesichtsfeldanteile (ARDEN 1978, BODIS-WOLLNER u. CAMISA 1980, HIGGINS u. Mitarb. 1984, RASSOW 1988).

Untersuchung an einem elektronischen Gerät (Oszilloskop oder TV-Schirm)

Dies ist die eleganteste und genaueste Methode zur Prüfung der Kontrastempfindlichkeit. Die Inkonstanz der Röhrenleistung (Wärme, Alter, Inhomogenität der Strahlung) und die Kalibration der erzeugten Streifenmuster ist technisch jedoch nur in Labors mit aufwendigen, zeitraubenden und teuren Methoden kontrollierbar. Dies ist der Grund, weshalb derartige standardisierte Geräte zur Zeit für den verbreiteten Gebrauch praktisch nicht erhältlich sind (Ausnahme: Gerät von Mentor [USA], welches gleichzeitig auch Sehzeichen mit abgeschwächtem Kontrast zeigen kann). Die Kontrastempfindlichkeit ist der reziproke Wert derjenigen Kontrasttiefe, bei welcher das Streifenmuster eben noch wahrgenommen wird.

Eine Untersuchung über einen großen Raumfrequenzbereich ist möglich (0,1–28 Zyklen/Winkelgrad). Die Streifen werden in vertikaler Stellung präsentiert. Mit einem Counterphasing der Streifen (Streifenumkehrfrequenz 0,6–8 Hz) kann die Empfindlichkeit der Schwellenerkennung erhöht werden, gleichzeitig wird das Auftreten lokaler Adaptation oder von Nachbildern verhindert. Bei unbewegten Streifen spricht man von der räumlichen Kontrastempfindlichkeit (spatial contrast sensitivity), bei bewegten Streifen von der zeitlichen, temporalen Kontrastempfindlichkeit (temporal contrast sensitivity). Besonders beim Glaukom wurde gezeigt, daß der visuelle Defekt mit der temporalen Kontrastempfindlichkeit besser aufzuzeigen ist. Dies mag die Beteiligung des magnozellulären Systems beim Erkennen niedriger Raumfrequenzen reflektieren. Hohe Kontrastempfindlichkeit und hohes temporales Ansprechen sind bei diesem System gepaart. Sehschärfe kann man definieren als maximale räumliche Auflösung (maximal schmale Streifenmuster) bei maximal hohem Kontrast. Ist aus pathologischen Gründen die Sehschärfe herabgesetzt, fällt die räumliche Kontrastempfindlichkeitskurve bei der entsprechenden Raumfrequenz scharf ab zur maximal notwendigen Kontrasttiefe. Diese Raumfrequenz wird Cutoff-Frequenz benannt. Sie wird je nachdem durch Extrapolation bestimmt. Demgegenüber ist die kritische Flickerfrequenz die maximale zeitliche, temporale Auflösung bei maximal möglichem Kontrast.

Bei einem pathologischen Zustand kann die Empfindlichkeit für sämtliche geprüften Raumfrequenzen in ähnlichem Ausmaß herabgesetzt sein. Es ist aber auch möglich, daß relativ selektiv nur Raumfrequenzen im hohen, mittleren oder tiefen Bereich betroffen sind, man spricht dann von einem Notch, von einer Kerbe, in der Kontrastempfindlichkeitskurve.

Die Streifen kann man farblos am TV-Monitor präsentieren. Eine Schwelle kann aber auch an einem Farbmonitor mit relativ monochromatischen Farben erzeugt werden. Die Kontrastempfindlich-

5.56 Erkrankungen der Sehnerven

keit für grüne Streifenmuster ist relativ hoch (ZULAUF u. Mitarb. 1988). Übrigens benützten diese Autoren für die Darbietung sinusoidaler Streifenmuster ein modifiziertes Visometer nach Lotmar (Gerät zur Bestimmung der retinalen Sehschärfe).

Die Schwellenbestimmung für eine gegebene Raumfrequenz erfolgt am besten automatisch durch Mikroprozessoren kontrolliert, nach einem Vorgehen wie es von BÉKÉSY ursprünglich für die audiometrische Schwellenbestimmung eingesetzt wurde: Die Untersuchungsperson, welche das Streifenmuster am Monitor (Kontrastbereich 30 bis 40 dB) sieht, soll durch Drücken eines Knopfes den Kontrast (um 1-dB-Schritte) bis zur Schwelle reduzieren (Verschwinden des Musters), durch Loslassen bis zur Schwelle (Erscheinen des Musters) wieder steigern. Nach 10 derartigen Vorgängen, wobei die ersten 4 nicht berücksichtigt werden, wird die mittlere Erkennungsschwelle durch den Computer automatisch berechnet und aufgezeichnet.

Das Visuogramm (BODIS-WOLLNER) ist eine Kurve, welche direkt aufzeigt, bei welcher Raumfrequenz die Kontrastempfindlichkeit gegenüber der Norm herabgesetzt ist. Dies ist von Bedeutung, wenn man sich dafür interessiert, ob bei einer bestimmten Krankheitsgruppe bestimmte Raumfrequenzen selektiv betroffen sind (Notch-Loss oder kerbenförmiger Ausfall im Raumfrequenzspektrum). Bei temporaler Prüfung gibt es auch einen zeitlichen Frequenz-Notch-Loss: Beim Glaukom kann bei Streifenumkehrungen zwischen 10 und 30 Hz eine Kontrastempfindlichkeitsherabsetzung demonstrierbar sein (TYLER 1981).

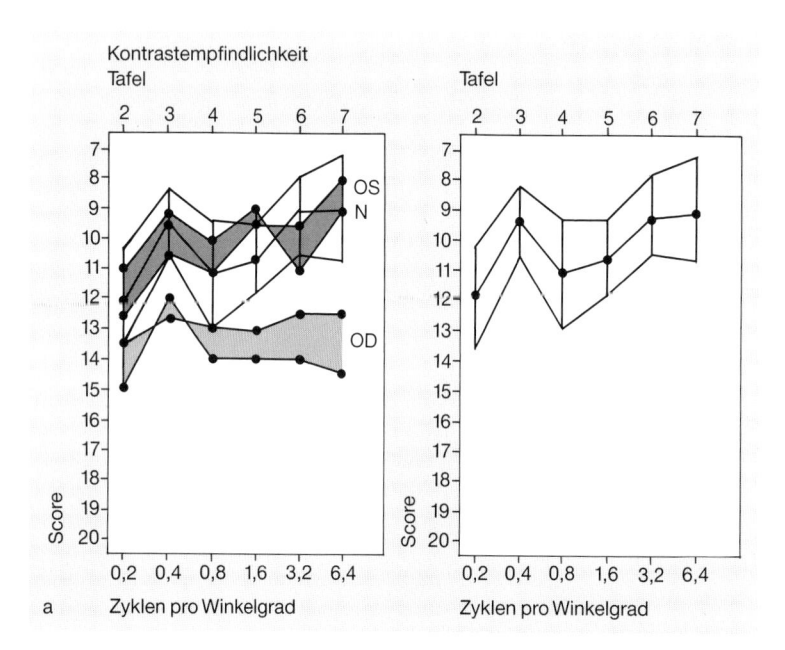

Abb. 5.52 a) Grafische Darstellung der Kontrastempfindlichkeit am Arden-Test. Auf der rechten Seite der Gestaltungsvorschlag einer grafischen Tabelle. Das Normalwerteband (Mittelwerte ± 1 Standardabweichung) wurde aus einer normalen Probandengruppe im Alter zwischen 20 und 40 Jahren ermittelt. Die Erfahrung hat gezeigt, daß die Kontrastempfindlichkeit während dieser Lebensphase weitgehend konstant ist und normalerweise in dieses Band fällt. Die Skalierung der Testtafeln wurde absichtlich derart gestaltet, daß die Normalwerte nicht in einer Linie verlaufen. Auch nimmt sie nicht die gebogene Form der Kontrastsinnfunktion ein. Die Skalierung 1–20 verläuft in Bereichen relativ niedriger Kontraste. Werden die Streifen nicht gesehen, so wird ein arbiträrer Score von 25 Punkten angegeben. Auf der linken Seite der Abbildung eine klassische Situation nach abgeheilter Retrobulbärneuritis (RBN) (25jährige Patientin, RBN rechts mit Visusabfall auf 0,15; Visus zur Zeit der Kontrastsinnuntersuchung rechts 1,0; links 1,5). Die Kontrastwahrnehmung ist noch deutlich reduziert. Die schraffierten Flächen ergeben sich aus nicht zusammenfallenden Punkten bei Doppelbestimmung.
b) Gesichtsfelduntersuchung (Octopus G1) vom selben Fall wie in Abb. 5.52 a. Die Differenztabellen ergeben Werte im Normbereich auch für das rechte betroffene Auge (abgeheilte Neuritis), allerdings ist eine mittlere Empfindlichkeit pro Meßpunkt um 3,6 dB schlechter. Beigefügt sind die Bebié-Kurven, auch kumulative Defektkurven genannt. Bei dieser Kurve sind die Testorte in der Reihenfolge ihrer abnehmenden Empfindlichkeit aufgeführt. Zwischen einem diffusen Verlust (Parallelverschiebung der Kurve nach unten wie im vorliegenden Fall, OD) und einem lokalisierten Verlust (Skotom, Abfall der Kurve am „rechten Ende") kann unterschieden werden. Sowohl Arden-Test wie statische Perimetrie zeigen bei dieser erholten Neuritis einen Restdefekt. Die Prüfung am Arden-Test erfolgt allerdings mit einem wesentlich kürzeren Zeitaufwand.

Photographisch-drucktechnisch hergestellte Tests zur Prüfung der Kontrastempfindlichkeit

Arden-Test (American Optical)
(Abb. 5.52 und 5.53)

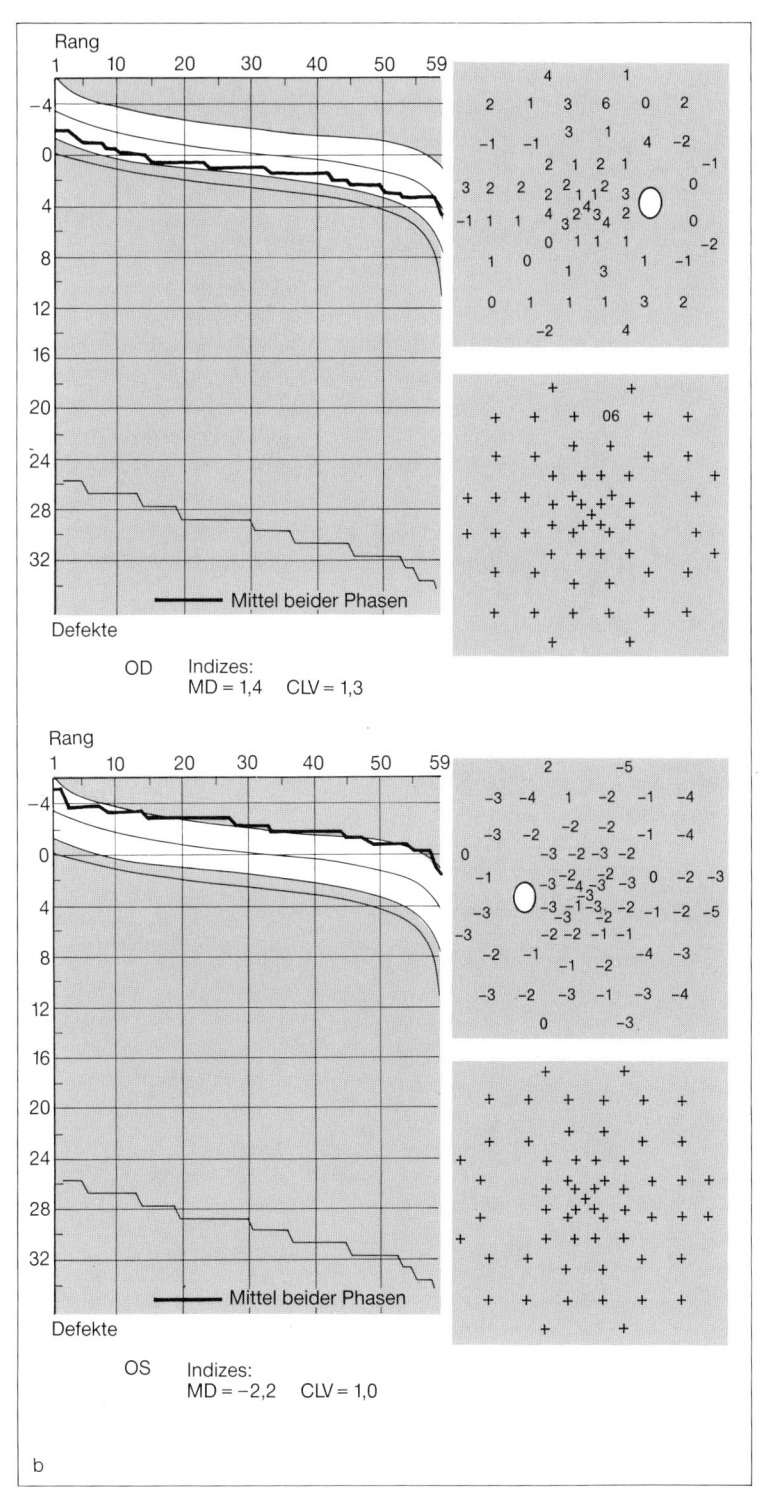

Dieser Test (ARDEN 1978, WEATHERHEAD 1980, ARDEN 1988) besteht aus einer Demonstrationstafel mit relativ hohem Kontrast und aus 6 Prüftafeln mit Raumfrequenzen von 0,2; 0,4; 0,8; 1,6; 3,2 und 6,4 Zyklen pro Winkelgrad. Es werden somit relativ selektiv eher niedrige Raumfrequenzen untersucht. Die Tafeln bestehen aus einer skalierten Rampe (1–20 Score-Punkte) ansteigender Kontrasttiefe. Der Untersucher zieht die Tafel aus einem Kasten, bis die Erkennungsschwelle (numerisch vom Untersucher ablesbar) vom Patienten angegeben wird. Typischerweise sieht in diesem Moment der Patient die Streifen auch noch eine Strecke zurück in niedrigerkontrastige Bereiche. Die Tafeln bedecken einen Kontrasttiefenbereich bis lediglich 15%, und die normale Schwelle liegt etwa bei halbwegs ausgezogener Tafel (etwa 9–13 Score-Punkte). Ein höherer Kontrasttiefenbereich ist nicht sinnvoll. Erfahrungsgemäß wird die Fragestellung in hohen Kontrastbereichen hinfällig, weil dann auch die Snellensche Sehschärfe herabgesetzt und die klinische Pathologie unübersehbar ist. Die Kontrastbereiche der Tafeln sind derart, daß ihre Normwerte weder im selben Score-Bereich zu erwarten sind, noch daß sie einer U-förmigen Kontrastempfindlichkeitsfunktion folgen. Beispielsweise ist die Kontrastempfindlichkeit im Normalfall bei 0,4 Zyklen relativ hoch. Der Arden-Test ist ein äußerst rascher und einfach zu handhabender Test zur Prüfung der Kontrastempfindlichkeit. Im Vergleich zu anderen ophthalmologischen Testen (der Ishihara-Farbsinntest ist beispielsweise äußerst robust bei groben Verstößen gegen normale Untersuchungsbedingungen) sind unbedingt bestimmte Grundregeln einzuhalten (diese Regeln gelten z. T. auch für Kontrastsinnteste anderer Herkunft (Ginsburg Charts):

Die Beleuchtung muß den Vorschriften des Herstellers entsprechend standardisiert sein und darf in der Folge nie verändert werden (z. B. 3 Fluoreszenzröhren an der Decke). Zu stark getönte Brillengläser des Patienten können das Resultat ebenfalls beeinträchtigen.

- Störende Lichtreflexe am Test selbst oder in seiner Umgebung sind zu vermeiden. Am besten wird der Test in einem fensterlosen Raum mit Deckenbeleuchtung (Fluoreszenzleuchten) durchgeführt.
- Die Untersuchungsdistanz (57 cm) ist einzuhalten. Der Patient ist optisch sorgfältig auf die Prüfdistanz zu korrigieren.
- Die Auszugsgeschwindigkeit (1 Sek. pro Score-Punkt) ist schlecht standardisiert. In einer Praxis bzw. an einer Klinik sollte deshalb immer derselbe Untersucher prüfen, welcher für sich seine eigenen Normwerte aufstellt.
- Zunächst sind dem Patienten binokular alle Tafeln bis zum vollen Auszug zu zeigen. Die monokulare Prüfung erfolgt zunächst am besseren/normalen Auge. Die monokularen Testdurchgänge sind wenigstens 1- bis 2mal zu wiederholen, damit ein Mittelwert aus den resultierenden Totalscores (Summe der Scores von Tafel 2–7) gebildet werden kann.
- An der Schwelle sollte der Patient die Periodizität der Streifen wahrnehmen.
- Das nicht geprüfte Auge ist sorgfältig, auch von der Seite her, zu okkludieren, unter Vermeidung von Druck auf den Bulbus. Beim Seitenwechsel ist zunächst eine Adaptation an die Helligkeit notwendig.

Ginsburg Charts (Vistech Consultants)
(Abb. 5.50 und 5.54)

Die eine Tafel dieses Testes kann aus 3 Metern Distanz, die andere aus Lesedistanz betrachtet werden. 5 verschiedene Raumfrequenzen (1,5; 3; 6; 12 und 18 Zyklen pro Winkelgrad) sind in jeweils 9 Abstufungen (letzte Stufe = uniformes Feld) direkt ausgedruckt, und der Patient bezeichnet die Stelle in einer Reihe, wo er gerade noch Streifen

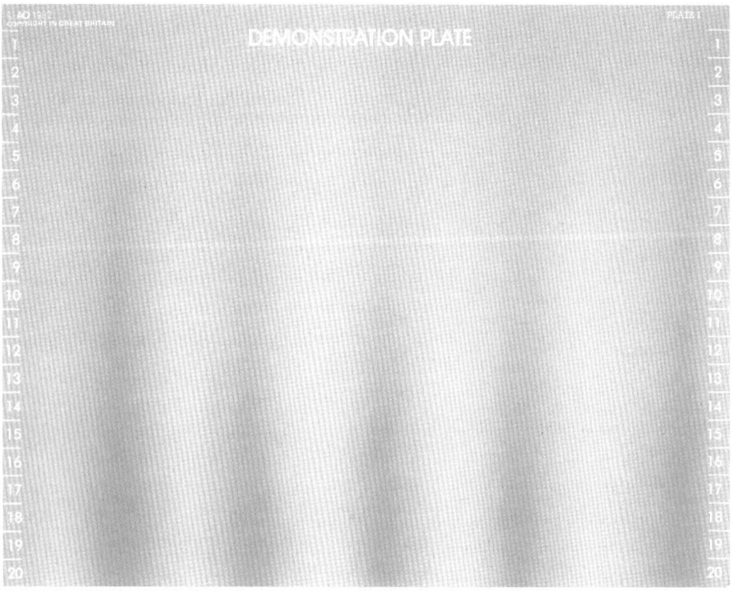

Abb. 5.53 Arden-Test (American Optical) für die Prüfung der Kontrastempfindlichkeit. Demonstrationstafel (Plate 1). Die Originaltafeln besitzen etwa A4-Format und werden in einer Distanz von 57 cm langsam aus einem Kasten gezogen, bis der Patient die Streifenperiodik erkennt. Auf der Seite ist die Skala angebracht (absichtlich in schwachem Kontrast).

Abb. 5.**54** Ginsburg Charts (Vistech Consultants) für die Prüfung der Kontrastempfindlichkeit. Der eine Test kann aus 3 m, der andere aus Lesedistanz betrachtet werden. Bei jeder der 5 getesteten Raumfrequenzen wandert das Auge in abnehmenden Kontraststufen nach rechts, bis die Streifen nicht mehr gesehen werden. Die Streifenorientierung (Schrägstellung?) soll mitgeteilt werden.

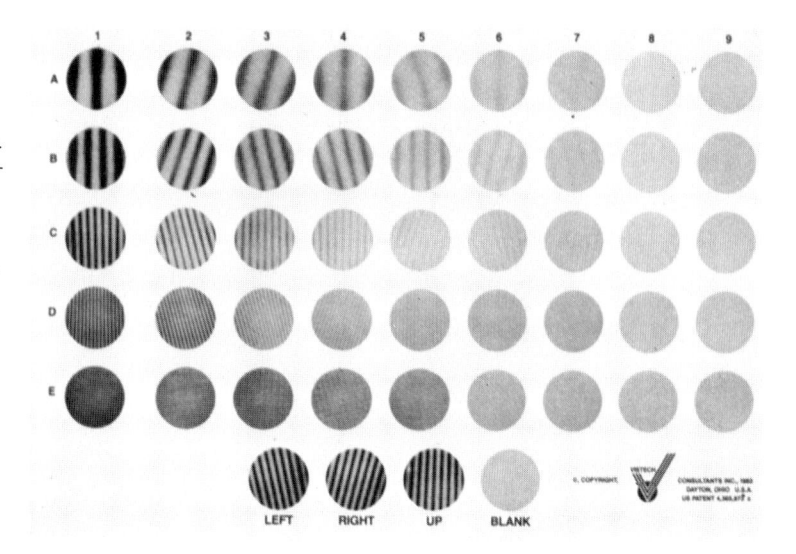

sieht. Der Vorteil des Systems ist die Abstufung, welche den Patienten rascher entscheiden läßt, sowie ein 33%-Kriterium, wonach er gleichzeitig mit den Streifen auch eine leichte Verkippung erkennen muß (erzwungene Wahl, orced choice). Leider sind bei 1,5 und 3 Zyklen zuwenige Streifen sichtbar und der Test geht zuwenig in den Bereich niedrigerer Raumfrequenzen. Die Technik der Schwellenbestimmung ist aber sicherer als mit dem Arden-Test, d. h., der Ginsburg-Test kann an einen nicht erfahrenen Untersucher delegiert werden.

Von derselben Firma wird ein Gerät geliefert, welches die Kontrastempfindlichkeit unter Blendungsbedingungen mißt (MCT 8000 von Vistech Consultants). Diese Methode dürfte bei der Indikationsstellung von Kataraktoperationen und bei der Beurteilung von erhöhter Blendungsempfindlichkeit von Nutzen sein. Ein ähnlicher „Glare Tester" wird von der Fa. Mentor hergestellt.

Cambridge Low Contrast Gratings (Clement Clarke) (Abb. 5.55)

Bei diesem Test werden lediglich Streifen von 4 Zyklen/Winkelgrad gezeigt in einer Abstufung von 5,0–0,14% Kontrast. Eine 50%ige Wahrscheinlichkeit ergibt sich, da in der zufälligen Folge die eine Hälfte der Tafel isoilluminant leer ist. Die Streifen sind nicht sinusoidal, sondern bestehen aus einer auf die Prüfdistanz zerfließenden Punktestruktur. Dies ist für die Testanordnung irrelevant, da die für die Kantenbildung notwendigen hohen Raumfrequenzen theoretisch einen Kontrast aufweisen, welcher weit oberhalb der Schwelle der fundamentalen Raumfrequenz (4 Zyklen) liegt. Der Test ist insofern nicht ganz korrekt, als mit zunehmender Kontrasttiefe die dunklen Streifen zwar dunkler werden, die hellen aber gleich hell bleiben.

Abb. 5.**55** Ausschnitt aus Tafel 3 der Cambridge Low Contrast Gratings. Die Streifen werden aus Punkten gebildet, wobei bei höherer Punktedichte der Streifenkontrast höher ist. Bei der vorliegenden Tafel beträgt der Kontrast 1,6%. Die Streifen sollten aus 6 m Distanz noch gesehen werden. Auf der Originaltafel (cal. 20 × 20 cm) sind je 8 helle und dunkle Streifen. Die Streifen sind nicht sinusoidal, was aber beim niedrigen Kontrastniveau vernachlässigt werden kann. Die Streifenperiode (heller und dunkler Streifen) beträgt 4 Zyklen/Winkelgrad, liegt also im Bereiche des Empfindlichkeitsmaximums.

Dieses Problem wird aber durch die jeweils isoilluminante Vergleichsfläche korrigiert. Einer Vervollkommnung dieses Testes in Zukunft durch Verwendung verbesserter Computerprogramme und Laserprinter dürfte nichts im Wege stehen (DELLA SALA u. Mitarb. 1985, WILKINS u. Mitarb. 1988).

Vergleichende Resultate der Kontrastsinnprüfung mit elektronischen Geräten und mit gedruckten Tafeln

Bei einem Kollektiv von Makulopathien verglich MARMOR (1986) die Resultate der CSF-Prüfung mit den Arden-Tafeln mit denjenigen, welche erhalten wurden durch Prüfung mit dem Optronix 2000. Beim Gerät Optronix 2000 von Nicolet (z. Z. nicht mehr hergestellt) werden die Streifen auf einem TV-Monitor präsentiert. Die erhaltenen Resultate wurden durchaus als vergleichbar taxiert, insofern als normal von pathologisch in ähnlichem Ausmaß getrennt werden konnte.

Weitere mit Kontrastreduktion arbeitende Untersuchungsmethoden

Low Contrast Letter Charts (Sehzeichentafeln mit herabgesetztem Kontrast)

Sehschärfentafeln, deren Sehzeichen einen jeweils reduzierten Kontrast aufweisen (10%, 22%, 31%, 64%, 93%) wurden von REGAN u. NEIMA (1983, 1984) entwickelt. Eine ähnliche Tafel wurde von PELLI u. Mitarb. (1988) entwickelt. Schließlich können Optotypen mit reduziertem Kontrast auch an einem TV-Monitor generiert werden („vanishing optotypes": Ophthimus-System von FRISÉN 1986, System von Mentor, USA). Diese Methode ist rasch und einfach, weil der Patient an Sehprobentafeln gewöhnt ist und ihm nicht ein neuer Test erklärt werden muß (Abb. 5.56). Zudem ist das Schwellenkriterium eindeutiger, da ein Buchstaben- und nicht ein Streifenmuster erkannt werden muß. Dieser Test wurde bei verschiedenen Krankheiten eingesetzt (DRUCKER u. Mitarb. 1988).

Gesichtsfelduntersuchung mit Kontrastreizen

Mit sinusoidal modulierten Streifen gemessene Kontrastempfindlichkeit in Funktion zur Exzentrizität im Gesichtsfeld zeigt gegen die Peripherie hin einen linearen Abfall (REGAN u. BEVERLEY 1983). Diese Methode wurde bei Glaukom und Glaukomverdacht angewendet (NEIMA u. Mitarb. 1984).

Der Vorteil der konventionell geprüften Lichtunterschiedsempfindlichkeit mit einer Reizmarke konstanter Größe und variierbarer Helligkeit ist seine Einfachheit. FRISÉN (1987, 1989) entwickelte demgegenüber einen Stimulus variabler Größe, welcher möglicherweise die Eigenschaften des visuellen Systems (Rezeptivfeldgröße) besser berücksichtigt (Abb. 5.57). Die Methode nennt sich Ringperimetrie oder High Pass Resolution Perimetry und hat den Vorteil, daß sie mit entsprechender Software an einem konventionellen TV-Monitor präsentiert werden kann. Die Untersuchungszeit ist wesentlich kürzer, der Schwellenbereich schärfer definiert als bei statischer Perimetrie. Der Stimulus ist ein Ring variabler Größe, der heller am Schirm erscheint als sein Hintergrund. Zum Ausgleich sind die Begrenzungen des Ringes um denjenigen Wert dunkler als der Hintergrund, welcher notwendig ist, um eine Helligkeitskompensation für Isoluminanz gegenüber dem Hintergrundgrau bei Nichterkennen herzustellen. Somit verschmilzt der Ring bei Nichterkennen mit dem Hintergrund. Diese Methode wurde beim Glaukom (WAGNER u. PERSSON 1987, FRISÉN 1988), Neuritis des Sehnerven und bei Chiasmasyndromen (DANNHEIM u. ROGGENBUCK 1989) angewandt. Die Patientenakzeptanz für dieses Gerät ist besser als bei der statischen Perimetrie. Die Ringperimetrie ist (neben dem Moorfields Vision System, s. „Farbensinn", S. 5.71) ein erstes Beispiel eines kommerziell erhältlichen computergesteuerten elektronischen Gerätes. Mit demselben Gerät können auch andere Funktionen (Sehschärfe, Amsler-Netz, optokinetischer Nystagmus) untersucht werden.

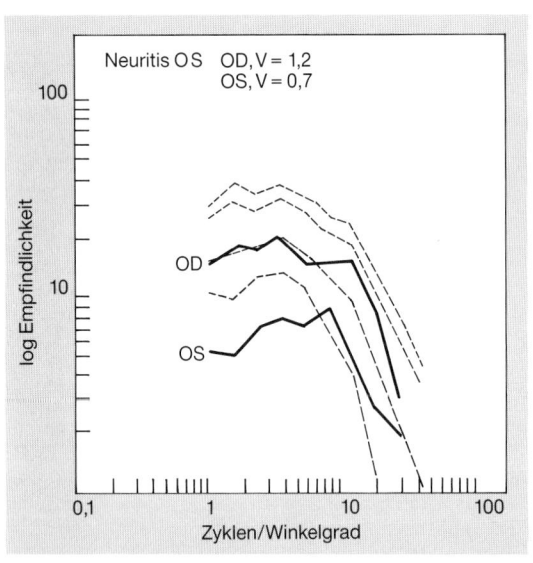

Abb. 5.56 Angenähert ist die Prüfung der Kontrastwahrnehmung niedriger Raumfrequenzen auch mit Rechteckgittern bzw. mit Sehzeichen möglich, da die hohen Raumfrequenzen, welche die Kanten bilden, ohnehin weit unter die Wahrnehmungsschwelle der Fundamentalfrequenz fallen. Lediglich fällt die Kurve nach niedrigen Raumfrequenzen hin weniger stark ab als wenn man sinusoidale Streifenmuster verwendet (*Campbell* 1986). *Regan* u. *Neima*, ferner *Pelli* u. Mitarb. haben Sehzeichentafeln entwickelt, auf denen neben der Größe der Sehzeichen auch deren Kontrast variiert. Im Gegensatz zu einfachen Sinusstreifen wird das Schwellenkriterium insofern geschärft, als gleichzeitig ein Sehzeichen in seiner Form oder Orientierung erkannt werden muß. Beim hier gezeigten Beispiel (einseitige Neuritis mit Sehschärfe 0,7) wurden E-Hacken variierender Größe und Orientierung auf dem Schirm eines MacIntosh-II-Computers präsentiert. Die Sehzeichen können theoretisch in 256 Schritten auf vollen Kontrast gebracht werden. Gleichzeitig mit der Visusreduktion kann auch eine deutliche Einbuße der Kontrastwahrnehmung auf niedrigere fundamentale Raumfrequenzen festgestellt werden. Die grauen Linien zeigen die Normalbänder (±1 und ±2 Standardabweichungen). Wegen der logarithmischen Skala sind die Bänder nicht von identischer Breite (Fallbeispiel von *Chr. Huber*, Zürich).

Amsler-Netz mit herabgesetztem Kontrast

Der normale Amsler-Test prüft mit einem Netz, welches über der normalen Kontrastschwelle liegt, die zentralen 20° des Gesichtsfeldes. Durch Reduktion des Kontrastes kann die Empfindlichkeit des Testes erheblich erhöht werden. Dies geschieht bereits schon mit normalem „Häuschenpapier" (4 mm Kantenlänge), welches als kleiner Schreibblock in jeder Papeterie erhältlich ist. WALL u. SADUN (1986) zeigten eine raffiniertere Methode, bei welcher der Kontrast mit polarisierten Gläsern sukzessive reduziert werden kann (dasselbe Gerät wurde auch für die Bestimmung der subjektiven Helligkeitsempfindung benützt). Bei niedrigerem Kontrast und *schwächerer Beleuchtung (Grauglastest)* werden die Skotome besser sichtbar. Das Gerät kann auch zur Verlaufsbeobachtung von Makulopathien benützt werden. (Angaben über das Gerät [New Threshold Amsler Grid, T.A.G.] s. S. 5.46, subjektive Helligkeitsempfindung).

Korrelation der subjektiven Kontrastempfindlichkeit mit anderen psychophysischen und mit elektrophysiologischen Untersuchungsmethoden

Sehschärfe

Bei vielen pathologischen Zuständen, bei welchen die Sehschärfe herabgesetzt ist, dürfte die maximale Snellensche Sehschärfe etwa der Cutt-off-Frequenz entsprechen, d.h. dem eben noch wahrnehmbaren Streifengitter mit möglichst hoher

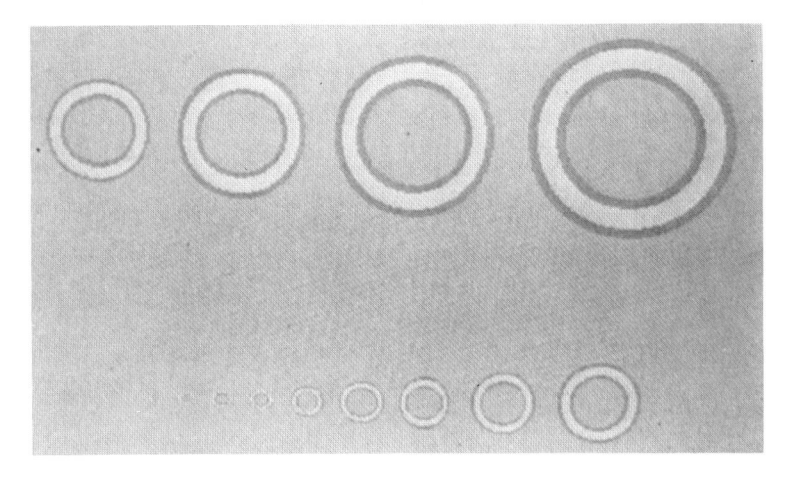

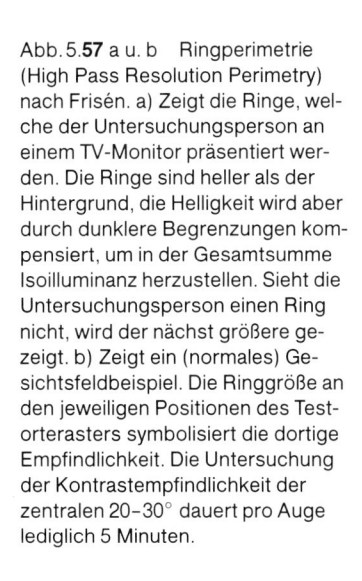

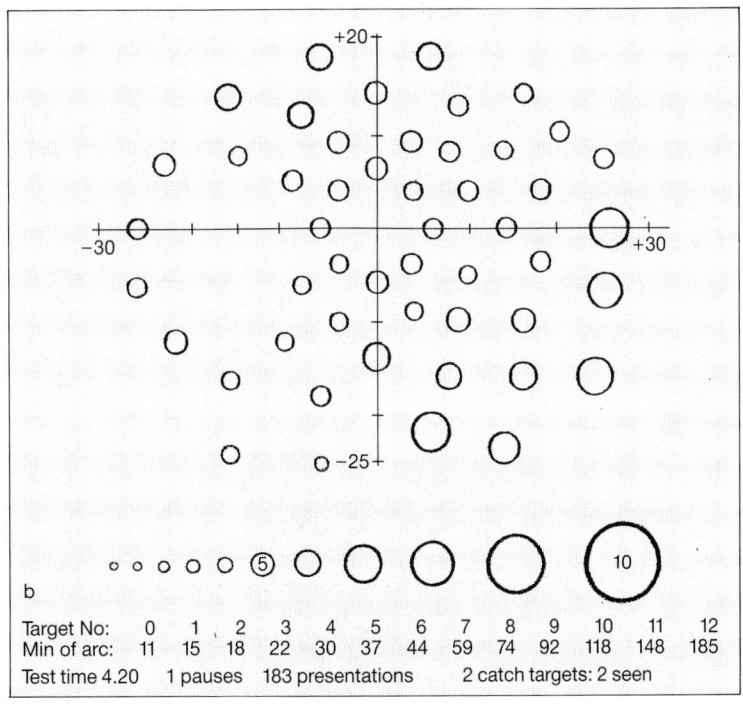

Abb. 5.57 a u. b Ringperimetrie (High Pass Resolution Perimetry) nach Frisén. a) Zeigt die Ringe, welche der Untersuchungsperson an einem TV-Monitor präsentiert werden. Die Ringe sind heller als der Hintergrund, die Helligkeit wird aber durch dunklere Begrenzungen kompensiert, um in der Gesamtsumme Isoilluminanz herzustellen. Sieht die Untersuchungsperson einen Ring nicht, wird der nächst größere gezeigt. b) Zeigt ein (normales) Gesichtsfeldbeispiel. Die Ringgröße an den jeweiligen Positionen des Testorterasters symbolisiert die dortige Empfindlichkeit. Die Untersuchung der Kontrastempfindlichkeit der zentralen 20–30° dauert pro Auge lediglich 5 Minuten.

Target No:	0	1	2	3	4	5	6	7	8	9	10	11	12
Min of arc:		11	15	18	22	30	37	44	59	74	92	118	148	185

Test time 4.20   1 pauses   183 presentations   2 catch targets: 2 seen

Raumfrequenz bei maximalem Kontrast. Diese Cut-off-Frequenz läßt sich aber nur mit einem elektronischen Gerät, welches den maximalen Kontrast herstellen kann, demonstrieren. An den Ginsburg Charts wird eine äquivalente Sehschärfe abgegeben, welcher im höheren Raumfrequenzbereich eine empirische Wahrnehmungsschwelle bei noch nicht maximalem Kontrast entspricht. Es ist also zu betonen, daß die Sehschärfe allenfalls mit der Cut-off-Frequenz korreliert ist, aber keineswegs mit der Kontrastempfindlichkeit (KE) niedriger Raumfrequenzen (Tab. 5.4).

Tabelle 5.4 Indikation photographisch oder computertechnisch hergestellter Kontrastempfindlichkeitstests als Screening-Tests in der Praxis

- Kontaktlinsenprobleme
- Hornhautveränderungen (Cornea guttata, Keratokonus)
- Indikationsstellung zur Kataraktoperation bzw. YAG-Kapsulotomie: hintere Schalentrübung der Linse bzw. Kapseltrübung bei „guter" Sehschärfe
- Diabetes ohne Retinopathie (auch Einflüsse durch Linsenveränderungen möglich)
- Makulopathie (Überwachung bei Resochintherapie)
- Verdacht auf Neuropathie (Neuritis ohne Sehschärfenherabsetzung, Uhthoff-Syndrom, Ethambutoltherapieüberwachung)
- Glaukom: Überwachung des zentralen Gesichtsfeldes, vor allem bei jungen Patienten
- Amblyopie: Differentialdiagnose zu Neuropathien: relativ gute Empfindlichkeit tiefer Raumfrequenzen

Lichtunterschiedsempfindlichkeit (statische Perimetrie mit dem Octopus-Gerät) im Gesichtsfeldzentrum

Bei Neuropathien mit voller oder mit herabgesetzter Sehschärfe sind sowohl die Kontrastempfindlichkeit wie die Lichtunterschiedsempfindlichkeit (LUE) im Gesichtsfeldzentrum reduziert. Diese beiden psychophysischen Funktionen sind bei Neuropathien aber nur locker miteinander korreliert, vor allem bei Berücksichtigung verschiedener Sehschärfengruppen. Dies ist wahrscheinlich auf unterschiedliche neurale Wahrnehmungsstrukturen zurückzuführen. Bei der autosomal dominant vererbten Optikusatrophie kann beispielsweise die Lichtunterschiedsempfindlichkeit normal, die Kontrastempfindlichkeit deutlich beeinträchtigt sein (WILDBERGER u. ROBERT 1988). Beim Glaukom scheint die Korrelation zwischen Lichtunterschiedsempfindlichkeit und Kontrastempfindlichkeit besser zu sein (ZULAUF u. Mitarb. 1987).

Farbenwahrnehmung

Bei einer Optikusläsion werden kaum selektiv ganz bestimmte Informationskanäle lädiert, so daß erwartet werden darf, daß bei einer Störung der Kontrastempfindlichkeit auch die Farbenwahrnehmung herabgesetzt ist (WILDBERGER 1985). WALL u. DALALI (1989) untersuchten mit verschiedenen psychophysischen Methoden eine größere Anzahl von Neuropathien mit voller Sehschärfe. Sowohl automatische Perimetrie als auch die Prüfung der Kontrastempfindlichkeit (Ginsburg Plates) und Farbensinnprüfung (entsättigter Panel-D-15-Test [LANTHONY 1978]) zeigen eine Trefferquote zwischen 63 und 68%. Bei Kumulation dieser Untersuchungen steigt die Trefferquote bis 95%. In Einzelfällen beobachtet man je nach Untersuchungsmethodik Dissoziationen zwischen Kontrastempfindlichkeit und Farbenwahrnehmung. Der relativ empfindliche desaturierte Panel-D-15-Farbsinntest (LANTHONY 1978) wird gelegentlich fehlerfrei, der 100-Hue-Test nach Farnsworth mit wenigen Verwechslungen ausgeführt, obwohl bei der Kontrastempfindlichkeitsprüfung ein eindeutiges Wahrnehmungsdefizit besteht. Die Flächen der einzelnen Farbproben sind relativ klein, und bei Erhaltensein einer relativ gut empfindlichen zentralen Insel wird die Farbenwahrnehmung kaum beeinträchtigt. Anders bei der Kontrastempfindlichkeitsprüfung: Ausgehend vom optimalen Wahrnehmungskriterium von wenigstens 6 sichtbaren Streifenperioden, muß vor allem bei niedrigen Raumfrequenzen eine größere funktionierende Gesichtsfeldfläche zur Verfügung stehen.

Visuell evozierte Potentiale (VEP)

Vergleichende Untersuchungen wurden vor allem bei demyelinisierenden Neuropathien durchgeführt. Die Tatsache, daß auch bei relativ guter Sehschärfe und geringen subjektiven Beschwerden, vor allem bei einer subklinischen, demyelinisierenden Neuropathie, die Kontrastempfindlichkeit massiv gestört sein kann, wird meistens durch eine entsprechende Amplitudenreduktion der VEP bestätigt, vor allem wenn mit kleinen Kontrastreizen untersucht wird. Schachbrettmusterviereke entsprechen als Reiz zwar nicht sinusoidalen Streifenmustern, dennoch können Korrelationen hergestellt werden (NEIMA u. REGAN 1984, SANDERS u. Mitarb. 1987). Werden auch für die Generierung von VEP bewegte sinusoidale Streifenmuster (counterphase movements) benützt, so besteht eine enge Korrelation zwischen subjektiver und objektiver Kontrastschwellenbestimmung über einen großen Raumfrequenzbereich (PLANT u. HESS 1986). Während die Snellensche Sehschärfe wenig repräsentativ ist für die Anzahl noch funktionierender Informationskanäle aus dem Gesichtsfeldzentrum, so findet man sehr wohl eine Störung der Kontrastempfindlichkeit, welche sich sehr gut mit den reduzierten VEP-Antwortamplituden deckt.

Schachbrettmusterelektroretinographie (PERG)

Es wird vermutet, daß die Antworten der PERG-Ableitung die bioelektrische Aktivität proximaler Netzhautschichten inklusive Ganglienzellfunktion repräsentieren. Bei der demyelinisierenden Neuropathie können die PERG-Amplituden sowohl im akuten Stadium einer Retrobulbärneuritis wie im Erholungsstadium reduziert sein. Im Erholungsstadium (wenigstens 6 Wochen nach einer Läsion) muß angenommen werden, daß diejenigen Prozesse abgeschlossen sind, welche zu einem Axonuntergang mit absteigender Degeneration und Untergang der zugehörigen Ganglienzelle geführt haben. Die PERG-Amplitude sollte dann repräsentativ sein für die Anzahl noch funktionierender Kanäle. Besonders bei Neuropathien mit Defektheilung zeigt sich eine Korrelation zwischen Kontrastempfindlichkeit und PERG. Diese Korrelation ist aber schlechter als diejenige zwischen Kontrastempfindlichkeit und VEP-Amplituden. Zudem finden sich in Einzelfällen krasse Widersprüche zwischen Kontrastempfindlichkeit und PERG, welche bisher ungeklärt geblieben sind (PLANT u. Mitarb. 1986) (Abb. 5.58).

Oszillatorische Potentiale (ERG) bei Diabetes mellitus

Bei der diabetischen Retinopathie scheint eine enge Korrelation zu bestehen zwischen der Beeinträchtigung der oszillatorischen Potentiale und der Abnahme der Kontrastempfindlichkeit, vor allem niedriger Raumfrequenzen.

Farbenwahrnehmung bei Diabetes mellitus

Eine Störung der Farbenwahrnehmung (100-Hue-Test) geht mit einer Störung der Kontrastempfindlichkeit parallel. Dies trifft besonders auch bei noch normaler Sehschärfe und fehlender diabetischer Retinopathie zu. Dennoch sind auch in diesem Falle Kontrastsinnstörungen häufiger zu beobachten als erworbene Farbensinnstörungen (TRICK u. Mitarb. 1988).

Stichworte zur Kontrastempfindlichkeit

Die Terminologie der Kontrastempfindlichkeit-(KE-)Untersuchung bzw. der Kontrastempfindlichkeitsfunktion (CSF) ist überwiegend durch englischsprachige Begriffe geprägt. Eine direkte Übersetzung aus Analogiegründen scheint logisch, da die Literatur praktisch exklusiv englischsprachig ist. Allerdings mag die Deutschübersetzung nicht denselben Klang aufweisen: z. B. „Raum"-Frequenz suggeriert eine stereoptische Dimension, Ortsfrequenz als Ersatzbegriff ist zu punktuell, handelt es sich bei der KE-/CSF-Untersuchung doch um die flächenhafte Untersuchung eines reti-

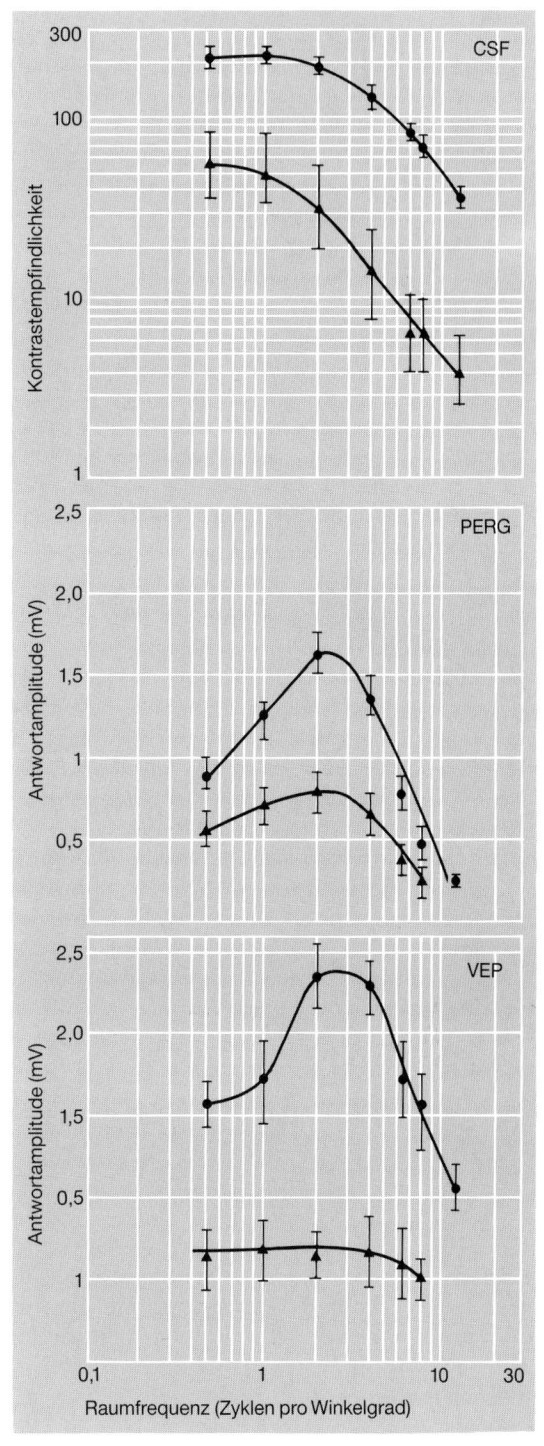

Abb. 5.58 Zwischen Psychophysik (subjektive Kontrastempfindlichkeit) und klinischer Elektrophysiologie (evozierte retinale und kortikale Antworten auf Kontrastreize) bestehen Korrelationen. Die Grafik zeigt die Befunde (Kontrastempfindlichkeit/CSF, Musterelektroretinogramm/PERG und musterevozierte Potentiale/VEP) einer Normalgruppe sowie einer Gruppe mit abgeheilter Neuritis: Für alle 3 Tests wurden als Stimuli dieselben sinusoidalen Streifenmuster benutzt, welche mit 8 Hz in Gegenphase (counterphase) bewegt wurden. Wegen der Counterphase-Stimulation fehlt in der CSF-Kurve der relative Abfall gegen niedrige Raumfrequenzen (unterhalb 4 Hz) (nach *Plant* u. Mitarb. 1986).

Tabelle 5.5 Gegenstandsweiten gesehener Gegenstände können mit den folgenden Begriffen umschrieben werden: Raumfrequenz (Zyklen pro Winkelgrad), Raumdimension (Winkelminuten), Sehschärfe (Dezimalwerte). Zwischen Zyklen und Winkelminuten kann an sich ein direkter Zusammenhang hergestellt werden: 30 Zyklen = 1 Winkelminute

Zyklen	Winkelminuten	Dezimalwerte
30	1	1,0
15	2	0,5
3	10	0,1
1,5	20	0,05
0,75	40	0,025
ca. 0,4	80	0,0125
ca. 0,2	160	0,006

nalen Bezirkes. Eine befriedigende Terminologie gibt es somit nicht (Tab. 5.5).

Raumfrequenz (Synonyme: *Ortsfrequenz, Liniendichte, Spatial Frequency*): bedeutet die Anzahl sinusoidaler Hell-dunkel-Streifenmusterpaare (*Zyklen* oder *Perioden*) pro Winkelgrad (cycle per degree). Die Raumfrequenz definiert die Feinheit eines sog. *Sinusgitters*. Im Text werden die Begriffe *Raumfrequenz* und *Zyklen* verwendet. Die einfache Breite eines einzelnen, jeweils hellen oder dunklen Streifens nimmt $1/2$ Zyklus ein. Beispielsweise bedeuten 30 Zyklen pro Winkelgrad abwechslungsweise je 30 helle und 30 dunkle Streifen, also insgesamt 60 Streifen pro Winkelgrad. Ein einzelner Streifen ist also $1/60$ Winkelgrad = 1 Winkelminute breit. 1 Winkelminute Sehauflösung (grating acuity) entspricht einer konventionellen Sehschärfe von 1,0. (Um diese Sehschärfe zu erreichen, sind erfahrungsgemäß hohe Kontraste notwendig.)

Kontrasttiefe: Die Kontrasttiefe eines sinusoidalen Streifenmusters ist definiert durch die maximale Leuchtdichte im hellen und minimale Leuchtdichte im dunklen Streifenteil (photometrischer Kontrast, Formel s. S. 5.47).

Kontrastempfindlichkeit (beispielsweise eines Sinusgitters gegebener Raumfrequenz): Als subjektive Wahrnehmungsschwelle wird derjenige photometrische Kontrast eines Objektes definiert, welcher gerade noch ausreicht, um die Empfindung von 2 unterschiedlich hellen Anteilen des Objektes hervorzurufen. Als Kontrastempfindlichkeit (KE) bezeichnet man den Kehrwert (reziproker Wert) des Schwellenkontrastes: KE = 1/KS. Diese Skala ist somit ähnlich definiert wie bei der statischen computergesteuerten Perimetrie: Die Lichtunterschiedsempfindlichkeit oder „Empfindlichkeit" einer bestimmten Stelle im Gesichtsfeld steht in einer reziproken Beziehung zur Leuchtdichte des eben noch wahrgenommenen Stimulus (durch rechnerische Interpolation betimmt).

Kontrastempfindlichkeitsfunktion: = Funktion aus Raumfrequenzbereich (z. B. 0,1–30 Zyklen/Winkelgrad) und jeweilige Wahrnehmungsschwelle des Kontrastes, = Raumfrequenz-Kontrastsensitivitätsfunktion (CSF).

„Foveale" Kontrastempfindlichkeitsfunktion: Die übliche Kontrastsinnprüfung untersucht den Bereich des Gesichtsfeldzentrums. Daneben kann die Kontrastempfindlichkeit auch in der Peripherie untersucht werden.

Räumliche Kontrastempfindlichkeit: die Fähigkeit, eine Differenz in der Helligkeit von 2 unterschiedlich belichteten, gleichzeitig vorgezeigten Flächen zu erkennen. Dies ist am einfachsten durchführbar mit statischen, unbewegten Streifen eines Sinusgitters, welche sich lediglich in der Kontrasttiefe ändern.

Sehschärfe: maximale räumliche Auflösung bei maximalem Kontrast.

– Snellen-Sehschärfe (Sehprobetafel),
– Gitter- bzw. Streifensehschärfe (grating acuity) bei Cut-off-Frequenz.

Cut-off-Frequenz: Bei herabgesetzter Sehschärfe fällt die CSF-Kurve scharf ab zur eben noch wahrgenommenen Raumfrequenz bei maximalem Kontrast. Dies ist die Cut-off-Frequenz (evtl. durch Extrapolation bestimmt).

Zeitliche/temporale Kontrastempfindlichkeit: CSF bei bewegten Streifen (counterphasing). Diese Untersuchung geht nur an einem Oszilloskop (TV-Schirm). Die Extremsituation stellt der Flicker dar: In zeitlicher Sequenz werden möglichst homogene Flächen, also Flächen mit einer unendlich kleinen Raumfrequenz und mit unterschiedlicher Helligkeit, angeboten. Der Helligkeitsunterschied kann zeitlich sinusmoduliert sein. De-Lange-Funktion = Schwellenkurve für die Wahrnehmung der Helligkeitsmodulation versus zeitliche Darbietungssequenz (Zeitfrequenz). Die räumliche Frequenz beträgt praktisch null, da theoretisch Kontraststreifen unendlicher Größe in zeitlicher Sequenz angeboten werden. Die De-Lange-Kurve für die Fovea und für exzentrische Stellen im Gesichtsfeld ist unterschiedlich. Die Flimmerwahrnehmung ist in der mittleren Peripherie besser als im Zentrum.

Kritische Flickerfrequenz: maximale temporale Auflösung bei maximalem Kontrast.

Visuogramm: eine Grafik, welche direkt aufzeigt, bei welchen Raumfrequenzen die Kontrastempfindlichkeit gegenüber der Norm herabgesetzt ist.

Notch-Loss: eine kerben-/schartenförmige Reduktion oder Ausfall von einzelnen Raumfrequenzgruppen oder: kerben-/schartenförmiger Ausfall kritischer Flickerfrequenzen (bei zeitlicher Modulation).

Prüfung des Farbensinnes

Entgegen der Köllnerschen Regel ist bei einer milden oder beginnenden Neuropathie des Sehnerven nach einer Blausinnstörung (Typ-III-Defekt) zu suchen. Eine „klassische" Rot-Grün-Störung (Typ-II-Defekt) ergibt sich erst bei einer Verschlechterung und bei einem Übergang in eine Papillenatrophie.

Die Farbenwahrnehmung ist eine besonders verletzliche Funktion, welche früh gestört ist und sich nur langsam erholt. Bei Neuritisverdacht ist neben der Prüfung des afferenten Pupillendefizites der Seitenvergleich der Farbsättigung beim Betrachten eines roten Gegestandes das erste. Die klassische Regel von Köllner beinhaltet, daß bei Neuropathien des Sehnerven primär die Farben Rot und Grün gestört sind (Typ-II-Defekt), während Blau und Gelb unbeeinträchtigt bleiben. Studien, welche mit modernen Tests arbeiten, beispielsweise mit dem Farnsworth-100-Hue-Test, zeigen jedoch, daß die akquirierte Dyschromatopsie schlecht definiert ist mit einer diffusen Farbdiskriminationsstörung rund um den Farbenkreis. Anhand einer geeigneten Untersuchungsmethode, welche auch mit entsättigten Farbtönen arbeitet (Lanthony's New Color Test), ist zu erkennen, daß bei einer Neuropathie ausgedehnte Bereiche gestörter Farbwahrnehmung im Blau-Purpur- und Blaubereich bestehen (Abb. 5.59). Aus verschiedenen Gründen muß heute angenommen werden, daß, entgegen der Köllnerschen Regel, bei frühen und milden Neuropathien zunächst eine Blausinnstörung (Typ-III-Defekt) vorliegt, da der Blaumechanismus vulnerabler ist (Tab. 5.6) als der Rot-Grün-Mechanismus. Erst bei einer Verschlechterung des akuten Zustandes und bei einem Übergang in eine Atrophie überwiegt die Läsion des Rot-Grün-Mechanismus bzw. kann die Farbenwahrnehmung (im D-15-Test) auch anarchisch werden (Tab. 5.7). In diesem Falle kann am Panel-D-15-Test eine Rotation der Verwechslungsachsen von Tritan nach Deutan beobachtet werden (Abb. 5.60). Werden Patienten mit einer Neuropathie aufgrund der Resultate des saturierten und desaturierten Panel-D-15-Testes in Gruppen mit Rot-Grün- und Blau-Farbensinnstörungen aufgeteilt, so zeigt es sich, daß Sehschärfe, Lichtunterschiedsempfindlichkeit im Zentrum und Qualität der visuell evozierten Potentiale bei Neuropathien mit einer Blauinnstörung weniger beeinträchtigt sind als bei denjenigen mit einer Rot-Grün-Störung (WILDBERGER 1983). Nach MARRÉ u. MARRÉ (1986) ist es von fundamentaler Bedeutung, welcher Fixationsmechanismus eingenommen wird,

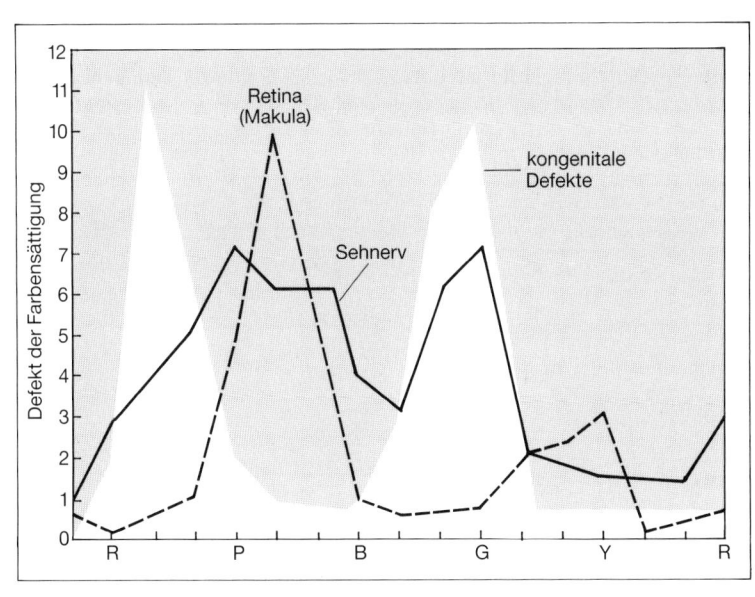

Abb. 5.59 Sättigungsschwellen für verschiedene Pigmentfarben für kongenitale Defekte (gepunktete Fläche); für erworbene retinale (makuläre) Farbensinnstörungen (gestrichelte Begrenzung); für neurale (Sehnerv) Farbensinnstörungen (ausgezogene Begrenzung). Gewissermaßen abgerollter Farbenkreis (R Rot, P Purpur, B Blau, G Grün, Y Gelb). Nach der Köllnerschen Regel sollen bei Neuropathien des Sehnerven vor allem Rot und Grün, weniger Blau und Gelb gestört sein. Tatsächlich sind die Farbensinnstörungen bei erworbenen Dyschromatopsien diffus und schlecht definiert, vor allem wenn mit entsättigten Farben geprüft wird (z. B. mit dem New Color Test nach Lanthony). Neuropathien zeigen dann vor allem Störungen im blauen und blaupurpurnen Teil des Farbenkreises, wenigstens im Frühstadium. Das Schema demonstriert auch, daß pseudoisochromatische Tafeln (Ishihara-Test) nicht geeignet sind, erworbene neurale Farbensinnstörungen durch Verwechslungen aufzuzeigen.

5.66 Erkrankungen der Sehnerven

Tabelle 5.6 Sonderstellung des Blaumechanismus: Blauzapfen haben (elektrophysiologisch) eine ähnliche Charakteristik wie die Stäbchen. Eine Hypothese besagt, daß sich die Blauzapfen in der Evolution aus den Stäbchen entwickelt haben (*Zrenner, Marré* und *Marré*). Blauzapfen sind perifoveal, haben eine geringe räumliche und zeitliche Auflösung und ihre Vulnerabilität ist groß

	Rot-Grün-Mechanismus	Blau-Mechanismus	Stäbchen
Anatomie			
Verteilung	foveal	perifoveal	perifoveal
Bipolare Verschaltung	zwei Typen (on und off)	ein Typ (?) (nur on)	ein Typ
Psychophysik			
Räumliche Auflösung	groß	gering	gering
Zeitliche Auflösung	groß	gering	gering
Weberscher Koeffizient	klein	groß	groß
Wellenlängen-Sensitivität	mittlerer Spektralbereich	kurzwelliger Spektralbereich	kurzwelliger Spektralbereich
Elektrophysiologie			
Antwortfunktion	keine Sättigungscharakteristik	Sättigungscharakteristik	Sättigungscharakteristik
Latenz	kurz	lang	lang
ERG-off-Antwort	positiv	negativ	negativ
Ganglienzellantwort	kein Nachpotential	Nachpotential	Nachpotential
Rezeptivfeld	klein	groß	groß
Vulnerabilität	gering	hoch	hoch

Tabelle 5.7 Die Verwendung zweier metamerer Farbgleichungen bei der Untersuchung von Neuropathien des Sehnerven: Rot-Grün-(R-G-)Gleichung (Rayleigh) und Blau-Grün-(B-G-)Gleichung (Moreland) am Besancon-Roth-Anomalometer (Spectrum Color Vision Meter 711): Einteilung in Stadien I–IV bei Neuropathien zunehmenden Schweregrades (inkl. Demyelinisierende Neuropathie). Im Frühstadium einer Neuropathie ist zunächst der vulnerablere Anteil der Farbenwahrnehmung, die Blauwahrnehmung, gestört. Eine Rot-Grün-Wahrnehmungsstörung gesellt sich erst in einem schwereren Stadium hinzu. Man beachte, daß für die Blau-Grün-Gleichung (Moreland) schon im Normalfall eine etwas größere Einstellungsbreite des (Match-)Mischbereiches besteht, während für die Rot-Grün-Gleichung (Rayleigh) der Normal-Match enger definiert ist. Folgende sind die wesentlichen Fragen bei der Untersuchung mit den beiden Farbenmischgleichungen: 1. Wo liegt der Match-Bereich (normal oder verschoben)? 2. Ist der Match-Bereich normal eng oder verbreitert? 3. Ist der Match-Bereich erweitert, stellt sich die Frage, ob auch der mittlere Match-Punkt verlagert ist (mittlerer Match-Punkt = Mittelpunkt des erweiterten Match-Bereiches). Bei Neuropathien des Sehnerven sind die R-G- und B-G-Gleichungen am Anfang *nur* erweitert, aber *nicht* verlagert. Erst später ist die R-G-Gleichung nach Grün verschoben. Die B-G-Gleichung ist immer mehr erweitert als die R-G-Gleichung. Im Gegensatz zur Neuropathie sind die Gleichungen bei kongenitalen Farbensinnstörungen *immer* verlagert, ebenso bei erworbenen Makulopathien (Pseudoprotanomalie)

Einstellbreite			zum Vergleich: Desaturierter Panel-D-15-Test (Lanthony)
0	50	100	
Stadium I: R-G und B-G normal:			
B-G	xxx		normal
R-G	x		
Stadium II: B-G erweitert, R-G normal:			
B-G	xxxxx		Verwechslungen in Tritanachse
R-G	x		
Stadium III: B-G erweitert, R-G erweitert:			
B-G	xxxxxxxxxxxx		Verwechslungen in Rot-Grün-Achse
R-G	xxxxxxx		
Stadium IV: B-G massiv erweitert, R-G erweitert:			
B-G	xxxxxxxxxxxxxxxxxxxxx		Verwechslungen in Rot-Grün-Achse oder Anarchie
R-G	xxxxxxxxxxxxxxxxxxxx		
0	50	100	
Einstellbreite			

ein zentraler oder ein exzentrischer: Dem normalen Farbensehen bei zentraler fovealer Fixation eines gesunden Auges sind folgende Formen erworbener Farbensehstörungen gegenüberzustellen:

- das pathologische Farbensehen bei fovealer Fixation,
- das normale exzentrische Farbensehen,
- das pathologische exzentrische Farbensehen.

Schon im Normalfall ergeben sich bei exzentrischer Fixation ein Abfall der Rot-Grün-Mechanismen und ein Anstieg der Blaumechanismen.

Sofern bei einer Neuropathie noch eine zentrale Fixation vorhanden ist, wird die hohe Vulnerabilität des Blaumechanismus immer deutlich (Abb. 5.61).

Es resultiert ausschließlich eine Blau-Gelb-Störung (Tab. 5.7) oder eine kombinierte Blau-Gelb- mit einer Rot-Grün-Störung. Ist bei der Neuropathie die Fixation exzentrisch, so resultiert bereits schon „physiologischerweise" eine Rot-Grün-Störung. Da der perifoveal dominierende Blaumechanismus von einem höheren Ausgangsniveau ausgeht, ist er evtl. weniger als der Rot-Grün-Mechanismus gestört. Bei der Stargardtschen Makulaerkrankung resultiert ein tiefes ausgestanztes Zentralskotom mit einer Rot-Grün-Störung durch exzentrische Fixation. Aber weder bei der Chorioretinopathia centralis serosa noch bei der senilen Makulopathie ist die zentrale Depression sehr ausgesprochen. Eine foveolanahe Fixation bewirkt lediglich eine Blau-Gelb-Störung.

Bei der Prüfung des Farbensinnes mit einfachen Mitteln in der Praxis ist dennoch darauf zu achten, daß eine „Testbatterie" zur Verfügung steht. D. h., ein einziger Farbensinntest allein ist für die Diagnosestellung zu unsicher. Die Testbatterie soll imstande sein, eine Blausinnstörung im Frühstadium einer Neuropathie aufzuzeigen. Das Minimum ist die Verwendung des Ishihara-Testes (pseudoisochromatische Tafeln) zusammen mit der gesättigten und entsättigten Version (Lanthony) des Farnsworth-Panel-D-15-Testes. In der Zwischenzeit existiert eine größere Anzahl verschiedener Farbsinnteste. Ihre Anwendung ist in verschiedenen Fachbüchern aufgelistet (POKORNY u. Mitarb. 1979, MARRÉ u. MARRÉ 1986). Im folgenden wird nur eine kleine Auswahl bewährter Tests oder neuerer Entwicklungen vorgestellt.

Ishihara-Tafeln

Die pseudoisochromatischen Tafeln sind entsprechend den Gegebenheiten bei kongenitalen Dichromaten aus den Verwechslungsfarben aufgebaut. Sie eignen sich deshalb als Screening-Test für angeborene Deutan- und Protanstörungen. Bei Verdacht auf eine Neuropathie (bei männlichen Patienten) soll rasch eine kongenitale Farbsinnstörung ausgeschlossen werden, bevor mit einem anderen Farbensinntest nach dem erworbenen Defekt gesucht wird. Die Ishihara-Tafeln sind jedoch für die direkte Aufdeckung erworbener Farbensinnstörungen nicht geeignet.

Die Farbentafeln des HRR-(Hardy-Rand-Rittler-)Testes, welche auch den Blaumechanismus prüfen, sind leider nicht mehr erhältlich.

Pigmentfarbenteste (Panel D-15 saturiert/desaturiert; 28-Hue-Test nach Roth; Farnsworth-100-Hue; Lanthony New Color Test; Sahlgren Saturation Test für Blautöne)

Der saturierte (Farnsworth) und der desaturierte (nach Lanthony) Panel-D-15-Test sind wohl die

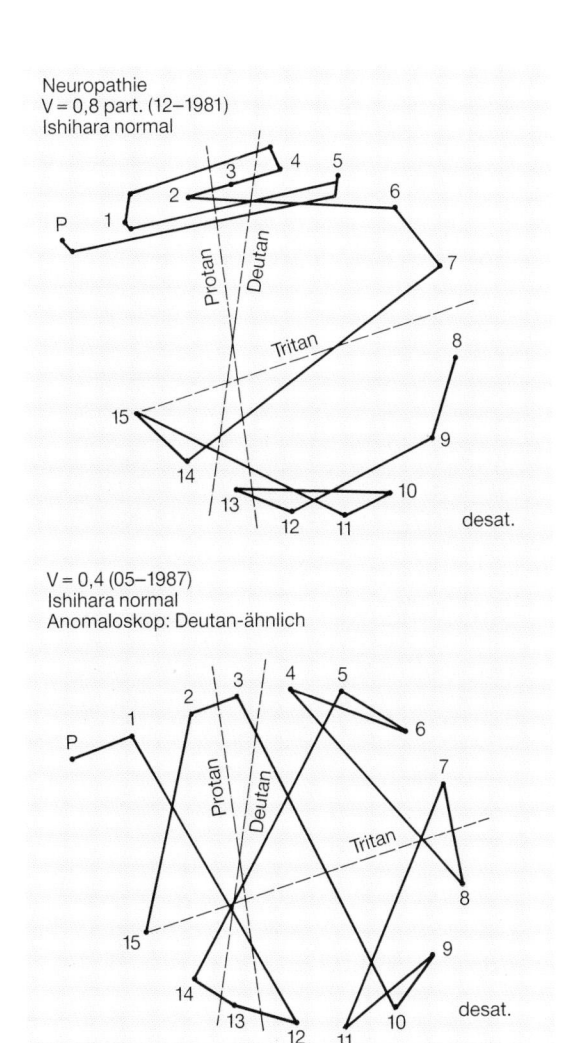

Abb. 5.60 Im D-15-Test können die Verwechslungsachsen im Laufe einer weiteren Verschlechterung der Neuropathie von Tritan nach (Protan)/Deutan rotieren. Im vorliegenden Fall chronische demyelinisierende Neuropathie mit Abnahme der Sehschärfe von 0,8 auf 0,4. Ishihara-Test lesbar, obwohl am Nagel-Anomaloskop eine Deutanstörung angegeben wird (E. U., ♂, 7.1940).

5.68 Erkrankungen der Sehnerven

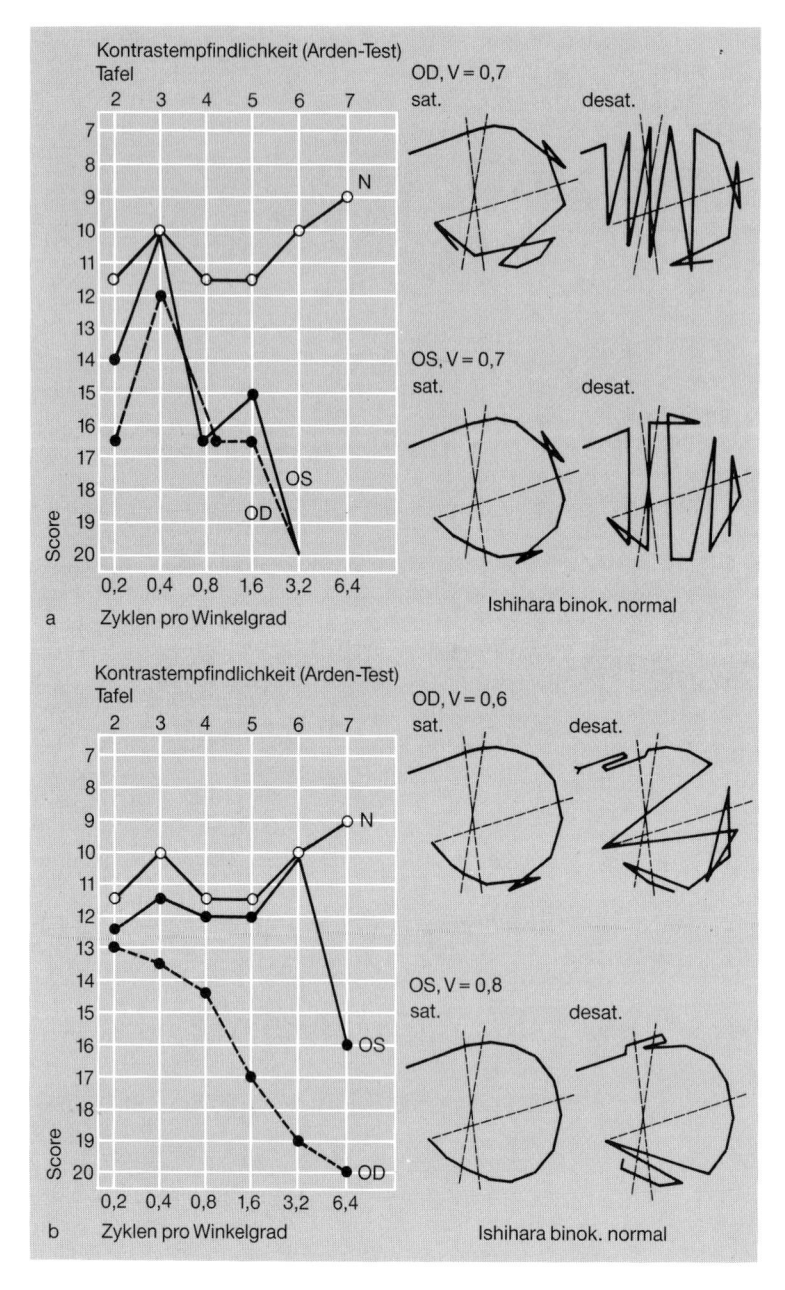

Abb. 5.61 a) Toxische Tabak-Alkohol-Neuropathie mit Rot-Grün-Dyschromatopsie im desaturierten Panel-D-15-Test. b) Bilaterale demyelinisierende Neuropathie mit Blausinnstörung. Bei beiden Patienten ist die Sehschärfe ähnlich. Von beiden werden die Ishihara-Tafeln normal gelesen. Bei Fall a) scheint die Läsion größer zu sein, da eine Rot-Grün-Störung vorliegt und auch die Kontrastwahrnehmung (Arden-Test) mehr gestört ist. Bei Fall b) liegt lediglich eine Blausinnstörung vor, die Kontrastempfindlichkeit ist weniger beeinträchtigt.

z. Z. nützlichsten, weil rasch durchführbaren Teste. Sie zeigen mit großer Treffsicherheit die relevante Verwechslungsachse, vor allem auch bei Vorhandensein einer Blausinnstörung. Der saturierte Panel-D-15-Test allein ist zuwenig empfindlich. Selbst bei einer Sehschärfenreduktion auf 0,3 kann er noch fehlerfrei ausgeführt werden. Der desaturierte Test ist hochempfindlich, an Aussagekraft wird er vom 100-Hue-Test nur wegen seiner Quantifizierbarkeit überboten (Abb. 5.62). Der desaturierte D-15-Test ist aber nur sinnvoll anwendbar, wenn der Patient im voraus mit dem saturierten D-15-Test trainiert worden ist (Abb. 5.63). Die Quantifizierung der Resultate der Panel-D-15-Teste ist leider umständlich. Ein Verfahren wurde von BOWMAN (1982) angegeben.

Entscheidend für die Resultatinterpretation ist das Einhalten von Regeln, ansonsten die Gefahr falsch positiver Antworten groß ist:

1. *Standardisierte Beleuchtung:* Es soll immer dieselbe Lichtquelle benützt werden. Am besten werden über einer grauen, nicht reflektierenden Tischfläche in unveränderlicher Höhe (1 m) 2–4 Fluoreszenzröhren montiert. Die Farbsinnteste können über einen großen Helligkeitsbereich hinweg (500–2000 Lux) ohne Resultateinbuße durchgeführt werden (VERRIEST 1963),

Untersuchungsmethoden bei Neuropathien der Sehnerven 5.69

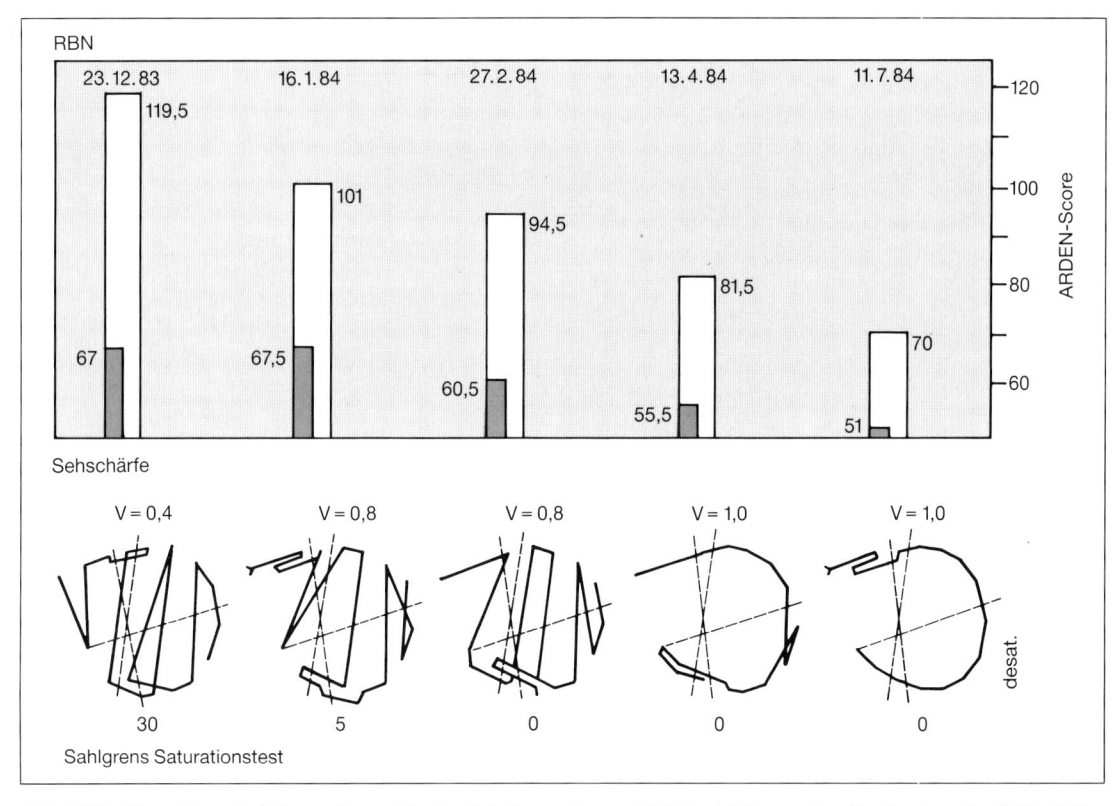

Abb. 5.62 Akute Retrobulbärneuritis und in der Erholungsphase mit Sehschärfenwerten, Kontrastempfindlichkeit (Arden-Score), Farbensinn (desaturierter Panel-D-15-Test). Der Sahlgren-Test zeigt die begleitende Blausinnstörung zu Beginn der Erkrankung. Neben einer (hauptsächlichen) Rot-Grün-Störung zeigt sich eine ausgeprägte Läsion der Kontrastwahrnehmung, welche auch nach Erholung der Sehschärfenwerte persistiert. Die schwarzen Säulen zeigen die Kontrastsinnwerte des scheinbar gesunden Partnerauges: Die sich hier über die Zeit noch verbessernde Kontrastempfindlichkeit ist kaum nur auf einen Lernprozeß zurückzuführen. Vielmehr lag hier wahrscheinlich ebenfalls eine leichte Leistungsstörung vor (M. Ae., ♀, 28 Jahre).

Abb. 5.63 Farbensinnprüfung bei einer 39jährigen Patientin mit einem Tuberculum-sellae-Meningeom, welches den rechten Sehnerven komprimiert (OD, V = 0,2). Am Nagel-Anomaloskop zeigt sich am rechten Auge eine Ausweitung des Match-Bereiches mit einer leichten Verlagerung des mittleren Match-Punktes gegen Grün (erworbene Deutanstörung). Trotz der deutlich herabgesetzten Sehschärfe ist der Farbensinn am saturierten (gesättigten) Panel-D-15-Test kaum gestört. Hingegen sind die Farbverwechslungen am desaturierten (entsättigten) Panel-D-15-Test massiv. Am linken, nicht betroffenen Auge ist der Farbensinn normal. Die Untersuchungsresultate zeigen, daß der saturierte Panel-D-15-Test vor allem dazu geeignet ist, den Patienten an diesem Farbensinntest zu trainieren. Das wahre Ausmaß der erworbenen Farbensinnstörung tritt aber erst bei Verwendung entsättigter Farbtöne (desaturierter Panel-D-15-Test) zutage.

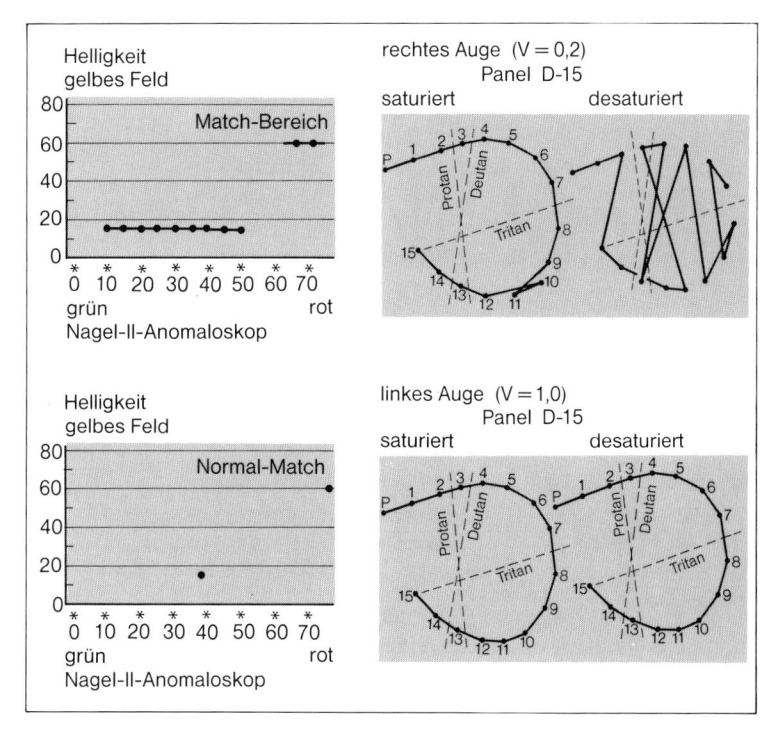

eine einmal gewählte Helligkeit darf aber nicht mehr geändert werden. Es werden Philips-Fluoreszenzröhren Nr. 47 verwendet, weiß, Farbtemperatur 5000, Farbwiedergabeindex 98, Länge 120 cm. Bei den kürzeren 36 Watt Röhren ist die Nr. 95 optimal.

2. *Korrekte Korrektur:* Getönte Brillengläser, welche zudem noch nachdunkeln, können die Wahrnehmung im blau-gelben Bereich stören. Es müssen farblose Gläser im Probiergestell benutzt werden.

3. *Demonstration:* Der saturierte Test wird binokular vorgeführt.

4. *Reihenfolge:* Das bessere bzw. das gesunde Auge soll immer zuerst geprüft werden, anschließend das schlechtere bzw. erkrankte Auge. Zunächst wird der saturierte Test ausgeführt.

5. *Anzahl Durchgänge:* Zunächst wird der saturierte Test durchgeführt. Werden Fehler gemacht, wird der Test wiederholt. Daraufhin wird der desaturierte Test durchgeführt. Bei Fehlern wird er 2- bis 3mal wiederholt.

Bei Auftreten von Fehlern sind Wiederholungen unbedingt angezeigt, um Konsistenz und Verwechslungsachse zu kontrollieren. Der Vorteil der D-15-Teste liegt in der zeitlichen Kürze und raschen Wiederholbarkeit.

6. *Interpretation:* Feste Regeln für das Ausmaß erlaubter Fehler gibt es nicht. Wir gehen davon aus, daß eine *einzige* einfache Verwechslung im saturierten wie im desaturierten Test beim besten Durchgang als normales Resultat gilt. *Zwei* einfache oder komplexere Verwechslungen auch im besten Durchgang gelten als nicht mehr normal. Oberhalb von 50–55 Jahren können sich altersphysiologische Schwierigkeiten vor allem im Blaubereich ergeben. Die Abgrenzung zur Normalität ist nicht mehr eindeutig. Allerdings nehmen erfahrungsgemäß die Indikationen zur Farbsinnuntersuchung nach dem 50 Lebensjahr stark ab. Bei der Beurteilung der Achse kann von Bedeutung sein, daß der Patient bei milden Neuropathien zunächst Rot-Grün-Verwechslungen auslegt, diese aber zurückkorrigiert auf Verwechslungen entlang der Tritanachse. Nachkorrigieren ist erlaubt.

Der *28-Hue-Test nach Roth* stellt einen Kompromiß zwischen D-15- und 100-Hue-Test dar. Er ist ein Konfusionstest, da der ganze Farbkreis aufs Mal ausgelegt wird.

Der *Farnsworth-100-Hue-Test* ist der empfindlichste, am besten quantifizierbare, aber auch zeitraubendste Test. Seine Anwendung ist wichtig bei Langzeitüberwachungen (Ethambutol- oder Resochinbehandlung). Wegen der Lerneffekte mit teilweise deutlicher Leistungsverbesserung wäre zu fordern, daß jeweils ein binokularer Probelauf durchgeführt wird. Für die Interpretation stehen Nomogramme zur Verfügung, welche auch das Alter berücksichtigen (VERRIEST u. Mitarb. 1982, HAN u. THOMPSON 1983). Mathematische Modelle erleichtern die Beantwortung der Frage, ob eher ein Rot-Grün- oder ein Blau-Gelb-Defekt vorliegt (SMITH u. Mitarb. 1985). Beim *Lanthony New Color Test (NCT)* (LANTHONY 1977, 1978) wird das Ausmaß der Farbenentsättigung innerhalb des Farbkreises gemessen durch 4 Farbkreise à 15 Farbknöpfen mit stufenweiser Farbenentsättigung. Aus einem Haufen gefärbter und echt farbloser Knöpfe müssen die farbig erscheinenden ausgeschieden werden. Zurück bleiben die dem Patienten grau erscheinenden und die echt farblosen Knöpfe. Im Diagramm läßt sich sehr schön das Ausmaß der Entsättigung bzw. das Auftreten farbloser Neutralzonen innerhalb des Farbkreises demonstrieren (s. auch Kap. Neuroophthalmologie von A. Huber in Bd. 3/II, Abb. 1.248 a–f, dieses Werk). Beim *Sahlgren Saturation Test* (FRISÉN u. KALM 1981) wird das Maß der Entsättigung lediglich im blauen Sektor des Farbkreises geprüft, entsprechend der größten Vulnerabilität in diesem Bereich. Dieser Test ist im Vergleich mit dem desaturierten D-15-Test aber deutlich weniger empfindlich.

Farbenmischgeräte

Nagel-Anomaloskop (Rayleigh-Gleichung): Bei Verdacht auf eine Neuropathie stellen sich 2 Fragen, welche das Nagel-Anomaloskop beantworten soll:

1. Wird die Mittelnormgleichung angenommen und ist die Einstellbreite symmetrisch erweitert? Eine Herabsetzung des Farbtonunterscheidungsvermögens geht immer mit einer Erweiterung der Einstellbreite am Anomaloskop einher. Zunächst ist die Einstellbreite am Anomaloskop einigermaßen symmetrisch. Bei Fortschreiten des Krankheitsprozesses ist die Einstellung evtl. asymmetrisch gegen Grün erweitert.

2. Pseudoprotanomalie: Die Pseudoprotanomalie am Anomaloskop ist eine charakteristische Erscheinung erworbener Blau-Gelb-Störungen bei Netzhauterkrankungen, allerdings besonders wenn ein Ödem der Netzhautmitte vorliegt. Das Phänomen ist somit zur Differenzierung einer Makulopathie von einer Neuropathie wichtig. Bei der Pseudoprotanomalie wird die Mittelnormgleichung *nicht* angenommen. Es muß mehr Rot hinzugefügt werden, die evtl. nur geringfügig erweiterte Gleichung ist auf der roten Seite und erreicht die Mittelnormgleichung

nicht. Allerdings kann auch bei erworbenen Blau-Gelb-Störungen infolge von Optikuserkrankungen eine asymmetrische Erweiterung der Einstellbreite gegen Rot vorhanden sein, die Mittelnormgleichung wird aber meistens angenommen (JAEGER 1987).

Spectrum Color Vision Meter *(Besancon-Roth-Anomalometer)* für die Rayleigh-Gleichung und die Moreland-Blau-Grün-Gleichung: Dieses Gerät, welches neuerdings kommerziell erhältlich ist (Interzeag), besitzt neben der Rot-Grün-(Rayleigh-) Gleichung (A 545 nm + B 490 nm = C 590 nm) auch eine metamere Gleichung für den Blau-Grün-Bereich (Moreland-Gleichung: A 436 nm + B 490 nm = C 480 nm + D 580 nm). Die Moreland-Gleichung erfaßt bei Neuropathien im Frühstadium nach Ansicht der Autoren (ROTH u. Mitarb. 1987, ROTH u. PELLIZZONE 1989) das Vorhandensein einer Blau-Grün-Störung, bevor die Rayleigh-Gleichung gestört ist (s. Tab. 5.7).

Nachdem bereits schon das Besancon-Roth-Anomalometer ein gegenüber dem Nagel-Anomaloskop deutlich vergrößertes Testfeld aufweist, haben JAEGER u. KRASTEL (1987) das Testfeld durch Projektion noch einmal wesentlich vergrößert. Dadurch ergeben sich bei der Farbensinnuntersuchung bei normalen und bei farbdefekten Beobachtern neue Gesichtspunkte.

Elektronische Geräte mit Farb-TV-Monitor

Farbkontrastschwelle nach Arden für die 3 fundamentalen Mechanismen (Moorfields Vision Systems)

Unter ARDEN (GÜNDÜZ u. Mitarb. 1988, ARDEN u. Mitarb. 1988) wurde die Software für das *Moorfields Vision Systems* entwickelt, bei welchem an einem Farb-TV-Monitor u.a. die Wahrnehmungsschwellen der 3 fundamentalen Farbenwahrnehmungsmechanismen in der Protan-, Deutan- und Tritanachse durch Darbietung von Farbkontraststreifen quantitativ bestimmt werden. Die Prüfung erfolgt sehr rasch und präzise, und die Methode ist derart empfindlich, daß sie auch Schwankungen des „normalen" Farbenwahrnehmungsvermögens (beispielsweise nach starker Blendung) aufzeigen kann. Bei Augenchirurgen, welche den Argonlaser benützen, entstehen durch Rückreflexion vor allem des blauen Lichtes des Aiming beams Schädigungen des Blaumechanismus, welche mehrere Stunden anhalten, evtl. auch permanent werden können (GÜNDÜZ u. ARDEN 1989). Es ist zu vermuten, daß wir erst am Anfang der Entwicklung elektronischer Geräte stehen, welche auf einfache Weise eine Störung der Farbenwahrnehmung quantifizieren.

Beeinträchtigung der binokularen Wahrnehmung durch einseitige Neuropathie

Disparitätsschwelle für Stereopsis (Titmus-Test, TNO-Test)

Die Untersuchung der Stereopsis bei Neuropathien sowohl mit normaler wie mit reduzierter Sehschärfe zeigt eine Reduktion der Disparitätsschwelle (stereoacuity), welche deutlich ausgeprägter ist, als dies aufgrund der Sehschärfenwerte zu erwarten wäre (FRIEDMAN u. Mitarb. 1985). Die Diskrepanz zwischen Sehschärfe und Disparitätsschwelle ergibt sich aus einem Normogramm, welches von DONZIS u. Mitarb. (1983) aus einer normalen Population mit Visusreduktion durch Defokussierung gewonnen wurde. Es wird vermutet, daß bei Neuropathien perifoveale Mechanismen häufig mehr beeinträchtigt sind als die Fovea selbst. Am besten wird die Disparitätsschwelle mit dem Titmus-Test oder mit dem TNO Random Dot Test (SIMONS 1981a, b, ROGGENKÄMPER 1983, PITTKE 1988) quantifiziert. Bei Aggravationsverdacht einer einseitigen Visusreduktion erhält die Prüfung der Disparitätsschwelle eine zusätzliche Bedeutung (die Versuchsanordnung muß in diesem Falle mit orthoptischen Sichtokklusiven geeicht werden).

Die Prüfung der Stereopsis gehört grundsätzlich zur Abklärungsuntersuchung bei Neuropathieverdacht. Ein Mikrostrabismus mit leichter Visusminderung kann differentialdiagnostisch gegenüber einer Neuropathie in Frage kommen. Die Stereopsis ist bei Mikrostrabismus am TNO-Test (Screening-Tafel III) oder am Random Dot Test nach Lang regelmäßig nicht vorhanden, auch wenn keine Besonderheit der Refraktion vorliegt.

Gesichtsfelduntersuchung

Kinetische Perimetrie (Goldmann-Perimeter)

Trotz computergesteuerter Perimetrie behält die kinetische Perimetrie ihre Bedeutung in der Neuroophthalmologie. In der Hand des erfahrenen Perimetristen werden Quadrantendefekte, großflächige Gesichtsfelddefekte bei schlechter Sehschärfe schneller erfaßt (beispielsweise die charakteristischen Gesichtsfelddefekte bei der vorderen ischämischen Neuropathie). Bei einem Patienten mit psychoorganischer Veränderung wird die zeitraubende Untersuchung am Computerperimeter eher falsch positive Resultate liefern.

Computergesteuerte statische Perimetrie

(Abb. 5.64 und 5.65)
Der Vorteil dieser Perimetrietechnik ist die genaue Quantifizierbarkeit. Bei einer abgeheilten Neuritis des Sehnerven wird auch bei normaler Sehschärfe und normalen kinetischen Außengrenzen eine dif-

5.72 Erkrankungen der Sehnerven

traumatische Neuropathie OS
Refraktion +1,5 sph (V = 0,6)

G1

Nahkorrektur: +1,75 sph
MD: 14,5 dB
CLV: 33,8

Nahkorrektur: +2,75 sph
MD: 4,2 dB
CLV: 7,9

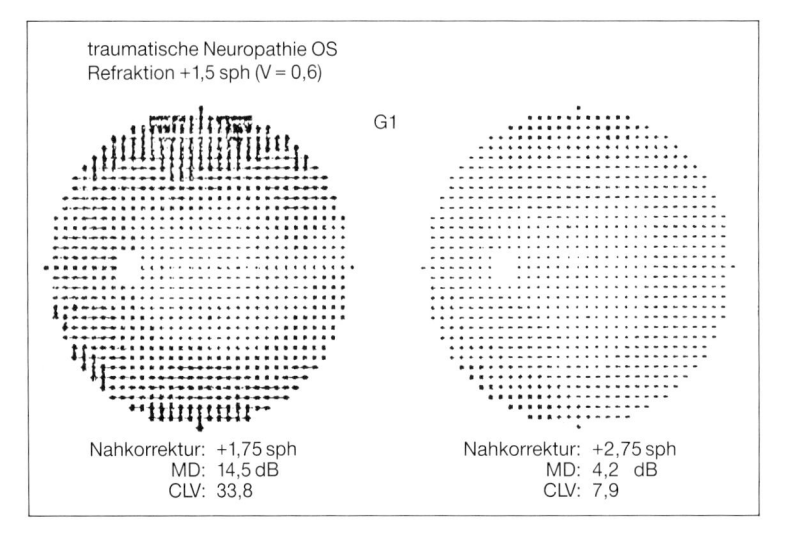

Abb. 5.**64** Bei der Gesichtsfeldprüfung, vor allem bei der statischen Perimetrie, sollte die Nahkorrektur empirisch kontrolliert werden, da bei einer sensorischen Depression im Gesichtsfeldzentrum die Akkommodationsfähigkeit eingeschränkt sein kann. Im vorliegenden Falle einer traumatischen Neuropathie war das Untersuchungsresultat (statische Perimetrie Octopus, Programm G 1) deutlich besser, nachdem eine ausreichende Nahaddition gegeben wurde (obwohl beim Alter der Patientin eine ausreichende Akkommodationsfähigkeit zu erwarten wäre) (J.T., ♀, 28 Jahre).

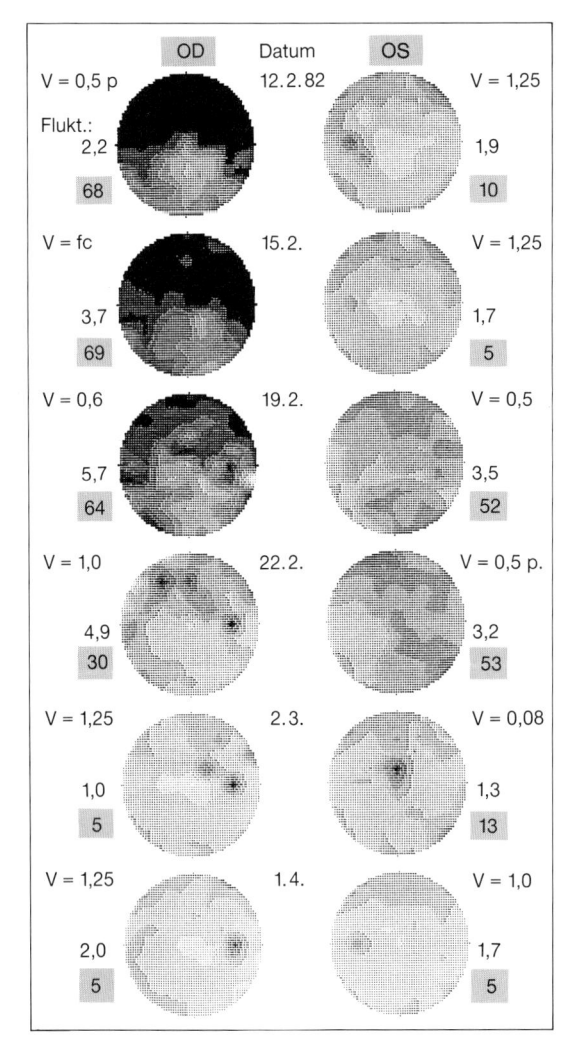

fuse leichte Empfindlichkeitsminderung fortbestehen, evtl. zusammen mit einer erhöhten Fluktuation und einer Inhomogenität des Gesichtsfeldes (korrigierte Verlustvarianz [CLV]) (s. Abb. 5.52b). Auch mit der computergesteuerten Perimetrie, zum mindesten mit Routineprogrammen, werden Läsionen erst dann entdeckt, wenn bereits schon eine erhebliche Läsion – man spricht von 50% Axonverlust – eingetreten ist. Der Verlust an Lichtunterschiedsempfindlichkeit (LUE) ist keineswegs immer mit dem objektiven Parameter der Nervenfaseruntersuchung (RNFL) korreliert. Die Lichtunterschiedsempfindlichkeit kann reduziert sein bei normalem RNFL-Aspekt, aber auch das Umgekehrte kann auftreten, nämlich eine normale Lichtunterschiedsempfindlichkeit bei atrophischen Veränderungen der RNFL (WILDBERGER u. Mitarb.

Abb. 5.**65** Gesichtsfeldserien während des Ablaufes einer beiderseitigen Retrobulbärneuritis. Am rechten Auge dominiert ein großflächiger Ausfall der oberen Gesichtsfeldhälfte, welcher sich in der Folge langsam auflöst. Am linken Auge setzt die Neuritis einige Tage später ein, zunächst mit einer diffusen Empfindlichkeitsabnahme, dann (am 2. 3.) mit einem Zentralskotom. Während der Zeit der zentralen Empfindlichkeitsdepression ist wahrscheinlich infolge schlechter Fixation der blinde Fleck nicht perimetrierbar (computergesteuerte statische Perimetrie, Octopus, Programm 31). Angabe der Untersuchungsdaten, Sehschärfewerte, Kurzzeitfluktuationen und (eingerahmt) der Anzahl gestörter Messorte. 18jährige Patientin, wegen der Beidseitigkeit wurde eher eine virale Genese der Neuritis angenommen. Klinische Zeichen einer MS entwickelten sich in der Folge nicht. Die Latenzzeitverlängerungen der VEP normalisierten sich nach einigen Monaten.

1988). (Bei noch normalem Es kann die RNFL einen durchaus normalen Aspekt aufweisen bei mittleren Lichtunterschiedsempfindlichkeitsverlusten bis 6 dB pro Testort [Octopus].)

Statokinetische Dissoziation

RIDDOCH beschrieb 1917 Fälle mit traumatischen Läsionen des Okzipitalhirnes, bei welchen die Gesichtsfelddefekte massiver waren, wenn sie mit stationären Testmarken geprüft wurden. Es ist aber bekannt, daß auch bei Läsionen der vorderen Sehbahnen eine statokinetische Dissoziation besteht. Das Phänomen wird bei der demyelinisierenden Neuropathie, bei Kompression des Sehnerven und bei anderen Neuropathien beobachtet (SAFRAN 1980). Es wird angenommen, daß die parvozellulären Bahnen, welche die statischen Reize vermitteln, eher lädierbar sind als die für zeitliche (kinetische) Abläufe spezialisierten magnozellulären Bahnen. Notfalls kann auch das kinetische Goldmann-Perimeter als statisches Perimeter benützt werden (STEPANIK 1989).

Farbperimetrie

Bei vielen Erkrankungen von Netzhaut und Sehnerv treten am lang- oder kurzwelligen Ende des Spektrums Wahrnehmungsstörungen auf. Dies kann durch kinetische Perimetrie mit Farbreizen ausgenutzt werden. Besonders typisch ist das Zentralskotom für Rot bei Tabak-Alkohol-Amblyopie. Helligkeitsverluste bei Rotsinnstörungen, die durch Makuladegenerationen, toxische Einwirkungen und Zapfenfunktionsstörungen zustande kommen, resultieren mit rotem Stimulus in größeren Skotomen. Die kleine Anzahl blauempfindlicher Zapfen und von Ganglienzellen, die die Blauempfindung weitervermitteln, führt bei Schädigung dieser Strukturen frühzeitig zu Helligkeitsverlusten auch für Blau, die perimetrisch schon faßbar sind, bevor die konventionelle Perimetrie mit weißem Stimulus Skotome ergibt. Zur bevorzugten Untersuchung des Blausystems werden die Stimuli bei gelber adaptiver Beleuchtung dargeboten. KRASTEL u. Mitarb. (1986) haben das Tübinger Rasterperimeter benutzt, um mit farbigen Reizen (Rot und Blau) Skotome nachzuweisen. Bei der autosomal dominant vererbten Optikusatrophie (Blausinnstörung) ist trotz reduzierter Sehschärfe das konventionelle Gesichtsfeld für Weiß meistens nur wenig beeinträchtigt. Mit blauen Testmarken kann man jedoch ausgeprägte Zentralskotome perimetrieren. Ähnlich lassen sich beim Glaukom typische Defekte mit Blau perimetrieren, welche mit Weiß noch nicht vorhanden sind.

HART (1987) entwickelte die Methode der Farbkontrastperimetrie, bei welcher die Luminanz farbigem Stimulus und weißem Umfeld identisch ist. In einzelnen Fällen ist diese Perimetrieform der achromatischen überlegen. Technischer Fortschritt wird es in den nächsten Jahren erlauben, derartige Untersuchungen an einem Farbtelevisionssystem durchzuführen (VINGRYS u. Mitarb. 1989).

Rauschfeldkampimetrie nach Aulhorn

An einem Televisionsschirm, über welchen lediglich ein graues elementares Rauschen mit kleinem Korn in hoher Flimmerfrequenz läuft, sind Patienten mit einem erworbenen Gesichtsfelddefekt befähigt, ihre eigenen Skotome wahrzunehmen. Suprageniculär bedingte homonyme Hemianopsien spielen eine Sonderrolle, weil sie gar nicht oder nur in kleinerer Ausdehnung wahrgenommen werden. Weder der blinde Fleck noch angeborene Gesichtsfelddefekte werden im Rauschfeld als Ausfall wahrgenommen. Dies bedeutet, daß relativ selektiv Ausfälle, welche im 1., 2. oder 3. Neuron entstanden sind, gesehen werden (AULHORN u. KÖST 1988, 1989). Ein vergrößerter blinder Fleck durch Stauungspapille wird sehr wohl gesehen!

Flimmerperimeter (Lachenmayr)

Da einerseits der statische, transiente Reizmodus bei der statischen Perimetrie für die besonderen Rezeptivfeld-Ganglienzell-Eigenschaften der Netzhautperipherie nicht unbedingt adäquat ist und andererseits die kinetische Perimetrie schlecht quantifizierbar ist, versuchte Lachenmayr, die Funktion der Netzhautperipherie über die *zeitlichen Übertragungseigenschaften* zu prüfen. Die zeitliche Modulation des visuellen Einganges (Flimmerlicht) ist ein unverzichtbarer Teilaspekt des Sehvorganges (s. folgenden Abschnitt). Das Kriterium bei der Wahrnehmung von Flimmerlicht ist die Flimmerverschmelzungsfrequenz. Die Flimmerverschmelzungsfrequenz stellt das Kurvenende auf der Hochfrequenzseite der De-Lange-Kurve dar (s. Tab. 5.8 und 5.9, s. Abb. 5.67). Die De-Lange-Kurve beschreibt die psychophysische Funktion der Schwelle von Modulation (der Stimulusleuchtdichte) versus Zeitfrequenz: Die Kurve besteht aus den Schwellenwerten der Modulationstiefe, welche notwendig ist, damit das Flimmern bei gegebener Zeitfrequenz eben wahrgenommen werden kann (höchste Empfindlichkeit bei etwa 10 Hz). Die Flimmerverschmelzungsfrequenz ist (unter photopischen Bedingungen) im Gesichtsfeldzentrum relativ niedrig, sie steigt zur Peripherie hin an und fällt erst weit draußen ab. Ihr Verhalten ist also umgekehrt im Vergleich zur Lichtunterschiedsempfindlichkeit, welche im Zentrum am höchsten ist und peripheriewärts stetig abfällt. Am automatisierten Flimmerperimeter wird als Schwellenkriterium die Flimmerverschmelzungsfrequenz verwendet, also die bei maximaler Modulation noch auflösbare zeitliche Frequenz. Die mittlere Stimu-

5.74 Erkrankungen der Sehnerven

lusleuchtdichte ist im Perimeter stets gleich der Umfeldleuchtdichte. Grundsätzlich können ähnliche Meßstrategien bei der Reizdarbietung und Resultatauswertung durch Gesichtsfeldindizes wie bei der computergesteuerten Perimetrie verwendet werden (Abb. 5.66). Bei okulärer Hypertension (frühdiagnostische Wertigkeit der Flimmerperimetrie ist als besonders hoch einzuschätzen) und beim chronischen Glaukom finden sich gelegentlich frühere und stärker ausgeprägte Defekte im Flimmergesichtsfeld als bei der konventionellen statischen Perimetrie. Bei der Neuritis findet sich eine reversible Störung der zeitlichen Übertragung vor allem im Gesichtsfeldzentrum. Es ist bekannt, daß die Lichtunterschiedsempfindlichkeit im Gesichtsfeldzentrum von demyelinisierenden Neuropathien oft nur wenig beeinträchtigt ist. Demgegenüber ist die zeitliche Übertragung ungleich stärker beeinträchtigt.

Als stark vereinfachtes Verfahren der o. g. Methode kann die *Flimmerverschmelzungsfrequenz* auch lediglich foveal, im Gesichtsfeldzentrum, geprüft werden. Bei einer Neuritis ist diese Frequenz herabgesetzt.

Die Prüfung der De-Lange-Kurve bei Neuropathien ist ebenfalls geeignet, Defekte aufzuzeigen. Häufig fällt die Kurve schon in den mittleren zeitlichen Frequenzbereichen ab, erst recht aber gegen die hohen Frequenzen hin. Die De-Lange-Kurve kann foveal, aber auch exzentrisch gemessen werden. Erfahrungen wurden besonders beim Glaukom gesammelt (TYLER 1981, LACHENMAYR 1988). Die Hochfrequenzschädigung der fovealen wie der

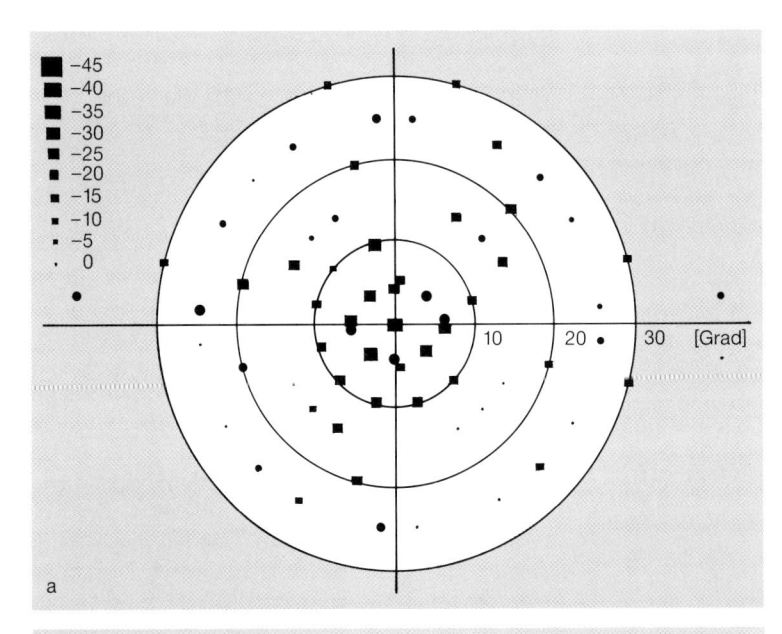

Abb. 5.**66** Untersuchung der Flimmerverschmelzungsfrequenz an verschiedenen Netzhautorten mit dem Flimmerperimeter. a) Retrobulbärneuritis mit Zentralskotom. b) Parazentrales Skotom unterhalb des Gesichtsfeldzentrums. Je größer die Vierecke an den Testorten, desto niedriger die noch vorhandene Flimmerverschmelzungsfrequenz. An den Orten gestörter zeitlicher Auflösung fand sich regelmäßig auch eine herabgesetzte Lichtunterschiedsempfindlichkeit in der statischen Perimetrie (Octopus) (nach *Lachenmayr*).

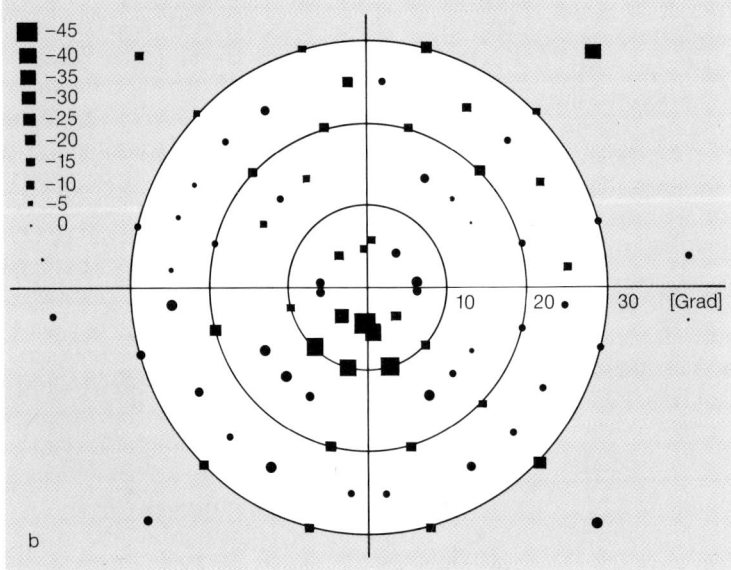

peripheren De-Lange-Kurve ist beim Glaukom mit dem Ausmaß des Gesichtsfeldschadens sehr gut korreliert, während mittlere und niedrige Frequenzen weniger deutlich gestört sind. Da beim Glaukom besonders die dicken Axone betroffen sind, welche im Rahmen des magnozellulären Systems schnelle zeitliche Information vermitteln, ist es nicht verwunderlich, daß visuell evozierte Potentiale auf Flickerlicht vor allem bei zeitlichen Frequenzen über 13 Hz beeinträchtigt sind (SCHMEISSER u. SMITH 1989). Dieser Befund deckt sich mit den o. g. psychophysischen Methoden.

Komplex visueller räumlicher und zeitlicher Verarbeitung

Die psychophysischen Untersuchungsmethoden umfassen vielfältige statische und bewegte, hochkontrastige und niedrigkontrastige, groß- und kleinflächige visuelle Reizgegenstände, welche scheinbar miteinander nicht verwandt sind. Tatsächlich besteht aber zwischen den Dimensionen Zeit-Kontrast-Fläche als andauernder visueller Datenfluß eine komplexe Verknüpfung, aus welcher das Wahrnehmungssystem selektiv das Wesentliche entnimmt. Unsere Prüfmethoden sind demgegenüber recht einseitig und vereinfachend auf Einzelaspekte ausgerichtet, welche, wie im folgenden ausgeführt wird, sich auf extreme Bereiche einer Sehfunktion beschränken (z.B. Sehschärfenprüfung nur bei höchstem Kontrast, mit Zeitfaktor Null). Dabei wird außer acht gelassen, daß beispielsweise breite sinusoidale Kontraststreifen nur optimal gesehen werden, wenn sie auch (counterphase) bewegt werden (magnozelluläres System), während schmale Streifen (Verarbeitung über das parvozelluläre System) der zu untersuchenden Person mit Vorteil ohne Bewegung vorgezeigt werden. Die Schwierigkeit besteht also darin, daß innerhalb einer „einfachen" Funktion wie der Kontrasttiefe versus Raumfrequenz der dargebotenen Streifenmuster (=Kontrastempfindlichkeitsfunktion) ein „inhomogener" Faktor durch die unterschiedliche Wichtigkeit der Bewegung (=Zeitfaktor) für Streifenmuster unterschiedlicher Breite dazukommt. Ausgenommen von der im folgenden aufgezeigten Problematik ist die Farbenwahrnehmung, welche relativ selektiv vom parvozellulären System vermittelt wird. Allerdings können auch bei der Prüfung der Farbenwahrnehmung verschiedene Faktoren eine Rolle spielen, nämlich die Expositionszeit und die Größe einer Farbenfläche.

Bei vielen visuellen Testen gehen wir stillschweigend von einer statischen Untersuchungssituation aus (Betrachten von Farben oder Fixieren kleiner Gegenstände, z.B. Sehzeichen, Kontrastunterschiede, statische Perimetrie). Dabei wird nicht berücksichtigt, daß der Sehvorgang eine über die Zeit ablaufende Dauerregistrierung stationärer und bewegter Einzelereignisse ist, d.h., zum räumlichen Input gesellt sich das zeitliche Element, die Ereig-

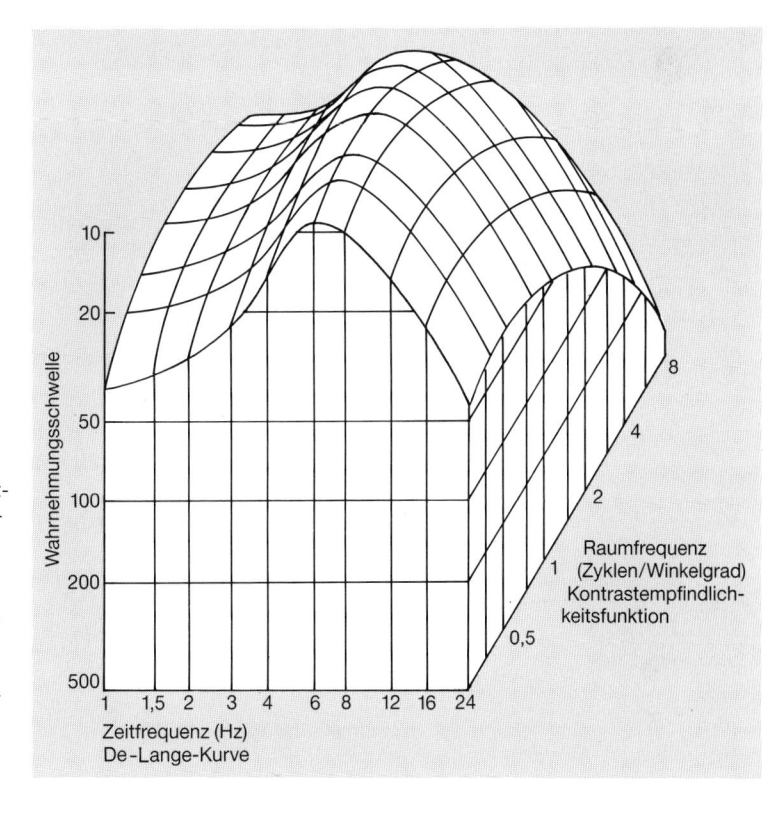

Abb. 5.67 Die visuelle Wahrnehmung kann als „dreidimensionales" Gebilde definiert werden, in der Zeit- und Raum-(Orts-)Frequenzen kombiniert werden (zeitlich-räumliche Übertragungsfläche). Als Randkurven im Grenzübergang gegen null findet sich die Kontrastempfindlichkeitsfunktion für statische sinusoidale Streifen (Zeit = 0 bzw. die De-Lange-Kurve (Raum-[Orts-]Frequenz = 0, Kontraste nur in zeitlicher Folge) (nach *Kelly* und nach *Lachenmayr*).

5.76 Erkrankungen der Sehnerven

nisse sind gewissermaßen auch zeitlich (temporal) moduliert. Es ist zu vermuten, daß die Ausweitung subjektiver und objektiver Untersuchungsmethoden von einer rein räumlichen Modulation auf die temporale Modulation die diagnostischen Möglichkeiten erheblich verbessert.

Systemtheorie zeitlicher und örtlicher Vorgänge (LACHENMAYR 1988): Die Systemtheorie der Zeitvorgänge beschreibt die Signalübertragung zeitabhängiger Größen. Bei der visuellen Wahrnehmung erfolgt die Analyse nach räumlicher Leuchtdichteverteilung eines Gegenstandes. Gleichzeitig ist der Reiz aber an zeitliche Abläufe gebunden. Die Leuchtdichteverteilung ist also nicht nur räumlich, sondern auch zeitlich zu definieren. Mathematisch läßt sich dieser räumlich-zeitliche Komplex durch die Fourier-Transformation ermitteln, die eine Umwandlung der Zeit- und (Raum-)Ortskoordination in die zugehörigen Frequenzkoordinaten bewerkstelligt:

1. Zeitfrequenz: Schwingungen/Sekunde = cycles/second = Hertz.
2. Raumfrequenz/Ortsfrequenz: Perioden/Winkelgrad = cycles/degree. Beim Sehvorgang werden die Eingänge durch kontinuierliche Änderungen der Zeitfrequenz- und Raumfrequenzwerte moduliert, das Sehen „bewegt" sich in einem „dreidimensionalen" Wahrnehmungssystem, welches durch die zeitliche Modulation (De-Lange-Übertragungsfunktion) und durch die räumliche Modulation (Kontrastempfindlichkeitsfunktion [CSF]) und deren Wahrnehmungsschwellen begrenzt ist (Abb. 5.67 und Tab. 5.8). Einzelfunktionen der Wahrnehmung finden sich auf den Außenflächen, sofern die andere Funktion *null* beträgt, oder innerhalb des Raumes, wenn beide Funktionen eine Rolle spielen. Extremfunktionen liegen in den Ecken (Gittersehschärfe, Flimmerverschmelzungsfrequenz, Lichtunterschiedsempfindlichkeit), an den jeweiligen Niederfrequenz- und Hochfrequenzgrenzen (Tabelle 5.9). Die Prüfung einzelner Sehfunktionen in der psychophysischen Untersuchungssituation führt, wie oben erwähnt, zwangsweise zu einer Reduktion des dreidimensionalen Wahrnehmungsraumes in eine zweidimensionale Ebene, wenn der eine oder andere Wert auf *null* reduziert, oder ein anderer auf *maximal* ausgesteuert wird: beispielsweise beträgt bei der Sehschärfenprüfung die zeitliche Modulation *null*, der Kontrast ist *maximal*. Weitere Beispiele der Umschreibung einzelner Sehfunktionen s. Tab. 5.10.

Tabelle 5.8 Fourier-Transformation in Raum, Kontrast und Zeit: Zeitmodulation, Raum (Raumfrequenz) und Kontrastmodulation (Kontrasttiefe) bestimmen den visuellen Eingang. CSF Kontrastempfindlichkeitsfunktion

```
                    Zeit (Zeitfrequenz)
                    ********************
                       (Zyklen/Sek.)

   CSF-Funktion
   Zeit = variabel                 De-Lange-Kurve
   (CSF bei Counterphase-          Raum = 0
   bewegten Streifen)
                                      sukzessiv
Raum (Raumfrequenz)    simultan    Modulation
********************              *********
   (Zyklen/Winkelgrad)   CSF-Funktion   (Kontrasttiefe)
                         Zeit = 0
(CSF bei unbewegten, d.h. statischen Streifen)
```

Tabelle 5.9 Zeitliche und räumliche Übertragung: Hoch- und Niederfrequenzgrenzen der jeweiligen Übertragungsfunktionen (nach *Lachenmayr*)

	Zeitliche Übertragung	Räumliche Übertragung
Übertragungsfunktion	De-Lange-Kurve	Kontrastempfindlichkeitsfunktion
Hochfrequenzgrenze	Flimmerverschmelzungsfrequenz	Gittersehschärfe
Niederfrequenzgrenze	Lichtunterschiedsempfindlichkeit	Lichtunterschiedsempfindlichkeit

Tabelle 5.10 Umschreibung einiger Sehfunktionen durch die Rolle der 3 Grundmodalitäten Zeit, Raum, Kontrast: (De-Lange-Kurve s. *Kelly* 1972, *Lachenmayr* 1988)

Sehschärfe	Zeitfrequenz = 0 Raum = maximale Frequenz Kontrast(modulation) maximal (Gittersehschärfe)
Flicker	Raumfrequenz minimal (0) Zeit variabel Modulation (Hell-dunkel-Unterschied) variabel = De-Lange-Kurve)
Lichtunterschiedsempfindlichkeit (LUE)	statischer Kontrast Zeitfrequenz praktisch 0 In der De-Lange-Kurve liegt die LUE im Grenzübergang zu niedrigen Zeitfrequenzen.
Flimmerverschmelzungsfrequenz (FVF)	Zeitfrequenz maximal hoch Modulation (Hell-dunkel-Unterschied) maximal hoch In der De-Lange-Kurve liegt die FVF an der Hochfrequenzgrenze.
Kontrastempfindlichkeit (CSF)	Zeit = 0 Raum und Modulation (Kontrast) variabel Bei der CSF-Kurve liegt die LUE wiederum im Grenzwert zu niedrigen Raumfrequenzen, die Gittersehschärfe im Grenzwert zu hohen Raumfrequenzen. Zeit = variabel CSF bei Counterphase-bewegten Streifen

Aufgrund der enorm hohen Bewegungsempfindung und des hohen zeitlichen Auflösungsvermögens der Gesichtsfeldperipherie ist die Idee der kinetischen Perimetrie Goldmanns angesichts computerisierter statischer Perimeter keineswegs zu einem Ende gekommen. Man bedenke, daß der optokinetische Nystagmus bzw. die optokinetische Reaktion, ausgelöst in der Gesichtsfeldperipherie, zusammen mit dem labyrinthären Reflexbogen einen fundamentalen Vorgang in der Bewegungswahrnehmung darstellt. Bewegungsablauf bedeutet aber auch Ablauf eines temporalen, zeitlichen Geschehens.

Das automatisierte Flimmerperimeter von Lachenmayr ist ein Ansatz für die Untersuchung zeitlicher Dimensionen.

Bei der Verwendung von Untersuchungsmethoden sollte berücksichtigt werden, daß im visuellen System eine erhebliche funktionelle Inhomogenität vorliegt. Mit einer einzigen Untersuchungsmethode allein kann man nie das gesamte System testen. Eine einzelne Methode ist vielleicht nur in einem bestimmten Gesichtsfeldbereich optimal einsetzbar. Andererseits wäre es eine Illusion, anzunehmen, daß man isoliert eine bestimmte Funktion, ein bestimmtes Informationssystem prüfen könnte. Psychophysische Untersuchungen prüfen a priori immer das *gesamte* Sehsystem. Vorsicht ist daher bei der Interpretation psychophysischer Ergebnisse insofern geboten, als eine direkte Zuordnung visueller Vorgänge oder Ausfälle zu umschriebenen funktionellen/physiologischen Einheiten des visuellen Systems fragwürdig sein kann.

Empfehlungen für Untersuchungsmethoden in der augenärztlichen Praxis

Es wäre nicht realistisch, schon nicht aus zeitlichen und wirtschaftlichen Gründen, wenn der in der Praxis tätige Augenarzt über sämtliche Untersuchungsmethoden verfügen würde. Ein minimales Instrumentarium, das über die Visusprüfung, Farbsinnprüfung mit den Ishihara-Tafeln und Prüfung des afferenten Pupillendefizits mit der Taschenlampe hinausgeht, sollte allerdings vorhanden sein. Mit Neutralfiltern kann man beispielsweise ein afferentes Pupillendefizit besser quantifizieren. Die Häufigkeit von Fällen mit milden Sehstörungen, hinter denen eine Neuropathie stecken könnte, rechtfertigt einige bescheidene Investitionen zweifellos. Zur Prüfung des Farbensinnes sollte der gesättigte *und* der entsättigte Panel-D-15-Test zur Verfügung stehen, evtl. auch der 100-Hue-Test, sofern viele Patienten mit Myambutolbehandlung anfallen. Bei den Tests, welche die Kontrastempfindlichkeit prüfen, sind am einfachsten, weil auch delegierbar, der Cambridge Low Contrast Gratings Test von Wilkins u. Robson (Clement Clarke), die Ginsburg Charts, sowie die Karte mit Optotypen von reduziertem Kontrast (Pelli-Robson Letter Sensitivity Chart). Der Arden-Test ist einfacher quantifizierbar und prüft mehrere Raumfrequenzen, er sollte aber immer von derselben Person ausgeführt werden, d.h., er ist nicht delegierbar. Alle diese Tests brauchen eine streng standardisierte Beleuchtung! Der Arden-Test hat den Vorteil, daß er unter derselben Beleuchtungseinrichtung installiert werden kann wie die Farbsinntests. Eine sorgfältig vom Augenarzt durchgeführte, also nicht delegierte kinetische Perimetrie am Goldmann-Perimeter zusammen mit der Kontrastempfindlichkeitsprüfung erbringt in kürzerer Zeit beinahe ebensoviel Information wie wenn mit einem statischen computergesteuerten Perimeter allein untersucht wird.

Zur weiteren Standardausrüstung gehört auch ein stereoptischer Test, um einen Mikrostrabismus mit Amblyopie auszuschließen. Der Titmus-Test hat den Nachteil, daß man immer eine Figur sieht. Bei einem Random Dot Stereotest (TNO-Test oder Lang-Test) sieht man die Figur in den meisten Fällen nur dann, wenn man über ein normales Binokularsehen verfügt. Der TNO-Test kann die Disparitäten besser als der Lang-Test quantifizieren.

Die Untersuchung der Nervenfaserschicht im rotfreien Licht kann ebenfalls gewisse Informationen bringen. Es genügt nicht, mit dem Augenspiegel allein zu untersuchen. Besser ist das Goldmann-Kontaktglas oder noch besser eine 90-Dioptrien-Linse (Volk-Linse). Bei Verwendung der letzteren ergibt sich ein sehr guter biomikroskopischer Überblick. Im Zweifelsfall ist eine photographische Darstellung der Nervenfaserschicht vorzuziehen.

Es ist klar, daß die Abklärungsuntersuchungen mit den oben genannten Hilfsmitteln nicht ausreichen, wenn eine Neuritis nicht bessern will oder wenn Verdacht auf eine Kompression vorliegt. Die Untersuchung an einem Farbenmischgerät, die Durchführung visuell evozierter Potentiale, eine neurologische Abklärung (mit Lumbalpunktion, Neurographie, BAEP, SEP und Neuroimaging [MRI]), schließlich eine serologische Untersuchung (auf Erreger) sowie eine internmedizinische Untersuchung beim weiten Spektrum an möglichen Ursachen für eine Optikusneuropathie müssen in Betracht gezogen werden.

Objektive Untersuchungsmethoden

Elektroretinographie (ERG)

Bei der ERG wird durch einen unstrukturierten diffusen (evtl. farbigen) Helligkeitsreiz je nach Adaptationszustand (photopisch/skotopisch) eine

5.78 Erkrankungen der Sehnerven

Massenantwort der angesprochenen Rezeptorenschicht (Zapfensystem oder Stäbchensystem, a-Welle), der nachgeschalteten Netzhautelemente (b-Welle) und des Pigmentepithels (c-Welle) hervorgerufen und über eine korneale Elektrode abgeleitet. Bei bestimmten retinalen Erkrankungen hat die Elektroretinographie ihren festen Platz gefunden (Retinitis pigmentosa, generalisierte Zapfendystrophie, vaskuläre Erkrankungen und Diabetes mellitus [oszillatorische Potentiale], Metallose, trübe Medien, Funktionsdiagnose bei Morbus Behçet und anderen Uveitiden). Für die Diagnostik der Makulafunktion ist das Ganzfeld-ERG mit Ausnahme der seltenen generalisierten Zapfendystrophie kaum geeignet. Bei einer Makulaläsion (z. B. Stargardtsche Erkrankung) ergeben die verbleibenden parafovealen und peripheren Zapfen eine normale Massenantwort. Bezugnehmend auf Neuropathien des Sehnerven ist anzunehmen, daß sowohl Myambutol- (Ethambutol-) wie auch Tabak-Alkohol-Einwirkung die Netzhaut mitschädigt. Dies wird im Elektroretinogramm zu einer Abflachung der b-Wellen führen. Bei neuroophthalmologischen Fragestellungen ist vor allem die Abklärung hochgradiger konzentrischer Gesichtsfeldeinengungen mit Hilfe der Massenantwort des Stäbchensystems von Bedeutung. Vor allem spielt dies eine Rolle bei klinisch unerklärbaren Sehstörungen (psychogene oder „funktionelle" Gesichtsfeldeinschränkung?). Soll eine Retinitis pigmentosa (sine pigmento) ausgeschlossen werden, muß mit Hilfe der kinetischen (Goldmann-)Perimetrie untersucht werden. Auch in fortgeschrittenen Fällen können typische periphere Gesichtsfeldreste außerhalb des Ringskotomes mit der größten Testmarke ausgemacht werden, da diese auf die bewegten Reize sofort ansprechen.

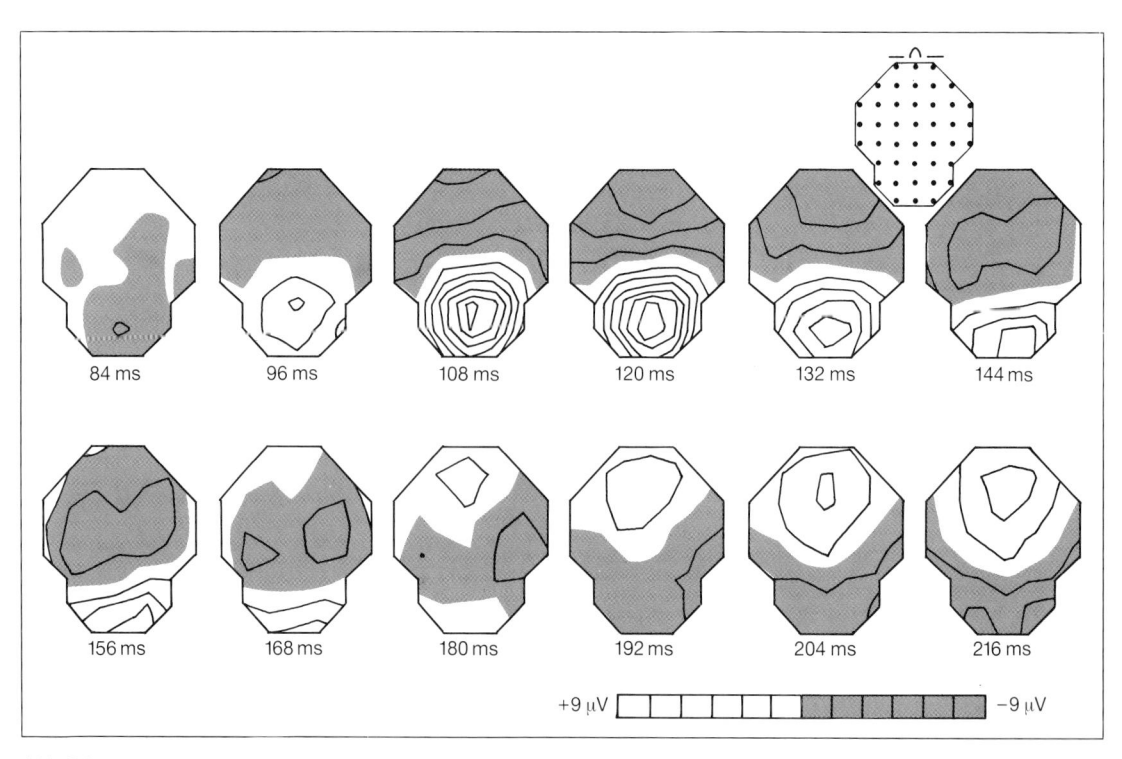

Abb. 5.**68** Visuell evozierte Potentiale als Potentialfelder auf der Kopfoberfläche (brain mapping). Die Potentialfelder werden durch die Interpolation lokaler Potentialwerte (visuell evozierter Potentiale) an multiplen Meßorten (42 Elektroden auf der Kopfhaut) erhalten. Visueller Stimulus: Schachbrettmusterumkehr 2/Sek.; Mustergröße 60 Winkelminuten Kantenlänge; Stimulusfeld 16 Winkelgrad; binokulare Präsentation; Stimulation der dominanten unteren Gesichtsfeldhälfte (Fixationspunkt am oberen Feldrand). Die lokalen Potentiale beziehen sich punkto Amplitude zu jedem Zeitpunkt auf das mittlere Potential aller 42 Meßorte (average reference). Auf den erhaltenen Potentialfeldern sind Orte gleicher Spannung mit Linien verbunden (Isopotentiallinien). Der Abstand zwischen zwei Isopotentiallinien beträgt 1,5 Mikrovolt. Mittelung über 12 normale Versuchspersonen. Es werden 12 Momentanfelder in sukzessiven Zeitintervallen von 84–216 ms nach erfolgter Kontrastumkehr gezeigt. Im Prinzip kommt es während dieser Zeit über der Okzipitalregion zu 3 großflächigen Potentialextremen: ein erstes, oberflächennegatives Potential um 80 ms, ein zweites, oberflächenpositives Potential um 100 ms (= P 100) und ein drittes, oberflächennegatives Potential um 200 ms. Besonders deutlich ist der Aufbau des P 100-Potentials. Seine okzipitale Prominenz zeigt sich durch die große Anzahl an Isopotentiallinien (weiße Bereiche sind oberflächenpositive, schwarze Bereiche oberflächennegative Gebiete). Kopf von oben gesehen, unten auf den Schemas ist okzipital. Im Falle eines pathologischen Zustandes (klassisch: homonyme Hemianopsie) resultiert über den Hirnhälften eine asymmetrische Potentialverteilung (Abb. von *C. M. Michel* u. *D. Lehmann,* Neurologische Universitätsklinik Zürich).

Visuell evozierte Potentiale (VEP)

Monokulare und binokulare Stimulation führt zu einer ereignisbezogenen Potentialschwankung über der Okzipitalrinde. Das schwache bioelektrische Signal (ca. 10 µV) läßt sich nicht einfach wie ein Elektroretinogramm (skotopische Antwort 300 µV) ableiten, da es im höheren Grundrauschen des EEG (50–100 µV) untergeht. Eine größere Anzahl visueller Einzelstimulationen (etwa 130) muß dargeboten werden. Durch gleichzeitige Triggerung eines Registriersystems werden identische zeitliche EEG-Strecken, in denen das visuelle Signal enthalten ist, vorverstärkt, abgespeichert und sukzessive etwa 130mal aufsummiert (Averager/Mittelwertbildner bzw. Rechner [PC]). Die so erhaltene Antwortkurve, das visuell evozierte Potential, ist etwa 300 ms lang. Abgeleitet wird das Signal über eine okzipitale Elektrode auf dem Skalp, 3 cm oberhalb des Inions, wo erfahrungsgemäß die ausgiebigsten Potentialschwankungen ablaufen. Theoretisch ist das VEP eine „Potentialwolke", welche mit einer größeren Anzahl Elektroden abgeleitet werden kann (Abb. 5.68). Die Aufzeichnung der isoelektrischen Linien zu einem bestimmten Zeitpunkt ergibt eine Potentialkarte (brain mapping), welche beispielsweise bei einer homonymen Hemianopsie asymmetrisch über dem Hinterkopf verteilt ist. Für eine einfache klinische Diagnostik genügt jedoch ein einziger Kanal.

Von welchem Netzhautort kommt die Information? Die Information der visuell evozierten Potentiale kommt ausschließlich aus dem Gesichtsfeldzentrum, und zwar vorwiegend aus der dominanten unteren Hälfte. Die VEP repräsentieren also die Funktion der Makula, des papillomakulären Bündels. Mit relativ kleinen Kontrastreizen erhält man Antworten von den zentralen 5°, mit Lichtblitzen ist das repräsentierte Areal etwas größer (10° Durchmesser) (Abb. 5.69).

Der visuelle Stimulus: Die Stimulation kann theoretisch frei gewählt werden innerhalb der Modalitäten Raum-Kontrast-Zeit (s. Abb. 5.67). Für wissenschaftliche Untersuchungen werden auch Farbkontrastreize oder stereoptische Reize verwendet. Zur Objektivierung einer Hemianopsie kann eine Halbfeldstimulation benützt werden. Psychophysische Gesetzmäßigkeiten können also objektiv mit den VEP nachkontrolliert werden.

Unstrukturierte Lichtreize (Blitze): Einzelblitze führen zu einer einzelnen (transienten) Antwort. Blitze in höherer Frequenz (Flicker) geben verschmolzene Antworten (steady state). Die kritische Flickerfusion kann untersucht werden. Modulation von zeitlicher Frequenz und Modulation der Hell-dunkel-Tiefe läßt eine De-Lange-Kurve erstellen.

Abb. 5.69 Visuell evozierte Potentiale bei einem chronischen Weitwinkelglaukom, links ausgesprochener als rechts (71jährige Patientin): Am linken Auge besteht ein ausgedehntes parazentrales Skotom mit einem Gesichtsfeldrest, der von unten her das Zentrum erreicht. Die VEP auf Kontrastreize sind gegenüber rechts bezüglich Amplituden kaum beeinträchtigt, die Latenzzeit (38'-Muster) ist normal. Das Beispiel demonstriert, daß für das Zustandekommen normaler VEP ein sehr kleines Netzhautareal ausreichend ist, vor allem, wenn dieses in der unteren Gesichtsfeldhälfte erhalten ist. Die VEP werden zur Hauptsache im Zentrum der unteren dominanten Gesichtsfeldhälfte ausgelöst. Die (isolierten) VEP der oberen Gesichtsfeldhälfte haben eine spätere Latenzzeit und geringere Amplituden. Während die Kontrastreize links gute Antworten ergeben, sind die Amplituden auf 10-Hz-Flicker (lum) reduziert. Dies könnte damit erklärt werden, daß sich reine Helligkeitsantworten aus einer größeren retinalen Fläche rekrutieren als Kontrastantworten. Zudem könnte beim Glaukom die temporale Funktion (makrozelluläres System) mehr lädiert sein als das parvozelluläre System.

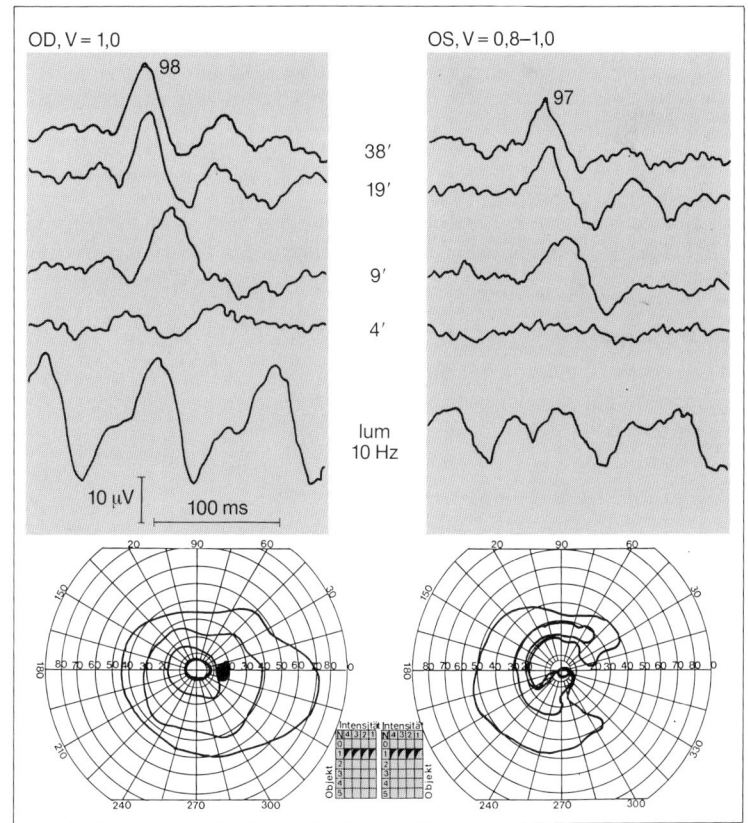

5.80 Erkrankungen der Sehnerven

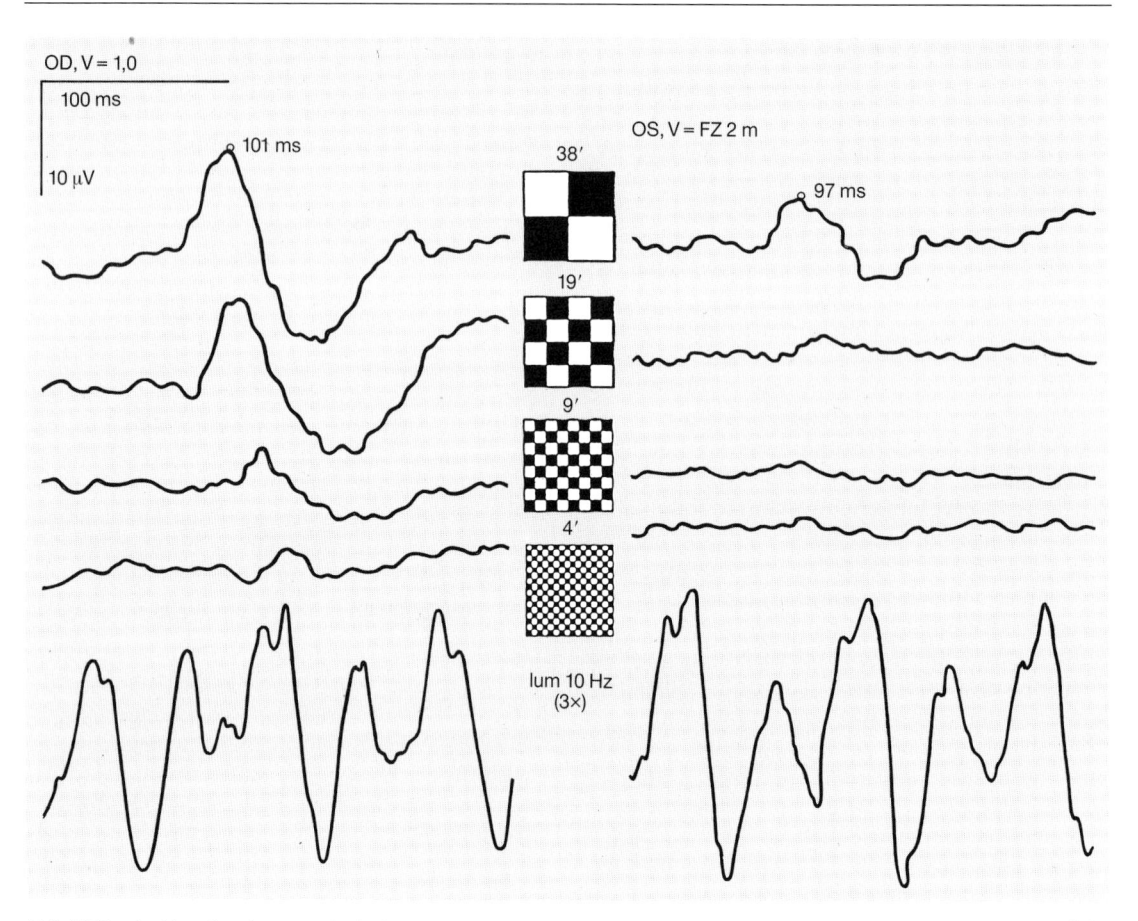

Abb. 5.**70** Amblyopie oder organische Läsion (Neuropathie)? Bei dieser 33jährigen Patientin (Analphabetin, sprachliche Schwierigkeiten), war es unklar, welche Ursache der schlechten linksseitigen Sehschärfe zugrunde liegen könnte (kein Strabismus, keine Makulopathie, keine Papillenabblassung). Die reduzierten Antwortamplituden objektivieren zweifellos eine schlechte Sehschärfe am linken Auge. Auf die größten 38'-Muster sind aber noch eindeutige Antworten (mit normaler Latenzzeit) ableitbar. Zudem sind die Antworten auf Helligkeitsreize (Flicker 10 Hz) normal. Diese Tatsache spricht eher für das Vorliegen einer Amblyopie (B. U., ♀, 33 Jahre).

Bei Neuropathien sind auf Kontrastreize gelegentlich keine Antworten mehr ableitbar. Hingegen können dann mit überschwelligen Blitzen noch schwache Restantworten registriert werden. Bei der Amblyopie ist die Akzeptanz von Kontrastreizen reduziert, diejenige von ungeformten Lichtreizen jedoch unbeeinträchtigt (Abb. 5.70). Aus differentialdiagnostischen Gründen (Amblyopie oder Neuropathie?) sollten VEP auch auf überschwellige unstrukturierte Lichtreize abgeleitet werden.

Kontrastreize: Kontrastreize können als On-Reiz aus isoilluminantem Hintergrund dargeboten werden oder einfacher als zeitliche Kontrastumkehr (pattern reversal) (Abb. 5.71). Dabei wechseln helle und dunkle Felder die Plätze in bestimmter zeitlicher Frequenz. Die mittlere Helligkeit des Stimulus bleibt konstant. Hell-dunkel-Streifen können durch Drehung orientierungsspezifische Ausfälle aufzeigen. Die besten Antworten können aber auf Schachbrettmusterumkehr registriert werden.

Übliche Untersuchungsmethodik: Etwa 130 Mittelungen pro Registrierung, Schachbrettmusterumkehr mit mehreren Schachbrettmustergrößen von 4–40 Winkelminuten Kantenlänge. Kontrast zwi-

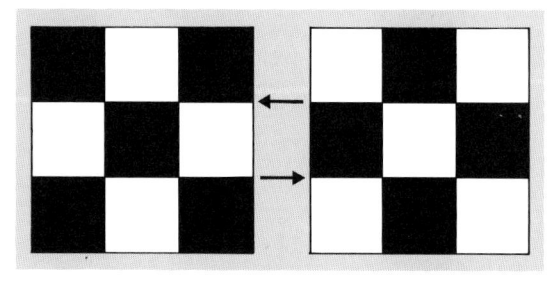

Abb. 5.**71** Die Schachbrettmusterumkehr oder Kontrastumkehr ist die klassische Stimulationsmethode im Gesichtsfeldzentrum für visuell evozierte Potentiale (VEP) und auch PERG. Variierbar ist der Kontrast zwischen hellen und dunklen Anteilen, die Umkehrfrequenz (2 Hz bei den vorliegenden Illustrationen) und die Größe der Vierecke (am einfachsten in Winkelminuten ausgedrückt).

schen hellen und dunklen Feldern 50% (die VEP-Antworten sättigen schon in niedrigen Kontrastbereichen). Umkehrfrequenz 2 Hz. (Für die hier demonstrierten Kurvenbeispiele wurden Kantenlängen von 38, 19, 9 und 4 Winkelminuten Kantenlänge benützt.)

Die Stimulation erfolgt durch Projektion mittels Drehspiegel auf einen transparenten Schirm oder mit einem Mustergenerator an einem Fernsehmonitor. Der Patient fixiert eine entsprechende Marke im Zentrum.

Die Antwortkurve und ihre Komponenten (Abb. 5.72): Von größter Aussagekraft ist die Latenzzeit der oberflächenpositiven Komponente, je nach Gerät um 100 ms (sog. P 100-Komponente). Der Normalbereich ist statistisch verläßlich in engen Grenzen definiert (z.B. 90–111 ms). Die Latenzzeit ist um so kürzer, je größer Schachbrettmuster sind. Für die Amplituden, welche bis zu einem bestimmten Grad Auskunft über die Anzahl funktionierender Informationskanäle geben, gelten wegen der großen interindividuellen Variabilität keine absoluten Normwerte. Die Amplitudengröße spielt jedoch beim Seitenvergleich einseitiger Erkrankungen eine Rolle. Latenzzeiten und Amplituden sind im Normalfall seitengleich. Individuelle Kurvenform und Latenzzeit können noch nach Jahren identisch sein.

Tuning: Die Antwortamplituden auf verschiedene Schachbrettmuster sind nicht gleich hoch. Maximale Amplituden gibt es zwischen 10 und 20 Winkelminuten Kantenlänge. Die Antworten auf kleinere und größere Muster sind kleiner. Aus dem Größenverhältnis der Antworten auf verschiedene Schachbrettmuster kann auch bei doppelseitiger Erkrankung auf das Ausmaß der Läsion geschlossen werden (die Latenzzeit signalisiert lediglich die Leitungsstörung, quantifiziert aber nicht den Ausfall, ist also beispielsweise mit der Sehschärfe nicht korreliert).

Die Indikation der visuell evozierten Potentiale:
1. Symptomenkomplex der demyelinisierenden Neuropathie:
   – akute Neuritis (kaum Antwort ableitbar bei Zentralskotom);
   – Befund Partnerauge;

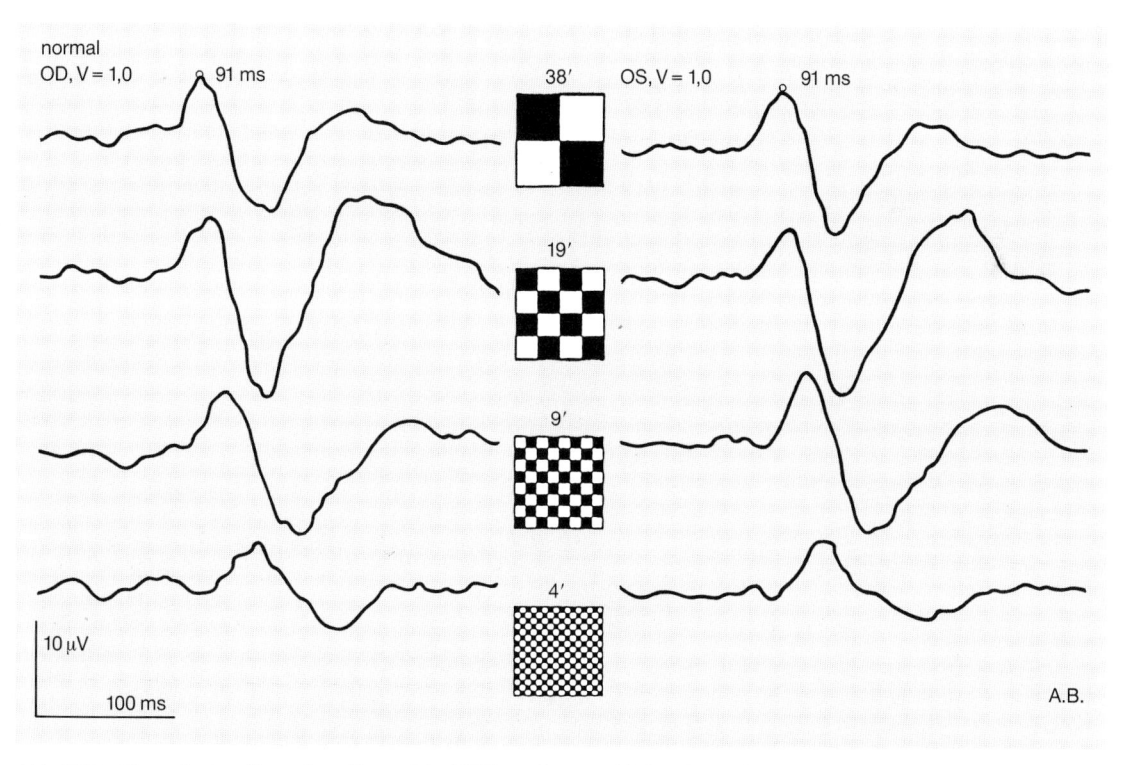

Abb. 5.72 Normale visuell evozierte Potentiale (VEP): rechtes und linkes Auge, Stimulationsfrequenz 2 Hz, Schachbrettmustergröße 38, 19, 9 und 4 Winkelminuten Kantenlänge, Kontrast 50%, Elektrode okzipital 3 cm oberhalb Inion in der Mittellinie. 128 Kontrastumkehrungen werden gemittelt. Typisch ist die Ähnlichkeit der Kurvenformen zwischen beiden Augen. Die höchsten Antwortamplituden finden sich zwischen 10 und 20 Winkelminuten Kantenlänge (Tuning). Ein normales Tuning spricht für eine normale Sehschärfe. Die Antworten auf kleine Muster (unterhalb 5 Winkelminuten) können evtl. sehr niedrig sein und im Rauschen untergehen. Ein direkter Nachweis einer vollen Sehschärfe durch 1-Minuten-Muster ist schwierig. Die Latenzzeit ist normal (normale Latenzzeit 90–111 ms, evtl., vor allem bei Kindern, bis 115 ms). Die Ableitmethodik der hier demonstrierten VEP wurde auch für die im folgenden illustrierten Fallbeispiele verwendet.

5.82 Erkrankungen der Sehnerven

- „blur" (Schleiersehen), unklare Sehstörung, Uhthoff-Symptom;
- Abgrenzung gegen Chorioretinopathia centralis serosa (Latenzzeit weniger beeinträchtigt (s. auch S. 5.109).

2. Frage nach Leitungsstörung des Optikus grundsätzlich:
   - Chiasmakompression, toxische Neuropathie, Ethambutoltherapie, Früherfassung einer Optikusläsion bei endokriner Orbitopathie.

3. Differentialdiagnostische Abgrenzung gegen Amblyopie. (PS: Bei kongenitalem Nystagmus ist die Qualität der VEP sehr stark eingeschränkt. Häufig werden auch bei gutem Visus keine brauchbaren Signale registriert.)

4. Simulation und Aggravation bzw. Sehstörung (Sehschärfe) ungeklärter (psychogener) Ursache:
   - einerseits: Ausschluß eines organischen Leidens;
   - andererseits: objektive Hinweise für eine bessere als angegebene Sehschärfe. Um mit den VEP eine Sehschärfe von 1,0 nachzuweisen, müßten Antworten auf Muster von 1 Winkelminute Kantenlänge registrierbar sein. Tatsächlich sind diese Antworten zu klein und gehen im Rauschen unter. Auf eine „gute" Sehschärfe kann man nur indirekt schließen:

   A. Das Tuning der Amplituden auf verschiedene Muster ist normal.

   B. Aufgrund einer Normalwerteskala, für welche die den Sehschärfenwerten entsprechenden VEP-Werte durch orthoptische Sichtokklusive bei Normalpersonen bestimmt wurden. Aufgrund dieser Normalwerteskala kann die tatsächliche Sehschärfe grob abgeschätzt werden (TEPING 1980).

   Da für die objektive Sehschärfenbestimmung die Latenzzeit der VEP irrelevant ist, kann zur besseren Antwortdarstellung im Schwellenbereich eine höhere zeitliche Frequenz der Kontrastumkehr gewählt werden (verschmelzende Steady-state-Antworten). Allerdings interferieren dann Effekte des räumlichen (Mustergröße) und zeitlichen (Umkehrfrequenz) Tunings, welche zudem bei Kindern anders sind als bei Erwachsenen.

   C. Berücksichtigung der Tatsache, daß bei tatsächlichem Vorliegen einer Neuropathie die Amplituden erheblich beeinträchtigt sein müßten.

   Cave: Bei einer beginnenden Makulopathie ist die Beeinträchtigung der VEP-Amplituden evtl. nur geringgradig!

5. VEP auf Flickerlicht bei Trübung der optischen Medien.

Grundsätzliche Bemerkungen: Die Präsentation des visuellen Reizes durch die Optik des Auges und die Ableitung bioelektrischer Signale an der Skalpoberfläche der Okzipitalregion will selbstverständlich nicht bedeuten, daß die VEP Funktionsweisen lediglich der Sehnerven reflektieren. Höhere visuelle Zentren modifizieren das Signal von den retinalen Ganglienzellen in für uns verborgener Weise. Aus Erfahrung mit der Ableitung der VEP bei einseitigen Sehstörungen dürfen wir aber annehmen, daß die VEP macula- und sehnervenspezifische Erkrankungen mit großer Präzision aufzeigen können.

Jede Läsion der Sehbahn kann reduzierte VEP-Amplituden und verspätete Antworten machen.

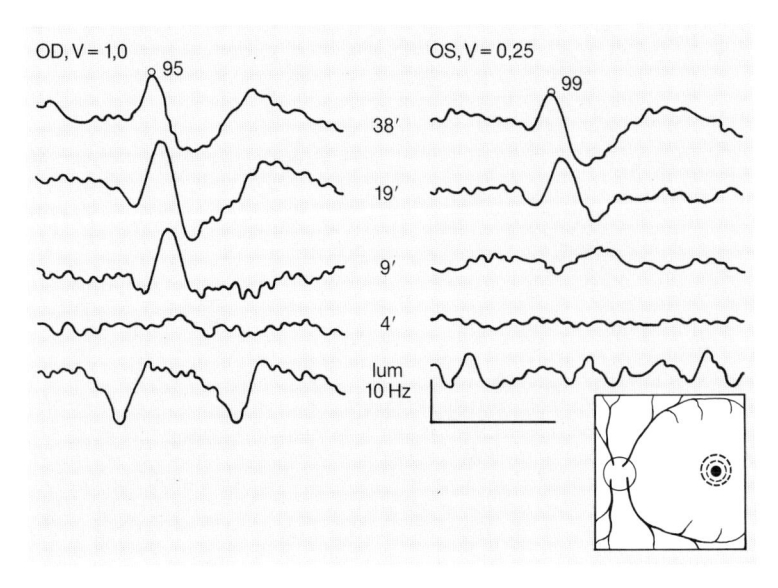

Abb. 5.73 VEP bei einem linksseitigen kleinen Makulaschichtloch (Sehschärfe noch 0,25). Es zeigt sich eine Reduktion der Antwortamplituden vor allem auf kleine Kontrastreize (9' und 4'), während die Antworten auf größere Muster (38' und 19') unbeeinflußt bleiben. Die Latenzzeit ist unwesentlich verlängert. Bei einer Neuropathie mit einer Sehschärfe 0,25 wären die VEP-Antworten in einem erheblich ausgeprägteren Maße gestört. Die mäßige Amplitudenbeeinträchtigung der VEP bei einer Makulopathie ist ein wichtiges differentialdiagnostisches Unterscheidungskriterium gegenüber einer Neuropathie. Lum 10 Hz: Antworten auf 10-Hz-Flickerlicht.

Abb. 5.74 Visuell evozierte Potentiale bei einer Amblyopie: Wie bei der Makulopathie sind die Antwortamplituden bei reduzierter Sehschärfe relativ wenig beeinträchtigt, allerdings nur, solange kein kongenitaler Nystagmus vorliegt, der die Registration stark beeinträchtigt! Zwischen Sehschärfe und Amplituden auf kleinere Musterreize besteht eine gewisse Korrelation. Wie bei der Makulopathie sind die Antworten auf die kleinen 9 und 4 Winkelminutenmuster am meisten verletzlich. Die Latenzzeit kann verspätet sein, sowohl am amblyopen wie am führenden Auge (Einfluß der orthoptischen Behandlung durch ein Sichtokklusiv). Die Verspätung der Latenzzeit am amblyopen Auge ist ein unsystematischer Befund, welcher von der Schwere der Amblyopie unabhängig ist. Die Latenzzeit ist gelegentlich selbst bei ausgeprägten Amblyopien normal (C. H., ♀, 9 Jahre)!

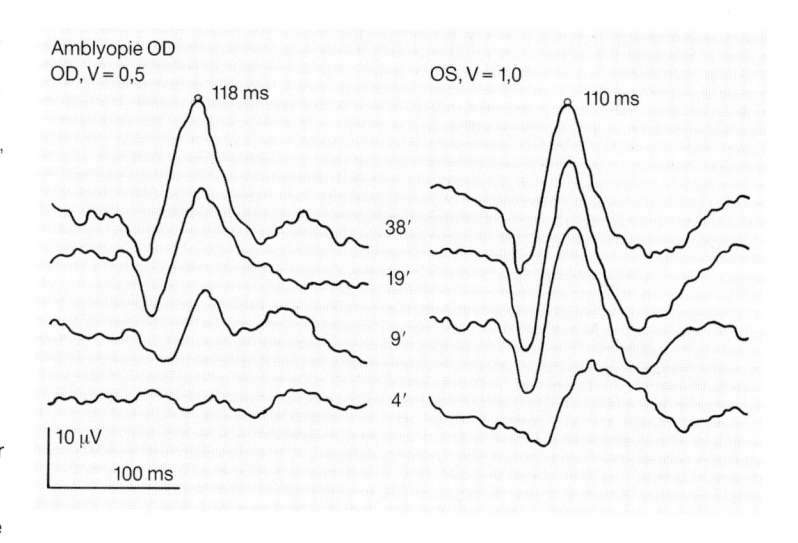

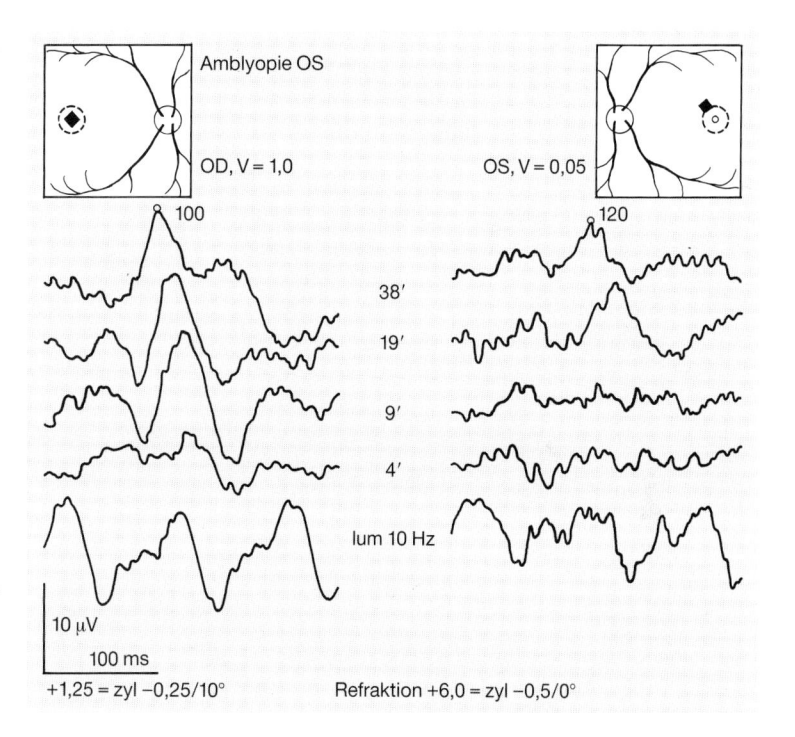

Abb. 5.75 Selbst bei einer schweren Amblyopie (Visus 0,05; Fixation am Makularand) sind auf größere Kontrastreize noch deutliche VEP-Antworten ableitbar. Die Helligkeitsantworten (Flicker: lum 10 Hz) sind nur wenig beeinträchtigt (T. T., ♂, 12 Jahre).

Abb. 5.76 Die Sehschärfenmessung allein genügt nicht, um das Ausmaß einer neuralen Läsion zu umschreiben. Beim Vergleich der VEP-Antwort-Amplituden von Neuropathieaugen mit *voller* Sehschärfe mit den gesunden Partneraugen zeigt es sich, daß am erkrankten Auge regelmäßig die Amplituden vor allem auf kleinere Kontrastreize reduziert sind. Lediglich können die Amplituden auf große Kontrastreize gelegentlich sogar *höher* sein als am gesunden Auge (Ausfall von inhibitorischen Einflüssen?). Die Daten in der Illustration sind von einer Patientengruppe gemittelt.

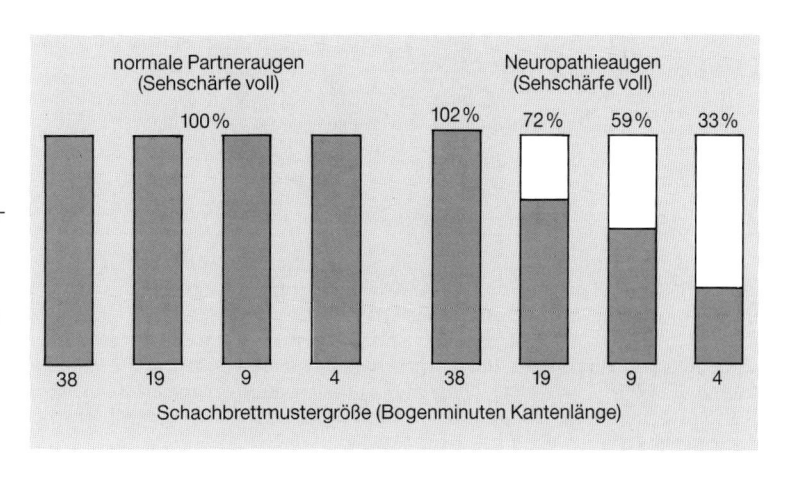

5.84 Erkrankungen der Sehnerven

Makulopathien (Abb. 5.73) und orthoptische Amblyopien (Abb. 5.74 und 5.75) beeinträchtigen die VEP deutlich weniger als die Neuropathien. Wichtig ist die Tatsache, daß bei Neuropathien die VEP deutlich mehr gestört sind, als dies aufgrund der Sehschärfe zu erwarten wäre. Bei einer Neuritis mit Sehschärfe 0,2 sind kaum noch Antworten registrierbar, weil dann 90% der Axone ohnehin blockiert sind. Selbst bei praktisch voller Sehschärfe können gelegentlich nur rudimentäre Antworten registriert werden (Abb. 5.76). Es besteht kein Zweifel darüber, daß die Sehschärfenprüfung für die Schwere der Neuropathie ein schlechter Parameter ist. Die subjektive Kontrastempfindlichkeit und das Farbensehen sind mit den VEP besser korreliert.

Neurologen in der Praxis untersuchen die VEP nur mit großen und hochkontrastigen Schachbrettmustern und oft ohne Berücksichtigung der Refraktionsverhältnisse. Dies kann ein Resultat in seiner Aussagekraft relativieren. Die Verwendung kleiner Schachbrettmuster bei sorgfältiger Mitberücksichtigung der Refraktion erhöht die quantitative Aussagekraft erheblich. VEP-Befunde sind kaum für ein Krankheitsbild pathognomonisch! Eine diagnostische Relevanz ergibt sich nur im Rahmen der Gesamtbeurteilung aller Untersuchungsresultate. Eine VEP-Diagnostik bei komplexen Fragestellungen wird auch zweideutige Antworten zur Folge haben: So ist die Frage nach einer leichten Retrobulbärneuritis bei vorbestehendem kongenitalem Pendelnystagmus ebenso schwierig zu beantworten wie die Frage nach Objektivierung einer traumatischen

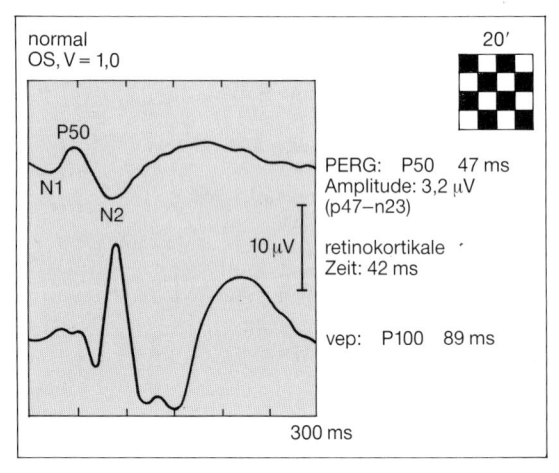

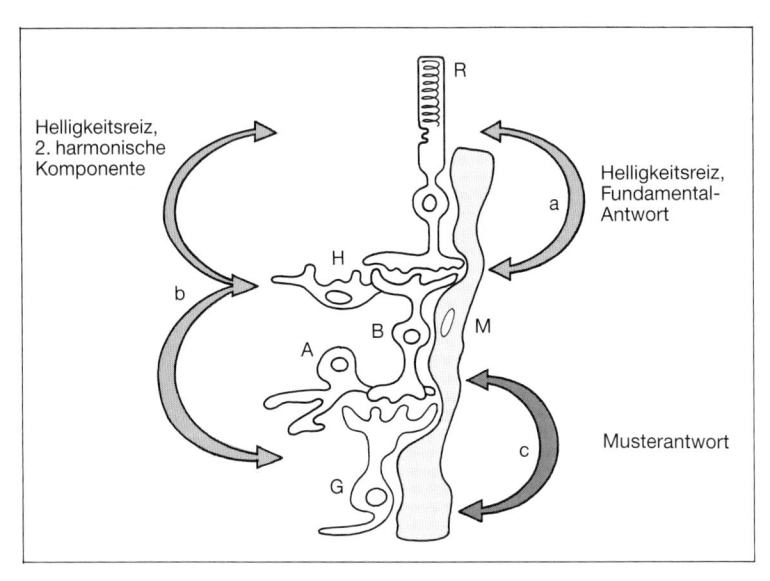

Abb. 5.77 Schachbrettmusterelektroretinogramm (PERG) und gleichzeitige Registration der visuell evozierten Potentiale (VEP). Schachbrettmustergröße 20 Winkelminuten, Kontrastumkehr 2 Hz, Kontrast 90%. Das PERG wird über eine Goldfolienelektrode, welche im Bindehautsack hängt, registriert. Das PERG besitzt wesentlich niedrigere Amplituden als das VEP. Der Registrationsaufwand (z.B. Artefaktkontrolle bei Blinzeln; Fixationsstabilität) ist beim PERG höher als eim VEP. Die retinokortikale Zeit (P 50 des PERG bis P 100 des VEP) ist eine willkürliche Definition, welche den tatsächlichen Gegebenheiten des visuellen Vorgangs evtl. nicht entspricht (K.D., ♀, 20 Jahre).

Abb. 5.78 Die maximale Stromquellendichte der bioelektrischen retinalen Antwort auf Helligkeitsreize (Elektroretinogramm ERG – a, b) und der retinalen Antwort auf Kontrast-/Muster-Reize (Schachbrettmusterelektroretinogramm PERG – c) kann in verschiedenen Netzhautschichten lokalisiert werden: Homogene Helligkeitsreize produzieren entsprechende Antworten (ERG) mehr in den distalen Netzhautschichten. Die Fundamentalantwort besitzt die gleiche Frequenz wie der dargebotene Lichtreiz. Die 2. harmonische Komponente entsteht von Zellgruppen, welche mit doppelter Frequenz antworten. Das PERG hat seinen Ursprung in proximalen Netzhautschichten, wo auch die Ganglienzellen lokalisiert sind. R Photorezeptor, H Horizontalzelle, A Amakrinzelle, B Bipolarzelle, M Müllersche Stützzelle, G Ganglienzelle (nach *Zrenner* u. Mitarb.).

Optikusneuropathie bei vorbestehender Schielamblyopie.

Kinder können bei guter Kollaboration schon ab 5 Jahren untersucht werden (evtl. auch schon früher mit auf das Stimulationsfeld superponiertem Videofilm zur Verbesserung der Aufmerksamkeit) (REGAN 1985, WILDBERGER 1984).

Schachbrettmusterelektroretinographie (PERG) (Abb. 5.77):

Das konventionelle ERG (s. entsprechenden Abschnitt) gibt Auskunft über das gesamte photopische oder skotopische Rezeptorsystem und nachgeschaltete retinale Elemente. Eine gezielte Auskunft über die Sehfunktion bei Makulopathie ist mit üblicher Ganzfeldstimulation nicht möglich. Beim PERG wird mit identischen Kontrastreizen wie beim VEP selektiv das Gesichtsfeldzentrum (Makula) untersucht. Mit Vorteil werden beide Untersuchungen kombiniert durchgeführt (retinokortikale Zeit). Die beim PERG abgeleiteten Signale reflektieren Vorgänge der Kontrastverarbeitung (Tuning) in den inneren (proximalen) Netzhautschichten (KORTH u. Mitarb. 1983), wahrscheinlich mit Einbezug der Ganglienzellen (ZRENNER u. Mitarb. 1987) (Abb. 5.78). Mit der PERG-Untersuchung hofft man, näher am „Ort des Geschehens" zu sein (direkte Prüfung der Ganglienzellfunktion) (Abb. 5.79). Nach einem Optikustrauma bleiben vorerst die PERG-Antworten noch normal, und erst nach Ablauf der absteigenden Degeneration werden sie unregistrierbar. Abklärungen bei demyelinisierender Neuritis ergaben teilweise widersprüchliche Resultate (s. S. 5.140). Bei Glaukomverdacht erhofft man sich eine gezieltere Früherfassung der kritischen Fälle (KORTH u. Mitarb. 1989).

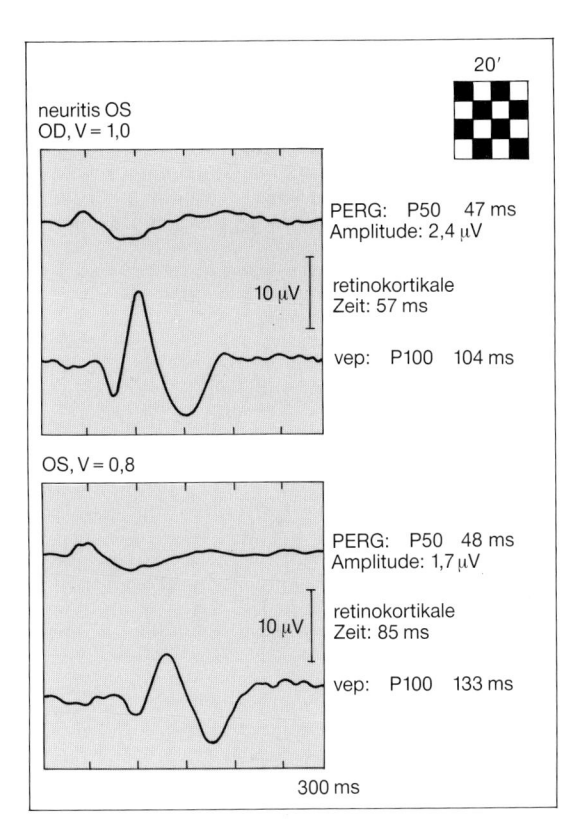

Eine genauere Analyse der Antwortkomponenten soll die Differenzierung retinaler/makulärer und neuraler Affektionen erlauben (HOLDER 1987, RYAN u. ARDEN 1988). Technisch ist die Ableitung der PERG wesentlich schwieriger als diejenige der VEP. Die optische Abbildung muß optimal sein, gleichzeitig muß eine Faserelektrode oder eine Goldfolienelektrode im Bindehautsack getragen werden. Der Patient muß sehr gut fixieren können. Eine strenge Artefaktkontrolle ist wichtig, die Potentialamplituden betragen lediglich 3–5 µV.

Abb. 5.79 Retrobulbärneuritis am linken Auge. Die PERG-Amplitude (Schachbrettmuster 20 Winkelminuten) ist herabgesetzt als Ausdruck einer geringgradigen Beeinträchtigung der Funktion proximaler Netzhautschichten (Ganglienzellen). Die Latenzzeit des PERG ist jedoch normal im Gegensatz zur Latenzzeit der gleichzeitig registrierten VEP (M.A., ♀, 26 Jahre).

Literatur

Untersuchungsmethoden

Abrahamsson, M., J. Sjöstrand: Contrast sensitivity and acuity relationsship in strabismic and anisometropic amblyopia. Brit. J. Ophthalmol. 72 (1988) 44–49

Alexandridis, E.: Die Pupille. Springer, Berlin 1982

Apkarian, P., R. Tijssen, H. Spekreijse, D. Regan: Origin of notches in CSF: optical or neural? Invest. Ophthalmol. 28 (1987) 607–612

Arden, G. B.: The importance of measuring contrast sensitivity in cases of visual disturbance. Brit. J. Ophthalmol. 62 (1978) 198–209

Arden, G. B.: Testing contrast sensitivity in clinical practice. Clin. Vision Sci. 2 (1988) 213–224

Arden, G. B., A. G. Gucukoglu: Grating test of contrast sensitivity in patients with retrobulbar neuritis. Arch. Ophthalmol. (Chic.) 96 (1978) 1626–1629

Arden, G. B., J. J. Jacobson: A simple grating test for contrast sensitivity: preliminary results indicate value in screening for glaucoma. Invest. Ophthalmol. 17 (1978) 23–32

Arden, G. B., K. Gündüz, S. Perry: Colour vision testing with a computer graphics system. Clin. Vision Sci. 2 (1988) 303–320

Atkin, A., I. Bodis-Wollner, M. Wolkstein, A. Moss, St. M. Podos: Abnormalities of central contrast sensitivity in Glaucoma. Amer. J. Ophthalmol. 88 (1979) 205–211

Aulhorn, E., G. Köst: Rauschfeldkampimetrie. Klin. Mbl. Augenheilk. 192 (1989) 284–288

Aulhorn, E., G. Köst: Noise-field campimetry. In Heijl, A.: Perimetry Update 1988/89. Proc. VIIIth IPS Meeting. Kugler & Ghedini, Amsterdam 1989 (pp. 331–336)

Beck, R. W., M. C. Ruchmann, P. J. Savino, N. J. Schatz: Contrast sensitivity measurements in acute and resolved optic neuritis. Brit. J. Ophthalmol. 68 (1984) 756–759

Blakemore, C., F. W. Campbell: On the existence of neurons in the human visual system selectively sensitive to the orientation and size of retinal images. J. Physiol. (Lond.) 203 (1969) 237–260

Bodis-Wollner, I.: Electrophysiological and psychophysical testing of vision in glaucoma. Surv. Ophthalmol. 33, Suppl. (1989) 301–307

Bodis-Wollner, I., J. M. Camisa: Contrast sensitivity measurement in clinical diagnosis. In Lessell, S., J. T. W. van Dalen: Neuroophthalmology 1980. Excerpta medica, Amsterdam 1980

Bodis-Wollner, I., M. S. Marx, S. Mitra, Ph. Bobak, L. Mylin, M. Yahr: Visual dysfunction in Parkinson's disease. Brain 110 (1987) 1675–1698

Bowman, K. J.: A method for quantitative scoring of the Fransworth panel D-15. Acta ophthalmol. 60 (1982) 907–916

Browning, D. J., E. G. Buckley: Reliability of brightness comparison testing in predicting afferent pupillary defects. Arch. Ophthalmol. 106 (1988) 341–343

Bürki, E.: Visuell evozierte Potentiale, Kontrastempfindlichkeit und Farbsinn bei Papienten mit Neuritis nervi optici und bei Multipler Sklerose. Klin. Mbl. Augenheilk. 179 (1981) 161–168

Campbell, F. W., D. G. Green: Optical and retinal factors affecting visual acuity. J. Physiol. (Lond.) 181 (1965) 576–593

Carney, L. G., R. J. Jacobs: Mechanisms of visual loss in corneal edema. Arch. Ophthalmol. (Chic.) 102 (1984) 1068–1071

Cornsweet, T.: Visual Perception. Academic Press, New York 1971

Dannheim, F., C. Roggenbuck: Comparison of automated conventional and spatial resolution perimetry in chiasmal lesions. In Heijl, A.: Perimetry Update 1988/89. Proc. VIIIth IPS-Meeting. Kugler & Ghedini, Amsterdam 1989 (pp. 377–382)

Della Sala, S., G. Bertoni, L. Somazzi, F. Stubbe, A. J. Wilkins: Impaired contrast sensitivity in diabetic patients with and without retinopathy: a new technique for rapid assessment. Brit. J. Ophthalmol. 69 (1985) 136–142

De Valois, K.: Spatial frequency adaptation can enhance contrast sensitivity. Vision Res. 17 (1977) 1057–1065

Dodt, F., K. E. Schrader: Die normale und die gestorte Pupillenbewegung. Bergmann, München 1973

Donzis, P. B., J. A. Rappazzo, R. M. Burde, M. Gordon: Effect of binocular variations of Snellen's visual acuity on titmus stereoacuity. Arch. Ophthalmol. 101 (1983) 930–932

Drucker, M. D., P. J. Savino, R. C. Sergott, Th. M. Bosley, N. J. Schatz, P. S. Kubilis: Low-contrast letter charts to detect subtle neuropathies. Amer. J. Ophthalmol. 105 (1988) 141–145

Ellenberger jr., C.: Recent advances in the understanding of vision. Neuro-ophthalmology 4 (1984) 185–206

Enroth-Cugell, Chr., J. G. Robson: Functional characteristics and diversity of cat retinal ganglion cells. Invest. Ophthalmol. 25 (1984) 250–267

Ernest, J. T., D. Archer: Fluorescein angiography of the optic disc. Amer. J. Ophthalmol. 75 (1973) 973–977

Fleishman, J. A., R. W. Beck, O. A. Linares, J. W. Klein: Deficits in visual function after resolution of optic neuritis. Ophthalmology 94 (1987) 1029–1035

Friedman, J. R., G. S. Kosmorsky, R. M. Burde: Stereoacuity in patients with optic nerve disease. Arch. Ophthalmol. 103 (1985) 37–38

Frisén, L.: Vanishing optotypes. Arch. Ophthalmol. (Chic.) 104 (1986) 1194–1198

Frisén, L.: High-pass resolution targets in peripheral vision. Ophthalmology 94 (1987) 1104–1108

Frisén, L.: Computerized perimetry: Possibilities for individual adaptation and feedback. Doc. ophthalmol. 69 (1988) 3–9

Frisén, L.: High-pass resolution perimetry. In Heijl, A.: Perimetry Update 1988/89. Proc. VIIIth IPS-Meeting. Kugler & Ghedini, Amsterdam 1989 (pp. 369–375)

Frisén L., H. Kalm: Sahlgren's saturation test for detection and grading acquired dyschromatopsia. Amer. J. Ophthalmol. 92 (1981) 252–258

Ghafour, M., W. S. Foulds, D. Allan, F. McClure: Contrast sensitivity in diabetic subjects with and without retinopathy. Brit. J. Ophthalmol. 66 (1982) 492–495

Gündüz, K., G. B. Arden: Changes in colour contrast sensitivity associated with operating argon lasers. Brit. J. Ophthalmol. 73 (1989) 241–246

Gündüz, K., G. B. Arden, S. Perry, G. W. Weinstein, R. A. Hitchings: Color vision defects in ocular hypertension and glaucoma. Quantification with a computer-driven color television system. Arch. Ophthalmol. 106 (1988) 929–935

Guthoff, R., Th. Seiler: Die Kernspintomographie in der ophthalmologischen Diagnostik. Fortschr. Ophthalmol. 86 (1989) 343–351

Hamard, H., J. Chevaleraud, P. Rondot: Neuropathies optiques. Société Francaise d'Opthalmologie. Masson, Paris 1986

Hamard, H., M. Massin, J. Poujol: Echographie de l'oeil et de l'orbite. Rapport Soc. Ophthalmol. France. Masson Paris 1973

Han, D. P., H. St. Thompson: Nomograms for the assessment of Farnsworth-Munsell 100-Hue test scores. Amer. J. Ophthalmol. 95 (1983) 622–625

Hart, W. M.: Acquired dyschromatopsias. Surv. Ophthalmol. 32 (1987) 10–31

Hayreh, S. S.: Colour and fluorescence of the optic disc. Ophthalmologica 165 (1972) 100–108

Hennekes, R.: Klinische Elektroretinographie. Fortschr. Ophthalmol. 86 (1989) 146–150

Hess, R. F., E. R. Howell: The threshold contrast sensitivity function in strabismic amblyopia. Evidence for a two type classification. Vision Res. 17 (1977) 1049–56

Hess, R. F., G. T. Plant: Optic Neuritis. Cambridge University Press, Cambridge 1986

Higgins, K. E., M. J. Jaffe, N. J. Coletta, R. C. Caruso, F. M. de Monasterio: Spatial contrast sensitivity. Arch. Ophthalmol. (Chic.) 102 (1984) 1035–1041

Hoekstra, J., D. P. J. van der Goot, G. van den Brink, F. A. Bilsen: The Influence of the number of cycles upon the visual contrast threshold for spatial sine wave patterns. Vision Res. 14 (1974) 365–368

Holder, G. E.: Significance of abnormal pattern electroretinography in anterior visual pathway dysfunction. Brit. J. Ophthalmol. 71 (1987) 166–171

Jaeger, W.: Der diagnostische Wert der Pseudoprotanomalie für die Differentialdiagnose zwischen Netzhaut- und Opticuserkrankungen. Klin. Mbl. Augenheilk. 191 (1987) 427–429

Jaeger, W., H. Krastel: Normal and defective colour vision in large field. Jap. J. Ophthalmol. 31 (1987) 20–40

Katz, L. M., D. M. Levi, H. E. Bedell: Central and peripheral contrast sensitivity in amblyopia with varying field size. Docum. ophthalmol. 58 (1984) 351–373

Kelly, D. H.: Flicker. In Autrum, H., R. Jung, W. R. Loewenstein, D. M. MacKay, H. L. Teuber: Handbook of Sensory Physiology, vol. VII/4. Springer, Berlin 1972

Kermode, A. G., I. F. Moseley: Magnetic resonance imaging in Leber's optic neuropathy. J. Neurol. Neurosurg. Psychiat. 52 (1989) 671–674

Kleiner, R. C., L. V. Enger, M. F. Alexander, S. L. Fine: Contrast sensitivity in age-related macular degeneration. Arch. Ophthalmol. (Chic.) 106 (1988) 55–57

Korth, M., R. Rix, O. Sembritzki: Spatial contrast transfer functions of the PERG. Invest. Ophthalmol. 26 (1985) 303–308

Koskela, P. U., L. Hyvärinen: Contrast sensitivity in amblyopia, parts I–IV. Acta ophthalmol. 64 (1986) 344–351, 563–569, 386–390, 570–577

Krastel, H., W. Jaeger, J. Huber, S. Braun: Rasterperimetrie mit Farbreizen. Fortschr. Ophthalmol. 83 (1986) 690–701

Lachenmayr, B.: Analyse der zeitlich-räumlichen Übertragungseigenschaften des visuellen Systems. Habil., 1988

Lachenmayr, B.: Perimetrische Verfahren zur Prüfung des zeitlichen und räumlichen Übertragungsverhaltens. In Gloor, B.: Perimetrie – mit besonderer Berücksichtigung der automatischen Perimetrie, 2. Aufl. Klin. Mbl. Augenheilk., Suppl. 110 (im Druck)

Laey, J. J.: Sémiologie fluorescéinique de la papille. J. franç. Ophtalmol. 5 (1982) 639–648

Lanthony, Ph.: La zone neutre des dyschromatopsies acquises. Ann. Oculist. 210 (1977) 937–946

Lanthony, Ph.: The new color test. Docum. ophthalmol. 46 (1978) 191–199

Levi, D. M., R. S. Harwerth: Contrast sensitivity in amblyopia due to stimulus deprivation. Brit. J. Ophthalmol. 64 (1980) 15–20

Loshin, D. S., J. White: Contrast sensitivity: the visual rehabilitation of the patient with macular degeneration. Arch. Ophthalmol. 102 (1984) 1303–1306

Lundh, B. L.: Central and peripheral contrast sensitivity for static and dynamic sinusoidal gratings in glaucoma. Acta ophthalmol. 63 (1985) 487–492

Maffei, L., A. Fiorentini: The visual cortex as a spatial frequency analyser. Vision Res. 13 (1973) 1255–1267

Mannis, M. J., K. Zadnik, Ch. A. Johnson: The effect of penetrating keratoplasty on contrast sensitivity in keratokonus. Arch. Ophthalmol. (Chic.) 102 (1984) 1513–1516

Marmor, M. F.: Contrast sensitivity versus visual acuity in retinal disease. Brit. J. Ophthalmol. 70 (1986) 553–559

Marmor, M., A. Gawande: Effect of visual blur on contrast sensitivity. Ophthalmology 95 (1988) 139–143

Marré, M., E. Marré: Erworbene Störungen des Farbensehens. Fischer, Stuttgart 1986

Miller, N. R.: Walshand Hyto's Neuro-Ophthalmology, vol. I. Williams & Wilkins, Baltimore 1982

Miller, S. D., H. S. Thompson: Pupil cycle time in optic neuritis. Amer. J. Ophthalmol. 85 (1978) 635–642

Mitra, S.: Spatial contrast sensitivity in macular disorder. Docum. ophthalmol. 59 (1985) 247–267

Moseley, I. F., M. D. Sanders: Computerized Tomography in Neuro-Ophthalmology. Chapmann & Hall, London 1982

Neetens, A., H. Smet: L'emploi de réseaux en neuro-ophtalmologie pour la détermination de la sensibilité au contraste. Ophtalmologie (Paris) 1 (1987) 31–38

Neima, D., D. Regan: Pattern evoked potentials and spatial vision in retrobulbar neuritis and multiple sclerosis. Arch. Neurol. 41 (1984) 198–201

Neima, D., R. LeBlanc, D. Regan: Visual field defects in ocular hypertension and glaucoma. Arch. Ophthalmol. (Chic.) 102 (1984) 1042–1045

Niemeyer, G.: Indikationen zu elektrophysiologischen Untersuchungen des Auges. Klin. Mbl. Augenheilk. 194 (1989) 333–336

Novotny, H. R., D. L. Alvis: A method of photographing fluorescence in circulating blood in the human retina. Circulation 24 (1961) 82–86

Ossoinig, K. C.: Clinical echo-ophthalmography. In Blodi: Current Concepts of Ophthalmology, vol. III. Mosby, St. Louis 1972 (pp. 101–130)

Pelli, D. G., J. G. Robson, A. J. Wilkins: The design of a new letter chart for measuring contrast sensitivity. Clin. Vision Sci. 2 (1988) 187–199

Pittke, E. C.: Random-Dot-Stereogramme und die Grenzen ihrer Erkennbarkeit. Klin. Mbl. Augenheilk. 192 (1988) 329–336

Plant, G. T., R. F. Hess, S. J. Thomas: The pattern evoked elektroretinogram in optic neuritis. Brain 109 (1986) 469–490

Pokorny, J., V. C. Smith, G. Verriest, A. J. L. G. Pinckers: Congenital and Acquired Color Vision Defects. Grune & Stratton, New York 1979

Preston, D. S., L. Bernstein, A. A. Sadun: Office techniques for detecting optic neuropathies. Neuro-ophthalmology 8 (1988) 245–250

Radü, E.-W., B. E. Kendall, I. F. Moseley: Computertomographie des Kopfes, 2. Aufl. Thieme, Stuttgart 1987

Rassow, B.: Zur Bestimmung der Kontrastempfindlichkeit. Klin. Mbl. Augenheilk. 193 (1988) 93–98

Regan, D.: Visual psychophysical tests in demyelinating disease. Bull. Soc. belge Ophtalmol. 208 (1983) 303–321

Regan, D.: Evoked potentials and their applications to neuro-ophthalmology. Neuro-ophthalmology 5 (1985) 73–108

Regan, D., K. I. Beverley: Visual fields described by contrast sensitivity, by acuity, and by relative sensitivity to different orientations. Invest. Ophthalmol. 24 (1983) 754–759

Regan, D., C. Maxner: Orientation-dependent loss of contrast sensitivity for pattern and flicker in multiple sclerosis. Clin. Vision Sci. 1 (1986) 1–23

Regan, D., C. Maxner: Orientation-selective visual loss in patients with Parkinson's disease. Brain 110 (1987) 415–432

Regan, D., T. J. Murray, R. Silver: Effect of body temperature on visual evoked potential delay and visual perception in multiple sclerosis. J. Neurol. Neurosurg. Psychiat. 40 (1977) 1083–1091

Regan, D., D. Neima: Low contrast letter charts as a test of visual function. Ophthalmology 90 (1983) 1192–1200

Regan, D., D. Neima: Low-contrast letter charts in early diabetic retinopathy, ocular hypertension, glaucoma, and Parkinson's disease. Brit. J. Ophthalmol. 68 (1984) 885–889

Regan, D., R. Silver, T. J. Murray: Visual acuity and contrast sensitivity in multiple sclerosis-hidden visual loss. Brain 100 (1977) 563–579

Regan, D., J. A. Whitlock, T. J. Murray, K. I. Beverley: Orientation-specific losses of contrast sensitivity in multiple sclerosis. Invest. Ophthalmol. 19 (1980) 324–328

Richard, G.: Fluoreszenzangiographie. Thieme, Stuttgart 1989

Robert, Y.: Die klinischen Untersuchungsmethoden der Papille. Klin. Mbl. Augenheilk., Suppl. 108 (1985)

Rogers, G. L., D. L. Bremer, L. E. Leguire: The contrast sensitivity function and childhood amblyopia. Amer. J. Ophthalmol. 104 (1987) 64–68

Roggenkämper, P.: Stereosehen bei vermindertem Visus. Klin. Mbl. Augenheilk. 183 (1983) 105–109

Ross, J. E., A. J. Bron, D. D. Clarke: Contrast sensitivity and visual disablility in chronic simple glaucoma. Brit. J. Ophthalmol. 68 (1984) 821–827

Ross, J. E., D. D. Clarke, A. J. Bron: Effect of age on contrast sensitivity function. Brit. J. Ophthalmol. 69 (1985) 51–56

Ross, J. E., A. J. Bron, B. C. Reeves, P. G. Emmerson: Detection of optic nerve damage in ocular hypertension. Brit. J. Ophthalmol. 68 (1985) 897–903

Roth, A., M. Pelizzone: L'examen de la vision centrale. Klin. Mbl. Augenheilk. 194 (1989) 325–332

Roth, A., D. Hermes, M. Pelizzone, N. Borot: L'apport des équations clorées métamériques au diagnostic des neuropathies optiques. Ophtalmologie (Paris) 1 (1987) 21–25

Ryan, S., G. B. Arden: Electrophysiological discrimination between retinal and optic nerve disorders. Docum. ophthalmol. 68 (1988) 247–255

Sadun, A. A., S. Lessell: Brightness-sense and optic nerve disease. Arch. Ophthalmol. 103 (1985) 39–43

Safran, A. B., J. S. Glaser: Statokinetic dissociation in lesions of the anterior visual pathways. Arch. Ophthalmol. 98 (1980) 291–295

Safran, A. B., A. Walser, G. Gauthier: Le test d'induction du cycle pupillaire. Bull. Soc. franç. Ophtalmol. 93 (1981) 276–279

Salmon, J. F., T. R. Carmichael, N. H. Welsh: Use of contrast sensitivity measurement in the detection of subclinical ethambutol toxic optic neuropathy. Brit. J. Ophthalmol. 71 (1987) 192–196

Sanders, E. A. C. M., A. C. W. Volkers, J. C. van der Poel, G. H. M. van Lith: Spatial contrast sensitivity function in optic neuritis. Neuro-ophthalmology 4 (1984) 255–259

Sanders, E. A. C. M., A. C. W. Volkers, J. C. van der Poel, G. H. M. van Lith: Visual function and pattern visual evoked response in optic neuritis. Brit. J. Ophthalmol. 71 (1987) 602–608

Schinz, H. R., J. Wellauer: Lehrbuch der Röntgendiagnostik, Bd. III: Augen. Thieme, Stuttgart 1966

Schmeisser, E. T., Th. J. Smith: High-frequency flicker visual-evoked potential losses in glaucoma. Ophthalmology 96 (1989) 620–623

Sherman, M. D., P. Henkind: Photostress recovery in chronic glaucoma. Brit. J. Ophthalmol. 72 (1988) 641–645

Simons, K.: Stereoauity norms in young children. Arch. Ophthalmol. 99 (1981 a) 439–445

Simons, K.: A comparison of the Frisby, random-dot E, TNO, and randot circles stereotests in screening and office use. Arch. Ophthalmol. 99 (1981 b) 446–452

Sjöstrand, J.: Grating test of contrast sensitivity. Bull. Soc. belge Ophtalmol. 208 (1983) 143–149

Skalka, H. W.: Ultrasonography of the optic nerve. In Smith, J. L.: Neuro-Ophthalmology. Update, vol. XV. Masson, Paris 1977 (pp. 119–130)

Skalka, H. W.: Effect of age on Arden grating acuity. Brit. J. Ophthalmol. 64 (1980) 21–32

Smith, V. C., J. Pokorny, A. S. Pass: Color-axis determination on the Farnsworth-Munsell 100-Hue test. Amer. J. Ophthalmol. 100 (1985) 176–182

Sokol, S., A. Moskovitz, B. Skarf, R. Evans, M. Molitch, B. Senior: Contrast sensitivity in diabetics with and without background retinopathy. Arch. Ophthalmol. (Chic.) 103 (1985) 51–54

Stamper, R. L.: Psychophysical changes in glaucoma. Surv. Ophthalmol. 33, Suppl. (1989) 309–318

Stamper, R. L., C. Hsu-Winges, M. Sopher: Arden contrast sensitivity in glaucoma. Arch. Ophthalmol. (Chic.) 100 (1982) 947–950

Stepanik, J.: Frühglaukom in der Praxis: ein Untersuchungsraster für das Goldmann-Perimeter. Spektr. Augenheilk. 3/4 (1989) 170–173

Töping, C.: Klinische Anwendung des visuell evozierten kortikalen Potentials (VECP) zur Visusbestimmung. Ber. dtsch. ophthalmol. Ges. 77 (1980) 399–403

Thompson, H. St.: Pupillary signs in the diagnosis of optic nerve disease. Trans. ophthalmol. Soc. U. K. 96 (1976) 377

Trick, G. L., R. M. Burde, M. O. Gordon, J. V. Santiago, Ch. Kilo: The relationship between hue discrimination and contrast sensitivity deficits in patients with diabetes mellitus. Ophthalmology 95 (1988) 693–698

Tyler, C. W.: Specific deficits of flicker sensitivity in glaucoma and ocular hypertension. Invest. Ophthalmol. 20 (1981) 204–212

Tyler, C. W.: Specific deficits of flicker sensitivity in glaucoma and ocular hypertension. Invest. Ophthalmol. 20 (1981) 204–212

Verriest, G., A. Buyssens, R. Vanderdonck: quantitative de l'effet qu'exerce sur les résultats de quelques tests de la discrimination chromatique une diminution non sélective du niveau d'un éleirage C. Rev. Opt. 42 (1963) 106–119

Verriest G., J. van Laethem, A. Uvijls: A new assessment of the normal ranges of the Farnsworth-Munsell 100-Hue test scores. Amer. J. Ophthalmol. 93 (1982) 635–642

Vingrys, A. J., E. King-Smith, S. C. Benes: Color perimetry can be more sensitive than achromatic perimetry. Clin. Vision Sci. 4 (1989) 197–209

Virsu, V., J. Rovamo: Visual resolution, contrast sensitivity and the cortical magnification factor. Exp. Brain Res. 37 (1979) 475–494

Vogels, R., G. A. Orban, E. Vandenbussche: Meridional variations in orientation discrimination in normal and amblyopic vision. Invest. Ophthalmol. 25 (1984) 720–728

Volkers, A. C. W., K. H. Hagemans, G. J. van der Wildt, P. I. M. Schmitz: Spatial contrast sensitivity and the diagnosis of amblyopia. Brit. J. Ophthalmol. 71 (1987) 58–65

Wall, M., M. Dalali: Contrast sensitivity, color vision and perimetry in 100 examinations of patients with optic neuropathies and normal Snellen acuity. In Heijl, A.: Perimetry Update 1988/89. Proc. VIIIth IPS Meeting. Kugler & Ghedini, Amsterdam 1989 (pp. 59–65)

Wall, M., A. A. Sadun: Threshold Amsler grid testing. Arch. Ophthalmol. (Chic.) 104 (1986) 520–523

Wanger, P., H. E. Persson: Pattern-reversal electroretinograms and high-pass resolution perimetry in suspected or early glaucoma. Ophthalmology 94 (1987) 1098–1103

Weatherhead, R. G.: Use of the Arden grating test for screening. Brit. J. Ophthalmol. 64 (1980) 591–596

Wende, S., M. Thelen: Kernspintomographie in der Medizin. Springer, Berlin 1983

Wessing, A.: Fluoreszenzangiographie der Retina. Thieme, Stuttgart 1968

Wildberger, H.: Erworbene Blausinnstörungen bei Neuropathien des Sehnerven. Klin. Mbl. Augenheilk. 182 (1983) 451–455

Wildberger, H.: Neuropathies of the optic nerve and visual evoked potentials with special reference to color vision and differential light threshold measured with the computer perimeter Octopus. Docum. ophthalmol. 58 (1984) 147–227

Wildberger, H.: Zur Untersuchung erworbener Störungen des Kontrastsehens und der Farbwahrnehmung bei milden Opticusneuropathien. Klin. Mbl. Augenheilk. 186 (1985) 194–199

Wildberger, H., Y. Robert: Wie gut sind subjektive Kontrastwahrnehmung und Lichtunterschiedsempfindlichkeit im Gesichtsfeldzentrum von Opticusneuropathien korreliert? Klin. Mbl. Augenheilk. 192 (1988) 113–116

Wildberger, H., H. Hoffmann, J. Siegfried: Fluctuations of VEP amplitudes and of contrast sensitivity in Uhthoff's symptom. Docum. ophthalmol. 65 (1987) 357–365

Wilkins, A. J., S. Della Sala, L. Somazzi, I. Nimmo-Smith: Age related norms for the Cambridge low contrast gratings, including details concerning their design and use. Clin. Vision Sci. 2 (1988) 201–212

Wright, Chr. E., N. Drasdo: The influence of age on the spatial and temporal contrast sensitivity function. Docum. Ophthalmol. 59 (1985) 385–395

Zrenner, E., C. L. Baker, R. F. Hess, B. T. Olsen: Die Lokalisation elektroretinographischer Antworten auf Musterumkehrreize und Helligkeitsreize in einzelnen Schichten der Primatennetzhaut. Fortschr. Augenheilk. 84 (1987) 491–495

Zulauf, M., J. Flammer, D. Petrovic: Korrelation von Kontrastempfindlichkeit und Gesichtsfeld bei Glaukompatienten. Erste Resultate. Klin. Mbl. Augenheilk. 190 (1987) 303–304

Zulauf, M., J. Flammer, C. Signer: Spatial brightness contrast sensitivity measured with white, green, red and blue light. Ophthalmologica 196 (1988) 43–48

Klinik

Kongenitale Papillenanomalien

A. Huber

Beim Erwachsenen beträgt die Größe der Papille 1,5 × 2 mm, wobei dieses Maß erhebliche Variationen aufweisen kann, nicht zuletzt im Hinblick auf Refraktionsanomalien. Megalopapille (mit Ausnahme der Papillen bei Myopie) ist sehr selten, nicht dagegen die Mikropapille resp. die Hypoplasie, welche beim Kind mit ungenügenden visuellen Funktionen stets diagnostisch in Erwägung gezogen werden muß.

Da die Nervenfasern im Auge nicht myelinisiert sind, ist der Sehnerv im Durchmesser größer als die Papille selbst. Die Axone erhalten ihre Myelinscheide erst beim Durchtritt durch die Sklera, also retropapillär.

Megalopapille

Die Megalopapille ist charakterisiert durch abnorme Größe, vergrößerten blinden Fleck, keine wesentlichen Gesichtsfeldausfälle und besonders verstärkte Sichtbarkeit der weiß erscheinenden Lamina cribrosa. Nicht selten kombiniert sich die Megalopapille mit basalen Enzephalozelen, wobei im Vollbild ein Syndrom mit kranialen Mittelliniendefekten (Hypertelorismus, breite flache Nasenwurzel, Hasenscharte) zustande kommt. Patienten mit Megalopapille bedürfen im Hinblick auf die Enzephalozelen unbedingt einer eingehenden CT – resp. MRI-Abklärung.

Hypoplasie

Die Hypoplasie der Papille ist ein- oder doppelseitig (auch asymmetrisch), wobei ein ganzes Spektrum verschieden kleiner Papillengrößen zu beobachten ist (Abb. 5.80). Bei der Ophthalmoskopie beobachtet man eine kleine Papille mit zentral gelegenen, schmalen geschlängelten Gefäßen, welche nicht selten von 2 Pigmentringen umgeben ist (double ring sign). Der Visus bei Hypoplasie kann

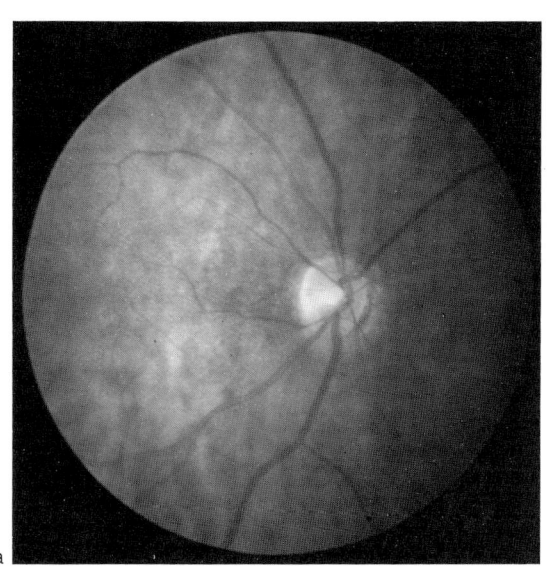

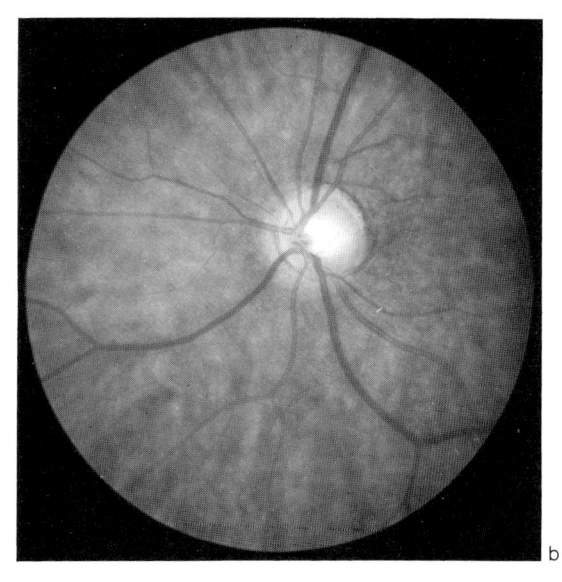

Abb. 5.80 Kongenitale Hypoplasie der Papille (Mikropapille). a) Kleine Papille mit zentral gelegenen, schmalen Gefäßen. Im rotfreien Licht Verdünnung der peripapillären Nervenfaserschicht. Im Gesichtsfeld kleiner blinder Fleck. b) Vergleichsaufnahme der gesunden Seite mit normaler Papillenstruktur, normaler Größe und zentraler physiologischer Exkavation. Intakte peripapilläre Nervenfaserzeichnung.

5.90   Erkrankungen der Sehnerven

normal oder vermindert sein. Im Gesichtsfeld manifestiert sich ein kleiner blinder Fleck, evtl. finden sich bogenförmige, altitudinale oder sektorenförmige nasale oder temporale Ausfälle. Visusverminderung bei Hypoplasie der Papille ist stets exakt gegenüber gewöhnlicher Amblyopie (evtl. unter Zuhilfenahme eines mehrwöchigen Okklusionsversuches des besseren Auges) abzugrenzen. Im Rotfrei-Licht kann eine Verdünnung der peripapillären Nervenfaserschicht nachgewiesen werden. Bei einseitiger Hypoplasie liegt nicht selten eine im „swinging flashlight test" erkennbare afferente Pupillenstörung vor. Doppelseitige Hypoplasie der Papillen kann mit zerebralen Mißbildungen und neuroendokrinen Störungen assoziiert sein. Das Syndrom der *septo-optischen Dysplasie* (de Morsier) ist gekennzeichnet durch kleine Statur (hypophysäre Wachstumshormondefizienz), schlechte Sehschärfe, Nystagmus, Papillenhypoplasie und evtl. bitemporale Hemianopsie. Die Pneumoenzephalographie oder moderne bildgebende Verfahren wie CT oder MRI manifestieren ein fehlendes Septum pellucidum mit Fusion der Seitenventrikel vorn zu einem Ventrikel, eine Agenesie des Hypothalamus und Mißbildungen des Chiasma opticum. Das rechtzeitige Erkennen des de Morsier-Syndroms ist von Bedeutung, da die Wachstumshormonstörung und der nicht selten zugleich vorhandene Diabetes insipidus medikamentöser Behandlung zugänglich sind. Interessant ist schlußendlich die Beobachtung, daß Hypoplasie der Papillen bei Kindern vorkommt, deren Mütter während der Schwangerschaft unter Chinin- oder Phenytoinmedikation gestanden sind oder einen Diabetes mellitus aufweisen.

Dysplasien

Diese Gruppe umfaßt ein komplexes Spektrum verschiedenster kongenitaler Papillenanomalien mit Anomalien der Gefäße, des retinalen Pigmentepithels und des glialen Gewebes. *Kolobome* sind dysplastische Exkavationen der Papille, die sich bis in Netzhaut und Aderhaut ausdehnen, aber auch auf die Papille beschränkt sein können (Abb. 5.81). Im letzteren Falle zeigen sich sehr häufig Visusreduktion und Gesichtsfelddefekte, die mit entsprechenden Ausfällen der retinalen Nervenfaserschicht parallel gehen. Eine extreme Formvariante des Koloboms stellt das *„morning glory syndrome"* dar, charakterisiert durch einen breiten, von chorioretinalem Pigmentsaum umgebenen Skleralkanal, in dessen Tiefe die Papille sozusagen versinkt (Abb. 5.82). Eine eher seltene Dysplasie ist die *Grubenpapille*, die gelegentlich bogenförmige oder skotomatöse Gesichtsfeldausfälle erzeugen kann, jedoch nicht mit Anomalien des Zentralnervensystems assoziiert ist. Die Papillengruben liegen meistens im temporalen Bereich der Papille und zeigen bei einer Größe von 0,1–0,7 Papillendurchmesser eine charakteristische graue resp. grauolive Farbe (Abb. 5.83). Manifestiert sich bei der Grubenpapille eine Visusabnahme, so ist diese durch eine seröse Amotio centralis bedingt, welche die eigentliche Komplikation der Grubenpapille darstellt und wahrscheinlich durch Glaskörperflüssigkeit, die

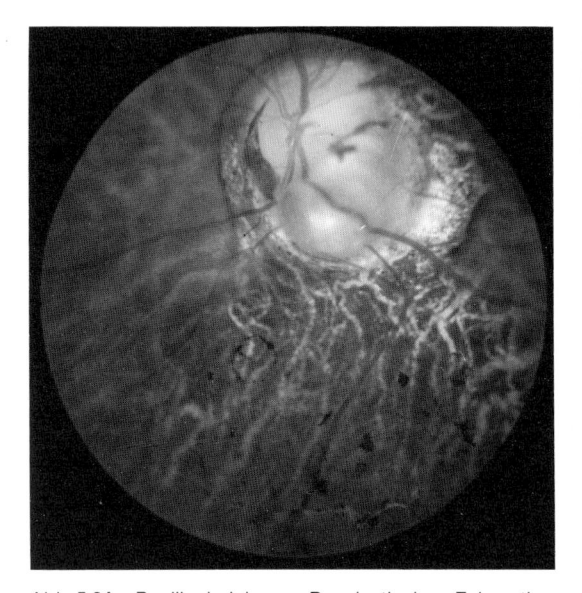

Abb. 5.**81** Papillenkolobom. Dysplastische Exkavation der Papille, die praktisch auf die Papille und die parapapilläre Region beschränkt ist. Zirkumpapilläre Aderhautatrophie, unterhalb des Papillenkoloboms vermehrt sichtbare Zeichnung der Aderhautgefäße mit Pigmentablagerungen.

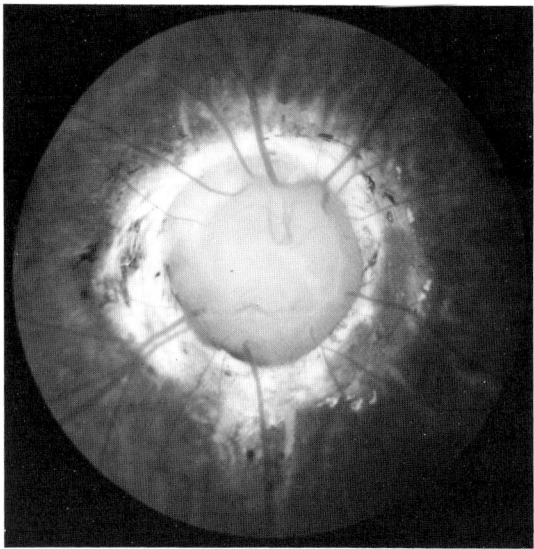

Abb. 5.**82** Morning-glory-Syndrom. Weiter, von chorioretinalem Pigmentsaum umgebener Skleralkanal mit relativ schlecht abgegrenzter Papille in der Tiefe.

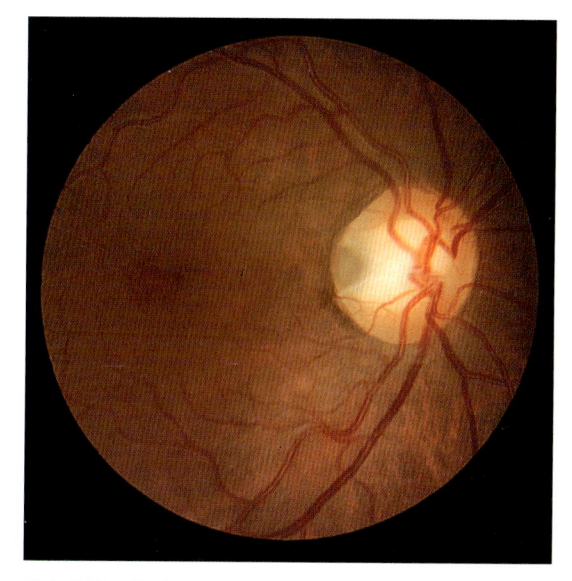

Abb. 5.83 Grubenpapille. Deutliche Grubenbildung im temporalen Bereich der Papille von charakteristisch grau-oliver Farbe. Keine seröse Amotio, jedoch diskrete Makulopathie.

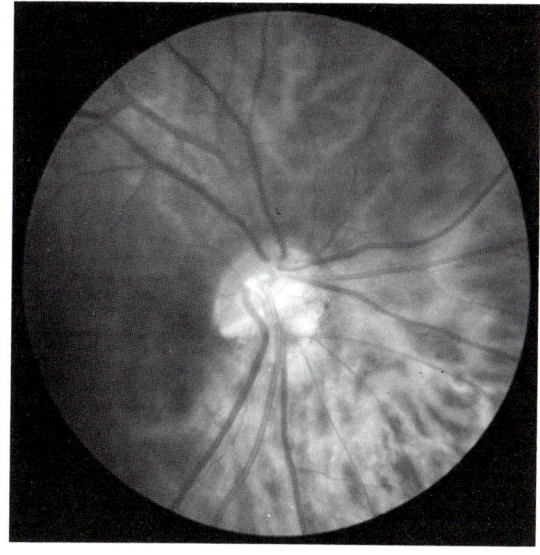

Abb. 5.84 Tilted disc syndrome. Schiefe Insertion des N. opticus in den Bulbus. Papillenscheibe oval mit vertikaler Achse in schiefer Stellung. Depression nach unten und Elevation nach oben mit Austritt verdrehter Gefäße nach oben und einem unten situierten Skleralkonus.

durch die Grube hindurch hinter die Netzhaut gelangt ist, erzeugt wird. Zu den Papillendysplasien gehört ferner das *„tilted disc syndrome"*, welches durch eine schiefe Insertion des N. opticus in den Bulbus zustande kommt. Demzufolge erscheint die Papillenscheibe oval mit der vertikalen Achse in schiefer Stellung, mit einer Depression nach unten und einer Elevation nach oben (nicht zu verwechseln mit einer Papillenschwellung irgendwelcher Genese!), mit Austritt verdrehter Gefäße temporal oben und einem unten resp. unten temporal situierten Skleralkonus (Abb. 5.84). Alle diese Zeichen können sich in variabler Ausprägung manifestieren und kombinieren; deshalb auch die zahlreichen anderen Benennungen für dieses Syndrom: Situs inversus der Papille, kongenitaler Konus, Sehnervenscheibendiversion, Fuchssches Kolobom. Nicht selten zeigt der untere resp. nasal untere Fundusabschnitt deutliche Hypopigmentierung infolge Verdünnung der Sklera oder lokalisierter Ektasie dieses Fundusbezirkes. Das „tilted disc syndrome" ist vielfach mit Visusverminderung und temporalen resp. superotemporalen Gesichtsfelddefekten, welcher Verminderung oder Abwesenheit von retinalen Nervenfasern beim Eintritt in den defekten Papillenbezirk entsprechen, verbunden. Bei doppelseitiger Ausprägung kommt es zu bitemporalen Gesichtsfeldausfällen mit Vortäuschung eines Chiasmasyndroms; im Gegensatz zu wirklichen Chiasmaläsionen respektieren diese Defekte jedoch nie die Mittellinie und tendieren auch zur Propagation auf die nasale Seite. Überdies manifestieren viele Patienten mit „tilted disc syndrome" eine stärkere Myopie resp. einen myopischen Astigmatismus mit schiefer Achse: Durch optische Korrektur solcher Refraktionsanomalien können vielfach bei der Perimetrie die Gesichtsfeldausfälle teilweise oder ganz zum Verschwinden gebracht werden. Solche *Refraktionsskotome*, meistens in Form atypischer bitemporaler Gesichtsfelddefekte, kommen vor allem bei Myopien zustande, nämlich dann, wenn der hintere Pol des Augapfels nicht halbkugelförmig geformt ist, sondern im Bereiche der Papille eine asymmetrische Verlängerung aufweist. Infolge unscharfer Abbildung der Prüfpunkte des Perimeters in diesen Bereichen kommt es zur Entstehung relativer Skotome (Abb. 5.85). Weil solche anlagebedingte Ektasien bei der Myopie vorwiegend unterhalb der Papille liegen, resultieren relative bitemporale Gesichtsfeldausfälle nach oben, wie sie bei Hypophysentumoren in ganz ähnlicher Form (jedoch stets die Mittellinie streng respektierend!) auftreten können. Der Nachweis des Refraktionsskotoms wird dadurch erbracht, daß man bei der statischen Perimetrie die Korrektur im Sinne einer geringeren Brechkraft ändert und feststellt, ob die Lichtunterschiedsempfindlichkeit dadurch gehoben werden kann. Auch beim Refraktionsskotom reichen die Gesichtsfeldausfälle nicht selten über die vertikale Mittellinie nach nasal hinüber, was sie von Defekten bei Chiasmaläsionen deutlich unterscheidet.

5.92 Erkrankungen der Sehnerven

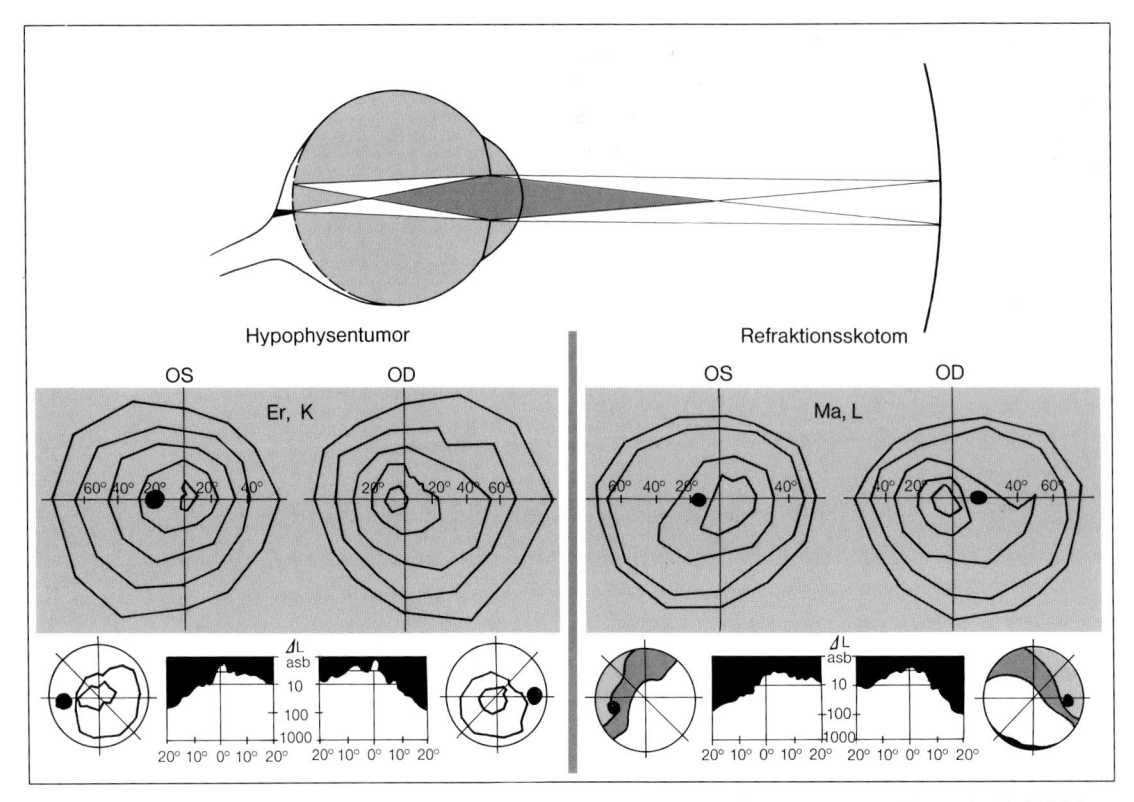

Abb. 5.85 Refraktionsskotome bei anlagebedingten Ektasien des Bulbus. Im Schema oben ist die unscharfe Abbildung der Prüfpunkte des Perimeters im Bereiche der Ektasie demonstriert (nach *Aulhorn*). Relative bitemporale Gesichtsfeldausfälle (kinetische Gesichtsfelder oben, statische Gesichtsfelder unten) resultieren bei Perimetrie ohne exakte Korrektur der Refraktion (Schemata rechts) in ähnlicher Form wie bei raumverdrängenden Prozessen im Sellabereich (Schemata links).

Drusenpapillen

Drusen der Papille stellen die häufigste Ursache für kongenitale Papillenschwellungen neben der Pseudoneuritis resp. Pseudostauungspapille dar. Letztere werden im Abschnitt „Papillenödem" eingehender besprochen. Papillendrusen, besonders wenn sie wie meistens doppelseitig vorhanden, geben immer wieder zu diagnostischen Schwierigkeiten (Differentialdiagnose gegenüber Stauungspapillen) und evtl. unnötigen diagnostischen Untersuchungen (invasive Neuroradiologie) Anlaß. Die aus runden, reflektierenden hyalinen Körpern und Calcium bestehenden Drusen liegen zwischen Lamina cribrosa und Papillenoberfläche; evtl. stellen sie Ablagerungsprodukte des Axons bei gestörtem axoplasmatischem Flow dar. Drusenpapillen finden sich sporadisch, unregelmäßig dominant vererbt, bei Retinitis pigmentosa, nach Optikusatrophie, bei Pseudoxanthoma elasticum, bei Hypermetropie und gelegentlich als Folge eines akuten oder chronischen Papillenödems. Bei Kindern sind die Drusen häufig noch im Papillengewebe verborgen und bewirken lediglich Elevation und Unschärfe der Papillen, die nur allzu gerne mit Papillenödem oder Stauungspapille verwechselt werden können. Wegen der erwiesenen Heredität sollte stets eine Fundusuntersuchung der Eltern erfolgen, wo die Drusen erfahrungsgemäß bereits oberflächlich und exponiert gefunden werden können. Im fortgeschrittenen Stadium imponieren die sichtbaren Drusen als gelbliche, sagokornähnliche Körperchen, die der Papille eine Art Maulbeerstruktur verleihen (höckerige, polyzyklische Papillengrenzen) (Abb. 5.86). Verborgene Drusen können evtl. mit Hilfe der Kontaktglas-Spaltlampen-Mikroskopie, evtl. sogar mit der „High resolution"-Computertomographie sichtbar gemacht werden. Das Fluoreszenzangiogramm der Drusenpapille ist charakteristisch und diagnostisch wegweisend: Aufleuchten der Drusen bereits im Leerbild (Eigenfluoreszenz), leichte Anfärbung derselben in späteren Phasen mit Manifestwerden der polyzyklischen Papillengrenzen, keine Kapillarstauung, eher Verarmung der Papille an kleinen Blutgefäßen (dies in schroffem Gegensatz zur Stauungspapille mit enormer Kapillarstauung und aneurysmatischen Kapillarerweiterungen!). Papillendrusen können durch Gesichtsfelddefekte oder spontane Blutungen subjektiv störende Symptome erzeugen. Die bei Drusen zu beobachtenden Gesichtsfeldausfälle (75% aller Augen mit sichtbaren Drusen) sind

Klinik – Kongenitale Papillenanomalien   5.93

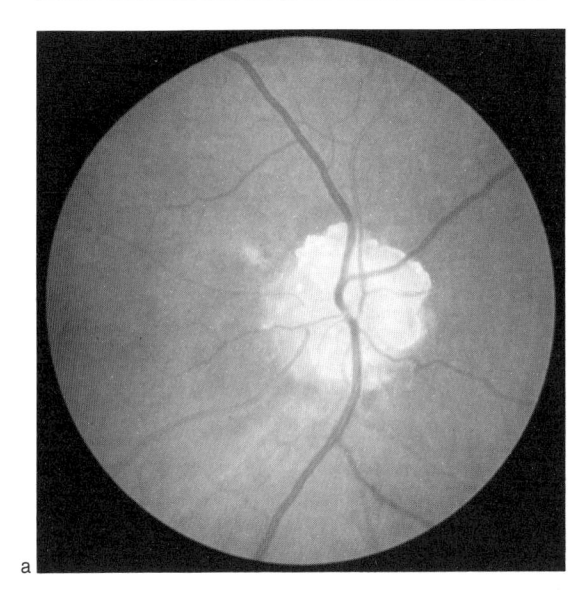

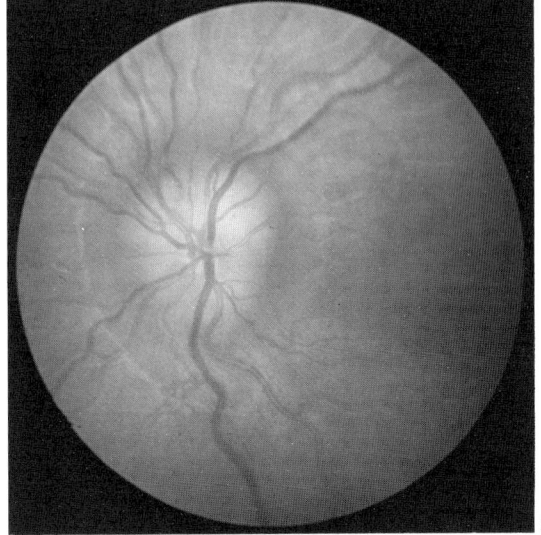

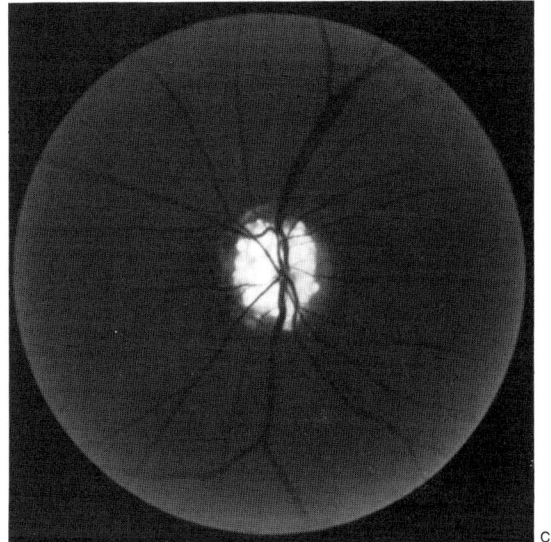

Abb. 5.86 a–c Drusenpapillen. a) Manifeste Drusen, sichtbar als gelblich weiße, sagokornähnliche Kügelchen, welche die Papillenoberfläche vergrößern, unscharf machen und höckerig gestalten. b) Drusenpapillen: Intrapapilläre, verborgene Drusen mit Prominenz und Vergrößerung der Papillen (Pseudostauungspapille) allerdings ohne Kapillarstase und Venenstauung (9jährige Patientin). c) Eigenfluoreszenz der Drusen mit charakteristischer, polyzyklischer Begrenzung der Papille bereits im Leerbild ohne Farbstoff.

am häufigsten nasal unten lokalisiert (neben Sektordefekten bogenförmige Ausfälle und konzentrische Einschränkungen) und sind meistens langsam progredient (Abb. 5.87). Anomalien der peripapillären Nervenfaserzeichnung im Rotfrei-Licht sowie abnorme visuell evozierte Potentialantworten seien hierzu ergänzend erwähnt. Gelegentlich klagen Patienten mit Papillendrusen über intermittierende Obskurationen von Sekunden- bis Stundendauer, welche den Obskurationen bei echter Stauungspapille ähnlich sein können. Akutere Visusstörungen kommen durch Blutungen auf oder am Rande der Papille, besonders aber durch Blutungen subretinaler Natur, evtl. im Zusammenhang mit subretinalen Neovaskularisationsmembranen zustande. Schlußendlich sei noch erwähnt, daß bei gleichzeitigem Vorhandensein eines Hirn-

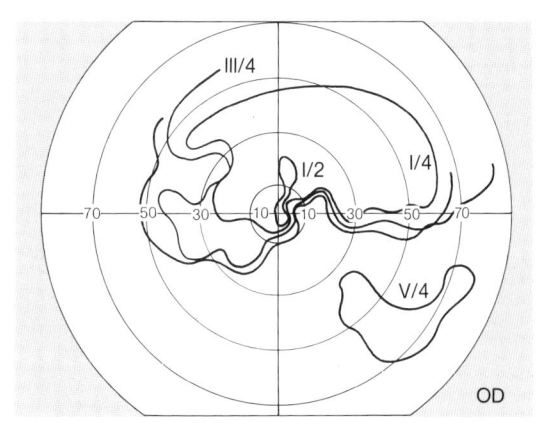

Abb. 5.87 Gesichtsfelddefekte der unteren nasalen und temporalen Gesichtsfeldhälften bei einem Patienten mit manifesten Papillendrusen. Visus 1,0 (nach *Miller*).

tumors und entsprechender intrakranieller Drucksteigerung sich Papillendrusen mit eigentlichen Stauungspapillen einmal kombinieren können.

Markhaltige Nervenfasern

Markhaltige Nervenfasern sind *Fibrae medullares* im Auge. Unter normalen Verhältnissen erhalten die Sehnervenfasern ihre Myelinscheide erst beim Durchtritt durch die Papille. Markhaltige Nervenfasern (in ungefähr 1% der Autopsieaugen vorkommend) manifestieren sich als flammen- oder fächerförmig gefiederte, hellweiße Herde am oberen oder unteren Pol, evtl. auch rund um die Papille lokalisiert, welche den bogenförmigen Nervenfaserbündeln folgen (Abb. 5.88). Selten finden sich markhaltige Nervenfasern isoliert in der Peripherie und dürfen dann differentialdiagnostisch nicht mit Exsudaten oder Cotton-wool Herden verwechselt werden. Im Bereiche der Fibrae medullares lassen sich bei sorgfältiger Perimetrie relative Skotome sowie evtl. ein vergrößerter blinder Fleck feststellen. Im Prinzip bleiben die markhaltigen Nervenfasern zeitlebens unverändert, doch können sie sich nach einer Optikusneuropathie (entzündlich, ischämisch) oder einem Zentralarterienverschluß weitgehend zurückbilden oder gar verschwinden.

Bergmeistersche Papille

Unter der Bergmeisterschen Papille versteht man mehr oder weniger ausgedehnte *prä- oder epipapilläre Membranen* (bis zur Größe eines Segels im Glaskörper werdend), welche Überreste der primitiven epithelialen Papille darstellen, Überreste, die im Verlaufe der Ausreifung der Nervenfasern nicht wie üblich zurückgebildet wurden, sondern um die A. hyaloidea herum eine Art Manschette bildeten und mit dieser zusammen persistierten (Abb. 5.89). Gelegentlich kann an der Spaltlampe ein von der Papille bis zur hinteren Linsenfläche reichender feiner Strang beobachtet werden. Mit der Anomalie der Bergmeister-Papille sind keine Funktionseinbußen verbunden.

Vaskuläre Anomalien

Vaskuläre Anomalien der Papille, meist kongenitaler Natur, zeigen ein breites Spektrum, das von der einfachen Gefäßschlinge vor der Papille über Anomalien der Verzweigung, Schlängelung bis zu voll ausgebildeten Aneurysmen, arteriovenösen Anastomosen und eigentlichen kapillären Hämangiomen reichen kann. *Hämangiome der Papille* können eine sektorförmige Papillenschwellung vortäuschen, sind fluoreszenzangiographisch leicht darstellbar und kombinieren sich gelegentlich mit Hämangiomen der Netzhautperipherie oder des Kleinhirns (v.-Hippel-Lindau-Syndrom). *Arteriovenöse Aneurysmen auf der Papille* (Abb. 5.90) sind durch die im Fluoreszenzangiogramm besonders schön darstellbaren a.v. Kurzschlüsse charakterisiert; sie können mit ähnlichen arteriovenösen Aneurysmen der Orbita, der Maxilla, der Mandibula oder sogar des Gehirns (basofrontaler Bereich, Fissura Sylvii, hintere Schädelgrube, Mittelhirn) ver-

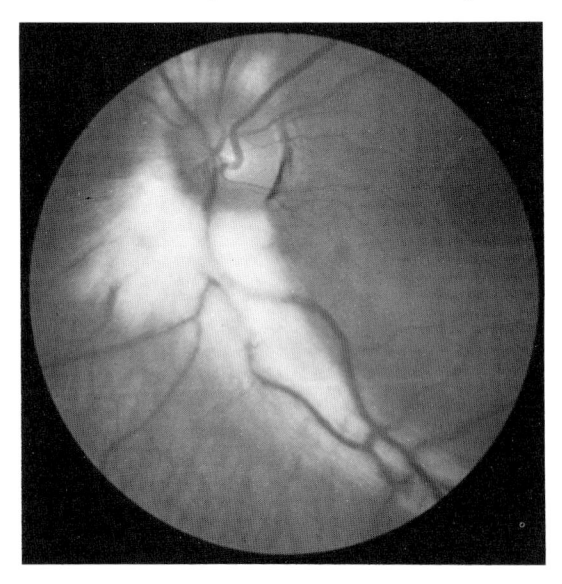

Abb. 5.88 Markhaltige Nervenfasern. Fächerförmig gefiederte, hellweiße Herde besonders am unteren Pol, wobei die markhaltigen Nervenfasern sich unten an der Papille entlang den Nervenfaserbündeln gegen die Peripherie hinziehen. Kleiner Herd von gefiederten Nervenfaserbüscheln ebenfalls am oberen Pol der Papille.

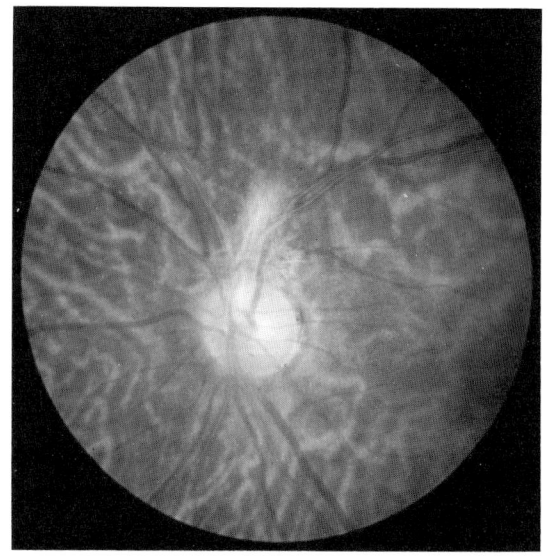

Abb. 5.89 Bergmeistersche Papille. Reste einer prä- resp. epipapillären Membran im Bereiche des oberen Papillenabschnittes mit segelförmiger Ausdehnung bis in die papillennahen Retinabezirke.

Klinik – Kongenitale Papillenanomalien 5.95

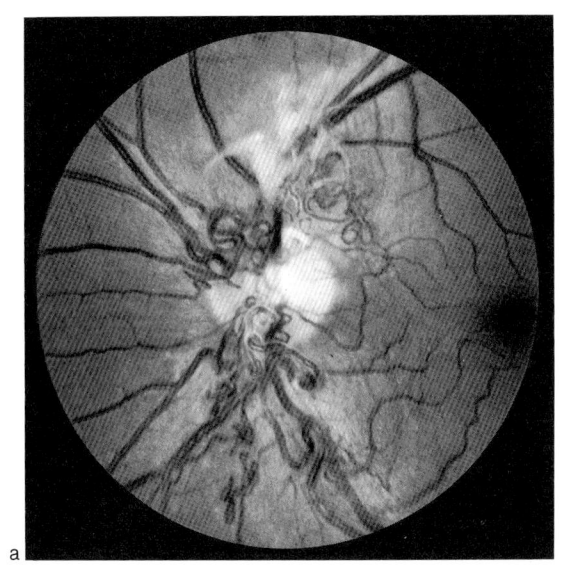

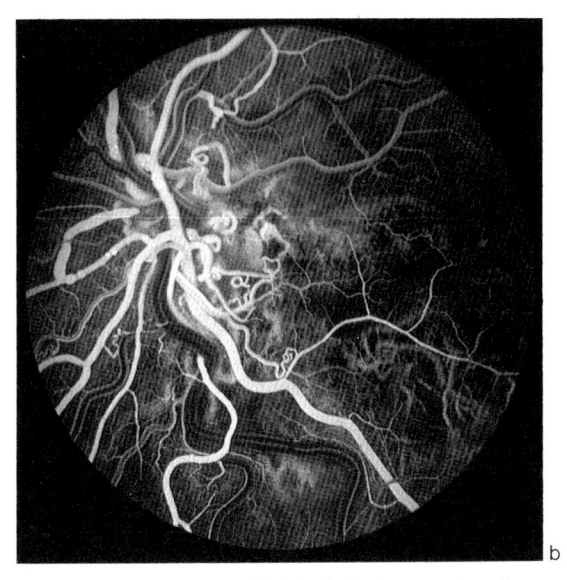

Abb. 5.90 a) Arteriovenöse Aneurysmen im Bereiche des Papillenrandes mit guter Sichtbarkeit des arteriovenösen Kurzschlusses. b) Fluoreszenzangiographie eines arteriovenösen Aneurysmas im Bereiche der Papille. Im Angiogramm sind die arteriovenösen Kurzschlüsse besonders schön sichtbar und zu verifizieren.

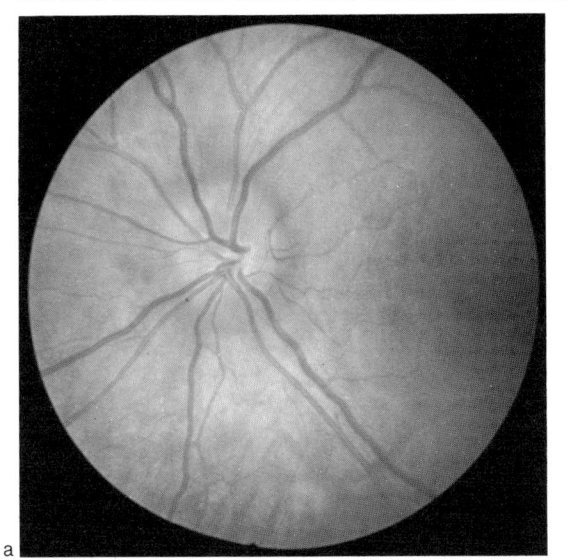

gesellschaftet sein und gehören dann in den Rahmen des *Wyburn-Mason-Syndroms*.

Pseudoneuritis oder Pseudostauungspapille

Damit bezeichnet man kongenitale Papillenanomalien, welche durch opakes, hyperplastisches Gliagewebe und dadurch bedingte Aufwerfung der Nervenfasern das Bild der unscharfen, vergrößerten und gelegentlich auch deutlich prominenten Papille ergeben. Im Gegensatz zur akquirierten Stauungspapille ist hier die Papillenprominenz kompakt und nicht ödematös, wobei das Fehlen jeglicher Kapillarstase und die Intaktheit der peripapillären Nervenfaserschicht und ihrer Reflexe charakteristisch ist (Abb. 5.91). Die Pseudoneuritis

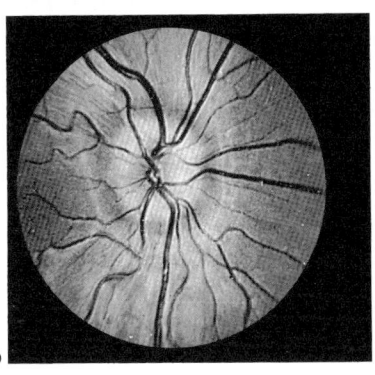

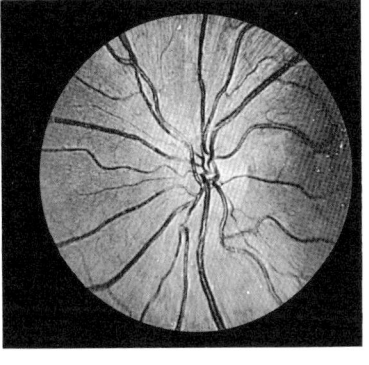

Abb. 5.91 Pseudoneuritis, resp. Pseudostauungspapille. a) Leicht vergrößerte, deutlich prominente Papille ohne Kapillarstase, mit intakter peripapillärer Nervenfaserschicht und gut sichtbaren, nicht im Papillengewebe verschwindenden Gefäßen. Keine venöse Stase. Normale Größe des blinden Fleckes. Visus und Gesichtsfeld intakt. b) Pseudoneuritis, resp. Pseudostauungspapille rechts mit Vergrößerung des Papillendurchmessers und Prominenz ohne Kapillarstase und venöse Stauung. Hypermetropie von 4 Dioptrien. Starke Schlängelung der Arterien und Venen mit vorzeitiger Verzweigungstendenz. Links normale Papille mit leichter nasaler Unschärfe und guter temporaler Begrenzung. Arterien und Venen mit normaler Verzweigung (Refraktion Emmetropie).

ist als kongenitale Papillenanomalie auch von der Drusenpapille zu differenzieren, besonders von der Drusenpapille mit verborgenen Drusen. Das Fluoreszenzangiogramm der Pseudostauungspapille entspricht demjenigen eines normalen Fundus, also keine pathologische Kapillarstase (wie bei der Stauungspapille) und keine Autofluoreszenz (wie bei den Drusen der Papille). Gewisse Formen von Pseudoneuritis zeigen auffallend starke Schlängelung der Arterien und Venen mit vorzeitiger Verzweigungstendenz, so daß es zu einer Vermehrung der Anzahl der Gefäße im peripapillären Bereich kommt. Trotz der oft ausgesprochenen Tortuositas sind die Venen von normalem Kaliber und nicht gestaut. Die Größe des blinden Fleckes ist normal, Visus und Gesichtsfeld bleiben meistens intakt. Familiäres oder gar hereditäres Auftreten dieser Papillenanomalie ist nicht selten. Vielfach kann eine Kombination mit höheren Graden von Hypermetropie beobachtet werden. Obwohl die Differentialdiagnose zwischen Drusenpapillen und Pseudoneuritis bzw. Pseudostauungspapille bereits klinisch relativ leicht zu bewerkstelligen ist, sei hier noch einmal auf die moderne Möglichkeit der „High-resolution"-Computertomographie des Auges hingewiesen, mit welcher Papillendrusen (auch verborgene) einfach nachzuweisen sind, sofern die CT-Technik mit entsprechender Fenstergröße auf Calcium-(Knochen-)Dichte-Ablesungen eingestellt wird.

Optikusatrophie

A. Huber

Unter Optikusatrophie versteht man einen Schwund resp. eine Schrumpfung der Sehnerven durch Degeneration von Axonen im Bereiche der retinogenikulären Sehbahn, wobei irgendein pathologischer Prozeß – Entzündung, Ischämie, Kompression, Infiltration oder Demyelinisierung – zugrunde liegen kann. Im Gegensatz zum Pathologen, der die Optikusatrophie direkt an den histopathologischen Veränderungen des N. opticus erkennen kann, ist der Kliniker für die Diagnosestellung auf gleichsam indirekte Zeichen angewiesen. Diese Zeichen sind einerseits die ophthalmoskopisch sichtbaren Anomalien von Farbe und Struktur der Sehnervenscheibe in Zusammenhang mit Veränderungen der retinalen Nervenfasern und der retinalen Gefäße, andererseits die auf den Sehnerv zu lokalisierenden visuellen Defekte.

Wird ein Sehnervenaxon irgendwo auf seiner Verlaufsstrecke unterbrochen, so kommt es zur Degeneration des gesamten Axons und der dazugehörenden retinalen Ganglienzelle. Dabei kommt es zur Wallerschen Degeneration des aszendierenden Segmentes mit Untergang der Myelinscheiden und Schwellung und Degeneration der „boutons terminaux" der Axone im Bereiche des Corpus geniculatum laterale. Diese *aszendierende Degeneration* vollzieht sich und endet innerhalb der ersten 7–10 Tage nach Unterbrechung des Axons. Die retrograde *deszendierende Degeneration* beginnt erst nach 3–4 Wochen und erfaßt dann rasch sowohl das peripher von der Läsion befindliche Axon wie auch die Ganglienzelle. Regeneration von Axonen oder Ganglienzellen erfolgt bei Mensch und den Primaten im Bereiche des Sehnerven nicht oder nur in abortivem Maße (Remyelinisierung). *Transsynaptische Degeneration* kommt aufgrund der bisherigen Beobachtungen nur bei okzipitalen Läsionen in utero oder während frühester Lebenszeit vor und zeigt dann das typische Optikusatrophiebild wie bei einer Traktusläsion (s. Bd. 3/II, Abb. 1.297, dieses Werk). Eines der wichtigsten ophthalmoskopischen Zeichen der Optikusatrophie ist die Farbänderung resp. die *Blässe oder Abblassung der Papille* (Abb. 5.92 und 5.93). Eine normale Papille von einer atrophischen resp. in Atrophie übergehenden Papille zu unterscheiden ist oft nicht leicht und eine

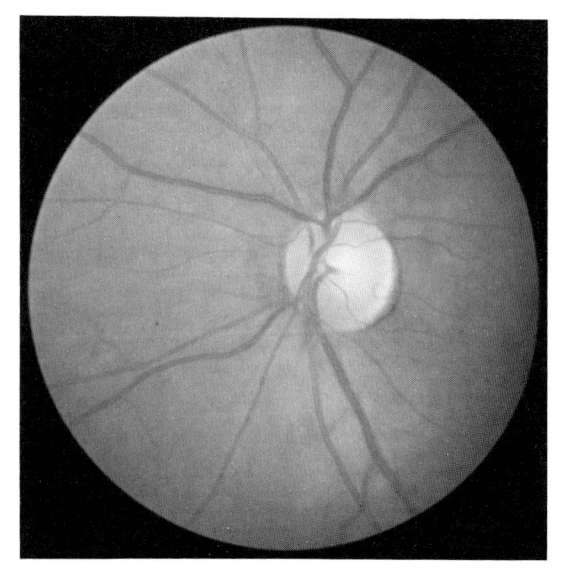

Abb. 5.92 Papillenatrophie nach Retrobulbärneuritis. Deutliche temporale Abblassung des Papillengewebes mit Verarmung des temporalen Abschnittes an Kapillaren. Normales Kaliber der arteriellen oder venösen Gefäße. Atrophie des papillomakulären Bündels im rotfreien Licht.

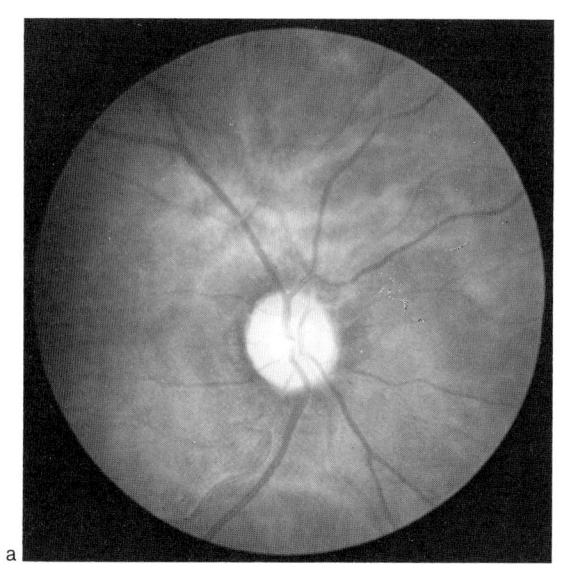

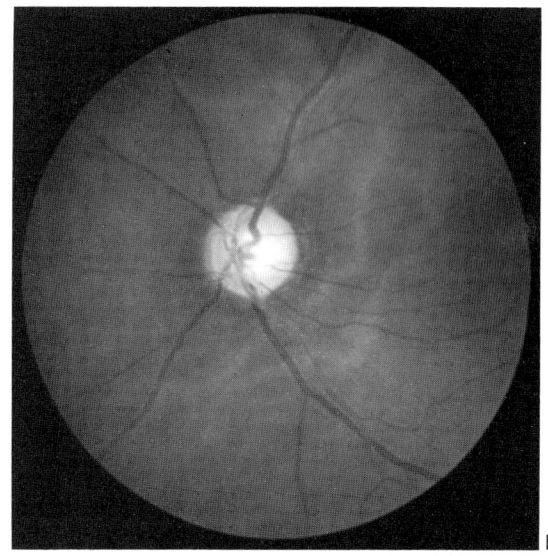

Abb. 5.**93** a u. b. Rechtsseitige Optikusatrophie mit scharfen Grenzen bei Meningeom des Tuberculum sellae. Linke Papille (b) nur temporal Spur heller als nasal, jedoch noch im Bereiche des Normalen. Die rechte Papille (a) zeigt sowohl im temporalen wie im nasalen Abschnitt deutliche Atrophie, verbunden mit stark reduzierter Nervenfaserzeichnung peripapillär im rotfreien Licht.

mit allerhand Fehlermöglichkeiten behaftete Aufgabe. Es sei in diesem Zusammenhang besonders auch auf die *physiologische Blässe der Papille auf der temporalen Seite* hingewiesen, welche mit der physiologischen Exkavation der dünnen durchsichtigen temporalen Nervenfaserschicht und der relativen Kapillararmut auf der temporalen Papillenseite korreliert ist. Schon eine unverhältnismäßig große physiologische Exkavation kann die temporale Papillenhälfte heller und blässer erscheinen lassen. Auch ein temporaler Konus, wie er besonders bei der Myopie ausgesprochen ist, kann die temporale Papillenblässe verstärkt hervortreten lassen. Schlußendlich darf nicht außer acht gelassen werden, daß Inzidenz und Intensität des Ophthalmoskopielichtes wesentlich zur unterschiedlichen Beurteilung der Papillenfarbe beitragen können. Eine helle Lichtquelle im Augenspiegel wird die Papille viel eher als blaß resp. atrophisch erscheinen lassen als eine schwache. Hier gewinnt die unter konstanten Beleuchtungsbedingungen durchgeführte Fundusphotographie zweifelsohne große Bedeutung, wobei quantitative Evaluierung der Papillenblässe auf Schwarzweiß- oder Farbaufnahmen mit oder ohne Anwendung von Filtern möglich ist.

Vielfach wurde bis heute angenommen, daß eine Verminderung der Blutzufuhr mit Abnahme der kleinen Gefäße und zusätzliche Bildung von Gliagewebe für die Papillenabblassung bei Optikusatrophie verantwortlich sind. QUIGLEY u. ANDERSON (1977) verneinen aufgrund ihrer histopathologischen Untersuchungen sowohl das Verschwinden der kleinen Gefäße als auch die astrogliale Proliferation im atrophischen Papillengewebe. Unter normalen Verhältnissen nimmt das über die Nervenfasern der Papille austretende Licht die rötliche Farbe der Kapillaren an. Bei Destruktion von Axonen passiert das Licht nicht mehr die Kapillaren, sondern wird von opaken Gliazellen reflektiert, was zur Abblassung und Weißverfärbung der Papille Anlaß gibt (s. Abb. 5.**32**).

Es versteht sich von selbst, daß *jede Optikusatrophie – sei sie wirklich oder nur suspekt – einer gründlichen Durchuntersuchung mit Sehschärfe, Farbsinn, Kontrastsensitivität, Pupillomotorik, quantitativer Perimetrie* und entsprechenden *elektrophysiologischen Tests* (ERG, VER) bedarf.

Hier sei auch als wichtige Tatsache erwähnt, daß selbst eine *abgeblaßte Papille mit vollkommen oder nahezu vollkommen normalen visuellen Funktionen einhergehen kann.* Für eine zentrale Sehschärfe von 1,0 sind nur 45% der foveolären neuroretinalen Kanäle nötig, für eine solche von 0,5 nur 11%! Umgekehrt können schwere Visuseinbuße und Gesichtsfelddefekte bei praktisch normalem Aspekt der Papillen bestehen: Jedoch wird in solchen Fällen das genaue Studium der peripapillären Nervenfaserschicht ergänzende Auskunft über eine dennoch bestehende Nervenfaseratrophie geben, die allerdings nicht genügt, um zur Abblassung der Papille zu führen.

Es ist eine bekannte Tatsache, daß *progressiv fortschreitende Optikusatrophie über das Stadium der Sichtbarkeit der Lamina cribrosa bis zur pathologischen Papillenexkavation* führen kann (Abb. 5.**94**), wobei – dies sei mit Nachdruck vermerkt – stets

5.98 Erkrankungen der Sehnerven

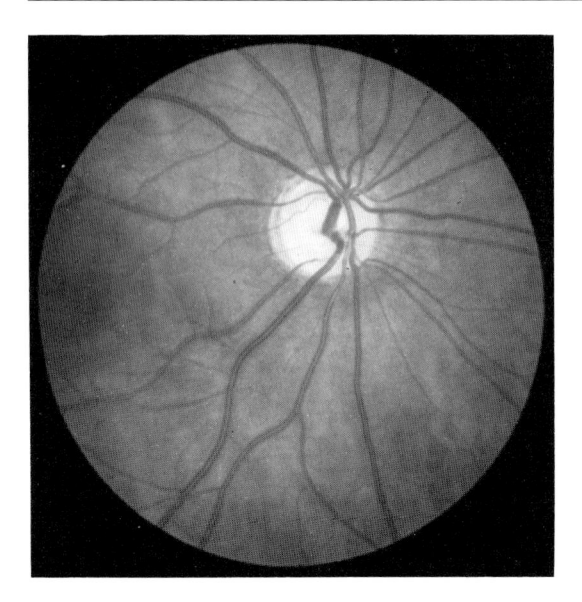

Abb. 5.**94** Totale Optikusatrophie deszendierender Natur bei Kraniopharyngeom. Die Papille zeigt neben der Atrophie deutliche Exkavation mit Sichtbarkeit der Lamina cribrosa sowie eine Abblassung des neuroretinalen Raumes. Retinale Arterien und Venen normal strukturiert und kalibriert.

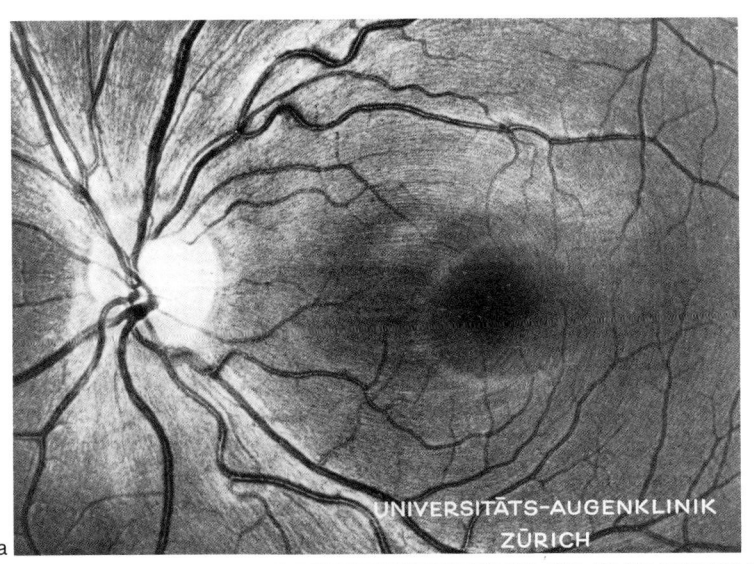

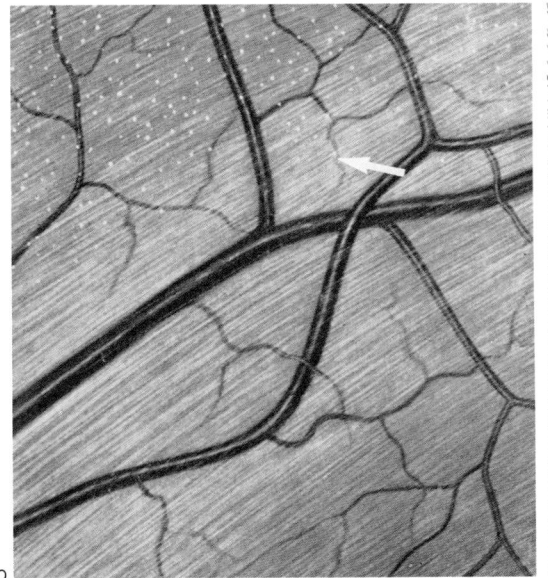

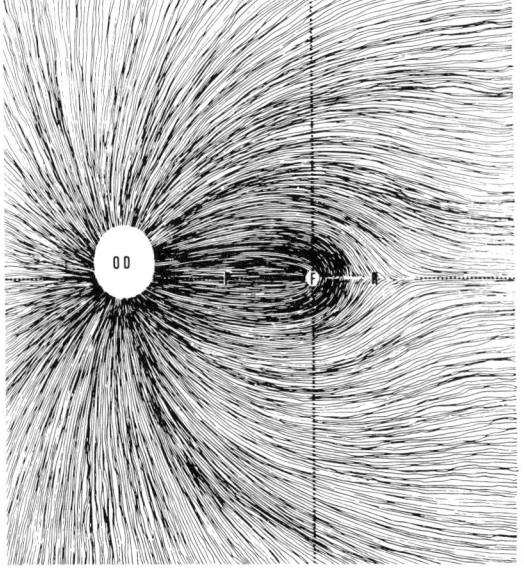

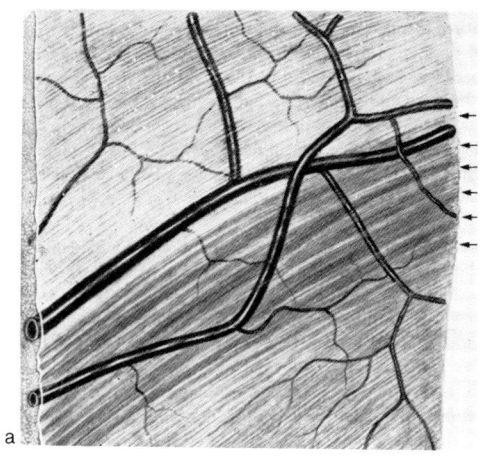

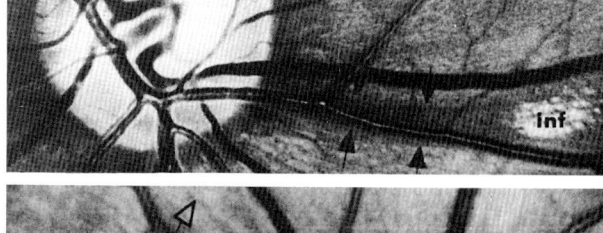

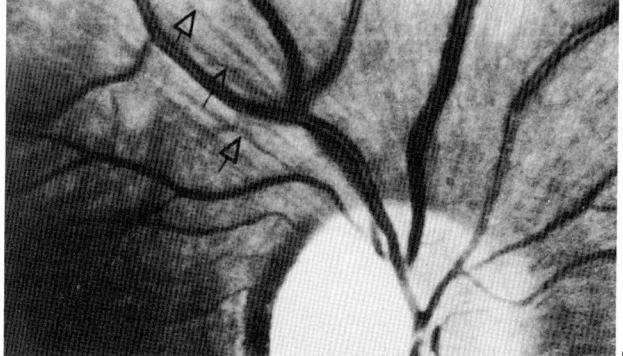

Abb. 5.96 a) Schematische Darstellung spaltförmiger Defekte (schwarze Pfeile) innerhalb der Nervenfaserbündel der papillennahen Retina bei Optikusatrophie. b)–d) Rotfreie Fundusphotos von Nervenfaserbündeldefekten der Retina.
b) Ein fokaler Infarkt (INF) in der oberflächlichen Retina hat zu einer aszendierenden Degeneration eines Streifens von Nervenfasern (zwischen schwarzen Pfeilen) zwischen Läsion und Papillenrand geführt. c) Multiple Defekte in der Nervenfaserschicht der Retina (offene Pfeile) und temporale Optikusatrophie nach Neuritis nervi optici. d) Multiple, bandförmige Nervenfaserbündeldefekte (schwarze Pfeile), die zu den temporalen oberen Gefäßen parallel verlaufen (im Gesichtsfeld entsprechende bogenförmige Skotome in den unteren Bjerrumbezirken des Gesichtsfeldes) (nach *Hoyt*).

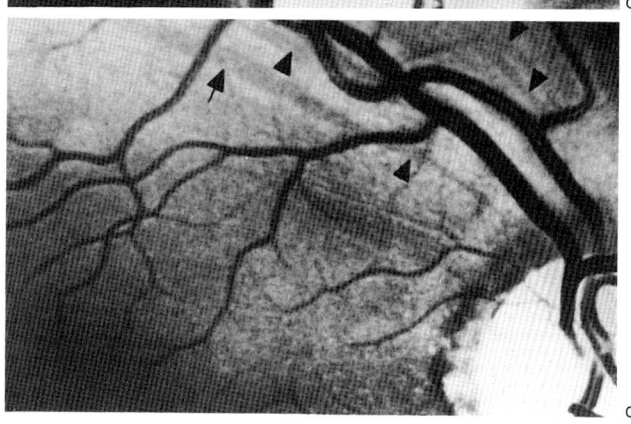

normale intraokuläre Druckwerte vorgefunden werden. Eine Verwechslungsmöglichkeit der Papillenexkavation bei Optikusatrophie durch Neuropathie mit derjenigen beim Glaukom besteht prinzipiell immer, sofern die intraokulären Druckwerte nicht berücksichtigt werden. Gewisse spezifische Unterschiede sind jedoch bereits ophthalmoskopisch sichtbar: So zeigt die atrophische, nicht glaukomatöse Papillenexkavation in über 90% der Fälle einen abgeblaßten neuroretinalen Saum und dies im Gegensatz zum Glaukom mit der Spezifität einer fokalen oder diffusen Obliteration des neuroretinalen Saumes. Beim Glaukom treten übrigens Gesichtsfelddefekte erst bei intensiver Exkavation der Papille auf, während bei den Optikusneuropathien schwerer Visusverlust und deutliche Gesichtsfelddefekte bereits bei geringfügiger Exkavation bestehen können.

◀ Abb. 5.95 a) Rotfreie Fundusphotographie der peripapillären und makularen Bezirke eines gesunden Individuums. Die feine lineare Nervenfaserstreifung der Retina ist besonders gut in Papillennähe, temporal oben und unten sichtbar, weniger im Bereich des papillomakulären Bündels mit seinen feineren Axonen. Die Nervenfaserzeichnung kann von der Papille 2–3 Papillendurchmesser in die Peripherie hinaus verfolgt werden.
b) Schematische Darstellung der normalen retinalen Nervenfaserzeichnung im rotfreien Licht mit verstreuten hellen Lichtpunkten und „blurring" der kleinen Gefäße durch Netzhautfasern (Pfeil).
c) Schematische Darstellung des retinalen Nervenfasermusters von der Papille über die Makula bis in die Peripherie. OD Sehnervenpapille, N nasale Retinahälfte, T temporale Retinahälfte, P papillomakuläres Bündel, R horizontale Raphe, F Fovea centralis.

Für die Diagnose der Optikusatrophie hat die *Evaluation der peripapillären Nervenfaserschicht*, besonders unter Anwendung des rotfreien Lichtes, besondere Bedeutung (Abb. 5.95). Die Technik der Rotfrei-Ophthalmoskopie sowie der Rotfrei-Fundusphotographie unter Verwendung bestimmter Grünfilter (477 nm) ist in Bd. 3/II, S. 1.268, dieses Werk, eingehend beschrieben. Axonverlust im Frühstadium ist durch schwarze streifige Defekte in der peripapillären Nervenfaserzeichnung (besonders in den oberen und unteren bogenförmigen Regionen) gekennzeichnet. Größere Axonausfälle führen zu sektorenförmigen Nervenfaserdefekten, wo die Retina wegen Fehlens der Streifung eine granuläre Struktur annimmt und die Gefäße schwärzer und im Relief herausragender erscheinen. In Endstadien der Optikusatrophie kommt es zum vollkommenen Verlust der Sichtbarkeit der peripapillären Nervenfaserschicht mit flachem, granulärem Aussehen der Netzhaut ohne jegliches Streifenmuster und schwarzen, stark hervortretenden Gefäßen (Abb. 5.96). *Nicht jede Optikusatrophie ist mit Veränderungen der retinalen Arterien vergesellschaftet,* obwohl vielfach ein atrophischer Sehnerv mit stark verengten Retinagefäßen einhergehen kann. Im allgemeinen gilt, daß bei retrolaminärer Optikusläsion mit Optikusatrophie primär die Netzhautgefäße intakt bleiben. Bei Optikusatrophie mit alterierten retinalen Gefäßen muß ein zusätzlicher Insult an diesen Gefäßen neben dem eigentlichen Schaden am Sehnerven angenommen werden.

Im Stadium der voll ausgebildeten Optikusatrophie ist eine ätiologische Diagnose nur aufgrund der Beurteilung des Papillenaspektes oft kaum möglich. Zu sehr ähnlichen Bildern von Optikusatrophie führen Glaukom, Zentralarterienverschluß, ischämische Neuropathie, vordere und retrobulbäre Neuritis, kompressive Optikusneuropathie, traumatische Neuropathie, Lebersche Optikusatrophie und die Nicht-Leberschen hereditären Optikusatrophien. Zusätzliche Symptome im Bereiche der Netzhaut, der Netzhautgefäße, der Gesichtsfelder, des Farbsinnes und der elektrophysiologischen Daten werden zu einer korrekten Differentialdiagnose der Optikusatrophie Wesentliches beitragen.

Die zur Optikusatrophie führenden Neuropathien sind im wesentlichen bereits besprochen worden, außer den heredodegenerativen Optikusneuropathien, die monosymptomatisch, aber auch nicht selten mit anderen zentralnervösen Läsionen liiert auftreten können.

Hereditäre Optikusneuropathien

A. Huber

Als Ursache von meist bilateralem symmetrischem zentralem Visusverlust verschiedenster Prägung müssen stets die heredodegenerativen Optikusatrophien in Betracht gezogen werden. Meist ist familiäres Auftreten nachweisbar, obwohl in vielen Einzelfällen ein solcher Nachweis nicht gelingt. Wie bereits erwähnt, kommen die hereditären Optikusneuropathien entweder isoliert oder mit neurologischen resp. systemischen Symptomen assoziiert vor. Daneben existieren Optikusatrophien, die sekundär im Rahmen von hereditären degenerativen oder demyelinisierenden Erkrankungen auftreten. Retinale Dystrophien, einschl. Lebersche kongenitale Amaurose, und tapetoretinale Degenerationen manifestieren Optikusatrophie verschiedener Prägung, doch liegt hier stets eine primär retinale Störung vor. Diese Erkrankungen sind in vorangehenden Kapiteln bereits besprochen worden (s. Bd. 3, S. 5.1–48, 5.50–67, dieses Werk).

Lebersche Optikusatrophie

Die 1871 von LEBER beschriebene hereditäre Optikusatrophie ist durch vorwiegend bei Männern in der 2. und 3. Lebensdekade auftretenden rapiden Verlust des zentralen Visus zuerst am einen und nach Tagen oder Wochen am anderen Auge charakterisiert. Ursprünglich wurde eine rezessiv-geschlechtsgebundene Vererbung angenommen, was sich jedoch als fälschlich erwies. Männer sind häufiger befallen als Frauen, sie übertragen jedoch die Krankheit nie. NIKOSKELAINEN nimmt vielmehr eine *zytoplasmatische Heredität* an, möglicherweise via mitochondriale DNA (Abb. 5.97) (NIKOSKELAINEN u. SOGG 1977). Die Annahme einer chronischen Cyanidintoxikation als Ursache der Leberschen Optikusatrophie wird durch den Nachweis einer verminderten Aktivität eines cyanidentgiftenden mitochondrialen Enzyms bekräftigt (NIKOSKELAINEN u. SOGG 1977), findet jedoch nicht allgemeine Zustimmung. Das durch Kraniotomie bestätigte Vorhandensein von verdickter Arachnoidea mit Strangbildung könnte im Sinne einer Arachnoiditis opticochiasmatica als Ursache der Leberschen Optikusatrophie gedeutet werden. Die Initialsymptome der Neuropathie sind verschwommenes zentrales Sehen mit Angaben von Nebel oder reduziertem Farbsehen, Symptome, welche im Sinne des Uhthoffschen Phänomens durch körperlichen Streß, heiße Bäder und Trinken von warmen Getränken verstärkt werden. Zuerst an einem Auge beginnend, greift die Affektion innerhalb von Tagen oder Wochen auf das 2. Auge über. Sehr bald kommt es zu einem brutalen Visuszerfall mit Skotomen, zuerst zentral und sehr rasch zäkozentral von absoluter Natur mit Ausdehnung bis zu 25–30° im Durch-

Abb. 5.97 Lebersche Optikusatrophie. Ein großer, durchuntersuchter Stammbaum. Pfeil markiert männliches Individuum mit späterer Affektion. – Nikoskelainen et al. Arch. Ophthalmol. – Vol. 100. Okt. 1982.

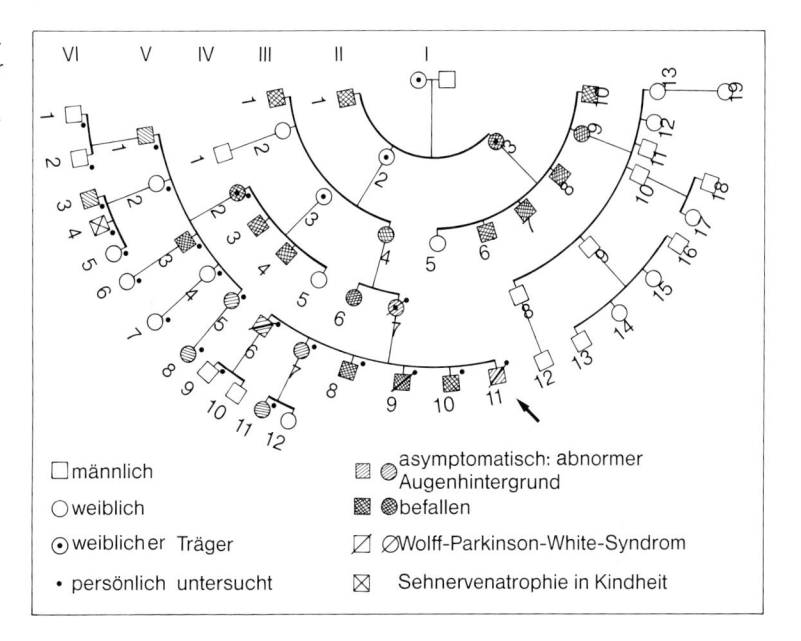

□ männlich
○ weiblich
⊙ weiblicher Träger
• persönlich untersucht
▨ ◍ asymptomatisch: abnormer Augenhintergrund
▩ ● befallen
⊘ ⌀ Wolff-Parkinson-White-Syndrom
⊠ Sehnervenatrophie in Kindheit

messer. Gelegentlich vorkommende Durchbrüche der Skotome in die Peripherie erfolgen meistens in den nasalen oberen Quadranten.

Wenn auch die Lebersche Optikusatrophie mit einer diffusen Atrophie der Papille und der peripapillären Nervenfasern endet, so sind doch wichtige Frühzeichen für die Diagnose der Erkrankung maßgebend. So beginnt das Frühbild nicht selten mit einer leichten *Papillenschwellung* und Hyperämie ähnlich wie bei einer Papillitis. Charakteristisch sind das frühe Auftreten von *peripapillären teleangiektatischen Gefäßen,* die Schwellung der retinalen Nervenfasern um die Papille herum (Pseudoödem), die Hyperämie der kleinen Gefäße auf der Papillenoberfläche und das Fehlen von Fluoresceinaustritt (Leakage) von der Papille und ihrer unmittelbaren Umgebung (Abb. 5.98). Im Bereiche der teleangiektatischen peripapillären Gefäße zeigt das Fluoreszenzangiogramm deutliche arteriovenöse Shunt-Bildungen, besonders in den oberen und unteren papillennahen Bereichen. Die beschriebenen ophthalmoskopischen Zeichen finden sich übrigens gelegentlich bei Patienten ohne subjektive oder objektive Zeichen einer Optikusneuropathie sozusagen als Vorboten der später sich einstellenden Leberschen Atrophie; auch nichtbefallene Mitglieder von Familien mit Leberscher Optikusatrophie zeigen manchmal ähnliche Fundusveränderungen, wobei es nicht bekannt ist, ob sie später das volle Krankheitsbild entwickeln. Im Verlaufe der Erkrankung verschwinden allmählich die teleangiektatischen Gefäße und das Pseudoödem der Papille, und unter progressivem Verlust der peripapillären Nervenfasern, besonders im papillomakulären Bereich, kommt es zur diffusen Optikusatrophie (Abb. 5.99).

Die ursprünglich stark reduzierte Sehschärfe pflegt sich unter Verkleinerung der zentralen Skotome in 30 % der Fälle zu bessern, in 12 % der Fälle sogar vollkommen zu erholen, wobei solche Erholungen erst nach Monaten und Jahren (bis zu 20 Jahren!) möglich sind. Die meisten Fälle von Leberscher Optikusatrophie verbleiben jedoch auf einem hochgradig reduzierten Sehschärfenniveau von 0,1 oder weniger.

Mit der Leberschen Optikusatrophie assoziieren sich gelegentlich *neurologische Symptome* wie spastische Paraparese, Demenz, Gehörverlust und episodische Anfälle von Bewußtlosigkeit. Möglicherweise bestehen auch Beziehungen mit den heredofamiliären Ataxien (s. unten), besonders mit der Charcot-Marie-Tooth-Affektion, wo Optikusatrophien vom Leber-Typus gelegentlich zu beobachten sind. *Elektrokardiographische Anomalien* sowie *Skelettanomalien* (Kyphoskoliose, Syndaktylie usw.) sind als Begleitsymptome der Leberschen Optikusatrophie verschiedentlich beschrieben. Die *Therapie* der Leberschen Optikusatrophie ist wenig ermutigend. Die Verabreichung von Hydroxycobalamin hat die in dieses Medikament gesetzten Erwartungen eher enttäuscht. Im Hinblick auf die bei Kraniotomien immer wieder vorgefundenen Arachnoidalverdickungen und arachnoidalen Adhäsionen (mit Stagnierung der Zerebrospinalflüssigkeit) scheint doch in gewissen Fällen die neurochirurgische Intervention mit Sanierung der Arachnoiditis opticochiasmatica angezeigt zu sein (IMACHI). Möglicherweise wird hier eine verfeinerte MRI-Diagnostik für die operative Indikation wegweisend sein.

5.102 Erkrankungen der Sehnerven

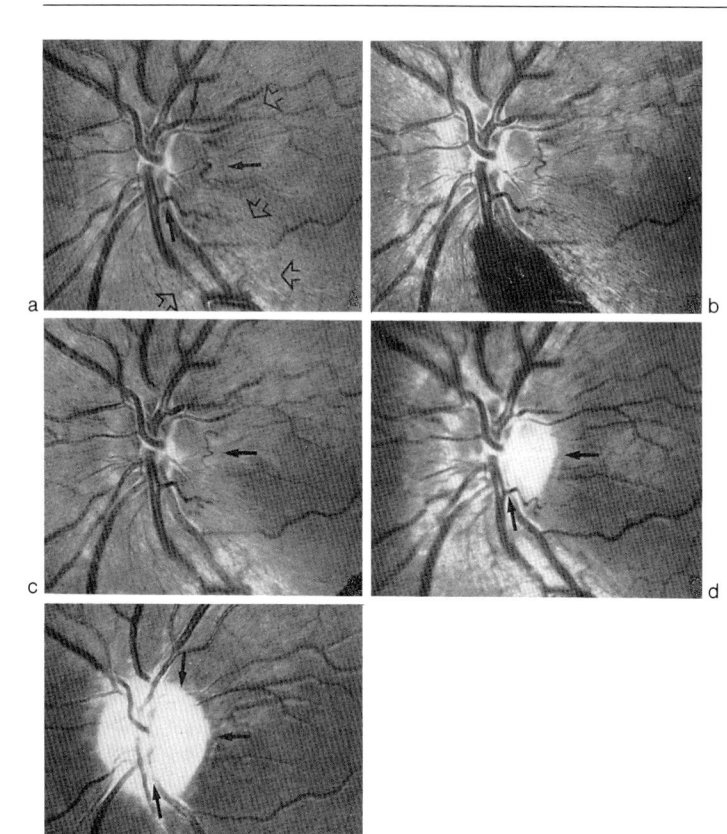

Abb. 5.**98** Progression der Papillenveränderungen bei Leberscher Optikusatrophie.
a) Präsymptomatisches Stadium mit Elevation der Papille, Hyperämie und Mikroangiopathie (offene Pfeile). Schwarze Pfeile bezeichnen teleangiektatische Arteriolen.
b) Frühes Akutstadium 2 Jahre später. Präretinale Hämorrhagie unterhalb der Papille bei 6 Uhr.
c) Frühes atrophisches Stadium 2 Monate nach Beginn der subjektiven Symptome. Man beachte den beginnenden Verlust der Nervenfaserreflexe im papillomakulären Bündel. Die Arteriolen auf der temporalen Seite der Papillen (Pfeil) sind bereits verengt.
d) Intermediäres, atrophisches Stadium 3 Monate später mit deutlichen Zeichen von Nervenfaserverlust auf der temporalen Seite der Papille. Deutliche temporale Abblassung der Papille (schwarze Pfeile bezeichnen Arteriolen).
e) Spätes strophisches Stadium der Papille 1 Jahr nach Beginn der subjektiven Symptome. Die Papille ist flach und abgeblaßt. Alle Nervenfaserreflexe sind verschwunden. Mikroangiopathie ist nicht mehr sichtbar. Die Arteriolen (schwarze Pfeile) sind verdünnt (vgl. die Arteriolen in Abb. a, c und d). Vereinzelte Gefäße zeigen eine Pseudoeinscheidung (nach *Nikoskelainen*).

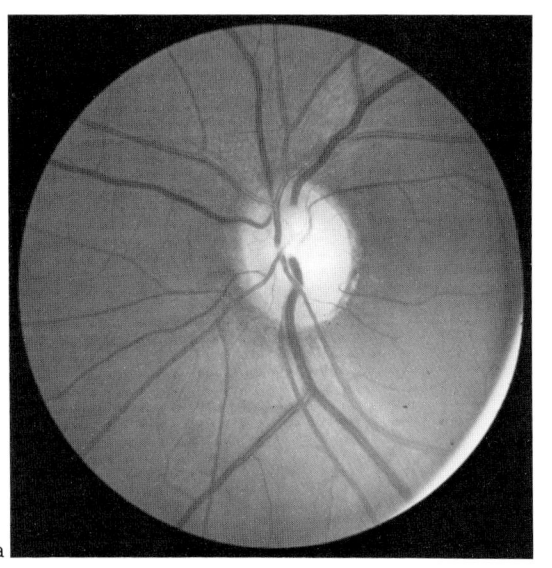

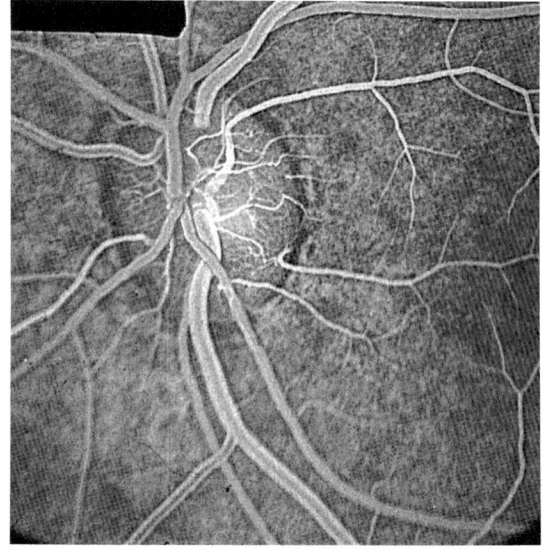

Abb. 5.**99** Lebersche Optikusatrophie. a) Fundusbild mit Endstadium der Affektion in Form einer diffusen vor allem temporal ausgeprägten Atrophie der Papille und der peripapillären Nervenfasern. b) Fluoreszenzangiogramm derselben Papille: vereinzelte, peripapilläre teleangiektatische Gefäße, jedoch Fehlen von Fluoresceinaustritt (Leakage) von der Papille her.

Dominante Optikusatrophie

Die dominante Optikusatrophie beginnt in der 1. Lebensdekade und wird vielfach wegen des langsam schleichenden unmerklichen Auftretens erst bei Schulbeginn oder anläßlich einer systematischen Augenuntersuchung im Kindesalter entdeckt. Die relative Stabilität resp. die geringe Tendenz zur Verschlechterung der Sehfunktionen kontrastiert ausgesprochen mit dem plötzlichen brutalen Visusverlust bei der Leberschen Optikusatrophie. In der Mehrzahl der Fälle besteht eine Visusreduktion zwischen 0,1–0,3–0,5 für die Ferne, wobei der Nahvisus meistens bedeutend besser ausfällt. Asymmetrischer Visus ist häufig. In ungefähr 50% der Fälle kommt es zu einer milden, langsamen, für den Patienten kaum spürbaren Progression der visuellen Dysfunktion, jedoch, im Gegensatz zur Leberschen Optikusatrophie, nie zu einer eigentlichen Invalidierung des Patienten. Die Intelligenz der Patienten ist in der Regel normal bis sogar überdurchschnittlich. Die *Gesichtsfelder* bei der dominanten Optikusatrophie zeigen häufig wenig reduzierte bis normale Verhältnisse, selten zentrale, parazentrale oder zäkozentrale Skotome (am besten mit roten Marken zu eruieren) (Abb. 5.100b und 5.101). Lediglich bei der Anwendung farbiger Testobjekte manifestiert sich eine charakteristische Inversion, indem die Isopteren für Blau enger erscheinen als diejenigen für Rot. Diese Inversion soll typisch sein für Individuen mit einer *tritanopen Farbsinnstörung* (Abb. 5.100a). Diese ist auch das *wichtigste Symptom* der dominanten Optikusatrophie und besonders gut feststellbar mit Hilfe des saturierten Panel-D-15-Tests (Jaeger, Glaser, Hoyt), bei welchem die Tritanachse vom Patienten mit großer Präzision angegeben wird. Die von einigen Autoren mit farbigen Testmarken gefundene bitemporale Hemianopsie hat sich als äußerst selten und gegenüber der bitemporalen Hemianopsie bei Chiasmaprozessen als leicht abgrenzbar erwiesen.

Die *Papillenatrophie* bei dieser Optikusneuropathie betrifft vor allem die temporale Hälfte (seltener die ganze Papille) und ist durch Fehlen der feinen oberflächlichen Kapillaren im temporalen Bereich charakterisiert. Eine gelegentlich zu beob-

Abb. 5.100a Autosomal dominant vererbte Optikusatrophie (DIOA). Der Schweregrad ist unter den Betroffenen stark unterschiedlich, auch innerhalb der selben Familie. Illustriert sind die Befunde von zwei nicht miteinander verwandten Patienten mit DIOA, wobei J.K., ♀, 32 Jahre, (rechte Hälfte der Abb.) mehr betroffen ist als F.M., ♂, 28 Jahre (linke Hälfte): Bei F.M. sind bei der Kontrastsinnprüfung (Arden-Test) alle Raumfrequenzen in ähnlichem Maße betroffen. Die Farbensinnstörung ist gering und nur mit dem desaturierten Panel D-15-Test nachzuweisen. Bei J.K. ist die Summationsfähigkeit beim Lesen in die Nähe besonders eindrücklich. In die Ferne wird nur 0,1 gesehen, in die Nähe bei etwas verkürzter Lesedistanz 0,4, was die Patientin befähigt, noch als Sekretärin zu arbeiten. Die niedrigsten Raumfrequenzen werden am Arden-Test noch recht gut gesehen. Empfindlichkeitsabfall gegen höhere Raumfrequenzen. Die Blausinnstörung (Verwechslungen entlang der Tritanachse) ist ausgeprägt (saturierter D-15-Test). Die Augenpaare sind im allgemeinen in ähnlichem Ausmaß betroffen.

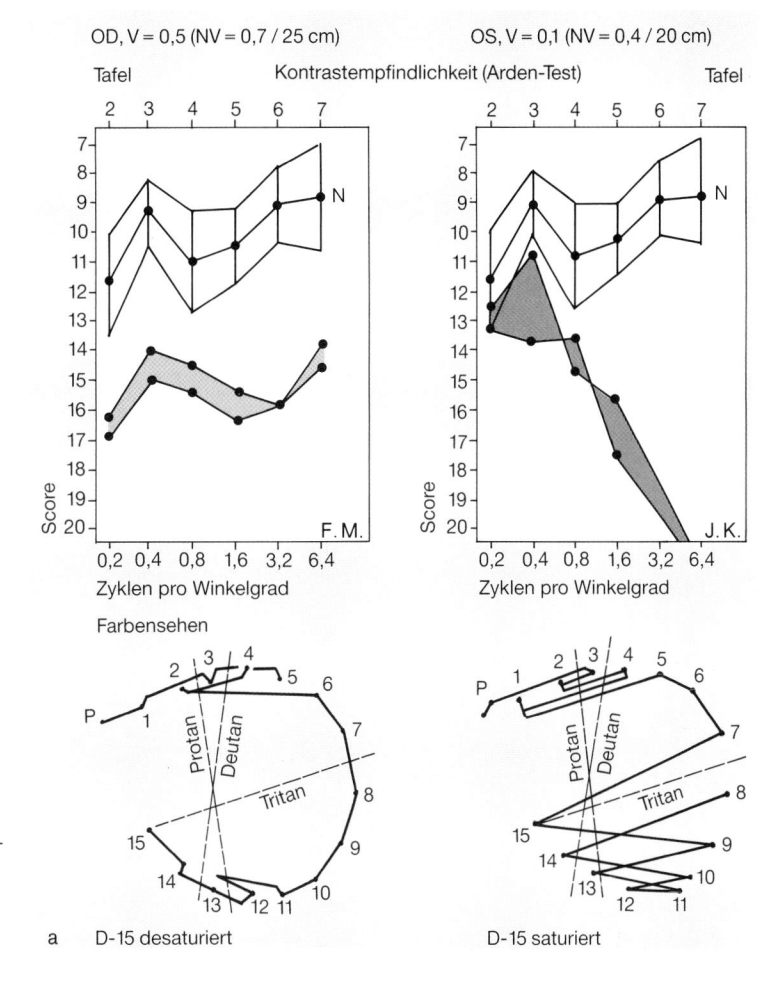

5.104 Erkrankungen der Sehnerven

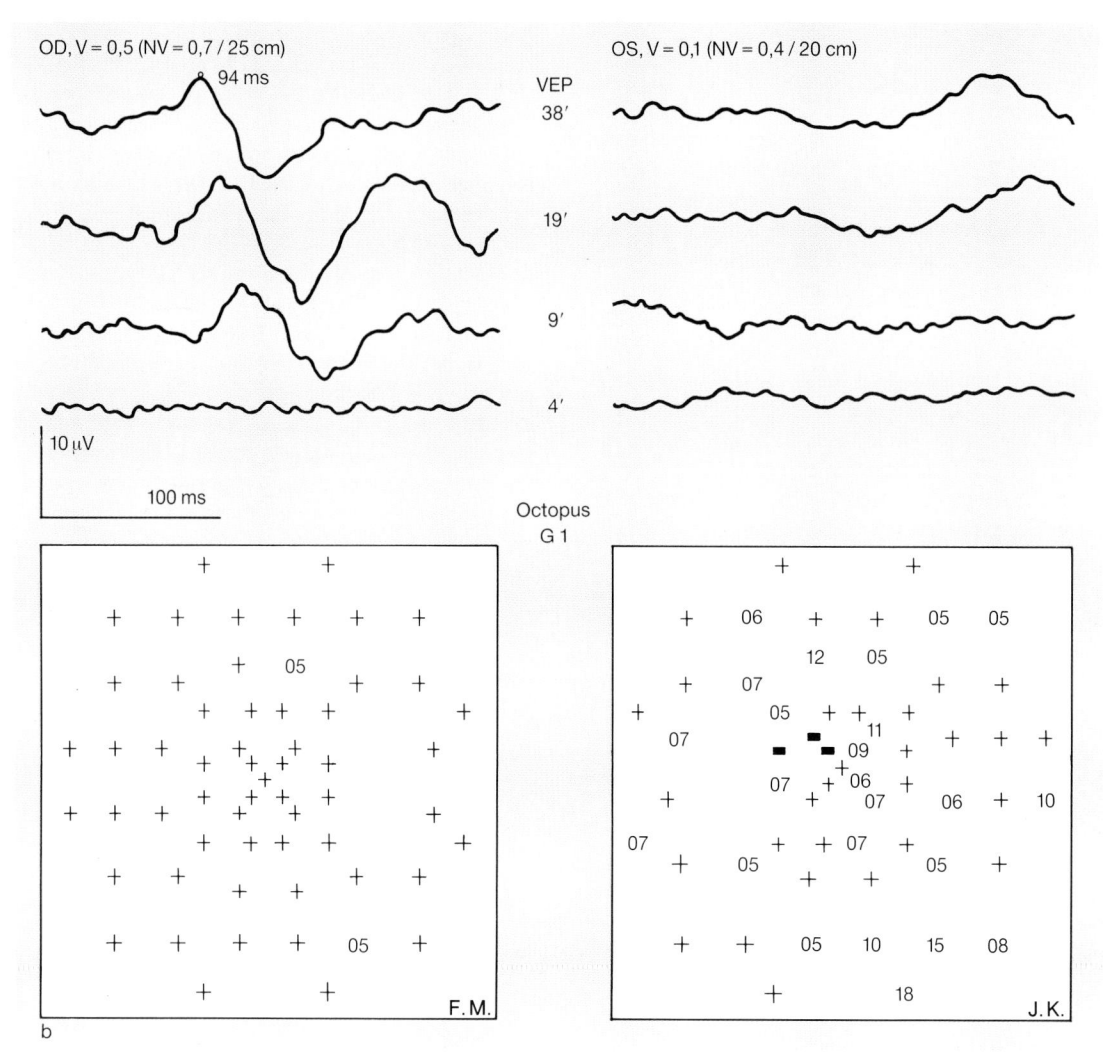

Abb. 5.100b Visuell evozierte Potentiale und Gesichtsfelder bei DIOA (gleiche Patienten wie in der vorangehenden Abbildung). Entsprechend der besseren Sehfunktion sind bei F. M. (links) die VEP praktisch normal (Antworten auf 38, 19 und 9 Winkelminutenmuster). Lediglich fehlende Antworten auf die kleinsten Schachbrettmuster (4'). Das Gesichtsfeld ist praktisch normal (Octopus G 1). Bei J. K. (rechts) sind keine VEP mehr ableitbar. Das Gesichtsfeld zeigt parazentrale Skotome und eine diffuse Depression.

achtende trianguläre Exkavation des temporalen Papillenbereiches ist eher selten und kaum pathognomonisch für die dominante Optikusatrophie (Abb. 5.102).

Dunkeladaptation und Elektroretinogramm erweisen sich als normal. Die visuell evozierten Potentiale (s. Abb. 5.100 b) sind je nach Tiefe der zentralen Depression durch verminderte Amplituden und evtl. verlängerte Latenzzeiten charakterisiert. Pathologisch-anatomisch handelt es sich bei der dominanten Optikusatrophie um eine primäre Degeneration der retinalen Ganglienzellen mit Axonuntergang in N. opticus, Chiasma und Tractus opticus (KJER).

Der *Vererbungsmodus* ist klassisch autosomal dominant. Man sollte bei affizierten Kindern stets auch die Eltern untersuchen, welche sich ihres Leidens wegen der geringen Sehbeeinträchtigung oft gar nicht bewußt sind.

Kongenitale rezessive Optikusatrophie

Diese Form der Optikusatrophie findet sich bereits bei Geburt oder entwickelt sich in den ersten 3–4 Lebensjahren. Sie zeigt eine autosomal rezessive Vererbung. Die befallenen Kinder verhalten sich bei hochgradig reduzierter Sehschärfe (unter 0,1, Handbewegungen) wie Blinde und manifestieren Nystagmus, parazentrale Skotome, eingeschränkte Gesichtsfelder, Achromatopsie und totale Optikusatrophie oft mit tiefer Exkavation. Das normale Kaliber der retinalen Arteriolen sowie das normale ERG unterscheiden die kongenitale rezessive Opti-

Abb. 5.**101** Vater (a) und Sohn (b) mit DIOA. Der Vater ist weniger betroffen, fährt Auto, ist im Beruf und im täglichen Leben nicht behindert. Das Gesichtsfeld (Octopus G 1) ist normal. Eindeutige Blausinnstörung im desaturierten D-15-Test. Der Sohn bemerkt seine Behinderung im täglichen Leben, darf nicht Auto fahren. Arbeit als Bühnenarbeiter. Im Gesichtsfeldzentrum diskrete Depression gegen den blinden Fleck. Blausinnstörung mit Verwechslungen auch im saturierten D-15-Test (a) E.H.-U., ♂, 47 Jahre; b) E.St., ♂, 22 Jahre).

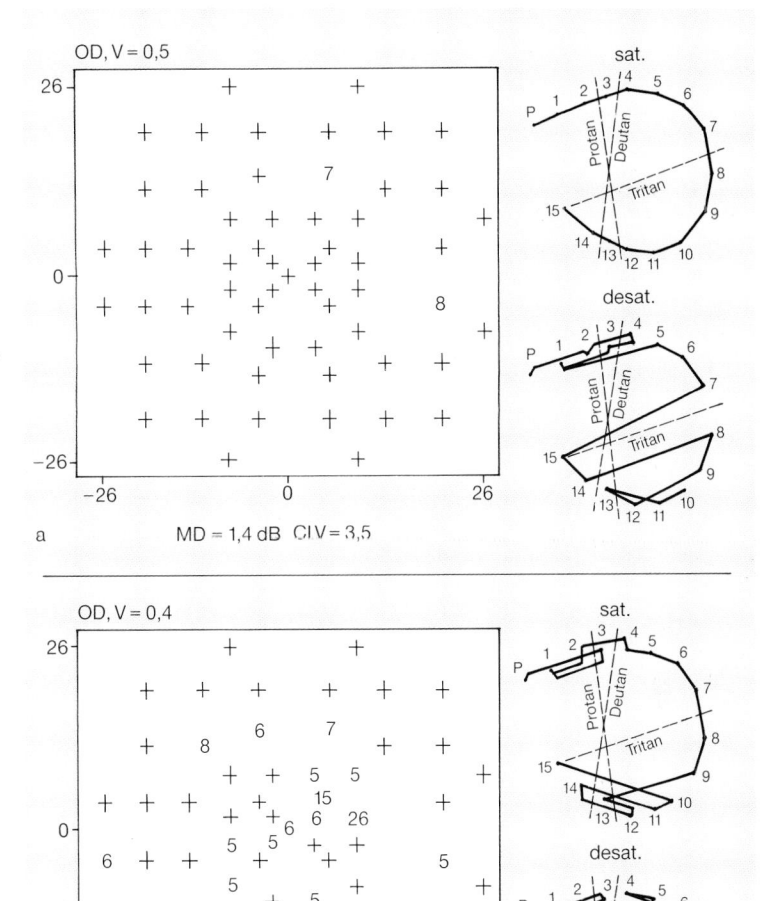

Abb. 5.**102** Dominante Optikusatrophie. Die Atrophie betrifft vor allem die temporale Hälfte, welche durch Fehlen der feinen, oberflächlichen Kapillaren charakterisiert ist. Visus 0,2. Tritanope Farbsinnstörung.

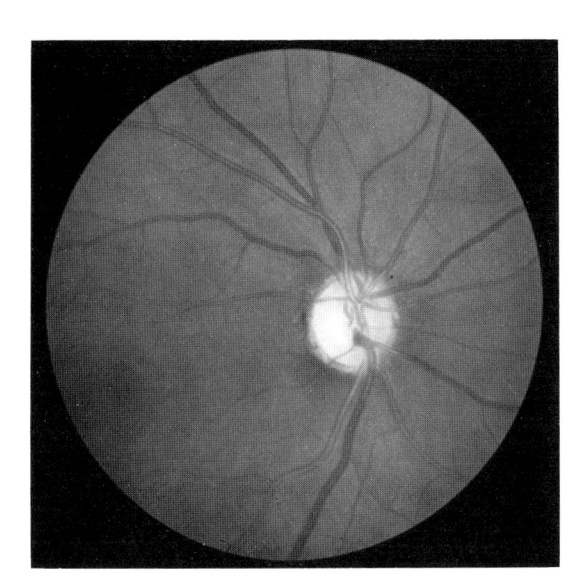

▼

kusatrophie von der Leberschen Amaurose. Die Optikusatrophie bleibt stationär und ist nicht mit irgendwelchen Zeichen neurologischer Defizite assoziiert. Es handelt sich um ein äußerst seltenes Leiden.

Neben den eben besprochenen isolierten hereditären Optikusatrophien existieren nun *hereditäre Optikusatrophien, die mit zahlreichen neurodegenerativen Krankheitsbildern assoziiert* sind. Dabei handelt es sich um Kombination von Optikusatrophie mit spinozerebellären Degenerationen, Heredoataxien, motorischen und sensorischen Neuropathien und Taubheit, wobei ein komplexes genetisches Kontinuum mit teils dominanter, teils rezessiver oder überhaupt nicht den Mendelschen Prinzipien folgender Vererbung wahrscheinlich ist.

Das *Syndrom von Königsmark* umfaßt kongenitale Taubheit, progressiven langsamen Visusverlust, Dyschromatopsie und Optikusatrophie bei normalem Elektroretinogramm. Die Vererbung ist autosomal dominant.

Bei der Erkrankung von *Sylvester* gesellt sich zur Optikusatrophie mit peripherer Gesichtsfeldeinschränkung progressiver zentraler Hörverlust und Ataxie sowie progressive Schwäche der Gliedmaßen. Bei dieser ebenfalls autosomal dominant vererbten Krankheit wird eine mögliche Beziehung zur Friedreichschen Ataxie (s. unten) diskutiert.

Eine generalisierte Degeneration von Sehnerven, Hörnerven und der supraoptischen und paraventrikulären Kerne wird bei der autosomal rezessiv vererbten *Optikusatrophie mit juvenilem Diabetes mellitus, Diabetes insipidus und Hörverlust* angenommen. Die Optikusatrophie ist in der Regel stark ausgeprägt mit Exkavation der Papille und begleitet von Zentralskotomen und peripherer Gesichtsfeldeinschränkung. Hörverlust und Diabetes insipidus beginnen in der 1.–2. Lebensdekade und erweisen sich vielfach als schwer (LESSELL u. ROSMAN).

Die im folgenden zu beschreibenden Erbkrankheiten mit Optikusatrophie sind die sog. *spinozerebellären Heredoataxien*. Beginnend im Kindesalter oder in der Jugend und progressiv fortschreitend, beruhen sie auf einer Affektion bestimmter Bahnen im Rückenmark und gewisser Bereiche im Kleinhirn und sind gelegentlich mit Erkrankung der Sehnerven und anderer zentralnervöser Strukturen assoziiert. Entsprechend der vorherrschenden Symptomatologie lassen sich vorwiegend *spinale Formen* einerseits und vorwiegend *zerebelläre Formen* andererseits unterscheiden. Bei der *Friedreich-Ataxie* liegt eine familiär auftretende, wahrscheinlich autosomal rezessiv vererbte progressive Degeneration der spinozerebellären und der kortikospinalen Bahnen sowie der Hinterstränge vor. Die in der 1. Lebensdekade beginnende Erkrankung ist durch zunehmende Gehbehinderung, Ungeschicklichkeit der Hände, Sprachschwierigkeiten, unsicheren Gang, Ataxie, Verlust der tiefen Sehnenreflexe, Optikusatrophie, Störungen der Augenmotilität und des otovestibulären Apparates gekennzeichnet und führt innerhalb mehrerer Jahre zur Invalidität mit schwerer Sehbehinderung. Bei der letzteren ist der Schweregrad mit den Anomalien der visuell evozierten Potentiale (Latenzverlängerung, Amplitudenreduktion) gut korreliert (CARROLL).

Die beim *Behr-Syndrom*, welches durch Pyramidenzeichen, Ataxie, geistige Retardation, Urininkontinenz und Pes cavus in früher Kindheit gekennzeichnet ist, auftretende Optikusatrophie ist bilateral und meist auf den temporalen Papillenbezirk beschränkt. Mit der Reduktion der Sehschärfe präsentiert sich ein Zentralskotom. Das ERG ist stets normal. Bemerkenswert bei dieser Erkrankung ist neben der Atrophie der Sehnerven und der Tractus optici ausgedehnte Degeneration im Bereiche des Corpus geniculatum und der Sehstrahlung. Der Vererbungsmodus ist in der Regel autosomal rezessiv.

Bei der *Pierre-Marie-Heredoataxie* handelt es sich um ein vorwiegend pyramidales Syndrom mit Spastizität der unteren Gliedmaßen, gesteigerten tiefen Sehnenreflexen und Unfähigkeit der Koordination von Armen und Händen. Beim Beginn in der 3. und 4. Lebensdekade steht die Ataxie als Frühsymptom im Vordergrund. Visusverlust mit Einschränkung der Gesichtsfelder und diffuser Optikusatrophie kommt eher selten vor. Die Vererbung erfolgt in der Regel autosomal rezessiv (gelegentlich dominant). Die von LUNDBERG beschriebene *autosomal dominante Optikusatrophie mit Ataxie und Pes cavus* zeigt praktisch immer eine mehr oder weniger ausgesprochene Optikusatrophie mit Visusreduktion, konzentrischer Gesichtsfeldeinschränkung und vergrößertem blinden Fleck. Neben positivem Babinski-Zeichen, Ataxie, Dysmetrie finden sich Sensibilitätsstörungen (Vibrationsgefühl) besonders in den unteren Extremitäten. Die Vererbung ist autosomal dominant. Pathologisch-anatomisch zeigt sich Atrophie der Sehnerven, der Tractus optici sowie der Kleinhirnrinde.

Optikusatrophien treten auch bei Erkrankungen auf, bei welchen ein genetisch bedingter Defekt zu erblichen Affektionen führt, wo die symmetrisch progredient verlaufende *Polyneuropathie* im Vordergrund steht. Hierzu gehört die *hereditäre motorische und sensible Neuropathie vom Typus Charcot-Marie-Tooth*. Die autosomal dominante Erkrankung (selten autosomal rezessiv) ist charakterisiert durch Hohlfuß, progressive Atrophie der Unterschenkelmuskeln (Storchenbeine) bei intakten Oberschenkelmuskeln, Sensibilitätsstörungen (vor allem Vibration), stark verminderte Nervenleitgeschwindigkeit und Zeichen einer neurogenen Atrophie oft kombiniert mit Begleitmyopathie. Optikusneuropathie mit Abblassung der Papille und Visusabnahme sowie mit alterierten visuell evozierten Potentialen und verminderter Kontrastsensitivität tritt in sehr variabler Häufigkeit und Ausprägung auf. Eine Kombination von *hereditärer Optikusatrophie mit progressivem Hörverlust und peripherer Neuropathie* wurde von ROSENBERG u. CHUTORIAN sowie von IWASHITA beschrieben. Diese Erkrankung muß zweifelsohne ins Spektrum der hereditären motorischen und sensiblen Neuropathien eingereiht und der Charcot-Marie-Tooth-Affektion angenähert werden.

Optikusatrophie im Rahmen einer Optikusneuropathie kommt nicht selten auch sekundär bei hereditären metabolischen, degenerativen und demyelinisierenden Erkrankungen vor.

Bei den *Stoffwechselstörungen* mit Befall des Zentralnervensystems handelt es sich in der Regel um *vererbte Enzymdefekte.* Diese haben zur Folge, daß Zwischenprodukte des Stoffwechsels sich im Zentralnervensystem sowie auch in andern Bereichen des Organismus speichern. Bei den *Mukopolysaccharidosen* (MPS I = Hurler, MPS II = Hunter, MPS III = Sanfilippo, MPS IV = Morquio) stellt die Optikusatrophie neben den Hornhauttrübungen und der tapetoretinalen Degeneration ein Hauptsymptom dar. Sie kann im Gefolge eines Hydrocephalus malresorptivus, aber auch als Folge einer Einlagerung von Mukopolysaccharidsubstanzen in den Gliazellen des Sehnerven auftreten.

Bei den *Gangliosidosen* kommt es zu einer pathologischen Speicherung von Gangliosiden ausschließlich im Nervensystem. Die bekannteste Form ist die *Tay-Sachs*-Variante (GM$_2$-I-Gangliosidose), wo die Gangliosidspeicherung in der Retina die Fovea centralis als kirschroten Fleck (cherry red spot) erscheinen läßt. Hier folgt die Optikusatrophie dem Erscheinen des roten Makulafleckes, der zwischen der 4. und 12. Lebenswoche sichtbar zu werden pflegt. Ursprünglich wurde die Erkrankung ja als „amaurotische Idiotie" bezeichnet. Die befallenen Kinder werden apathisch, hypoton, bewegungsarm, dement und erblinden allmählich. Der Exitus erfolgt innerhalb von 2–3 Jahren, bei den juvenilen Formen meist vor dem 20. Lebensjahr.

Die *Niemann-Picksche Krankheit* (meist rezessiv vererbt, gehäuft bei Patienten jüdischer Abstammung) ist durch Speicherung von Sphingomyelin bei Sphingomyelinasemangel charakterisiert und erzeugt bei den infantilen Formen zunehmenden geistigen Zerfall sowie später Erblindung mit Optikusatrophie und nicht selten kirschrotem Makulafleck wie bei der Tay-Sachs-Krankheit, ferner auch Ertaubung.

Bei der *metachromatischen Leukodystrophie* liegt ein Mangel des Enzyms Arylsulfatase A vor, was zur Ablagerung von Sulfatiden im zentralen Nervensystem führt. Die rezessiv vererbte Stoffwechselanomalie führt zu Hypotonie, später zu spastischer Tetraparese und verläuft innerhalb weniger Jahre letal. Die hier zu beobachtende Optikusatrophie beruht offenbar auf einer retrograden Sehnervendegeneration, bedingt durch Akkumulation von metachromatischen Lipidkomplexen in den retinalen Ganglienzellen, den Sehnerven und den Ziliarnerven. Ähnliche pathologische Veränderungen finden sich bei der Optikusatrophie im Rahmen der *Krabbe-Krankheit* (Fehlen des Enzyms Galactocerebrosid-Beta-Galactosidase), wo Cerebroside sich in abnormer Weise vor allem in den mehrkernigen Riesenzellen (Globoidzellen) der demyelinisierten Bezirke finden.

Die *Pelizaeus-Merzbacher-Krankheit* (chronische infantile Zerebralsklerose) beruht auf einer Störung des Glycerinphosphatidstoffwechsels der Markscheiden, wird schon in den ersten Lebensjahren manifest und ist durch Tremor, zerebellär ataktische Störungen, Gehstörungen, Nystagmus und Optikusatrophie mit eher leichter Visusbeeinträchtigung charakterisiert. Später kommt es zu spastischer Paraparese, Sprachstörungen und Demenz. Bei der geschlechtsgebunden rezessiv vererbten *Adrenoleukodystrophie* handelt es sich um eine primäre Atrophie der Nebennieren mit oder ohne Zeichen von Addison und mit niedrigen Cortisol-Plasmaspiegeln. Neben psychischen Veränderungen, Gangstörungen, Dysarthrie und zunehmender Tetraparese kommt es infolge extensiver Demyelinisierung im Bereiche der gesamten Sehbahnen zu Optikusatrophie mit Visusverlust bis zur Erblindung.

Die *subakute nekrotisierende Enzephalomyelopathie* (Leigh) zeigt doppelseitige Optikusatrophie mit progressiver Hirnstamminsuffizienz, Ataxie, Krämpfen und peripherer Polyneuropathie. Bei der familiären (wahrscheinlich autosomal rezessiv vererbten) infantilen Form der Leighschen Krankheit handelt es sich vermutlich um eine Störung der Gluconeogenese mit Mangel an Pyruvatcarboxylase.

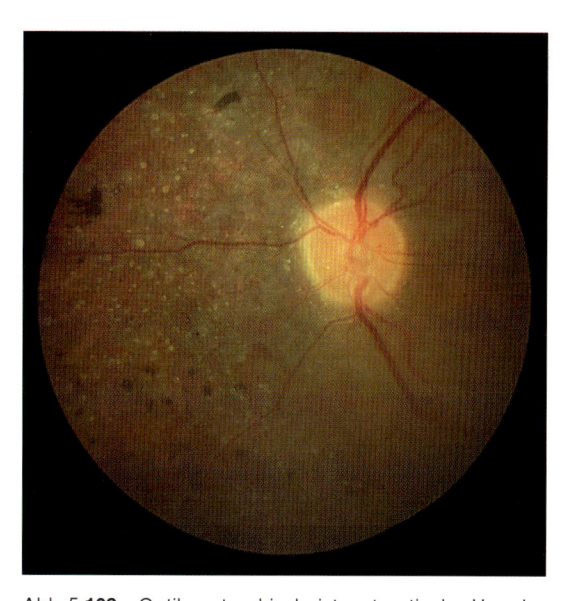

Abb. 5.**103** Optikusatrophie bei tapetoretinaler Heredodegeneration. Subtotale Optikusatrophie mit typisch wachsgelber Farbe, hochgradiger Verengung der retinalen Gefäße sowie den übrigen klassischen Zeichen der Retinitis pigmentosa (Pigmentverschiebungen, Makulopathie usw.).

Bei der autosomal rezessiv vererbten *infantilen neuroaxonalen Dystrophie* kommt es im 1. Lebensjahr zu schweren motorischen Störungen mit Spastizität, zu Krämpfen und Myoklonien, zu peripherer Neuropathie sowie zur Optikusatrophie bis zur Blindheit. Pathogenetisch wird eine ungenügende Eingliederung von Glykoproteinen und Gangliosiden in die Membranen der Axone und der Synapsen vermutet.

Im Verlauf von *tapetoretinalen Heredodegenerationen* kommt es besonders in späteren Stadien zu einer Optikusatrophie von typisch wachsgelber Farbe mit deutlichen Verengerungen der retinalen Gefäße (Abb. 5.103). Hier ist die Optikusatrophie eindeutig sekundäre Folge der primären Netzhautaffektion (Retinitis pigmentosa). Tapetoretinale Degeneration und sekundäre Optikusatrophie finden sich mit vielfältigen Symptomen assoziiert bei folgenden Syndromen: *Alström-Syndrom* (Fettsucht, Taubheit, Intoleranz für Kohlenhydrate, chronische Nephritis), *Laurence-Moon-Biedl-Bardet-Syndrom* (Polydaktylie, Fettsucht, Hypogonadismus, geistiger Rückstand, evtl. spastische Paraplegie), *Cockayne-Syndrom* (Zwergwuchs, Mikrozephalie, tiefliegende Augen, lange Gliedmaßen, extrapyramidale und zerebelläre Bewegungen, Kyphose, geistiger Rückstand, Taubheit, Katarakt, Keratitis), *Usher-Syndrom* (Retinitis pigmentosa mit Taubheit), *Hallgren-Syndrom* (Taubheit, zerebelläre Ataxie, geistiger Rückstand), *Kearns-Sayre-Syndrom* (Ophthalmoplegie, kardiale Reizleitungsstörungen, neurologische Ausfälle, Retinitis pigmentosa vom Typus der Abiotrophie der Choriokapillaris und des Pigmentepithels). *Hereditäre Degenerationen der retinalen Photorezeptoren* (z. B. progressive Zapfen-Stäbchen-Degeneration) können mit Optikusatrophie (wahrscheinlich transsynaptisch entstanden) assoziiert sein (Krill und Deutman).

Sehnervenentzündung – Retrobulbärneuritis

H. Wildberger

Als Sehnervenentzündung wird eine typischerweise einseitige, relativ rasche Visusabnahme bezeichnet, welche ophthalmoskopisch mit einem normalen Papillenaspekt, evtl. in Begleitung eines Papillenödems verläuft. Tabelle 5.11 zeigt eine Auflistung möglicher Ursachen, wobei die Retrobulbärneuritis bei demyelinisierender Erkrankung im Vordergrund steht. Differentialdiagnostisch kommen aber neben der Entmarkung mit (vorübergehender) Axonblockade und Axonuntergang auch andere, echt entzündliche Ursachen für eine akute Visusabnahme in Frage, welche den Begriff „-itis" mit Recht verdienen. Schließlich muß auch eine andere Ursache (Tumorkompression, Tumorinfiltration, Granulominfiltration, Aneurysmakompression, ischämische Läsion, dysthyreote Neuropathie, toxische Neuropathie, Stoffwechselstörung [Urämie, Diabetes mellitus], Apoplexie der Hypophyse) ausgeschlossen werden. Häufig bleibt die Ursache auch ungeklärt. Unter den Retrobulbärneuritiden im engeren Sinne (demyelinisierende Neuropathie) (s. Tab. 5.12) wurde auch die jugendliche/kindliche Retrobulbärneuritis (Papillitis) aufgelistet, obwohl anzunehmen ist, daß häufig eine virale Genese zugrunde liegt. Mit den Begriffen Retrobulbärneuritis und Papillitis wird nur wenig ausgesagt, im 1. Falle nämlich, daß die Sehstörung mit einem normalen Papillenaspekt, im 2. Falle, daß die Sehstö-

Tabelle 5.11 Formen der Neuritis

Unbekannte Ursache

Klassische monosymptomatische Neuritis (Retrobulbärneuritis und Papillitis). Im Zusammenhang mit MS: demyelinisierende Neuritis bzw. demyelinisierende Neuropathie

Retrobulbärneuritis beim Guillain-Barré-Syndrom

Kindliche Neuritis (Papillitis) und mögliche Zusammenhänge mit viralen Infektionen mit oder ohne Enzephalitis (Masern, Mumps, Varizellen)

Postvakzinale Neuritis

Papillitis bei Erwachsenen

Neuroretinitis

Mononucleosis infectiosa

Herpes zoster

Lyme disease

Benachbarte fortgeleitete Entzündungen von Meningen, aus den Orbita oder Sinus

Perineuritis

Granulomatöse Entzündungen (Lues, Tuberkulose, Kryptokokkus, Sarkoidose)

Intraokuläre Entzündungen

Neuritis durch opportunistische Infekte bei AIDS

Neurouveitiden

Autoimmune Neuritis

rung mit einer ödematös veränderten Papille kombiniert ist. Schlußendlich werden die Begriffe recht pauschal für die verschiedensten Ursachen, welche zur Axonschädigung führen, verwendet.

Grundsätzlich gehört zur Definition einer typischen Retrobulbärneuritis die Wahrscheinlichkeit, daß nach einigen wenigen Wochen eine Spontanremission mit einer für den Patienten relativ vollständigen Erholung der visuellen Funktionen eintritt. Findet diese Besserung nicht statt, liegt ein atypischer Verlauf vor: entweder muß weiter von einer demyelinisierenden Erkrankung ausgegangen werden oder es muß im Rahmen differentialdiagnostischer Überlegungen nach anderen Ursachen gesucht werden.

Eine Heilung nach Retrobulbärneuritis im absoluten Sinne ist, wie man aufgrund geeigneter Untersuchungsmethoden weiß, kaum möglich. Eine Remyelinisierung ad integrum ist unwahrscheinlich und ein Axonverlust meistens anzunehmen. Es wird also eine chronische demyelinisierende Neuropathie fortbestehen, bei welcher, wie man ebenfalls aus klinischer Erfahrung weiß, die Qualitäten der visuellen Funktion gewissen Schwankungen unterworfen bleiben können.

Terminologie

Die verwendeten Begriffe sind nicht sehr spezifisch. „Sehnervenentzündung" ist ein für die zugrundeliegende Pathogenese unscharfer Begriff. „Retrobulbärneuritis" bedeutet, daß die Papille für den Betrachter ophthalmoskopisch unauffällig aussieht, „Papillitis" bedeutet eine entsprechende Veränderung der Papille, wobei auch fluoreszenzangiographisch keine weitere Aufschlüsselung möglich ist. Axiale Neuritis mag einen selektiven Befall des papillomakulären Bündels umschreiben. Eine demyelinisierende Neuropathie kann den Zustand nach „abgeheilter" Retrobulbärneuritis umschreiben. Es gibt aber auch eine klinisch stumme Neuropathie, bei welcher eine Demyelinisierung keinen passageren Visusverlust verursachte oder lediglich eine unbedeutende flüchtige Sehstörung.

Vorausgehende Abklärungen

Es zeigt sich immer wieder, daß bei Verdacht auf das Vorliegen einer Retrobulbärneuritis, bzw. einer Neuropathie mit etwas atypischem Verlauf (beispielsweise bei Unklarheit, seit wann die Sehstörung besteht), grundlegende Vorausabklärungen vorgenommen werden müssen, welche eine optische Störung, eine retinale Läsion oder eine Amblyopie (Mikrotropie/Mikrostrabismus) ausschließen:

– Ausschluß eines irregulären Astigmatismus (Keratokonus) mit dem Javal-Gerät und mit dem Skiaskop.

– Passagere optische Störung (Hornhautdeformation) durch Kissendruck auf den Bulbus während des Schlafes (Visusprüfung mit der stenopäischen Lücke unerläßlich). Ein großflächiges Chalazion am Oberlid kann ebenfalls eine Hornhautdeformation mit Astigmatismus erzeugen. Auch Kontaktlinsen (gealterte weiche) können unklare Sehbeschwerden verursachen, welche sich evtl. beim Wechsel auf Brillengläser vorerst fortsetzen. Die Kontrastempfindlichkeit auf Streifen hoher Raumfrequenz kann aber mit Brillengläsern erheblich besser sein als mit Kontaktlinsen, und die Farbenwahrnehmung ist normal.

– Passagere irreguläre Astigmatismen können sich auch durch eine (Kerato-)Konjunktivitis ergeben. Derartige Narben können ohne erhebliche akute Entzündungszeichen auftreten. Ein stumpfes Bulbustrauma kann eine Zonulaläsion mit Linsenastigmatismus verursachen.

– Eine Sehstörung mit Pupillenerweiterung ist besonders in der Ferien-/Reisezeit zu beobachten durch Einwirkung von Scopolamin (Scopoderm-Membrankleber hinter dem Ohr gegen die Reisekrankheit).

– Makulopathie: zystisches Makulaödem nach Venenastthrombose. Makula-(Schicht-)Loch, beginnende hauchige Fibroplasie.

Eine der häufigsten Fehldiagnosen ist das Vorliegen einer Chorioretinopathia centralis serosa. Das hauchige Ödem wird mit dem Augenspiegel allein auch bei medikamentöser Mydriase häufig übersehen. Ein afferentes Pupillendefizit ist im allgemeinen nur geringgradig und flüchtig vorhanden. Eine biomikroskopische Untersuchung mit dem Funduskontaktglas (Dreispiegelglas) oder 90-Dioptrien-Glas ist unerläßlich, da gleichzeitig auch nach perivenösen Infiltraten (MS) der Netzhautvenen gesucht werden soll.

Gelegentlich besteht Unklarheit über die Dauer einer Sehstörung. Das Vorliegen einer orthoptisch bedingten Sehstörung (Amblyopie) bei Mikrotropie/Mikrostrabismus muß in Betracht gezogen werden: In diesem Falle besteht kein afferentes Pupillendefizit, ebenso wird eine erhebliche Farbensinnstörung nicht angegeben (am Farbenmischgerät (Nagel-Anomaloskop) wird bei Amblyopie eine normale Gleichung angegeben. Hingegen kann eine Anisometropie vorliegen, die Stereopsis fehlt (TNO-, Lang-Stereotest), eine anomale Netzhautkorrespondenz kann nachgewiesen werden.

Neuritis/Retrobulbärneuritis bei demyelinisierender Erkrankung

Der Begriff Retrobulbärneuritis (RBN) steht typischerweise für eine akute einseitige Sehschärfenabnahme, welche von einem Zentralskotom und von einer Abnahme der Farbenwahrnehmung begleitet ist und im allgemeinen eine günstige, spontane Besserungstendenz zeigt. Die Retrobulbärneuritis ist ein Syndrom und nicht eine primäre Erkrankung. Es gibt zahlreiche assoziierte Ursachen, obwohl der größte Teil der Neuritiden einen monosymptomatischen Verlauf aufweist. Sofern die klassische Retrobulbärneuritis als vorerst isoliertes Geschehen in mehr oder weniger direkten Zusammenhang mit einer Encephalomyelitis disseminata (multiple Sklerose) gebracht wird, umschreibt „Neuritis" – „Entzündung" – einen Prozeß innerhalb des Sehnerven, bei welchem es im Rahmen eines Autoimmunprozesses zu einer Demyelinisierung gekommen ist.

Abzugrenzen von der Retrobulbärneuritis, obwohl in unmittelbarer Nähe, ist die subklinische Neuropathie des Sehnerven: Dies ist ein Zustand, bei welchem der Patient subjektiv keine Sehstörung bemerkt. Ein visueller Defekt läßt sich nur mit geeigneten psychophysischen und elektrophysiologischen Methoden nachweisen. Eine subklinische Neuropathie kann sich vom Patienten unbemerkt im Laufe einer multiplen Sklerose installieren, oder sie persistiert als Dauerzustand im Anschluß an eine abgelaufene Retrobulbärneuritis. Tabelle 5.12 zeigt eine Auflistung von Verlaufsformen der demyelinisierenden Neuropathie.

Nomenklatur

a) Als demyelinisierende Neuritis wird in den folgenden Ausführungen das akute klassische Ereignis mit Visusabfall und Zentralskotom bezeichnet. Retrobulbärneuritis bedeutet „normalen Papillenaspekt", Papillitis umschreibt dasjenige Ereignis, welches von einem Papillenödem begleitet ist.

b) Mit demyelinisierender Neuropathie wird ein mehr statischer Zustand bezeichnet (subklinische Neuropathie bei MS, Zustand nach abgeheilter akuter Neuritis), wobei lediglich „verborgene" Funktionsstörungen vorliegen.

c) Verschiedene Autoren wollen a) und b) unter einem Hut sehen. Sie bezeichnen die „Neuritis" als akute Form der demyelinisierenden Neuropathie gemeinhin, also als „akute demyelinisierende Neuropathie".

Verlaufsformen der demyelinisierenden Neuritis bzw. der demyelinisierenden Neuropathie

Die Symptome und Befunde einer demyelinisierenden Plaque im Bereiche des Sehnerven hängt von mehreren Faktoren ab, beispielsweise vom Areal der Plaque bezüglich Querschnittsfläche, vom Al-

Tabelle 5.12 Verlaufsformen der demyelinisierenden Neuritis bzw. der demyelinisierenden Neuropathie

Akute klassische Retrobulbärneuritis (RBN)

Papillitis

Passageres Nebelsehen

Doppelseitige RBN

Sehstörung nur bei körperlicher Anstrengung (Uhthoff-Syndrom)

Persistierende demyelinisierende Neuropathie nach abgeheilter Retrobulbärneuritis

Neuropathie am „gesunden" Partnerauge (visuell evozierte Potentiale/VEP)

Asymptomatische Neuropathie (VEP-Diagnose) (klinisch stumme Entmarkung)

RBN mit peripheren Gesichtsfelddefekten

Atypische Retrobulbärneuritis: protrahierter Verlauf und Defektheilung

Atypische Retrobulbärneuritis: persistierendes Zentralskotom; persistierender Visusverlust

Chronisch progrediente Neuropathie (mit akuten RBN-Schüben)

Chronisch progrediente Neuropathie (ohne akute RBN-Schübe)

Chronische/stationäre (bilaterale) Neuropathie mit visueller Defektfunktion

Neuromyelitis optica (Dévic)

Neuroretinitis

Jugendliche/kindliche Neuritis (Papillitis)

ter, von der Retinotopie der betroffenen Axone, vom Ausmaß der Leitungsstörung und vom Vorhandensein zusätzlicher Plaques. Die funktionellen Effekte einer frischen Plaque in einem bis anhin gesunden Sehnerven reichen vom Unerkanntbleiben bis zum totalen Absturz der Sehfunktion. Eine akute demyelinisierende Neuropathie bzw. Retrobulbärneuritis kann eine Plaque aufweisen, welche die Konduktion in den meisten der Axone stört. Der eine Patient kann mehrere Rückfälle einer akuten demyelinisierenden Neuropathie (RBN) haben, ein anderer mit multipler Sklerose wird nie akute RBN-Stadien durchlaufen, sondern einen evtl. kaum merkbar langsam progredienten Visusverlust an beiden Augen erleiden. Diese chronisch progrediente Form ist wahrscheinlich durch protrahierte Bildung von Mikroplaques verursacht, so daß früher oder später der gesamte Durchmesser betroffen ist.

Akute klassische Retrobulbärneuritis (Abb. 5.104)
Folgendes sind die klinischen Charakteristiken für eine typische RBN (GLASER 1987):
1. Ohne daß ophthalmoskopisch an der Papille eine Veränderung zu beobachten ist, besteht eine relativ akut aufgetretene Beeinträchtigung der

Sehnervenentzündung – Retrobulbärneuritis 5.111

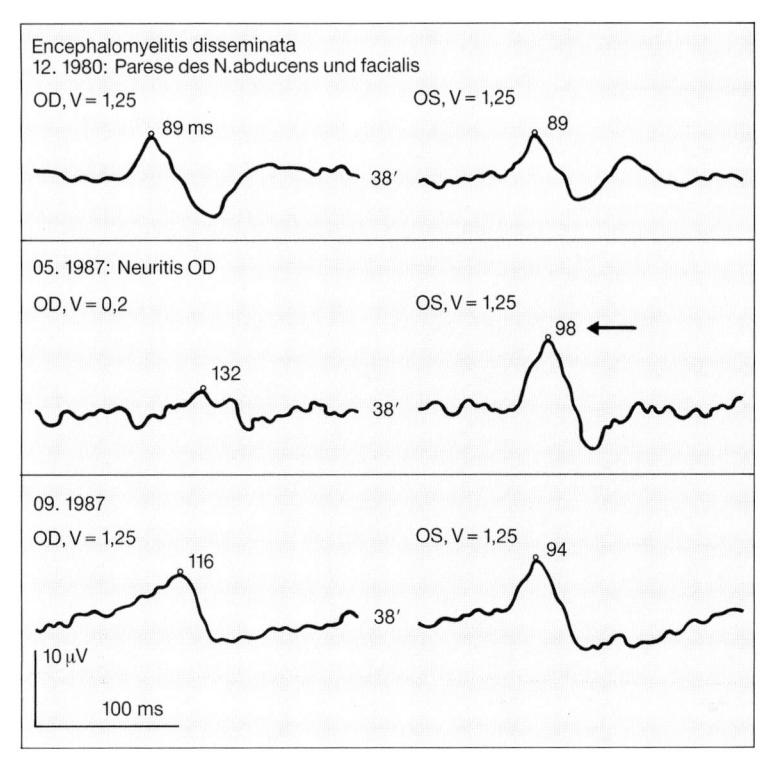

Abb. 5.104 Bei dieser Patientin fand sich im Alter von 35 Jahren ein erster Verdacht für das Vorliegen einer MS, als eine flüchtige Fazialis- und eine Abduzensparese auftraten. Zu diesem Zeitpunkt waren die Leitungszeiten der visuell evozierten Potentiale jedoch normal (ungewöhnlich kurz). Erst 7 Jahre später trat eine rechtsseitige Retrobulbärneuritis auf mit Verdacht auf eine begleitende milde Neuropathie auch am linken klinisch stummen Auge (VEP gegenüber früher um 9 ms verspätet, s. Pfeil). Bei der Verspätung am rechten Auge auf 132 ms könnte es sich auch um eine sog. P135-Komponente handeln: durch die totale Blockade der fovealen Kanäle dominieren nichtbetroffene paramakuläre Kanäle, über welche Antworten mit einer Latenzzeit von 135 ms laufen. Nach Erholung beträgt die Latenzzeit rechts 116 ms, links 94 ms (R.H., ♀, 5.1945).

Sehschärfe mit rascher Progression über Stunden und Tage. Die Sehfunktion erreicht ihr Minimum etwa 1 Woche nach Beginn. Die Abnahme der Sehschärfe geht von 1,0 bis „keine Lichtperzeption".
2. Die typische Episode betrifft nur *ein* Auge. Besonders bei Kindern ist allerdings ein doppelseitiger Befall (mit Papillenödemen) nicht ungewöhnlich, wobei dann eine virale Infektion (Masern, Mumps und Varizellen) möglich ist.
3. Druckempfindlichkeit des Bulbus, ein Schmerz tief in den Orbita oder in der Region der Augenbrauen, vor allem bei Augenbewegungen, kann der Sehstörung vorausgehen oder mit ihr koinzidieren.
4. Gesichtsfelddefekte betreffen normalerweise das zentrale Gesichtsfeld (Zentral- bzw. Parazentralskotom, zentrozökales Skotom).
5. In der Mehrzahl der Fälle kommt es zu einer Erholung der visuellen Funktion innerhalb von mehreren Wochen, und viele Patienten erreichen eine normale Sehschärfe nach mehreren Monaten. Oft bleibt aber das betroffene Gesichtsfeld über Monate noch etwas dunkler oder die Farben sind etwas blasser. Gelegentlich erfolgt nur anfänglich eine relativ rasche Visusverbesserung auf 0,3–0,5. Zur völligen Sehschärfenerholung dauert es dann mehrere Monate. Die Prognose der klassischen RBN ist günstig, aber es können Rezidive auftreten, welche in einen Defektzustand überleiten.
6. Frauen sind häufiger betroffen als Männer, Alter meistens 20–35 Jahre, selten bis 50 Jahre, unter 20 Jahren andere Ursache wahrscheinlich.

Papillitis (Retrobulbärneuritis mit Papillenödem)

Als Papillitis kann die intraokuläre Form der RBN bzw. die vordere akute demyelinisierende Neuropathie benannt werden, wobei eine Papillenschwellung mäßigen Ausmaßes beobachtet wird. Der eher deskriptive Begriff „Papillitis" ist ebenso fragwürdig wie der Begriff „Neuritis", da er eine Entzündung durch Viren, Bakterien oder andere Mikroorganismen impliziert. Weshalb in Einzelfällen, vor allem aber bei jungen Patienten (unter 20 J.) eine Papillenschwellung auftritt, ist unklar. Die Papillenbegrenzung ist eine Spur unscharf, die Papille ist wenig prominent. Die Schwellung des Sehnerven

5.112 Erkrankungen der Sehnerven

ist ophthalmoskopisch sehr ähnlich dem Papillenödem bei erhöhtem intrakraniellem Druck. Die Schwellung der Axone läßt einen gestörten axoplasmatischen Transport annehmen. Die Hyperämie ist eher ausgeprägt, was auf eine aktive Vasodilatation hinweist, Blutungen sind selten. Selten wandern entzündliche Zellen präpapillär in den Glaskörperraum. Die Schwellung entsteht innerhalb von wenigen Tagen und verschwindet innerhalb von einigen Wochen. Ein Zusammenhang mit der Lokalisation des Herdes auf der Optikusstrecke scheint nicht zu bestehen. Dies konnte durch Magnetresonanzstudien gezeigt werden: Bei Papillenschwellungen liegt der Herd im allgemeinen relativ weit anterior, in Einzelfällen jedoch auch innerhalb des knöchernen Kanales.

Passageres Nebelsehen (Blur) (Abb. 5.105)

Bei erhaltener Sehschärfe sieht der Patient „nebelig". Evtl. ist das Gesichtsfeld dunkler, die Farben sind blasser, die Beschwerden nehmen bei körperlicher Anstrengung zu (Uhthoff-Syndrom). Eine genaue diesbezügliche Anamneseaufnahme ist besonders bei Kontaktlinsenträgern wichtig. Dem Nebelsehen mag bei der Untersuchung der Kontrastempfindlichkeit eine Empfindlichkeitsreduktion für niedrige Ortsfrequenzen entsprechen. Bei einer sorgfältigen Perimetrie ist das Vorliegen eines parazentralen Skotoms oder eines Quadrantendefektes (großer Nervenfaserbündelausfall) möglich. Häufig jedoch findet sich in der statischen Perimetrie lediglich eine diffuse, aber nur milde, Herabsetzung der Lichtunterschiedsempfindlichkeit. Der Schlüssel zur Diagnose ist in diesen Fällen der Nachweis einer Leitungsstörung durch die visuell evozierten Potentiale.

Doppelseitige Retrobulbärneuritis (RBN)
(Abb. 5.106)

Das simultane Auftreten einer RBN ist extrem selten. Häufiger sind jedoch Fälle von RBN, bei denen die beiden Seiten konsekutiv innerhalb eines Zeitintervalles von Monaten auftreten. Die Größe des Zeitintervalles beeinflußt die klinischen Charakte-

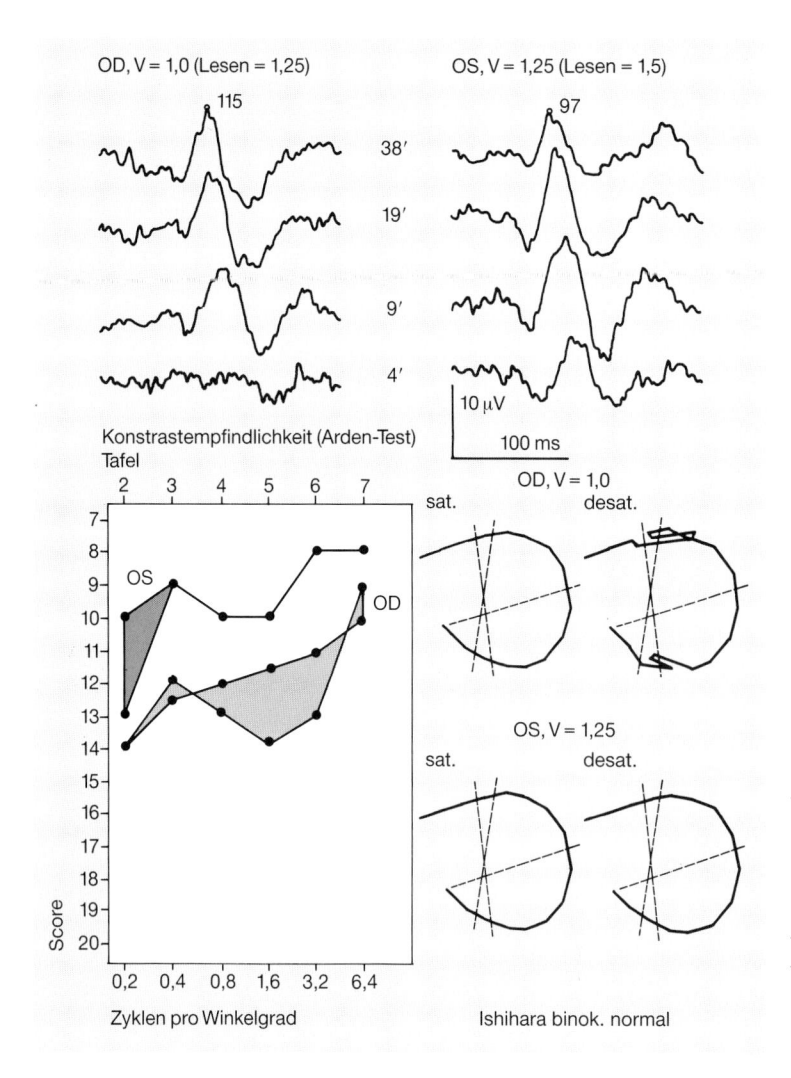

Abb. 5.**105** Passageres „Nebelsehen/Blur" als Äquivalent für eine echte Retrobulbärneuritis. Ohne eindeutige Sehschärfenherabsetzung verspürte der 29jährige Patient akut einen leichten Nebel vor dem Gesichtsfeldzentrum des rechten Auges. Das Nebelgefühl manifestierte sich typischerweise als herabgesetzte Kontrastempfindlichkeit im Arden-Test (die schraffierten Flächen ergeben sich durch nicht zusammenfallende Werte bei der Doppelbestimmung der Kontrastempfindung). Das Farbensehen ist ebenfalls wenig erschwert. Die rechtsseitige Leitungsstörung wird durch die verspäteten VEP (oberer Teil der Abbildung) objektiviert. Die fehlende VEP-Antwort auf die kleinsten 4 Winkelminutenmuster widerspiegelt eine milde Leitungsblockade.

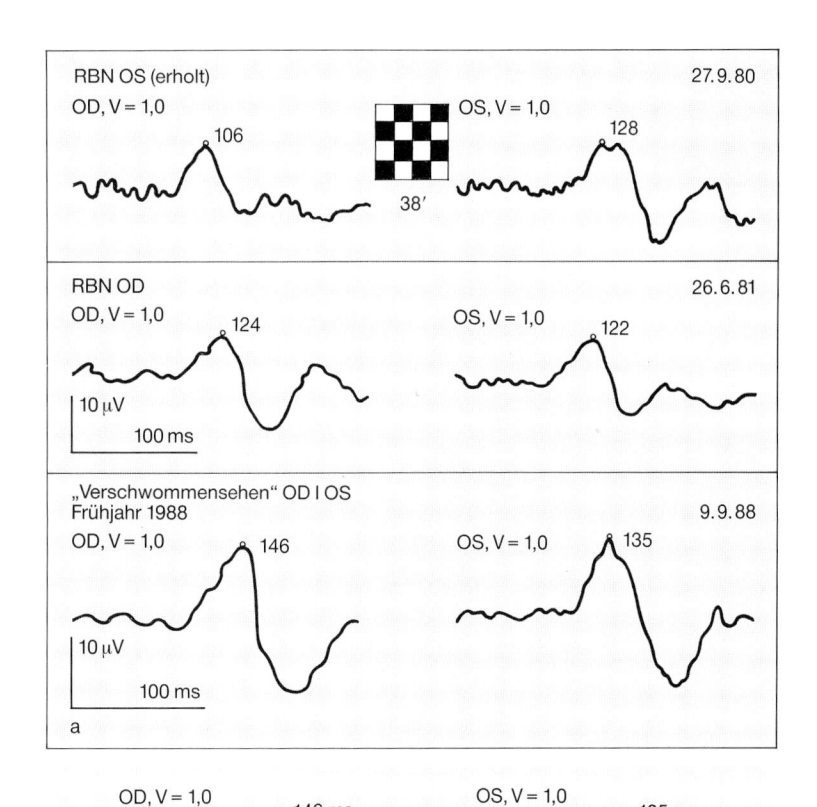

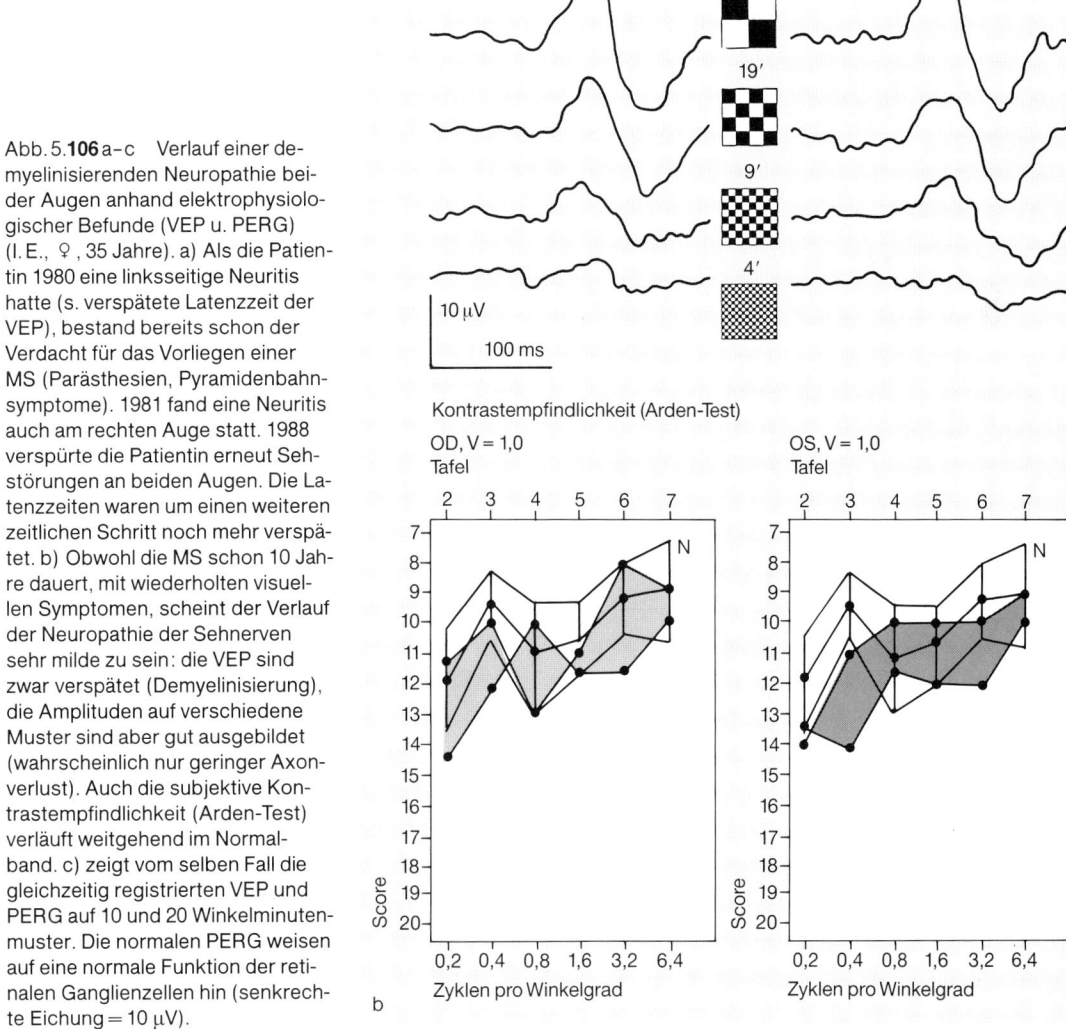

Abb. 5.106 a–c Verlauf einer demyelinisierenden Neuropathie beider Augen anhand elektrophysiologischer Befunde (VEP u. PERG) (I. E., ♀, 35 Jahre). a) Als die Patientin 1980 eine linksseitige Neuritis hatte (s. verspätete Latenzzeit der VEP), bestand bereits schon der Verdacht für das Vorliegen einer MS (Parästhesien, Pyramidenbahnsymptome). 1981 fand eine Neuritis auch am rechten Auge statt. 1988 verspürte die Patientin erneut Sehstörungen an beiden Augen. Die Latenzzeiten waren um einen weiteren zeitlichen Schritt noch mehr verspätet. b) Obwohl die MS schon 10 Jahre dauert, mit wiederholten visuellen Symptomen, scheint der Verlauf der Neuropathie der Sehnerven sehr milde zu sein: die VEP sind zwar verspätet (Demyelinisierung), die Amplituden auf verschiedene Muster sind aber gut ausgebildet (wahrscheinlich nur geringer Axonverlust). Auch die subjektive Kontrastempfindlichkeit (Arden-Test) verläuft weitgehend im Normalband. c) zeigt vom selben Fall die gleichzeitig registrierten VEP und PERG auf 10 und 20 Winkelminutenmuster. Die normalen PERG weisen auf eine normale Funktion der retinalen Ganglienzellen hin (senkrechte Eichung = 10 μV).

5.114 Erkrankungen der Sehnerven

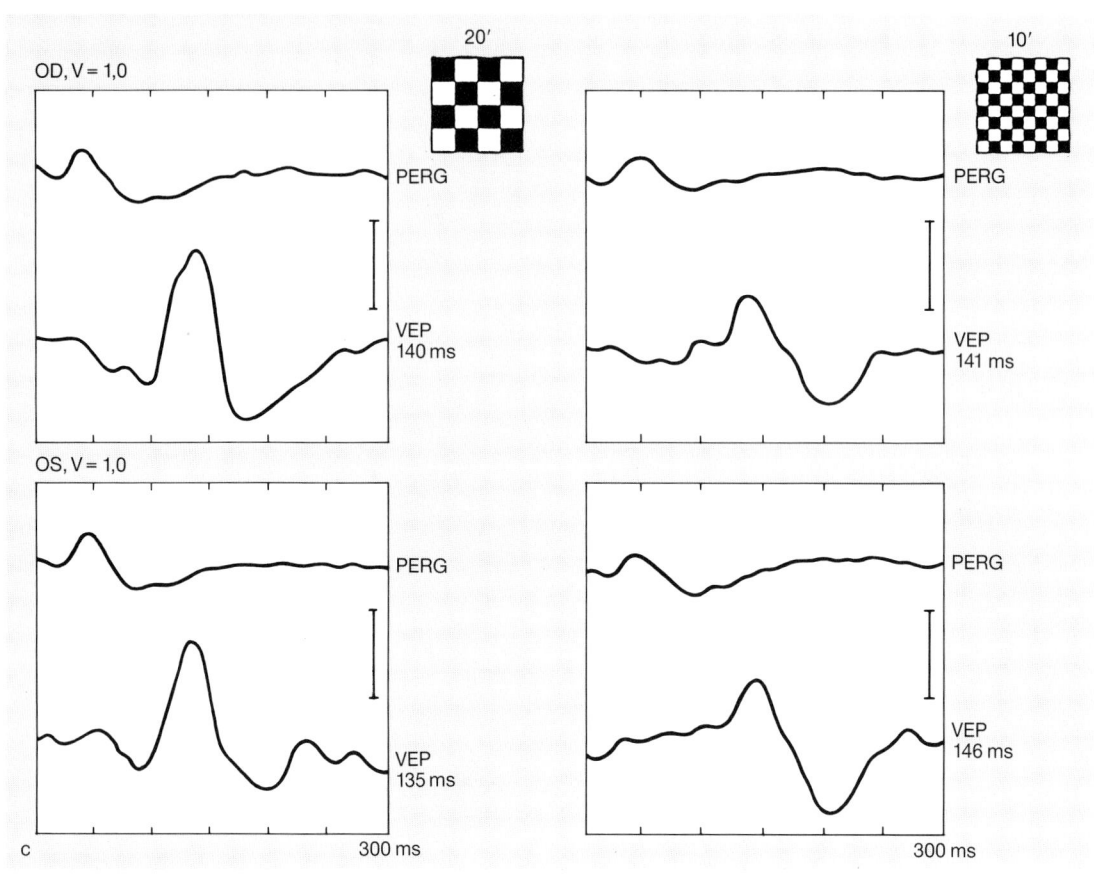

Abb. 5.106 c

ristiken der RBN nicht. Simultane bilaterale Neuritiden treten lediglich bei Jugendlichen auf (virale Genese).

Sehstörung nur bei körperlicher Anstrengung (primäres Uhthoff-Syndrom)

Bei demyelinisierenden Optikusneuropathien kann es durch körperliche Anstrengung oder sonstiger Erhöhung der Körpertemperatur zu einer passageren Beeinträchtigung der Sehfunktion kommen (s. auch Abschnitt „Negative visuelle Phänomene"). Das Uhthoff-Syndrom kann primär bei einer bisher klinisch stummen Neuropathie vorhanden sein oder erst im Anschluß an eine RBN auftreten. Von verschiedenen Autoren wird angenommen, daß – sofern man von verschiedenen „Aktivitätsgraden" einer Neuropathie sprechen kann – ein relativ „aktives" Krankheitsbild vorliegt. Hinweise dafür ergeben sich aus den Resultaten des Flimmertests nach Aulhorn (s. Abschnitt „Untersuchungsmethoden bei RBN").

Persistierende demyelinisierende Neuropathie nach abgeheilter Retrobulbärneuritis (Abb. 5.107)

Eine durchgemachte, abgeheilte Retrobulbärneuritis wird auch im günstigsten Falle und nach vielen Monaten einen Zustand der Defektheilung darstellen, auch dann, wenn der Patient völlig beschwerdefrei ist. Ein Axonuntergang bleibt mit geeigneten psychophysischen Untersuchungsmethoden nachweisbar. Die Demyelinisierung bleibt wahrscheinlich weitgehend bestehen, Remyelinisierungen sind wahrscheinlich funktionell unbefriedigend. Dementsprechend bleiben die visuell evozierten Potentiale verspätet, mit Sicherheit über viele Jahre hinweg.

Neuropathie am „gesunden Partnerauge" (Abb. 5.108)

Im allgemeinen sind die visuell evozierten Potentiale bei einer akuten RBN selbst bei einer nur geringgradigen Sehschärfenreduktion, erst recht aber bei einem Zentralskotom, stark beeinträchtigt. Eine Antwortamplitude ist oft nicht identifizierbar. Von Interesse ist dann vor allem die Antwort vom klinisch „gesunden" Partnerauge: Das Vorhandensein einer Antwortverspätung kann die Diagnose einer multifokalen Erkrankung (MS/Encephalomyelitis disseminata) bekräftigen. Auch bei einer Verspätung der VEP kann der Aspekt von Papille und Nervenfaserschicht normal und der Nachweis einer psychophysischen Störung schwierig sein (s. auch folgenden Absatz: „symptomatische Neuropathie").

Abb. 5.107 Zustand nach Retrobulbärneuritis am linken Auge vor 4 Monaten (33jährige Patientin). VEP, Kontrastempfindlichkeit (Arden-Test) und Farbensinn. Im akuten Stadium betrug die Sehschärfe am linken Auge 0,15. Jetzt ist die Sehschärfe erholt, die Amplituden der VEP sind seitengleich und normal, als Indiz für die durchgemachte Retrobulbärneuritis findet sich jedoch eine auf 130 ms verlängerte Latenzzeit. Es persistiert eine eindeutige Herabsetzung der linksseitigen subjektiven Kontrastempfindlichkeit (die schraffierten Flächen ergeben sich aus den Werten durch Doppelbestimmung). Ebenso ist die Farbenwahrnehmung noch diskret gestört (Verwechslungen im desaturierten D-15-Test entlang der Tritanachse). Am rechten Auge ist eine begleitende Neuropathie unwahrscheinlich (normale Latenzzeit der VEP).

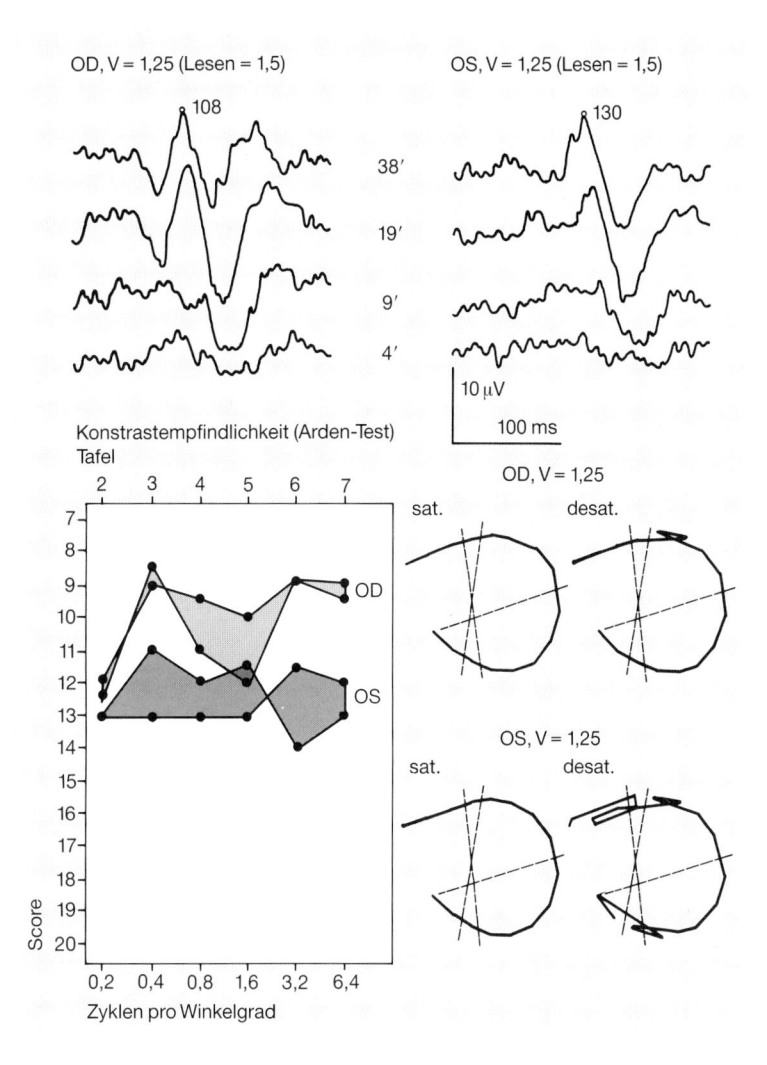

Asymptomatische Neuropathie (Abb. 5.109)

Der Nachweis einer Leitungsstörung durch die visuell evozierten Potentiale (VEP) bei visueller Symptomfreiheit kann den Verdacht auf das Vorliegen eines disseminierten Leidens (mit asymptomatischen Entmarkungsherden im Sehnerven) bestätigen. Derartige VEP-Untersuchungen sind indiziert, wenn beispielsweise bei einer unklaren spinalen Symptomatik (Paraspastik) nach einem multifokalen Krankheitsbild im Sinne der MS gesucht wird. Eine heute zusätzliche Methode ist die Frage nach Entmarkungsherden in der weißen Hirnsubstanz durch das MRI. Trotz verspäteten VEP kann der Nachweis einer begleitenden Sehstörung mit psychophysischen Methoden schwierig sein. Auch können die retinale Nervenfaserschicht und das Papillenkolorit bei einer reinen Verspätung der VEP (ohne Amplitudenverlust) einen völlig normalen Aspekt aufweisen. Die VEP sind dann Teil einer etablierten Testbatterie (evozierte Potentiale, Liquoruntersuchung, Neuroimaging-MRI) vor dem Hintergrund einer auf MS verdächtigen neurologischen Symptomatik.

Retrobulbärneuritis mit peripheren Gesichtsfelddefekten

Das Auftreten monokularer, relativ tiefer, nicht ins Zentrum reichender Gesichtsfelddefekte (große Nervenfaserbündelausfälle mit Quadrantendefekten) wird gelegentlich beobachtet, wobei wiederum eine sorgfältige Untersuchung der zentralen Funktion nötig ist. Die VEP können durchweg ebenfalls verspätet sein.

Atypische Retrobulbärneuritis: Protrahierter Verlauf und Defektheilung

Schon im Normalfall kann eine Restitution der Sehschärfe Monate dauern. Im allgemeinen ist dies dann doch Ausdruck einer schwereren Läsion, und die Untersuchung des Augenhintergrundes zeigt eine Papillenabblassung variierenden Ausmaßes und Läsionen der Nervenfaserschicht. Ist die Atrophie

5.116 Erkrankungen der Sehnerven

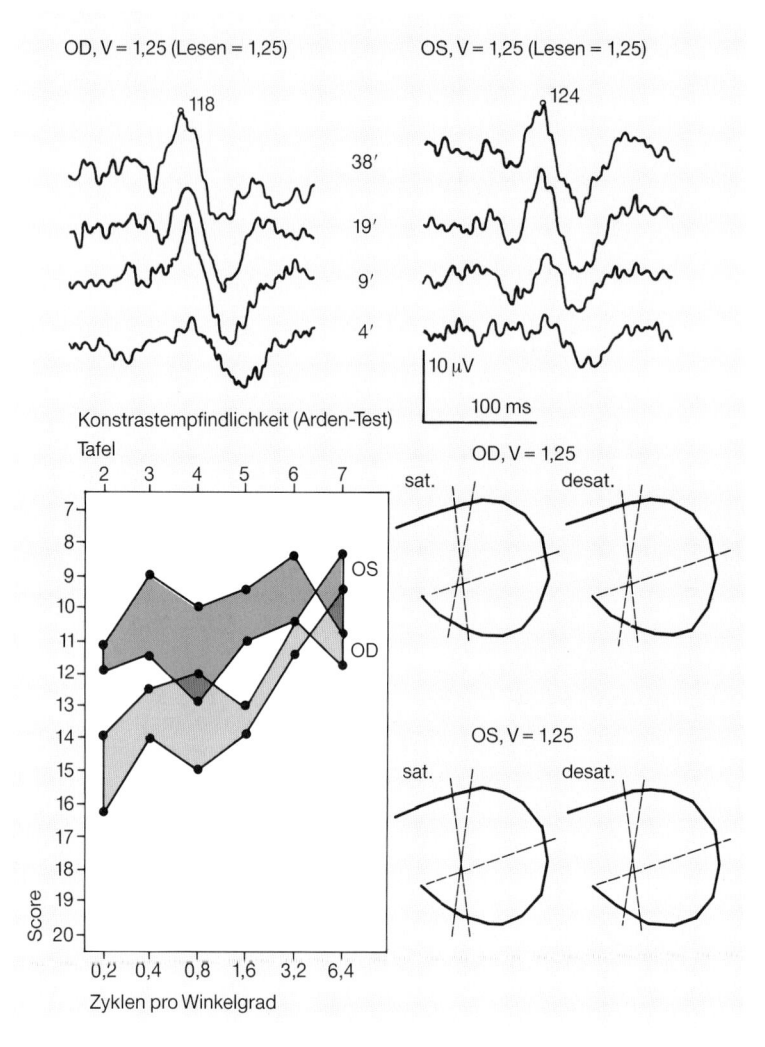

Abb. 5.108 Zustand nach einer Retrobulbärneuritis am rechten Auge bei einer 22jährigen Patientin. VEP, Kontrastempfindlichkeit (Arden-Test und Farbensinn). Die Sehschärfe ist normalisiert, es findet sich aber rechts noch eine eindeutige Störung der Kontrastwahrnehmung, während der Panel D-15-Test eine normale Farbenwahrnehmung ergibt. Die VEP zeigen normale, seitengleiche Amplituden auf Schachbrettmuster verschiedener Kantenlänge. Am rechten Auge ist die Latenzzeit verspätet. Es findet sich aber auch am linken Auge eine klinisch stumme Neuropathie: die Latenzzeit der VEP ist ebenfalls eindeutig verspätet! Dennoch ist die Kontrastwahrnehmung am linken Auge normal. Die Verspätung der Latenzzeit am nicht betroffenen Partnerauge spricht bei einer Neuritis für das Vorliegen eines multifokalen Geschehens (MS).

ausgeprägt und bessern Sehschärfenreduktion und allfällige Gesichtsfelddefekte nicht, so ist differentialdiagnostisch ein anderes (kompressives) Leiden zu erwägen und mit entsprechender neuroradiologischer Untersuchung auszuschließen.

Atypische Retrobulbärneuritis: persistierendes Zentralskotom

Die Sehschärfe bleibt unter 0,2, und es persistiert, oft bei gut erhaltenen Außengrenzen und guter peripherer Lichtunterschiedsempfindlichkeit, ein Zentralskotom. Es kann angenommen werden, daß derart ungünstige RBN-Verläufe dann stattfinden, wenn der Herd im Bereiche des knöchernen Sehnervenkanals liegt, weil dann das ödematöse Gewebe nicht ausweichen kann (s. Abschnitt „Untersuchungsbefunde bei MRI"). Bei Berücksichtigung der Kontroverse um die Therapie der RBN mit Corticosteroiden sollte immer diese ungünstigste Endsituation nach RBN angenommen werden: Sobald die Sehschärfe unter 0,2 ist, empfiehlt sich eine unverzügliche, perorale Corticosteroidtherapie in jedem Falle.

Chronisch progrediente Neuropathie (mit akuten RBN-Schüben)

Die chronische Progression der Neuropathie wird durch zusätzliche akute Phasen (rezidivierende Neuritiden) überlagert mit einer jeweils unvollständigen Erholung.

Chronisch progrediente Neuropathie (ohne akute RBN-Schübe) (s. Abb. 5.122 b u. c)

Der Begriff Retrobulbärneuritis beinhaltet ein akut auftretendes und relativ rasch besserndes Geschehen. Trifft dies nicht zu, ist an einen einseitigen oder doppelseitigen expandierenden Tumor zu denken. Es gibt durchaus Fälle mit demyelinisierender ein- oder doppelseitiger Neuropathie, bei welchen die Sehschärfe langsam progredient abnimmt unter Begleitung aller negativen und positiven Symptome (ROSEMANN u. ELLENBERGER 1982). Die chronische Progression beruht möglicherweise auf einem protrahierten Entstehen neuer Mikroplaques. Die chronisch progrediente Neuropathie bleibt wahrscheinlich nicht auf den Sehnerven beschränkt. Mikroplaques im Chiasma und in den

Abb. 5.**109** Asymptomatische Neuropathie der Sehnerven. Dieser 41jähriger Patient mit MS leidet an einer schweren Gangataxie, ist arbeitsunfähig und praktisch an den Rollstuhl gefesselt. Die horizontale Blickmotorik ist eingeschränkt und von einem dissoziierten Nystagmus begleitet (internukleäre Ophthalmoplegie). Der Patient verspürte nie eine Sehstörung im Sinne einer Retrobulbärneuritis. Die Sehschärfe ist voll, die Papillen sind nicht eindeutig abgeblaßt. Die visuell evozierten Potentiale sind im Sinne klinisch stummer Entmarkungen verspätet. Die statische Perimetrie (Octopus) ergibt eine normale Empfindlichkeit im Gesichtsfeldzentrum und multiple Störungen in der mittleren Peripherie, vor allem oben. Eine direkte organische Grundlage dieser Ausfälle (Nervenfaserbündeldefekte) steht zur Diskussion. Der Patient fühlte sich durch den perimetrischen Untersuchungsvorgang überfordert.

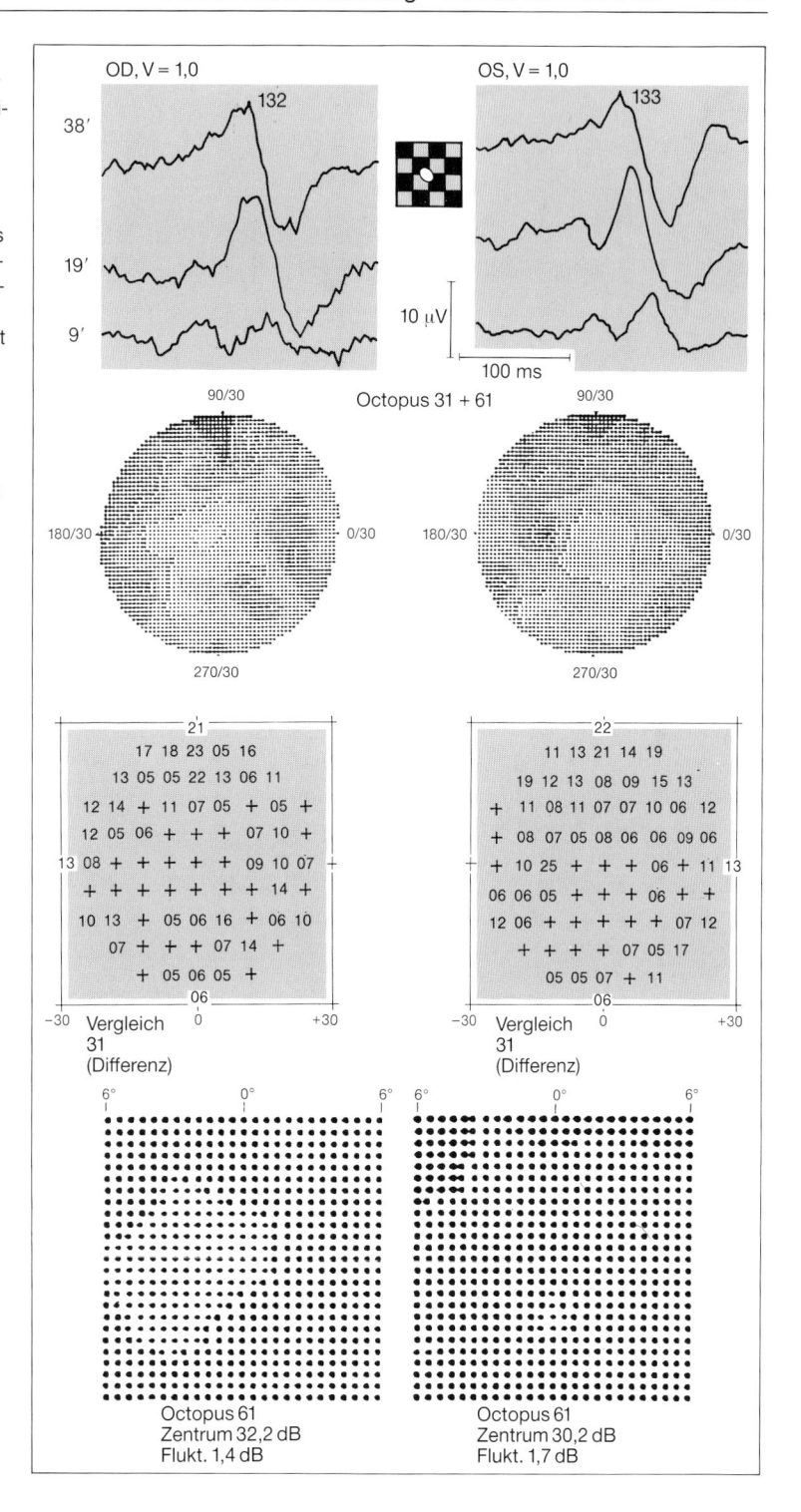

Tractus optici tragen ebenfalls zu beiderseitigen Sehstörungen und Papillenabblassung bei. Die Sehschärfe kann nach mehrmonatigem Verlauf auf einem bestimmten niedrigen Niveau stehenbleiben, wobei ein persistierendes Zentral- oder Parazentralskotom vorhanden ist. Erst später können sich andere klinische Symptome (Paraspastik) installieren und so zum Vollbild der MS führen.

Chronische/stationäre (bilaterale) Neuropathie mit visueller Defektfunktion (Abb. 5.110)

Als Folge akuter einmaliger oder rezidivierender, chronisch progredienter oder evtl. auch klinisch stummer Entmarkungsereignisse werden Patienten mit dem Vollbild einer MS in den meisten Fällen auch eine bds. blasse Papille (verspätete visuell evozierte Potentiale) und eine diffuse Nervenfaser-

5.118   Erkrankungen der Sehnerven

Abb. 5.110 Chronische bilaterale Neuropathie mit visueller Defektfunktion bei multipler Sklerose. Dieser 39jährige Patient leidet an einer chronischen Neuropathie mit langsamer Visusabnahme. Ein eigentliches akutes Ereignis (Neuritis) hat nicht stattgefunden. Die Papillen sind seit vielen Jahren abgeblaßt. Bei intakten Gesichtsfeldaußengrenzen finden sich Zentral-/Parazentralskotome, wobei allerdings unklar bleibt, ob der blinde Fleck mit eingeschlossen ist und ob eine exzentrische Fixation stattfindet (die normale Empfindlichkeit im Gesichtsfeldzentrum beträgt etwa 30 dB). Die Sehschärfe von 0,5 am linken Auge wird nur nach längerem Fixieren knapp erreicht. Die Fixation ist unstabil. Der Patient ist infolge einer Paraspastik an den Rollstuhl gefesselt, ist beruflich als Lehrer tätig und fährt selbständig ein Auto mit einer Sonderbewilligung. Die Sehfunktion wird zusätzlich durch eine Einschränkung der Blickfolge und des optokinetischen Nystagmus behindert.

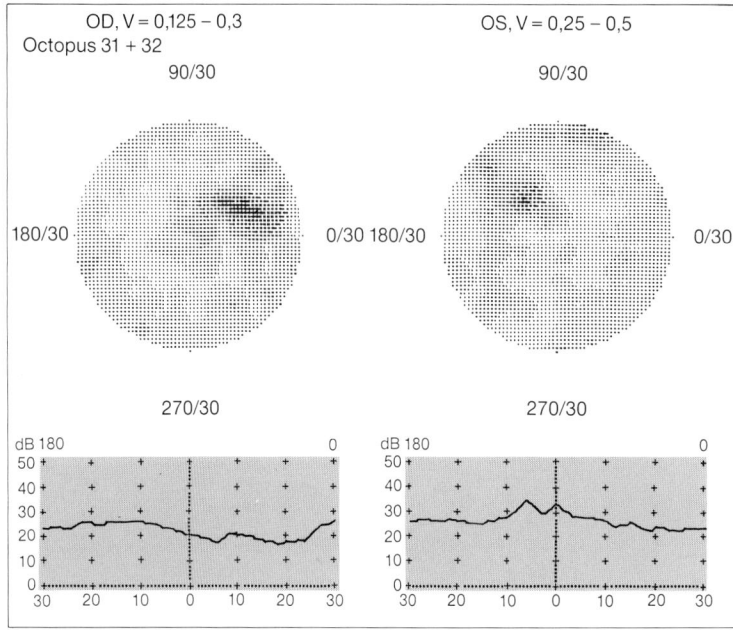

atrophie, besser sichtbar im Bereiche der Bogenbündel (spaltförmige/Slit-like-Defekte) aufweisen. Die begleitenden Sehstörungen sind mehr oder weniger ausgeprägt, wobei auch latente Augenmuskel- und Blickparesen, die Störung des vestibulookulären Reflexes (VOR) und zerebelläre Läsionen (z. B. Störung der Suppression des VOR) eine Rolle spielen. Häufig ist die Sehschärfe nicht voll, Kontrastwahrnehmung und Farbenerkennung dementsprechend gestört. Bei zentralen oder parazentralen Skotomen wird eine bessere Sehschärfe erst nach langem Fixieren erreicht. Die statische Gesichtsfelduntersuchung zeigt in der Peripherie multiple Ausfälle als Folge von Nervenfaserbündeldefekten. Die automatisierte computergesteuerte Perimetrie kann aber einen MS-Patienten überfordern, die Perimetrieresultate könnten dann schlechter als erwartet ausfallen. Häufig ist der Empfindlichkeitsverlust in der Peripherie größer als im Gesichtsfeldzentrum.

Zu dieser Gruppe gehören vielfach Patienten, welche der Augenarzt meistens nicht mehr sieht, weil die Diagnose feststeht, der Patient an den Rollstuhl gefesselt ist und klinische Symptome im Vordergrund stehen, welche eher den Neurologen betreffen.

Neuromyelitis optica (Dévic) (Abb. 5.111)

Bei der Neuromyelitis optica (Dévic) handelt es sich um einen rasch aufeinanderfolgenden Befall des Rückenmarksquerschnittes und der beiden Sehnerven/Chiasma. Es handelt sich um einen besonders akuten und schweren Verlauf einer multi-

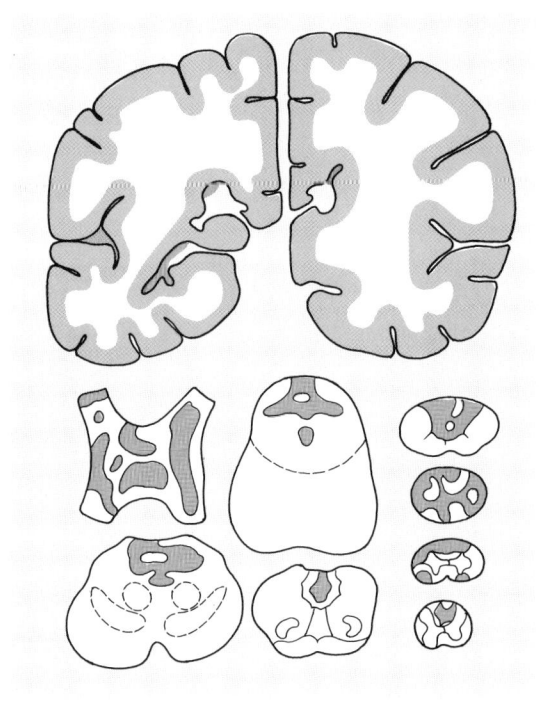

Abb. 5.111 Die Neuromyelitis optica (Devic) ist charakterisiert durch einen akuten beiderseitigen Sehverlust (Demyelinisierung in den Sehnerven und Chiasma) und einen zeitlich zusammenfallenden Befall des Rückenmarksquerschnittes. Das Niveau der Myelitis (Demyelinisierung) steigt bis zum Halsmark und nicht selten bis zu den bulbären Zentren auf. Das Schema zeigt einen Befall (schwarz) von Chiasma und Rückenmark (mit Herden in Medulla und Pons, ferner um den Sylvischen Aquädukt und periventrikulär um die Seitenventrikel) (nach *Tabira* u. *Tateishi*).

plen Sklerose mit Auftreten auch bei Kindern und Jugendlichen (mittleres Alter 25 Jahre; Männer zu Frauen 1 : 1,8; keine Vererbung). Häufig sind beide Sehnerven gleichzeitig betroffen (im Gegensatz zur meist einseitigen Neuritis bei MS), häufig besteht das Bild einer Papillitis. Das Niveau der Demyelinisierung steigt bis zum Halsmark und Hirnstamm, die Prognose ist schlecht. Die Neuromyelitis optica scheint eine schwere und akute Spielart der MS zu sein. In Japan wird diese monozyklische Form der Encephalomyelitis disseminata häufig beobachtet, während das westliche Krankheitsbild der multiplen Sklerose seltener ist.

Nach McAlpine werden bei der Neuromyelitis optica 3 Verläufe beobachtet:

1. Akute Verschlechterung der aufsteigenden spinalen Läsion und Exitus nach wenigen Tagen bis Wochen.
2. Remission, gefolgt von einem oder mehreren Rückfällen, zunehmende Paraplegie und zusätzliche MS-Symptome, Exitus nach mehreren Jahren.
3. Benigner Verlauf: komplette Erholung ohne Rückfälle.

Bei der pathologischen Untersuchung finden sich geschwollene Sehnerven mit ausgedehnten Demyelinisierungen, vor allem im Chiasma. Nicht nur das Myelin ist im Zentrum einer Läsion zerfallen, sondern auch die Axone sind untergegangen. Lediglich in den Randpartien einer Läsion sind die Axone erhalten.

Neuroretinitis

Neuroretinitis ist charakterisiert durch das Auftreten einer Papillenschwellung mit peripapillären und makulären Exsudaten (vor allem auf der nasalen Seite) und einer relativ guten visuellen Prognose. Die Krankheit wird mit viralen Infekten, aber kaum mit einer Entmarkungskrankheit in Zusammenhang gebracht. Auf das Krankheitsbild wird in diesem Abschnitt deshalb nicht eingegangen (Details s. jedoch Abschnitt „Weitere Formen der Neuritis").

Jugendliche/kindliche Neuritis

Ein doppelseitiger Befall des Sehnerven außerhalb der Neuromyelitis optica (Dévic) kommt bei kindlichen Formen der multiplen Sklerose häufiger vor. Mit Rücksicht auf die große Häufigkeit eines Begleitödems der Papille (im Gegensatz zu einseitigen Fällen) spricht man nicht von einer kindlichen Neuritis und nicht von einer Retrobulbärneuritis. In der Literatur wird ein frühkindliches Auftreten der MS beschrieben, wobei auch autoptisch gesicherte Fälle vorliegen. Fälle von MS werden durchaus vor dem 14. Lebensjahr beschrieben, wobei akutere Schübe mit besserer Remissionstendenz, häufigeres Vorkommen eines psychoorganischen Syndroms und häufigere EEG-Veränderungen beobachtet werden.

HALLER u. PATZOLD (1979) untersuchten 21 Kinder mit Neuritis, wobei jedoch in einem Teil der Fälle virale Infekte oder Impfungen der Sehstörung vorausgegangen waren. Parainfektiöse oder postvakzinale Enzephalomyelitiden müssen bei der Diagnosestellung sorgfältig ausgeschieden werden. Neben Sehstörung, spastischen Paresen, Sensibilitätsstörungen und bulbären Symptomen als gemeinsamer Symptomatik sind bei viralen Infekten zerebrale Anfälle, Meningismus und Fieber häufig. Im Liquor findet sich, ähnlich wie bei MS, eine mononukleäre Pleozytose, ein normales bis leicht erhöhtes Gesamteiweiß und eine IgG-Vermehrung. Im Gegensatz zur MS verlaufen diese Enzephalomyelitiden stets perakut monozyklisch mit und ohne Defektbildung (POSER u. Mitarb. 1981).

Trotz der Häufigkeit eines vorausgehenden viralen Infektes als Ursache einer kindlichen Neuritis ist nach HALLER u. PATZOLD (1979) immer auch eine Frühform einer MS möglich: Mütter von 3 Kindern mit Neuritis litten an einer multiplen Sklerose. Bei 7 von 19 Kindern, bei denen der Krankheitsverlauf überblickt werden konnte, stellten sich später klinisch sichere Zeichen einer multiplen Sklerose ein. Darunter waren Kinder mit ein oder doppelseitiger Neuritis, mit und ohne Papillenödem.

Die Prognose punkto Sehfunktionen (Sehschärfe und Gesichtsfeld) ist auch bei leichter Optikusatrophie günstig.

Symptomatik bei demyelinisierender Neuritis und bei demyelinisierender Neuropathie (Tab. 5.13)

Pathophysiologie der Demyelinisierung

Pathophysiologisch spielen verschiedene Ursachen beim Zustandekommen der Symptome eine Rolle: Entmarkung von Axonen einzeln oder in Gruppen, vorübergehende Leitungsblockade, definitive Leitungsblockade durch definitiven Axonuntergang, Beeinflussung der Leitungsfähigkeit durch Körpertemperatur (Uhthoff-Phänomen). In der Neurophysiologie werden Mechanismen umschrieben, welche zu negativen neurologischen und positiven neurologischen Zeichen führen und welche sich u. U. auch auf das visuelle System, vor allem auf den Sehnerven, übertragen lassen. Die Trigeminusneuralgie beim MS-Patienten gilt beispielsweise auch als positives Zeichen (KOCSIS u. WAXMAN 1985) (Abb. 5.**112**).

Negative Zeichen, verursacht durch:
– reduzierte Nervenleitgeschwindigkeit;

5.120 Erkrankungen der Sehnerven

Tabelle 5.13 Symptomatik bei demyelinisierender Neuritis und bei demyelinisierender Neuropathie

---

Negative Symptome bei Retrobulbärneuritis und bei demyelinisierender Neuropathie
Sehschärfenherabsetzung
Nebeliges Sehen (Blur)
Zentralskotom
Abblassung der Farben

Zusätzliche negative visuelle Symptome
Herabgesetzte Helligkeitsempfindung
Herabgesetzte Sehschärfe bei schlechter Beleuchtung
Uhthoff-Syndrom
Visuelle Ermüdbarkeit (visual fatigue)
Photophobie
Herabgesetzte Stereopsis
Positives Pulfricht-Phänomen
Läsion der zeitlichen Auflösung
Monokulare Doppelbilder

Positive visuelle Phänomene
Entstehen spontaner visueller Eindrücke, welche keinen Bezug zu einem Sehobjekt haben; abnorme visuelle Eindrücke von einem gesehenen Objekt
Visuelle Phosphene
1. spontan
2. ausgelöst durch Augenbewegungen
3. ausgelöst durch Geräusche (auditiv)

Photophobie (Lichtempfindlichkeit) pathologische Helligkeitsempfindung
Verbesserte Sehschärfe bei herabgesetzter Beleuchtung (Bezug zu visueller Ermüdbarkeit/Visual fatigue)

Augenbewegungsschmerz

– zeitliche Dispersion des Signales;
– frequenzabhängiger Block (selektiver Ausfall von zeitlichen Frequenzen);
– totaler (reversibler) Leitungsblock einzelner Axone oder von Axongruppen;
– totaler (irreversibler) Leitungsblock.

Positive Zeichen, verursacht durch:
– ektopische Impulsgeneration;
– erhöhte Mechanosensitivität;
– „Cross-talk", also eine pathologische Interaktion benachbarter demyelinisierter Axone;
– Enthemmungsvorgänge durch Deafferentation;
– Impulsreflexion.

Subjektive visuelle Wahrnehmungen des Patienten (Symptome) können durch die obgenannten Mechanismen erklärt werden. Subjektive (psychophysische) und objektive Untersuchungsmethoden sind dazu geeignet, unter Ausnützung physiologischer Gesetzmäßigkeiten die zugrundeliegenden Funktionsstörungen besser aufzudecken.

Negative Symptome bei Retrobulbärneuritis und bei demyelinisierender Neuropathie

Sehschärfenherabsetzung mit begleitendem Zentralskotom und Abblassung von Farbtönen ist die vordergründigste Symptomatik. Nicht immer wird ein Zentralskotom als solches empfunden. Die Angabe von „verschwommenes Sehen" oder „nebeliges Sehen" (Blur) ist häufig, typischerweise ist die

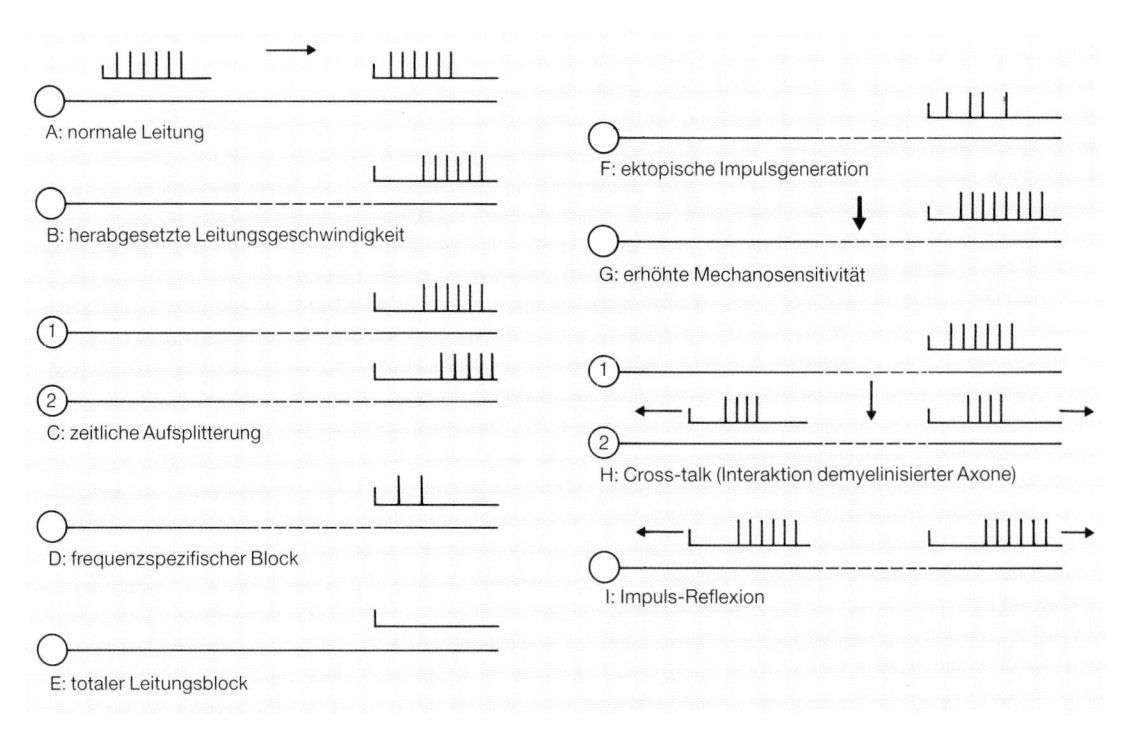

Abb. 5.112 Schema möglicher Leitungsstörungen durch Demyelinisierung von Axonen. A–E sind negative, F–I positive neurologische Zeichen (nach *Kocsis* u. *Waxman*).

dazugehörige Sehschärfenskala recht weit, sie kann von praktischer Amaurose bis 1,0 (= voller Visus) reichen. Die Sehschärfenherabsetzung ist nicht konstant, sie kann tageszeitlichen Schwankungen ausgesetzt sein. Am Morgen kann die Sehschärfe besser sein als am Abend. Ein direktes Äquivalent für das nebelige Sehen ist die herabgesetzte foveale Kontrastempfindlichkeit. Dieser Funktionsprüfung kommt eine diagnostische Schlüsselrolle zu. Es ist nicht anzunehmen, daß lediglich das papillomakuläre Bündel, also ein umschriebener zentraler Gesichtsfeldbereich betroffen ist. Vielmehr wird durch die Schädigung ein relativ großes zentrales Gesichtsfeldareal in diffuser Weise betroffen, wenn man mit phasenalternierend modulierten Sinusstreifenmustern in der nahen Gesichtsfeldperipherie prüft (PLANT u. HESS 1987).

Zusätzliche negative visuelle Symptome

Herabgesetzte Helligkeitsempfindung

Sowohl bei einer akuten Retrobulbärneuritis wie bei einer persistierenden Neuropathie ist die Helligkeitsempfindung herabgesetzt, das Gesichtsfeld wird als „verdunkelt" empfunden. Die unterschiedliche Helligkeitsempfindung gegenüber dem Partnerauge ist psychophysisch quantifizierbar (s. „Untersuchungsmethoden bei Retrobulbärneuritis und bei demyelinisierender Neuropathie"). Die Abblassung von Farben und die herabgesetzte Helligkeitsempfindung wird evtl. durch die Läsion verschiedener Kanäle vermittelt: Zur Farbempfindung tragen die Kanäle für Farbton (Hue) und Helligkeit gleichermaßen bei. Während der Farbton über dünne Nervenfasern (Axone der retinalen Ganglienzellen) geleitet wird mit einer sog. tonischen Antwortcharakteristik der X-Zellen (Nomenklatur: X/Y-System der Katze), wird die Helligkeit über dickere Axone (phasische Y-Zellen) vermittelt. Eine vorwiegende Störung von Helligkeitsfasern wird z. B. Rot dunkler erscheinen lassen, eine Störung von Farbtonfasern wird Rot als Orange erscheinen lassen.

Nicht alle Patienten klagen über eine herabgesetzte Helligkeitsempfindung. Das Gegenteil kann der Fall sein, besonders dann, wenn die Patienten auch visuelle Phosphene verspüren: Vom kranken Auge kann ein deutlich hellerer Seheindruck ausgehen mit „Flimmern" und „Überstrahlung" von Sehobjekten (Optotypen).

Herabgesetzte Sehschärfe bei schlechter Beleuchtung

Dieses Defizit ist leicht provozierbar durch einen vorgehaltenen Neutralfilter. Es muß jedoch erwähnt werden, daß bei gewissen chronischen Neuropathien, evtl. auch bei solchen, bei denen kein Entmarkungsleiden zugrunde liegt, das Gegenteil der Fall sein kann: Der Patient bemerkt, daß er besser sieht und auch weniger Blendungsgefühl verspürt, wenn er eine Sonnenbrille trägt (s. „Photophobie").

Uhthoff-Syndrom

Dieses Syndrom wurde Ende des letzten Jahrhunderts vom gleichnamigen Nervenarzt bei Patienten mit multipler Sklerose beschrieben. Es handelt sich um eine passagere Sehstörung, allenfalls um eine zusätzliche Sehverschlechterung bei einer demyelinisierenden Neuropathie während und abklingend im Anschluß an eine körperliche Anstrengung, während eines heißen Essens, bei Aufenthalt in einem heißen Bad. Die Dauer der Sehstörung, welche von einer Abnahme der Sehschärfe, der Lichtunterschiedempfindlichkeit, der Kontrast- und Farbenwahrnehmung begleitet ist, ist abhängig von der Dauer des körperlichen Stresses bzw. von der Erhöhung der Körpertemperatur. Rasches Treppensteigen während 10 Minuten wird eine Sehstörung provozieren, welche nach Abschluß nur 1–2 Minuten anhält und etwa während weiterer 10 Minuten abklingt. Korbballspielen während $^3/_4$ Stunden wird eine noch längere Abklingzeit provozieren. Trinken von Eiswasser, d. h. rasche Abkühlung, kann die Erholung beschleunigen und die Sehleistung evtl. sogar über den Vorzustand hinaus verbessern. Patienten sollten immer gezielt befragt werden. Häufig sind beide Augen betroffen, auch wenn eine Neuritisanamnese nur das eine Auge betrifft. Nicht immer ist dem Uhthoff-Syndrom aber eine Neuritis vorangegangen. Häufig besteht eine primär klinisch stumme, zumeist doppelseitige Neuropathie. Die Elektrophysiologie (VEP) kann dies bestätigen (s. Abschnitt „Untersuchungsmethoden bei RBN"). Falls das Uhthoff-Syndrom beiderseits vorhanden ist, mag es an dem Auge, wo eine klinisch manifeste Neuritis vorausgegangen ist, ausgeprägter sein. Häufig (bei entsprechendem beiderseitigen VEP-Befund) wird vom Patienten das Uhthoff-Syndrom an beiden Augen als symmetrisch angegeben, was einen gemeinsam sich auswirkenden, im Chiasma gelegenen Herd vermuten ließe. Eine sorgfältige psychophysische Untersuchung der Kontrastwahrnehmung oder die Amplitudenausmessung der VEP deckt dann doch Seitenunterschiede auf. Ein Uhthoff-Syndrom kann episodenweise während Monaten auftreten, kann über viele Jahre hinweg anhalten, wobei in dieser Zeit auch ein Neuritisschub auftreten kann. In atypischen Fällen genügt auch bereits schon eine psychische Belastung, um eine Uhthoffsche Sehstörung auszulösen. Ein Uhthoff-Syndrom kann unter körperlichem Streß auch bei einem Hypophysentumor auftreten (Volumenänderung?).

Herabgesetzte Stereopsis

Bei einer einseitigen Neuropathie/RBN ist die stereoptische Wahrnehmung reduziert, vor allem bei bewegten Objekten.

Pulfrich-Phänomen (Abb. 5.113)

Nur bei zweckmäßiger Anordnung des Pendels wird dieses wahrgenommen. Das Phänomen ist Ausdruck eines Seitenunterschiedes der Informationsübertragung, aber auch Ausdruck einer *Läsion der zeitlichen Auflösung:* In diesem Zusammenhang kann ein Patient beispielsweise beim Tennisspiel erhebliche Schwierigkeiten haben, die Flugbahn eines Balles abzuschätzen. Ebenso wird er beim Rennen bei tiefstehender Sonne durch die eigenen Schatten irritiert, da deren Wahrnehmung mit zeitlichen Unterschieden gemeldet wird. Bei beiden Vorgängen müssen zeitlich rasche Abläufe verarbeitet werden. Aber schon im normalen täglichen Leben können Patienten über ein starkes Schwindelgefühl klagen, das sich am Pulfrich-Pendel reproduzieren läßt und welches nach Zudecken eines Auges verschwindet.

Monokulare Doppelbilder

Typischerweise entstehen monokulare Doppelbilder durch Astigmatismen oder durch optische Diskontinuitäten der Linse. TRAVIS u. Mitarb. (1987) beschrieben solche auch bei multipler Sklerose. Die Diplopie reicht über das gesamte Gesichtsfeld, wobei das Ausmaß der Diplopie mit zunehmender Exzentrizität ebenfalls zunimmt. Wird das Ausmaß der Diplopie mit dem kortikalen Vergrößerungsfaktor verglichen, resultiert eine bezüglich kortikaler Repräsentation konstant bleibende relative Separierung des verdoppelt gesehenen Gegenstandes. Monokulare Doppelbilder werden evtl. auch bei anderen Optikusläsionen beobachtet, beispielsweise bei einem Empty-sella-Syndrom.

Visuelle Ermüdbarkeit
(Visual fatigue oder Image fading)

Visuelle Ermüdbarkeit bezeichnet einen Verlust an Sehempfindung unter dem Eindruck visueller Belastung durch zeitlich fortgesetzte, überlange oder anderweitig einwirkende Seheindrücke bei Neuropathien des Sehnerven, speziell bei demyelinisieren-

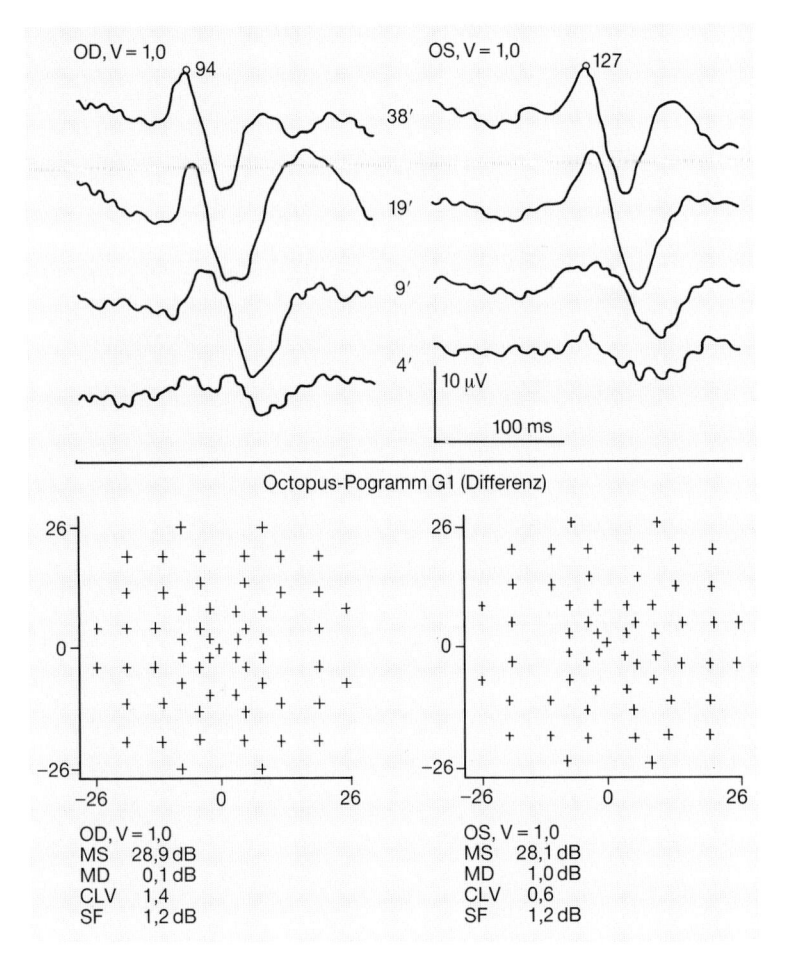

Abb. 5.113 Zustand nach Retrobulbärneuritis am linken Auge mit erholter Sehschärfe und praktisch normalem Gesichtsfeld. Die visuell evozierten Potentiale zeigen normale Amplituden, jedoch einen Latenzzeitunterschied von 33 ms gegenüber dem nichtbetroffenen Auge. Die 28jährige Patientin klagt über anhaltende erhebliche Probleme beim Tennisspiel: sie hat Schwierigkeiten beim Abschätzen der Flugbahn des Balles. Durch die Differenz in der Leitungszeit besteht ein spontanes Pulfrich-Phänomen. Ein Uhthoff-Syndrom liegt jedoch nicht vor (keine Sehschärfenabnahme bei körperlicher Anstrengung).

den Neuropathien. Typischerweise kann es bei einer akuten Retrobulbärneuritis während einer kinetischen Perimetrie zu Fluktuationen der Isopterenweiten und Skotomausdehnungen kommen mit sukzessiver Verschlechterung der Resultate. Läßt man den Patienten eine Weile mit geschlossenen Augen ruhen, so sind nachher die Resultate wieder besser. Auch bei der Untersuchung mit der belastenden computergesteuerten Perimetrie kann der Eindruck entstehen, daß das erhaltene perimetrische Resultat schlechter ausgefallen ist als eigentlich erwartet. Besonders beim MS-Patienten mit multiplen zerebralen Läsionen dürfte allerdings dieses Phänomen der visuellen Ermüdbarkeit nicht auf die Sehnervenpathologie allein zurückzuführen sein. Vielmehr könnte auch ein hirndiffuses Psychosyndrom und eine allgemeine psychomotorische Verlangsamung bei der Belastung durch die automatisierte Perimetrie ihre negativen Auswirkungen zeigen. Das Symptom der visuellen Ermüdbarkeit besteht aber nicht nur bei der akuten Neuritis sondern bei verschiedenen chronischen Stadien demyelinisierender Neuropathien, auch bei solchen mit geringen oder fehlenden subjektiven Symptomen.

Visuelle Ermüdbarkeit über Zeit kann durch verschiedene Versuchsanordnungen demonstriert werden, wobei diese Methoden bisher kaum Eingang in die klinische Routine gefunden haben: ENOCH u. Mitarb. (1979) beschrieben eine innerhalb weniger Minuten stattfindende Abnahme der Fähigkeit, Streifenmuster zu erkennen, wenn diese vor einem sehr hellen Hintergrund präsentiert werden. Auch die Prüfung der Lichtunterschiedsempfindlichkeit über Zeit an immer derselben vorgegebenen Stelle im Gesichtsfeld (flashing repeat static test) führt zu einer dramatischen Abnahme derselben innerhalb kurzer Zeit (SUNGA u. ENOCH 1970, PATTERSON u. Mitarb. 1980, CAMPOS u. Mitarb. 1980). Vor allem im Gesichtsfeldzentrum von demyelinisierenden Neuropathien ist der Abfall an Lichtunterschiedsempfindlichkeit (LUE) bei Dauertestung eines einzelnen Testortes ausgeprägt (HALLER 1981) (Abb. 5.114). Man „sinkt in den Gesichtsfeldberg hinein wie mit einem heißen Gegenstand in schmelzende Butter" (Abb. 5.115). Auch beim Glaukom fanden HEIJL u. DRANCE (1983) bei kontinuierlicher Testung über die Zeit ansteigende Schwellen der LUE in der Nähe von relativen Skotomen, während dies im Normalfall ausgeschlossen ist (RABINEAU u. Mitarb. 1985). Bei der Untersuchung von Neuropathien mit Routineprogrammen bei automatisierter Perimetrie, bei welcher ein ausgedehntes Testorteraster in örtlichen

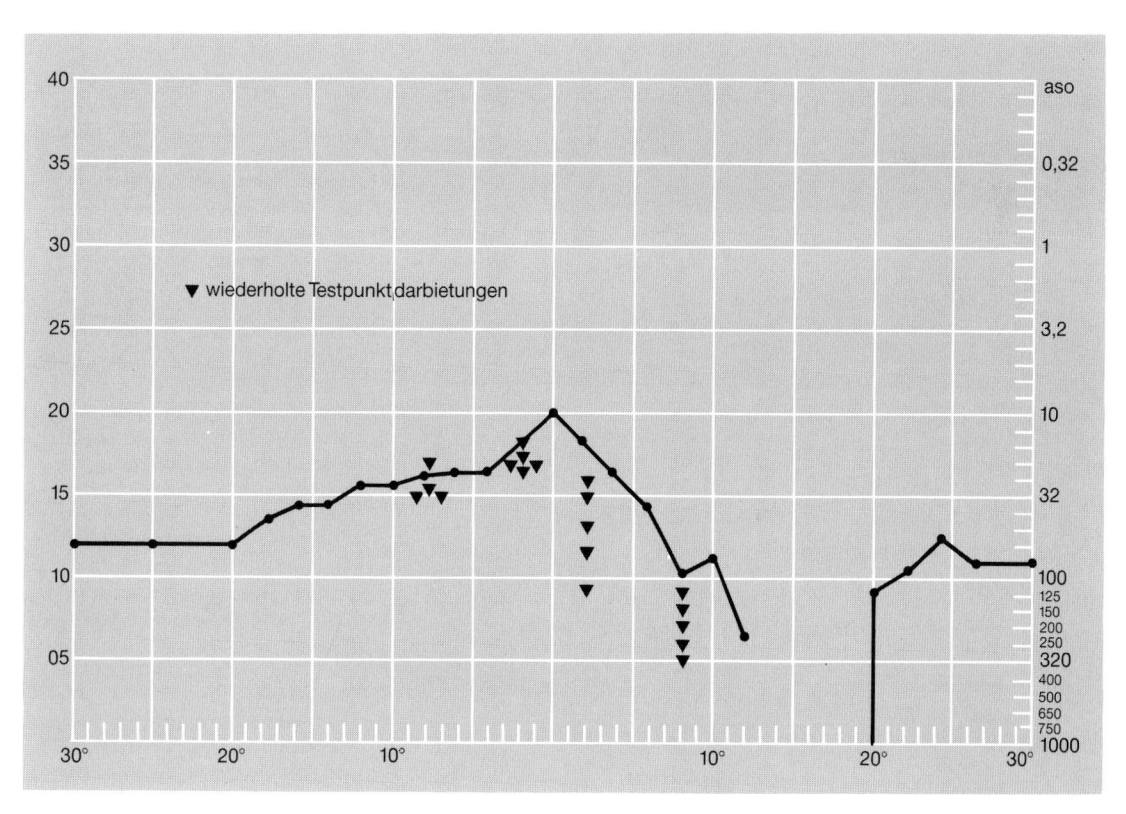

Abb. 5.114 Visuelle Ermüdbarkeit (visual fatigue) durch wiederholte Testpunktdarbietungen im Gesichtsfeldzentrum, wo ein Zentralskotom infolge Neuritis stattgefunden hatte. An einzelnen Stellen kommt es zu einem Abfall der Lichtunterschiedsempfindlichkeit (Tübinger Perimeter) (nach *Haller*).

5.124 Erkrankungen der Sehnerven

Sprüngen und in zufälliger Reihenfolge getestet wird, ist die visuelle Ermüdbarkeit ebenfalls festzustellen, ihre Auswirkungen sind aber sehr gering und haben auf das Resultat in den meisten Fällen keinen erheblichen Einfluß (WILDBERGER u. ROBERT 1988). ENOCH nannte die Symptome bei visueller

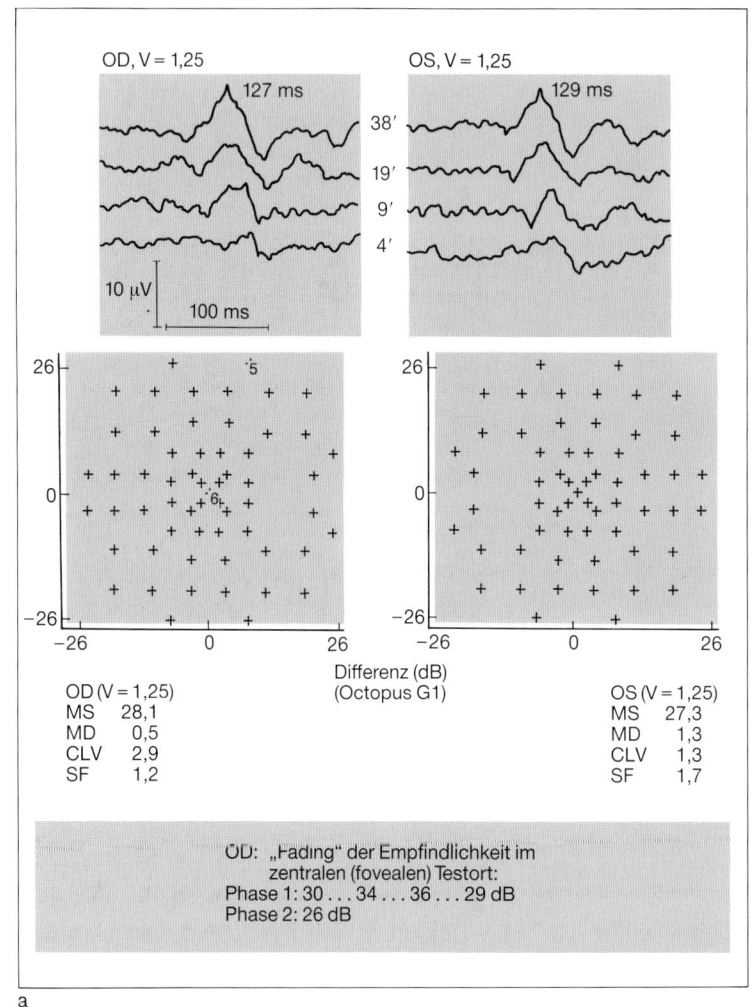

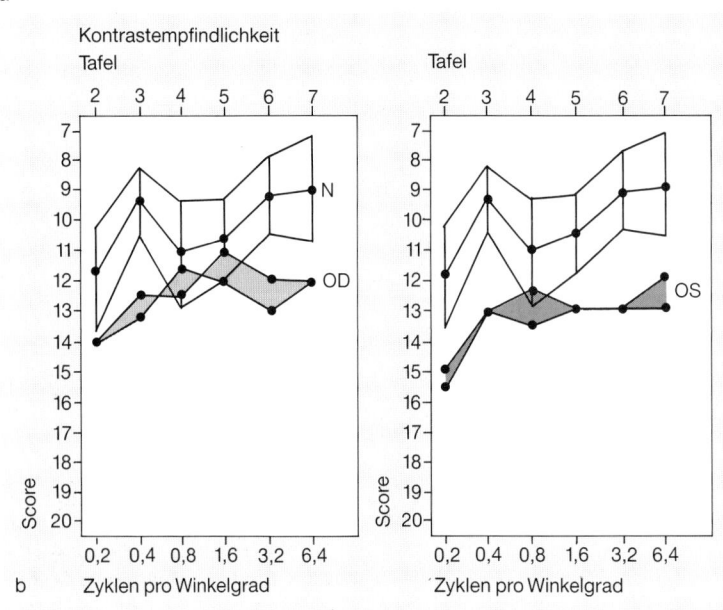

Abb. 5.**115**a–c Chronische demyelinisierende Neuropathie mit primärem Uhthoff-Syndrom. Diese 35jährige Patientin verspürt seit etwa 10 Jahren Sehstörungen wechselnder Intensität auf körperliche Anstrengung an beiden Augen. Eine Retrobulbärneuritis mit Visusabfall hat nicht stattgefunden.
a) Die visuell evozierten Potentiale zeigen eine charakteristische Verspätung an beiden Augen, welche eine Entmarkungskrankheit als wahrscheinlich annehmen läßt. Das Vorhandensein eindeutiger VEP-Antworten nicht nur auf größere (38 und 19 Minutenmuster), sondern auch auf kleine (9 und 4 Minutenmuster) lassen annehmen, daß (im Gesichtsfeldzentrum) höchstens ein geringer axonaler Verlust stattgefunden hat. Die Gesichtsfelder (Octopus G 1) sind normal. Die Analyse der leicht reduzierten Empfindlichkeit im Gesichtsfeldzentrum rechts (zentralster Testort) läßt auf eine visuelle Ermüdbarkeit (visual fatigue) schließen, da bei repetierender Reizdarbietung zunächst eine normale, dann eine abfallende Empfindlichkeit angegeben wird. b) Die Prüfung der Kontrastempfindlichkeit zeigt eine mäßig reduzierte Empfindlichkeit knapp außerhalb der Norm N (Normal-Band = Mittelwerte +/− 1 Standardabweichung).

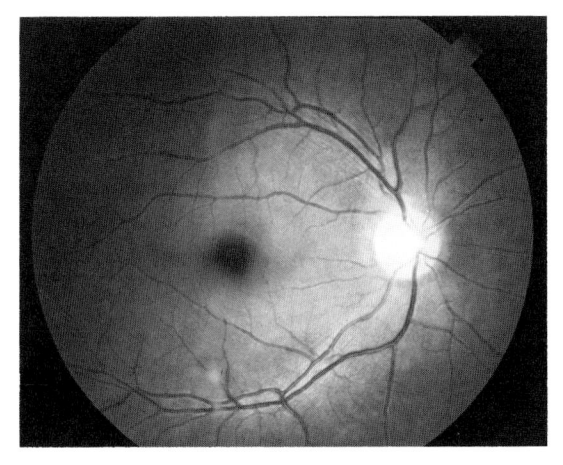

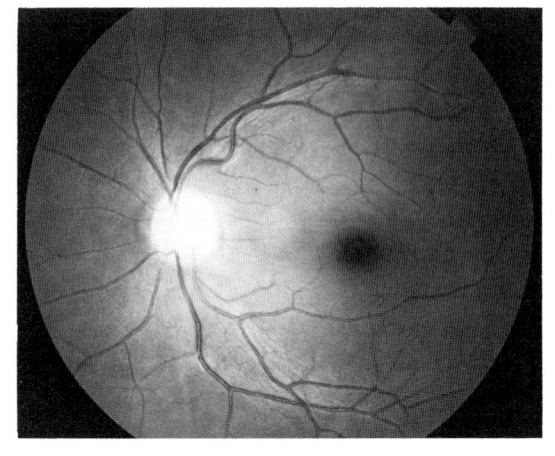

Abb. 5.115 c) Die Nervenfaserphotos zeigen keine eindeutige Nervenfaserbündelatrophie. Das papillomakuläre Bündel ist beiderseits normal. Die feine Streifenzeichnung der Bogenbündel kann durchaus eine normale Variante darstellen, d. h., spaltförmige Defekte („slit-like defects") liegen nicht mit Sicherheit vor (das Papillenkolorit ist normal).

Ermüdbarkeit auch sättigungsähnliche Effekte im visuellen System. Er bringt diese auch zusammen mit der Tatsache, daß bei Abschwächung der Hintergrundbeleuchtung Sehfunktionen wie Sehschärfe besser werden können (s. Abschnitt „Positive visuelle Phänomene").

Die Rolle einer übermäßigen Hintergrundbeleuchtung oder eines komplex strukturierten Hintergrundes bei der Auslösung visueller Ermüdbarkeit kann auch elektrophysiologisch objektiviert werden: Superimposition von sehr hellem Hintergrund, von Flickerlicht oder bewegten Mustern auf konventionelle Schachbrettmusterumkehr (als Stimulus) beeinträchtigt die Amplituden der visuell evozierten Potentiale (REGAN u. NEIMA 1984, CAMPOS u. Mitarb. 1985).

Positive visuelle Symptome (Phänomene)

Mit positiven visuellen Phänomenen bezeichnet man das Entstehen und Beobachten spontaner visueller Eindrücke, welche mit der reellen Außenwelt keinen Bezug haben. Dazu gezählt werden Phosphene und Photophobie. Allerdings wird die Photophobie auch erwähnt im Zusammenhang mit „visueller Ermüdbarkeit" (visual fatigue), einem negativen visuellen Phänomen. Negative und positive visuelle Phänomene dürften sich unter bestimmten Voraussetzungen gegenseitig beeinflussen. Positive visuelle Phänomene sind nicht auf den Komplex der demyelinisierenden Neuropathie beschränkt. Man trifft diese auch bei anderen Neuropathien, u.a. bei Kompressionen (Chiasma). Wie aus der Tab. 5.14 zu ersehen ist, können Phosphene und Photophobie auch bei retinalen (makulären) Erkrankungen auftreten. Die klassischen retinalen Phosphene entstehen, wie bereits mehrere Jahrhunderte vor Christus von griechischen Philosophen beobachtet, durch Massage des Augenbulbus.

GRÜSSER u. Mitarb. (1989) sind nach Ableitung von Axonen im Tractus opticus bei Katzen zur Ansicht gekommen, daß die Effekte unter tangentialer retinaler Dehnung durch Aktivation (Depolarisation) von Horizontalzellen entstehen, welche ihrerseits eine Reaktionskaskade in Gang setzen, die die retinalen On-Zentrum-Ganglienzellen mobilisieren.

Visuelle Phosphene werden meistens innerhalb eines abnormen Gesichtsfeldbereiches wahrgenommen, also in einem relativen Skotom. Dies gilt auch für zentral (kortikal) generierte Phosphene (PLANT 1986), welche von echten Halluzinationen abgegrenzt werden müssen. Typische Phosphene (Flimmerskotome) werden bei der ophthalmischen Migräne beobachtet: Anfälle können getriggert werden durch Betrachten von hellem Licht und von hellen Flächen. Es wird zunächst ein übertrieben langer negativer Nacheffekt („Blendung") empfunden. Kurz darauf entstehen in einem homonymen Gesichtsfeldbereich Funkenregen und kleinere Skotome wechselnden Ausmaßes, welche sich zu zackig begrenzten Figuren verstärken. Diese breiten sich innerhalb von 5–15 Minuten bis zur Peripherie aus und hinterlassen ein vorübergehendes Skotom. Ort des vasomotorischen Geschehens ist wahrscheinlich die arterielle Versorgung des Okzipitallappens. Läsionen von Netzhaut und Optikus werden bei Migräne allerdings ebenfalls beobachtet.

Während einer Magnetresonanzuntersuchung (MRI) kann ein Patient im Magnetfeld ebenfalls passagere Phosphene wahrnehmen, dies schon bei einer normalen Feldstärke von 0,5–2,0 Tesla, sicher aber bei Stärken über 2,0 Tesla.

Patienten, denen ein Auge am relativ gesunden Sehnerven enukleiert werden mußte (Melanom), klagen wenigstens in der Anfangszeit über ein Andauern diffuser Phosphene und Lichterscheinungen.

5.126 Erkrankungen der Sehnerven

Tabelle **5.14** Positive visuelle Phänomene: (bei verschiedenen Läsionen der Sehbahn und im besonderen bei demyelinisierender Neuropathie)

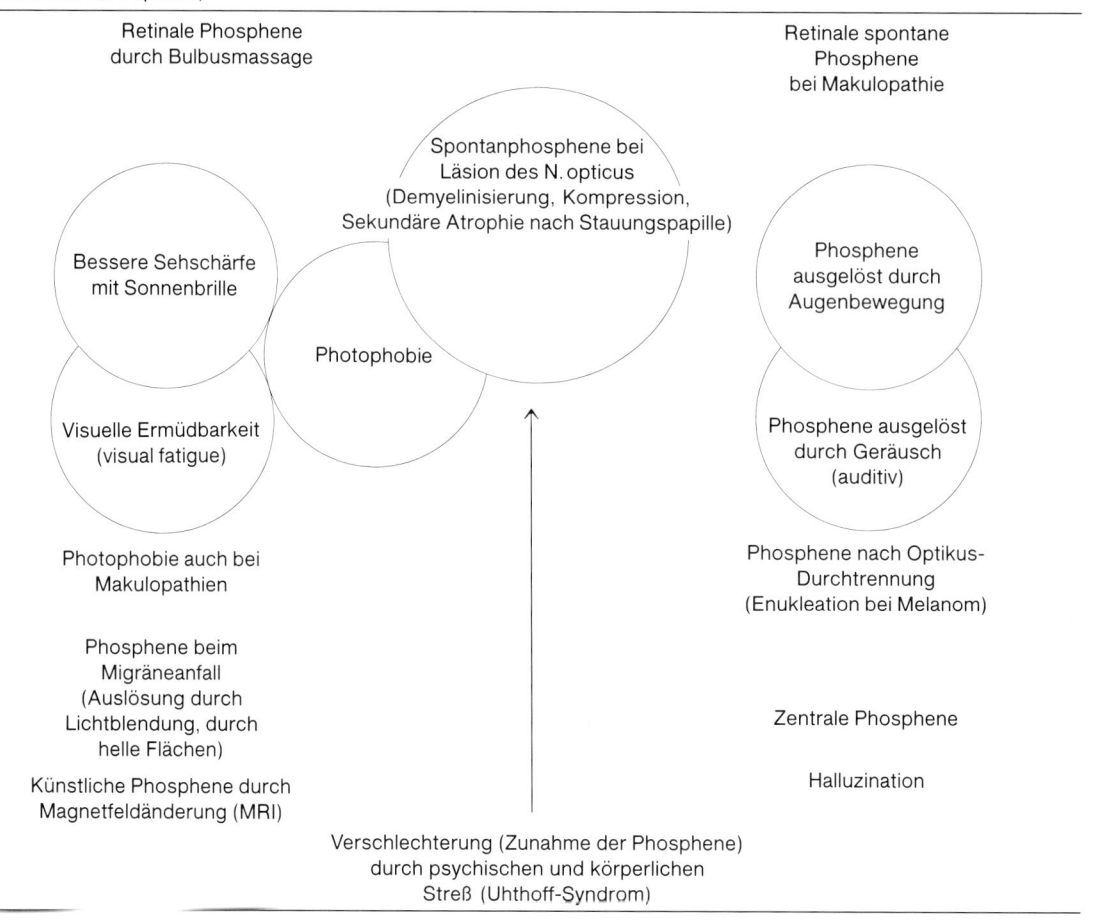

- Retinale Phosphene durch Bulbusmassage
- Retinale spontane Phosphene bei Makulopathie
- Spontanphosphene bei Läsion des N. opticus (Demyelinisierung, Kompression, Sekundäre Atrophie nach Stauungspapille)
- Bessere Sehschärfe mit Sonnenbrille
- Phosphene ausgelöst durch Augenbewegung
- Photophobie
- Visuelle Ermüdbarkeit (visual fatigue)
- Phosphene ausgelöst durch Geräusch (auditiv)
- Photophobie auch bei Makulopathien
- Phosphene nach Optikus-Durchtrennung (Enukleation bei Melanom)
- Phosphene beim Migräneanfall (Auslösung durch Lichtblendung, durch helle Flächen)
- Zentrale Phosphene
- Halluzination
- Künstliche Phosphene durch Magnetfeldänderung (MRI)
- Verschlechterung (Zunahme der Phosphene) durch psychischen und körperlichen Streß (Uhthoff-Syndrom)

Visuelle Phosphene bei Neuropathien, vor allem bei demyelinisierenden Neuropathien

Bei Phosphenen handelt es sich um kurz dauernde, evtl. länger dauernde elementar geformte visuelle Erscheinungen, welche in der Dunkelheit oder beim Augenschließen deutlicher gesehen werden. Typischerweise finden sich Phosphene meistens in Skotombereichen. Ein direkter Bezug zur Sehschärfe besteht nicht. Sie können bereits schon in der Anfangsphase einer akuten RBN, wenn die Sehschärfe abzusinken beginnt, vorhanden sein. Wie eingangs besprochen, führt der pathologische Prozeß einerseits zu negativen visuellen Phänomenen (herabgesetzte Leitungsgeschwindigkeit, zeitliche Dispersion des Impulsablaufes, frequenzbezogene Blockade, totaler [reversibler oder irreversibler] Leitungsblock). Andererseits kommt es durch ektopische Impulsgeneration, vermehrte mechanische Empfindlichkeit, Impulsreflexion und Cross-talk, also abnorme Interaktionen zwischen verschiedenen Fasern („Mithören am Telephon") zu positiven visuellen Phänomenen, als Ausdruck einer Übererregbarkeit. Das Auftreten spontaner Impulsgeneration bei demyelinisierenden Prozessen führt bei einem Drittel von MS-Patienten auch zu zeitweiligen Parästhesien und Ameisenlaufen.

Am Sehnerven beschrieben SAFRAN u. Mitarb. (1980) visuelle Phosphene, also das Auftreten von Photopsien, ungeformten visuellen Sensationen wie Blitzen, Funken oder farbigen Lichtern, welche Sekunden bis Minuten andauern, sich stationär, gelegentlich im Gesichtsfeld bewegt manifestieren und durch Ausschalten der Raumbeleuchtung oder Leseintention ausgelöst werden. Es können auch glänzende Doppelkonturen um hochkontrastige Silhouetten herum entstehen, welche besonders im Straßenverkehr den Patienten stören. Gelegentlich werden visuelle Phosphene verstärkt unter dem Eindruck von Blendung (s. Absatz „Photophobie") oder auch im Zwielicht der Dämmerung. Die visuellen Sensationen können sich auch unter psychischem Streß (Uhthoff-Syndrom?) verstärken. Die Phosphene wurden beschrieben bei Patienten mit Retrobulbärneuritis, Hypophysentumoren, Meningeomen und ischämischer Neuropathie. Auch bei einer indirekten sekundären Optikusatrophie nach langdauernder Stauungspapille können Phosphene auftreten. Gelegentlich wird als Dauerzustand ein Gitter oder Raster wahrgenommen, welches sich über die Gesichtsfeldreste superponiert. Somit sind Phosphene nicht auf demyelinisierende Neuropathien beschränkt. Interessanterweise werden Phosphene bei hereditärer (autosomal dominant vererbter Optikusatrophie) nie beschrieben.

Durch Augenbewegungen ausgelöste Phosphene

DAVIS u. Mitarb. (1976) beschrieben Phosphene bei Patienten mit Retrobulbärneuritis und MS, welche durch Augenbewegungen ausgelöst werden. Es wird angenommen, daß diese visuellen Phänomene aufgrund mechanischer Übererregbarkeit im Sehnerven vorwiegend bei horizontalen Augenbewegungen nach der Seite hin auftreten und jeweils nur ganz kurze Zeit (über 1–2 Sek.) anhalten und in Dunkelheit besser wahrgenommen werden. Auch bei Aufrechterhalten des Seitwärtsblickes hält das Phosphen nicht an. Es besteht auch ein zeitliches Fading (Abklingen des Phosphens) bei mehrfacher Auslösung durch Seitwärtsblicke, wobei das Phosphen nach einigen Minuten Ruhe dann erneut auslösbar ist. Mechanisch durch Augenbewegung ausgelöste Phosphene werden als Analogon mit dem Lhermitte-Zeichen in Verbindung gebracht: Durch rasche Flexion der Halswirbelsäule kommt es zu elektrisierenden Schmerzen und Parästhesien in Rumpf und Extremitäten. Erklärt wird dies wiederum durch die erhöhte Exzitabilität demyelinisierter Axone in den hinteren Säulen des Rückenmarkes.

Durch Geräusche ausgelöste Phosphene

JACOBS u. Mitarb. (1981) beschrieben kurzdauernde Phosphene bei Patienten mit demyelinisierender, ischämischer und kompressionsbedingter Neuropathie, welche durch Geräusche innerhalb von Gesichtsfeldskotomen ausgelöst werden. Die Geräusche müssen einen plötzlichen, unerwarteten und erschreckenden Charakter aufweisen, vor allem in der Stille der Nacht (Knacken des sich abkühlenden Fernsehgerätes). Bei wiederholten Geräuschen werden die ausgelösten Phosphene schwächer (Habituation). Auslösbar sind die Phosphene nur über jeweils ein einziges Ohr. Die Deafferentation von Axonen retinaler Ganglienzellen oder auch nur das Vorhandensein demyelinisierter Axone könnten im Corpus geniculatum laterale einen Zustand erhöhter Exzitabilität verursachen. Experimentell (Versuche bei Affen) ist bekannt, daß Töne transiente Entladungen im Corpus geniculatum laterale verursachen. Bei visueller Deafferentation nimmt die Intensität der tonbezogenen Entladungen stark zu.

Photophobie

Eine erhöhte Lichtempfindlichkeit auf sonnenlichtbestrahlte weiße Flächen (oder auf nächtliche Autoscheinwerfer) wird von gewissen Patienten mit chronischer Neuropathie festgestellt und als sehr störend empfunden, wobei das Tragen einer Sonnenbrille eine prompte Verbesserung herbeiführt. Mit der Blendung kann ein überlanges Nachklingen des Negativeffektes (wie retinale Ausbleichung nach Photoblitzlicht) festgestellt werden, übrigens sehr ähnlich wie bei der Auslösung eines ophthalmischen Migräneanfalls durch Lichtblendung. Durch Streß können diese Blendungseffekte zunehmen, womit ein Bezug zum Uhthoff-Syndrom, also einem negativen visuellen Phänomen, hergestellt wird. Das Uhthoff-Symptom kann die Photophobie ohnehin begleiten. Häufig reduziert ein vorgehaltener Neutralfilter bei akuter Neuritis die verbleibende Sehschärfe wider Erwarten stark, im Gegensatz zum Verhalten bei einer Amblyopie. Typischerweise ist bei der hier beschriebenen Photophobie das Verhalten gegenteilig: Das Vorsetzen von Sonnengläsern wird nicht nur die Blendung reduzieren, sondern auch die Sehschärfe für den Patienten deutlich spürbar verbessern (TAGAMY u. Mitarb. 1984), ein Grund, weshalb die Photophobie zu den positiven visuellen Phänomenen gerechnet wird. Pikanterweise kann es vorkommen, daß ein Patient mit chronischer Neuropathie die erforderliche Sehschärfe zum Autofahren nur dann erreicht, wenn er eine stark getönte Sonnenbrille aufsetzt.

Typischerweise äußert ein Patient Effekte der visuellen Ermüdung, Sensationen im Rahmen des Uhthoff-Syndroms, der Photophobie und anderer positiver visueller Phänomene keineswegs spontan. Eine gezielte diesbezügliche Befragung ist notwendig. Dies ist beispielsweise dann von Bedeutung, wenn eine Arbeitsfähigkeit in Gegenwart unbestimmter Sehbeschwerden trotz guter Sehschärfe beurteilt werden soll.

Studiert man den Einfluß der Beleuchtung auf die Sehschärfe bei anderen krankhaften Zuständen, so stellt man fest, daß bei Makuladegenerationen die Sehschärfe linear mit der Beleuchtung ansteigt. Das Gegenteil passiert bei kongenitaler Achromatopsie, wo die Sehschärfe bei minimaler Beleuchtung maximal ist.

Augenbewegungsschmerz

Zu Beginn einer Retrobulbärneuritis geht der Sehstörung häufig ein Schmerz im oder hinter dem betroffenen Auge voraus, welcher sich bei Augenbewegungen verstärkt, vor allem beim Blick nach oben. Ein Schmerz kann schon 1–2 Tage vor der Sehstörung auftreten. Er ist evtl. schon spontan vorhanden oder tritt während einer Augenbewegung auf. Es wird vermutet, daß der Schmerz, vermittelt durch Trigeminusfasern, durch eine ödematöse Schwellung des Sehnerven gegenüber seiner wenig nachgebenden Umhüllung entsteht. Es kann auch die enge Beziehung der Augenmuskelansätze zu den Sehnervenhüllen in der Orbitaspitze eine Rolle spielen. Die Häufigkeit des Schmerzes reicht je nach Autor von 20–90% der Fälle.

Untersuchungsbefunde bei demyelinisierender Neuritis und bei demyelinisierender Neuropathie

Zwischen akuter Neuritis des Sehnerven mit Sehschärfenreduktion und demyelinisierender Neuropathie mit voller Sehschärfe können aufgrund der Anzahl vorhandener funktionierender Axone erhebliche qualitative Unterschiede und Abstufungen bei der vorhandenen Sehfunktion bestehen. Bei einer demyelinisierenden Neuropathie mit voller Sehschärfe sind die visuellen Störungen diskreter und schwieriger nachweisbar. Soweit möglich, werden die Untersuchungsbefunde für beide Zustände zusammengefaßt, zunächst für die akute Neuritis, dann für die abgeheilte Neuritis (demyelinisierende Neuropathie). Die Untersuchungsmethoden decken sich auf weite Strecken mit den Ausführungen im Abschnitt „Untersuchungsmethoden bei Optikusneuropathien". Viele Methoden wurden aber beinahe ausschließlich bei akuter Neuritis und demyelinisierender Neuropathie angewandt, weshalb sie nur in diesem Abschnitt eine besondere Erwähnung finden.

Inkonstanz von Befunden

Die besondere Natur der Leitungsstörung, eine intermittierende Blockade, eine verlangsamte Leitungsgeschwindigkeit, eine selektive Blockade bestimmter zeit-/frequenzbezogener Ereignisse sowie Einflüsse durch Variationen der Körpertemperatur bedingen häufig eine ausgesprochene Kurzzeitvariabilität visueller Restfunktionen. Die Sehschärfe kann tageszeitlichen Schwankungen unterworfen sein. Die Kontrastwahrnehmung kann bei einer ersten Untersuchung wesentlich andere Schwellen aufweisen als bei einer zweiten Untersuchung. Es ist nicht ein Zeichen schlechter Konzentration des Patienten, wenn seine Leistungen während einer Gesichtsfelduntersuchung abfallen oder inkonstant werden. Variabilität der Befunde bei Testwiederholung (was immer zu empfehlen ist) und unerwartete Leistungsstürze (visuelle Ermüdbarkeit, „visual fatigue") sind Teil des Untersuchungsresultates.

„Gutes" und „schlechtes" Auge bei demyelinisierender Neuropathie

Die unsystematische und zufällige Streuung der Demyelinisierung innerhalb der Sehbahn (Läsionen im MRI) resultiert in einer gleichermaßen farbigen Streuung an visuellen Ausfällen. Ausfälle der Kontrastempfindlichkeit können sich an einer zufälligen Stelle des Raumfrequenzspektrums ergeben oder überall, diese Defizite können durch zeitliche Modulation verstärkt oder abgeschwächt werden. Oft ist es unklar, welches Auge das bessere ist. An einem Auge kann die Sehschärfe (mit hochkontrastigen Optotypen) besser sein, am anderen die Kontrastempfindlichkeit, so daß beide Augen sich funktionell ergänzen (TRAVIS u. THOMPSON 1989). Ähnliche Diskrepanzen sind bei der Untersuchung des Farbensinnes zu beobachten bei Anwendung verschiedener Methoden (Farbtonunterscheidung am 100-Hue-Test versus Farbenmischgerät mit der Blau-Grün-Gleichung).

Subjektive Angaben (pschophysische Untersuchungen)

Sehschärfe

Bei einer akuten RBN kann die Sehschärfe normal bis hochgradig reduziert sein, d.h., im Extremfall kann eine praktische Amaurose eintreten. Eine akute RBN mit noch voller Sehschärfe wird dennoch als eindeutiges Ereignis empfunden, da die Lichtunterschiedsempfindlichkeit diffus im gesamten Gesichtsfeld eingeschränkt sein kann, die Farben blasser gesehen werden und ein Gefühl der Verschwommenheit (reduzierte Kontrastwahrnehmung) vorliegt. Die Sehschärfe in die Ferne ist weitgehend identisch mit der Lesesehschärfe, es sei denn, daß ein tiefes parazentrales Skotom vorliegt.

Bei der chronischen Neuropathie bzw. bei der abgeheilten RBN kann evtl. ein ganz minimaler Sehschärfenunterschied gegenüber dem nicht betroffenen Partnerauge bestehen bleiben (z.B. 1,25 am gesunden Auge, 1,0 am ehemals erkrankten Auge). In die Nähe könnte sich ein Unterschied sogar ausgleichen.

Liegt eine chronische Neuropathie mit reduzierter Sehschärfe vor, kann die Sehschärfe nach längerem Fixieren noch etwas ansteigen. Durch Vorhalten eines Neutralfilters kann die Sehschärfe noch deutlich ansteigen (s. „Symptomatik").

Wie schon im Abschnitt „Untersuchung der Kontrastwahrnehmung" angedeutet, ist der Aussagewert einer „normalen" Sehschärfe, erst recht aber einer reduzierten Sehschärfe bei einer RBN bzw. demyelinisierenden Neuropathie, aber auch bei anderen Neuropathien sehr relativ. FRISÉN (1983) hat geschätzt, daß 44% der normalen Anzahl an Informationskanälen aus dem Gesichtsfeldzentrum noch ausreichen, um eine volle Sehschärfe zu behalten; 11% für eine Sehschärfe von 0,5. Diese verborgenen Ausfälle werden mit geeigneten psychophysischen Methoden, vor allem mit der Prüfung der Kontrastwahrnehmung bei niedrigen Raumfrequenzen, aufgedeckt. Ebenso ist mit einer massiven Reduktion der Antwortpotentiale der visuell evozierten Potentiale auf geeignete Kontrastreize das Informationsdefizit auch bei voller Sehschärfe demonstrierbar.

Einfluß eines Neutralfilters auf die Sehschärfe (Grauglastest)

Diese Methode kann bei der akuten RBN angewandt werden, wenn eine mäßige Abnahme der Sehschärfe vorliegt. Im Vergleich zu einer funktionellen Amblyopie kann die Sehschärfe unerwartet stark abfallen. Cave: Bei einer chronischen Neuropathie kann die Sehschärfe ansteigen! (Über die Methodik s. „Untersuchungsmethoden".)

Pulfrich-Phänomen

Bei einer Seitendifferenz der neuralen Leitgeschwindigkeit durch einen einseitigen Entmarkungsherd werden die Meldungen über ein geradlinig sich bewegendes Objekt bei der zentralen binokularen Integration fehlverarbeitet. Die Untersuchung wird vor einem homogenen Hintergrund mit einem etwa 1 m langen Pendel durchgeführt. Am besten hängt ein kleines Gewicht an 2 Schnüren, damit das Schwingen in einer Ebene garantiert ist. Am Gewicht wird ein 5–6 cm großer deutlich sichtbarer Gegenstand fixiert. Der Patient sitzt etwa 3 m vor dem Pendel. Die Optimierung der Einrichtung ergibt sich aus der Interaktion von Testpunktgröße, seiner Geschwindigkeit und der Distanz zum Beobachter. Die Wirksamkeit kann demonstriert werden durch einseitiges Vorhalten eines 1,0-log-Einheit-Neutralfilters (Wratten, Gelatinefilter). Natürlich wird der Neutralfilter einem Patienten mit vermuteter einseitiger Neuropathie erst dann vorgehalten, wenn er ohne diesen keine Pulfrich-Stereoillusion wahrnehmen konnte.

Am erkrankten Auge sollte die Sehschärfe wenigstens 0,6 betragen. Der Test läßt sich ausführen bei einer beginnenden RBN oder während der Remission derselben. Bei einseitiger Neuropathie beschreibt das Pendel für den Patienten einen Kreis, und es wird ein Schwindelgefühl wechselnder Intensität angegeben. Bei monokularer Verfolgung des Pendels verschwindet die Kreisbahn und das Schwindelgefühl. Im täglichen Leben mit vielen bewegten Objekten ist das häufig angegebene Schwindelgefühl nach durchgemachter RBN teilweise auf das Pulfrich-Phänomen zurückzuführen. Bei Zudecken eines Auges gehen die Beschwerden zurück. Es wurde auch versucht, vor das gesunde Auge ein getöntes Brillenglas zu plazieren, theoretisch geht das Schwindelgefühl dann zurück (die Dichte des erforderlichen Neutralfilters muß dann genau bestimmt werden).

HALLER (1981) hat auch ein monokular, am erkrankten Auge, ausgelöstes Pulfrich-Phänomen beschrieben. Er erklärt das Phänomen mit einer Inhomogenität der zeitlichen Übertragung aus verschiedenen Gesichtsfeldbereichen. Daß innerhalb des Gesichtsfeldes bei der Neuropathie von Ort zu Ort erhebliche Zeitunterschiede bestehen, hat REGAN mit seiner Doppelblitzkampimetrie und Verspätungsperimetrie gezeigt.

Helligkeitsempfindung

Ein diffuser subjektiver Helligkeitsunterschied zwischen beiden Augen läßt sich quantifizieren, indem vor das bessere Auge Neutralfilter steigender Dichte oder, einfacher, drehbare Polarisationsfilter mit einer Skalierung gehalten werden zum Abgleich der Helligkeit (SADUN u. LESSELL 1985) (technische Details s. im Abschnitt „Untersuchungsmethoden"). Bei einer akuten oder abgeheilten Retrobulbärneuritis kann ein subjektiver Helligkeitsunterschied mit dieser einfachen Methode rasch angegeben werden. SADUN u. LESSEL (1985) sowie PRESTON u. Mitarb. (1988) fanden eine eindeutige Überlegenheit des Helligkeitsvergleiches gegenüber anderen, allerdings relativ groben psychophysischen Untersuchungsmethoden. FLEISHMAN u. Mitarb. (1987) verwendeten bei einem Kollektiv von abgeheilten einseitigen RBN-Fällen mit erholter Sehschärfe allerdings empfindlichere Tests zum Vergleich (Farnsworth-100-Hue, Ginsburg-Charts, afferentes Pupillendefizit, Disparitätsschwelle für Stereopsis [stereoacuity]). Aber auch hier ergab sich die Tatsache einer praktischen Ebenbürtigkeit der Treffsicherheit von subjektiver Helligkeitsempfindung, Kontrastempfindlichkeit, afferentem Pupillendefizit und Stereopsis, während der Farbensinn in der Aussagekraft mäßig, die Gesichtsfeldprüfung mit einem automatisierten statischen Perimeter deutlich zurückfiel.

Wie schon im Abschnitt „Symptome" angesprochen, wird nicht in jedem Fall am betroffenen Auge eine herabgesetzte Helligkeitsempfindung wahrgenommen. Gelegentlich ist das Gegenteil der Fall: Am erkrankten Auge ist der Seheindruck heller und flimmernd, die „Helligkeit überstrahlt" Sehgegenstände wie Sehzeichen derart, daß sie „nicht mehr wahrgenommen werden können".

Helligkeitsempfindung im Flimmertest nach Aulhorn s. S. 5.134.

5.130 Erkrankungen der Sehnerven

Kontrastempfindlichkeit

Es besteht kein Zweifel darüber, daß die Prüfung der Kontrastempfindlichkeit (KE) *die psychophysische Methode der Wahl* bei der Aufklärung akuter oder chronischer, milder Sehstörungen im Zusammenhang mit einer demyelinisierenden Neuropathie ist, bei welcher eine gute bzw. normale Sehschärfe angegeben wird. Selbstverständlich ergibt

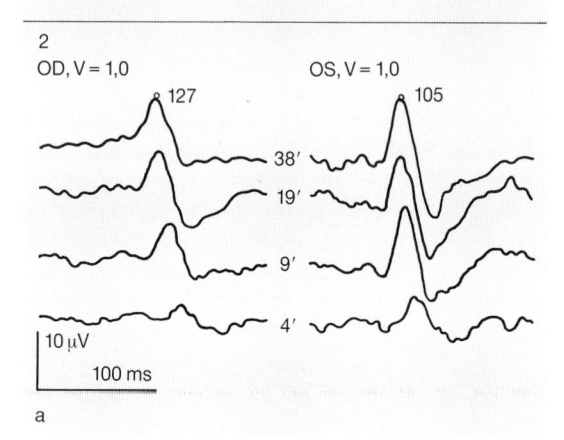

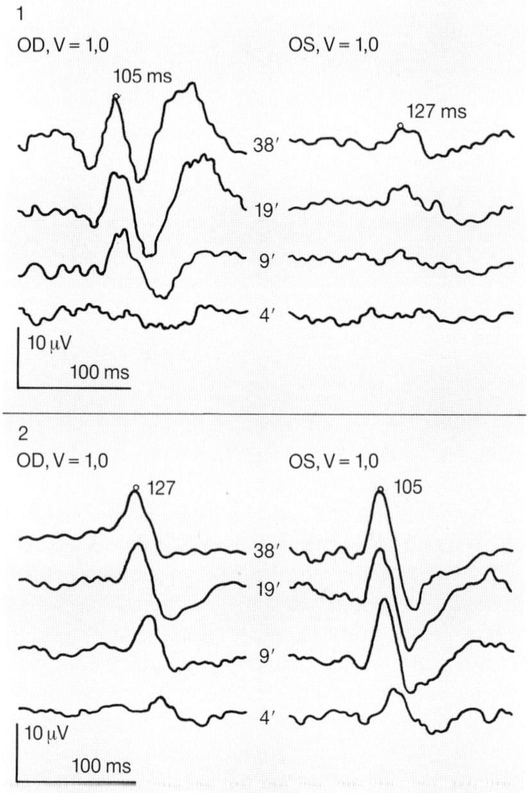

Abb.5.**116** a–e Befunddokumentation von 2 Fällen (1) und (2) mit abgeheilter Retrobulbärneuritis. Bei beiden Patienten sind die Sehschärfen voll. Patient (1) ♂, 41 Jahre, MS sicher, hat einen schweren visuellen Defektzustand an seinem betroffenen linken Auge. Auch subjektiv werden gewisse Einschränkungen der Sehqualität wahrgenommen. Patient (2), ♀, 33 Jahre, bemerkt subjektiv von der durchgemachten Neuritis am rechten Auge nichts mehr. Bei der Durchsicht verschiedener Befunde (A–F) zeigt sich eine Vielfalt von Unterschieden zwischen Patient (1) und (2).
a) Visuell evozierte Potentiale. Die Latenzzeiten sind bei beiden Patienten identisch (127 ms am betroffenen, 105 ms am nicht betroffenen Auge). Bei Patient (1) sind die Amplituden (links) hochgradig beeinträchtigt, bei Patient (2) ist die Amplitudenherabsetzung (rechts) weniger ausgeprägt.
b) Subjektive Kontrastempfindlichkeit (Arden-Test). Bei Patient (1) noch deutliches Wahrnehmungsdefizit, bei Patient (2) nur geringer Unterschied gegenüber dem nicht betroffenen Auge (die schraffierten Flächen ergeben sich aus der Doppelbestimmung).

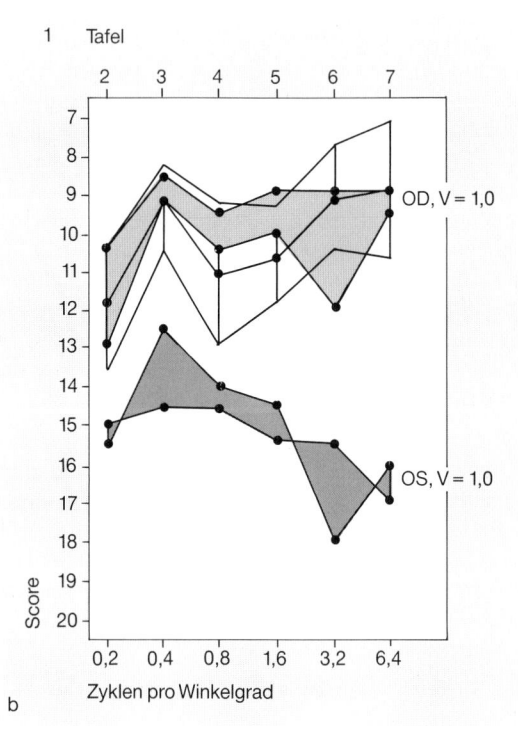

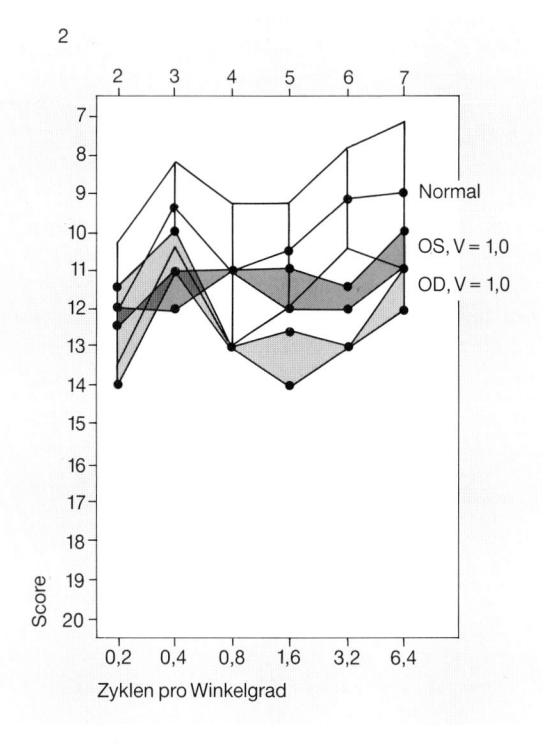

die Prüfung der Kontrastempfindlichkeit kein Resultat, welches für eine demyelinisierende Neuropathie spezifisch wäre. Jede andere Neuropathie kann die Kontrastempfindlichkeit ebenfalls beeinträchtigen. Ebenso ist die Prüfung der Kontrastempfindlichkeit bei erheblich reduzierter Sehschärfe nicht sinnvoll, weil die letztere genügend Information liefert. Über den Funktionszustand der Informationskanäle aus dem Gesichtsfeldzentrum liefert die Kontrastsinnprüfung auch mit einfachen, drucktechnisch hergestellten Tests (Arden-Test, Ginsburg-Charts, Cambridge Low Contrast Gratings) hervorragende Resultate. Bei der akuten RBN wird sich immer eine Einbuße an Kontrastempfindlichkeit ergeben, welche sich diffus über alle Raumfrequenzen erstreckt und bei Visusabfall auch einen Cut-off bei einer höheren Raumfrequenz verursacht. Entscheidend ist, daß selbst bei einer RBN mit fehlender oder minimalster Sehschärfenbeeinträchtigung ein deutliches Defizit an Kontrastempfindlichkeit resultiert. Bei Rekonvaleszenz mit Sehschärfenerholung wird auch die Kontrastempfindlichkeit besser und in den Normbereich zurückkehren. Es wird aber immer ein Empfindlichkeitsunterschied zuungunsten des erkrankten Auges bestehen bleiben, der sich nur sehr langsam ausgleicht (Abb. 5.116b). Lediglich bei einer klinisch stummen Neuropathie ohne RBN-Anamnese, aber mit verspäteten visuell evozierten Potentialen, kann die Konstrastempfindlichkeit unbeeinträchtigt bleiben.

In verschiedenen Studien wurde untersucht, ob allenfalls bestimmte Raumfrequenzen selektiv geschädigt sind. Eine bestimmte Bevorzugung scheint nicht vorzuliegen. Lediglich findet man individuelle Fälle von Neuropathien, bei denen selektiv vor allem die niedrigen, die mittleren oder die hohen Raumfrequenzen geschädigt sind (REGAN 1983). Werden zudem die Teststreifen gedreht, so finden sich orientierungsspezifische Ausfälle an Kontrastempfindlichkeit (REGAN u. Mitarb. 1980), welche allerdings meistens nur an einem Auge, also monokular bestehen. Paarige, korrespondierende Aus-

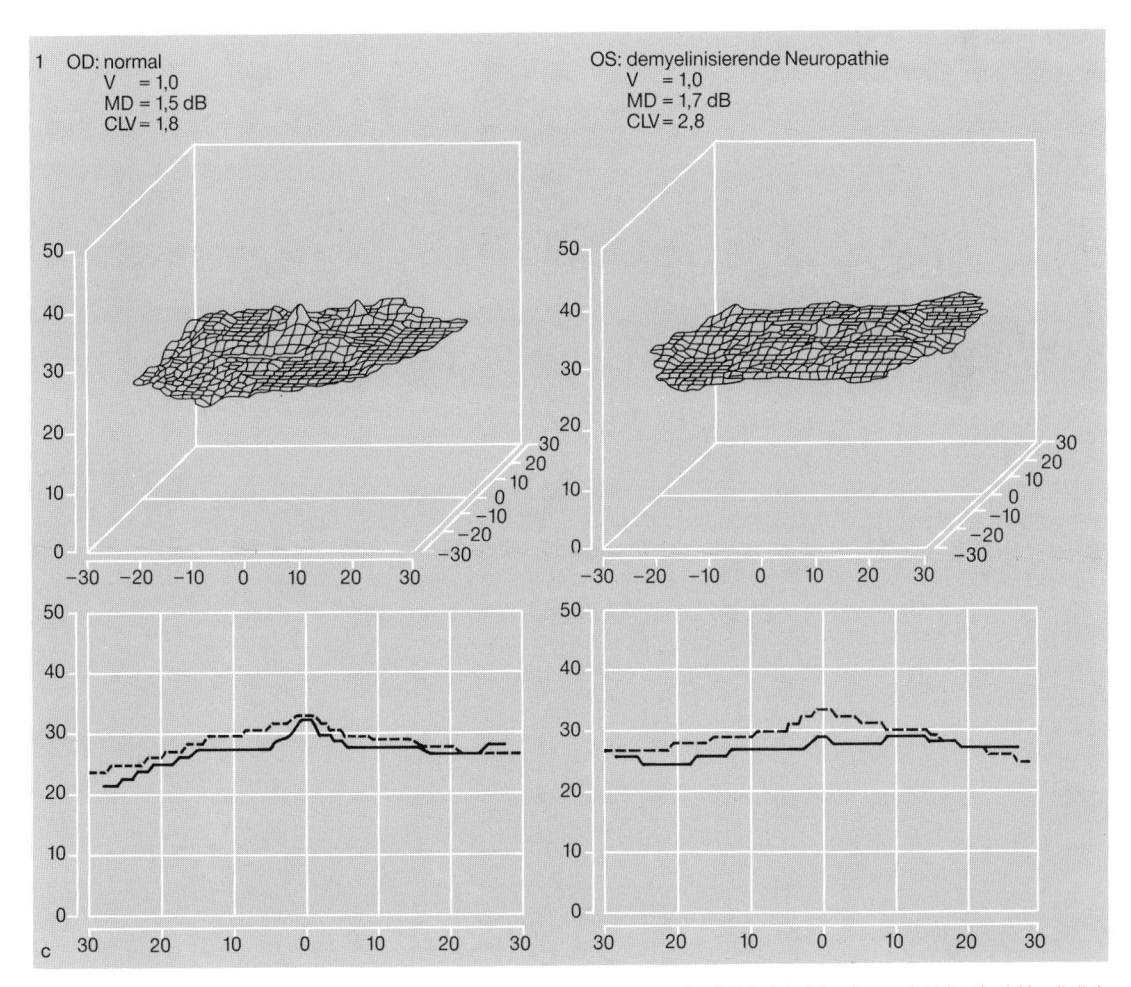

Abb. 5.116 c) Gesichtsfeld (Octopus G1) von Patient (1). Die Gesamtempfindlichkeit beider Augen ist identisch! Lediglich findet sich links eine relative Depression im Zentrum (s. Profildarstellung), links ist die Verlustvarianz-CLV etwas höher, ebenso die Kurzzeitfluktuation (1,7) links gegenüber 1,3 rechts.

5.132 Erkrankungen der Sehnerven

fälle, welche durch eine kortikale Läsion am Ort binokularer Konvergenz einer bestimmten Raumorientierung stattfinden müßten, wurden mit wenigen Ausnahmen nicht gefunden. Der Läsionsort derartiger monokularer orientierungsspezifischer Ausfälle ist vorderhand unbekannt. Orientierungsspezifische Neurone gibt es bei Katze und Affe peripher vom Kortex nicht. Untersuchungen mit visuell evozierten Potentialen auf Kontrastumkehr von Balkenmustern bestimmter Orientierung ergaben bei MS-Patienten ebenfalls orientierungsspezifische Störungen, meistens nur an einem Auge (CAMISA u. Mitarb. 1981, KUPFERSMITH u. Mitarb. 1984). (Details s. Abschnitt „Visuell evozierte Potentiale bei Retrobulbärneuritis und demyelisierender Neuropathie".)

Kontrastempfindlichkeit und Farbensinn sind häufig in ähnlichem Ausmaß beeinträchtigt (auch wenn es Ausnahmen gibt mit Diskrepanzen). Einander entsprechende Untersuchungsresultate beider Funktionen, welche von recht unterschiedlichen Mechanismen und Kriterien ausgehen, erleichtern eine Diagnosestellung erheblich.

Farbenwahrnehmung

Die Abblassung von Farben, im besonderen von Rot, ist für den Patienten ein bedeutungsvolles subjektives Symptom. Der Sättigungsunterschied zwischen gesundem und erkranktem Auge bei einer RBN bei Vorzeigen eines rot gefärbten Objektes ist beeindruckend. Wie im Abschnitt „Untersuchungsmethoden, Prüfung des Farbensinnes" erläutert, ist bei einer Neuropathie mit einer Abblassung aller Farben des sichtbaren Spektrums zu rechnen, wenn auch in unterschiedlicher Ausprägung. Dies kann man am eindrücklichsten anhand des Farbenkreises am 100-Hue-Test zeigen.

Welcher Typus der Farbensinnstörung sich bei der Untersuchung ergibt, ist wahrscheinlich von der Schwere des Verlaufes und vom Stadium der Neuropathie abhängig:

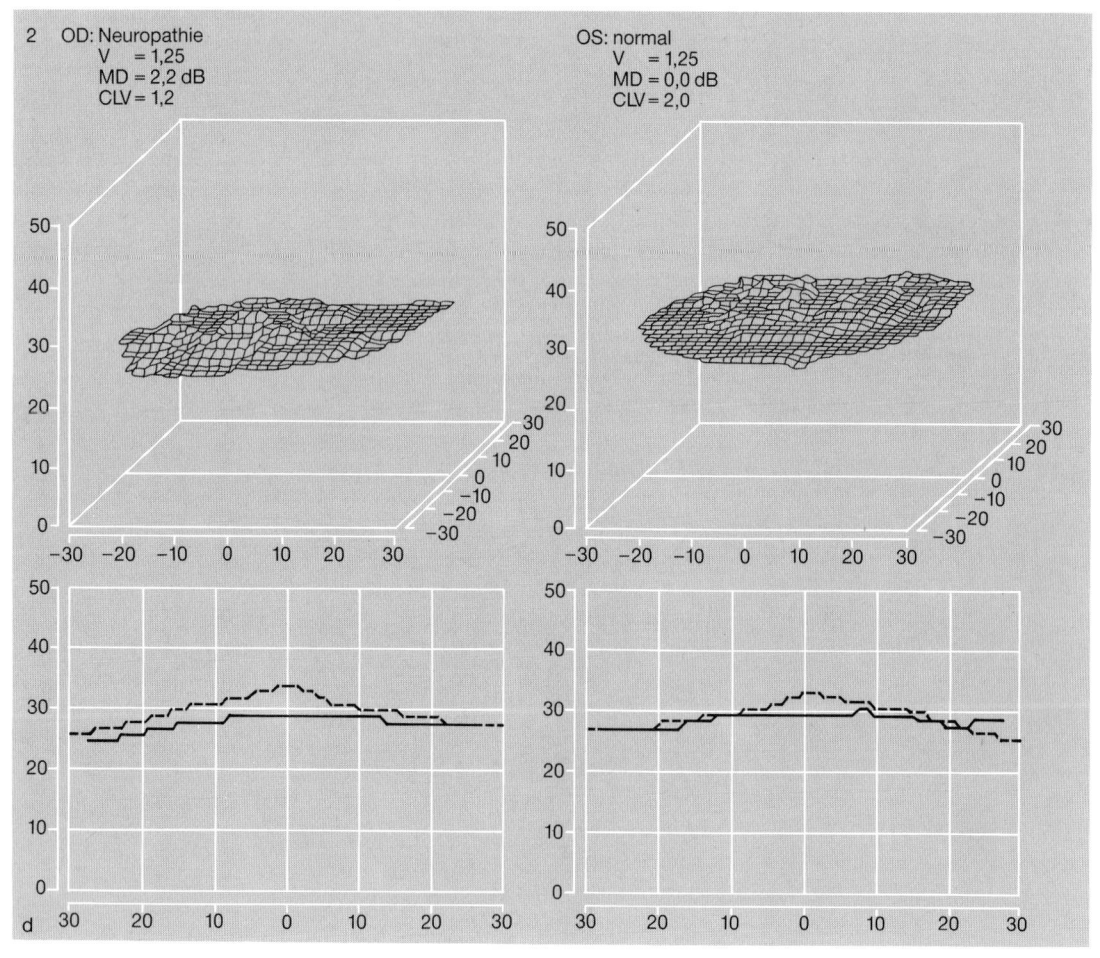

Abb. 5.**116** d) Gesichtsfeld (Octopus G1) von Patient (2). Die Gesamtempfindlichkeit ist am betroffenen rechten Auge schlechter, wobei die korrigierte Verlustvarianz sehr niedrig ist (1,2). Dies bedeutet, daß der Verlust sehr gleichmäßig über das Gesichtsfeld verteilt ist.

Akute Retrobulbärneuritis: Bei einer ausgeprägten neuritisbedingten Sehschärfenherabsetzung ist nach der Köllnerschen Regel eine Rot-Grün-Sinnstörung zu erwarten. Am (Nagel-)Anomaloskop ist die Normalgleichung durch Entsättigung im Sinne einer deutanartigen Helligkeitsverteilung verbreitert.

Bei relativ mildem Verlauf einer RBN (nach BÜRKI [1981] spielt die Sehschärfe aber keine zuweisende Rolle) wird eher eine erworbene Typ-III-Farbsinnstörung = Blausinnstörung anzutreffen sein. Auf diesen Punkt hat bereits schon OHTA (1970) hingewiesen. Die Blausinnstörung läßt sich gleichermaßen mit dem saturierten/desaturierten Panel-D-15-Test (WILDBERGER 1983), mit dem 100-Hue-Test (WILDBERGER 1976) sowie mit dem Anomaloskop mit der Blau-Grün-Gleichung (Moreland-Gleichung, ROTH u. Mitarb. 1987, ROTH u. PELIZZONE 1989) demonstrieren. Bei einer akuten Sehstörung (Sehschärfe 0,6) mit Reduktion der Kontrastempfindlichkeit und mit Verwechslung im desaturierten Panel-D-15-Test entlang der Tritanachse sind dies Befunde, welche klassisch zu einer RBN passen (Abb. 5.117). Eine sorgfältigste Untersuchung des Augenhintergrundes zum Ausschluß einer Chorioretinopathia centralis serosa ist unumgänglich.

Wenn die Neuritis abheilt, geht die Farbensinnstörung zurück, und zwar schneller als die Erholung

Abb. 5.116 e) Kumulative Defektkurve (Bebié-Kurve) von Patient (2). Die leichte, jedoch gleichmäßig über das Gesichtsfeld verteilte Empfindlichkeitseinbusse zeigt sich deutlich: Die Kurve verläuft parallel gegenüber dem nicht betroffenen Auge und ist nur wenig nach unten verschoben.

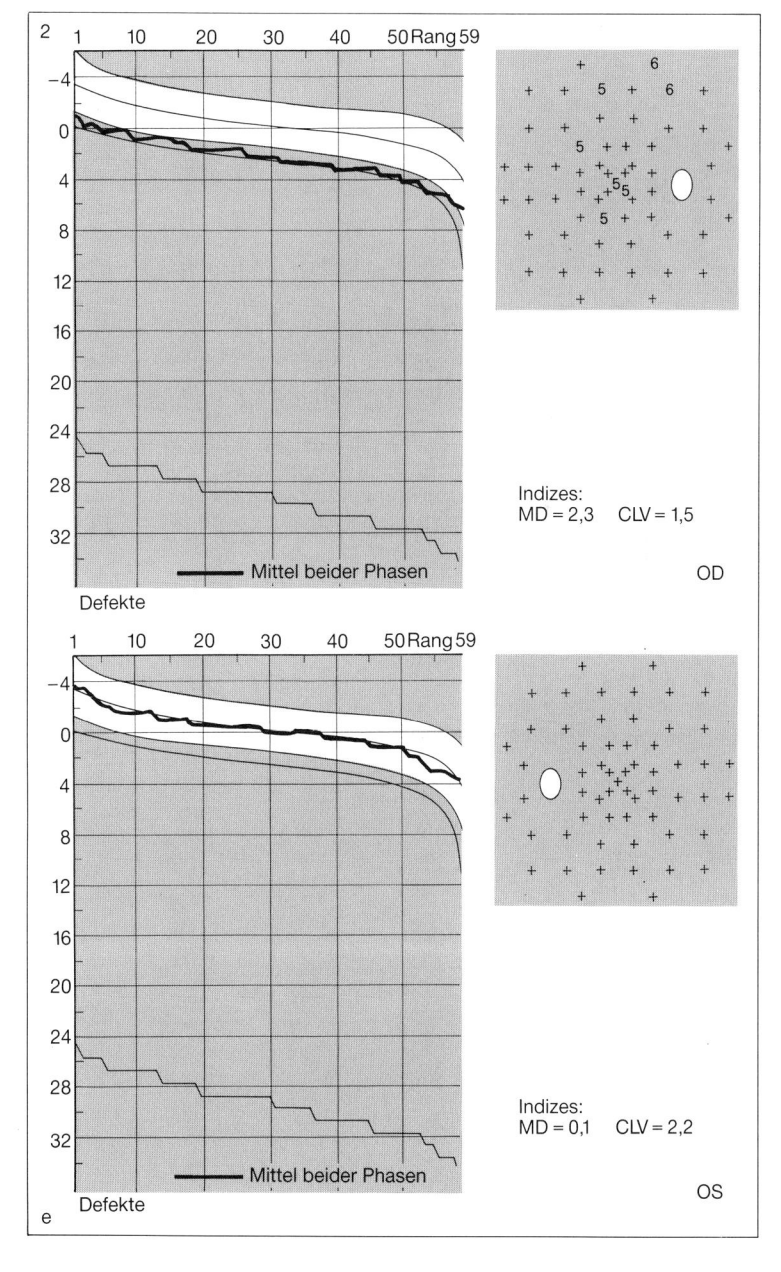

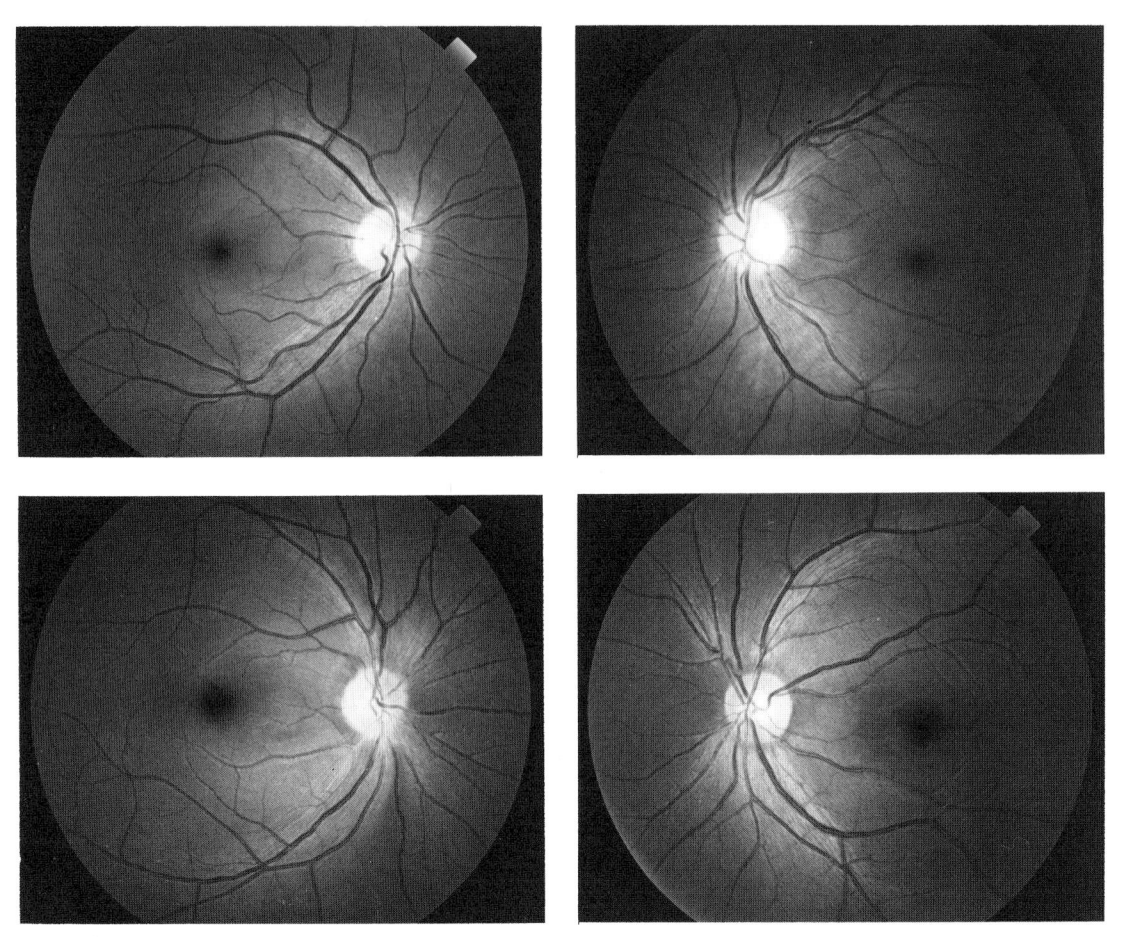

Abb. 5.116 f) Nervenfaserphotos von Patienten (1) und (2). Patient (1) zeigt am linken Auge eine diffuse Atrophie des papillomakulären Bündels. Ein deutlicher Nervenfaserbündeldefekt ist auch im oberen Bogenbündel auszumachen. Patient (2) zeigt am rechten betroffenen Auge eine normale Nervenfaserzeichnung. Lediglich findet sich in der unteren Hälfte des papillomakulären Bündels ein feiner bandförmiger Ausfall.

der Kontrastempfindlichkeit. Am 100-Hue wird aber noch lange Zeit eine wenn auch noch so geringe Seitendifferenz fortbestehen bleiben.

Defektheilung: Geht die RBN in eine Defektheilung über mit Visusreduktion und deutlicher Papillenabblassung, so wird die Verwechslungsachse von Tritan (Typ III) nach Deutan (Typ II) drehen. Eine chronische Neuropathie wird immer eine erworbene Deutanstörung aufweisen. Sie kann ein Symptom dafür sein, daß sich eine demyelinisierende Neuropathie nicht mehr erheblich bessern wird.

Zusammenfassend ist bei einer akuten RBN eher eine Blausinnstörung, in der Defektheilung mit Atrophie eher eine Rot-Grün-Störung Typus II zu erwarten.

Flimmertest nach Aulhorn (Abb. 5.118)

Die wahrgenommene Helligkeit eines flimmernden Testfeldes ist frequenzabhängig. Im Bereiche zwischen 10 und 5 Hz kommt es zu einer subjektiven Helligkeitsüberhöhung (Brücke-Bartley-Effekt). Grundlage dieses Phänomens dürfte neurophysiologisch die Zentrum-Umfeld-Synchronisation retinaler Ganglienzellen bei bestimmten Reizfrequenzen darstellen: Zusammentreffen postinhibitorischer Exzitation der Rezeptivfeldperipherie mit der Exzitation des Rezeptivfeldzentrums durch den nächsten Stimulus („phase shift" zwischen Off-Zentrum- und On-Zentrum-Neuronen [ZRENNER 1983], zeitliche Eigenschaften von farbenopponenten Ganglienzellen). AULHORN hat zusammen mit TRAUZETTEL-KLOSINSKY einen Flimmertest geschaffen, bei welchem dem Patienten 2 Halbfelder dargeboten werden. Das eine Halbfeld besitzt eine zeitlich konstante Leuchtdichte, das andere wird periodisch rechteckförmig moduliert. Der Patient soll das nichtflimmernde Vergleichsfeld auf den gleichen Helligkeitseindruck wie das flimmernde einstellen. Das Verhalten bei Neuritis des Sehnerven wird als besonders erkrankungsspezifisch eingestuft (TRAUZETTEL-KLOSINSKY 1986): Die Helligkeitsempfindung für flimmerndes Licht nimmt

Abb. 5.117 Typische Blausinnstörung (Verwechslungen entlang der Tritanachse in den D-15-Farbensinn-Testen) bei einer akuten demyelinisierenden Neuritis am rechten Auge.

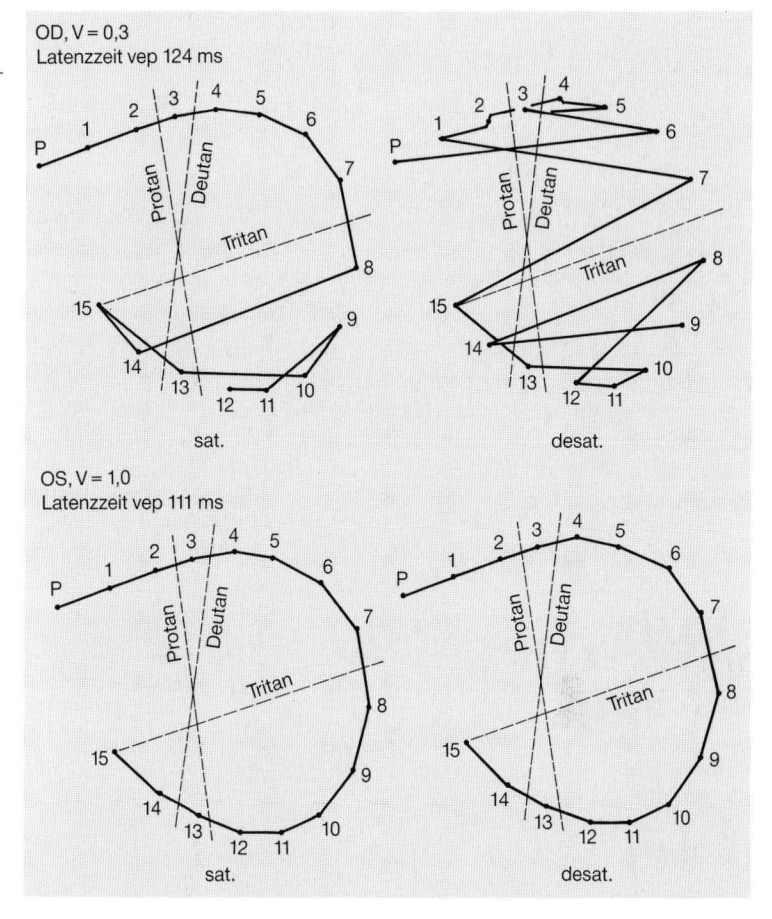

Abb. 5.118 Flimmertest nach Aulhorn. Die subjektiv wahrgenommene Helligkeit eines flimmernden Testfeldes ist frequenzabhängig. Zwischen 10 und 5 Hz kommt es zu einer subjektiven Helligkeitsüberhöhung = Brücke-Bartley-Effekt (s. Anteil a in der gestrichelten Kurve in der oberen Hälfte der Abbildung). Der Unterschied zwischen Linie 1 und 2 ist der sog. Talbot level. Die Helligkeitsüberhöhung bzw. ein Helligkeitsverlust wird von der Untersuchungsperson in einem nicht flimmernden Vergleichsfeld angegeben. Die Helligkeit dieses Vergleichsfeldes kann in cd/m² angegeben werden oder in arbiträren Einheiten (au). Die untere Hälfte der Abbildung zeigt bei einer normalen Probandengruppe ein über große Flimmerfrequenzbereiche konstantes Helligkeitsgefühl einer Überhöhung zwischen 10 und 5 Hz. Der Flimmertest ist relativ charakteristisch gestört bei der Retrobulbärneuritis (s. ausgezogene Kurve in der oberen Abbildungshälfte): die subjektive Helligkeitsempfindung nimmt gegen niedrige Flimmerfrequenzen hin sukzessive ab um den Betrag b mit einem Minimum bei 8 Hz. Eine Helligkeitsüberhöhung findet zwischen 3 und 1 Hz statt (spätes Maximum c) *(nach Trauzettel-Klosinsky).*

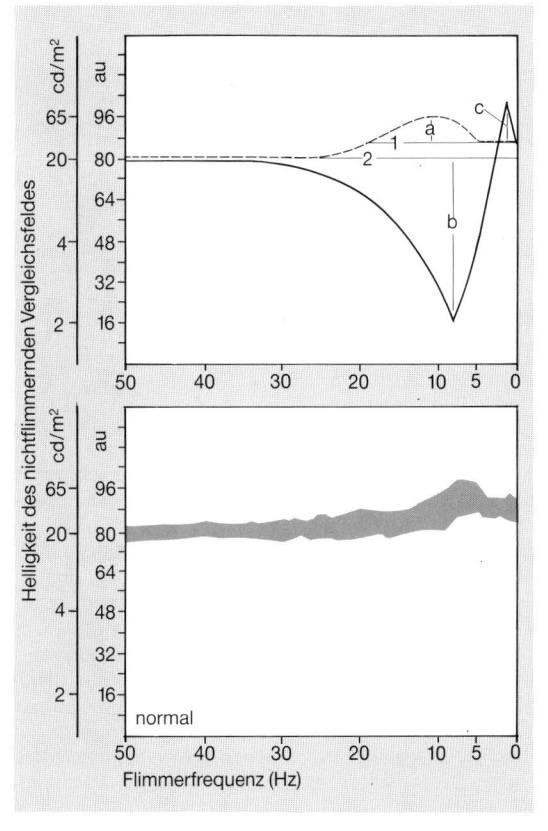

bei Patienten mit Neuritis mit sinkender Frequenz ab. Der Flimmertest kann zwischen verschiedenen Verlaufstypen unterscheiden, vor allem wird differenziert zwischen „aktiver" und nicht mehr aktiver Verlaufsform. Beim Uhthoff-Syndrom wird Aktivität angegeben. Zwischen Pupillenlatenz und Flimmertest besteht ein paralleles Verhalten (KRASTEL 1986).

TRAUZETTEL-KLOSINSKY (1989a) hat 5 verschiedene Neuritis-/Neuropathie-Stadien beschrieben (Abb. 5.119):

1. Stadium: Bei Beginn der Erkrankung besteht ein typischer Abfall der Helligkeitsempfindung mit abnehmender Frequenz (unterhalb von 20 Hz), während im Normalfall die Empfindung in diesem Bereich ansteigt.

2. Stadium: Während der Phase der beginnenden Erholung ist der Abfall der Helligkeitsempfindung weniger ausgeprägt, und das Empfindlichkeitsminimum ist etwas mehr gegen höhere Frequenzen verschoben. Das späte Maximum wird deutlicher.

3. Stadium: Während der weiteren Erholung verschwindet das Minimum, die Kurve bleibt flach bis nach 10 Hz, und es gibt nur ein spätes Maximum. In diesem Stadium kann die Sehschärfe bereits schon wieder erholt sein. Zum 3. Stadium gehört typischerweise auch das Uhthoff-Syndrom, welches also ein aktives Krankheitsstadium darstellt.

4. Stadium: Nachdem das aktive Stadium praktisch zurückgebildet ist, verschwindet auch das späte Maximum, und die Kurve nimmt zwischen 50 und 0 Hz einen relativ flachen Verlauf.

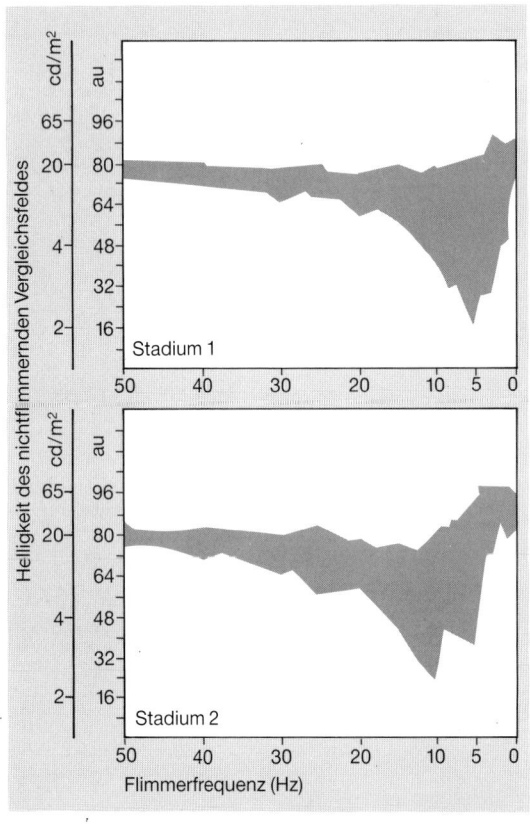

Abb. 5.119 Flimmertest nach Aulhorn. 5 verschiedene Stadien der Neuritis des Sehnerven (jeweilige Kurvenbänder aus größeren Patientengruppen). Stadium 1: Im akuten Neuritis-Stadium Abfall der Helligkeitsempfindung mit einem Minimum bei 5 bis 8 Hz. Stadium 2: Im Stadium der frühen Erholung verschiebt sich das Helligkeitsminimum etwas gegen höhere Frequenzen und das späte Maximum wird deutlicher. Stadium 3: Während der weiteren Erholung verschwindet das Helligkeitsminimum und ein spätes Maximum bleibt erhalten. Im Stadium 4 der späten Erholung ist die Kurve flach, das späte Maximum ist verschwunden. Im Erholungsstadium 5 wird die normale Kurvenform mit dem Brücke-Bartley-Effekt eingenommen (nach *Trauzettel-Klosinsky*).

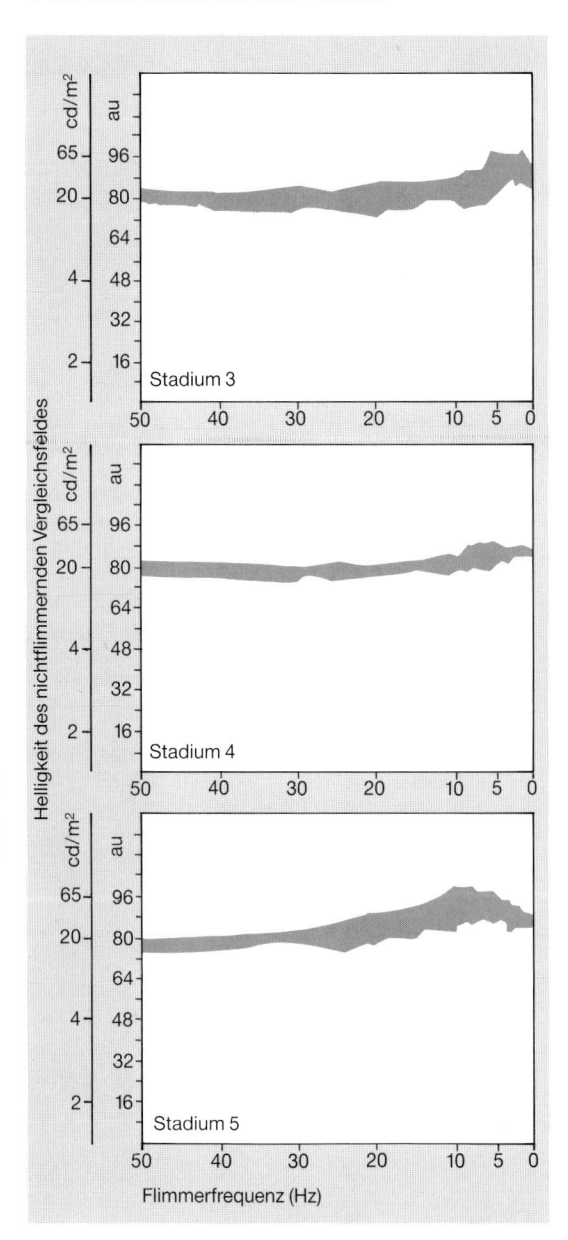

5. Stadium: Wochen bis Monate später kommt es zu einer totalen Normalisierung der Helligkeitsempfindungskurve mit Ausbildung des Brücke-Bartley-Effektes zwischen 8 und 10 Hz.

Die visuell evozierten Potentiale unterscheiden nicht zwischen verschiedenen Erholungsstadien. Dies scheint mit dem Flimmertest jedoch sehr wohl zu gehen:

- akuter, rückfälliger, chronischer Zustand: 1. oder 2. Stadium
- bessernder Zustand, Uhthoff-Syndrom: 3. oder 4. Stadium
- erholter „inaktiver" Zustand 5. Stadium

Diese Unterscheidungen erlauben es, im individuellen Fall eine genauere Prognose zu stellen: Nicht immer erfolgt eine vollständige Erholung der Sehfunktion, das aktive Stadium kann bei verschiedenen Sehschärfenstufen sistieren. Solange der Flimmertest pathologisch bleibt, solange ist eine weitere Erholung noch möglich. Nach Normalisierung der Flimmerkurve ist eine weitere funktionelle Besserung nicht zu erwarten. Bei besserer Kenntnis der Stadien könnte allenfalls auch eine (Steroid-)Therapie gezielter eingesetzt werden. Die Frequenz von Rückfällen könnte einen Einfluß auf eine immunsuppressive Therapie der MS haben. Immunsupression ergibt evtl. verschiedene Wirkungen beim MS-Typus mit Rückfällen bzw. beim chronisch progredienten Typus (s. auch Abschnitt „Therapie der demyelinisierenden Neuritis des Sehnerven").

CHRIST u. Mitarb. (1987) und TRAUZETTEL-KLOSINSKY u. Mitarb. (1989b) haben den Flimmertest standardisiert.

Visuelle Ermüdbarkeit

Siehe unter Abschnitt „Symptomatik bei Retrobulbärneuritis und bei demyelinisierender Neuropathie, negative visuelle Phänomene".

Perimetrie

1. Kinetische Perimetrie (Goldmann): Im akuten Stadium einer Neuritis des Sehnerven liefert die kinetische Perimetrie rasch die notwendige Information (Zentralskotom oder Zentrozäkalskotom) bei intakten Außengrenzen. Die Isopteren und Skotomgrenzen können Fluktuationen aufweisen. In schweren Fällen einer akuten Neuritis werden auch die Außengrenzen konzentrisch eingeschränkt sein. Gesichtsfeldeinbrüche werden sowohl bei schwerem (Zentralskotom) wie bei mildem Verlauf (relativ gute Sehschärfe) beobachtet. In der Erholungsphase ist eine (scheinbare) Restitutio ad integrum möglich. Feinheiten diskreter persistierender Empfindlichkeitseinbußen sind dann nur mit einer statischen Perimetriemethode quantifizierbar.

Bleibt ein Zentralskotom zurück, so sind die Gesichtsfeldaußengrenzen erstaunlich gut erhalten, und die Zone reduzierter Empfindlichkeit im Zentrum ist klein.

2. Automatisierte statische Perimetrie (beispielsweise Octopus): In der akuten Phase kann eine diffuse Herabsetzung der Empfindlichkeit im gesamten Gesichtsfeld (mean defect) und das Zentralskotom demonstriert werden (s. Abb. 5.65). Blinder Fleck und Zentralskotom sind häufig verschmolzen, evtl. ist der blinde Fleck auch schlecht perimetrierbar (örtliche Inkonstanz des exzentrischen Fixationsortes). Die Schwankung der Empfindlichkeit zeigt sich an der erhöhten Kurzzeitfluktuation. Restitution der Gesamtempfindlichkeit und Normalisierung der Fluktuation gehen parallel. Bei Verwendung von Programmen mit 2 Untersuchungsphasen ist die Empfindlichkeit der 2. Phase häufig geringer, was Ausdruck der visuellen Ermüdbarkeit ist. Wird (mit einem manuellen statischen Perimeter) die Empfindlichkeit über längere Zeit immer am selben Ort im Gesichtsfeldzentrum geprüft, kann ein Empfindlichkeitsabsturz erfolgen (visuelle Ermüdbarkeit, s. Abschnitt „Symptomatik bei RBN"). Einer herabgesetzten Helligkeitsempfindung in der akuten wie in der Erholungsphase entspricht eine herabgesetzte Gesamtempfindlichkeit. Auch bei guter Abheilung der Neuritis wird in der Spätphase sowohl zentral wie peripher ein leichter Empfindlichkeitsdefekt gegenüber dem nicht erkrankten Partnerauge fortbestehen (WILDBERGER 1984) (s. Abb. 5.116 c–e). Bei einer chronischen Neuropathie mit sichtbaren Nervenfaserbündeldefekten und Optikusatrophie können in der Gesichtsfeldperipherie arealweise (subklinische) Empfindlichkeitsherabsetzungen bestehen, während die Empfindlichkeit im Zentrum relativ gut erhalten ist (FRISÉN u. HOYT 1974, VAN DALEN u. SPEKREIJSE 1981, MEIENBERG u. Mitarb. 1982). Mit zunehmender Manifestation der MS werden die Patienten für eine Untersuchung am automatisierten Perimeter weniger (psychisch und psychomotorisch) belastbar. Es werden dann Gesichtsfelder, vor allem röhrenförmige, angegeben, welche schlechter als erwartet ausfallen und welche der realen Situation kaum entsprechen. Die Rate an falsch negativen Antworten nimmt zu.

3. Statokinetische Dissoziation: Bei dem von RIDDOCH 1917 beschriebenen Phänomen werden bei einer Gesichtsfeldstörung bewegte Objekte noch wahrgenommen, aber nicht stationäre. Dieses Verhalten scheint aber nicht auf Läsionen der Okzipitalregion beschränkt zu sein, sondern es wird auch bei Optikuskompression beobachtet, möglicherweise durch eine unterschiedliche Lädierbarkeit von Nervenfasern: Die dünneren Fasern der tonischen Ganglienzellen (parvozelluläres System) werden mehr beeinträchtigt als die dickeren Fasern der phasischen Ganglienzellen (makrozelluläres System), dessen Rezeptivfelder für zeitliche Änderungen (Bewegung) besonders empfindlich sind. Die Dissoziation bei der Wahrnehmung bewegter und statischer Objekte kommt evtl. zusätzlich durch einen visuellen Ermüdungseffekt (visual fatigue) zustande. Bei Patienten mit (abgeheilter) Retrobulbärneuritis kann eine erhebliche Dissoziation beobachtet werden (WEDEMEYER u. Mitarb. 1989).

4. Doppelblitzkampimetrie (Perceptual delay nach Regan) und
5. Verspätungsperimetrie (Visual delay nach Regan): Beide Methoden zeigen Aspekte der zeitlichen Auflösung innerhalb des Gesichtsfeldes auf, welche bei der statischen Perimetrie unberücksichtigt bleiben. Mit den Methoden kann die psychophysische Verspätung der Impulsleitung bei demyelinisierender Neuropathie demonstriert werden.
– *Doppelblitzkampimetrie:* Es ist bekannt, daß die kritische Flickerfusionsfrequenz abnormal tief ist bei vielen MS-Patienten mit Neuritisanamnese. Wird ein Doppelblitz präsentiert, so ist ein kritisches Zeitintervall notwendig, um die Blitze getrennt wahrnehmen zu können. Bei demyelinisierender Neuropathie ist dieses kritische Zeitintervall verlängert. Innerhalb des Gesichtsfeldes ist dieser Effekt nicht homogen: Durch „Perimetrie" des Zeitintervalles zeigt sich ein recht fleckförmiges Bild, das sich durch Isopteren gleicher Zeitintervalle zusammensetzen läßt.
– *Verspätungsperimetrie:* Ein gleichzeitig an beiden Augen (foveal) dargebotener Lichtreiz wird als synchron empfunden. Bei einseitiger Leitungsstörung nach Neuritis muß der hier präsentierte Lichtreiz zeitlich früher erfolgen als am gesunden Auge, damit die Lichter synchron empfunden werden. Bei monokularer Untersuchung kann man innerhalb des Gesichtsfeldes Lichter präsentieren in Referenz zu einem 2. foveal präsentierten Licht. Wiederum kann der zeitliche Ablauf der beiden Lichtreize so eingestellt werden, daß für jeden Netzhautort Synchronizität besteht. Bei Neuropathieaugen findet man ein sehr inhomogenes Bild verschiedener Verspätungen. Es läßt sich ein Gesichtsfeld mit Isopteren ähnlicher Verspätungen aufzeichnen. Der Inhomogenität der zeitlichen Wahrnehmung entspricht zweifellos eine entsprechende Inhomogenität der Demyelinisierung einzelner Axone oder Axongruppen. Interessanterweise decken sich die Läsionen bei der Verspätungsperimetrie keineswegs mit denen bei der Doppelblitzkampimetrie.

Objektive Untersuchungsbefunde bei Retrobulbärneuritis und demyelinisierender Neuropathie

Afferentes Pupillendefizit

Bei akuter Retrobulbärneuritis ist das afferente Pupillendefizit (relativer afferenter Pupillendefekt) ein entscheidendes objektives Zeichen, welches entweder am Swinging-flashlight-Test zu beobachten oder mit Vorhalten von Neutralfiltern quantifizierbar ist (THOMPSON u. Mitarb. 1981). COX u. Mitarb. (1981) fanden mit diesen beiden Methoden Pupillenstörungen in 96% der akuten einseitigen Neuritiden, in 92% der erholten einseitigen Neuritiden, in 92% akuter einseitiger Neuritiden mit Evidenz für eine Neuropathie auch am anderen Auge und in 66% erholter beiderseitiger Fälle. Sofern ein Patient mit einer „einseitigen" Neuritis kein Pupillendefizit aufweist, besteht Verdacht auf eine Neuropathie auch am 2. Auge. Mit Neutralfiltern beträgt der relative Verlust bei akuter Neuritis 0,3–3,0 log Einheiten (Mittel: 1,7 log Einheiten). Bei einer alten erholten Neuritis beträgt der mittlere Defekt 1,0 log Einheiten. Das relative afferente Pupillendefizit mit Neutralfiltern gemessen soll ebenso empfindlich wie die Untersuchung der visuell evozierten Potentiale sein (COX u. Mitarb. 1982). Die Chorioretinopathia centralis serosa (CCS) steht bei der Neuritis differentialdiagnostisch am häufigsten zur Diskussion. Bei der CCS ist das relative afferente Pupillendefizit nur gering, und es erholt sich sehr rasch. Nach HAN u. Mitarb. (1985) ist die Prüfung der Pupillenreaktion bei der Abgrenzung gegenüber der Neuritis des Sehnerven ebenso wichtig wie die Ableitung der visuell evozierten Potentiale.

Bei der Untersuchung der lichtinduzierten Pupillenoszillation mit einem Pupillometer können bei demyelinisierender Neuritis Abnormitäten der Kontraktion registriert werden, welche bei afferenten Defiziten anderer (neuraler) Genese nicht vorhanden sind (MILTON u. Mitarb. 1988). Während der Pupillenoszillation (pupil cycling) übermittelt der Sehnerv repetierend afferente Impulse, welche an den demyelinisierten Axonen intermittierende Leitungsblockaden auslösen können. Dies unterbricht die Pupillenoszillationen.

Visuell evozierte Potentiale

Die Ableitung der visuell evozierten Potentiale (VEP) ist die wichtigste elektrophysiologische Methode zur Objektivierung einer Funktionsstörung der Sehnerven. Die Methode ist sowohl wichtig bei der Bestätigung einer akuten Sehstörung als RBN direkt wie als Screening-Methode bei der Suche nach multifokalen Herden bei MS. Es ist aber wichtig zu betonen, daß die VEP keine pathognomonische Information zur Diagnose einer Entmarkung liefern. Grundsätzlich hat sich die VEP-Registriermethode von Halliday durchgesetzt (Reizung mit Kontrastreizen durch Schachbrettmusterumkehr/Pattern-Stimulation mit niedriger zeitlicher Frequenz und Messung der Latenzzeit anhand der prominenten oberflächenpositiven Antwort um 100 ms [HALLIDAY u. Mitarb. 1972]). Die Verwendung derselben Ableitungsmethodik hat sich auch für die Abklärung von Sehstörungen anderer Genese bewährt. Neben der Latenzzeit werden die VEP-Amplituden gemessen. Diese geben Hinweise über den Schweregrad einer vorübergehenden oder definitiven Axonblockade. Dabei interessiert das Ausmaß der Beeinträchtigung der VEP-Amplituden auf Kontrastreize bestimmter räumlicher Dimension (Kantenlänge der Schachbrettmuster). Folgendes sind die wesentlichsten Punkte bei einer VEP-Untersuchung.

1. Bei einer akuten RBN mit Visusreduktion sind die Amplituden durch die große Anzahl blockierter Axone erheblich reduziert bei einer Sehschärfe unter 0,5. Die Antwortkurven weisen eine schlechte Qualität auf und sind stark verbreitert. Eine einigermaßen verbindliche Latenzzeit ergibt sich höchstens bei Aufsummieren von sehr vielen Einzelantworten. Bei einer Sehschärfe von 0,1–0,2 werden keine Antworten auf Kontrastreize mehr registriert. Lediglich ergeben sich noch Antworten auf überschwellige Stimulation mit ungeformtem Flicker. Fallen auch hier die Antworten aus, so ist ein schwerer RBN-Verlauf anzunehmen. Von Interesse ist vor allem die Antwort am „gesunden" Partnerauge: Eine Verspätung von Antworten mit guter Amplitude läßt eine subklinische Erkrankung und ein multifokales Leiden vermuten, ist also verdächtig für das Vorliegen einer MS.

2. Eine Verspätung der Latenzzeit (normal bis etwa 115 ms, pathologisch 116–140, selten bis 150 ms) wird definitiv zurückbleiben in über 90% der Fälle – auch bei einer vollständigen Erholung der Sehschärfe nach einer RBN (Abb. 5.**116**a). Im allgemeinen verbessert sich die Latenzzeit noch im Verlaufe der Rekonvaleszenzzeit, ganz normal wird sie nur in sehr vereinzelten Fällen.

3. Eine Verspätung der Latenzzeit ist bei allen Verlaufsformen der demyelinisierenden Neuropathie zu erwarten. Die Latenzzeit ist mit der Sehschärfe nicht korreliert. Die Länge der Plaque könnte die Latenzzeit beeinflussen (MCDONALD 1977). Tatsächlich ist es vorderhand unklar, wie die Verspätung zustande kommt und ob nicht zusätzliche Faktoren eine Rolle spielen. Häufig erfolgt die Verspätung unter Erhaltenbleiben der VEP-Wellenform. Dies würde bedeuten, daß ein großer Teil der Fasern, welche für die Antwortbildung verantwortlich sind, in identischem Ausmaße geschädigt sind, was unwahrscheinlich ist. MCDONALD vermutet, daß für die Verspätung nicht allein eine Verlangsamung in den Fasern in einem demyelinisierten Herd verantwortlich sein kann, da eine Impulsverlangsamung auch gewisse Grenzen aufweist. Andere Faktoren müßten mit eine Rolle spielen: Latenzänderungen auf retinaler Stufe (das Schachbrettmusterelektroretinogramm bestätigt dies allerdings kaum!) und zudem auf kortikaler Ebene durch Verarbeitungsverlangsamung infolge Dispersion der Eingänge von Fasern mit unterschiedlich gestörter Leitgeschwindigkeit. Schlußendlich reflektieren die VEP ja eine kortikale Funktion und nicht eine direkte Fortsetzung von Impulsen aus dem Sehnerven. Kortikale Elemente verarbeiten bestimmte Reize anders als mehr peripher gelegene Elemente: Kontrastreize saturieren bei einer wesentlich niedrigeren Kontrasttiefe. Ebenso antworten periphere Nervenzellen, beispielsweise retinale Ganglienzellen, auf erheblich höhere zeitliche Frequenzen von Flickerlicht als Zellen des Sehkortex. Diese Differenz in der zeitlichen Verarbeitung repräsentiert einen integrativen Prozeß, welcher langsamer abläuft, wenn gestörte, verspätete Impulse aus der Peripherie eintreffen. Dies kann zu einer zusätzlichen Verspätung der VEP führen.

Aussage der Latenzzeitverlängerung in einem größeren Kollektiv von MS-Patienten: Bei Verdacht auf das Vorliegen einer MS mit multifokaler Beteiligung stellt somit die Suche nach einer Neuropathie des Sehnerven mit Hilfe der VEP eine wichtige Methode dar. Die VEP können verspätet sein, ohne daß der Patient je visuelle Beschwerden hatte. Werden MS-Patienten in die verschiedenen klinischen Diagnosegruppen nach McAlpine aufgeteilt, ergeben sich folgende Wahrscheinlichkeiten, nach denen die VEP pathologisch sind (LOWITSCH 1982):

MS sicher (definite): 84%
MS wahrscheinlich (probable): 62%
MS fraglich (possible): 36%

(Die Definition der MS-Stadien ist einem ständigen Wandel unterworfen, da neue diagnostische Methoden dazukommen. Die obigen 3 Stadien entsprechen am ehesten denjenigen von Rose [1976]. Aktuellere, aber wesentlich kompliziertere Stadieneinteilungen, z. B. nach POSER [1983], können bei KURTZKE [1988] nachgelesen werden.)

4. Die Größe der Antwortamplitude gibt Hinweise auf die Schwere der vorübergehenden oder defi-

nitiven axonalen Blockade, wobei die Lädierbarkeit der Amplitude von der Größe der Kontrastreize abhängig ist. Je kleiner die Schachbrettmuster, desto rascher erfolgt die Amplitudenreduktion. Relativ wenige Nervenfasern können noch eine gute Sehschärfe aufrechterhalten: Sehschärfe und Antwortamplitude sind nicht miteinander korreliert. Selbst bei voller Sehschärfe können Antworten nicht mehr registrierbar sein. Während bei einer akuten RBN mit einer Sehschärfe von 0,5 noch Antworten registrierbar sind, könnte das VEP bei einer chronischen Neuropathie mit Optikusatrophie und derselben Sehschärfe nicht mehr registrierbar sein.

Psychophysische Studien haben selektive Verluste an visueller Funktion bei demyelinisierender Neuropathie aufgezeigt: Die Kontrastempfindlichkeit kann nicht nur für bestimmte Raumfrequenzen, sondern auch für bestimmte Orientierungsrichtungen gestört sein. Die Selektivität eines Funktionsausfalles bestimmter Orientierung wurde auch mit den VEP objektiv nachgewiesen mit Hilfe alternierender Balkenmuster (CAMISA u. Mitarb. 1981, KUPFERSMITH u. Mitarb. 1984). In einer größeren Gruppe von MS-Patienten konnten mit der orientierungsspezifischen Methode mehr pathologische VEP abgeleitet werden (Latenzzeitkriterium) als mit der Schachbrettmusterumkehr. Dabei muß berücksichtigt werden, daß schräg orientierte Streifenmuster schon im Normalfall andere Überleitungszeiten besitzen als senkrecht oder horizontal orientierte (MOSKOWITZ u. SOKOL 1985). Die erwähnten orientierungsabhängigen Defekte wurden auch mit den VEP meistens nur monokular gefunden, obwohl orientierungsspezifische Elemente nur binokular auf kortikaler Ebene vorkommen. Es wird vermutet, daß Defekte im Sehnerven die Form elongierter Profile bestimmter Ausrichtung annehmen könnten (HESS u. PLANT 1986).

Schachbrettmusterelektroretinographie (PERG)

Diese Methode (Details s. Abschnitt „Untersuchungsmethoden") hat sich als Routineuntersuchung bei der Neuritis bzw. chronischen demyelinisierenden Neuropathie noch nicht etabliert, vor allem weil sich gegenüber den von der Hirnrinde abgeleiteten VEP keine entscheidenden Mehrinformationen ergeben und sich häufig Schlußfolgerungen lediglich auf ein Kollektiv, aber nicht auf den Einzelfall ergeben. Bei der Auswertung der PERG-Kurvenformen ist das Verhalten der zeitlich früheren P-50- gegenüber der späteren N-95-Komponente, welche am ehesten mit einer neuralen (ganglionären) Funktionsstörung korreliert ist, zu beachten (HOIDER 1987). In der akuten Neuritisphase sind die PERG-Amplituden (P-50- und N-95-Komponenten) reduziert (BERNINGER u. HEIDER 1989), was kaum nur mit einem technischen Artefakt wegen schlechterer Fixation zusammenhängt. Modifikation der Amplitude können auch durch Abkühlung provoziert werden (s. Abschnitt „Untersuchungsbefunde beim Uhthoff-Syndrom"). Während die VEP an der Hirnrinde über eine grundsätzliche temporäre oder definitive Blockade der Sehbahn Auskunft geben, können die PERG prognostische Information mehr „vor Ort" liefern über den Funktionszustand der Ganglienzellen bzw. der proximalen Netzhautschichten. Es erscheint deshalb auch sinnvoll, PERG und VEP gleichzeitig abzuleiten (CELESIA u. Mitarb. 1986). Sind die VEP-Amplituden sehr schlecht, die PERG-Amplituden aber noch gut, so kann eine gute Prognose punkto Sehschärfe erwartet werden. Bei schlechten PERG-Amplituden (und schlechten VEP-Amplituden) ist hingegen eine definitive Leitungsstörung zu vermuten durch Untergang der proximalen Netzhautschichten (KAUFMANN u. Mitarb. 1988, prospektive 2-Jahres-Studie nach akuter Neuritis). Die P-50-Komponente dürfte, wie schon oben erwähnt, vor allem im akuten Stadium der Neuritis reduziert sein und sich in der Erholungsphase häufiger normalisieren (PERSSON u. WANGER 1984). Die N-95-Komponente, welche spezifischer für eine neurale Läsion ist, wird eher und definitiver beeinträchtigt bleiben (PLANT u. Mitarb. 1986).

Untersuchung der Retinalen Nervenfaserschicht (RNFL)

Die demyelinisierende Neuropathie führt üblicherweise im Axon nicht nur zu einer temporären Blockade, sondern es kommt zum Verlust einer größeren oder kleineren Fraktion von Axonen (Abb. 5.116f). Zeichen von Axonverlust werden selten während der ersten 6–8 Wochen gesehen. Bei einer milden RBN kommt es möglicherweise nicht zu einem sichtbaren RNFL-Verlust, vor allem dann, wenn auch das Papillenkolorit normal bleibt (s. Abb. 5.115). Auch ein Vergleich von früheren und späteren Photographien der RNFL wird die Beurteilung nicht erleichtern, da bei der Photographie immer kleine Unterschiede in der retinalen Ausleuchtung bestehen. Eine heftigere RBN mit deutlichen zurückbleibenden visuellen Defekten wird zweifellos relativ rasch zu einer Atrophie des papillomakulären Bündels führen (Abb. 5.120), wobei solche Veränderungen praktisch nur photographisch mit Sicherheit festgestellt werden können. Der Zustand des papillomakulären Bündels ist grob und mit Vorbehalten mit den Amplituden der visuell evozierten Potentiale korreliert – mit Vorbehalten, weil auch wenige, photographisch oder biomikroskopisch kaum sichtbare Fasern noch eine normale Sehschärfe und intakte VEP-Antworten

Sehnervenentzündung – Retrobulbärneuritis 5.141

Abb. 5.**120** a–c Schwere linksseitige Neuropathie des Sehnerven. Die 37jährige Patientin verspürte eine zunehmende Verdunkelung des linken Gesichtsfeldes. Die zentrale Sehschärfe ist knapp erhalten. Es kann vermutet werden, daß etwa die Hälfte des neuronalen Substrates ausgefallen ist.

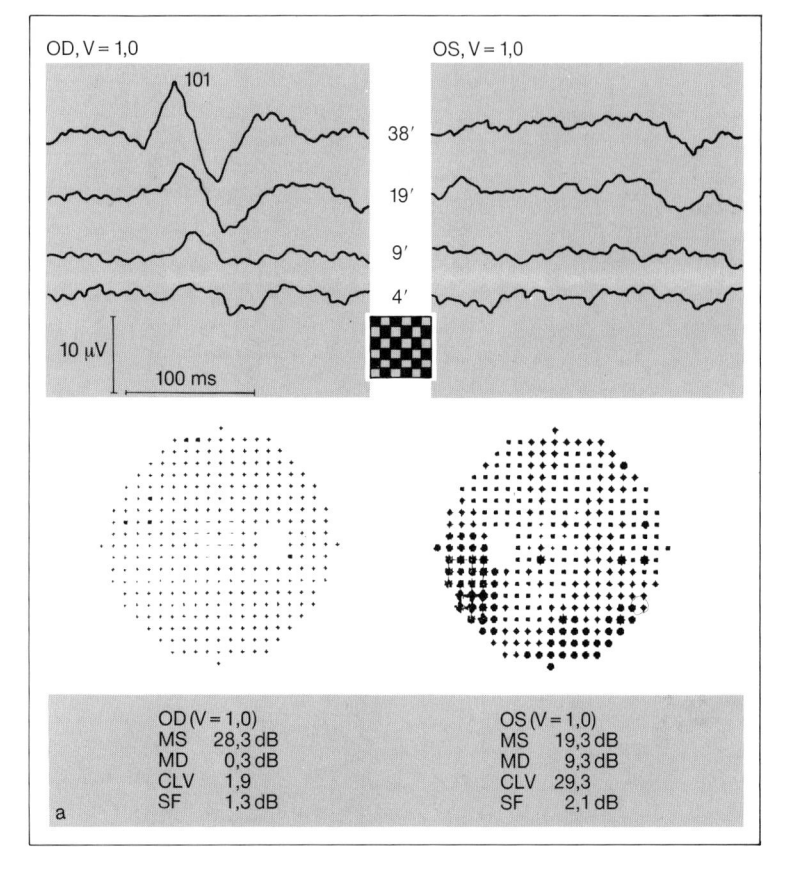

OD (V = 1,0)		OS (V = 1,0)	
MS	28,3 dB	MS	19,3 dB
MD	0,3 dB	MD	9,3 dB
CLV	1,9	CLV	29,3
SF	1,3 dB	SF	2,1 dB

a) Die Axonblockade im Gesichtsfeldzentrum ist links derart ausgesprochen, daß keine eindeutigen Visuell evozierten Potentiale abgeleitet werden können. Die Lichtunterschiedsempfindlichkeit ist deutlich herabgesetzt.

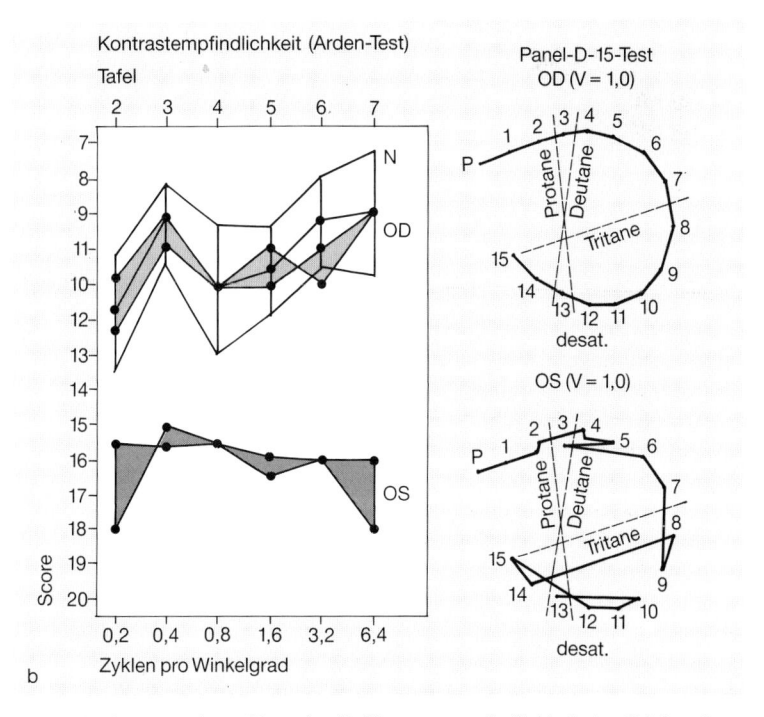

b) Bei der Kontrastsinnprüfung ist die Kontrastempfindlichkeit deutlich herabgesetzt. Bei der Farbensinnprüfung ist die Blausinnstörung vergleichsweise geringgradig.

5.142   Erkrankungen der Sehnerven

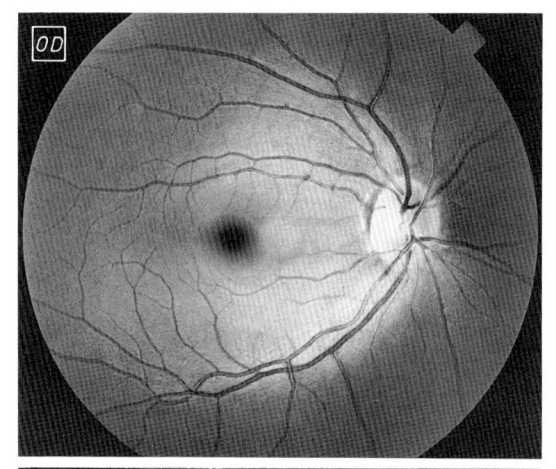

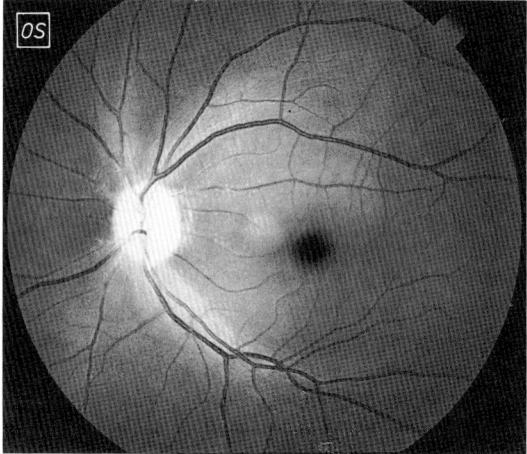

Abb. 5.**120** c) Die Nervenfaserphotographie zeigt eine ausgeprägte Atrophie des papillomakulären Bündels mit scharfer Begrenzung gegen das untere Bogenbündel (die linke Papille ist abgeblaßt).
Ein Jahr später kam es zu einer Neuritis auch am rechten Auge. Die MRI-Untersuchung ergab eindeutige Hinweise für das Vorliegen einer MS.

aufrechterhalten können. Aus der Morphologie auf die Funktion zu schließen, ist gewagt (dies gilt auch bei glaukomatösen Bündeldefekten). Eine schwere Läsion des papillomakulären Bündels wird eine scharfe Begrenzung zu den Arealen der oberen und unteren Bogenbündel (arcuate bundles/arcuate fibers) bilden, welche selbst kaum atrophisch sind. Eine Atrophie der Bogenbündel wird erst bei einer ganz massiven demyelinisierenden Neuropathie auftreten. Spaltförmige (slit-like) Nervenfaserdefekte in den Bogenbündeln sind nicht Ausdruck einer akuten RBN in vorausgehend gesunden Sehnerven, sondern charakteristisch für das Vorliegen einer schleichend subklinisch progredienten Neuropathie, die entstehen, ohne daß der Patient etwas davon bemerkt. Sorgfältiges statisches Perimetrieren kann allerdings entsprechende Ausfälle aufzeigen. Das Identifizieren eindeutiger Slit-like-Defekte in der RNFL der Bogenbündel erfordert eine erhebliche Erfahrung, da häufig schon im Normalfall derartige scheinbare Defekte vorliegen (FRISÉN u. HOYT 1974).

Untersuchung der Netzhautperipherie (Veneneinscheidungen)

Der Begriff „retinale Veneneinscheidung" (sheathing) gilt für 5 verschiedene Zustände:

1. kongenitale Einscheidung durch zurückbleibendes embryonales Bindegewebe,
2. postinflammatorische Einscheidung (perivaskuläre Gliose),
3. venöse Sklerose (halo sheathing),
4. periphlebitische Einscheidung bei aktiver Periphlebitis,
5. granulomatöse Periphlebitis vor allem bei Sarkoidose.

Die retinale Periphlebitis wird in Verbindung mit einer vorderen oder mit einer peripheren Uveitis (Parsplanitis) angetroffen, ferner bei Eales-Krankheit, Sarkoidose, akute Phase der Toxoplasmose, Syphilis, Mononukleose, Brucellose und, eben, bei der MS.

Bei den MS-Venenveränderungen dürften Sklerose und Periphlebitis beteiligt sein. Eine Einscheidung retinaler Venen bei Patienten mit MS wurde erstmals von RUCKER (1944) beschrieben.

Periphlebitische Veränderungen im zentralen Nervensystem: RUCKER beobachtete auch ähnliche Venenveränderungen im zentralen Nervensystem. Die MS-Plaques sind um die Venen herum angeordnet. Die Gefäßwände werden durch mononukleäre Zellen (beispielsweise Lymphozyten und Plasmazellen) infiltriert. Es entsteht eine Art entzündliche Manschette (cuff) um die Venen herum, in denen ein immunologischer Prozeß abläuft. Es könnte daraus gefolgert werden, daß der der MS zugrundeliegende Prozeß eine Phlebitis/Periphlebitis ist. Die Lymphozyten in den periphlebitischen Herden sind vorwiegend T-Zellen, eher vom Helfer- als vom Suppressortypus, in der Relation entsprechend derjenigen in Liquor cerebrospinalis von Patienten mit MS.

Veneneinscheidungen auf der Netzhaut: LIGHTMAN u. Mitarb. (1987) untersuchten systematisch den Augenhintergrund (Peripherie, Pupillenerweiterung notwendig!) von 50 Patienten mit einer ersten Attacke einer isolierten Retrobulbärneuritis: In etwa 25% der Fälle wurden Anomalien festgestellt: Fluoreszein-Leakage in 20%; perivenöse Einscheidungen in 10% (in der Studie von STEUHL u. Mitarb. [1989] waren es etwas weniger, in anderen Studien gibt es bis zu 20% Einscheidungen); Zellen im Glaskörperraum in 10%, in der Vorderkammer noch seltener. Nach einer weiteren mittleren Beobachtungszeit von 3½ Jahren hatte mehr als die Hälfte der Patienten mit Gefäßveränderungen eine MS entwickelt, während es bei den Patienten ohne Gefäßveränderungen nur etwa ein Sechstel waren. Das Auftreten perivenöser Abnormitäten in einer myelin- und oligodendrozytenfreien Gegend läßt annehmen, daß die Gefäßveränderungen bei MS unabhängig von benachbarten Demyelinisierungsherden erfolgen.

Pathohistologische Untersuchungen (ARNOLD u. Mitarb. 1984): Zwischen Zentralnervensystem und Retina bestehen Ähnlichkeiten im Aufbau der Gefäße und der perivaskulären Substanz. Fortsätze von Astrozyten im ZNS und Müller-Zellen in der Retina scheiden die Gefäße ein, wobei sie vom Endothel durch Basalmembran und Perizyten getrennt sind. Die Wände der größeren Gefäße enthalten Kollagenfibrillen und Muskelzellen. Sowohl in ZNS wie in Retina besteht eine selektive Permeabilität für verschiedene Moleküle. Sowohl Astrozyten wie Müller-Zellen können sog. saure fibrilläre Gliaproteine bilden. Das Entstehen von Veneneinscheidungen auf der Netzhaut ist somit ein ähnlicher Prozeß wie im ZNS.

Retinale Periphlebitis: Die bei der Fluoresceinangiographie häufig vorhandenen Leakagen der Venenwände können auch mit der Immunperoxydasemethode gezeigt werden. Die Störung der Blut-Retina-Barriere, d. h., eine abnorme Permeabilität, ist weit ausgedehnter als aufgrund der lokalisierten periphlebitischen Infiltrate zu erwarten wäre. Die Leakagen erfolgen wahrscheinlich über wesentlich weitere Strecken als ophthalmoskopisch sichtbar ist. Die Inzidenz periphlebitischer Entzündung ist häufiger als bei klinischer Beobachtung angenommen. Die retinale Periphlebitis zeigt wie diejenige des ZNS perivenöse Infiltrate von Lymphozyten und Plasmazellen.

Pathohistologisch feststellbare entzündliche Veränderungen bei MS werden am Auge neben der Periphlebitis auch in Form einer Retinitis, Uveitis und Neuritis gefunden:

Retinitis: Die „Rucker bodies" sind kleine runde, präretinal gelegene Verdichtungen vom Durchmesser einer mittleren Vene. Mikroskopisch sind es Herde chronischer Retinitis mit Ausbreitung in den Glaskörperraum, einige mit granulomatöser Charakteristik. Andere diffuse Glaskörperveränderungen könnten Folge lokalisierter nichtgranulomatöser Nervenfaserschichtinfiltrate sein.

Uveitis: Klinische Serienuntersuchungen haben eine Häufung von peripherer Uveitis (Parsplanitis) ergeben. Die Veneneinscheidungen sind aber kaum sekundäre Folge einer Uveitis.

Entzündliche Läsionen im Sehnerv: Abgesehen von den Demyelinisierungsherden finden sich aktive entzündliche Veränderungen (Periphlebitis und parenchymale Neuritis). Zwischen Periphlebitis der Netzhaut und des Sehnerven besteht eine hohe Koinzidenz. Allerdings sind die periphlebitischen Herde der Netzhaut nicht einfach kontinuierliche Entzündungen aus dem Sehnerven, sondern es liegt ein multifokales entzündliches Geschehen vor.

Kernspintomographie

Die Kernspintomographie (Neuroimaging, NRM, MRI) kann mit größerem Auflösungsvermögen als die Computertomographie Läsionen der weißen Hirnsubstanz nachweisen, welche als Demyelinisierungsherde/Plaques bei MS interpretiert werden können (KRISHNER u. Mitarb. 1985, SCHÖRNER u. Mitarb. 1985, BOGOUSSLAVSKY u. Mitarb. 1986, ORMEROD u. Mitarb. 1987, SLAMOVITS u. GARDNER 1988).

Im Computertomogramm (CT) zeigen MS-Plaques variable Enhancement-Charakteristiken nach Kontrastinjektion (Abb. 5.121). Die höchste Wahrscheinlichkeit, Plaques im CT zu erkennen, ist die Anwendung einer doppelten Kontrastdosis gefolgt von einem verzögerten Scanning. Diese Methode visualisiert dennoch Läsionen bei einer wahrscheinlichen oder sicheren MS nur in 50–60%, während mit der MRI-Methode in 99% pathologische Befunde (bei klinisch sicherer MS) gefunden werden. Mit dem MRI werden die Plaques optimal im Protonendichte- bzw. im T-2-gewichteten Tomogramm als signalintensiv im Vergleich zu umgebenden unauffälligen Gehirnstrukturen gezeigt, während sie in T-1-gewichteten Tomogrammen signalarm erscheinen. Die Plaques können sich nach langer Zeit auflösen. Die Häufigkeit der Plaques bezüglich Lokalisation ist in Tab. 5.15 (ORMEROD u. Mitarb. 1987) aufgezeigt: Am häufigsten sind periventrikuläre Veränderungen (96%): Die kleinen signaldifferenten Läsionen sitzen den Vorder- und Hinterhörnern kappenförmig auf (Abb. 5.122). Größere konfluierende Läsionen können einen Durchmesser von mehreren Zentimetern haben. Bei periventrikulären Hyperintensitäten sollen die visuell evozierten Potentiale häufiger gestört sein. Liquornahe subependymale Läsionen sind mit dem IgG-Gehalt des Liquors eher korreliert als der Progressionsindex der MS.

Läsionen im Boden des 4. Ventrikels erscheinen bei 60% und um den 3. Ventrikel in 34%. Läsionen in der weißen Substanz außerhalb der Ventrikel finden sich in 90%, vor allem in den Frontal- und Parietallappen, im Centrum semiovale. Rund-ovale Läsionen unterschiedlicher Größe kommen zur Darstellung. Infratentoriell sind Plaques in 68% im

5.144 Erkrankungen der Sehnerven

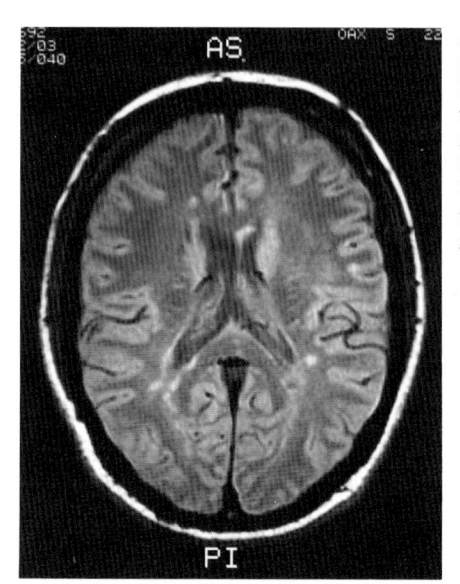

Abb. 5.**121** a–c Kernspintomographische Befunde bei einem 34jährigen Patienten. In mehreren Schnittebenen beobachtet man im Marklager multiple, voneinander unabhängige Läsionen. Schon 10 Jahre früher hatte der Patient eine Retrobulbärneuritis und eine VEP-Latenzzeitverspätung des klinisch nicht betroffenen Partnerauges. In den letzten Jahren immer wieder leichte passagere Sehstörungen und Uhthoff-Syndrom. Der Patient ist ansonst symptomfrei, lebt und arbeitet normal (obwohl man bei sorgfältiger neurologischer Exploration zweifellos Befunde für ein multifokales Leiden erheben könnte).

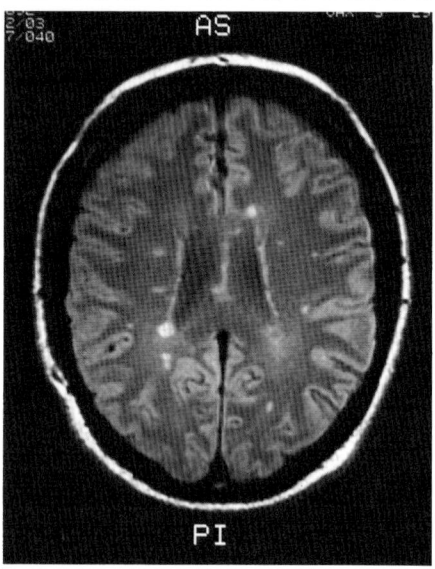

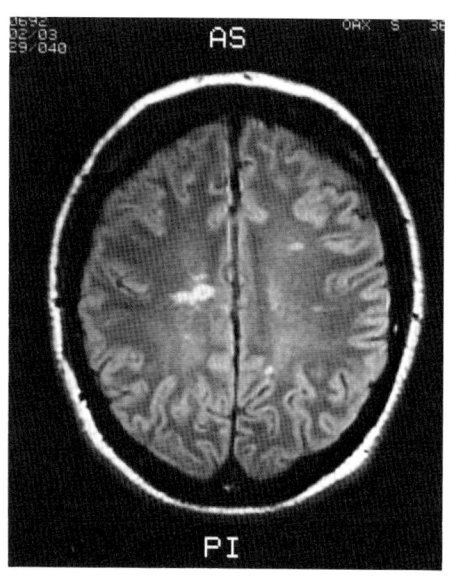

Tabelle 5.**15** Häufigkeit von Hirnläsionen bei MS. Befunde bei der MRI-Untersuchung (114 Patienten mit klinisch definitiver MS) (nach *Ormerod* u. Mitarb.)

Periventrikulär (Seitenventrikel)	98%
Trigonum	96%
Körper des Seitenventrikels	96%
frontales Horn	73%
okzipitales Horn	83%
temporales Horn	59%
3. Ventrikel	34%
4. Ventrikel	60%
Weißes Mark	90%
Basale Ganglien	25%
Innere Kapsel	11%
Hirnstamm	68%
Zerebellum	49%
Abnormität grundsätzlich	99%

Hirnstamm anzutreffen. BOGOUSSLAVSKY u. Mitarb. (1986) fanden Läsionen im Hirnstamm, welche direkt den entsprechenden Augenbewegungsstörungen entsprechen: Im Falle einer Läsion im paramedianen Teil des linken Tegmentum pontis, also im Bereich des Abduzenskernes, bestand eine dyskonjugierte Blickparese nach links mit leichter Fazialisparese. Einer isolierten Abduzensparese entsprach ein Herd in der Gegend des Austrittes dieses Nerven aus dem paramedianen Teil des Pons. Schließlich wurde eine Plaque unmittelbar ventral vom Aquädukt im medialen Teil des Mittelhirnes an der Stelle der medialen Fasciculi longitudinales beobachtet. Dieser Patient hatte eine bilaterale internukleäre Ophthalmoplegie.

In den Hemisphären des Zerebellums finden sich Plaques in 49% der Fälle.

Regelmäßig werden in den MRI-Aufnahmen mehr Herde gefunden, als aufgrund der klinischen Symptomatik zu erwarten wäre. Die Feststellung von Herden darf aber auch nicht zu übereilten Diagnosen führen: Hinweisend auf MS ist das Vorhandensein von 3–4 Läsionen, vor allem wenn eine der Läsionen periventrikulär liegt. Nur eine einzelne oder zwei Läsionen lassen lediglich die Diagnose „MS möglich" zu.

Periventrikuläre Läsionen nach dem 50. Lebensjahr können auch durch Nicht-MS-Krankheitsbilder verursacht werden, sie sind nicht ungewöhnlich im MRI von älteren Patienten.

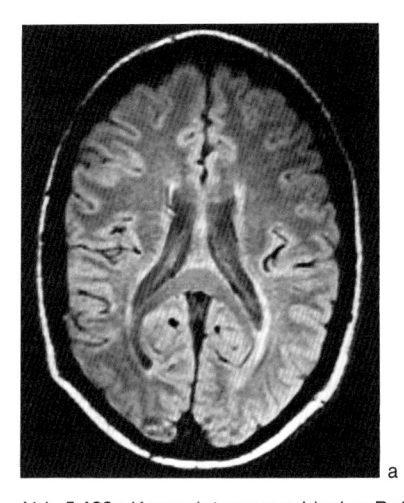

Abb. 5.122a Kernspintomographischer Befund/MRI bei einem 40jährigen Patienten mit beiderseitiger Neuropathie des Sehnerven (gleicher Fall wie Abb. 5.122b,c). Man beobachtet um die Hinterhörner der Seitenventrikel kappenförmig aufsitzende subependymale Hyperintensitäten. Diese periventrikuläre Lokalisation ist die häufigste MRI-Veränderung bei MS.

MRI-Befunde bei klinisch isolierter (monosymptomatischer) Retrobulbärneuritis

Die Retrobulbärneuritis ist häufig (in 36%) das erste klinische Symptom einer MS. Die MRI-Untersuchung zeigt aber bereits in diesem Stadium in 50–60% disseminierte Läsionen im Bereiche des Gehirnes (s. Zusammenfassung mehrerer Autoren

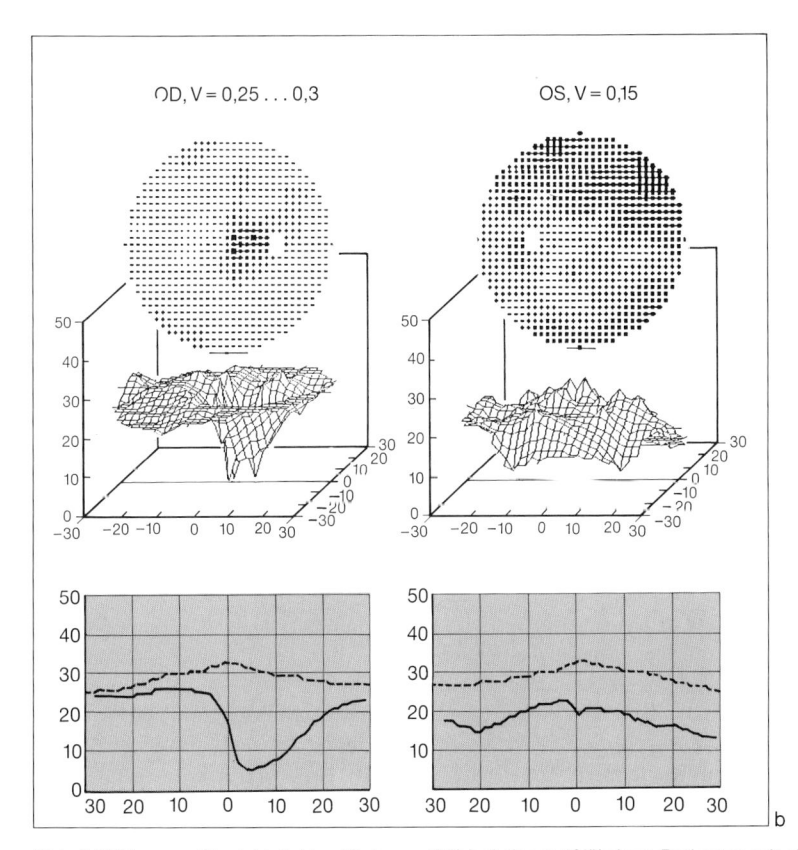

Abb. 5.122b u. c   Gesichtsfelder (Octopus G1) bei einem 40jährigen Patienten mit chronisch progredienter Neuropathie beider Sehnerven. Der Patient ist Gastwirt, zunächst wird an das Vorliegen einer (toxischen) Tabak-Alkohol-Neuropathie gedacht. Ein MS-Beginn bei einem 40jährigen ist eher atypisch. Ohne zusätzliche neurologische Symptomatik kommt es innerhalb weniger Monate zu einer progredienten Visusabnahme an beiden Augen. Am rechten Auge findet sich ein tiefes parazentrales Skotom, am linken Auge ist die Empfindlichkeit diffus herabgesetzt. Anhand der kumulativen Defektkurve (Bebié-Kurve), Abb. c s. S. 5.146.

5.146 Erkrankungen der Sehnerven

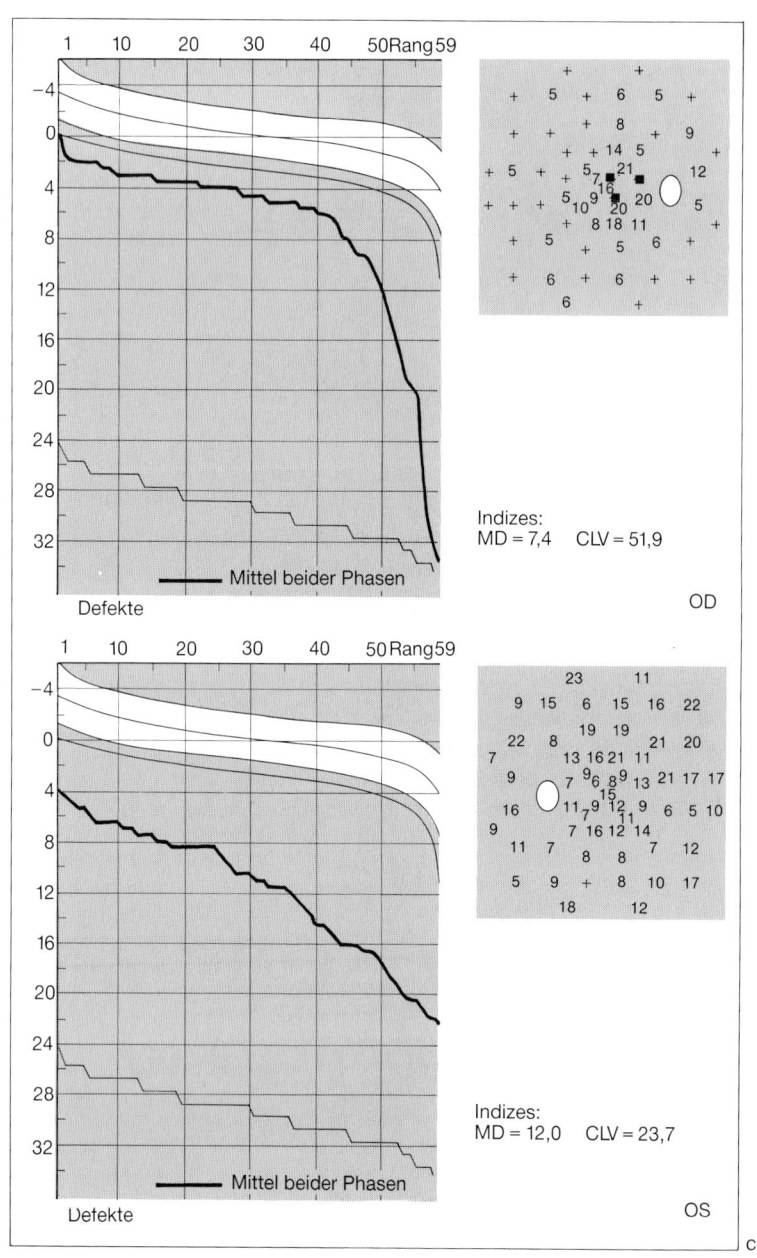

Indizes:
MD = 7,4   CLV = 51,9

— Mittel beider Phasen
Defekte   OD

Indizes:
MD = 12,0   CLV = 23,7

— Mittel beider Phasen
Defekte   OS

c

Abb. 5.**122** c) wird der unterschiedliche Defektzustand noch etwas deutlicher (Skotom rechts und diffuse Herabsetzung links). Die Magnetresonanzuntersuchung zeigt periventrikuläre Hyperintensitäten an den Seitenventrikeln, welche für das Vorhandensein einer MS sprechen (s. MRI-Dokumentation zu diesem Fall: Abb. 5.**122** a). Der Liquorbefund ist für MS typisch (oligoklonales Banding). Wenige Monate später kommt es zu einer progredienten spastischen Paraparese, Rollstuhl.

in Tab. 5.**16**). Obwohl man also bei einer isolierten, normal ablaufenden Neuritis vorderhand auf eine MRI-Untersuchung verzichtet, dürften in einem Großteil der Fälle klinisch stumme Veränderungen vorhanden sein. Nach MILLER u. Mitarb. (1988) entwickeln 56% der Neuritisfälle mit MRI-Befund innerhalb von 12 Monaten eine MS; aber nur 16% entwickeln im gleichen Zeitraum eine MS, wenn kein MRI-Befund vorhanden war.

Darstellung der Neuritis des Sehnerven im MRI
(Abb. 5.**123**)

Die Darstellung des Orbitainhaltes und der knöchernen Sehnervenkanäle mit der MRI-Methode ergibt technische Schwierigkeiten: Zwischen Sehnerven und Orbitafett entstehen Artefakte (chemical shift artifact). Wegen der hohen Protonendensität im Orbitafett geht von diesem ein zu hohes Signal aus. Zur Suppression der Lipidsignale kann eine spezielle Methode verwendet werden: Short Time Inversion Recovery / STIR-Sequenzen (JOHNSON u. Mitarb. 1987). MILLER u. Mitarb. (1986, 1988) gelang es, mit dieser Methode Veränderungen an Sehnerven mit Neuritis mit dem MRI darzustellen: An 44 betroffenen Sehnerven wurden in 84% mit dem MRI Veränderungen festgestellt (während die visuell evozierten Potentiale in allen Fällen pathologisch waren). Gelegentlich konnte

Tabelle 5.16 MRI-Befunde im Gehirn bei klinisch isolierter (monosymptomatischer) Retrobulbärneuritis

Autoren	Anzahl	Fälle	Prozentualer Anteil mit zerebralen Veränderungen
Jacobs u. Mitarb. (1986)	16	(8)	50%
Johns u. Mitarb. (1986)	10	(7)	70%
Ormerod u. Mitarb. (1986)	35	(21)	60%
Shabas u. Mitarb. (1987)	11	(6)	55%
Guthoff u. Mitarb. (1988)	34	(18)	53%
Total	106	(60)	57%

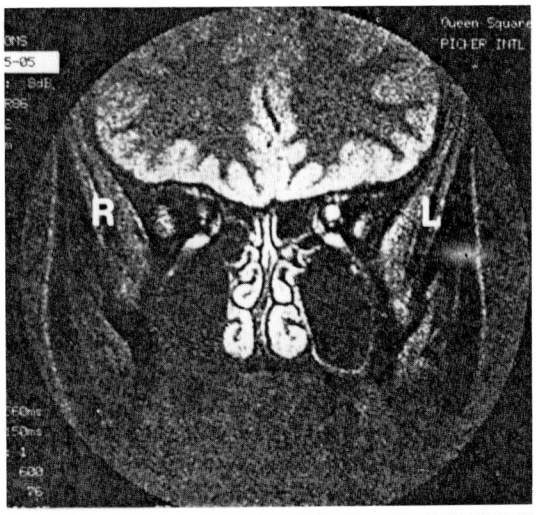

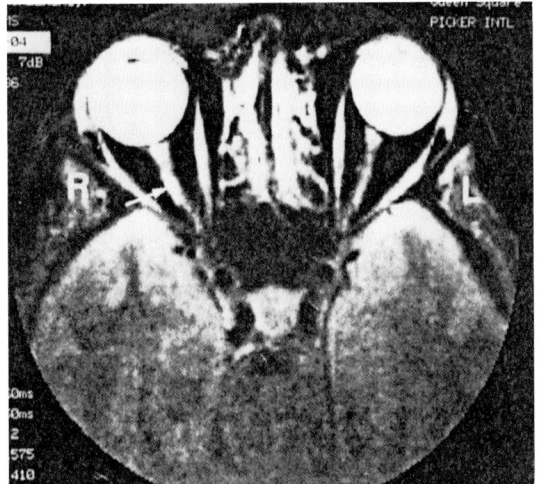

Abb. 5.123 a u. b Morphologische Veränderungen bei Neuritis des Sehnerven mit Hilfe der MRI-Untersuchung (nach *Miller* u. Mitarb. 1988). Die koronare Aufnahme in Abb. a) zeigt den Befund eine Woche nach Beginn einer linksseitigen Retrobulbärneuritis. Der linke Sehnerv weist eine vermehrte Signalintensität auf. Abb. b) zeigt den MRI-Befund 12 Monate nach einer rechtsseitigen Retrobulbärneuritis: Es besteht eine vermehrte Signalintensität in der intraorbitalen Portion des rechten N. opticus (Pfeil).

im akuten Stadium eine Schwellung des Optikus beobachtet werden, welche sich nach einiger Zeit zurückbildete. Folgendes waren die Befunde im speziellen:

Veränderungen werden sowohl im akuten RBN-Stadium wie auch später nach Abheilung beobachtet. Die Läsion zeigt sich als intensives Signal im Bereiche des Sehnerven. Die Länge der Läsion beträgt im Durchschnitt etwa 10,5 mm (ähnlich wie autoptische Läsionen), wobei eine schlechte oder verlangsamte funktionelle Erholung signifikant mit der Länge der Läsion korreliert ist. Hingegen besteht keine Korrelation zu Latenzzeit oder Amplitude der VEP. Die Läsionen werden häufig im orbitalen und intrakanalikulären, gelegentlich im intrakraniellen oder chiasmalen Abschnitt gesehen. *Eine schlechte oder verlangsamte Erholung wird häufig bei denjenigen Fällen mit einer intrakanalikulären Läsion gesehen.* Intrakranielle Läsionen des Sehnerven werden häufig autoptisch gefunden, im MRI ist aber die „signal to noise ratio" hoch, was auch die nicht 100%ige Trefferquote erklärt. Zudem werden Läsionen von 2 mm Länge wohl eine Konduktionsstörung verursachen, sie werden im MRI aber nicht mehr erfaßt. Die Schwellung der Papille ist ganz besonders und vorwiegend mit anterioren Läsionen assoziiert. Es ist aber erwähnenswert, daß eine milde Papillenschwellung bei mehr posteriorer und selbst intrakanalikulärer Lokalisation vorhanden sein kann. Die Läsion im MRI wird wahrscheinlich im akuten Stadium eher durch das Ödem, im späteren Stadium eher durch astrozytäre Gliose verursacht.

Mögliche Schlußfolgerungen für eine Therapie (BLACKWELL 1989): Wenn ein Herd sich im intrakanalikulären Teil befindet, was in 34% der Fälle zutrifft, besteht für das Ödem wenig Raum für Expansion; eine Kompression mit Störung des axoplasmatischen Flusses und Papillenödem, schließlich eine verlangsamte (Defekt)heilung werden die Folge sein. Ohne über die STIR-Untersuchungsmethode zu verfügen, wissen wir im akuten Stadium nie, wo der Herd lokalisiert ist und wie gut die Reparationschancen sind. Ähnlich wie bei einer Schwellung des N. facialis im knöchernen Kanal bei Bellscher Lähmung sollte eine Steroidtherapie (peroral) bei Neuritis des Sehnerven rasch einsetzen. Werden nur Fälle behandelt, bei denen es innerhalb weniger Wochen nicht zur Besserung kam, so kommt auch die Steroidtherapie zu spät.

Die Lokalisation der Läsion mit MRI durch Fettsuppression, aber auch durch Gadolinium-Enhancement könnte in Zukunft das therapeutische Vorgehen bestimmen.

Erweiterter Subarachnoidalraum des Sehnerven

Der erweiterte Subarachnoidalraum des Sehnerven (SEILER u. Mitarb. 1989) ist eine bei Neuritis des Sehnerven häufig im MRI beobachtete, allerdings nicht spezifische Veränderung: Die Retrobulbärneuritis zeigt bei der Ultraschalluntersuchung eine „Verdickung" des Sehnerven, bei einer etwas differenzierteren Untersuchung eine Duplikation der Sehnervenhüllen. Ob nun echographisch tatsächlich eine Dickenzunahme des Sehnerven vorliegt oder nur eine Aufweitung der Sehnervenscheiden, steht bisher nicht eindeutig fest. Mit einer koronaren Orbitaaufnahmetechnik konnten SEILER u. Mitarb. (1989) im MRI zeigen, daß bei der Neuritis der Sehnerv nicht mit Sicherheit verdickt ist, sondern daß ein Subarachnoidalödem mit Ausweitung des Subarachnoidalraumes vorliegt, welches im MRI als Begleitstreifen imponiert. Dieses Ödem erstreckt sich 4–12 mm nach retrobulbär, wobei eine Korrelation zwischen Länge des Subarachnoidalödems, Skotom oder Sehschärfe nicht besteht. Ebenso kann das Ödem nach 2 Monaten verschwunden sein, aber auch bis 10 Monate weiterbestehen. Vaskuläre Veränderungen (Entzündungsherde um Venolen) sind bei MS typisch, und diese sind wahrscheinlich auch im subarachnoidalen Raum um den Sehnerven herum anzutreffen. Die Ausweitung des Subarachnoidalraumes ist allerdings nicht Neuritis-MS-spezifisch. Vor allem bilaterale Begleitstreifen finden sich bei Sellatumoren, nach Meningitis oder „idiopathisch".

Ob aufgrund dieser Beobachtung die oben genannten therapeutischen Überlegungen (Steroide bei Plaque im knöchernen Kanal) relativiert werden, bleibt offen. Ebenso ist nicht bekannt, ob Steroide (oder Diuretika wie Diamox) die Abführung der subarachnoidalen Flüssigkeit beschleunigen können.

MRI bei MS-Läsionen des Tractus opticus

Läsionen hinter dem Chiasma und im Tractus opticus mit z. T. inkongruenten homonymen Hemianopsien werden bei MS von ROSENBLATT u. Mitarb. (1987) beschrieben.

MRI als differentialdiagnostische Methode zum Ausschluß eines Kompressionsleidens bei Neuritisverdacht

Hypophysentumor

In diesem Zusammenhang muß besonders auf das Krankheitsbild der *Hypophysenapoplexie* hingewiesen werden (REID u. Mitarb. 1985; MRI-Befunde: LACOMIS u. Mitarb. 1988, SLAVIN u. Mitarb. 1988): Eine Apoplexie kann in einem bisher klinisch stummen Hypophysenadenom akut auftreten und das Bild einer Retrobulbärneuritis verursachen. Es könnten Fälle von doppelseitig auftretender, aber zeitlich gestaffelter „RBN" beobachtet werden. Es ist aber zu beachten, daß durch die Nachbarschaft des Sinus cavernosus nicht nur Optikus und Chiasma, sondern auch andere Hirnnerven und Systeme durch die Hypophysenapoplexie betroffen sein können: Hirnnerven III, IV, V (fehlender Kornealreflex!), VI; Horner mit Ptosis – Miosis; Hemisphärenläsion (Karotis); Hypothalamus (Diabetes insipidus). Zudem besteht das klinische Bild einer Subarachnoidalblutung oder aseptischen Meningitis mit Kopfweh. Kopfweh und Ophthalmoplegie stehen bei der Papillenapoplexie ganz im Vordergrund, wohingegen Sehstörungen eher in zweiter Linie auftreten.

Optikusgliom

Furuse u. Mitarb. (1988) beschreiben den Fall eines 17jährigen Mädchens mit akuter Visusabnahme mit Papillenödem und mit Augenbewegungsschmerz ohne Proptosis. Steroide führten zu einer vorübergehenden Besserung.

Tuberculum-sellae-Meningeom (Abb. 5.124)

Imitation einer chronisch progredienten Neuritis des/der Sehnerven. Dabei ist zu berücksichtigen, daß Meningeome im allgemeinen sehr langsam wachsen. Kürzlich wurden allerdings akut auftretende Sehstörungen durch intrakranielle Meningeome in Optikus- bzw. Chiasmanähe bei Frauen im Verlaufe einer Schwangerschaft beobachtet (WAN u. Mitarb. 1990). Meningeomzellen scheinen Rezeptoren für Östrogen und vor allem für Progesteron zu enthalten. Das Wachstum der Meningeome hängt von der Stimulation der Progesteronrezeptoren ab. Symptome können bei besonders hohen Progesteronspiegeln exazerbieren. Es zeichnet sich die Möglichkeit ab, Meningeome pharmakologisch mit Progesteronantagonisten zu behandeln.

MRI – Nebenbefunde bei der MS-Diagnostik

Bei der Untersuchung einer großen Anzahl von Patienten mit MS-Verdacht stellt sich die Frage nach Zufallsbefunden im MRI, welche mit dem neurolo-

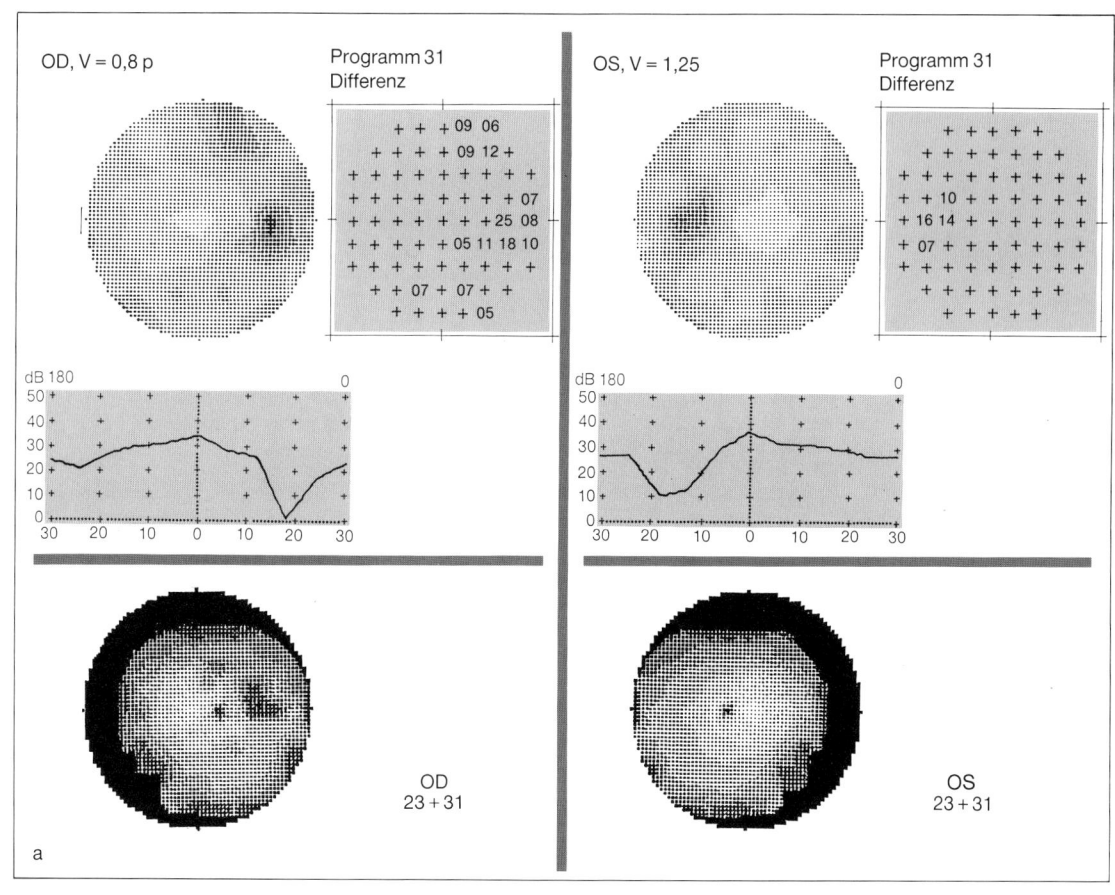

Abb. 5.**124**a–c Das (Tuberculum-sellae-)Meningeom ist eine differentialdiagnostisch wichtige Erkrankung bei Vorliegen einer ungeklärten Optikusatrophie. Jede „Retrobulbärneuritis" mit atypischem Verlauf, welche nicht abheilt, muß unbedingt neuroradiologisch abgeklärt werden, ebenso jede blasse Papille, bei welcher man „vor Jahren gesagt habe", es habe eine „Entzündung" vorgelegen. Alle psychophysischen und elektrophysiologischen Untersuchungen helfen nicht weiter.
a) Bei einem Tuberculum-sellae-Meningeom mit Kompression des rechten Sehnerven sind auf dieser Seite die VEP um 20 ms gegenüber links verspätet (bei einer Demyelinisierung erwartet man im allgemeinen Latenzzeiten über 120 ms). Diskrete Fehler finden sich nur am desaturierten D-15-Test. Die Kontrastempfindlichkeit (Arden-Test) ist herabgesetzt.
Abb. 5.**124** b u. c auf Seite 5.150.

gischen Grundleiden nicht im Zusammenhang stehen. Tatsächlich können bei solchen Gelegenheiten Gefäßanomalien (Aneurysmen) festgestellt werden, was auch der Tatsache entspricht, daß solche Veränderungen zu Lebzeiten häufig keine Symptome verursachen und erst autoptisch festgestellt werden. Hypophysenadenome als Nebenbefund bei MS-Plaques scheinen selten zu sein: An der neurologischen Universitätsklinik Zürich wurde dies in einer langjährigen Beobachtungszeit nie gefunden. Immerhin beschreiben SEILER u. Mitarb. (1989) ein derartiges Zusammentreffen und wir können selbst einen solchen Fall präsentieren (Abb. 5.**125**). Hingegen scheint eine erhöhte Synchronizität von Pinealomen bzw. mittelliniennahen Tumoren im Pinealisbereich bei MS-Patienten zu bestehen (persönl. Mitt. P. HÄNNI, Neurologische Universitätsklinik Zürich).

5.150 Erkrankungen der Sehnerven

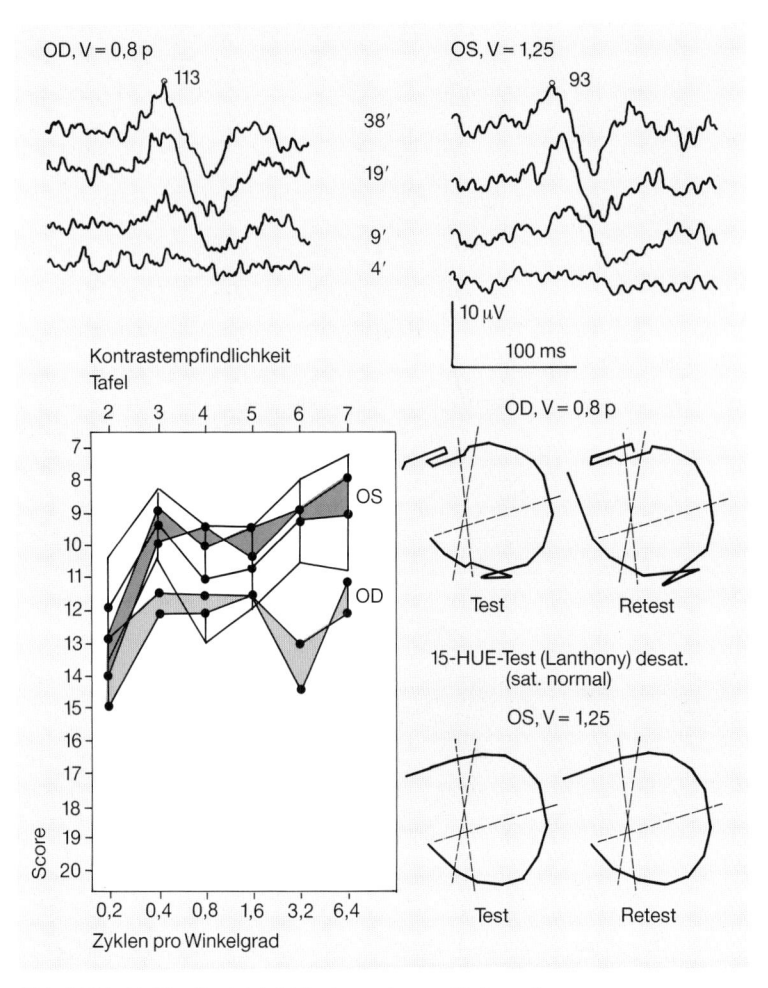

Abb. 5.**124** b) Die Gesichtsfelduntersuchung (Octopus) zeigt Empfindlichkeitsstörungen im temporalen oberen Quadranten.

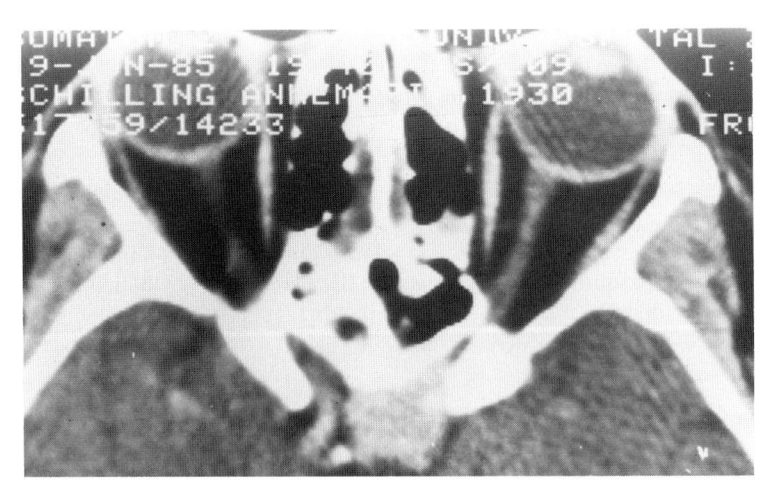

Abb. 5.**124** c) Im Computertomogramm ist der Tumor am Eingang zum rechten Optikuskanal zu erkennen.

Sehnervenentzündung – Retrobulbärneuritis 5.151

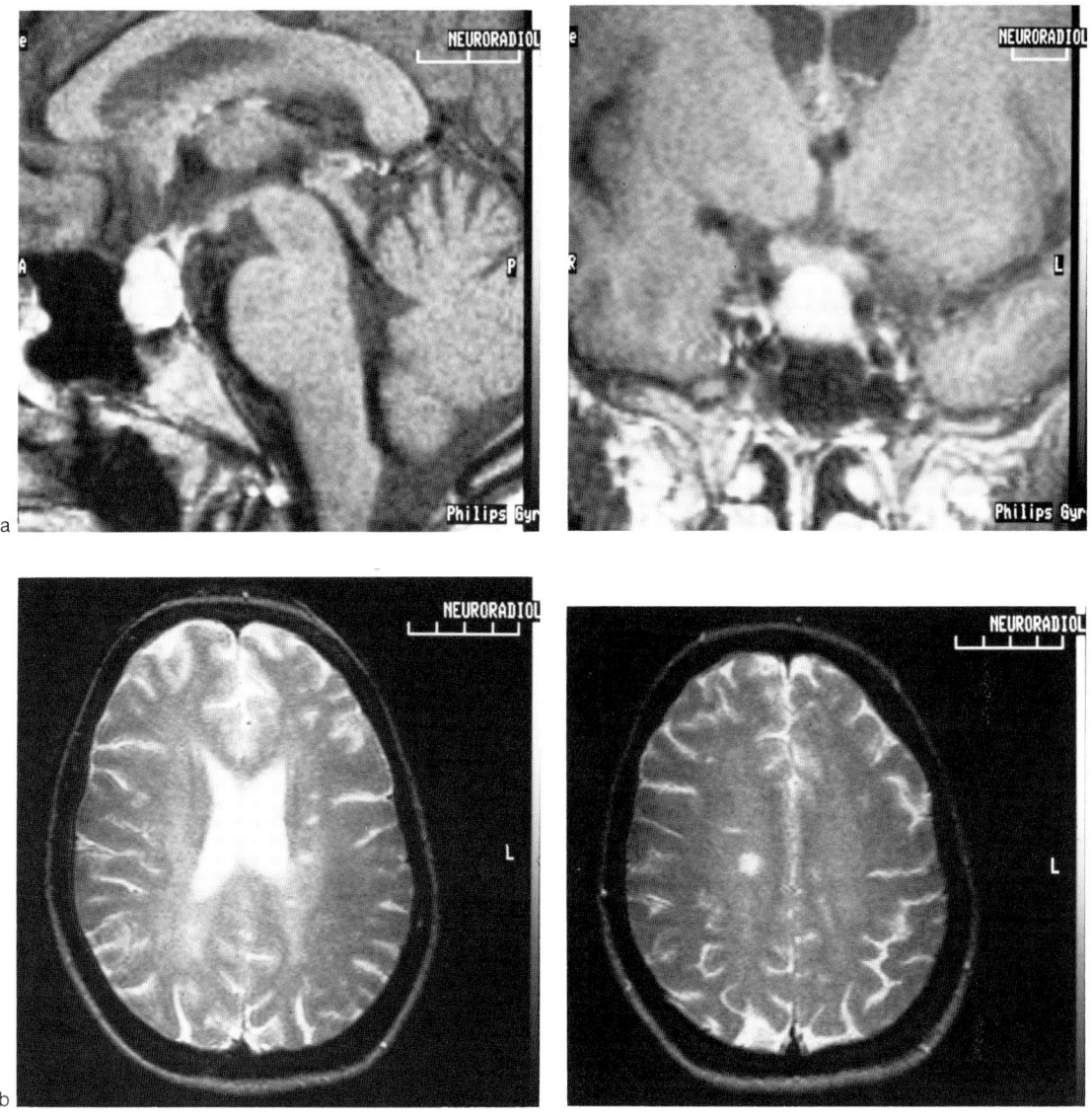

Abb. 5.125 a u. b Ein Hypophysentumor ist auch bei der Symptomatik einer Retrobulbärneuritis nie ganz auszuschließen. Im hier dokumentierten Fall bleibt es unklar, ob die neuritisartigen Beschwerden durch eine Encephalomyelitis disseminata oder durch den Hypophysentumor verursacht sind. Bei der 1953 geborenen Patientin kommt es im September 1986 rechts zu einer akuten passageren Visusabnahme (Fingerzählen), 3 Monate später links zu Nebelsehen (Blur) bei erhaltener Sehschärfe. Nach spontaner Normalisierung des Sehvermögens bleibt ein ausgesprochenes beiderseitiges Uhthoffsches Symptom bestehen. Die Kernspintomographie zeigt einen Hypophysentumor, jedoch auch multiple hyperintense Läsionen im weißen Marklager.
a) zeigt im MRI den Hypophysentumor. Rechts paramedian ist das Chiasma wenig angehoben. Die Patientin ließ sich im Sommer 1988 operieren.
b) zeigt in zwei Schnitten periventrikulär in der weißen Substanz multiple hyperintense Läsionen. Die Patientin verspürt auch 6 Monate nach der Hypophysenoperation ein ausgeprägtes Uhthoffsches Symptom bei Treppensteigen, heißem Duschen und warmem Essen.

Untersuchungsbefunde beim Uhthoff-Syndrom (Abb. 5.126)

Sehschärfe und Kontrastempfindlichkeit

Bei der augenärztlichen Untersuchung läßt sich das Uhthoff-Symptom provozieren: 10minütiges rasches Treppensteigen kann eine kurzdauernde Sehschärfenabnahme in die Ferne und Nähe von 1,0 auf 0,5 provozieren (PERKIN u. ROSE 1976). Evtl. ist die Sehschärfenabnahme nur gering, eine vorübergehende Leitungsblockade geschädigter Axone wird jedoch bei der Kontrastsinnprüfung deutlich. Hier findet während einiger Minuten (je nach Dauer der Provokation) ein massiver Empfindlichkeitsabsturz statt. Nach Erholung des Zustandes kehrt die Kontrastempfindlichkeit rasch wieder zu den

5.152 Erkrankungen der Sehnerven

Vorauswerten zurück, gelegentlich ist die Kontrastempfindlichkeit kurzzeitig sogar besser als vor der Provokation im Sinne eines Rebound-Effektes (REGAN u. Mitarb. 1977, WILDBERGER u. Mitarb. 1987, NEETENS u. SMET 1987).

Eine vorübergehende zusätzliche Farbensinnstörung wird von den Patienten ebenfalls angegeben.

Gesichtsfelduntersuchung

Der Provokationseffekt klingt meistens zu rasch ab, als daß man eine genaue quantitative Gesichtsfeldprüfung durchführen könnte. Hingegen kann durch Absenken der Körpertemperatur durch Eiswasser eine vorübergehende Steigerung der Leitfähigkeit demyelinisierter Fasern demonstriert werden (HEIDER u. GOTTLOB 1987) (Abb. 5.127). Diese kurzzeitige Verbesserung der Lichtunterschiedsempfindlichkeit ist bei akuten Neuritiden erheblich deutlicher als bei abgelaufenen Neuritiden. Ebenso bleibt eine Verbesserung der Lichtunterschiedsempfindlichkeit bei Neuropathien anderer Genese aus, es kommt sogar eher zu einer Verschlechterung.

Elektrophysiologie

Die visuell evozierten Potentiale erfahren durch Wärmeprovokation eine passagere reversible Amplitudenreduktion. Eine zusätzliche weitere Ver-

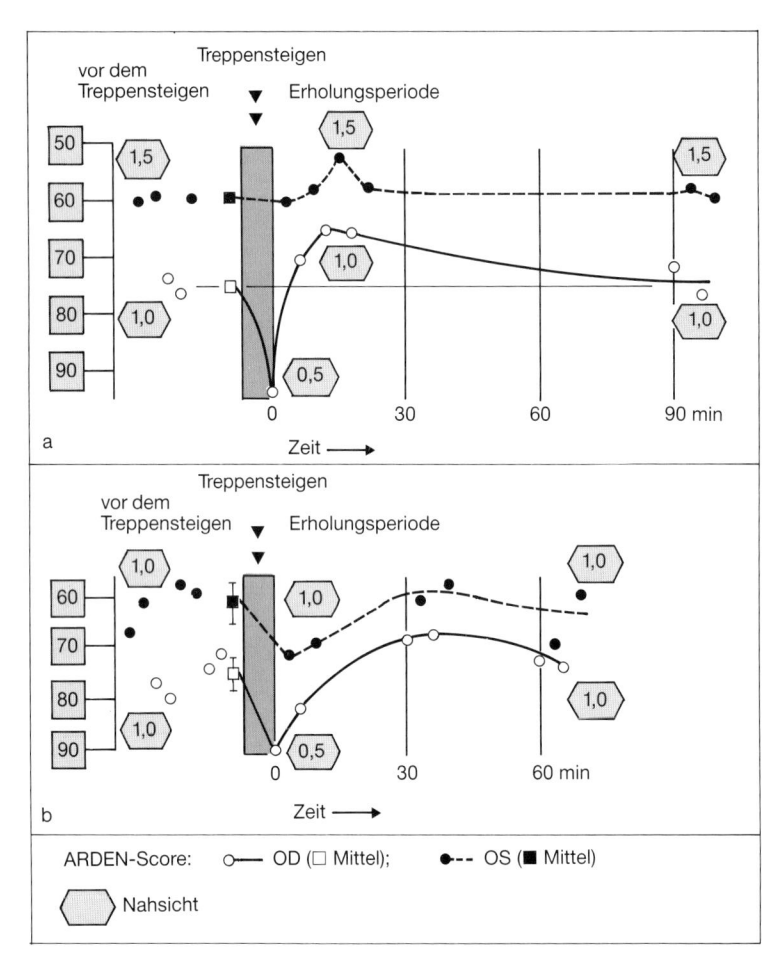

Abb. 5.126 a u. b   Bei Patienten mit Uhthoff-Symptom modifiziert körperliche Anstrengung, z. B. Treppensteigen, während einer kurzen Zeit Sehschärfe und Kontrastwahrnehmung (eine gleichzeitige vorübergehende Blockade kann mit Hilfe der VEP objektiviert werden). Abb. a u. b zeigt Sehschärfenwerte und Kontrastempfindlichkeit (Arden-Test) vor, während und nach 10minütigem Treppensteigen.
a) zeigt die Befunde einer 21jährigen Patientin (Zustand nach Neuritis am rechten Augen Neuropathie auch links). Treppensteigen provoziert am Neuritisauge einen passageren Empfindlichkeitsabfall, der gefolgt ist von einer vorübergehenden Empfindlichkeitszunahme, die dann später ausflacht. Am Partnerauge (ebenfalls stumme Neuropathie) gibt es keinen Empfindlichkeitsabfall, aber eine passagere Zunahme an Empfindlichkeit im Anschluß an das Treppensteigen.
b) zeigt die Befunde bei einem 31jährigen Patienten (Zustand nach Neuritis am rechten Augen, Neuropathie auch am linken Auge). Die Kontrastempfindlichkeit wird an beiden Augen gleichermaßen durch körperlichen Streß beeinträchtigt. Das (Ausgangs-)Niveau der Kontrastempfindlichkeit ist am ehemaligen Neuritisauge schlechter als am Partnerauge mit klinisch stummer Neuropathie.

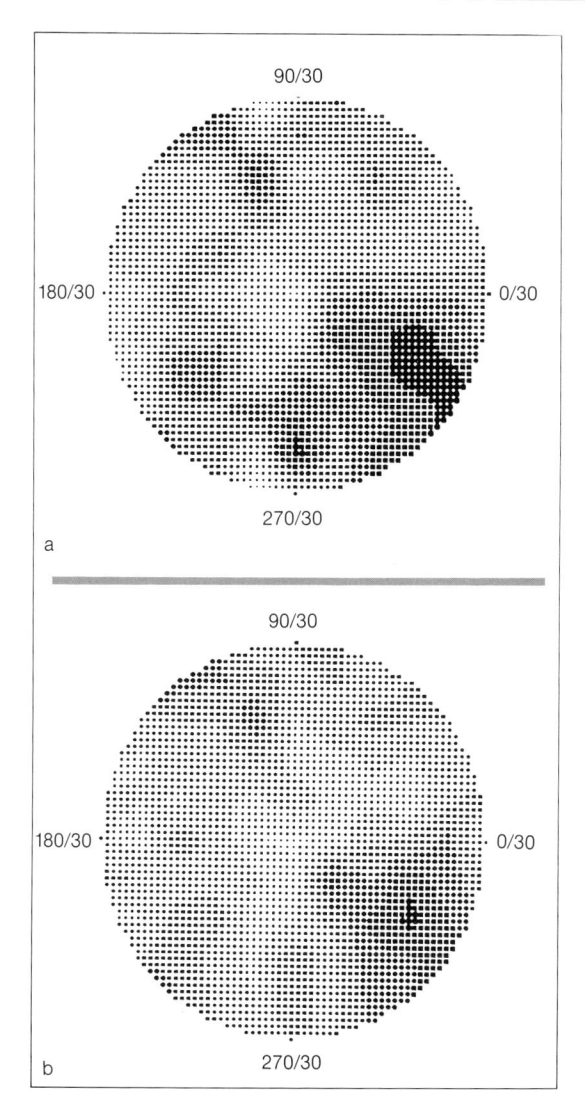

Abb. 5.127 Absenken der Körpertemperatur von Uhthoff-Patienten mit Eiswasser um 0,5 Grad kann die Lichtunterschiedsempfindlichkeit verbessern: beim gezeigten Beispiel nahm die Empfindlichkeit eindeutig zu (Octopus, Programm 31) a) vor, b) nach Abkühlung (nach *Heider* u. *Gottlob*).

spätung der Latenzzeit wird in Einzelfällen beobachtet. Meistens bleibt die Latenzzeit aber unbeeinflußt (REGAN u. Mitarb. 1977, PERSSON u. SACHS 1980). Auch ohne Anwesenheit eines Uhthoff-Symptoms kann Kühlen mit Eiswasser zu Modifikationen der Amplitude und der Latenzzeit von VEP und Schachbrettmusterelektroretinogramm führen (GOTTLOB u. HEIDER 1988).

Laboruntersuchungen bei MS: MRI, evozierte Potentiale (visuell evozierte Potentiale [VEP], akustisch evozierte Potentiale [BAEP], somatosensorisch evozierte Potentiale [SEP]), Störungen der Augenmotorik, Blinkreflex, Liquor:

Ursprünglich beruhte die Diagnose einer MS auf rein klinischen Kriterien einmaliger und wiederholter fokaler neurologischer Ereignisse bzw. auf einer möglichen multifokalen Ursache dieser Ereignisse. Die Wahrscheinlichkeitsdiagnose der MS richtete sich nach der zeitlichen Abfolge multipler zerebrallokaler Ereignisse, und in diesem Sinne erfolgte eine klinische Einteilung je nach Kriterienreichtum in MS fraglich (possible), MS wahrscheinlich (probable) oder MS sicher (definite), beispielsweise nach der McAlpine-Skala (McALPINE u. Mitarb. 1972). Die Kriterien einer klinisch sicheren MS wurden von SCHUMACHER und anderen Autoren noch genauer definiert (KURTZKE 1988).

Mit dem Aufkommen objektiver Untersuchungsmethoden konnten die diagnostischen Kriterien erheblich geschärft werden. Dies machte auch eine neue Definition der MS notwendig, welche zwischen klinischen Kriterien (*CDMS*, Clinically Definite *MS*) und laborunterstützten Kriterien (*LSDMS*, Laboratory Supported Definite *MS*) unterscheidet (POSER u. Mitarb. 1983).

Mit der Verfeinerung der Diagnostik wird der Schritt vom MS-Verdacht zur verbindlichen Diagnose immer kleiner. Je mehr Teste der umfangreichen Untersuchungsbatterie positiv ausfallen, desto größer ist die Gewißheit. Die Diagnostik dürfte sich in Zukunft wohl vor allem der Frage zuwenden, welche Formen günstiger, welche weniger günstig verlaufen werden.

MRI

Es wird in bis zu 4 Stufen differenziert zwischen eindeutigeren (strongly suggestive) und weniger eindeutigen Läsionen (PATY u. Mitarb. 1988).

Evozierte Potentiale

Visuell evozierte Potentiale (VEP): Siehe entsprechenden Abschnitt in diesem Kapitel.
Akustisch evozierte Potentiale (BAEP): Die BAEP werden auf akustische Reize abgeleitet (Vertex zum Ohrläppchen), wobei diagnostisch die Latenzen der einzelnen Potentiale (I–VII), besonders zwischen Potential I und V Bedeutung haben, aber auch die Abwesenheit einzelner Potentiale. Die Spezifität erlaubt die Lokalisation von Leitungsstörungen im Hirnstamm, bei MS besonders eine gestörte I/V-Amplituden-Ratio, eine Amplitudenreduktion des V. Potentials oder eine verlängerte Interpeak-Zeit zwischen III und V (CHIAPPA u. Mitarb. 1985).

Somatosensorisch evozierte Potentiale (SEP): SEP werden ausgelöst durch kurze transkutane elektrische Impulse auf den N. medianus oder tibialis. Durch die SEP aufgezeigte Abnormitäten sind wie die anderen durch objektive Methoden aufgezeigten Resultate ätiologisch nicht spezifisch, eine Beurteilung erfolgt nur über die Gesamtsituation.

Elektronystagmographie (Störungen der Augenmotorik)

Augenbewegungsstörungen sind bei MS häufig. Der Prozentsatz erfaßter Abnormitäten hängt allerdings von der Technik und von der Wahl der Untersuchungsmethoden ab. Ein Großteil der Augenbewegungsstörungen ist subklinisch vorhanden und bei normaler neurologischer Prüfung nicht erfaßbar:

– Fixationsinstabilität,
– verlangsamte Sakkaden (Störung nach Abduzensparese),
– Sakkadendysmetrie (Hypermetrie, Korrektursakkade),
– konjugierte Sakkadenverlangsamung,
– verlangsamte Adduktionssakkaden (internukleäre Ophthalmoplegie): binokular: Sakkadendissoziation = wesentlich häufiger als eine konjugierte Sakkadenverlangsamung,
– gestörte Blickfolge,
– Suppressionsstörung des vestibulookulären Reflexes (VOR),
– abnormer optokinetischer Nystagmus (OKN),
– Spontannystagmus.

Blinkreflex

Äste des N. trigeminus bilden den sensorischen Anteil des Reflexes, welcher durch elektrische Stimulation am N. supraorbitalis ausgelöst wird. Die motorische Antwort des Reflexbogens sind 2 separate EMG-Bursts des M. orbicularis oculi. Das zeitliche Auftreten der ersten Antwortkomponente wird für den zeitlichen Ablauf des Reflexes ausgewertet. Eine Verspätung spricht für eine klinisch stumme Läsion der Ponsregion. Je wahrscheinlicher die MS-Diagnose, desto häufiger ist der Reflexbogen verlangsamt (TACKMANN u. Mitarb. 1980).

Liquor (oligoklonales Banding)

Siehe Abschnitt „Aktuelle Konzepte über die Ursache der MS".

Zusammenfassung

Zahlreiche Studien mit MS-Patienten unterschiedlicher Krankheitsstadien sind mit den obigen Methoden durchgeführt worden. Dabei zeigt sich mit Einführung der MRI-Methode eine erhebliche Steigerung der Diagnoserate: FARLOW u. Mitarb. (1986) fanden mit unterschiedlichen Anteilen in den 3 Diagnosegruppen „sicher – wahrscheinlich – fraglich" pathologische MRI-Befunde in 72% gegenüber 55% an pathologischen VEP-, BAEP- und SEP-Befunden. Letztere sind aber wichtig bei normalem MRI und Verdacht auf eine Neuropathie des Sehnerven oder eine Hirnstammläsion. Normale evozierte Potentiale sind zum MS-Ausschluß nicht ausreichend, weil MRI und Liquorbefund die Diagnose einer Nicht-MS nicht unterstützen können. Ein Übereinstimmen zwischen MRI, evozierten Potentialen und Liquorbefund macht die Annahme einer MS unausweichlich. PATY u. Mitarb. (1988) zeigen, daß bei Patienten mit Neuritis des Sehnerven als erstes die VEP abgeleitet werden sollen, dann Vornahme von MRI und Liquoruntersuchung. Demgegenüber sind die SEP weniger erfolgreich (Tab. 5.17).

Augenbewegungsstörungen scheinen bei den 3 MS-Diagnosegruppen nicht weniger häufig zu sein als eine Läsion der VEP (MEIENBERG 1987). Es muß aber darauf hingewiesen werden, daß der Augenarzt (potentielle) MS-Patienten in einem früheren Stadium sieht als der Neurologe.

Therapie der demyelinisierenden Neuritis des Sehnerven

Die Notwendigkeit einer Therapie der Neuritis ist ein kontroverses Thema, welches keineswegs abgeschlossen ist. Zur Zeit läuft in den USA eine prospektive multizentrische Studie (BECK 1988). Der spontane Verlauf der monosymptomatischen Neuritis und eventueller Rückfälle mit Rückkehr zu normaler oder beinahe normaler Sehfunktion läßt

Tabelle 5.17 Häufigkeit paraklinischer Abnormitäten mit Verdacht auf MS (nach *Paty* u. Mitarb.)

Diagnosegruppen*	VEP	SEP	MRI (mind. 3–4 Läsionen)	Liquor (oligoklonales Banding)
MS-Patienten gesamtes Kollektiv	46%	49%	49%	47%
Patienten mit Optikusneuritis	87%	34%	66%	61%
Patienten mit chronischer Myelopathie	54%	75%	60%	62%

* Bei den verschiedenen Diagnosegruppen fluktuieren die Resultate der objektiven Untersuchungsbefunde. Bei Neuritis des Sehnerven sind die VEP am häufigsten gestört, die SEP aber häufig normal. Demgegenüber sind die SEP bei chronisch progressiver Myelopathie recht häufig. Bei den MRI-Befunden sind nur Läsionen nach strengen Beurteilungskriterien berücksichtigt.

eine Therapie z. B. mit Steroiden oder ACTH als überflüssig erscheinen. In verschiedenen Doppelblindstudien wurde der Heilungsverlauf von Gruppen mit und ohne Therapie verglichen. Wohl entsteht der Eindruck, daß die Erholung innerhalb des 1. Monates mit Therapie schneller voranschreitet als ohne, über größere Zeiträume hinweg gleichen sich die Heilraten aber an. Die Anwendung von Steroiden in Form von retrobulbären Injektionen scheint kaum eine Wirkung zu zeigen. Retrobulbäre Injektionen dürften als obsolet gelten wenn man die Tatsachen berücksichtigt, daß 1. in vielen Fällen die Herde weiter hinten liegen (knöcherner Kanal) und durch die Injektion nicht direkt erreicht werden, daß 2. die Injektion mit gewissen Risiken verbunden ist, welche höher anzusetzen sind als vergleichsweise die Lokalanästhesie bei Kataraktoperation und schließlich, daß 3. diese wiederholten Injektionen für den jungen Patienten eine erhebliche psychische Belastung darstellen können.

Der einzelne Augenarzt ist immer mit dem besonderen individuellen Fall eines jungen Neuritispatienten konfrontiert. Eingedenk der Tatsache, daß eine Heilung stark verzögert verlaufen kann oder relativ häufig in eine Defektheilung übergeht, und daß die jungen Patienten in einem anspruchsvollen Berufsleben (z. B. Arbeit am Computerterminal) stehen, wäre es psychologisch falsch, wenn man keine Therapie (mit Steroiden) durchführen würde. Bleibt ein visueller Defekt zurück, wird man den Patienten schlecht davon überzeugen können, daß er wahrscheinlich in eine statistisch ungünstige Verlaufsgruppe fällt. Aufgrund der neuesten MRI-Erkenntnisse (kompressive Ödeme im knöchernen Kanal möglich, s. Abschnitt „MRI-Untersuchungen") wissen wir nicht, ob die Schwere des Verlaufes mit Steroidtherapie abgemildert werden kann. Punkto Imaging des Sehnerven stehen wir erst am Anfang einer diagnostischen Entwicklung, welche uns vielleicht aufzeigen wird, bei welchen Fällen eine Steroidbehandlung empfehlenswert ist. Wichtig scheint es, in Analogie zur idiopathischen Fazialislähmung, daß die Steroidtherapie unverzüglich, d. h. im Anschluß an die augenärztliche Erstuntersuchung und nach einer kurzen internmedizinischen Abklärung begonnen wird und dann je nach Verlauf 2–4 Wochen durchgezogen wird (Anfangsdosierung 60–80 mg Prednison täglich). Eine Steroidbehandlung erst nach einigen Wochen, wenn es spontan nicht gebessert hat, ist nicht mehr sinnvoll. SCHMIDT (1983) ist der Ansicht, daß die Steroidtherapie besonders bei Fällen mit Papillenödem angezeigt sei. In diesem Falle könnte eine Kompression der Nervenfasern im Bereiche der Lamina cribrosa reduziert werden. Die neuerdings propagierte Anwendung von *Steroidmegadosen* (SPOOR u. ROCKWELL 1988) dürfte aus allgemeinmedizinischen Überlegungen begrenzt bleiben (auf entsprechende auf Steroide ansprechende autoimmune Neuropathieformen).

Erfahrungen über eine Behandlung der Neuritis durch *Immunsuppressiva* stehen aus. Über ihre Anwendung bei MS allgemein s. folgenden Abschnitt.

Immunsuppressive Therapie bei MS

Die Therapie der Wahl besteht im akuten MS-Schub in der Anwendung von Glucocorticoiden (oder ACTH) und bei der chronisch progredienten MS-Form im Einsatz des Antimetaboliten Azathioprin, evtl. auch einer speziellen Zyklustherapie mit Prednison und Cyclophosphamid (JÖRG 1986) (Tab. 5.18). Steroide verkürzen die akute Schubsymptomatik (wie auch bei Neuritis des Sehnerven), nicht aber den Einfluß auf den gesamten Krankheitsverlauf. Die Wirkung ist somit eher antiödematös und weniger immunsuppressiv. Zur Schubprophylaxe wie auch zur Dauerbehandlung der chronisch progressiven Verlaufsform sind Steroide ungeeignet. Hingegen greift das relativ gut verträgliche Azathioprin (Imurek) in verschiedene Phasen der Immunantwort ein und unterdrückt die Wirkung humoraler Antikörper wie auch insbesondere immunkompetenter aggressiver Lymphozyten. Bei zellulär ablaufenden Immunreaktionen ist Azathioprin deshalb das Mittel der ersten Wahl, bei mehrjähriger Therapie kann sich die Schubrate halbieren.

Beim chronisch progredienten Verlaufstyp, wenn ein fortgeschrittenes Stadium noch nicht erreicht worden ist, eignet sich ebenfalls Azathioprin. Ebenso kann eine Intervallbehandlung mit Cyclophosphamid (Endoxan) und Prednison zunächst ein Sistieren der Progression bewirken.

Über den Einsatz von Cyclosporin (Sandimmun), einem Pilzmetabolit, dessen immunsuppressive Hauptwirkung über die Blockierung des T-Zell-Systems geht, fehlen zur Zeit entsprechende Langzeiterfahrungen.

Tabelle 5.**18** Schema für eine immunsuppresive Therapie bei der MS vom schubförmigen oder vom chronisch progredienten Verlaufstyp (nach *Jörg*)

MS schubförmig	MS chronisch progredient
Prednison nur im Schub (initial 100 mg i. v. evtl. initiale Stoßtherapie mit Methylprednisolon, 1 g tägl.)	Azathioprin über mindestens 2,5–3 Jahre (2–3 mg/kg KG tägl.), bei Therapieresistenz: Zyklustherapie Prednison und Endoxan (Cyclophosphamid)
Eine Steroidbehandlung wird einer solchen mit ACTH vorgezogen.	
Azathioprin zur Schubprophylaxe (Imurek 2–3 mg/kg KG tägl.)	

Bei Autoimmunkrankheiten allgemein (Lupus erythematodes, Guillain-Barré-Syndrom, Periarteriitis nodosa, dysthyreote Neuropathie des Sehnerven [Graves-Krankheit], Myasthenia gravis) und im speziellen bei demyelinisierender Neuropathie des Sehnerven wird eine Behandlung durch *Plasmapherese* diskutiert. Durch Plasma-Exchange sollen im Blut zirkulierende Immunglobuline entfernt werden. Neuere Technologien sollen eine gezieltere Eliminierung von Antikörpern/Globulinen erlauben. Bei MS werden 1–2 Plasmapherese pro Woche empfohlen, insgesamt etwa 20. Die Resultate sind nicht überzeugend.

Neuritis des Sehnerven und multiple Sklerose

MRI-Untersuchungen bei isolierter (monosymptomatischer) Neuritis haben in 50–60% der Fälle disseminierte Veränderungen der weißen Hirnsubstanz gezeigt, welche das Vorliegen einer multiplen Sklerose (MS) annehmen lassen. Bei den Fällen von MILLER u. Mitarb. (1988) entwickelten 56% der Neuritisfälle mit MRI-Befunden innerhalb von 12 Monaten eine MS. Bei den Neuritisfällen ohne MRI-Befund entwickelten im selben Zeitraum nur 16% eine MS.

Die Frage nach Entwicklung einer klinisch manifesten MS in späteren Jahren nach Ablauf einer RBN ist aber nach wie vor kontrovers geblieben. Das Vorhandensein von Herden muß nicht bedeuten, daß sich später auch schwere Symptome manifestieren und eine Invalidisierung auftritt.

Die meisten Untersuchungen akzeptieren die Tatsache, daß in Fällen mit definitiver MS immer eine Neuritis des Sehnerven dabei ist (Tab. 5.19). Die Häufigkeit einer Konversion einer Neuritis zur MS rangiert zwischen 13 und 85% (KURTZKE 1985). Eine letzte größere Studie (RIZZO u. LESSELL 1988), welche bereits schon unter dem Eindruck der beschleunigten Diagnosemöglichkeit durch MRI-Untersuchung erfolgt ist, zeigt, daß innerhalb von 7 Jahren nach Neuritis bereits schon 35% eine MS entwickelt haben, wobei bei der Hälfte der Fälle die Konversion schon in den ersten 2 Jahren stattgefunden hat. Bei Erweiterung der Beobachtungszeit auf 15 Jahre wird ersichtlich, daß gesamthaft jetzt 58%, 74% der Frauen und 34% der Männer in diesem Zeitraum nach einer Neuritis eine meistens sichere (definite) MS entwickelt haben. Nach 20 Jahren dürften über 90% der Frauen und 45% der Männer eine MS entwickelt haben. Das Risiko für eine MS ist bei Frauen 3,5mal größer als für Männer und verkleinert sich auch nach vielen Jahren Beobachtungszeit nicht. Ein Rückfall einer Neuritis erhöht das Risiko für eine MS nicht, obwohl andere Autoren als RIZZO u. LESSELL das Gegenteil annehmen.

Besonders Studien, welche über eine lange Beobachtungszeit gehen und eine kleine Konversionsrate aufweisen, lassen vermuten, daß gewisse isolierte Neuritisformen, die es auch bleiben, eine gesonderte Erkrankung darstellen könnten. Allenfalls kann die isolierte Neuritis eine Forme fruste der MS darstellen, wobei andere Herde subklinisch symptomlos bleiben (EBERS 1985). MRI-Untersuchungen bei monosymptomatischer Neuritis sind in der kurzen Zeit der Existenz wesentlich häufiger durchgeführt worden als je Autopsien. Histokompatibilitäts- und immunologische Untersuchungen haben Unterschiede für Normale, Neuritispatienten und Patienten mit gesicherter MS ergeben (COMPSTON 1986). Fälle von isolierter Neuritis (selbst mit normalem Liquor) in Familien, wo Angehörige mit gesicherter MS vorkommen, lassen Zusammenhänge annehmen. NIKOSKELAINEN (1986) hat mit Recht darauf hingewiesen, daß eine isolierte Neuritis nur dann eine solche ist, wenn eine exakte allgemeine neurologische Anamnese keine Hinweise ergibt und regelmäßige neurologische Kontrollen während des Neuritisschubes und in den ersten 5 Jahren danach negativ verlaufen. Falls eine Neuritis den Anfang einer MS darstellt, wird sich die MS in den meisten Fällen in den ersten 5 Jahren einstellen. Eine Ausweitung der Diagnostik auf MRI, Liquor und verschiedene evozierte Potentiale (VEP, SEP, BAEP) könnte die Entdeckung disseminierter Läsionen erleichtern. Aber wir wissen dann immer noch nicht, ob sich daraus zusätzliche Symptome ergeben werden. Ebenso bleibt abzuwarten, ob die 40–50% von Patienten mit monosymptomatischer Neuritis und normalem MRI-Befund später dennoch eine MS mit MRI-Befunden entwickeln.

EBERS (1985) vermutet, daß etwa die Hälfte der Patienten mit isolierter Neuritis eine MS entwickeln werden, besonders diejenigen mit einem oligoklonalen Banding im Liquor (Beschreibung der oligoklonalen IgG-Reaktion im Abschnitt „Aktuelle Konzepte über die Ursache der MS"). Gewisse

Tabelle 5.19 MS-Symptomatik von 1271 Patienten (nach *Poser* u. Mitarb.)

Störung	Erst-auftreten in %	Im ganzen Verlauf in %
Paresen	43	88
Sensibilitätsstörungen	41	87
Retrobulbärneuritis	36	66 (22–83)
Hirnstamm/Zerebellum	23	82
Spastik/Babinski-Reflex	19	85
Augenmotilität	13	34
Vegetative Störungen	10	63
Trigeminus/Fazialis	7	23
Intelligenz/Psyche	4	39

Autoren sind der Ansicht, daß die Präsenz von HLA-DR2 (human leucocyte antigen) bei Neuritis die Wahrscheinlichkeit einer MS-Entstehung fördert (COMPSTON 1986). Berücksichtigt werden sollte auch die Tatsache, daß das Konversionsrisiko nicht in allen Gegenden mit MS-Vorkommen gleich hoch ist. Die Konversion bei Männern ist kleiner als bei Frauen, auch bei Berücksichtigung der Möglichkeit, daß evtl. in einzelnen Studien aus Versehen fehlinterpretierte Fälle von Chorioretinopathia centralis serosa (mit Prävalenz bei Männern) eingeschlossen wurden. Die doppelseitige gleichzeitige Neuritis besitzt ebenfalls eine kleine Konversionsrate.

Es wird angenommen, daß im Falle einer Neuritis als Anfangsereignis bei einer Konversion der spätere Verlauf der MS relativ benigne sein könnte. Dies müßte eine besondere Art der Demyelinisierung voraussetzen. Tatsächlich aber dürften sich die motorischen Störungen und anderen klinischen Symptome der verschiedenen Gruppen im Laufe der Jahre (nach spätestens 2 Dekaden) angleichen (SANDERS u. Mitarb. 1984).

Meinungen zur isolierten Neuritis des Sehnerven

EBERS 1985: „Die isolierte demyelinisierende Neuritis des Sehnerven ist eine Forme fruste der MS. Das Vorhandensein eines oligoklonalen Banding im Liqour läßt die spätere Ausbildung einer MS erwarten. Dies sollte bei einer Beratung des Patienten berücksichtigt werden."

KURTZKE 1985: „Ich setze unter die klinische Diagnose einer Neuropathie des Sehnerven im Moment der akuten Phase die Möglichkeit, daß einige der jungen Patienten (1/8? 1/3?) später eine MS entwickeln werden."

NIKOSKELAINEN 1986: „Die Neuritis des Sehnerven bei jüngeren Patienten ist ein Zeichen der multiplen Sklerose."

RIZZO u. LESSELL 1988 (unter dem Eindruck von MRI-Resultaten): „Es scheint unvermeidlich sein zu folgern, daß die Neuritis des Sehnerven, welche unter der weißen Bevölkerung von New England auftritt, ein Vorläufer der MS in den meisten Fällen ist. Ferner ist das Risiko, daß nach einer Neuritis eine MS entsteht, bei Frauen viel größer als bei Männern. Die statistischen Raten der Konversion sind wahrscheinlich unterbewertet, wenn für die Diagnose lediglich klinische Kriterien für die Diagnosestellung verwertet werden."

Aktuelle Konzepte über die Ursache der multiplen Sklerose

Die Ätiologie der multiplen Sklerose ist uneinheitlich und nur in wenigen Teilaspekten bekannt. Ein Zusammenspiel genetischer Faktoren, welche eine Störung der Immunregulation bewirken, mit Faktoren aus der Umwelt, führt zu einer inadäquaten Myelinbildung. Charakteristisch für die MS ist die Störung des Gleichgewichtes zwischen anabolem und katabolem Metabolismus des Myelins. Das Primum movens, das die Kaskade von Ereignissen in Bewegung setzt, muß aber noch gefunden werden. Bei der Neuritis des Sehnerven kommt es zur Sehstörung durch eine immunologische Entzündung innerhalb eines myelinisierten Traktes des zentralen Nervensystems.

Eine besonders attraktive – und wahrscheinliche – Hypothese für die Entstehung des MS ist die Kombination von

1. einem langsamen Virusinfekt mit womöglicher Autoimmunisierung auf
2. immungenetischer Grundlage (Konstitution?) und
3. eingeschränkter immunologischer Reaktion auf der Grundlage eines womöglichen virusspezifischen, d.h. selektiven, T-Zell-Defekts mit konsekutiver immunregulatorischer Störung im Verhältnis von T-Helfer- und T-Suppressor-Zellen sowie Aktivierung von B-Zellen und Makrophagen (KUWERT u. KREUZFELDER 1986) (Tab. 5.20).

Tabelle 5.20 Hypothese zur Pathogenese der multiplen Sklerose (nach *Jörg*)

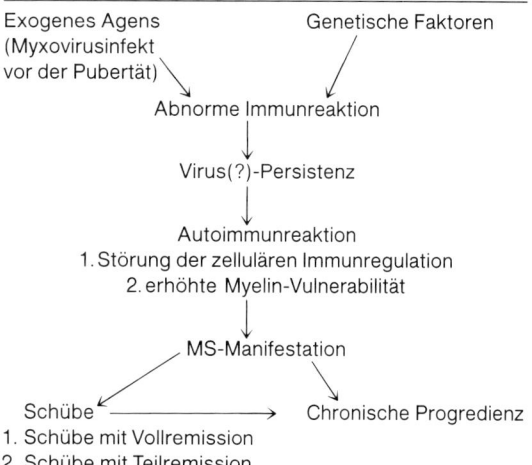

Exogenes Agens (Myxovirusinfekt vor der Pubertät) — Genetische Faktoren
↓
Abnorme Immunreaktion
↓
Virus(?)-Persistenz
↓
Autoimmunreaktion
1. Störung der zellulären Immunregulation
2. erhöhte Myelin-Vulnerabilität
↓
MS-Manifestation
↙ ↘
Schübe — Chronische Progredienz
1. Schübe mit Vollremission
2. Schübe mit Teilremission
3. Stillstand des Krankheitsprozesses

Myelin oder die Oligodendrozyten, also die myelinproduzierenden Gliazellen sind einer autoimmunen Attacke ausgesetzt, welche in einer Demyelinisierung resultiert.

Ablauf der Demyelinisierung (Abb. 5.128): Im Herdbereich kommt es zu einem Myelin-Breakdown begleitet von einer ebenso abrupten Zerstörung der Oligodendrozyten. Der Myelinzerfall

5.158 Erkrankungen der Sehnerven

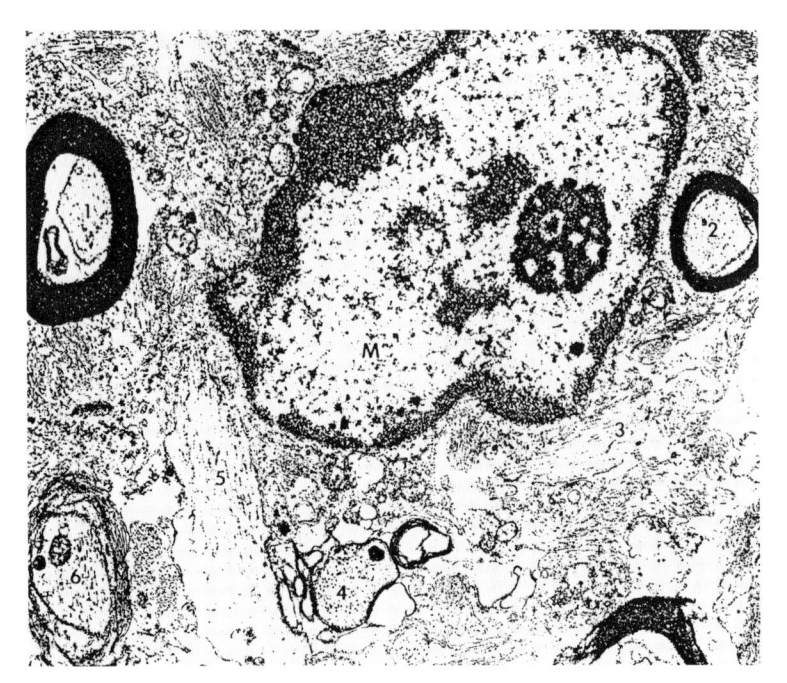

Abb. 5.128 Demyelinisierung bei multipler Sklerose am Rand einer Plaque: 6 Axone (1–6), welche im Kontakt stehen mit einem Makrophagen (M). Axone 1 und 2 sind normal. Axone 3 und 5 sind demyelinisiert, Axone 4 und 6 stehen in aktiver Demyelinisierung mit Auflösung der Lamellen.

steht in Beziehung zu lokaler Makrophagenaktivität. Eine Phagozytose von gesund erscheinenden Myelinscheiden findet in situ statt. Das Ungewöhnliche ist bei der MS, daß die Myelinscheiden oder die Oligodendrozyten keine (degenerative) Veränderung aufweisen, wenn sie von den Makrophagen angegriffen werden. Dies könnte bedeuten, daß die Makrophagen das Geschehen der strukturellen Desintegration in die Wege leiten (PRINEAS 1985). Während des akuten Prozesses kann eine passagere Blockade der axonalen Konduktion stattfinden (passagere Amplitudenreduktion der VEP). Es kann ein definitiver Axonverlust resultieren, im allgemeinen bleiben die (demyelinisierten) Axone in der Plaque aber ausgespart. Im Sehnerven ist bei der Neuritis die Anzahl Oligodendrozyten reduziert, Astrozyten proliferieren, polymorphonukleäre Leukozyten und mononukleäre Zellen infiltrieren, welche sich in Makrophagen umwandeln können.

Epidemiologie

Die virale Theorie für die Pathogenese der Neuritis des Sehnerven und der MS wird durch epidemiologische Daten unterstützt (KURTZKE 1985). Weiße (Kaukasier), welche in den USA, Kanada, (Nord-) Europa und Südaustralien leben, sind am meisten betroffen (Prävalenz über 30 Fälle pro 100 000 Einwohner). In Nordamerika bildet der 38., in Europa der 46. Breitengrad die Grenze gegen Süden mit niedrigerer Prävalenz. Italien, Jugoslawien und Griechenland sind weniger betroffen, doch nehmen neuerdings auch hier die Prävalenzen zu. Gebiete, in denen die MS gehäuft auftritt, werden als Cluster bezeichnet. Beispielsweise ist die Nordostschweiz mit Basel ein Cluster, wo die Prävalenz z. Z. über 200 pro 100 000 beträgt. Durch einen exogenen Faktor ist die Prävalenz nicht konstant, sie kann Schwankungen unterworfen sein. Migrationsstudien, die an verschiedenen Orten durchgeführt wurden, lassen vermuten, daß bei einer Migration vor dem 15. Lebensjahr das Krankheitsrisiko des Ziellandes erworben, bei einer Migration im Erwachsenenalter das Risiko des Ursprungslandes mitgenommen wird. Die Disposition muß also schon im Kindesalter erworben worden sein. Die Besetzung der Färöer Inseln durch die Briten während des 2. Weltkrieges brachte einen sprunghaften Anstieg der MS unter der Inselbevölkerung (viraler Infekt?).

Viren

Ein Zusammenhang mit einer viralen Infektion (Masern, Mumps, Herpes simplex, Rubeolen, Myxovirusinfekt vor der Pubertät) bleibt vorderhand hypothetisch. Es gibt Tiermodelle mit experimentell durch Viren induzierter Demyelinisierung.

Genetik-Histokompatibilitätsstudien von HLA (human leucocyte antigen)

Die Demyelinisierung in Patienten mit Neuritis des Sehnerven und MS hängt mit immunologischen Vorgängen zusammen. Etwa 15% von MS-Patienten haben Verwandte mit derselben Erkrankung. Besonders bei Geschwistern variiert die Erkrankung jedoch. MS-Patienten unterscheiden sich von der Normalbevölkerung durch besondere Frequenzhäufungen phenotypischer Merkmale aus dem HLA-System (human leucocyte antigen) und weichen auch hinsichtlich der T-Zellen-Numerik und T-Zellen-Funktion im statistischen Mittel von in Alter und Geschlecht entsprechenden gesunden Personen ab. HLA-Histokompatibilitätsstudien haben gezeigt, daß ein kleines Areal des 6. Chromosomes genetisch wesentlich ist für die Erzeugung der MS-Anfälligkeit. In der überwiegenden nordeuropäischen Bevölkerung besteht eine starke Assoziation zwischen MS und HLA-DR2 und den mit ihm verbundenen Allelen (HLA-A3, -B7 und -BfF). Das Risiko, an einer MS zu erkranken, ist dann mehrhundertfach größer.

Das Auftreten von Genprodukten im Zusammenhang mit der HLA-Region wurde bei Patienten mit Neuritis des Sehnerven und bei Patienten mit klinisch definitiver MS untersucht. Patienten mit Neuritis, welche später eine MS entwickeln, müßten ähnliche Störungen in der HLA-Verteilung aufweisen wie Patienten mit definitiver MS. Dies wurde auch in verschiedenen Arbeiten mit HLA-A3 und -B7 festgestellt. COMPSTON u. Mitarb. (COMPSTON 1986) fanden bei HLA-DR2-positiven Neuritispatienten ein erhöhtes Risiko zur Konversion zu MS, besonders wenn DR2 mit DR3 kombiniert ist. HLA-DR2 könnte grundsätzlich ein Marker für die Neigung zu Demyelinisierung sein, andere HLA-Marker (Bf-System) könnten mehr den Rhythmus der Progression bestimmen.

Eine Diskordanz von 75% bei eineiigen Zwillingen unterstreicht, daß eine genetische Disposition allein zur Auslösung einer MS nicht ausreicht.

Hinweise für ein autoimmunes Geschehen bei der Neuritis des Sehnerven bzw. bei MS

Eine gestörte Immunregulation im pathogenetischen Ablauf der MS könnte eine entscheidende Rolle spielen. Auch wenn der Befund von verminderten T-Suppressor-Lymphozyten im peripheren Blut während aktiver Krankheitsphasen nicht unumstritten ist, so häufen sich doch die Hinweise dafür, daß es sich dabei um ein echtes biologisches Phänomen handelt, welches sich dahingehend auswirkt, daß T-Helfer-(T4)-Zellen überwiegen und damit B-Zellen in vermehrtem Maße aktivieren können. Über eine solche gesteigerte B-Zell-Aktivierung im ZNS könnte auch der häufige und diagnostisch genutzte Befund oligoklonaler Liquorproteine erklärt werden, welcher allerdings nicht für MS pathognomonisch ist. Was klinisch als Schub und Remission imponiert, geht mit Veränderungen der T-Zell-Population im Blut einher, wobei der Anteil der Suppressorzellen im Schub deutlich reduziert ist (Kesselring 1987). Die Folge ist dann eine Zunahme der Ratio T-Helfer-/T-Suppressor-Lymphozyten. GUY u. Mitarb. (1989) untersuchten eine Patientengruppe mit monosymptomatischer Neuritis des Sehnerven. Bei den Patienten mit klinisch isolierter Neuritis änderte sich die Ratio der Helfer-/Suppressor-Zellen nicht, obwohl erfahrungsgemäß bei einem größeren Prozentsatz der Fälle mit isolierter Neuritis multiple Herde bei der MRI-Untersuchung gefunden werden. Die Ratio könnte allerdings erhöht sein, bevor die Demyelinisierung am Sehnerven Symptome der Neuritis verursacht. Lediglich stieg die Ratio bei einem einzelnen Patienten im Laufe der Beobachtungszeit an (im Sinne einer Suppressor-Zellen-Abnahme), bei welchem sekundär zusätzliche neurologische Symptome einer MS auftraten.

Oligoklonale Liquorproteine: Bei MS bildet das abnorme Liquor-γ-Globulin bei der Elektrophorese im Gegensatz zu dem beim Liquor-γ-Globulin gesunder Personen beobachteten diffusen Bild feine Bänder. Diese Proteine gelten als sehr empfindliche Merkmale der MS und werden in 85–95% der MS-Patienten beobachtet. Die oligoklonale Reaktion des ZNS ist als Synthese von Immunglobulin durch eine begrenzte Anzahl von Zellklonen, die zu den B-Lymphozyten gehören, aufzufassen. Liquorlymphozyten von MS-Patienten können IgG synthetisieren, das als oligoklonale Banden elektrophoretisch wandert. Neben IgG findet sich auch IgA und IgM in den oligoklonalen Banden. Oligoklonale IgG-Bänder im Liquor sind bei Patienten mit Hirnstammläsionen (MRI) häufiger anzutreffen als bei Einzelläsionen an anderen Hirnlokalisationen. Mit steigender Anzahl pathologischer Herde steigt allerdings auch die Wahrscheinlichkeit eines Vorhandenseins von Immunglobulinen im Liquor an. Mit Hilfe der isoelektrischen Fokussierung läßt sich oligoklonales Protein auch im Blutserum nachweisen.

Oligoklonale Banden werden nicht exklusiv bei MS gefunden. Derartige Liquorveränderungen findet man auch bei Syphilis des Nervensystems, bei subakuter sklerosierender Panenzephalitis, Guillain-Barré-Syndrom, viraler Enzephalitis, progressiver Röteln-Panenzephalitis, Kryptokokkusmeningitis, Creutzfeld-Jakob-Krankheit, Sarkoidose, granulomatöser Angiitis, Lupus erythematodes und autoimmuner Neuritis des Sehnerven.

Liquorbefunde bei Neuritis des Sehnerven

Liquorabnormitäten können bei Neuritis des Sehnerven gefunden werden:

– Pleozytose in 74%, vor allem bei Neuritisrückfall. Die Häufigkeit der Pleozytose bei Neuritis

unterscheidet sich nicht von derjenigen bei definitiver MS.
– Eine erhöhte IgG-/Albumin-Ratio und der IgG-Index scheinen bei einer isolierten Läsion wie z.B. bei Neuritis seltener vorhanden zu sein als bei etablierter MS, doch schwanken Werte und Methoden aus den verschiedenen Laboratorien.
– Bei Patienten mit gesicherter MS treten die oligoklonalen Banden frühzeitig auf. Das gleiche gilt auch für einen Teil der Patienten mit Neuritis des Sehnerven, bei denen sich später eine MS entwickelt (Tab. 5.21). Das frühe Auftreten oligoklonaler Banden bei isolierten Läsionen scheint generell die Charakteristik bei denjenigen Patienten zu sein, welche später eine definitive MS entwickeln.

Tabelle 5.21 Oligoklonale Banden bei Patienten mit Neuritis des Sehnerven. (Zusammengestellt von *Compston* [1986] aus Daten von *Sandberg-Wollheim* [1975], *Nikoskelainen* u. Mitarb. [1981], *Stendahl-Brodin* u. *Link* [1983].)

Gesamte Anzahl untersuchter Patienten: 119
Nachweis oligoklonaler Banden im Liquor zur Zeit der akuten Neuritis:

– Neuritis ohne Evidenz für eine spätere Konversion in eine MS:
78 Patienten, davon *16 Patienten (20%)* mit oligoklonalen Banden

– Neuritis mit späterer Konversion in MS:
41 Patienten, davon *22 Patienten (54%)* mit oligoklonalen Banden

Weitere Formen der Neuritis

H. Wildberger

In diesem Abschnitt werden entzündliche Verlaufsformen der RBN beschrieben, welche mit einer demyelinisierenden Erkrankung nicht in Zusammenhang stehen. Mit dem Aufkommen von der Immunschwächekrankheit AIDS ist der entzündlichen Genese der RBN im Zusammenhang mit einem opportunistischen Infekt vermehrt Beachtung zu schenken.

Retrobulbärneuritis beim Guillain-Barré-Syndrom

Verschiedene Autoren berichteten über Fälle von RBN beim Guillain-Barré-Syndrom, z.T. im Zusammenhang mit der Fisher-Syndrom-Variante (bulbäre Form des Guillain-Barré-Syndroms).

Kindliche Neuritis und mögliche Zusammenhänge mit viralen Infektionen mit oder ohne Enzephalitis (Masern, Mumps, Varizellen)

Die Neuritis des Sehnerven bei Kindern besitzt verschiedene typische Charakteristiken, welche sie von der Erwachsenenneuritis unterscheiden: In mehr als 70% der Fälle besteht ein Papillenödem (während dieses bei den Erwachsenen in nur 20–40% der Fälle auftritt). Zudem ist der gleichzeitig beiderseitige Befall sehr häufig (ca. 50% der Fälle). Dies kann auch davon herrühren, daß beim Kind eine einseitige Neuritis häufig unentdeckt bleibt. Virale Infekte als Ursache der kindlichen Neuritis (Masern, Mumps, Varizellen, grippale Infekte der oberen Atemwege) sind im Kindesalter besonders häufig. Da es sich um systemische Erkrankungen handelt, ist die Wahrscheinlichkeit eines bilateralen Befalles der Sehnerven hoch. Immer ist daran zu denken, daß besonders bei Kindern die Neuritis bzw. die beidseitige Papillitis nur ein Symptom einer generalisierten Erkrankung des Nervensystemes sein kann. Bis zu einem gewissen Grad dürfte bei solchen kleinen Patienten eine Enzephalomyelitis vorliegen (Kopfweh, Brechreiz, Liquorlymphozytose). Im Hintergrund kann eine virale oder bakterielle Meningitis stehen, und beiderseitiger Verlust des Sehvermögens aufgrund einer Meningitis kann 3 Ursachen haben:

1. eine beiderseitige Papillitis, retrobulbäre interstitielle Neuritis, Perineuritis, Leptomeningitis;
2. eine kortikale Blindheit (venöse Thrombosen?);
3. eine progressive Optikusatrophie aufgrund einer Arachnoiditis (opticochiasmatica) oder wegen eines Hydrozephalus.

Die jüngsten Patienten sind 4 Jahre alt. In der Mehrzahl treten Zentralskotome auf mit einer Sehschärfe unter 0,1, die Prognose für eine Erholung der Sehschärfe ist gut. Als Ursache ist häufig ein viraler (oder bakterieller) Infekt anzunehmen. Dementsprechend wichtig ist auch die Aufnahme einer genauen Anamnese, was vorausgehende febrile Infekte betrifft. In einem Teil der Fälle (auch bei einseitigem Befall) ist das Papillenödem peripapillär von einer exsudativen Netzhautabhebung umgeben, und es entsteht um die Makula herum ein Zirzinatastern (vor allem auf der nasalen Seite). Dieser Verlaufstypus, der auch bei Erwachsenen auftritt, wird Neuroretinitis benannt. Der Neuroretinitis liegen ätiologisch ebenfalls virale Infekte zugrunde. Bei einer Neuroretinitis ist kaum je später eine MS aufgetreten. Auch sonst ist das Ausmünden einer kindlichen Neuritis in eine MS nur selten beobachtet worden. Dies unterstützt die These einer vorwiegend infektiösen (viralen) Ursache bei Kindern.

Postvakzinale Neuritis

Sowohl die häufigere vordere (Papillenödem) wie die seltenere retrobulbäre Form der Neuritis werden nach verschiedenen Impfungen beschrieben (gegen Pocken, Tollwut, Tetanus, [Diphtherie und Tetanus in Kombination mit Pocken], Rubeolen, Masern, Mumps), besonders wenn diese in Dreierkombination verabreicht werden (bei Kindern bilaterale Papillitis). Eine bilaterale Papillitis kann auch nach bivalenter Influenzaimpfung auftreten (6 Tage nach der Impfung). Das bilaterale Papillenödem kann massiv sein mit peripapillären Blutungen. Trotz massiver Visusabnahme (bis hin zu Amaurose) ist die Prognose für eine völlige Erholung günstig.

Bei der häufig gleichzeitig auftretenden postvakzinalen Enzephalomyelitis muß ein enger zeitlicher Zusammenhang von 1–2 Wochen zur Impfung bestehen. Unabhängig von der Art des Erregers kommt es offensichtlich durch eine besondere immunologische Reaktion des Organismus zur disseminierten Enzephalomyelitis. Am häufigsten ist diese Komplikation bei Pocken- und Tollwutimpfung zu beobachten. Neben Masern, Rubeolen, Varizellen und Influenza können Echoviren und von Arthropoden übertragene Virusarten zur Enzephalomyelitis führen.

Papillitis bei Erwachsenen

Papillitis bedeutet eine Schwellung der Papille durch einen lokalen entzündlichen Prozeß im vordersten Anteil des Sehnerven. Die Papillitis erfolgt normalerweise akut und ist mit einem leichten bis ausgeprägten Visusverlust verbunden. Die Visusstörung ist auch der wesentliche Unterschied zu einem Papillenödem, beispielsweise als Folge einer intrakraniellen Drucksteigerung (Stauungspapille). Eine Papillitis kann eine intraokuläre Form der klassischen Retrobulbärneuritis darstellen. Je älter ein Patient mit einer Papillitis allerdings ist, desto weniger wahrscheinlich ist der Zusammenhang mit einer demyelinisierenden Krankheit. Viel eher ist nach einer anderen Ursache zu suchen (viraler Infekt wie bei kindlicher Neuritis/Papillitis oder bei Neuroretinitis (s. nächsten Abschnitt), fortgeleiteter Infekt aus der Nachbarschaft (Sinusitis), granulomatöse Entzündung, vaskuläre Störung (Ovulationshemmer, Papillophlebitis). Aus dem Aspekt einer unscharfen Papille auf die Ätiologie zu schließen, ist unmöglich. Eine Hämorrhagie auf der Papille widerspiegelt eher die Schwere der Papillenschwellung, als daß sie diagnostische Hinweise geben könnte.

Die Prognose, zum mindesten was die Sehschärfe betrifft, ist überraschend gut, auch wenn das Papillenödem massiv ist und Hämorrhagien vorliegen. Wie bei der klassischen demyelinisierenden Retrobulbärneuritis besteht keine eindeutige Evidenz, daß eine Steroidtherapie einen günstigen Einfluß hätte.

Neuroretinitis (Abb. 5.129)

Obwohl bei der Neuroretinitis neben einer Papillitis auch Makulaveränderungen beobachtet werden, muß betont werden, daß das Krankheitsbild primär von der Papille ausgeht.

Eine Papillitis unterscheidet sich von einem Papillenödem durch folgende Kriterien:

1. Rascher Verlust an Sehschärfe;
2. okulärer oder orbitaler Schmerz;
3. afferenter Pupillendefekt;
4. Zellen im Glaskörperraum, besonders vor der Papille;
5. Aufhebung der physiologischen Papillenexkavation;
6. peripapilläre tiefe retinale Exsudationen mit peripapillärer exsudativer Netzhautablösung und makulärer Sternfigur, welche auf der nasalen Seite der Fovea ausgeprägter ist.

Diese letztgenannte Charakteristik in einigen Fällen von ein- oder doppelseitiger Papillitis wird Neuroretinitis genannt. Es ist wichtig zu wissen, daß dieses Krankheitsbild nie als Vorstufe einer MS gewertet werden sollte. Pathophysiologisch ist das Zielgewebe bei der MS-Neuritis neural, bei der Neuroretinitis wahrscheinlich vaskulär. Die Neuroretinitis wird vorwiegend bei Kindern und jungen Erwachsenen (Mittel 23 Jahre) beobachtet. MAITLAND u. MILLER (1984) beobachteten allerdings auch Fälle zwischen dem 40. und 55. Lebensjahr. Eine Geschlechtsbevorzugung liegt nicht vor. Bei etwa 50% der Fälle kann ein (hämatogener) viraler Infekt (Grippe, Infekt der oberen Atemwege, aber auch Katzenkratz-Krankheit und Leptospirosen) 14 Tage voraus als Ursache angenommen werden, wobei weder Blut- noch Liquoruntersuchungen schlüssige Resultate ergeben, obwohl in einigen Fällen auch Hinweise für eine Mitbeteiligung des zentralen Nervensystemes bestehen. Nicht immer ist die Abgrenzung zu einer vorderen ischämischen Neuropathie eindeutig, vor allem bei schweren Gesichtsfelddefekten. Aufgrund angiographischer Untersuchungen wird angenommen, daß die Exsudation durch abnorme Kapillarpermeabilität aus der Tiefe der Papille stammt und nicht aus perimakulären Kapillaren. Dies bestärkt die Vermutung, daß die Neuroretinitis primär eine Erkrankung der Papillenregion ist. Die Fluoreszenzangiographie kann auch eine subklinische Mitbeteiligung der Papille in asymptomatischen Partneraugen zeigen.

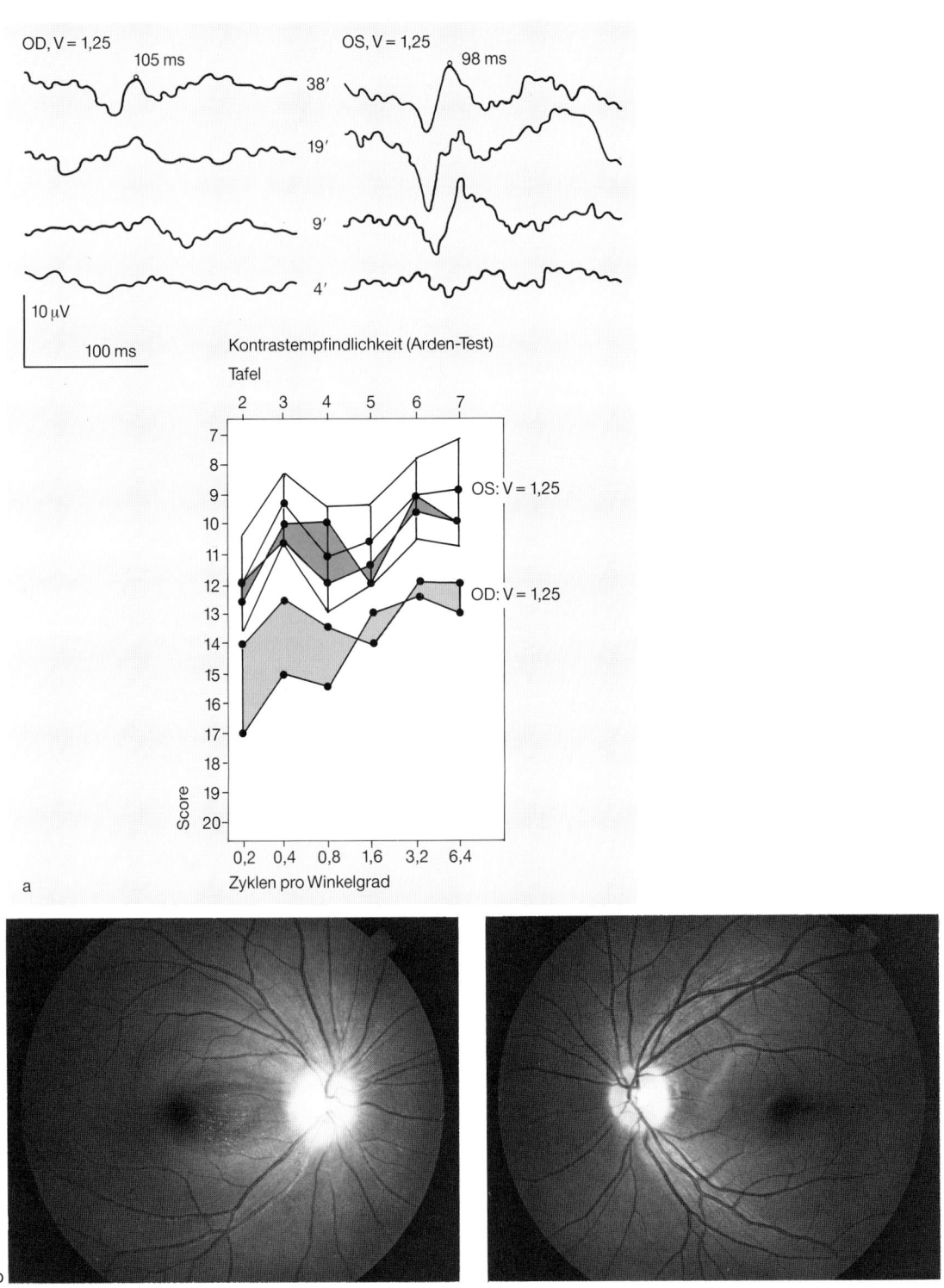

Abb. 5.**129** a–c Zustand nach abgeheilter Neuroretinitis am rechten Auge bei einer 35jährigen Patientin. Die Sehschärfe hat sich wieder erholt (1,25), dennoch persistieren verschiedene Funktionsstörungen.
a) Die Amplituden der visuell evozierten Potentiale sind am betroffenen rechten Auge herabgesetzt. Die Latenzzeit ist nur geringgradig verspätet (die Neuroretinitis gehört nicht zur Gruppe der demyelinisierenden Neuropathie). Trotz voller Sehschärfe ist die Kontrastempfindlichkeit (Arden-Test) rechts stark herabgesetzt (die schraffierten Flächen ergeben sich aus nicht zusammenfallenden Werten bei Doppelbestimmung).
b) I u. c II Die Nervenfaserphotographie zeigt in der Makulagegend Überreste retinaler Exsudate und spaltenförmige Defekte im papillomakulären Bündel. Dem nasalen oberen Quadrantendefekt des Gesichtsfeldes entspricht eine weitgehende Atrophie des temporalen unteren Bogenbündels mit Pseudoeinscheidung der großen Gefäße. Auch im scheinbar intakten oberen temporalen Bogenbündel sind keilförmige Defekte zu beobachten.

Nicht immer ist zunächst (bei Auftreten einer Sehstörung durch ein Zentral- oder Zäkozentralskotom) eine Sternfigur zu beobachten (Tab. 5.**22**). Der Papillitis (milde bis schwere Papillenschwellung, teilweise sektoriell) folgt das Auftreten der Sternfigur erst nach 9–12 Tagen. GASS (1977) nimmt an, daß das aus Gefäßen stammende lipid- und proteinreiche Exsudat von der Papille in die äußere plexiforme Schicht der umgebenden Retina vordringt. Nach Resorption der serösen Komponente bleiben Lipidpräzipitate in der Henleschen Faserschicht und bilden die *Sternfigur*. In Einzelfällen

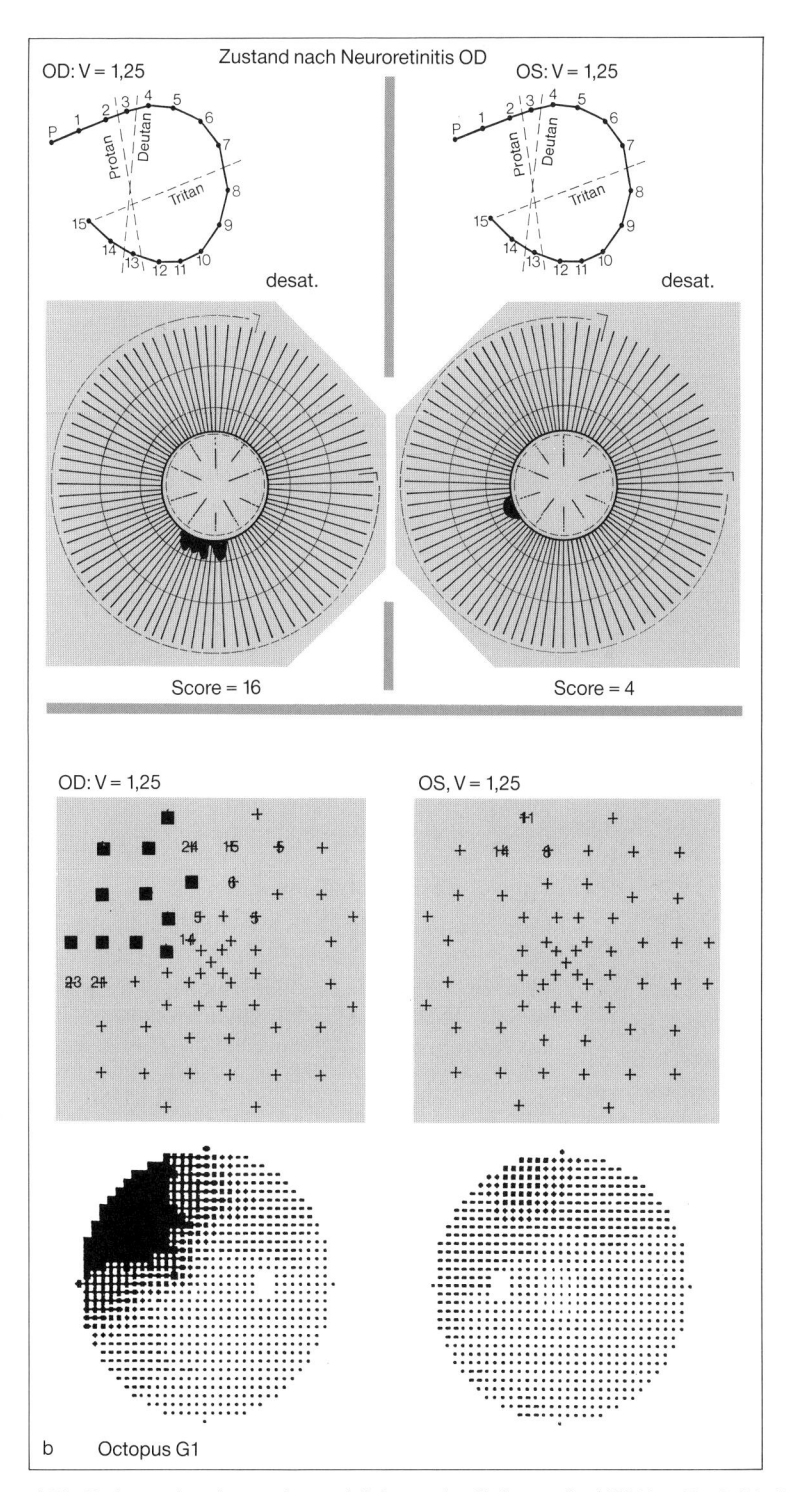

c) Die Farbenwahrnehmung ist nur höchst geringfügig gestört (100 Hue-Test). Die Perimetrie ergibt einen ausgedehnten Quadrantendefekt (B. B., ♀, 35 Jahre).

Tabelle 5.22 Ursachen für eine makuläre Sternfigur. Die Ursache der Sternfigur ist nicht uniform: Bei einer Neuroretinitis geht die Exsudation und Netzhautanhebung von der Papille aus, mit intakt bleibender retinaler/makulärer Durchblutung. Bei einer Retinopathia angiospastica und bei anderen Gefäßerkrankungen führt die retinale/makuläre Ischämie an Ort und Stelle zu einem Gewebeuntergang mit Ausbildung der Sternfigur. Bei anderen Gefäßerkrankungen und Entzündungen entsteht eine Exsudation in der Makulagegend durch pathologische Permeabilität

Neuroretinitis

AION (vordere ischämische Neuropathie, arteriosklerotisch bedingt)

Venenastthrombose

Retinopathia angiospastica, hypertensives Papillenödem

Papillophlebitis

Toxoplasmose des Sehnerven

Syphilitische Neuroretinitis

Intermediäre Uveitis

Diabetische Retinopathie (Makulaexsudate durch Leakage aus parafovealen Kapillaren)

Lyme disease (Lyme-Neuroretinitis)

Parasiten (subretinale Nematoden bei Toxacara canis)

Stauungspapillen (intrakranielle Drucksteigerung)

Mikrovaskulopathie bei AIDS (ischämische Makulopathie mit Sternfigur aus Lipiddepots)

werden am Papillenrand ebenfalls kleine Hämorrhagien beobachtet. Die Prognose für die Sehschärfe ist im allgemeinen gut. Die Papillenschwellung beginnt nach 2 Wochen abzunehmen und verschwindet völlig innerhalb von 8–9 Wochen. Die Sternfigur der Makula nimmt nach einem Monat ab und verschwindet vollständig nach einigen Monaten. Eine Papillenabblassung, eine reduzierte Sehschärfe und ein definitiver, papillenbezogener Gesichtsfelddefekt können persistieren. Fälle mit ausgedehnten Gesichtsfelddefekten und entsprechenden afferenten Pupillendefiziten könnten eine separate Untergruppe darstellen: Vermutet wird eine Obliteration einer prälaminären Arteriole, was zu einer vorderen ischämischen Neuropathie in einem bestimmten Sektor führt.

Umschriebene subfoveale Pigmentblattdefekte können ohne Sehschärfenbeeinträchtigung zurückbleiben. Diese Pigmentblattdefekte zeigen sich an Stellen, wo die Lipiddeposite besonders dicht waren.

Rezidive einer Neuroretinitis am selben Auge sind im Gegensatz zu einer MS-Neuritis nicht beobachtet worden.

Das Krankheitsbild der Neuroretinitis, also Papillitis und makuläre Sternfigur, wird auch Lebers idiopathische Neuroretinitis mit Sternfigur genannt (Leber's idiopathic stellate neuroretinitis, Dreyer u. Mitarb. 1984), nach der Beschreibung durch diesen Autor 1916. Differentialdiagnostisch kann ein makulärer Stern auch bei anderen Erkrankungen auftreten (s. Tab. 5.22). Eine eindeutig behandelbare Form der Neuroretinitis, die Lues, läßt sich aspektmäßig von der hier beschriebenen Neuroretinitis nicht unterscheiden. Die entsprechende Luesserologie sollte deshalb bei Fällen mit Neuroretinitis veranlaßt werden. Ebenso kann gelegentlich auch ein Parasit vorliegen (subretinale Nematoden). Hier müßte ebenfalls eine spezifische Therapie einsetzen.

Mononucleosis infectiosa

Ausnahmsweise tritt eine Neuritis des Sehnerven als Komplikation einer Mononucleosis infectiosa auf.

Herpes zoster

Bei raren Gelegenheiten mag eine Neuritis des Sehnerven in Kombination mit einem Herpes zoster ophthalmicus auftreten, entweder in Form einer Retrobulbärneuritis oder als schwere ischämische Papillitis.

Rickettsien

Rickettsien schädigen das Endothel von Arteriolen und Kapillaren. Entsprechende Läsionen mit Gewebeödem und Hämorrhagien können im Bereiche der Papille auftreten. Derartige Sehnervenaffektionen scheinen sehr selten zu sein. Die Diagnose einer Rickettsienaffektion ist eine rein serologische. Der serologische Nachweis ist häufig aber keineswegs spezifisch und eindeutig.

Lyme disease (Borrellia burgdorferi)

Bisherige Angaben über eine Mitbeteiligung der Sehnerven im Sinne einer Neuritis im Laufe einer Lyme disease (Lyme-Borreliose) sind spärlich. Über passagere Sehstörungen wird berichtet, ebenso über das Auftreten einer ischämischen Neuropathie und eines (bilateralen) Papillenödems entweder im Rahmen einer Papillitis, Perineuritis oder eines Pseudotumor cerebri (Wu u. Mitarb. 1986, MacDonald 1987, Jacobson u. Frens 1989). Im Falle von Wu handelte es sich um ein bilaterales Papillenödem bis in die Makula hinein, mit Ausbildung von Hämorrhagien und makulären Exsudaten bei einem 7jährigen Knaben. Es wird ausdrücklich darauf hingewiesen, daß eine chronische Neuroborreliose multifokale Ausfälle wie eine MS verursachen kann. Selbst die MRI-Untersuchung (Kernspintomographie) kann bei Lyme-Borreliose ähnliche Veränderungen des Hirnparenchyms aufweisen. Bialasiewicz u. Mitarb. (1989) berichteten über den Fall einer 25jährigen Patientin, bei welcher zunächst am einen Auge eine Neuritis des Sehnerven mit Perivaskulitis der Netzhaut, Entzündungszellen im Glaskörper, Papillenödem und zystoider Makulopathie bestand. Die reduzierte Sehschärfe wurde unter Steroidtherapie noch schlechter. Erst 8 Monate später kam die Patientin erneut, jetzt mit einer Optikusatrophie am ersterkrankten Auge. Am anderen, vormals guten Auge imponierte jetzt bei Visusabnahme ein massiver ödematöser Papillenprozeß mit intraretinalen Streifenblutungen. Später, nach erfolgter Diagnosestellung und Behandlung mit Tetracyclin wurde am Augenhintergrund eine makuläre Sternfigur im Sinne einer Neuroretinitis beobachtet. Im MRI zeigten sich multiple kleinfleckige Signalvermehrungen periventrikulär und im subkortikalen Marklager, ohne daß die Lyme-Serologie im Liquor positiv war. Der Befund einer nicht ganz typischen Papillitis/Neuroretinitis in Gegenwart von zerebralen Demyelinisierungsherden stellt eine zusätzliche Variante der Lyme-Borreliose dar. Bei Verdacht auf ein multifokales Leiden ist bei der Abklärung die Möglichkeit einer Borrelliose mit einzubeziehen, vor allem wenn es unter Steroidbehandlung zu einer Verschlechterung kommt. Im hier beschriebenen Fall wurde ein akuter Schub einer chronischen Borrelliose im 2. Stadium angenommen.

Die Lyme-Borreliose wurde 1975 erstmals anläßlich einer Arthritisepidemie von 12 Kindern in Lyme/Connecticut beschrieben. Die Lyme-Borreliose ist eine Spirochäteninfektion durch die Borrelia burgdorferi, welche wie die Luesspirochätose in verschiedenen Stadien auftreten kann und ein sehr vielfältiges neuroophthalmologisches Manifestationsspektrum aufweist. Überträger auf den Menschen sind Schildzecken verschiedener Spezies, in Europa der Holzbock (Ixodes ricinus), in Amerika Ixodes dammini und Ixodes pacificus, welche die Borrelien ihrerseits von Waldtieren durch Blutsaugen beziehen. Der Lebenszyklus der Zecken dauert 2 Jahre, wobei alle Entwicklungsstadien die Borrelien an den Menschen weitergeben können. Am häufigsten findet dies aber durch das Nymphenstadium im Sommer statt. In Mitteleuropa soll die Infektionsrate der Zecken relativ hoch sein, das erklärt die hohe Wahrscheinlichkeit, bei entsprechender Exposition an einer Lyme-Borreliose zu erkranken. In 3 Stadien ergeben sich dermatologische, neurologische, rheumatologische und kardiologische Komplikationen. Die Stadien sind in der separaten Synopsis (Tab. 5.23) zusammengefaßt, ebenso die allgemeinen klinischen und speziellen neurologischen und ophthalmologischen Manifestationen.

Der serologische Nachweis der Borreliose ist schwieriger als derjenige mit dem FTA-ABS-Test bei Syphilis. Ein negatives Resultat schließt die Krankheit noch nicht aus und der Test sollte wie-

Tabelle 5.23   Synopsis der Lyme-Borreliose-Stadien

Stadium I: Tage bis wenige Wochen nach Infektion
Generalisation:
- unspezifische „grippale" Allgemeinsymptome Primäraffektion:
- Erythema chronicum migrans: vom Patienten häufig übersehen!
- Lymphadenosis benigna cutis

Ophthalmologische Symptome:
- Konjunktivitis, Episkleritis, Photophobie

Am Übergang nach Stadium II:
- bilaterale diffuse Chorioiditis und exsudative Netzhautabhebung
- Iridozyklitis und retinale Vaskulitis
- Sehstörungen im Stadium der Dissemination mit Symptomen des zentralen Nervensystems. Papillenödem und Makulaödem, Perineuritis des Optikus (*Wu* 1986)
  Pseudotumor zerebri mit bilateralen Papillenödemen (*Jacobson* u. *Frens* 1989)

Stadium II: weniger als 1 Jahr nach Infektion
Organmanifestationen:
- evtl. multiple Eritheme
- Meningoradikuloneuritis (Enzephalitis, Myelitis): ein- und doppelseitige Fazialisparesen, Okulomotorius-, Trochlearis- und Abduzensparese. Außerordentlich große Variabilität (DD: multiple Sklerose! Guillain-Barré-Syndrom, Fisher-Syndrom, Diskushernie)
- Mono-, Oligarthritis, rezidivierend
- Myokarditis, Perikarditis; AV-Block
- Keratitis (bilateral) oberflächlich und tief im Stroma (am Übergang von Stadium II nach III)

Stadium III: länger als 1 Jahr nach Infektion
Organmanifestationen:
- Acrodermatitis chronica atrophicans
- Progressive Enzephalomyelitis, neuropsychiatrische Erscheinungen DD: multiple Sklerose!
- Oligo-, Polyarthritis, rezidivierend

Serologie:
Stadium I: IgG: negativ   IgM: negativ
Stadium II: IgG: ansteigend   IgM: hoch
Stadium III: IgG: hoch   IgM: niedrig

Anstieg der IgM-anti-Borrelia-burgdorferi-Antikörper während Stadium I mit Maximum nach 3–6 Wochen. Die IgG-Antikörper erscheinen etwas später, wenn die IgM-Antikörper am Abnehmen sind. Steigen die IgM-Antikörper noch weiter an, signalisiert dies einen Übergang in Stadium II oder III.

derholt werden (IgG- und IgM-Antikörper, ELISA-Test).

Die Behandlung erfolgt wie bei Syphilis mit hochdosierten Penicillin-G-Infusionen (4 × 5 Mill. E/Tag) während zweier Wochen. Bei Penicillinallergie wird Doxicyclin 200 mg/Tag p.o. jeweils am Abend (Tetracyclin), oder als Alternative Cephtriaxon 2 g/Tag i.v., beides während dreier Wochen, verabreicht.

Pathologisch-anatomisch liegt den neurologischen Komplikationen der Lyme-Borreliose eine segmentale Perivaskulitis mit lymphoplasmozytären Infiltraten zugrunde, ohne daß es zu einer Nekrotisierung der Wandschichten wie bei Kollagenosen kommt. Gelegentlich sind thrombotische Verschlüsse zu beobachten, weshalb anzunehmen ist, daß die Schädigung des nervösen Parenchyms auf einer ischämischen Läsion beruht. Die perivaskulären Infiltrate wurden in Biopsien von Patienten mit Meningoradikuloneuritis gefunden. Über ähnliche Gefäßveränderungen bei Optikusmitbeteiligung fehlen Untersuchungen.

Die Frühsommermeningoenzephalitis (FSME-Arboviren) wird ebenfalls von den Zecken übertragen. Bei neurologischen Komplikationen sollte nicht nur nach der Borrelie, sondern auch nach dem Virus gesucht werden (IgG- und IgM-Antikörper mit ELISA-Test). Eine passive Immunisation und Impfung ist beim FSME-Virus möglich.

Benachbarte, fortgeleitete Entzündungen von Meningen, aus den Orbitae oder Sinus

Im Gegensatz zu einer „intrinsischen" demyelinisierenden Reaktion kann der Sehnerv sekundär indirekt durch verschiedene Entzündungen benachbarter Gewebe betroffen werden. Bei einem Pseudotumor orbitae ist es nicht klar, ob eine echte Neuritis des Sehnerven oder lediglich eine Kompression vorhanden ist. Ein Papillenödem, falls vorhanden, hat eine variable Ausprägung. Eine Sehstörung kann sich manifestieren, bevor ein Pseudotumor sichtbar wird.

Eine akute oder chronische Sinusitis (Ethmoid, Sphenoid) wurde früher für eine Neuritis, vor allem mit einem Begleitödem der Papille, erheblich häufiger verantwortlich gemacht als heute. Mit den verbesserten diagnostischen Methoden kann heute eine vorerst unklare Neuropathie gezielter einem Entmarkungsleiden zugeordnet werden. Hingegen kann eine Pansinusitis-Ethmoiditis mit Orbitaphlegmone sehr wohl eine große Gefahr für den Sehnerven darstellen. Das Bild eines einseitigen entzündlichen Exophthalmus mit Chemose und partieller Immobilisierung des Bulbus muß besonders bei Kindern höchste Alarmstufe bedeuten.

Der Zusammenhang zwischen Zahnaffektion (Granulom) oder Tonsillitis und Neuropathie ist fraglich.

Neuerdings werden Fälle beschrieben, die durch Cocainabusus verursacht werden. Durch intranasale Aufnahme („Schnüffeln") der Modedroge entsteht eine chronische Irritation der Schleimhaut des oberen respiratorischen Traktes mit chronischer osteolytischer Sinusitis und Eindringen einer Entzündung in die Orbita mit Befall der Sehnerven.

Perineuritis

Eine lokalisierte (granulomatöse) Meningitis, Meningovaskulitis oder meningeale Infiltration der Leptomeningen um den Sehnerven herum, also von Pia mater, Arachnoidea und subarachnoidalem Raum, führt zu einer (lokalisierten) Verdickung (Pachymeningeose) der Meningen bei *Lues, Sarkoid, Mycobacterium tuberculosis und Cryptococcus neoformans*. Die Folge ist ein (meist bilaterales) Papillenödem mit relativ gut erhaltener Sehfunktion (Sehschärfe und Gesichtsfeld, letzteres mit vergrößertem blindem Fleck). Zusätzlich dürften auch die Meningen allgemein mitbetroffen sein. Detaillierte visuelle Untersuchungen mit genaueren Methoden, welche minimale Funktionsstörungen aufdecken, wurden allerdings bisher bei Perineuritis nicht durchgeführt. Eine Perineuritis entsteht auch durch Übergreifen einer *Orbitaphlegmone*, also einer schweren Entzündung aus der Nachbarschaft. Die Perineuritis wird auch im Zusammenhang mit dem *Lyme disease* erwähnt (JACOBSON u. FRENS 1989).

Bei einer periaxialen Neuritis sind die peripheren Anteile des Nerven von den Leptomeningen her betroffen. Die Sehschärfe bleibt bei konzentrischer Gesichtsfeldeinschränkung erhalten. Die Fasern des papillomakulären Bündels verlaufen nur knapp hinter dem Bulbus am temporalen Rand des Nervendurchmessers. Im weiteren intraorbitalen Verlauf nimmt das papillomakuläre Bündel die zentralen Abschnitte, die Peripherie, die Mantelabschnitte des Durchmessers ein.

Das *Sheath-Meningeom* ist eine wichtige Differentialdiagnose gegenüber der Perineuritis.

MARGO und Mitarb. (1989) beschrieben eine bilaterale Entzündung der Sehnervenhüllen, welche sie *idiopathische perioptische Neuritis* benennen. Es handelt sich um eine nichtinfektiöse entzündliche Veränderung um die Sehnerven herum, deren Ursachen nicht bekannt sind. In diesen Fällen kann ein Verlust der Sehschärfe durch vaskuläre Infarkte und durch Kompression von seiten der verdickten Meningen eintreten. Die idiopathische perioptische Neuritis kann als Form eines idiopathischen Pseudotumors der Orbita klassifiziert werden. Neuroimaging zeigt verdickte Sehnerven. Mit in den weiteren Kreis dieser idiopathischen Perineuritis gehört die *posteriore Skleritis* und das Krankheitsbild der *idiopathischen Aderhautfalten (chorioidal folds)* (BENSON u. Mitarb. 1979, SINGH u. Mitarb. 1986, ATTA u. BYRNE 1988). Die vorwiegend bei Frauen auftretenden chorioidalen Falten am Augenhintergrund mit Hyperopisierung lassen vorerst auch einen chorioidalen oder retrobulbären Tumor oder eine seröse Netzhautabhebung annehmen. Echographisch findet man eine Verdickung von Sklera und Sehnervenhüllen, zusammen mit einer hohen orbitalen Reflexivität. Die Schwellung der Sehnerven bzw. ihrer Hüllen zusammen mit einer Verdickung der Augenmuskeln läßt sich auch im Computertomogramm demonstrieren. Die Ursache der Scleritis posterior ist unklar, eine Steroidbehandlung bringt fraglichen Erfolg.

Terminologische Ergänzungen zum Begriff der Perineuritis: Eine axiale Neuritis wäre das Gegenteil, die zentralen Anteile (papillomakuläres Bündel) des Optikus sind betroffen; bei einer transversen Neuritis wäre der gesamte Nervenquerschnitt, bei einer disseminierten multifokalen Neuritis einzelne Anteile betroffen (NAUMANN 1980).

Granulomatöse Entzündungen (Lues, Tuberkulose, Boeck-Sarkoidose):

Granulome können auftreten als ein Resultat bestimmter Mikroorganismen, und sie werden deshalb auch infektiöse Granulome genannt. Die Läsion der Tuberkulose, der Tuberkel, ist charakterisiert durch seine Epitheloidzellen, Lymphozyten und Langerhanssche Riesenzellen. Andere Infektionen wie Syphilis, Lepra, gewisse Pilze, aber auch die Sarkoidose, deren Ursache unbekannt ist, verursachen ähnliche Granulome.

Lues

Erst seit relativ wenigen Jahren gewinnt die syphilitische Erkrankung wieder an Bedeutung. In etwa 10% der unbehandelten Fälle von primärer Lues kommt es zu einem Befall des Nervensystems. Spirochäten erreichen u. U. schon vor dem Exanthem, also vor den generalisierten Erscheinungen der Sekundärperiode (5–12 Wochen nach der Infektion), das Nervensystem mit den entsprechenden Liquorveränderungen (vorerst Lues latens liquorpositiva). Erst bei Auftreten von klinischen Symptomen wird man von einer eigentlichen Neurolues sprechen: 3 Hauptypen A, B, C, mit vielfachen Übergängen werden beschrieben (MUMENTHALER 1986):

A: Lues cerebrospinalis: entzündliche Veränderungen der Meningen und der Gefäße mit exsudativen und proliferativen Eigenschaften. In der Sekundärperiode (Sekundärlues) kann eine fatale akute syphilitische Meningoenzephalitis mit zelligen Infiltraten der Meningen, Endarteriitis der meningealen und zerebralen Gefäße, Hirnnervenausfällen, zentralen Lähmungen und Krampfanfällen auftreten. In der Tertiärperiode (Tertiärlues), 2 oder 3 Jahre nach der Infektion, gehen die verschiedenen Erscheinungsformen der Lues cerebrospinalis auf vaskuläre und perivaskuläre Entzündungen mit obliterierender Endarteriitis zurück. Dies erzeugt Nekrosen und Verkäsungen, aber auch proliferative, granulomatöse Veränderungen (Gummata). Die gummöse zerebrale Leptomeningitis (Verdickung der Meningen) ist basal lokalisiert und kann ein Chiasmasyndrom verursachen. Eine luische zerebrale Arteriitis kann eine Apoplexie verursachen.

B: Tabes dorsalis: 8–12 Jahre nach der Infektion treten systematisierte Veränderungen im Rückenmark auf. Pupillenanomalien ergeben sich in 90% der Tabiker, eine Optikusatrophie in 10%, welche bis zur Amaurose fortschreitet.

C: Progressive Paralyse mit vorwiegend zerebralen Symptomen: In etwa 45% der Neurolues auftretend, wie bei der Tabes sind 4mal mehr Männer als Frauen betroffen. Die progrediente Demenz mit verwaschener Sprache und verschiedenen neurologischen Ausfällen ist wiederum in Einzelfällen von Pupillenstörungen und Optikusatrophie begleitet.

B und *C* werden metaluische Erkrankungen genannt.

Die Symptomatik der Lues am Auge im Sekundär- und Tertiärstadium ist äußerst vielfältig. Bei einer unklaren Uveitis, Chorioretinitis, Papillitis, Neuroretinitis ist die Durchführung eines Screeningtests notwendig und wichtig, da wirksame therapeutische Erfolge erzielt werden können. Der einfachste (nichtspezifische) Test ist der Cardiolipintest, beispielsweise der VDRL-(venereal disease research laboratory)Test, welcher allerdings negativ sein kann in einem Drittel der Fälle mit Primärlues oder Tertiärlues. Somit ist der VDRL-Test nicht ausreichend bei der Diagnostik von Augensymptomen und bei Neurosyphilis im Rahmen einer Tertiärlues. Hingegen ist der empfindlichere und spezifischere FTA-ABS-(fluorescent treponemal antibody absorption)Test (Nelson-Test) indiziert als Routineuntersuchung bei Tertiärlues und bei Verdacht auf neuroretinale Lues. Da Lues auch mit AIDS assoziiert sein kann, wäre ein Routine-AIDS-Test ebenso indiziert. Die juristische Zulässigkeit des routinemäßigen AIDS-Tests ohne informierte Zustimmung des Patienten ist derzeit immer noch Gegenstand politischer Diskussionen.

Okuläre Indikationen für den Serum-FTA-ABS-Test

„Weißes" Auge (bei chronischen Problemen):
Abnorme Pupillenreaktion und Pupillengröße,
Uveitis,
Retinitis pigmentosa – ähnlicher Fundus,
unklare Optikusatrophie,
interstitielle Keratitis.

„Rotes" Auge (bei akuten Problemen):
Keratouveitis,
Iritis,
Vitritis,

Zyklitis, Chorioretinitis,
Big blind spot syndrome (bilaterales Papillenödem mit vergrößerten blinden Flecken),
Neuroretinitis,
Perineuritis des Sehnerven.

Ophthalmologische Manifestationen bei Lues

Sekundärlues:
Uveitis anterior (in 50% beiderseitig),
Chorioiditis-Chorioretinitis.
Bei Befall des Zentralnervensystems (Meningitis) auch Mitbeteiligung von Sehnerv, Neuroretina, von anderen Hirnnerven. Am Augenhintergrund typischerweise: Neuroretinitis luetica. Eine Optikusatrophie kann im Rahmen der Lues cerebrospinalis auf arteriitischer Basis oder mechanisch (Arachnitis) auftreten.

Tertiärlues:
Vaskulitis: chronische Iridozyklitis, Chorioiditis, retinale Vaskulitis mit sekundärer Gewebsdestruktion (Neuroretinitis bei Tertiärlues wesentlich seltener als bei Sekundärlues). Gumma: nekrotische, granulomähnliche Läsionen als Folge einer fokalen, obliterativen Endarteriitis in allen Teilen des Auges. Lues meningovascularis: Neuritis nervi optici, Papillenödem bei erhöhtem intrakraniellem Druck, Basilarmeningitis mit Paresen des N. abducens und N. oculomotorius. Chronische Meningitis mit Endarteriitis, homonyme Gesichtsfeldausfälle. Parenchymatöse Neurolues: Tabes dorsalis, Pupillenstörung (Argyll-Robertson), Papillenatrophie.

Klinische Aspekte bezüglich Nervus opticus

In den meisten Fällen ist die Krankheit am Sehnerven mit einer Meningitis kombiniert:

Opticusneuropathie mit Papillenödem bzw. Papillitis: Die isolierte Papillitis ohne Uveitis und ohne retinale Vaskulitis findet sich bei der Sekundärlues zu Beginn der Neurosyphilis. Die Papillitis ist kombiniert mit einer sehr häufig asymptomatisch verlaufenden Meningitis. Klinische Zeichen für eine Meningitis werden bei einer beginnenden Neurosyphilis in weniger als 2% der Fälle festgestellt. Es werden dann Gehörstörungen, intensive Kopfschmerzen und Rückenschmerzen angegeben.

Die Erkrankung des Sehnerven kann in einem Moment auftreten, wo evtl. die Hautmanifestationen der Sekundärlues bereits schon verschwunden sind. Dazu kommt, daß der Primärinfekt vielleicht gar nicht wahrgenommen wurde. Somit kann eine Sehstörung und der dazugehörende Papillenbefund am Anfang von Diagnose und Therapie einer Lues stehen! Die Papillitis ist ein- oder doppelseitig mit gelegentlich kleinen peripapillären Hämorrhagien, wobei im übrigen die Retinagefäße normal aussehen. Ein Tyndall ist möglich im Glaskörper, evtl. auch in der Vorderkammer. Selbstverständlich sind die Luesserologien in Blut und Liquor positiv. Im Liquor cerebrospinalis findet sich typischerweise eine Lymphozytose und eine Proteinzunahme, was die Neurosyphilis aufdeckt. Der Verlauf der Sehnervenerkrankung hängt vom Zeitpunkt des Therapiebeginns (Penicillin G) ab. Eine Herxheimer-Reaktion kann den Verlauf ungünstig beeinflussen (Optikusatrophie, altitudinale Gesichtsfelddefekte). Aus diesem Grunde wird die Kombination mit einem Corticosteroid empfohlen.

Eine Tertiärlues (Lues meningovascularis) kann ebenfalls für eine Papillitis verantwortlich sein, ebenso wie eine kongenitale Lues.

Perineuritis des Sehnerven: Dieses Krankheitsbild wird ebenfalls am häufigsten bei einer Sekundärlues beschrieben, als Folge einer Entzündung der meningealen Hüllen des Sehnerven mit Aussparung des Nerven selbst in seinen zentralen Anteilen. Die Perineuritis ist doppelseitig bei normaler Sehschärfe, normalen Gesichtsfeldern und bei einer Abwesenheit von intraokulären Entzündungszeichen. Hingegen werden retrobulbäre Schmerzen angegeben. Erst später könnten die erwähnten visuellen Ausfälle und intraokuläre Entzündungszeichen auftreten.

Neuroretinitis: Die Neuroretinitis ist meistens eine Komplikation der Sekundärlues mit Meningitis, selten eine Komplikation der (meningovaskulären) Tertiärlues. Diese syphilitische Erkrankung läuft definitionsgemäß im Bereiche von Netzhaut und Sehnerv ab und dies unabhängig von einer allfälligen Chorioiditis. Die Schwellung der Papille (Papillitis) ist mit einem am hinteren Augenpol gelegenen Netzhautödem kombiniert. Cotton-wool-Herde, kleine Hämorrhagien und eine venöse Dilatation sind typisch. Harte perifoveale Exsudate können sekundär auftreten. Die Entzündung betrifft auch Glaskörper- und Kammerwasserraum. Das Netzhautödem wird von einer Vaskulitis begleitet mit perivaskulären Einscheidungen und abnormer Permeabilität (Fluoreszenzangiogramm). Das Auftreten avaskulärer retinaler Bezirke mit präretinaler Neovaskularisation ist möglich. Als Ursache wird eine perivaskuläre Infiltration mit Lymphozyten und Plasmazellen als Antwort auf das Vorhandensein von Treponemen angenommen. Eine Exsudation von Flüssigkeit und Proteinen in die inneren Netzhautschichten und in die prälaminären Sehnervenanteile mit zellulärer Infiltration findet statt. Exsudate und Zellen dringen auch in den Glaskörperraum. Bei Fortschreiten des Prozesses proliferieren Gefäßendothelien und Glia, was in Gefäßobliterationen und Bindegewebsbildung im prälaminären Sehnervenanteil resultiert (unscharf begrenzte Papille im Abheilstadium nach Therapie). Schließlich degenerieren unbehandelt Anteile der Retina mit konsekutiver Optikusatrophie.

Als Sehstörung ergeben sich Fluktuationen der Sehschärfe. Auch bei deutlichen Fundusveränderungen ist die Sehschärfe gelegentlich noch relativ gut erhalten. Folgendes sind die Gesichtsfeldausfälle: parazentrale Skotome, bogenförmige Ausfälle vom Typus des papillennahen Bündeldefektes (ischämische Ursache), eine Vergrößerung des blinden Fleckes. Eine Erholung unter adäquater Therapie ist möglich. Gelegentlich bleiben ein zystoides Makulaödem oder die Folgen retinaler Ischämie durch Endarteriitis zurück. Zurückbleibende Gesichtsfeldausfälle können sowohl retinal wie neural (Papille) bedingt sein, im letzteren Fall gibt es wahrscheinlich ischämisch bedingte altitudinale Ausfälle (ARRUGA u. Mitarb. 1985).

Neuritis papulosa: Ein seltenes Syndrom mit einseitiger sektorieller Chorioretinitis und Periphlebitis am Papillenrand. Die Papille ist infiltriert durch eine exsudative Masse, welche in den Glaskörperraum hineinragt.

Gumma der Papille: Bild einer enorm geschwollenen Papille (Pseudotumor der Papille) mit entzündlicher Infiltration des Glaskörperraumes.

Syphilitische Uveitis: In diesem Falle ist der Befall der Papille erst in zweiter Linie zu nennen im Sinne einer Begleithyperämie und eines Begleitödems bei einer Uveitis.

Therapie: Zweifellos entspricht die Therapie einer luetischen Neuropathie des Sehnerven der grundsätzlichen Therapie einer Neurolues, wobei die Erfolgsbeurteilung über die Aktivitätszeichen im Liquor erfolgen kann: Eine Penicillinkur mit 15–21 Mill. E/24 h wird im Verlauf von 2–8 Wochen durchgeführt. Besonders bei einer Uveitis wird zur besseren Diffusion von Penicillin zusätzlich Probenezid per os, 4 × 500 mg täglich empfohlen. Prednison, 40 mg/Tag wird während der gesamten Penicillinkur verabreicht zur Vermeidung einer Herxheimer-Reaktion.

Tuberkulose

Wie bei der Lues ist der Befall des Sehnerven bei der Tuberkulose Folge einer meningoenzephalitischen Disseminierung der Erkrankung. Die meist bilaterale Papillitis ist häufig im Laufe einer Tuberkulosemeningitis und kombiniert mit einer Tuberkelbildung in der Chorioidea. Wiederum können allerdings Papillenödeme rein aufgrund einer intrakraniellen Drucksteigerung entstehen. Eine Papillitis bzw. Uveopapillitis als Allergiereaktion auf die Tuberkulose wurde ebenso beschrieben. Dieses Papillenödem ist wiederum zu trennen vom Begleitödem der Papille in Gegenwart einer Chorioretinitis.

Eine Optikusatrophie kann sekundär als Folge der Papillitis oder als Folge der intrakraniellen Drucksteigerung entstehen. Es gibt aber auch eine primäre Optikusatrophie nach einer Arachnoiditis optochiasmatica oder aber durch ein Tuberkulom, welches auf einen Sehnerven, das Chiasma oder gar auf den Tractus opticus drückt. Eine bilaterale Optikusatrophie kann auch toxisch-medikamentös als Folge einer tuberkulostatischen Therapie entstehen.

Tuberkulom der Papille

Ein Pseudotumor der Papille kann sich ganz selten ergeben durch die Konfluenz mehrerer juxtapapillärer chorioidaler Tuberkel, es entsteht dann auch eine exsudative Netzhautabhebung und eine entzündliche Reaktion im Glaskörperraum. Das Tuberkulom der Papille kann isoliert oder mit einer Chorioretinitis disseminata kombiniert sein. Die Sehschärfe ist stark gefährdet. Diese Komplikation tritt im Rahmen einer Miliartuberkulose auf, aber auch bei einem organfernen (pulmonalen) Tuberkulomherd. Differentialdiagnostisch muß an eine Sarkoidose oder an eine Toxocara canis gedacht werden.

Boeck-Sarkoidose

Die Sarkoidose ist eine granulomatöse chronische multisystemische entzündliche Erkrankung. Diagnostische Kriterien sind ein Befall mediastinaler und peripherer Lymphknoten (Lungenhilus), eine Mitbeteiligung von Lunge, Leber, Milz, Haut, Knochen, Muskulatur (Myopathie durch Granulome), Parotis, schließlich auch des Nervensystems mit den Augen. Augensymptome (inkl. Adnexe, beispielsweise Sarkoidose des Tränensackes) sind in einem Drittel aller Sarkoidpatienten vorhanden, in 20% aller Fälle ergeben sich zunächst Symptome an den Augen, vor allem in Form einer bilateralen Uveitis des vorderen und hinteren Segmentes, evtl. mit Sekundärglaukom. Die Serumimmunglobulinspiegel sind erhöht, und auf Tuberkulin liegt eine Anergie vor. Eine Lymphknoten- oder Konjunktivalbiopsie (nicht sehr genau) bringt weitere Erkenntnis. Der Kweim-Test ist in 80% der Fälle von Sarkoidose positiv. Dafür muß ein potentes Antigen, welches von der Milz eines Patienten mit aktiver Sarkoidose erhalten wird, zur Verfügung stehen. Ein zusätzlicher Test ist die Bestimmung des Serumlysozyms bzw. des Angiotensin-converting-Enzyms (Perkins, 1981). In 90% der Sarkoidpatienten ist der Enzymspiegel erhöht.

Läsionen des Zentralnervensystems treten in 15% aller Fälle auf. Im Vordergrund steht eine basale

Leptomeningitis mit Beeinträchtigung der Hirnnerven, vor allem des N. facialis. Eine multifokale Affektion mit Hirnnervenbefall kann eine MS nachahmen. Am Rückenmark können Symptome einer Querschnittsmyelitis auftreten. Im Liquor findet sich immer eine Eiweiß- und eine mäßige Zellzahlvermehrung.

Der N. opticus ist relativ selten befallen, in 5–15% der Fälle, häufiger bei Frauen. Der Befall des Sehnerven steht häufig am Anfang der Krankheit, also bevor eine Diagnose gestellt ist. Dies bedeutet, daß visuelle Symptome auftreten können, bevor Zeichen einer Haut- oder Muskelerkrankung bestehen und bevor eine Veränderung der Hiluslymphknoten der Lunge oder eine Fazialisparese vorliegt. Im Nervensystem bleibt der Befall häufig auf die optochiasmatische Region begrenzt, vielleicht handelt es sich dabei gar um ein separates Leiden. Zwei Mechanismen liegen dem Befall des Sehnerven zugrunde:

– Infiltration des Sehnerven selbst oder der perioptischen Meningen;
– Kompression des Sehnerven durch ein intrakranielles oder, seltener, intraorbitales Granulom.

Infiltration des Sehnerven

Sofern sich die Sarkoide auf dem Niveau der Papille befinden, d. h. im prälaminären Anteil des Sehnerven, findet sich das Bild eines Papillentumors: Eine weiße, gelegentlich gelappte Masse ragt in den Glaskörperraum mit mehr oder weniger scharfen Konturen, gelegentlich mit einer umgebenden serösen Netzhautabhebung. Die Veränderungen sind im Fluoreszenzangiogramm hypofluoreszent und imponieren auch im Computertomogramm. Kleinere Massen können in den Glaskörperraum abtropfen („Schneeball"-Exsudate oder „Perlenketten"-Zeichen). Dieses Granulom der Papille ist häufig einseitig. Es kann sich nach retrolaminär ausdehnen. In der Netzhautperipherie ist bei der Untersuchung auf venöse Einscheidungen (granulomatöse Periphlebitis) und auf „Kerzenwachstropfen" entlang den Netzhautvenen (candle-wax dripping) zu achten.

Bei Befall des Sehnerven hinter dem Bulbus bis zum Chiasma kann das Bild einer Retrobulbärneuritis auftreten. Allerdings kann eine langsam progrediente Visusabnahme über viele Monate andauern. Gelegentlich werden vaskuläre Anomalien beobachtet als Folge chronischer Zirkulationsstörungen: ein venöser optoziliarer Shunt auf der Papille als Folge chronischer Venenstauung, ein Zentralvenenverschluß oder eine isolierte Neovaskularisation auf der Papille. Das venöse Blut der zentralen Netzhautvene wird zur peripapillären Aderhautzirkulation geleitet, wenn die normale Drainage behindert ist. Diese venöse Shunt-Bildung wird normalerweise bei einem orbitalen Meningeom gefunden, aber auch bei einem Kolobom des Sehnerven, einem Gliom, einer Zentralvenenthrombose, bei Arachnoidalzysten im Optikusbereich, Drusenpapillen, chronischem atrophischem Papillenödem (Tab. 5.24).

Tabelle 5.24 Ursache venöser Shunt-Gefäße auf der Papille

– Sheath-Meningeom des Sehnerven
– Kolobom des Sehnerven
– Optikusgliom
– Zentralvenenthrombose; Papillophlebitis
– Arachnoidalzysten des Sehnerven
– Drusenpapillen
– Chronisches atrophisches Papillenödem
– Infiltration des Sehnerven beim Sarkoid

In der Computertomographie findet sich eine Volumenvermehrung des Sehnerven mit deutlicher Kontrastmittelaufnahme. Bereits schon eine konventionelle Röntgenaufnahme des Sehnervenkanals kann eine Ausweitung desselben mit Knochenarosion zeigen. Sofern die Diagnose nicht bekannt ist, könnte man die neuroradiologische Veränderung des Sehnerven auch für ein Meningeom oder Gliom des Sehnerven halten. Zusammen mit den papillären Shunt-Gefäßen kann der Ausschluß eines Sheath-Meningeoms erhebliche differentialdiagnostische Schwierigkeiten verursachen.

Diese Veränderungen führen zu einer Beeinträchtigung von Gesichtsfeld und Sehschärfe. Unter einer Therapie mit Corticosteroiden (1 mg/kg KG) während 6 Monaten können die Infiltrationen zur Rückbildung gebracht und die Sehschärfe verbessert werden. Die Behandlung muß mehrere Monate aufrechterhalten werden mit langsamem Abbau. Eine probatorische Steroidtherapie wird empfohlen, wenn das Vorliegen eines Meningeoms nicht eindeutig ist. Eine Volumenabnahme des verdickten Sehnerven unter Steroidtherapie kann neuroradiologisch mitverfolgt werden. Ein zu rasches Absetzen der Therapie führt zu einer erneuten Verschlechterung.

Wird die Angelegenheit an Ort und Stelle durch eine Kraniotomie untersucht (Sheath-Meningeom als Ausschlußdiagnose, KROHEL u. Mitarb. 1981), so findet man eine fibrovaskulär veränderte Dura mit einer diffusen Infiltration mit Lymphozyten, Riesenzellen, Epitheloidzellen und Plasmazellen. Der Sehnerv ist verdickt und hyperämisch, seine Oberfläche von Granulomknötchen überzogen.

Infiltration der perioptischen Meningen

Das Krankheitsbild der perioptischen Neuritis ist an eine lokalisierte Pachymeningitis im Bereiche der Hüllen meistens beider Sehnerven gebunden: Die Pia mater, die Arachnoidea und der subarachnoidale Raum um die Sehnerven sind durch das Sarkoid infiltriert. Es entsteht ein bilaterales Papillenödem mit Erhaltenbleiben der Sehschärfe und des Gesichtsfeldes ähnlich wie bei einer luetischen Pachymeningeosis. Die Papillenveränderungen können gegenüber Stauungspapillen bei intrakranieller Drucksteigerung nur schwer zu unterscheiden sein, abgesehen von unterschiedlichen Druckverhältnissen des Liquors.

Kompression von Sehnerven und Chiasma durch ein intrakranielles oder, seltener, intraorbitales Granulom

Bei Befall des Nervensystems (Meningoenzephalitis) entstehen neben Hirnnervenläsionen bevorzugt granulomatöse Massenläsionen im Bereiche von Hypothalamus, Hypophyse und Chiasma (TANG u. Mitarb. 1983). Die Folgen sind Diabetes insipidus, Hypopituitarismus, (vorerst temporale) Gesichtsfeldläsionen bis zur Erblindung, evtl. auch Anosmie (Olfaktorius). Sofern nicht eine diffuse granulomatöse Infiltration ein Chiasmasyndrom verursacht, können auch abgegrenzte isolierte oder multiple Granulome als raumfordernde Prozesse wirken, welche an der Hirnbasis Sehnerven und Chiasma komprimieren mit konsekutiver langsamer Visusabnahme durch Axonverlust.

Ein Sarkom der Orbita (das Sarkom befällt auch die Tränendrüsen) kann hier in seltenen Fällen den Optikus komprimieren. In gewissen Fällen erlaubt die Neuroradiologie nicht, eine Verdickung des Sehnerven, eine Perineuritis oder ein komprimierendes Granulom aufzuzeigen. Die Affektion des Sehnerven bleibt dann unklar (diskrete Infiltration durch das Sarkoid?).

Intraokuläre Entzündungen

Bei einer Chorioretinitis oder bei einer intermediären Uveitis kann ein Ödem der Papille entstehen, ohne daß dadurch eine erhebliche Störung der Sehfunktion entsteht. Viel eher wird die Sehschärfe durch das Auftreten eines Makulaödems beeinflußt. Das Papillenödem kann recht lange bestehen bleiben und auch dann noch vorhanden sein, wenn die zelluläre Infiltration des Glaskörperraumes längst zurückgegangen ist. Andererseits ist dieses protrahierte Fortbestehen auch ein feines Indiz dafür, daß beispielsweise eine intermediäre Uveitis noch nicht zur Ruhe gekommen ist. Auch nach mehreren Uveitisschüben mit Neuauftreten des Ödems wird sich kaum eine Optikusatrophie einstellen.

Toxoplasmose

Die Mitbeteiligung des Sehnerven kann sich sowohl bei der kongenitalen wie bei der erworbenen Toxoplasmose ergeben. Eine direkte Beteiligung des Sehnerven setzt eine Enzephalitis voraus. Dieses Krankheitsbild (Papillenödem, Papillenatrophie) ist tatsächlich sehr selten, gewinnt allerdings mit der Zunahme der Immunschwächekrankheit AIDS an Bedeutung. Wesentlich häufiger ist die Assoziation einer Papillitis mit einem juxtapapillären Toxoplasmoseherd. Das Papillenödem mag als reiner Begleitzustand gelten, oft greift der chorioretinitische Herd auf die Papille über und verursacht ein schweifförmiges Skotom im Sinne eines Bündeldefektes. Der Toxoplasmaherd kann allenfalls auch auf der Papille sitzen mit entsprechenden Faserbündelausfällen. Eine Papillenatrophie ist eine relativ häufige Komplikation bei kongenitaler Toxoplasmose, wobei mehrere Ursachen in Frage kommen:

– direkte Erkrankung des Sehnerven (manchmal bilateral),
– schwere Enzephalitis,
– Arachnoiditis optochiasmatica,
– Atrophie als Folge von Stauungspapillen,
– partielle Atrophie durch juxtapapilläre chorioretinitische Herde.

Parasiten

Bei der *Onchozerkose* zeigt sich aufgrund einer Periarteriitis eine Papillitis mit Hyperämie, Bündeldefekten bei der Perimetrie. Eine Papillenatrophie (unter der Bevölkerung in Afrika) muß nicht in jedem Falle mit einer Onchozerkose in Zusammenhang gebracht werden. Zusätzlich zur Atrophie vorhandene chorioretinitische Narben sprechen aber für diese Diagnose. Eine Therapie kann die Neuropathie des Sehnerven massiv durch Freisetzung von Toxinen verschlechtern.

Das Granulom einer *Toxocara canis* kann sich auf der Papille befinden und das Bild einer Papillitis verursachen. Die peripapilläre Retina kann mit einbezogen sein (Neuroretinitis) mit einer entzündlichen Reaktion in den Glaskörperraum. ELISA-Test. Bei der *Zystizerkose* kann die Parasitenzyste auf der Papille lokalisiert sein. Andererseits kommt es auch indirekt durch Toxine zu einer Papillitis, falls Zystizerken im Glaskörper vorhanden sind.

Mykosen

Die schwerste Komplikation bei der *Kryptokokkose (Cryptococcus neoformans)* ist der Befall des zentralen Nervensystems in Form einer lymphozytären Meningitis. Das Auge wird durch ein Fortschreiten entlang der Hüllen des Sehnerven betroffen. Es resultiert eine Papillitis oder eine direkte Zerstörung des Sehnerven durch entzündliche Infiltration.

Neuritis durch HIV und opportunistische Infekte bei AIDS

Das Human immunodeficiency virus (HIV) ist ein Retrovirus, welches zur Untergruppe der Lentiviren gehört. Das HIV mutiert häufig, vor allem variieren Teile der Virushülle. Bei einem Patienten findet man oft mehrere Varianten des HIV. Viren „erkennen" ihre Wirtszellen an spezifischen Oberflächenmolekülen (Rezeptoren). Sie heften sich an den Rezeptoren an und dringen an dieser Stelle in die Zelle hinein. Einer der HIV-Rezeptoren oder ein wesentlicher Teil des Rezeptors ist das T4-(CD4-)Molekül. HIV befällt im ganzen Organismus Zellen, die ein T4-(CD4-)Molekül tragen: T4-Lymphozyten, gewisse B-Lymphozyten, Monozyten/Makrophagen, evtl. Mikrogliazellen des Zentralnervensystems. Das HIV zerstört T4-Lymphozyten direkt und indirekt. Eine Zerstörung der T4-Lymphozyten reduziert die Produktion von γ-Interferon. Die Antigenpräsentation, die Phagozytose und die Makrophagenzytotoxizität verschlechtern sich. Die Reduktion von Interleukin-2 vermindert die Effektoraktivitäten von T8- und T4-Lymphozyten, die zytotoxische T-Zell-Aktivität und die Antikörperbildung durch B-Lymphozyten.

HIV1 und HIV2 sind miteinander verwandt. HIV1 ist das in Europa und den USA relevante HIV-Virus. HIV2 ist wahrscheinlich in Westafrika verbreitet, über die tatsächliche Verbreitung ist wenig bekannt.

Klassifikationssystem

Das CDC-System (Centers for Disease Control) teilt die Krankheitsstadien der HIV-Infektion wie folgt ein:

Stadium I: akute Infektion
II: asymptomatische Infektion
III: generalisierte Lymphadenopathie
IV: manifestes Immunmangelsyndrom:
Untergruppe A: Allgemeinsymptome
B: neurologische Symptome
C1: opportunistische Infektionen
C2: andere Infektionen
D: Malignome
E: anderes

Es gibt auch noch 2 weitere Klassifikationsschemen: die Frankfurter Klassifikation stimmt in den Grundzügen mit der CDC-Klassifikation überein. Die WR-Klassifikation (Walter Reed Army Institute) quantifiziert die Restfunktion der T-Helfer-Zellen und der Immunabwehr.

Am Augenhintergrund können Veränderungen vorwiegend während des Stadiums IV auftreten. Am häufigsten ist das Mikroangiopathiesyndrom, bei welchem Cotton-wool-Herde, Blutungen und Gefäßanomalien (Mikroaneurysmen, Teleangiektasien) auftreten, welche sich von anderen Gefäßkrankheiten, beispielsweise von diabetischer Retinopathie, kaum unterscheiden. Ursache der Veränderungen ist eine lokale Ischämie. Cotton-wool-Herde liegen bei HIV-infizierten typischerweise vorwiegend peripapillär. Die Ursache der präkapillären Arteriolenverschlüsse ist unklar. Eventuell lagern sich zirkulierende Immunkomplexe an die Gefäßwände, oder die Endothelien werden infektiös-toxisch geschädigt. MANSOUR u. Mitarb. (1988) untersuchten bzw. verglichen Größe und topographische Verteilung von Cotton-wool-Herden verschiedener Genese (AIDS, Diabetes mellitus, systemische Hypertonie, Zentralvenenverschluß). Dabei fanden sie für alle 4 Zustände eine gewisse Prädilektion für die temporalen Quadranten, wobei lediglich bei AIDS die einzelnen Herde etwas kleiner sind. Andere definitive Unterschiede wurden nicht festgestellt, so daß angenommen werden muß, daß für die Cotton-wool-Herde aller 4 Zustände eine relativ gleichwertige Ursache auf vasookklusiver Basis vorliegt.

Es wird vermutet, daß die vorgeschädigten Gefäßwände des AIDS-Mikroangiopathie-Syndroms die Ausbreitung opportunistischer Infektionen begünstigen (FABRICIUS 1989). Netzhaut (Retinitis) und Aderhaut (Chorioiditis) werden durch folgende opportunistischen Infekte betroffen: Zytomegalievirus (CMV), Herpes-simplex-Virus, Varizella-zoster-Virus, Toxoplasma gondii, Pneumocystis carinii, Cryptococcus neoformans (Pilz), Candida albicans, Histoplasma capsulatum, Mycobacterium tuberculosis, Mycobacterium avium, Treponema pallida (Lues/Syphilis).

Sehnervenerkrankungen im Verlaufe von AIDS

Solche sind im Zusammenhang mit einer (opportunistischen) Infektion des Zentralnervensystems äußerst vielfältig: direkte und indirekte Einwirkungen durch HIV selbst und durch opportunistische Infekte im Bereiche des Auges, Sehnerven und der höheren Sehbahnen. Selbst Infarkte in der Sehstrahlung (Nekrosen durch Toxoplasmose [EICHENLAUB u. POHLE 1988]) und Rindenblindheit sind nicht ausgeschlossen. Die Einwirkungen auf den Sehnerv sind fortgeleitet von der Netzhaut her, vaskulitisch, durch direkte Infiltration, durch Befall der Meningen, Pachymeningeosis und Perineuritis, im Chiasmabereich durch Befall der basalen Meningen, wobei wiederum Vaskulitis, direkte Druckeinwirkung durch einen lokalen Tumor und indirekte Druckeinwirkung durch eine intrakranielle Drucksteigerung eine Rolle spielen. Häufig ist nicht nur ein einziger opportunistischer Infekt vorhanden. Multiple simultane Infektionen, beispielsweise CMV und Lues und Candida albicans, können zusammenkommen. Die initiale Evaluation bei Patienten aus einer AIDS-Risikogruppe sollte also alle möglichen opportunistischen Infektionen mit einbeziehen, damit rasch und gezielt antibiotisch behandelt werden kann. Eine Steroidbehandlung ist nicht empfehlenswert, sie kann den Verlauf einer Erkrankung akut verschlechtern, beispielsweise bei einer Lues.

Formen der Neuritis

– Herpes zoster ophthalmicus (Varizella-zoster-Virus) mit Neuritis (Papillitis) des Sehnerven: Nach Auftreten der üblichen Bläscheneruption auf der Haut des Versorgungsbereiches des N. ophthalmicus kann sich nach einigen Tagen ein Visusabfall mit hyperämischer ödematöser Papille einstellen. In der Netzhautperipherie kann zusätzlich ein akutes retinales Nekrosesyndrom (Uveitis, Vaskulitis, retinaler Gewebeuntergang) eintreten. Therapie: 4 g Acyclovir täglich intravenös.

– Retrobulbärneuritis bei Neurolues: ZAIDMANN (1986) beschrieb eine Retrobulbärneuritis bei normalem Fundusaspekt. Im übrigen ergibt sich bei Neurolues das Bild der Papillitis.

– Perineuritis (bilateral) bei akuter meningovaskulärer Syphilis (WINWARD u. Mitarb. 1989): Visus und Gesichtsfeld normal (vergrößerter blinder Fleck).
Bei Lues mit HIV stellt sich die Frage der Seronegativität: Offenbar kann die Luesserologie negativ verlaufen. Ein Therapieversuch mit Antibiotika ist auch bei negativer Serologie empfehlenswert. Steroide können das Geschehen massiv verschlechtern.

– Neuritis bei Toxoplasmose: In der Regel stehen die schweren Ausfälle des Zentralnervensystems im Vordergrund. Es kommt im ZNS zu multiplen Koagulationsnekrosen mit starkem Umgebungsödem (Computertomogramm).

– Neuritis/Papillitis bei Zytomegalovirus-(CMV-) Infektion (Abb. 5.130): Neben der aspektmäßig eindrücklichen Retinitis kommt es auch zur Sehnervenaffektion. Der nekrotisierende Prozeß kann an der Papille beginnen oder von der Netzhaut auf die Papille übergreifen. Im Nervengewebe zeigen sich die histologisch charakteristischen Eulenaugenzellen (Abb. 5.131): Diese entstehen, wenn ein Zellkern durch virale Einschlüsse aufgetrieben und gleichzeitig von einem optisch leeren Halo umgeben ist. Bei der CMV-Neuritis findet man im Sehnerven neben entzündlichen mononukleraen Zellinfiltraten ähnliche Eulenaugeneinschlüsse in Gliazellen der Sehnervenpapille und im retrolaminären Abschnitt (PEPOSE u. Mitarb. 1984, GROSSNIKLAUS u. Mitarb. 1987). Bei echographisch verdicktem Sehnerven findet sich ein massives Papillenödem mit benachbarter hämorrhagischer Retinitis und Periphlebitis. Unter Ganciclovir kommt es leider nur selten zu einer Verbesserung der massiven Sehstörungen.

– Papillitis bei Hepatitis B.

– Erblindung bei basaler Meningitis durch Cryptococcus neoformans: Bei akutem Verlauf können die Papillen trotz Visussturz einen vorerst noch normalen Aspekt aufweisen. Ein Visusver-

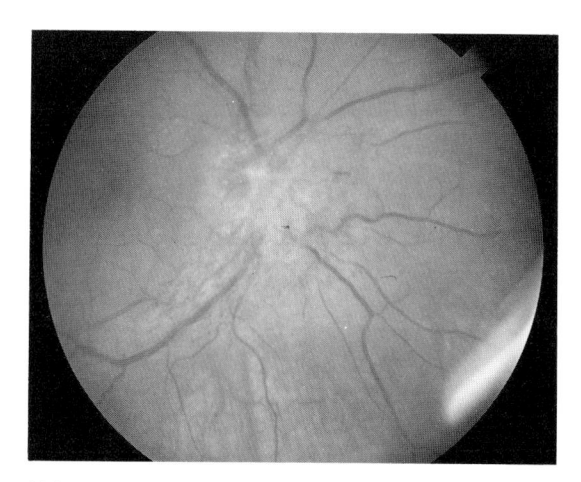

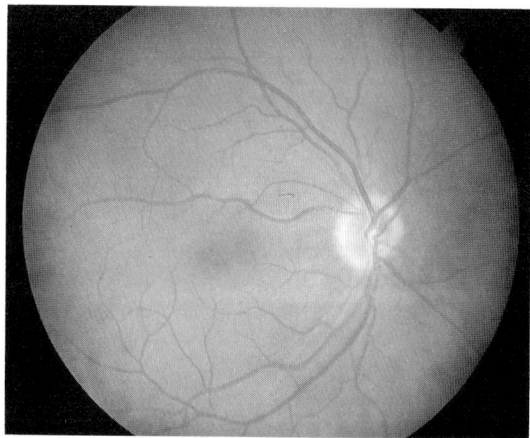

Abb. 5.**130** Papillen- und Fundusaufnahmen bei einem Patienten mit HIV/AIDS. Verdacht auf eine CMV-Papillitis des rechten Sehnerven ohne CMV-Retinitis (Fall von A. C. Martenet, Zürich). a) Zeigt die Papillitis im akuten Stadium. Unter Gangcyclovir heilte die Papillitis ab, und die Sehschärfe erholte sich. b) Zeigt Papille und Fundus nach Abheilen der Papillitis. Die Nervenfaserzeichnung ist abgeschwächt (Axondegeneration) bei praktisch normalem Papillenkolorit. Eine CMV-Retinitis hat nicht stattgefunden.

5.174 Erkrankungen der Sehnerven

lust kann entweder direkt durch Pilzinvasion oder indirekt durch chronisches Papillenödem (Stauungspapille) auftreten.

– Vordere ischämische Neuropathie (Vaskulopathie der prälaminären Anteile): Ein plötzlicher monokularer Visusverlust mit blassem Papillenödem und inferiorem altitudinalem Gesichtsfelddefekt und nachfolgender segmentaler Optikusatrophie wird als vordere ischämische Neuropathie interpretiert (BRACK u. Mitarb. 1987). Es wird davon ausgegangen, daß eine Mi-

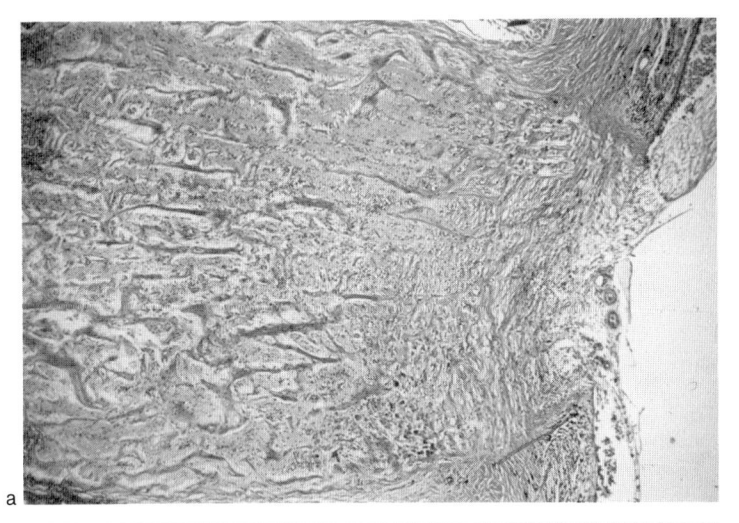

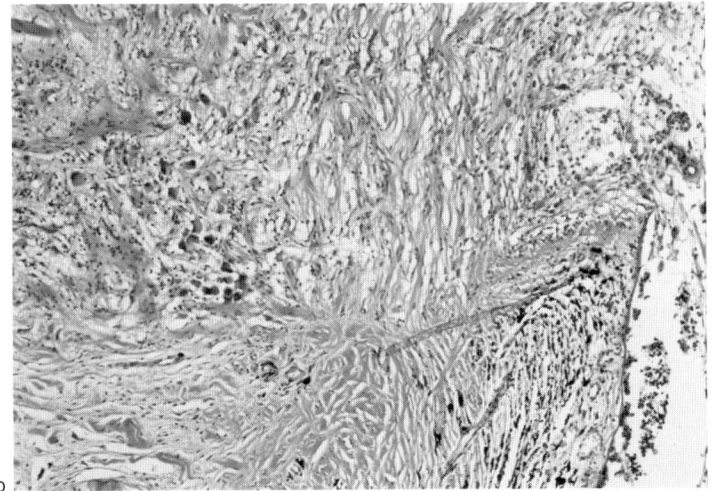

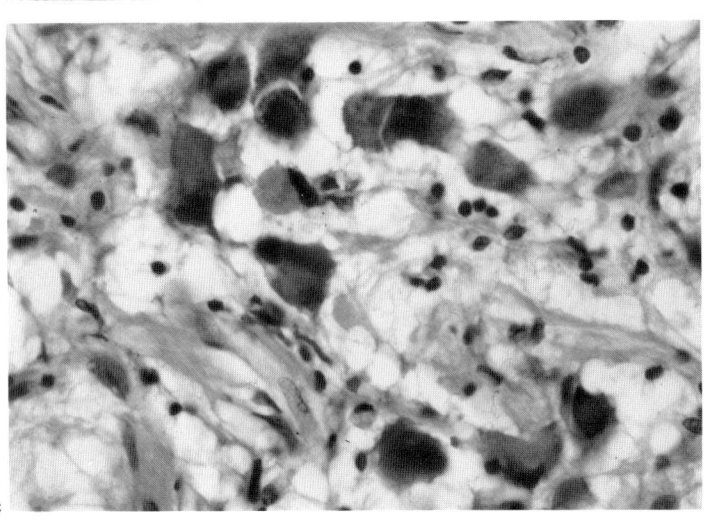

Abb. 5.**131** a–c Histologische Befunde bei einer Optikusatrophie nach opportunistischer CMV-Infektion im Gefolge einer HIV-Erkrankung (AIDS). Im vorliegenden Falle führte eine CMV-Retinitis zu einer aufsteigenden (aszendierenden) generalisierten Axondegeneration (Fall von A. C. Martenet, Zürich). a) Es findet sich ein vollständiger Zerfall sämtlicher axonaler Strukturen im gesamten gezeigten Optikusabschnitt (Papillenoberfläche bis retrolaminär). Ophthalmoskopisch war die Papille vollständig blaß. b) zeigt ein Detail von a). Oben ist der Elschnigsche Skleralring. Unmittelbar retrolaminär ist eine Gruppe intensiv angefärbter zellulärer Elemente (Eulenaugen-Einschlüsse) zu beobachten. Vergrößertes Detail in c). c) zeigt eine Gruppe von aufgeblähten Zellen mit für die CMV-Infektion typischen Eulenaugen-Einschlüssen. Bei den Zellen dürfte es sich um Gliazellen handeln. Der Befund spricht dafür, daß diese Strecke des Sehnerven direkt von CMV befallen war.

kroangiopathie des Sehnerven besteht ähnlich wie diejenige der Netzhaut. Die Schwellung der Endothelzellen und die Verdickung der Basalmembran führt zu einer Einengung des Kapillarlumens. Dazu kommen degenerative Veränderungen und ein Verschwinden der Perizyten. Diese Läsionen sind ähnlich wie diejenige bei diabetischer Retinopathie (MARTENET 1988).

– Papillenödem durch intrakranielle Drucksteigerung und Papillenatrophie wegen verschiedener Ursachen: Die Stauungspapillen müssen von Papillenödemen bei Perineuritis unterschieden werden.

– Offen bleibt die Frage der Rolle des HIV allein ohne Mitwirkung opportunistischer Infekte. Das Virus scheint neurotrop zu sein und periphere Neuropathien (wie auch zentrale Störungen, beispielsweise subakute Enzephalitis, aseptische Meningitis und vakuoläre Myelopathie) werden der HIV-Infektion direkt zugeordnet. Es scheint möglich zu sein, daß HIV direkt für eine Neuritis des Sehnerven verantwortlich ist.
Eine Neuropathie des Sehnerven kann ein initiales Symptom der HIV-Infektion sein. Der augenärztlichen Diagnostik kommt also eine besondere Bedeutung zu.

Weitere Neuroophthalmologische Symptomatik bei HIV

– Augenmuskellähmungen wurden von verschiedenen Autoren beschrieben (PALESTINE u. Mitarb. 1984, KHADEM u. Mitarb. 1984, TERVO u. Mitarb. 1986, ANTWORTH u. BECK 1987, FABRICIUS u. Mitarb. 1988, HAMED u. Mitarb. 1988). Eine abnorme Augenmotilität scheint ein Frühzeichen einer HIV-Infektion des Zentralnervensystems zu sein. Neben verlangsamten Sakkaden (NGUYEN u. Mitarb. 1989) wurden Okulomotoriusparesen, konjugierte Blickparesen, kombiniert mit einer ipsilateralen Fazialisparese, bilaterale Abduzensparesen und internukleäre Ophthalmoplegien beschrieben. Ursächlich kommen die bekannten opportunistischen Infekte in Frage.

– Pupillenreaktionsstörung: mesenzephales Herdsymptom, Neurolues.

Neurouveitiden

Einige Uveitisformen werden von neurologischen Symptomen begleitet, entweder lediglich in Form von einer Begleitentzündung der Papille (s. unter „Intraokuläre Entzündungen") oder als Begleitsyndrom einer Meningitis oder Meningoenzephalitis. Dies trifft vor allem beim Behçet- und beim Vogt-Koyanagi-Harada-Syndrom zu (MARTENET 1988).

Das *Behçet-Syndrom* ist eine idiopathische multisystemische entzündliche Erkrankung bei jungen Erwachsenen in Südeuropa und im mittleren Osten. Typisch sind genitale aphthöse Ulzerationen, eine kutane Vaskulitis, eine Synovitis und eine Meningoenzephalitis. Das zentrale Nervensystem wird in 10–18% der Fälle betroffen. Bei der CT-Untersuchung findet man reversible Läsionen im Hirnstamm, im Bereiche der Basalganglien, im Thalamus und in der weißen Substanz der Hemisphären (HERSKOVITZ u. Mitarb. 1988). Von einer Neuro-Behçet-Erkrankung wird gesprochen, wenn (im Spätstadium) neurologische Zeichen überwiegen. Bilaterale Stauungspapillen ergeben sich nach einer zerebralen Venenthrombose.

Am Auge werden neben der Uveitis vor allem entzündliche Netzhautveränderungen gefunden: vaskuläre Netzhautnekrosen, Perivaskulitis, Ödem am hinteren Pol und Chorioretinitis. Der Sehnerv kann am Prozeß mitbeteiligt sein durch eine Papillitis (evtl. als Begleitödem bei Uveoretinitis), durch eine Retrobulbärneuritis oder durch eine Vaskulitis der Papillen- und Optikusgefäße, welche zusammen mit einer Anämie zu einer ischämischen Neuropathie führen kann. Diese neuroophthalmologischen Komplikationen sind häufig. Unter den 250 Patienten von CHAMS u. Mitarb. (1987) aus Iran (hohe Krankheitsprävalenz) zeigten 70% eine Augenmitbeteiligung, bei 20% aller Behçet-Patienten war ein Sehnerv blaß.

Beim *Vogt-Kojanagi-Harada-Syndrom* sind neben der vorderen und hinteren Uvea auch das Innenohr, die Meningen (Pleozytose im Liquor), die Haare und die Haut betroffen. Das Papillenödem mit Hyperämie und die peripapillär und am hinteren Pol gelegene seröse Netzhautabhebung sind Folge einer Uveitis. Es erscheint wahrscheinlich, daß bei einer Sehstörung eher das Makulaödem als eine reversible Neuropathie eine Rolle spielt (HOLDER u. CHESTERTON 1984).

Autoimmune Neuritis

Beim Lupus erythematodes (LE) können disseminierte neurologische Symptome auftreten, die differentialdiagnostisch gegenüber einer MS abgegrenzt werden müssen. Da beim LE vaskuläre Prozesse ablaufen, welche sich auch im Sehnerven manifestieren, wird die autoimmune Neuritis im Abschnitt „Formen der ischämischen Neuropathie des Sehnerven" besprochen.

Bei einer verwandten Form von autoimmuner Neuritis (DUTTON u. Mitarb. 1982), ebenfalls vorwiegend bei Frauen, entwickelt sich nie ein manifester LE. Der Visus kann mit einer Steroidtherapie oder einer anderen immunsuppressiven Therapie günstig beeinflußt werden.

Toxische Neuropathien

A. Huber

Langsam progressiver bilateraler visueller Funktionsverlust im zentralen Gesichtsfeldbereich mit Herabsetzung der zentralen Sehschärfe und Entwicklung von zentralen resp. zäkozentralen Skotomen (Patienten klagen über Visusverminderung, nebliges Sehen und erkennen Farben blaß, verwaschen und verändert) sollte den aufmerksamen Arzt stets an die Möglichkeit einer Sehnervenläsion infolge *Mangelernährung,* durch *exogene* (und endogene) *Toxine* oder durch *schädliche Einwirkung von Medikamenten* denken lassen. Das Spektrum der ätiologischen Möglichkeiten ist ein sehr breites, zumal sich in nicht wenigen Fällen verschiedene neurotoxische Noxen additiv kombinieren. Da in den Anfangsstadien der toxischen Optikusneuropathie ophthalmoskopische Zeichen vollkommen fehlen, sind für die Diagnosestellung die Ergebnisse der funktionellen Untersuchungen wie Sehschärfe, Farbsinn, Kontrastempfindlichkeit, Gesichtsfeld, Elektrophysiologie und Fluoreszenzangiographie von entscheidender Bedeutung. Es versteht sich von selbst, daß kompressive Optikusläsionen durch CT oder MRI unbedingt ausgeschlossen werden müssen. Da Intoxikationen neben der Optikusneuropathie häufig Allgemeinsymptome verursachen, ist vielfach eine allgemeinmedizinische und neurologische Untersuchung, evtl. unter Einschluß einer Lumbalpunktion, angezeigt.

Tabak-Alkohol-Amblyopie und Vitaminmangelzustände

Tabak und Alkohol allein können zu Optikusneuropathien führen, doch ist die hauptsächliche toxische Wirkung meistens durch die Kombination beider Noxen zusammen gegeben, wobei im Einzelfall das Verhältnis der beiden zueinander variieren kann. Von größter Bedeutung ist nun bei diesen Tabak-Alkohol-Amblyopien, daß diese Patienten meist höheren Alters eine an Proteinen und B-Vitaminen arme *Mangelernährung* aufweisen. Nicht selten zeigen sie auch eine perniziöse Anämie mit ausgesprochen ungenügender Vitamin-B$_{12}$-Resorption durch die Nahrung. Somit konvergieren bei diesen älteren Patienten meistens Alkohol, Tabak und Vitaminmangelernährung zum Bild der toxischen Neuropathie, wobei der Vitamin-B-Mangel (vor allem Thiamin) den gemeinsamen Nenner dieser Intoxikationen darzustellen scheint. Beim Tabak scheinen vasomotorische Störungen, aber auch evtl. mangelnde Desintoxikation der im Rauch enthaltenen Cyanide und direkte Optikusläsion durch die freien Cyanide eine kausale Rolle zu spielen.

Beim Alkohol kommt eine direkte toxische Einwirkung auf die Sehnervenaxone, nach neueren Anschauungen aber auch ein durch intestinale Malabsorption bedingtes Defizit an Zink in Frage. *Bilaterale, relativ symmetrische zentrozäkale Skotome* mit Erhaltensein des peripheren Gesichtsfeldes sind typische Merkmale der Tabak-Alkohol-Amblyopie. Die Defekte zeigen relativ „weiche" Ränder und sind sehr oft besonders mit weißen Marken schwer nachweisbar, jedoch bedeutend leichter mit roten Testmarken in der kinetischen oder statischen Perimetrie zu eruieren (Abb. 5.132). Irregulär bitemporal hemianopische Skotome respektieren nicht die Mittellinie und können nach nasal vorstoßen, was sie von bitemporalen Skotomen bei Chiasmaläsionen eindeutig unterscheidet. Mit der Progression des neurotoxischen Prozesses werden die Skotome mehr zäkozentral und weniger hemianopisch (Abb. 5.133). Die Optikusscheiben bleiben praktisch immer unverändert oder zeigen in Spätstadien höchstens leichte temporale Abblassung. Gelegentlich zeigen sich fleckförmige retinale Blutungen an oder außerhalb der Papille, ganz selten leichtes Papillenödem. Die Therapie der Tabak-Alkohol-Amblyopie besteht naturgemäß in erster Linie in der möglichen Ausschaltung der zugrunde liegenden Noxen, ferner in gutausgewogener Ernährung mit genügenden Vitaminen sowie in Verabreichung von Vitamin-B-Komplex, vor allem von Thiamin (Vitamin B$_1$). Ferner ist die Verabreichung von Hydroxocobalamin 1000 µg pro Monat wünschenswert. Bei älteren Patienten sollte stets auf die Möglichkeit einer gleichzeitig bestehenden perniziösen Anämie geachtet und dementsprechend der Blutspiegel von Vitamin B$_{12}$ getestet und eine hämatologische Untersuchung durchgeführt werden. Auch vergesse man nie die Interaktion von zusätzlichen Medikamenten mit der Tabak-Alkohol-Amblyopie sowie die Möglichkeit einer Blei- oder Thalliumintoxikation, die beide ähnliche Krankheitsbilder hervorrufen können.

Medikamenten- und toxininduzierte Neuropathien

In diesem Abschnitt werden einerseits die Optikusneuropathien als Komplikationen einer medikamentösen Therapie, andererseits Optikusneuropathien als Folge einer Einwirkung spezifischer Toxine diskutiert. Auch hier zeigt das klinische Krankheitsbild prinzipiell wiederum dieselben Symptome, nämlich allmähliche, schmerzlose Abnahme der Sehschärfe und der Farbwahrnehmung, verbunden mit zentralen Skotomen. In Frühphasen zeigt die Papille normale Farbe und Struktur, in Spätphasen kann sich gewisse temporale Abblassung manifestieren.

Eines der bekanntesten optisch-neuropathisch sich auswirkenden Medikamente ist das *Ethambutol* (Myambutol), welches in der Tuberkulosetherapie vielfach Verwendung findet. Es resultiert bei gewissen prädisponierten Individuen eine retrobulbäre Optikusneuropathie mit zentralem Visusverlust, Rot-Grün-Dyschromatopsie und zentralen Skotomen, wobei die Farbsinnstörung das allererste Symptom darstellen kann und mit einer zweckmäßigen Farbsinnprüfung (z.B. Farnsworth-Munsell-100-Hue-Test) gesucht werden soll. Allgemein gilt heute, daß Myambutoldosierungen unter 15 mg/kg KG/Tag nicht oder ganz selten zu Optikusneuropathien führen. Die Optikusneuropathie scheint mit einer Myambutolbindung an Zink, welches für die Funktion der axialen Optikusfasern unerläßlich ist und damit funktionsmäßig ausfällt, kausal in Zusammenhang zu stehen. Therapeutisch muß bei Myambutolopticusneuropathie die Dosierung entweder gesenkt oder das Medikament ganz gestoppt werden. Vollkommene Erholung der visuellen Funktionen innerhalb von 2 Monaten ist die Regel. Als zusätzliche Maßnahmen sind Zinksulfat (300 mg/Tag) sowie das Koenzym von Vitamin B_{12}, das Dibencozid (40 mg/Tag) empfohlen. *Isoniazid* (Rimifon), häufig in der Tuberkulosetherapie mit Ethambutol kombiniert angewendet, ist bereits allein imstande, eine retrobulbäre Optikusneuropathie zu erzeugen, wobei dieses Medikament gleichzeitig auch periphere Neuropathien, Krampferscheinungen und Enzephalopathie hervorrufen kann. Das Symptomenbild der Optikusneuropathie ist in stereotyper Weise auch hier durch Visusabnahme, diskrete Farbsinnstörungen

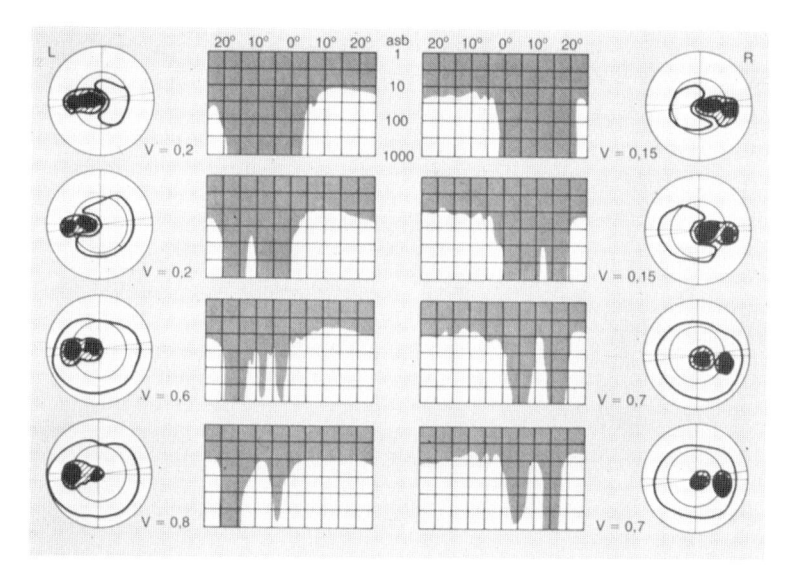

Abb. 5.**132** Gesichtsfelder bei Tabak-Alkohol-Amblyopie mit zentralen Skotomen, die über die vertikale Mittellinie hinausreichen. Kinetische (Seiten) und statische (Mitte) Gesichtsfelder. Unten wesentliche Besserung der Gesichtsfeldbefunde nach vollständiger Abstinenz (nach *Aulhorn*).

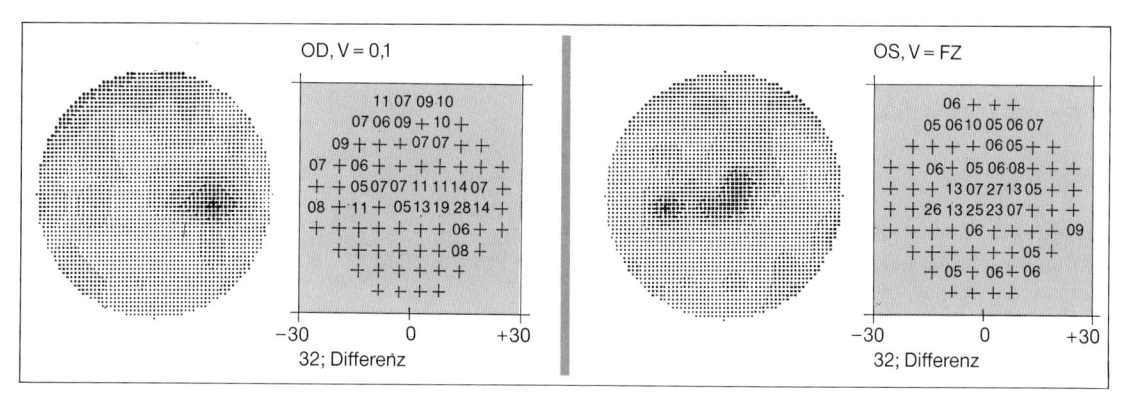

Abb. 5.**133** Zentrozäkale Skotome bei Verdacht auf toxische (Tabak-Alkohol-)Neuropathie. Octopus, Programm 32. Intensives Rauchen und Alkoholabusus während 5 Jahren seit Schulentlassung können das Vollbild der Krankheit schon zu Beginn der 3. Lebensdekade erzeugen (E.H., ♂, 20 Jahre).

und zentrale Skotome charakterisiert. Das Isoniazid übt seine schädliche Wirkung sowohl auf die Axone, wie auch auf die Myelinscheiden aus. Im Falle einer Mischtherapie als Kombination von Ethambutol und Isoniazid soll das Isoniazid gestoppt werden, wenn die Intoxikationszeichen frühzeitig auftreten; das Ethambutol hingegen soll abgesetzt werden bei spätem Erscheinen der Intoxikation. Therapeutisch ist die Anwendung von Pyridoxin (25–100 mg/Tag) angezeigt.

Ein weiteres in der Tuberkulosebehandlung verwendetes Medikament, das *Streptomycin*, kann seltenerweise ebenfalls zu Optikusneuropathie führen mit ähnlichen Symptomen wie Ethambutol und Isoniazid, wobei die schwersten okulären Symptome erfahrungsgemäß nach intralumbalen Injektionen aufzutreten scheinen. Die größte Toxizität von Streptomycin besteht jedoch zweifelsohne gegenüber dem VIII. Hirnnerven.

Die halogenisierten *Hydroxyquinoline* (Enterovioform, Mexaform, Clioquinol, Diodoquin, Colipar, Steroxin) sind vorwiegend in Japan als Auslöser einer Epidemie unter dem Namen *SMON* bekannt geworden, wobei Verabreichung von Clioquinol resp. Enterovioform in der Dosierung von 6 Tabletten täglich während mindestens 15 Tagen zum Auftreten einer *subakuten myelooptischen Neuropathie* mit peripheren Neuropathien und Optikusneuropathien mit Visusabnahme, zentralen resp. zäkozentralen Skotomen und Optikusatrophie geführt hat. Besonders gefährdet sind hierbei Kinder. Histopathologisch fand sich Degeneration von Nervenfasern in Sehnerven, Chiasma und Tractus optici. Wegen ihrer potentiell schädlichen Wirkung wurde ein Großteil dieser Medikamentengruppe aus dem Handel gezogen, zumal andere und bessere Alternativen für die Behandlung akuter Darmstörungen zur Verfügung stehen. – Viele andere Medikamente kommen gelegentlich für die Auslösung einer Optikusneuropathie in Frage, doch ist ihr Auftreten fakultativ und meistens eine Frage der Dosierung resp. Überdosierung. *Digitalis* erzeugt Farbillusionen (besonders Gelbsehen), verminderte Sehschärfe und sogar vorübergehende Blindheit, wobei mehr die Affektion der Retina als diejenige des Sehnerven im Vordergrund steht. *Antiparasitäre Medikamente* wie Arsenpräparate, Emetin (Antiamöbicum), Wurmmittel und Chininpräparate (darunter auch die synthetischen Antimalariamittel) können u. U. brutalen Visusverlust mit Gesichtsfelddefekten und Optikusatrophie erzeugen (Abb. 5.134). *Disulfiram* (Antabus), in der Behandlung des chronischen Alkoholismus häufig angewendet, kann zu Visusverlust, Rot-Grün-Dyschromatopsie, zentralen resp. zäkozentralen Skotomen und Sehnervenabblassung führen. Nicht außer Erwähnung zu lassen sind gewisse *Antimitotika* wie Oncovin, Natulan und Aracytine, bei denen im Verlaufe der Therapie Optikusneuropathien beschrieben werden. Optikusneuropathien mit Schwellung des Sehnervenkopfes ödematöser Natur werden beobachtet bei Verabreichung von *Antibiotika* (Chloramphenicol, Tetracyclin) besonders bei Kindern, von *oralen Kontrazeptiva*, von *Vitaminen* (Hypervitaminose A und D), von *Immunosuppressoren* (Imurek, Chlorambucil) und sogar von *Corticosteroiden* (bei plötzlichem Abbruch einer langdauernden Therapie oder im Verlauf einer prolongierten Therapie).

Viele *Industrieprodukte* wie organische Lösungsmittel, Schwefelkohlenstoff, Schwermetalle usw. sind potentiell für das periphere und zentrale Nervensystem gefährlich und können demzufolge auch zu Optikusneuropathien Anlaß geben. Dabei handelt es sich entweder um chronische oder akute Intoxikationen mit variablem Erscheinungsbild. Aufgeführt seien hier, ohne auf nähere Einzelheiten einzugehen, die *organischen Lösungsmittel*, das *Flugbenzin*, der *Schwefelkohlenstoff*, das *Blei* (Optikusneuropathie mit okulomotorischen Störungen, besonders des Abduzens), *Quecksilberverbindungen*, *Anilin*, *Jod* und gewisse *Insektizide*. Unter den letzteren verdient besondere Erwähnung das *Thallium*, welches in Ratten- und Mäusegiften enthalten ist. Die akute Vergiftung (gelegentlich akzidentell, aber auch suizidal!) ist charakterisiert durch Lähmungen der unteren Extremitäten, durch neuropsychiatrische, intestinale und kardio-

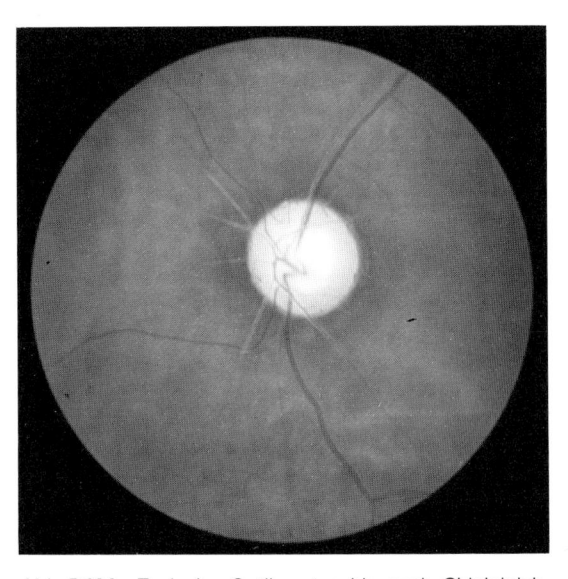

Abb. 5.**134** Toxische Optikusatrophie nach Chinininjektion (Malariatherapie). Subtotale Atrophie der gesamten Papille mit zentraler Exkavation bei extrem starker Verengung der arteriellen Gefäße bis zur Obliteration. Übrig bleiben einige ebenfalls verengte venöse Gefäße. Praktisch aufgehobene peripapilläre Nervenfaserzeichnung im rotfreien Licht.

vaskuläre Störungen sowie fast immer durch eine schwere begleitende Optikusneuropathie mit irreversiblem Visusverlust und Optikusatrophie. Diagnostisch wichtige Hinweise für die Thalliumintoxikation sind weiße transversale Nagelstreifen und Haarverlust.

Diabetische Optikusneuropathie

Als endogen toxisch mag die eher seltene diabetische Optikusneuropathie bezeichnet werden. Sie manifestiert sich durch bilaterale progressive Visusabnahme über Tage oder Wochen, durch zentrale oder zäkozentrale Skotome bei intaktem peripherem Gesichtsfeld, durch ausgesprochene Farbsinnstörung in der Rot-Grün-Achse und durch normale Papillen bei geringfügigen Zeichen von diabetischer Retinopathie. Für die diabetische Genese der Optikusstörung sprechen das Fehlen anderer Ursachen, das Auftreten im Rahmen eines schlecht kontrollierten, längere Zeit bestehenden Diabetes, das Vorhandensein einer peripheren Neuropathie (evtl. elektromyographisch bestätigt) und die günstige Entwicklung bei korrekter Therapie der diabetischen Stoffwechselstörung. Ätiologisch nimmt man einen vaskulären sowie einen toxischen Mechanismus an, wobei letzterer die Ganglienzellen der Retina, die Sehnervenaxone und die Myelinscheiden betreffen soll. Die Behandlung der diabetischen Optikusneuropathie umfaßt neben der Kontrolle des Diabetes eine Polyvitamintherapie der Gruppe B, ferner Zinkpräparate und Cystein (4–8 g/Tag). Überdies soll bei Diabetikern mit zusätzlichen „Risikomedikamenten" wie Myambutol, Isoniazid, Antabus usw. äußerst vorsichtig umgegangen oder auf solche ganz verzichtet werden.

Urämische Optikusneuropathie

Optikusneuropathie kann als Komplikation einer renalen Erkrankung, besonders bei Urämie und erhöhtem Kreatininblutspiegel auftreten. Sie ist häufig gekennzeichnet durch Papillenschwellung mit Ausdehnung des Ödems in die benachbarte Retina, gelegentlich aber auch durch Fehlen von Ödem, jedoch späterer Entwicklung einer deutlichen Optikusatrophie. Die urämische Optikusneuropathie kann von diskreter Visusabnahme bis zur Amaurose reichen; sie darf nicht mit der *urämischen Amaurose*, der Rindenblindheit durch Ödem des okzipitalen Kortex verwechselt werden. Therapeutisch bewährt sich in solchen dringlichen Optikusleitungsstörungen rasche Hämodialyse und systemische Anwendung von Corticosteroiden, was oft erstaunlich rasche Visusverbesserung herbeiführen kann.

Ischämische Neuropathien

H. Wildberger

Die (vordere) ischämische Optikusneuropathie (AION)

Ein ischämischer Infarkt des vorderen Sehnervenanteiles, welcher ohne ursächlichen Zusammenhang steht mit einer Entmarkung oder Kompression, ist eine übliche Ursache für eine relativ plötzlich auftretende Visusstörung (von Gesichtsfeldperipherie, Gesichtsfeldzentrum oder kombiniert) mit blassem Papillenödem bei älteren Patienten. Das Zustandekommen der Läsion ist unklar, die Diagnosestellung allerdings einfach.

Mit Ausnahme der hinteren, posterioren ischämischen Optikusneuropathie spielen sich die ischämischen Neuropathien vorwiegend vorne, anterior, im prälaminären (laminären u. retrolaminären) Abschnitt des Sehnerven ab, weshalb von der anterioren, vorderen ischämischen Neuropathie, AION, gesprochen wird. Aufgrund von Gefäßveränderungen und -verschlüssen in funktionell als Endarteriolen zu betrachtenden Gefäßen treten ischämische Zonen im Sehnervengewebe (Infarkte) auf, welche relativ plötzlich zu tiefen und definitiven, meist sektorförmigen Gesichtsfeldausfällen führen. Nicht immer ist das Gesichtsfeldzentrum mitbetroffen, häufig reichen die Skotome aber scharf an das Zentrum heran. Verschiedene vaskuläre Erkrankungen können in verschiedenen Lebensaltern zum Krankheitsbild führen. Tabelle 5.25 informiert über die einzelnen Formen. Verschiedene Entzündungen führen über eine Vaskulitis ebenfalls zum Bild der ischämischen Neuropathie.

Histologisch findet sich ein weitgehender Zerfall der Axone und der stützenden Elemente (ischämische Nekrose). An der Papille zeigt sich das Bild der Schnabelschen kavernösen Papillenatrophie, d. h., die Nekrose führt zu kavernösen Hohlraumbildungen.

Idiopathische arteriosklerotische AION

Bei älteren Patienten um 60–70 Jahre kann sich plötzlich eine Sehstörung mit Gesichtsfelddefekt und/oder Sehschärfenabnahme einstellen

(Tab. 5.26). Häufig tritt die Störung während der Nacht auf (relativ niedriger Blutdruck, relativ hoher Augeninnendruck). In ganz frischen oder diskreten Fällen kann ein Ödem an der Papille bei flüchtiger ophthalmoskopischer Beobachtung übersehen werden. Ein Infarktgeschehen, welches ohne Papillenödem einhergeht, ist jedoch kaum wahrscheinlich. Bei biomikroskopischer Untersuchung mit dem Kontaktglas, welche schon wegen allfälligen Linsentrübungen unbedingt notwendig ist, ist die in Einzelfällen evtl. nur hauchige ödematöse Oberflächenveränderung an der Papille unübersehbar. Selbst wenn nur eine partielle Ischämie vorliegt mit einem lediglich sektorförmigen Gesichtsfelddefekt, wird das Ödem in allerdings nicht gleichmäßigem Ausmaß die gesamte Papille betreffen. Bei einer schweren Ischämie – es muß betont werden, daß der Schweregrad der Ischämie im Einzelfall stark variieren kann – wird das Papillenödem massiv sein, die Papille ein blasses, schneeweißes Kolorit aufweisen. Eine Axonschwellung durch Unterbrechung des axoplasmatischen Flusses kann sich in variierendem Ausmaß auf die Nervenfaserschicht der Netzhaut ausdehnen. Kleine flammenförmige Blutungen liegen nicht nur im Papillenbereich, sondern papillennah auch entlang von Axonbündeln. Flammenförmige Papillenblutungen als Vorläufer eines kerbenförmigen Defektes im neuroretinalen Randsaum mit Nervenfaserbündeldefekt werden auch beim frühen chronischen Weitwinkelglaukom als Vorläufer von Gesichtsfelddefekten beschrieben, weshalb auch beim Glaukom auf eine ischämische Teilursache geschlossen wird (s. entsprechenden Abschnitt).

Sehstörung und Papillenödem treten keineswegs im gleichen Zeitraum auf. Das Papillenödem installiert sich innerhalb einer längeren Zeit (Wochen), bevor es zum plötzlichen Ereignis der Sehstörung mit Gesichtsfelddefekt kommt. Ist das eine Auge an einer AION erkrankt, beobachtet man am anderen Auge gelegentlich ein symptomloses Papillenödem. Oder es wird sich ein Ödem am 2. Auge erst nach einigen Monaten einstellen (HAYREH 1981). Dieses Papillenödem muß nicht in jedem Falle in einen schweren Verlauf wie am 1. Auge ausarten. Die Sehschärfe kann normal bleiben, Gesichtsfelddefekte können bessern. Das Papillenödem kann in wechselndem Ausmaß über mehrere Monate bestehen und nach einiger Zeit verschwinden. Somit ist eine Stase des axoplasmatischen Flusses das minimalste Symptom einer Ischämie. Gemeinsam mit Papillenödemen anderer Genese (z. B. bei Pseudotumor Zerebri) ist das anfängliche Intaktbleiben der visuel-

Tabelle 5.25 Formen der ischämischen Neuropathie des Sehnerven (AION, PION)

- Idiopathische vordere ischämische Neuropathie (anterior ischemic neuropathy, AION) „arteriosklerotische" Genese
- AION bei Arteriitis temporalis Horton
- AION bei Hypertonie
- AION bei Diabetes mellitus
- AION bei jungen Patienten mit insulinpflichtigem Diabetes mellitus
- AION nach Kataraktoperation
- AION bei Autoimmunerkrankungen:
  AION bei Lupus erythematodes
  Autoimmune Neuritis
  AION bei Periarteriitis nodosa
- AION beim Behçet-Syndrom (s. Abschnitt „Weitere Formen der Neuritis")
- AION bei Vaskulitis: z. B. Lues, Herpes zoster, Lyme disease
- AION bei Mikroangiopathie bei HIV (?)
- AION bei Migräne
- AION bei Ovulationshemmern
- AION bei niedrigem Blutdruck, Blutverlust, nach Hämodialyse, bei Polyglobulie, bei Makroglobulinämie Waldenström
- AION bei Subarachnoidalblutung
- Papillophlebitis/Vaskulitis der Papille

Glaukome:
- Flammenblutung am Papillenrand als Vorläufer eines Nervenfaserdefektes und Gesichtsfelddefektes
- akute Augeninnendrucksteigerung
- Low-tension-Glaukom
- AION bei Drusenpapillen
- Hintere (posteriore) ischämische Neuropathie (PION)

Tabelle 5.26 Unterscheidung von „idiopathischer" arteriosklerotischer AION und von AION bei Arteriitis cranialis (nach Glaser u. Mitarb.)

	Idiopathisch (arteriosklerotisch)	Arteriitis cranialis
Altersgipfel:	60–65 J.	70–75 J.
Sehschärfenreduktion:	mäßig bis schwer	meistens schwer
Gesichtsfeldausfälle:	ähnlich +	
Amaurosis fugax als Frühsymptom:	kaum	typisch
Häufigkeit:	70%	30%
Papillengröße:	eher klein	unabhängig von Papillengröße
Befall 2. Auge: (unbehandelt)	40% der Fälle	75% der Fälle
Intervall bis zum Befall 2. Auge:	Monate bis Jahre	1/3 erste 24 Std. 1/3 erste Woche 1/3 erste 4 Wochen

len Übertragung. Die Entwicklung einer Ischämie im Nervengewebe folgt nicht einem „Alles-oder-Nichts-Gesetz". Der axoplasmatische Fluß ist empfindlicher auf Ischämie als die Impulsleitung entlang den Axonen. 4 verschiedene Ischämiestadien können bei AION aufgezählt werden (HAYREH 1988):

1. Milde Ischämie: Stase des axoplasmatischen Flusses ohne Unterbrechung der visuellen Übertragung (symptomloses Papillenödem).
2. Mäßige Ischämie:
   a) Reversibles Stadium: Die funktionelle Schädigung der Axone ist reversibel. Gesichtsfelddefekte können sich erholen, eine Optikusatrophie tritt nicht ein.
   b) Irreversibles Stadium: definitive Gesichtsfelddefekte und Optikusatrophie.
3. Deutliche Ischämie: schwere definitive Läsion von Anbeginn.
4. Schwere Ischämie: hauptsächlich bei Arteriitis cranialis: massiver totaler anteriorer Infarkt mit Einbezug des glialen Gewebes und Untergang der Blutgefäße.

Rückfall einer Ischämie im selben Sehnerven

Ein solches Geschehen ist selten, aber nicht auszuschließen, obwohl vergleichsweise das Auftreten einer AION am 2. Auge häufiger zu sein scheint. Die Progression (des Gesichtsfeldverlustes) kann vorwiegend in den ersten 3–6 Wochen, gelegentlich auch erst nach einem viel längeren Intervall von Monaten bis Jahren (BORCHERT u. LESSELL 1988), stattfinden. Typischerweise verschlechtert sich die noch erhaltene Hälfte oder eine unvollständige altitudinale Hemianopsie (großer bogenförmiger Defekt) wird vollständig (BECK u. Mitarb. 1983). Die funktionelle Verschlechterung findet statt, ohne daß sich am Papillenaspekt etwas ändert (KLINE 1988), und anschließend bleibt der Zustand absolut unverändert. Diese Verhaltensweisen werden vor allem bei nichtarteriitischer AION beschrieben.

Bilateralität

Das Risiko, auch am 2. Auge an einer AION zu erkranken, ist bei der Arteriitis temporalis etwa 2mal höher als bei der arteriosklerotischen Form (BERI u. Mitarb. 1987). Zudem ist das Zeitintervall bis zum 2. Auge bei der Arteriitis erheblich kürzer (weniger als 1 Monat) als bei der arteriosklerotischen Form (bis 3 Jahre). Allerdings war bei dieser Studie die Behandlung mit Steroiden bei den Arteriitisfällen mangelhaft. Wird eine lückenlose Steroidbehandlung durchgeführt, so reduzieren sich die Unterschiede gegenüber der arteriosklerotischen Form. Bei der arteriosklerotischen Form ist das Risiko für eine Bilateralität bei Männern höher, ebenso bei jungen Männern mit Diabetes mellitus.

Sehschärfe

Im Gegensatz zur klassischen Retrobulbärneuritis mit Auftreten eines Zentralskotoms kommt es bei der AION keineswegs obligat zum Auftreten einer Sehschärfenabnahme. Die Sehschärfe ist lediglich dann betroffen, wenn ein Gesichtsfelddefekt das Netzhautzentrum erreicht oder überschreitet. Bei der arteriosklerotischen AION umfaßt die Endsehschärfe die gesamte Skala mit relativ vielen Sehschärfewerten oberhalb 0,3. Demgegenüber sind die Endsehschärfen nach Arteriitis temporalis deutlich schlechter (BOGHEN u. GLASER 1975).

Gesichtsfelddefekte

Wohl kann gelegentlich bei einer AION lediglich ein zentrales bzw. parazentrales Gesichtsfeldskotom auftreten. Typisch sind aber zweifellos ausgedehnte altitudinale, teilweise mantelförmige, einen konzentrischen Gesichtsfeldrest ergebende Ausfälle. Die resultierenden Gesichtsfeldausfälle sind grundsätzlich definitiv, auch wenn in Einzelfällen gewisse Verbesserungen stattfinden (HAYREH u. PODHAJSKY 1979), welche allerdings die Sehschärfe kaum beeinflussen.

Folgendes sind die Gesichtsausfälle im Detail (Abb. 5.**135**):

1. Altitudinaler Gesichtsfeldausfall in der unteren Gesichtsfeldhälfte ist am häufigsten (Abb. 5.**136**). Geht der Defekt entlang dem horizontalen Meridiane quer durch die Makula, so ist die Sehschärfe schlecht. Ist die Makula ausgespart, so ist die Sehschärfe trotz ausgedehntem Gesichtsfelddefekt noch gut. Bei einer bilateralen AION (vor allem Riesenzellarteriitis) kann der altitudinale Defekt symmetrisch ausfallen. Der verbleibende Gesichtsfeldrest scheint auch nicht absolut intakt zu bleiben. Nach QUIGLEY u. Mitarb. (1985) (s. unter Abschnitt „Allgemeine Betrachtungen zur AION") kommt es häufig zu einem Mantelefekt der verbleibenden Hälfte, welche somit konzentrisch eingeengt ist. Mit statischer, automatisierter Perimetrie (Octopus) kann ein diffuser Empfindlichkeitsverlust in der „erhaltenen" Hälfte nachgewiesen werden (TRAUSTASON u. Mitarb. 1988).
2. Altitudinaler Gesichtsfelddefekt der oberen Gesichtsfeldhälfte.
3. Ausgedehnter, bogenförmiger (arcuate) Bündeldefekt, welcher vom blinden Fleck ausgeht zum nasalen unteren Quadranten.
4. Schmaler, bogenförmiger Defekt.
5. Ein bogenförmiger Defekt kann die Makula aussparen, die Sehschärfe ist dann gut. Häufig

5.182 Erkrankungen der Sehnerven

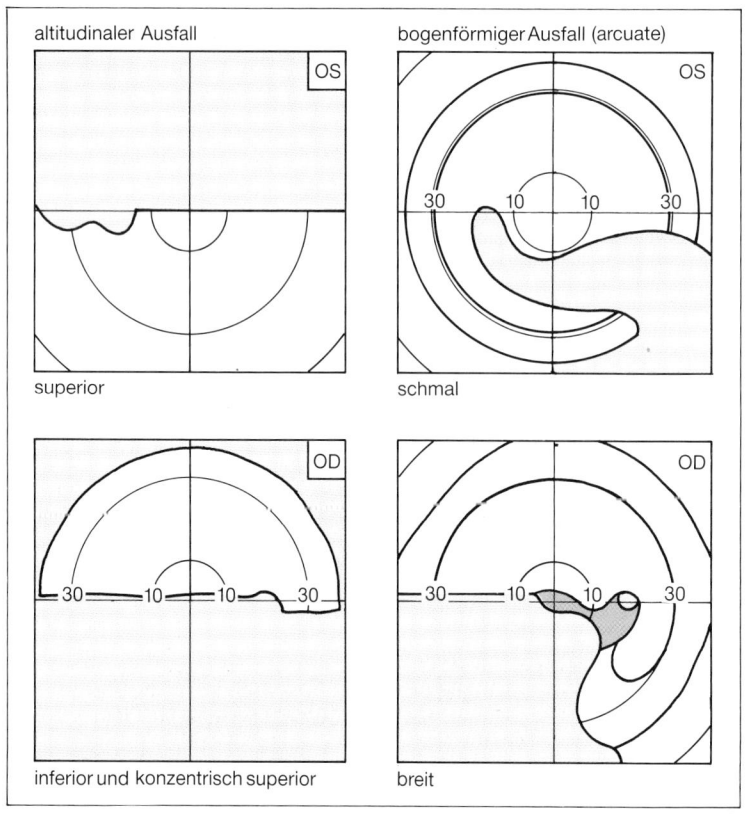

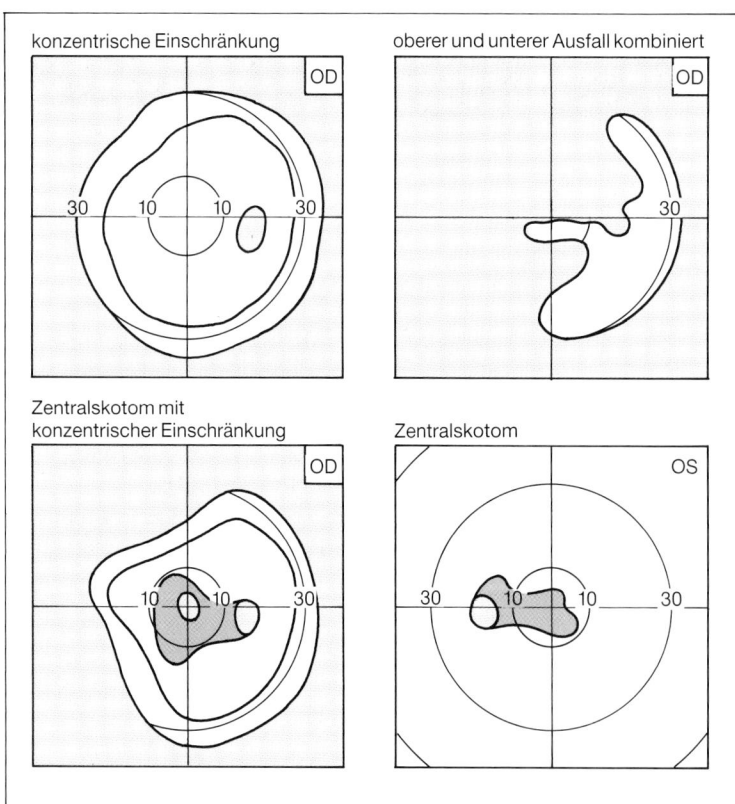

altitudinaler Ausfall — OS — superior
bogenförmiger Ausfall (arcuate) — OS — schmal
altitudinaler Ausfall — OD — inferior und konzentrisch superior
bogenförmiger Ausfall (arcuate) — OD — breit

konzentrische Einschränkung — OD
oberer und unterer Ausfall kombiniert — OD
Zentralskotom mit konzentrischer Einschränkung — OD
Zentralskotom — OS

Abb. 5.135 Verschiedene Varianten an Gesichtsfeldausfällen bei der vorderen ischämischen Neuropathie.

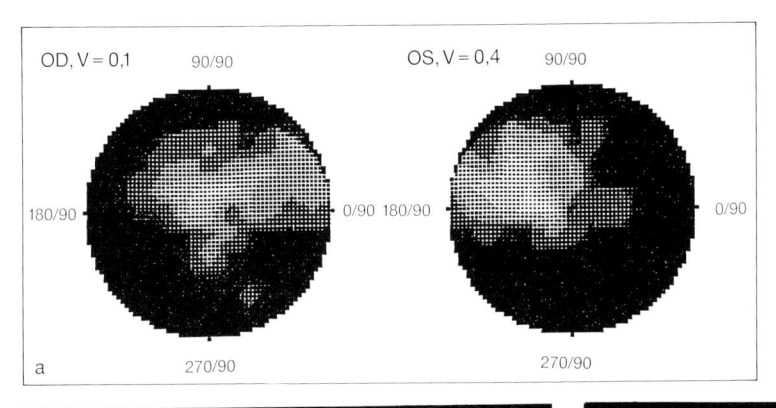

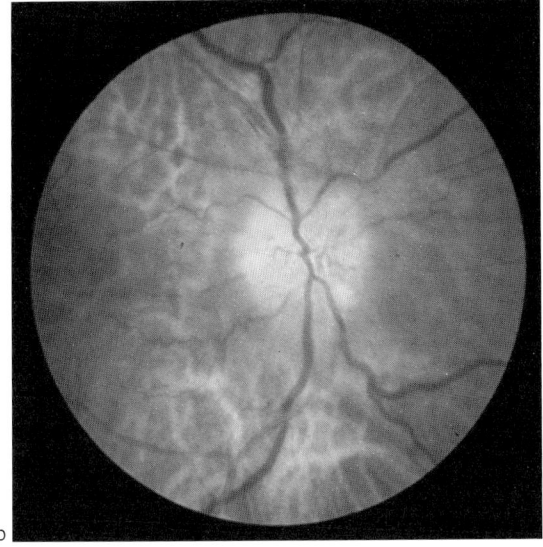

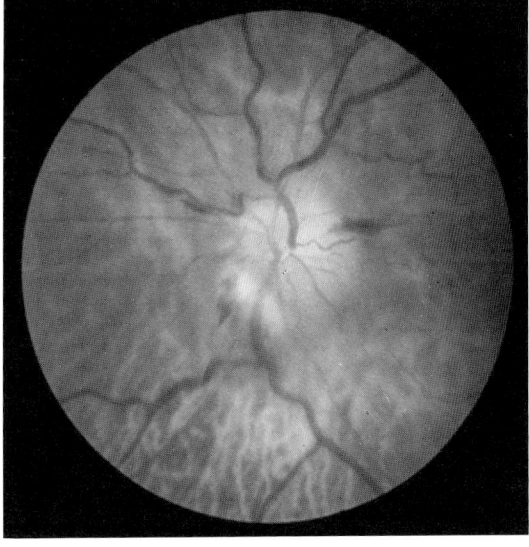

Abb. 5.**136** a) Doppelseitige arteriitische vordere ischämische Neuropathie (AION) mit Erreichen des Gesichtsfeldzentrums und altitudinalen Gesichtsfeldausfällen nach unten (Octopus 21). 60jähriger Patient.
b) Selber Fall wie in a). Ausgeprägte beiderseitige Papillenödeme.

ist der bogenförmige Defekt von einem (relativen) Zentralskotom begleitet.
6. Reines Zentralskotom.
7. Zentralskotom kombiniert mit einer konzentrischen Gesichtsfeldeinengung.
8. Konzentrische Gesichtsfeldeinengung mit erhaltener makulärer Funktion (Abb. 5.**137**).
9. Lokalisiertes (zentrumnahes) Skotom ohne Durchbruch in die Peripherie (Abb. 5.**138**).
10. Vergrößerter blinder Fleck (nur bei juvenilem Diabetes mellitus).
11. Bei einer weiteren Progression kann auch die vordem erhaltene altitudinale Gesichtsfeldhälfte wegfallen. Zurück bleibt ein Restgesichtsfeld mit schlechter Sehschärfe.

Ausgehend von der Hypothese, daß beim Glaukom ein vaskulärer/ischämischer Faktor zum Geschehen beiträgt, wurden die Gesichtsfelder von Patienten mit AION, chronischem Offenwinkelglaukom und Low-tension-Glaukom verglichen (PHELPS u. Mitarb. 1983). Demnach sind Gesichtsfelddefekte der beiden Glaukomformen in der oberen Hälfte häufiger (Bjerrum-Skotome und nasale Defekte), während bei der AION Defekte in der unteren Hälfte und Zentralskotome häufiger sind. Daß das chronische Offenwinkelglaukom und das Low-tension-Glaukom weitgehend übereinstimmende Gesichtsfelddefekte macht, wurde auch von MOTOLKO u. Mitarb. (1982) gezeigt. Falls beim Low-tension-Glaukom ein vaskulärer Faktor tatsächlich eine Rolle spielt, so muß er sich anders auswirken als bei der AION. Der pathogene Faktor ist bei beiden Glaukomformen ähnlich, der Unterschied gegenüber der AION aber eindeutig. AULHORN u. TANZIL (1979) sehen allerdings wesentlich kleinere Unterschiede zwischen chronischem Offenwinkelglaukom und AION: bei beiden sind die Gesichtsfelddefekte der oberen Hälfte relativ klein und relativ nahe am Zentrum, diejenigen der unteren Hälfte im allgemeinen größer, weiter vom Zentrum weg und häufig auf der nasalen Seite. In einem bestimmten Stadium haben beide Krankheiten bogenförmige Defekte in der unteren Hälfte, wel-

5.184 Erkrankungen der Sehnerven

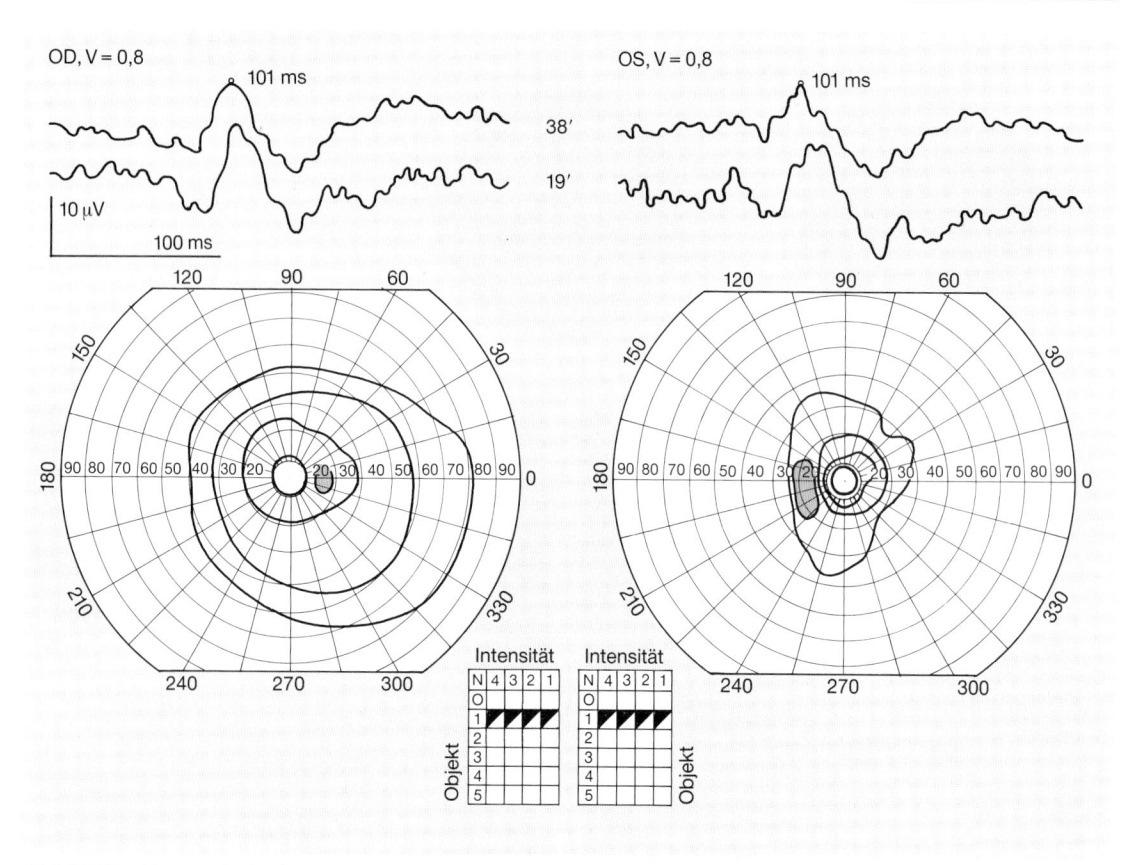

Abb. 5.**137** Konzentrische Gesichtsfeldeinengung am linken Auge bei arteriitischer AION. Sehschärfe und VEP sind normal (71jährige Patientin).

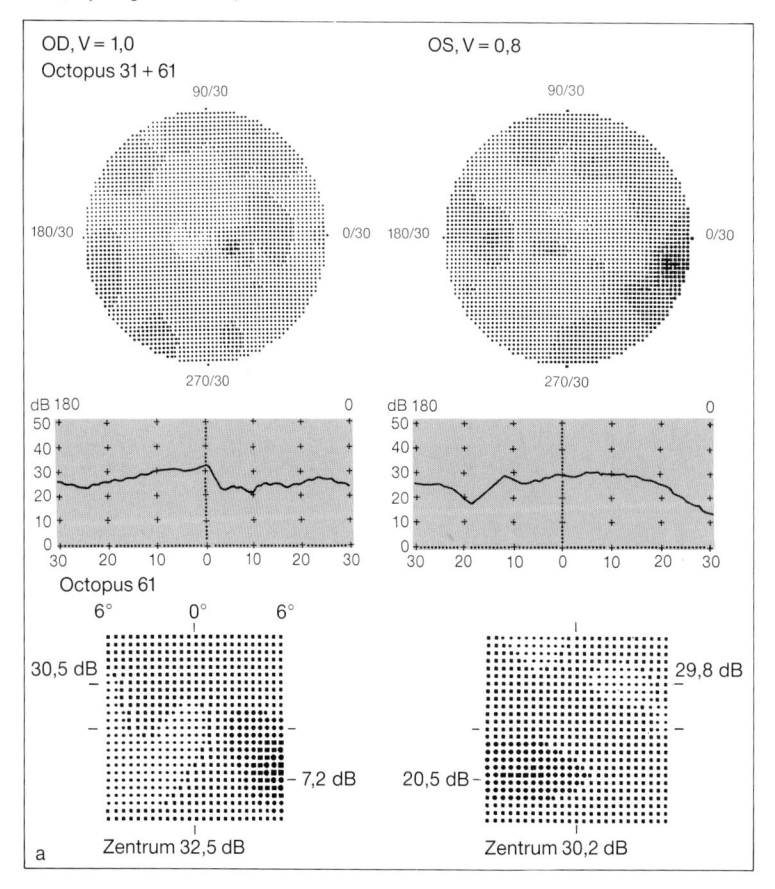

Abb. 5.**138** a–c Vordere ischämische Neuropathie (AION) an beiden Augen (zeitlicher Abstand mehrere Wochen) mit parazentralen Skotomen. a) zeigt die Skotome im akuten Zustand, unten in einem 3-Grad-Raster mit 25 Testorten (Octopus 62).

Klinik – Ischämische Neuropathien 5.185

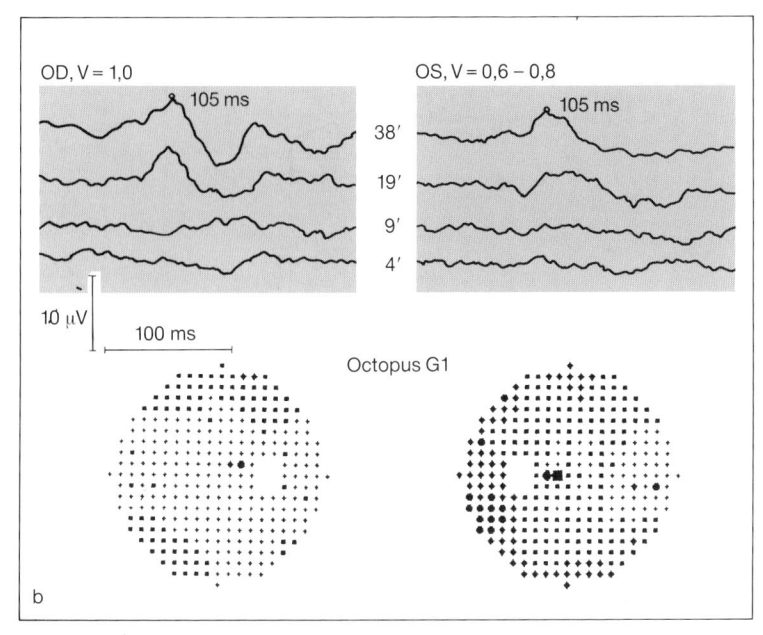

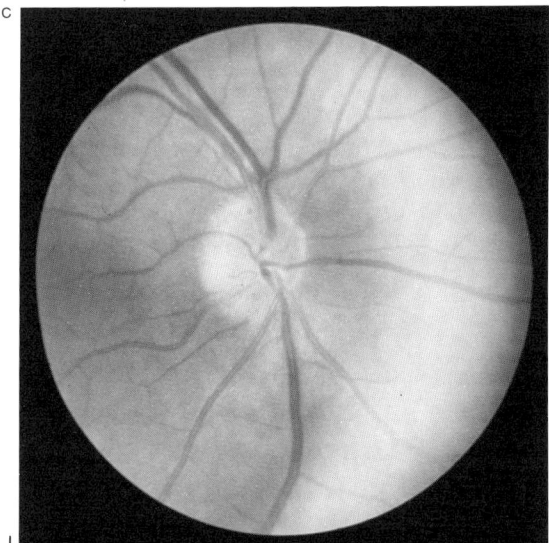

Abb. 5.**138** b, c b) Einmal vorhandene Gesichtsfelddefekte zeigen im Spätstadium der AION kaum Besserungstendenz. Die gezeigten Gesichtsfelder mit persistierenden Parazentralskotomen wurden 6 Jahre später aufgenommen. Die visuell evozierten Potentiale weisen normale Latenzzeiten auf. Antwortpotentiale auf kleinere Kontrastreize (9 u. 4 Winkelminutenmuster) können allerdings als Ausdruck eines Axonausfalles nicht registriert werden. c) Photographische Dokumentation des rechten Augenhintergrundes: I: Papille vor der AION-Attacke. II: Papillenödem im akuten Stadium der AION. III: Die Nervenfaserphotographie zeigt 6 Jahre später einen diffusen Nervenfaserverlust mit einem breiten keilförmigen Ausfall im papillomakulären Bündel.

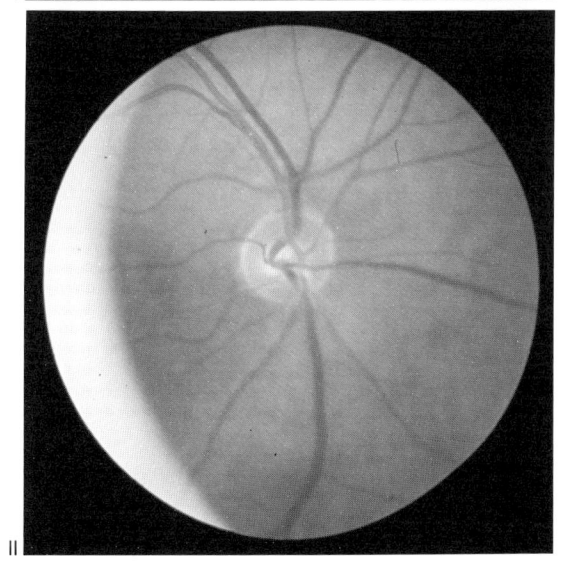

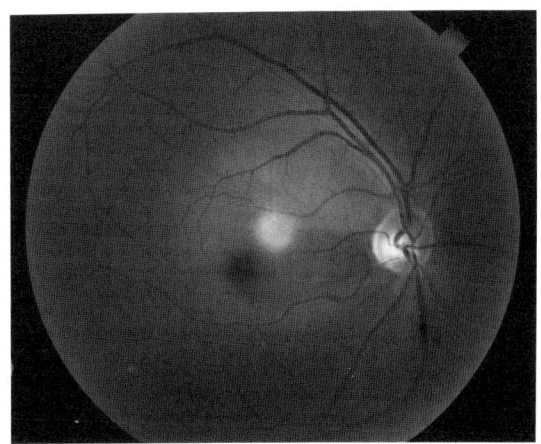

che noch keinen direkten Kontakt mit dem blinden Fleck aufweisen. Bei relativ geringen Gesichtsfelddefekten sind diese nach Aulhorn (Abb. 5.**139**) für AION und Glaukom ähnlich, die Unterschiedlichkeiten nach PHELPS ergeben sich erst bei schwereren Gesichtsfelddefekten.

Risiko bei AION, an einem ischämischen zerebrovaskulären Leiden zu erkranken

Dieses Risiko ist minimal (s. Abschnitt „Wert der Doppler-Sonographie").

Fluoreszenzangiographie

Mindestens zu Beginn der Krankheit besteht ein Anfärbedefizit der Papille im frühen Perfusionsstadium, welches sich allenfalls auf den betroffenen Papillensektor begrenzen kann. Gleichzeitig ist die chorioidale Perfusion im Gebiet der betroffenen Vaskulatur verlangsamt. Gegenüber der Arteriitis temporalis scheinen die Durchblutungsstörungen bei idiopathischer AION milder zu sein.

Papillenkonfiguration

Sowohl Papillengröße wie Cup/disc-Ratio spielen eine Prädispositionsrolle bei der nichtarteriitischen AION. Nichtvaskuläre Faktoren scheinen somit bei der Genese mitzuwirken. Bei einer normalen altersentsprechenden Population beträgt die durchschnittliche c/d-Ratio 0,31–0,36, bei nichtbetroffenen AION-Partneraugen 0,16–0,21. Im Durchschnitt gibt es unter den nichtarteriitischen AION-Partneraugen mehr Papillen ohne Cup und weniger Papillen mit einem großen Cup. Die Cup-Größe arteriitischer AION-Partneraugen unterscheidet sich nicht von derjenigen normaler Augen (ca. 0,3) (FEIT u. Mitarb. 1984, BECK u. Mitarb. 1984, BECK u. Mitarb. 1987). Allerdings ist die jeweilige Standardabweichung der c/d für alle Untersuchungsgruppen relativ groß, weshalb sich die Werte überlappen.

Bei Partneraugen der nichtarteriitischen Aion ist die Papillenfläche kleiner als diejenige einer normalen Vergleichsgruppe. Vor allem ist der horizontale Papillendurchmesser kleiner, während der Unterschied beim vertikalen Durchmesser nicht signifikant ist (MANSOUR u. Mitarb. 1988). Die Papillenfläche arteriitischer AION-Partneraugen ist nicht kleiner als diejenige einer normalen Vergleichsgruppe (JONAS u. Mitarb. 1988). Somit scheint festzustehen, daß von der nichtarteriitischen AION vorwiegend kleine Papillen betroffen werden, weil ein enger skleraler Kanal eher zum Auftreten eines Infarktes prädisponiert. Kleine Papillen sollen auch von einer kleineren Anzahl zilioretinaler Gefäße begleitet sein. Demgegenüber unterscheiden sich Papillen von Partneraugen mit arteriitischer AION nicht von denjenigen einer normalen Population.

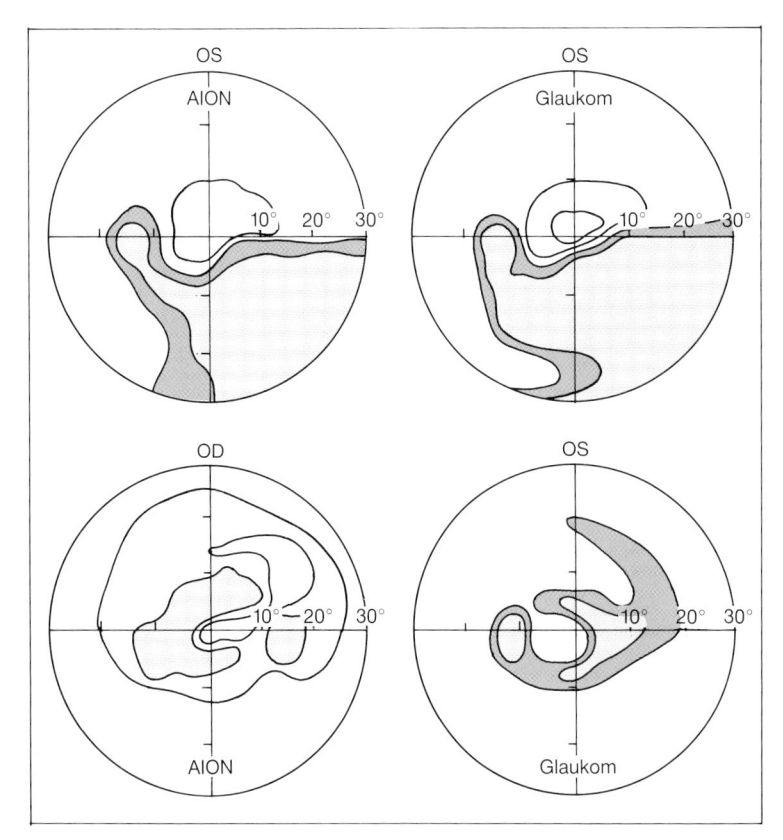

Abb. 5.**139** Bestimmte Stadien bezüglich Gesichtsfelddefekte können sich bei Glaukom und vorderer ischämischer Neuropathie (AION) sehr ähnlich sehen. Oben: bogenförmige/altitudinale Ausfälle, unten kleine ringförmige Ausfälle, jeweils bei AION und Glaukom (nach *Aulhorn* u. *Tanzil*).

Visuell evozierte Potentiale

Im Gegensatz zur klassischen demyelinisierenden Neuritis sind die VEP bei der AION nicht verspätet, es sei denn, daß ein Zentralskotom vorliegt, und die Sehschärfe schlechter als 0,6 ist. Dies ist eine wichtige Unterscheidungshilfe. (Auch bei der Stauungspapille sowie beim Pseudotumor cerebri ist die Latenzzeit der VEP nicht erheblich beeinflußt.)

Wert der Doppler-Sonographie

Bei der AION ist davon auszugehen, daß große Gefäße nicht in relevanter Weise miterkrankt sind. Die Durchführung einer Arteriographie wird nicht empfohlen. Die Doppler-Sonographie liefert evtl. Hinweise bei der Arteriitis temporalis, vor allem auch im Hinblick auf die Durchführbarkeit einer Biopsie (s. entsprechenden Abschnitt). Ebenso hat die Doppler-Sonographie ihre Bedeutung bei der Abklärung transienter ischämischer Attacken (TIA), vor allem bei der Amaurosis fugax. Hier ist das Erkennen einer Veränderung an den Wänden großer Gefäße von Bedeutung für die Lebenserwartung des Patienten (BECKER u. Burde 1988). Hingegen scheint die AION kein Vorläufer eines zerebrovaskulären Geschehens zu sein. Embolisation ist eine unwahrscheinliche Ursache für eine AION, das Vorhandensein eines embolischen Fokus im Karotissystem ist irrelevant (SAVINO 1988). In der Studie von GLOOR u. Mitarb. (1985) findet die Doppler-Sonographie ihren verdienten Platz bei der Amaurosis fugax (positiv in 84% der Fälle) sowie beim Zentralarterien- bzw. Astverschluß der Netzhaut (positiv in 62%), aber nicht bei der AION (lediglich in 23% positiv). Eine AION nach systemisch herbeigeführter Hypotension wegen kardiopulmonaler Bypass-Operation (LARKIN u. Mitarb. 1987) dürfte kaum auf Embolisation, sondern eher auf reduzierte ziliäre Durchblutung zurückzuführen sein.

Therapie bei AION

Eine wirksame Therapie steht nicht zur Verfügung. Im akuten Stadium kann mit Steroiden behandelt werden (Reduktion des Ödems), jedoch nicht bevor die Blutsenkungsgeschwindigkeit (BSG) untersucht wurde. Allerdings schließt das Fehlen einer erhöhten BSG eine Arteriitis temporalis nicht vollständig aus, was eine Steroidbehandlung eher noch rechtfertigt. Andererseits kann die BSG aus anderen Gründen erhöht sein! Grundsätzlich kann auf Steroide kein eindeutiger Effekt beobachtet werden, da ein Infarkt immer ein endgültiger Zustand ist. Immerhin können Patienten mit einem altitudinalen Gesichtsfeldverlust noch sekundär zusätzliche Gesichtsfeldanteile verlieren. Das Ödem kann zur zusätzlichen Kompression von Nervenfasern führen. Aus diesen Gründen ist eine Steroidbehandlung bei AION über eine kürzere Zeit (während 2 Monaten) mit absteigender Dosierung zweifellos vertretbar.

Ob Thrombozytenaggregationshemmer (Acetylsalicylsäure und Dipyridamole (Persantin)) oder Medikamente mit einer anderen Wirkungsweise (z.B. Pentoxifylline = Trental) eine therapeutische oder präventive (2. Auge) Wirkung zeigen, ist unklar. Aus psychologischen Gründen drängt sich aber zweifellos eine Behandlung auf (z.B. Acetylsalicylsäure, 250 mg jeden 2. Tag). Mitberücksichtigt werden müssen der Allgemeinzustand, die Kreislaufverhältnisse inkl. Blutdruck, vaskuläre Risikofaktoren (z.B. Antiphospholipid-Antikörper (LEVINE u. Welch 1987).

SERGOTT u. Mitarb. (1989) beschreiben Erfolge punkto Erholung von Gesichtsfeldaußengrenzen, teilweise auch der Sehschärfe bei AION-Fällen nichtarteriitischer Genese durch eine chirurgische Dekompression der meningealen Scheide des Sehnerven. Der Eingriff soll besonders erfolgversprechend bei solchen Fällen sein, bei denen die Krankheit innerhalb der ersten 30 Tage nach Symptombeginn noch eine Progression aufweist. Durch Kommunikation des Liquorraumes zum anderen Sehnerven sollen sich selbst hier positive Auswirkungen zeigen, sofern der andere Sehnerv zu einem früheren Zeitpunkt an AION erkrankte. Die gleichen Autoren (SERGOTT u. Mitarb. 1988) machten ähnliche Erfahrungen durch operative Dekompression des Sehnerven bei Pseudotumor cerebri. Es erhärtet sich die These von Hayreh, daß eine neurale Ischämie nicht immer definitiv zu sein braucht, sondern daß ein gewisses Erholungspotential besteht. Durch Druckentlastung dank Liquordrainage soll der gestörte axoplasmatische Transport wieder in Gang gesetzt werden.

Betrachtungen zur Genese der ischämischen Optikusneuropathie (AION)

Es besteht kein Zweifel daran, daß bei der AION das Auftreten einer Ischämie im prälaminären, laminären und im retrolaminären Abschnitt des Sehnerven eine Rolle spielt. Das arterielle Versorgungssystem besteht aus funktionellen Endarterien aus den hinteren Ziliararterien. Ein thrombotischer Verschluß einer solchen kann durch benachbarte Arterien nicht kompensiert werden, besonders wenn das gesamte System verändert ist. Wie eindeutig die verschiedenen Anastomosen zwischen Piagefäßen, kurzen Ziliararterien, Chorioidalgefäßen und Netzhautgefäßen funktioniert, ist unbekannt. Wie Abb. 5.140 zeigt, besteht der Papillenbereich aus den folgenden Strukturen mit dazugehöriger Gefäßversorgung (von vorne nach hinten):

5.188 Erkrankungen der Sehnerven

1. Der vorderste Abschnitt mit der einbiegenden *Nervenfaserschicht* wird hauptsächlich aus Ästen retinaler Arteriolen versorgt. Es ist nicht ungewöhnlich, daß in dieser Region auch Gefäße aus dem prälaminären Abschnitt, also – vor allem im temporalen Abschnitt – aus der Chorioidea stammen. Allenfalls stammen Äste auch aus zilioretinalen Arterien.

2. Die *prälaminäre Region* liegt vor der Lamina cribrosa auf Höhe der Chorioidea und der äußeren Netzhautabschnitte. Im wesentlichen wird diese Gegend von zentripetalen Ästen aus peripapillären Chorioidalarterien versorgt sowie direkt aus Ästen der kurzen Ziliararterien, welche z.T. durch die Chorioidea hindurch direkt in die Prälamina ziehen. Eine gewisse Versorgung erfolgt auch aus Gefäßen aus der Lamina cribrosa. Keine Äste kommen in dieser Gegend aus der Zentralarterie. Der temporale Anteil der prälaminären Region ist intensiver durch Gefäße versorgt als der Rest.

3. Die *Region der Lamina cribrosa* wird durch transvers verlaufende zentripetale Äste aus den kurzen hinteren Ziliararterien versorgt, in wenigen Fällen auch durch den sogenannten Zinn-Hallerschen Arterienkreis. Im Gegensatz zur vorherrschenden Meinung ist nach Hayreh der Zinn-Hallersche Gefäßkreis ein ungewöhnlicher Befund am menschlichen Auge. Meistens ist es ein unvollkommener Kreis. Anastomosen erfolgen von den hinteren Ziliararterien, von Piagefäßen und von Gefäßen der peripapillären Chorioidea. Die Zentralarterie der Netzhaut gibt in diesem Bereich evtl. keine Äste ab. Für die genaue Lokalisation des Zinn-Hallerschen Gefäßkreises s. Kap. Neuroophthalmologie von A. Huber in Bd. 3/II, Abb. 5.218, S. 5.245, dieses Werk.

4. *Der vordere intraorbitale Abschnitt des Sehnerven* umfaßt den Bereich von der Lamina cribrosa bis zum Eintrittsort der Zentralarterie ca. 10 mm weiter hinten. Die Blutversorgung erfolgt a) durch das axiale zentrifugale System, welches in $^3/_4$ der Fälle vorhanden ist und über 1–4 Äste aus der Zentralarterie erfolgt; b) durch das periphere zentripetale vaskuläre System, welches aus zurücklaufenden Piagefäßen gebildet wird. Diese Piagefäße werden rückläufig aus der Chorioidea, aus rückläufigen Ästen der kurzen hinteren Ziliararterien und, falls vorhanden, aus dem Zinn-Hallerschen Kreis versorgt. Schließlich werden die Piagefäße auch aus Ästen der Zentralarterie und aus Kollateralen der A. ophthalmica versorgt. Beachtenswert ist somit, daß wesentliche Teile des retrolaminären Abschnittes des Sehnerven von rückläufigen Gefäßen versorgt werden.
(Blutversorgung s. auch LIEBERMAN u. Mitarb. 1976, RISCO u. Mitarb. 1981, HAYREH 1985, 1988a, 1988b.)

Im Tierversuch (Affen) läßt sich durch Okklusion der hinteren (kurzen lateralen) Ziliararterien das Bild einer AION erzeugen. Die laminären und vor allem retrolaminären Abschnitte des Sehnerven zeigen ischämische Veränderungen mit Axondegeneration. Prälaminär bis vor die Lamina cribrosa besteht eine Schwellung der Axone durch Obstruktion des orthograden axoplasmatischen Flusses mit

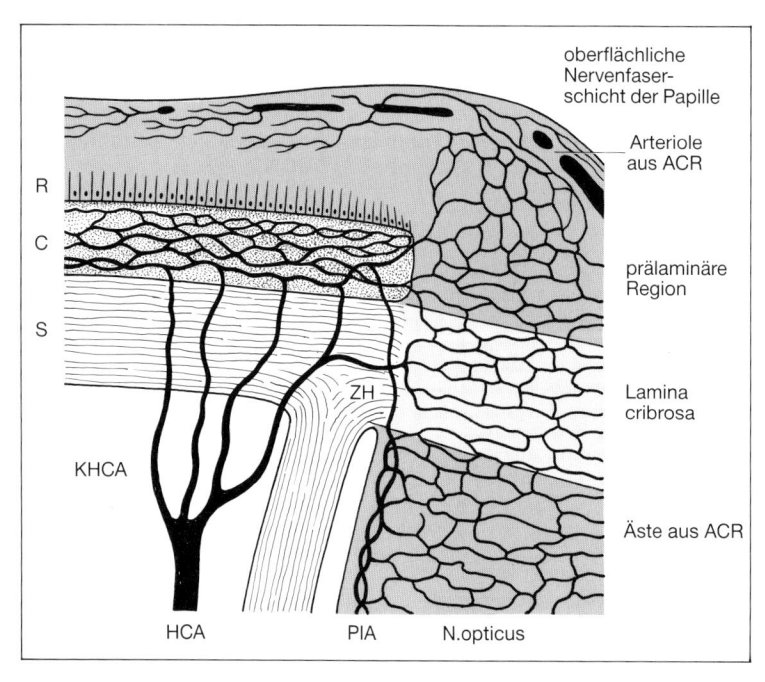

Abb. 5.140 Blutversorgung der Papille und der vorderen Sehnervenabschnitte. Ein longitudinales Netzwerk von Kapillaren wird von verschiedenen horizontalen Ebenen her versorgt. Abkürzungen: R Retina, C Chorioidea, S Sklera, HCA hintere Ziliararterie, KHCA kurze hintere Ziliararterie, PIA piale Gefäße, ACR Arteria centralis retinae, ZH Gegend des Zinn-Haller-Arterienringes (nach *Hayreh*). Die oberflächliche Nervenfaserschicht der Papille wird von Kapillaren der retinalen Zirkulation versorgt. Die prälaminäre Region erhält Äste aus den Chorioidalarterien und direkt von den KHCA. Die Lamina cribrosa wird ebenfalls aus den HCA und ZH versorgt. Retrolaminär erfolgt die Versorgung aus Ästen der ACR. Die PIA-Gefäße werden z.T. rückläufig aus der Chorioidea und von KHCA versorgt.

Anhäufung von intraaxonalen Organellen (Membranmaterial, Mitochondrien). Schon nach wenigen Stunden ist eine Unterbrechung des schnellen axoplasmatischen Flusses sichtbar.

Ein wesentlicher Punkt beim Menschen ist die außergewöhnliche individuelle Variationsbreite in der Blutversorgung des vorderen Sehnervenabschnittes, welche eine Gesetzmäßigkeit beim Ablauf einer AION ausschließt (HAYREH 1985). Die hinteren Ziliararterien sind, indirekt über die peripapilläre Chorioidea oder direkt über die kurzen Ziliararterien, die Hauptversorgungsquellen des vorderen Sehnervenabschnittes. Eine bis fünf, im allgemeinen 2–3 hintere Ziliararterien stehen zur Verfügung, welche funktionell Endarterien darstellen. Auf der Grenze zwischen Versorgungsgebieten zweier Ziliararterien besteht eine sog. Wasserscheidenzone, welche durchblutungsmäßig kritisch ist. Bei Vorhandensein zweier Ziliararterien, einer medialen und einer lateralen, kann die Wasserscheide beider Versorgungsgebiete irgendwo zwischen Fovea und nasaler peripapillärer Region liegen, wenn möglich ausgerechnet im Papillenbereich. Bei der AION scheint zur Entstehung eines Infarktes der Verschluß einer einzigen Ziliararterie nicht auszureichen. Viel eher ist Voraussetzung dazu eine diffuse Erkrankung multipler Gefäße, so daß zur Auslösung des definitiven Prozesses nur noch ein kleines auslösendes okklusives Geschehen notwendig ist. Diskutiert wird auch die Möglichkeit einer vorübergehenden Perfusionsinsuffizienz, welche sich besonders häufig in der oberen Sehnervenhälfte (altitudinaler Ausfall der unteren Gesichtsfeldhälfte) auswirkt (Hypotonie während Schlaf, Blutverlust, Stenose der A. ophthalmica). Die Fluoreszenzangiographie zeigt höch-

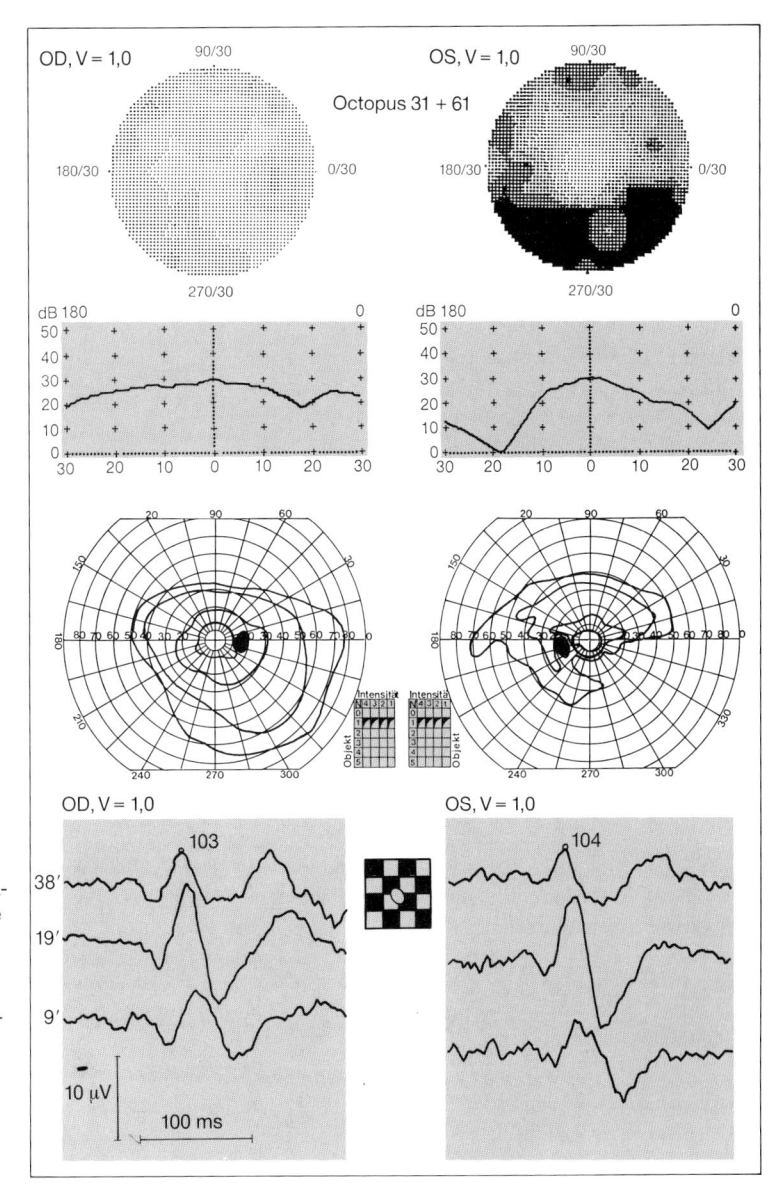

Abb. 5.**141** Vordere ischämische Neuropathie (AION) am linken Auge bei einem 62jährigen Patienten. Oben Gesichtsfeldbefunde, unten die intakten visuell evozierten Potentiale (typischerweise normale Latenzzeit). Bei erhaltener Sehschärfe findet sich ein vorwiegend altitudinaler Gesichtsfeldausfall der unteren Hälfte. Aus der Untersuchung mit der statischen Perimetrie (Octopus) wird jedoch deutlich, daß auch nach oben in der Peripherie eine Empfindlichkeitsherabsetzung besteht (mantelförmiger Ausfall um die erhaltene obere Gesichtsfeldhälfte).

stens minimale Füllungsdefekte in der Papille oder in der peripapillären Chorioidea. Demgegenüber ist beim thrombotischen Verschluß (Arteriitis temporalis) der Füllungsdefekt total. Beim alternden Patienten ist zusätzlich zu berücksichtigen, daß eventuelle Anastomosen von der retinalen Zentralarterie und vom pialen Kreislauf zur Kompensation nicht mehr ausreichen, weil sie ihrerseits degenerativ verändert sind. Im Tierversuch (Okklusion kurzer Ziliararterien beim Affen) tritt nämlich nicht immer das Vollbild einer AION auf, wahrscheinlich weil hier eine grundsätzlich normale Vaskulatur mit normalen Kompensationsmechanismen vorliegt, welche nur an einer bestimmten Stelle geschädigt wird (RADIUS 1980). Die histologische Untersuchung von retrolaminären Sehnervenabschnitten nach AION (QUIGLEY u. Mitarb. 1985) zeigen regelmäßig das Bild eines massivsten Axonverlustes, wobei häufig die zentralen Abschnitte der unteren Sehnervenhälfte vom Geschehen ausgespart bzw. weniger betroffen sind. Auch in der unteren, relativ erhaltenen Sehnervenhälfte sind jedoch die peripheren Anteile mantelförmig geschädigt (Abb. 5.141). Dies ergibt typischerweise eine erhaltene obere Gesichtsfeldhälfte, wobei aber auch an diesem Restgesichtsfeld die Außengrenzen geschrumpft sind. Sofern eine gewisse Ähnlichkeit von Glaukomgesichtsfeldern mit AION-Gesichtsfeldern postuliert wird (AULHORN u. TANZIL 1979), aus der eine ähnliche Grundursache beider Krankheiten gefolgert werden könnte, so dürfte dies aufgrund des pathohistologischen Ausfallsmusters nicht zutreffen: Typischerweise findet sich beim Glaukom ein uhrglasförmiges Degenerationsmuster. Weshalb bei der AION vorwiegend die obere Optikushälfte mehr betroffen wird als die untere, ist unklar. Unterschiedlichkeit in der Vaskulatur? Ebenso ist es unklar, weshalb es zu einem mantelförmigen peripheren Axonuntergang auch in der erhaltenen Optikushälfte kommt. Vermutet wird, daß diese Läsion erst sekundär zustande kommt durch den Ödemdruck der primär ischämischen Hälfte, welcher die peripheren Fasern der intakten Hälfte komprimiert. Dazu kommt die wahrscheinlich auf Druck ohnehin größere Lädierbarkeit der dickeren Nervenfasern der Nervenperipherie.

Obwohl die Hinweise begründet sind, daß Degeneration und Verschluß von Ziliararterien Ursache einer AION sein können, wurde kürzlich die Hypothese in den Vordergrund gerückt, daß pathologisch-anatomische Veränderungen weiter hinten durch Kompression (dolichoektatische Veränderungen an der A. carotis interna) zum Bild der AION, aber auch der hinteren ischämischen Neuropathie (PION) führen können (UNSÖLD u. SEEGER 1989). Ein charakteristischer Mechanismus an der intrakraniellen Öffnung des knöchernen Sehnervenkanals komprimiert den Sehnerven: Die sklerotische erweiterte (dolichoektatische) A. carotis interna drückt den Sehnerven gegen den Rand der dorsalen duralen Duplikation und führt derart zu einer tiefen Einkerbung des Sehnerven mit Demyelinisierung und Atrophie der dorsalen Fasern. Durch Stauung des axoplasmatischen Flusses ist selbst das Auftreten eines Papillenödems möglich, obwohl eine primäre Papillenabblassung ebenso häufig ist. Patienten mit AION und PION zeigen gegenüber autoptisch gesicherten Fällen von Sehnervenkompression durch dolichoektatische Karotiden verschiedene klinische Gemeinsamkeiten: den plötzlichen Beginn der Sehstörung, das Papillenödem, typische Gesichtsfelddefekte (altitudinale inferiore Defekte, gelegentlich Zentralskotome), die Häufung dieser Befunde bei hypertensiven und diabetischen Patienten.

Übrigens schließen dieselben Autoren nicht aus, daß die Kompression durch eine dolichoektatische A. carotis interna auch das Bild einer akuten Neuritis mit Zentralskotom vortäuschen kann.

AION bei Arteriitis temporalis Horton

An das Vorliegen einer AION bei Arteriitis temporalis muß gedacht werden, wenn Gesichtsfeld und Sehvermögen schwerstens gestört sind und/oder eine beiderseitige simultane AION vorliegt mit dramatischem Visusverlust, schneeweißen Papillenödemen und flammenförmigen peripapillären Blutungen. Der Altersgipfel für das Auftreten der AION bei Arteriitis temporalis ist später als bei arteriosklerotischer AION. Frauen sind 2mal häufiger betroffen als Männer. Über die Allgemeinsymptome, neurologischen Symptome, neuroophthalmologischen Symptome, Kardinalsymptome, differentialdiagnostischen Überlegungen des Kopfschmerzes, pathologischen Laborbefunde informiert die Zusammenstellung in Tab. 5.27. Wichtig ist es, zu bedenken, daß nicht nur eine AION, sondern auch eine Fazialisparese, eine Ptosis, Miose oder eine Augenmuskelparese Folge einer Riesenzellarteriitis sein können. Besonders bei der im Alter häufigen Augenmuskelparese (Abduzensparese, Okulomotoriusparese) muß eine der ersten Fragen der Blutsenkungsgeschwindigkeit gelten.

In 12–50% der durch Biopsie gesicherten Fälle tritt unbehandelt eine Sehverschlechterung auf. In mindestens 10% der Fälle tritt in der Prodromalphase eine vorübergehende einseitige Blindheit (Amaurosis fugax) auf. Die Amaurosis fugax ist somit (im Telephongespräch mit dem Patienten) wenigstens solange als absoluter Notfall zu betrachten, als das Vorliegen eines Papillenödems und der Verdacht auf eine Arteriitis temporalis ausgeschlossen ist. Gelegentlich kann die Sehstörung auch durch ein ischämisches Geschehen der Netzhaut (durch einen

Tabelle 5.27 Übersicht über Klinik und Diagnostik bei der Arteriitis temporalis (nach *Hielscher* u. *Jablonka*)

Synonyme Krankheitsbezeichnungen:
Riesenzellarteriitis
Arteriitis temporalis
granulomatöse Arteriitis
Arteriitis cranialis
polymyalgische Arteriitis
Polymyalgia rheumatica
Horton-Syndrom

Neuroophthalmologische Symptome:
Amaurosis fugax
Visusverminderung mit und ohne Papillenödem
Amaurose ein- oder doppelseitig
Miosis, Ptosis
periphere Fazialisparese
Augenmotilitätsstörungen
Gesichtsfelddefekte

Allgemeine Symptome:
diffuse Kopfschmerzen
allgemeiner Krankheitsgefühl
Muskelschmerzen
Schlaflosigkeit
Fieber
Gewichtsverlust
Nachtschweiß
Geschmacks- und Geruchsveränderungen

Neurologische Symptome:
sensoneurale Hörstörungen
Vertigo
vertebrobasiläre Insuffizienz
neurologische Symptome bei Hirninfarkt
epileptische Anfälle
Mononeuritis und Polyneuritis
Polyradikulitis
Karpaltunnelsyndrom
Depression, Psychosyndrom

Differentialdiagnose unter dem Aspekt der Schmerzen:
Migräne
Bing-Horton-Kopfschmerz (Erythroprosopalgie)
Spannungskopfschmerz
degenerative HWS-Veränderungen
Trigeminusneuralgie
Kieferarthropathie
Sinusitis
nasopharyngeale Tumoren

Kardinalsymptome:
Schläfen- und/oder Nackenschmerzen
(morgendliche) Schmerzen in der Schulter und Beckenmuskulatur
Veränderungen an den Temporalarterien
(Druckdolenz, starke Schlängelung, Pulslosigkeit)
Klaudikation der Kaumuskulatur, Visusstörungen
Doppelbilder
deutliche BSG-Erhöhung

Pathologische Laborbefunde:
deutliche BSG-Beschleunigung (über 50 mm/1. Stunde)
Anämie (hypochrom, evtl. normochrom); je höher die BSG, desto ausgeprägter ist die Anämie
leichte Leukozytose
α_2-Globulin-Erhöhung
(C-reaktives Protein)
(alkalische Phosphatase evtl. erhöht)
(Gefäß- und Kollagenkonsumptionstests meist negativ)
Die Riesenzellarteriitis ist häufig mit einer Hypothyreose assoziiert, was an eine gemeinsame Autoimmungenese denken läßt

Morphologische Biopsiebefunde:
Zelltypen des entzündlich proliferativen Prozesses:
Lymphozyten, Plasmazellen, Makrophagen, Eosinophile und andere polymorphkernige Leukozyten.
Beteiligung aller Gefäßwandschichten an der Infiltration
Intimaproliferation
Destruktion der Lamina elastica interna
Riesenzellen
fibrinoide Nekrosen
Thrombosen

Netzhautarterienverschluß) erfolgen. Die genannte Amaurosis fugax kann auch durch eine plötzliche Änderung der Körperlage (orthostatische Hypotension) ausgelöst werden. Die Gefäßveränderungen beschränken sich nicht auf die hinteren Ziliararterien, das gesamte System der A. ophthalmica (z. B. auch die vorderen Ziliararterien) kann betroffen sein. Eine Rindenblindheit ist bei Arteriitis temporalis selten, was mit der unterschiedlichen Beschaffung der Lamina interna der intradural gelegenen Gefäße zusammenhängen soll. Halbseiten- und Hirnstamminfarkte (Mittelhirnsyndrom, MONTEIRO u. Mitarb. 1984) durch Embolisation extraduraler Gefäßabschnitte sind jedoch möglich.

Blutsenkungsgeschwindigkeit

Eine normale Blutsenkungsgeschwindigkeit (unter 50 mm/1. Std.) schließt eine Arteriitis temporalis nicht aus. Bei einer BSG von 40 mm gibt es Fälle mit positiven Biopsiebefunden. 40 mm kann aber schon die obere Grenze bei älteren gesunden Personen darstellen. Es ergeben sich somit diagnostische Grauzonen, welche die Diagnosestellung erschweren (SHULTS 1984), vor allem wenn man Vorbehalte gegenüber der Vornahme einer Biopsie hat (s. unten). Eine erhöhte BSG ist auch bei anderen Kollagenosen und Autoimmunerkrankungen möglich.

Die Biopsie der A. temporalis ist der BSG überlegen. 16% von Patienten mit Riesenzellarteriitis hatten eine BSG zwischen 21 und 40 mm/1. Std.

Biopsie der Arteria temporalis

Die Notwendigkeit einer Biopsie der Temporalarterie ist umstritten: nach GLASER u. Mitarb. (s. in SHULTS 1984) sollte eine Biopsie durchgeführt werden, wenn ein klinischer Verdacht für die Diagnose besteht, nicht nur, um die Diagnose zu sichern, sondern auch um die Konsequenz, nämlich eine Steroidtherapie über Monate und Jahre zu begründen (Osteoporose, Wirbelfrakturen). Demgegenüber sind BURDE u. Mitarb. (1989) aufgrund ähnlicher Schlußfolgerungen eher gegen eine Biopsie: Bei BSG über 50 mm und eindeutiger klinischer Symptomatik ist eine Biopsie nicht zwingend erforderlich. Falls die Symptomatik nicht eindeutig ist, soll eine Biopsie von mindestens 2 cm „vorzugs-, aber nicht notwendigerweise auf der Seite der Symptome" entnommen werden. Bezüglich Biopsiebefunde s. Tab. 5.27. Es müssen nicht unbedingt Riesenzellen gefunden werden. Eine Intimaproliferation, Fragmentierung der Lamina elastica interna und eine lymphozytäre Reaktion an der inneren Gefäßwand kann für die Diagnose ausreichen. Ein normales Ergebnis einer Biopsie schließt die Diagnose nicht aus. Allerdings sind solche Fälle selten, d. h.

nur in etwa 5% der Arteriitis-temporalis-Patienten ist die Histologie negativ (HEDGES u. Mitarb. 1983). BURDE u. Mitarb. betonen, daß „es theoretisch möglich ist, daß die A. temporalis bei einem Verschluß der A. carotis interna Teil eines Umgehungskreislaufes ist. In diesem Fall könnte die Ligatur der A. temporalis zu einem schweren zerebralen ischämischen Insult führen. Zur Sicherheit sollte man sich deshalb vor einer Biopsie durch Vornahme einer Doppler-Sonographie Klarheit über die zerebrale Blutversorgung verschaffen. Die Doppler-Sonographie scheint auch bei der Diagnose der Arteriitis temporalis hilfreich zu sein. In einer Studie zeigte sich, daß Doppler-sonographisch nachweisbare Verschlüsse der A. temporalis und ihrer Äste eine hohe diagnostische Aussagekraft haben" (DÖRNBERGER u. Mitarb. 1987).

Das chirurgische Auffinden der Temporalarterie bzw. eines Astes kann nicht einfach sein. Über Schnittführung und Trefferquote orientiert die Studie von DAUMANN u. Mitarb. (1989).

Therapie

Bei Verdacht für das Vorliegen einer AION bei Arteriitis temporalis sollte unverzüglich, also vor Eintreffen des Biopsieresultates, mit einer Prednisontherapie begonnen werden (80–100 mg tägl.). Ist die Läsion ganz frisch, also weniger als 48 Std. alt, könnte evtl. mit noch höheren Anfangsdosen (Megadosen [500 mg Methylprednisolone] mit intravenöser Applikation) begonnen werden. Dies steht besonders bei einem gleichzeitig beiderseitigen Befall oder bei Ödem und Amaurosis-fugax-Beschwerden am 2. Auge zur Diskussion. Unter einer Behandlung mit „nur" 100 mg Prednison p. o./tägl. kann das Auftreten einer AION auch am 2. Auge evtl. nicht verhindert werden (SLAVIN u. MARGOLIS 1988).

Die Dosis sollte nach wenigstens einer Woche 5-mg-weise reduziert werden. Während eines Monats sollte aber nicht weniger als 40 mg tägl. verabreicht werden. Dann langsamer Abbau auf eine Minimaldosis, welche die BSG nicht wieder ansteigen läßt (7,5–15 mg tägl.). Die Gesamtdauer der Therapie, welche mit Vorteil von einem Internisten mitüberwacht wird, geht über 1–2 Jahre, nach einzelnen Autoren auch länger, vor allem wenn unbehandelt die BSG wieder ansteigt. Zweifellos kann die Therapiedauer durch das Auftreten von Steroidkomplikationen begrenzt sein.

Überlebensrate bei Arteriitis temporalis

Obwohl die Arteriitis temporalis eine systemische Erkrankung ist, scheint sie auf die Lebenserwartung keinen Einfluß zu haben.

AION bei Hypertonie

Die arterielle Hypertonie ist zweifellos generell ein Risikofaktor für das Auftreten einer AION, auch wenn der Augenhintergrund altersentsprechend „normal" aussieht. Ein Papillenödem, eine axonale Stauung mit Blutungen und Cotton-wool-Herden und definitiven Ausfällen ganzer Nervenfaserbündelbereiche (keilförmige Nervenfaserbündeldefekte bei der Untersuchung der retinalen Nervenfaserschicht) sind Folge einer malignen Hypertonie, auch bei jugendlichen Patienten. Im Tierversuch (Affen; KISHI u. Mitarb. 1985) finden sich präliminär im Stadium des Papillenödems Regionen mit Vasokonstriktion, axonaler und glialer Schwellung. Retrolaminär kann die Vasokonstriktion noch schwerer sein. Die Folge ist ein axonaler Untergang und eine Gliose.

AION bei Diabetes mellitus – AION bei jungen Patienten mit insulinpflichtigem Diabetes mellitus

Der Diabetes mellitus ist für verschiedene Neuropathien peripherer sensibler Nerven verantwortlich. Zurückgeführt wird dies auf eine metabolische Störung der Schwannschen Zellen sowie auf einen Befall der Vasa nervorum. Bezugnehmend auf den Sehnerven gibt es Autoren, welche annehmen, daß ein vaskuläres ischämisches Geschehen, welches je nachdem ischämische Neuropathie, Papillophlebitis oder Papillenödem genannt wird, bei Diabetikern nicht häufiger ist als bei der Totalbevölkerung. Dies trifft aber sicher nicht zu. Das Auftreten einer AION bei Diabetikern ist gegenüber der Gesamtbevölkerung 2- bis 3mal häufiger und mehrere Dezennien vorverschoben, es handelt sich also nicht um eine Alterserkrankung. Es ergibt sich eine Einteilung in 2 Gruppen:
1. akute ischämische Neuropathie beim Diabetes mellitus,
2. Papillenödem beim jugendlichen Diabetiker.

Akute ischämische Neuropathie beim Diabetes mellitus

Wie im Falle einer arteriosklerotisch ausgelösten AION, aber bei wesentlich jüngeren Patienten mit insulinpflichtigem (Typ I) Diabetes mellitus, kommt es zu einer akuten Störung der Sehschärfe mit charakteristischen Gesichtsfeldausfällen (altitudinal, meistens untere Gesichtsfeldhälfte betroffen). Es besteht ein blasses Papillenödem mit Flammenblutungen und retinalen Cotton-wool-Herden, welche Ausdruck einer generellen Ischämie sind. Das Geschehen ist ein- oder doppelseitig, tritt bei Männern und Frauen gleichermaßen im 2. und 3. Dezennium auf. Später Übergang in Atrophie. Diese AION kann doppelseitig auftreten, evtl. wird das 2. Auge erst innerhalb eines Jahres mitbetroffen. Bei Annahme eines schweren Diabetes mellitus mit diabetischer Retinopathie und vorbestehender Beeinträchtigung der Sehfunktion (inkl. Gesichtsfeldstörungen nach Laserbehandlung) könnte die zusätzlich auftretende AION lediglich eine relative weitere visuelle Beeinträchtigung darstellen. Da Patienten mit diabetischer Retinopathie häufig kontrolliert werden, ist es durchaus möglich, daß man eine sich anbahnende AION am sektoriellen Papillenödem mit Schwellung der dazugehörigen peripapillären Nervenfaserschicht erkennen kann, auch wenn das akute visuelle Ereignis erst später stattfindet. Allenfalls besteht in einem solchen („klinisch stummen") Fall eine Vergrößerung des blinden Fleckes oder eine konzentrische Gesichtsfeldeinengung. Histologisch besteht wie bei der arteriosklerotisch bedingten AION eine Ischämie der prälaminären und retrolaminären Abschnitte des Sehnerven mit Stopp des orthograden axoplasmatischen Transportes auf Höhe der Lamina cribrosa.

Das Auftreten einer sekundären Papillenatrophie nach intensiver Laserbehandlung der mittleren Netzhautperipherie mit papillennahe applizierten Koagulationseffekten ist möglich. Es entsteht eine vaskuläre Pseudopapillitis, welche in eine Atrophie übergeht. Die anterograde bzw. aszendierende Wallersche Axonunterbrechung auf der Netzhaut bei massiver Xenonphotokoagulation führt rasch zu einer Optikusatrophie. Eine retinale Gefäßverödung und Verdünnung derselben, gleichzeitig mit einer leichten Abblassung des Sehnerven nach erfolgreicher Laserbehandlung, ist aber ohnehin zu erwarten (KÖRNER u. KÖRNER 1988). Eine signifikante Zunahme der Cup/disc-Ratio wurde weder nach Argon- noch nach Xenonkoagulation der Netzhaut beobachtet (JOHNS u. Mitarb. 1989).

(Flüchtiges) Papillenödem beim jugendlichen Diabetiker

Bei Patienten mit juvenilem Diabetes mellitus seit wenigstens 10 Jahren entwickelt sich ein vorübergehendes ein- oder doppelseitiges Papillenödem, welches nur minimale, evtl. gar keine visuelle Symptome verursacht. Die Papille ist hyperämisch, also nicht blaß wie bei der echten Ischämie. Man spricht auch von einem *benignen* Papillenödem bei jugendlichem Diabetes mellitus, wobei das Krankheitsbild aufgrund verschiedener Beobachtungen nicht einheitlich ist (BARR u. Mitarb. 1980, PAVAN u. Mitarb. 1980, SLAVIN 1987 [Patienten älter, zwischen 47 und 55 J., „chronische" ischämische Neuropathie?]). Nach einigen Wochen bis Monaten kann dieses Ödem wieder verschwinden, im Fall von Sehstörungen (Sehschärfe) bessern diese ebenfalls. Diese klinisch oft stummen Papillenödeme werden bei Routinekontrollen des Augenhintergrundes zufällig entdeckt. Lediglich kann bei der Perimetrie der blinde Fleck vergrößert sein, und die peripheren Außengrenzen können konzentrisch eingeschränkt sein. Seltener ist ein (vorübergehender?) bogenförmiger Gesichtsfelddefekt (faszikulärer Ausfall) im Sinne eines minimalen Infarktes. Nach HAYREH u. ZAHORUK (1981) bestehen häufig im Bereiche der Papille und peripapillär prominente, radiär angeordnete, erweiterte, teleangiektatische Gefäße, welche eine Neovaskularisation präpapillärer Gefäße vortäuschen. Im fluoreszenzangiographischen Spätbild verursachen sie eine massive Farbstoffdiffusion in die Umgebung (im Gegensatz zur Non-Perfusion der ischämischen Papille). Mit dem Auflösen des Ödems verschwinden auch diese Gefäße. Auch wenn bei diesem Krankheitsbild häufig ein flüchtiges Papillenödem ohne erhebliche Sehstörungen besteht, kann sich daraus das Vollbild einer AION entwickeln. Im allgemeinen ist die begleitende diabetische Retinopathie relativ diskret, eine Korrelation zwischen Netzhaut- und Papillenveränderungen besteht nicht. Vor allem gibt es kaum Mikroaneurysmen und kaum Zonen von Kapillarnon-Perfusion, welche einer vergleichbaren Non-Perfusion der Papille entsprechen würde. Das Papillenödem ist auch nicht Vorläufer einer progressiven Retinopathie oder einer epipapillären Proliferation. Es wird diskutiert, daß wenigstens teilweise dem benignen Papillenödem keine ischämische Genese im klassischen Sinne zugrunde liegt. Vor allem ist die Blutversorgung durch die kurzen Ziliararterien nicht beeinträchtigt, höchstens die epipapillären und peripapillären Kapillaren (Äste der Zentralarterie). Wie oben angesprochen, kann ein solches „benignes" Ödem dennoch die Vorstufe einer AION oder wenigstens einer minimalen AION mit begrenzten Gesichtsfelddefekten sein.

Eine streng kontrollierte Einstellung des Diabetes mellitus durch eine Insulinpumpe bei einem vormals schlecht kontrollierten Blutzuckerspiegel kann ebenfalls ein (evtl. einseitiges) benignes Papillenödem verursachen, welches nach einigen Monaten wieder spontan verschwindet. Es finden sich dann ebenfalls auf der Papille erweiterte Kapillaren, die Netzhautvenen sind gestaut und es gibt feine Blutungen um die Papille herum (AGARDH u. Mitarb. 1988).

Die AION bei Diabetes mellitus kann wie folgt zusammengefaßt werden:

1. Die AION ist bei jungen und älteren Patienten mit Diabetes mellitus häufiger als bei einer entsprechenden normalen Population.
2. Junge Patienten mit juvenilem Diabetes mellitus, in Einzelfällen auch ältere Patienten, können ein zeitlich begrenztes „benignes" Papillenödem entwickeln, welches möglicherweise mit einer Ischämie in Zusammenhang steht und welches ohne erhebliche visuelle Störungen abläuft.

3. Ein Papillenödem kann mehrere Wochen vor Auftreten eines Visusabfalles und von Gesichtsfelddefekten vorhanden sein.

Der Form halber sei erwähnt, daß es auch eine hereditäre (autosomal rezessive) Form einer Optikusatrophie, kombiniert mit einem Diabetes mellitus, gibt: Genauer umschrieben handelt es sich um das *optiko-oto-diabetische Syndrom (Wolfram-Syndrom)*, bei welchem neben einer Innenohrschwerhörigkeit auch ein Diabetes mellitus und ein Diabetes insipidus vorliegt. Der Diabetes mellitus Typ I beginnt im 1. oder 2. Dezennium und geht dem Auftreten einer Optikusatrophie voran.

AION nach Kataraktoperation

Dieses Krankheitsbild kann nach komplikationsloser (intrakapsulär, ohne Chymotrypsin, ohne Linsenimplantat?) 4 Wochen bis 15 Monate nach dem Eingriff auftreten (HAYREH 1980). In der Frühphase besteht ein Papillenödem, später folgt ein Übergang in Atrophie. Die Sehschärfenreduktion umfaßt die ganze Skala. Relative Erholungen von Sehschärfenwerten werden beobachtet. Die Gesichtsfeldausfälle umfassen inferiore nasale oder altitudinale Defekte, nasale Sprünge, Zentral- und zentroäkale Skotome, Defekte in der oberen Gesichtsfeldhälfte.

50% der Patienten mit der Erkrankung am einen operierten Auge können dasselbe auch am anderen Auge im Anschluß an die Kataraktoperation akquirieren. Die Erkrankung tritt sowohl nach Lokalanästhesie wie nach Narkose auf. Möglicherweise spielt eine Erhöhung des Augeninnendruckes nach der Operation eine Rolle. Weder Corticosteroide noch Antikoagulanzien zeigen eine Wirkung.

AION bei Autoimmunkrankheiten
Allgemeines

Auf Umwelteinflüsse reagiert das normale Immunsystem durch humorale und zelluläre Reaktionen. Die Aktivierung von B-Lymphozyten wandelt diese zu Plasmazellen um, welche ihrerseits Immunglobuline bilden. Zusammen mit anderen Effektorsystemen, beispielsweise mit dem Komplementsystem, resultiert eine „humorale" Immunabwehr. Demgegenüber können Antigene T-Lymphozyten aktivieren, welche sich im Rahmen einer „zellulären" Immunreaktion engagieren.

Humorale Immunreaktionen: B-Lymphozyten besitzen an ihrer Oberfläche membrangebunden Rezeptoren (Immunglobuline), die die spezifische Erkennung und Bindung von Antigenen erlauben. Die Aktivierung durch ein Antigen führt zur klonalen Vermehrung dieser Zellen und zur Bildung von Plasmazellen. Alle sezernierten Antikörper stimmen mit den Rezeptoren der aktivierten B-Lymphozyten überein. Andere B-Lymphozyten entwickeln sich zu „Gedächtniszellen", die an ihrer Oberfläche dieselben Rezeptoren wie die primär aktivierten B-Lymphozyten tragen. Die Ausreifung dieser Gedächtniszellen ist die Grundlage für eine anhaltende Immunität. Aktivierung und Differenzierung von B-Lymphozyten geschehen in Zusammenarbeit mit anderen immunregulierenden Zellen (Subpopulationen von T-Helfer- und T-Suppressor-Zellen). Die sezernierten Antikörper binden Toxine, Viren und Bakterien. Andererseits vermitteln sie den Kontakt zwischen Antigenen und unspezifischen Effektormechanismen, beispielsweise mit dem Komplementsystem, das in der Folge zytolytische Aktivität entfaltet.

Zelluläre Immunreaktionen: Nur Lymphozyten reagieren spezifisch mit einem Antigen. Antigenaktivierte T-Lymphozyten differenzieren sich zu zytotoxischen Effektorzellen, welche wie ihre Vorgänger an ihrer Oberfläche einen Antigenrezeptor aufweisen. Die zytotoxische Reaktion richtet sich gegen diejenigen Zellen mit dem spezifischen Antigen.

Andererseits können von T-Lymphozyten sezernierte Mediatorsubstanzen (Lymphokinine) phagozytierende Zellen (Makrophagen) mobilisieren (unspezifische zelluläre Immunreaktion).

Immunpathogene Reaktionen: Zirkulierende Antikörper können pathogene Läsionen an Zellen und Bindegewebe setzen. Antikörper können intakte Zellmembranen deformieren und so das Komplementsystem mobilisieren, welches eine Zytolyse und Phagozytose der geschädigten Zelle verursacht. Bei vorgeschädigten Membranen können Antikörper durch die Zellwand penetrieren und den Kern zerstören (*systemischer Lupus erythematodes* [LE]). Interstitielle Läsionen entstehen durch Reaktion zwischen komplementbindenden Antikörpern und extrazellulären Antigenen, beispielsweise Bindegewebegrundsubstanz (*Arteriitis temporalis*).

Immunkomplexe: Die Bildung von Immunkomplexen (Antigen-Antikörper-Komplex) ist an sich ein physiologischer Vorgang. Im Falle einer pathologischen Ablagerung derartiger Komplexe im Bereiche der Blutgefäßwand kann es jedoch im Zusammenspiel mit Komplementfaktoren und mononukleären Zellen zu einer Permeabilitätszunahme und Freisetzung lysosomaler Enzyme aus Phagozyten kommen, welche lokale Nekrosen induzieren. Der systemische Lupus erythematodes ist eine Krankheit, bei der Immunkomplexe in höherer Konzentration nachweisbar sind. Als Folge der Ablagerung von Immunkomplexen entsteht ein Gefäßwandödem, eine Leukozyteninfiltration und eine disseminierte intravasale Gerinnung mit Thrombenbildung.

T-Zellen-induzierte zytotoxische Reaktionen: Bestimmte Antigene verursachen eine direkte Zytotoxizität durch T-Lymphozyten, beispielsweise bei Transplantatabstoßung.

Autoaggressionskrankheit – Autoimmunkrankheit: Zirkulierende Antikörper, Immunkomplexe und T-Zellen-induzierte zytotoxische Reaktionen können gleichzeitig ablaufen, vor allem bei einer Autoimmunerkrankung, bei welcher die Toleranz gegenüber körpereigenen Antigenen durchbrochen ist. Voraussetzung dazu ist wahrscheinlich die genetisch festgelegte Prädisposition für Störungen der Immunregulation (HLA-Konstellation bei verschiedenen Autoimmunerkrankungen). Eine genetisch gegebene partielle Insuffizienz der T-Suppressor-Zellen könnte die Entstehung von Zellklonen begünstigen, welche nicht mehr zwischen „selbst" und „fremd" unterscheiden können. Exogene Einflüsse (Medikamente, Viren bei MS) könnten den autoaggressiven Prozeß in Gang bringen.

Funktionelle Immundefekte: Das HTLV-III-Virus vermindert die T-Helfer-Lymphozyten und somit die zelluläre Immunabwehr (AIDS).

Die Beteiligung des Nervensystems bei Immunkomplexerkrankungen: Immunkomplexe schädigen die Vasa nervorum des zentralen und peripheren Nervensystemes. Der *systemische LE,* die *Periarteriitis nodosa* und die *Arteriitis temporalis* sind Prototypen derartiger Erkrankungen.

Bei der *Arteriitis temporalis* zirkulieren im akuten entzündlichen Stadium Immunkomplexe im Serum. Die immunhistologische Untersuchung geschädigter Temporalarterien zeigt eine Immunglobulin- und Komplementablagerung.

Bei *systemischen Lupus erythematodes* sind verschiedenartige Autoantikörper im Serum nachweisbar, beispielsweise

– die antinukleären Antikörper (Nachweis mit Immunfluoreszenztechnik;
– Antikörper gegen Doppelstrang-DNS (hohe Spezifität);
– die LE-Zelle ist ein Makrophage, der einen Immunkomplex aus DNS und Antikörpern gegen DNS phagozytiert hat.

Bei der *Periarteriitis nodosa* entwickelt sich eine nekrotisierende Gefäßentzündung, die durch Ablagerung von Immunkomplexen bedingt ist.

(Die vorliegende Zusammenstellung beruht auf einer Arbeit von OVERKAMP u. BRITTINGER 1986.)

AION beim systemischen Lupus erythematodes

Der Lupus erythematodes (LE) ist eine multisystemische Erkrankung unbekannter Ursache, welche durch Bildung von Autoantikörpern und einer Immunkomplexerkrankung charakterisiert ist. Eine ophthalmologische Miterkrankung ist häufig und umfaßt folgende Teilaspekte:

– Liderkrankung durch mukokutanen Befall.
– Sekundäres Sjögren-Syndrom.
– Retinale vaskuläre (vasookklusive) Erkrankung (JABS u. Mitarb. 1986): Bei mildem Verlauf finden sich lediglich Cotton-wool-Herde mit intraretinalen Blutungen (bis 30% der LE-Patienten). Seltener kann eine schwere retinale Vaskulitis (Arteriitis, Phlebitis) mit arteriellen Gefäßverschlüssen (Astverschlüsse der A. centralis retinae) auftreten, mit kapillären Non-Perfusion-Arealen und definitiver Beeinträchtigung des Sehvermögens. Häufig besteht gleichzeitig eine Vaskulopathie des zentralen Nervensystems (vasookklusive Erkrankung kleiner Hirngefäße, welche mit derjenigen der Netzhautgefäße identisch ist).
– Chorioidopathie (JABS u. Mitarb. 1988): Dies ist eine klinisch ungewöhnliche LE-Manifestation, bei welcher auf der Netzhaut multifokale seröse Anhebungen des retinalen Pigmentepithels und der Netzhaut beobachtet werden. Die Makula kann mitbetroffen sein. Im Extremfall können ausgedehnte seröse Netzhautablösungen resultieren. Als Ursache sind vaskuläre Läsionen in der Chorioidea anzunehmen.
– Orbitale Entzündung mit Exophthalmus und Myositis der Augenmuskeln (GRIMSON u. SIMONS 1983).
– Neuroophthalmologische Läsionen: Neuropathie (Vaskulopathie) des Sehnerven (JABS 1986). Dies ist ein relativ seltenes Geschehen bei der Annahme, daß neurologische Komplikationen in 40–75% der Fälle auftreten. Zweifellos steht unter den ophthalmologischen Manifestationen nicht die Neuropathie des Sehnerven, sondern eher die Retinopathie im Vordergrund. Histopathologisch liegt ein Bild vor, welches von Demyelinisierung bis zu vaskulärer Erkrankung mit Axonuntergang variiert. Die Schwere der Neuropathie des Sehnerven hängt deshalb möglicherweise von der Frage ab, ob lediglich eine ischämische Demyelinisierung oder aber eine axonale Nekrose vorliegt.

Neurologisch ist klinisch das Krankheitsbild ebenfalls durch eine Vaskulopathie kleiner Gefäße geprägt: Es ergeben sich zerebrale Herderscheinungen nach Art von Gefäßprozessen wie z.B. Hirnnervenausfälle, Blickparesen, Hemiparesen, extrapyramidale und choreatische Bewegungsstörungen, hirnorganische Anfälle, Psychosen, Querschnittsymptome und Polyneuropathien. Zusammen mit der Neuropathie des Sehnerven können multilokuläre Symptome auch an eine Encephalomyelitis disseminata (MS) denken lassen. Die Vermutung, daß zwischen LE und MS eine Assoziation bestehen könnte, erwies sich als unkorrekt.

Die meisten Fälle von JABS u. Mitarb. mit Neuropathie des Sehnerven zeigten auch eine Beteiligung des zentralen Nervensystems.

Von Interesse ist beim LE die Frage, ob ein neurologisches Geschehen isoliert oder im Zusammenhang mit anderen körperlichen Symptomen (Nierenbeteiligung) auftritt (KAELL u. Mitarb. 1986).

Ein doppelseitiges Papillenödem kann sich auch indirekt ergeben durch eine erhöhte intrakranielle Drucksteigerung, welche durch eine Eiweißerhöhung im Liquor (als Folge einer immunologischen Entzündung oder nach einer hämorrhagischen Infarzierung) entsteht.

Lupus-erythematodes-Neuropathie: Die Neuropathie des Sehnerven ist ein- oder doppelseitig und meistens (90%) bei Frauen (11–40 Jahre) anzutreffen. Sie kann auftreten im Verlaufe eines bereits bekannten LE. Seltener kann die Neuropathie auch die erste Manifestation darstellen. JABS u. Mitarb. (1986) betonen denn auch, daß praktisch jeder Patient, vor allem junge Frauen, welcher irgendeinen Typus Neuropathie des Sehnerven entwickelt, ein- oder doppelseitig, einen systemischen LE haben kann. Zudem ist die Neuropathie gelegentlich von einer Myelopathie begleitet, weshalb sich das Bild einer MS ergeben kann, vor allem auch weil der Liquor ebenfalls eine monoklonale Zunahme von Immunglobulinen (IgG) aufweisen kann.

Entsprechende serologische Studien (antinukleäre Antikörper) sollten deshalb durchgeführt werden. SPOOR (1986) vermutet gar, daß die LE-Neuropathie des Sehnerven erheblich häufiger ist als angenommen, wobei diese Jahre vor der eigentlichen Manifestation der Erkrankung auftreten könnte.

Der Befall des Sehnerven manifestiert sich in Form einer Papillitis, anterioren bzw. posterioren ischämischen Neuropathie, Optikusatrophie oder einer Retrobulbärneuritis (mit zunächst normalem Papillenaspekt) mit einem ausgeprägten, gelegentlich aber langsam zunehmenden Sehschärfenabfall, Zentral- oder Zäkozentralskotom und Augenbewegungsschmerz. Gelegentlich bestehen auch bogenförmige (Nervenfaserbündeldefekte) und altitudinale Gesichtsfelddefekte, bei einem ebenfalls anzutreffenden Chiasmasyndrom bitemporale Defekte. Obwohl bei der LE-Neuropathie in allen Fällen eine Vaskulopathie vorliegt, so ist doch das klinische Erscheinungsbild höchst variabel. Gelegentlich ist in Begleitung eine Retinopathie zu beobachten mit Perivaskulitis, Blutungen und präkapillären arteriellen Okklusionen, welche auch für die Bildung von Cotton-wool-Herden verantwortlich sind (die Unterscheidung von einer hypertensiven Retinopathie kann Schwierigkeiten bereiten).

Der weitere Verlauf der Neuropathie des Sehnerven ist häufig ungünstig, trotz Behandlung mit Corticosteroiden. Corticosteroide scheinen eine eindeutig positive Auswirkung auf den Verlauf zu haben, auch wenn allerdings bei Absetzen eine erneute Verschlechterung des Zustandes eintreten kann. SPOOR (1986) empfiehlt eine Behandlung mit Methylprednisolon-Megadosen: Dabei wird eine initiale Dosis von 15–30 mg/kg KG intravenös appliziert, gefolgt von 15 mg/kg KG alle 6 Std. während insgesamt 2–5 Tagen. Anschließend Erhaltungsdosis mit ca. 40 mg Prednison peroral. Der Erfolg punkto Sehschärfenverbesserung scheint prompt zu sein, ob der Effekt jedoch von Dauer ist, ist umstritten, und Nebenwirkungen durch die Therapie sind erheblich.

Als Ursache der Neuropathie ist eine vasookklusive Erkrankung kleiner Gefäße der Sehnerven anzunehmen. Allerdings imponiert dieser vaskuläre Prozeß häufiger (unsichtbar) im retrolaminären Bereich (PION), während das Bild einer AION, einer akuten Ischämie im Papillenbereich, seltener anzutreffen ist.

Autoimmune Neuritis des Sehnerven

DUTTON u. Mitarb. (1982) beschrieben das Krankheitsbild der autoimmunen Neuritis des Sehnerven, ein Krankheitsbild wiederum vorwiegend des weiblichen Geschlechtes (25–45 Jahre), welches sich aber von der LE-Neuropathie insofern absetzt, als ein systemischer LE nicht vorliegt. Die Serologie zeigt aber Zeichen einer vaskulären Kollagenerkrankung inkl. einem positiven antinukleären Antikörpertiter und einer erhöhten Blutsenkungsgeschwindigkeit. Ein im Liquor feststellbares oligoklonales Banding kann eine Mitbeteiligung des Zentralnervensystems andeuten.

Beschrieben wird eine massive ein- oder doppelseitige Visusabnahme mit Papillenschwellung, welche unbehandelt ohne Erholung bleibt und in einer Atrophie der Papille endet. Typischerweise findet sich aber erneut ein gutes Ansprechen auf Corticosteroide, evtl. auch auf immunsuppressive Therapie. Man spricht deshalb von einer eigentlichen „steroidabhängigen Neuritis". Therapeutisch empfiehlt BURDE eine Megadosenbehandlung mit Methylprednisolon: 4mal tägl. 500–1000 mg Methylprednisolon intravenös, jeweils innerhalb von 20 Minuten, während 5 Tagen, anschließend 100 mg Prednison, das zur minimalen Wirkdosis abgebaut wird. Gleichzeitig Beginn einer immunsuppressiven Therapie (beispielsweise Cyclophosphamid, 1–2 mg/kg KG/Tag). Rückfälle sind möglich, welche eine erneute massive Steroidbehandlung nötig machen.

Ein autoimmunes Geschehen ohne Zusammenhang mit einer MS sollte bei einer Retrobulbärneuritis in Betracht gezogen werden, vor allem wenn die Sehfunktion nicht besser wird. Eine fortgesetzte Steroidtherapie könnte sich im positiven Falle als notwendig erweisen.

AION bei Periarteriitis nodosa

Neurologisch kommen neben der häufigeren Polyneuropathie durch die Vaskulitis kleiner und mittlerer Kaliber auch zentralnervöse Komplikationen vor mit Sehstörungen, Papillenödemen, Schwindel, Krampfanfällen, Retinopathie. Auch das Cogan-Syndrom (Kopfweh, psychische Anomalien, Bewußtseinsstörungen, epileptische Anfälle, zerebrale Insulte, Neuropathie, zunehmende Gehörstörung, vestibuläre Ausfälle und interstitielle Keratitis bei jüngeren Erwachsenen) soll in diesen Kreis gehören. Am Sehnerven wurden akute Ischämien der Papille beschrieben (AION), ebenso Fälle mit (zunächst) normaler Papille bei progredienten Gesichtsfeldstörungen (posteriore ischämische Neuropathie). Ineffizienz einer Steroidbehandlung wurde beschrieben, hingegen Erfolge mit einer Plasmapheresebehandlung (Details zur Plasmapheresebehandlung s. unter Abschnitt „Therapie der demyelinisierenden Neuritis des Sehnerven").

AION bei Vaskulitis (Lues, Herpes zoster, Lyme disease)

Siehe entsprechende Abschnitte unter „Weitere Formen der Neuritis".

AION bei Mikroangiopathie bei HIV (?)

Siehe entsprechenden Abschnitt unter „Weitere Formen der Neuritis".

AION bei Migräne

Migräne ist ein komplexes Syndrom, welches möglicherweise auf verschiedenen Stufen der Sehbahn Sehstörungen verursachen kann. (Für eine allgemeine Übersicht s. HUPP u. Mitarb. 1989.) Die Diagnose einer Migräne stützt sich weitgehend auf die Schilderung der Sehstörungen inkl. vorübergehende Gesichtsfeldstörungen. Das Vorkommen ist familiär, der Typus wiederkehrender einseitiger Kopfschmerzen ist sehr variabel in Häufigkeit und Dauer und in der Intensität der begleitenden Übelkeit oder des Brechreizes. Migräne ist etwas häufiger bei Frauen, tritt zwischen 15 und 65 Jahren auf, Erstanfälle können auch erst spät, nach dem 30. Lebensjahr, auftreten. Folgendes sind die Migränekategorien:

A. *Gewöhnliche Migräne:* Die Kopfschmerzen sind von vegetativen Störungen wie Nausea begleitet. Der Kopfschmerz ist nicht immer nur halbseitig, gelegentlich wird er nach retroorbital lokalisiert und dauert bis mehrere Stunden. Häufiges Gähnen, Wortfindungsstörungen. Besserung bei Aufenthalt im Dunkeln und Schlaf.

B. *Klassische Migräne:* Der Anfall kann spontan auftreten oder durch eine Blendung ausgelöst sein. Statt daß der Blendungseffekt langsam verschwindet, bleibt er bestehen, vergrößert sich, geht über in ein zentrales/parazentrales Skotom, welches sich binokular/homonym in einen Gesichtsfeldbereich hinein vergrößert. Nach der Beidäugigkeit und homonymen, bilateralen Störung muß der Patient immer gefragt werden, da er die Ausfälle an einem Auge immer viel intensiver verspürt. Auftreten von Glitzerpunkten und Zackenfiguren. Schon in der Aura, also bei Beginn der visuellen Sensationen können auch Gefühlsstörungen in einer Extremität, Störung der Propriozeptivität, Wortfindungs- und Wortverständnisstörungen auftreten. Nach etwa 15 Minuten klingt die Symptomatik ab, Übergang in Kopfschmerzen. Die klassische Migräne ist tatsächlich weniger häufig als angenommen.

C. *Komplizierte Migräne:* Die unter „klassische Migräne" angesprochenen Symptome sind wesentlich heftiger: visuelle Sensationen (Phosphene, Photopsien, Auftreten eines Flimmerskotoms, das sich über 10–20 Minuten zu einer hufeisenförmigen Zackenfigur vergrößert mit der offenen Seite gegen das Gesichtsfeldzentrum), homonyme Hemianopsie, bilaterale altitudinale Anopsie, (zerebrale) Achromatopsie, visuelle Illusionen wie „Schrumpfen" und „Elongation" (Alice-in-Wonderland-Syndrom). Zusätzlich kann eine ein- oder doppelseitige transiente Amaurose, ein Horner-Syndrom, Mydriase und Ophthalmoplegie dazukommen, an neurologischen Symptomen eine Prosopagnosie, Hemiparese/Hemiplegie, halbseitiger Sensibilitätsverlust, Alexie-Agraphie und Dysarthrie.

Die Kopfschmerzen treten gegenüber der schweren Symptomatik in den Hintergrund. Man spricht von einer *azephalgischen* Migräne. In schweren Fällen kann eine homonyme Hemianopsie persistieren. Der Einfluß weiblicher Sexualhormone ist unbestritten (Zunahme von Anfällen bei der Menstruation). Die fortgesetzte Einnahme von Ovulationshemmern trotz Häufung von Migräneanfällen kann zu einer zerebralen Ischämie mit Hemianopsie führen (KUPFERSMITH u. Mitarb. 1987).

Bei der Anamnesenaufnahme ergeben sich immer wieder Unsicherheiten wegen der Frage, ob die geschilderten Sensationen monokular oder binokular sind. Schon die Fragestellung kann vom Patienten mißverstanden werden, denn er kann verbal beispielsweise eine „rechtsseitige" Sehstörung nicht von einer (homonymen) Sehstörung nach „rechts" unterscheiden. Wie symmetrisch homonyme Ausfälle tatsächlich sind, ist nicht eindeutig bekannt, Gesichtsfeldausfälle zur Nase hin werden weniger intensiv empfunden. Gesichtsfeldausfälle können auch primär altitudinal sein oder rasch das Gesichtsfeldzentrum betreffen. Der Patient muß dazu angehalten werden, bei einem weiteren Anfall auf die Binokularität zu achten.

Okuläre Migräne

Die okuläre Migräne betrifft häufiger (HUPP u. Mitarb. 1989) die vorderen visuellen Bahnen bei Patienten, welche weniger als 40 Jahre alt sind. Die okuläre Migräne kann definiert werden als transiente monokuläre Sehstörung während einer Migräne oder bei einem Patienten mit eindeutiger Migräneanamnese. Sowohl die Zirkulation der Netzhautarterie wie die ziliäre Zirkulation kann betroffen sein. In der Folge kann es sowohl zu einem transienten monokularen Visusabfall (bis Amaurose) während 3–15 Minuten (gelegentlich aber bis Stunden!) kommen als auch (im schlimmsten Fall) zu einem Verschluß der Zentralarterie oder einzelner Äste, zu einer Zentralvenenthrombose, zu retinalen Blutungen mit Papillenödem und zur *ischämischen Neuropathie* mit blassem Papillenödem.

In der Literatur werden Fälle von typischer AION nach Migräneanfall oder von Netzhautblutungen mit Papillenödem nach Migräneanfall beschrieben, welche auf einen Vasospasmus zurückzuführen sind (z. B. WEINSTEIN u. FEMAN 1982). Gesichtsfelduntersuchungen (zum Nachweis permanenter Gesichtsfelddefekte) bei Migränepatienten zeigen nicht nur bilaterale, homonyme Ausfälle, sondern auch monokulare Empfindlichkeitsdepressionen. Die Bedeutung von transienten (funktionellen) Vasospasmen auf die Durchblutung des Sehnerven (Glaukom?) und peripherer Netzhautgefäße bei jungen Frauen, welche zu Migräne und arterieller Hypotonie neigen und die Behandlungsmöglichkeit durch Calciumantagonisten (z. B. Nifedipin) ist erst vor kurzem erkannt worden (GASSER u. Mitarb. 1986, GUTHAUSER u. Mitarb. 1988). Die Neigung zu funktionellen Spasmen (auch durch Nicotin ausgelöst) betrifft nicht nur Auge und Zentralnervensystem. Das Eintauchen der Hand in kaltes Wasser provoziert eine Abblassung und Abkühlung derselben durch Vasospasmus, welcher durch mikroskopische Betrachtung des Nagelfalzes beobachtet werden kann. Ein weiteres Problem bei der Migräne ist die vermehrte Neigung zu Thrombozytenaggregation, weshalb sich eine Behandlung mit Acetylsalicylsäure anbietet.

Bei der *ophthalmoplegischen Migräne* gehen schwere ipsilaterale Kopfschmerzen einer ophthalmoplegischen Attacke voraus (meistens einer Okulomotoriusparese, häufig begleitet von einer Pupillenstörung). Die Ophthalmoplegie verschwindet innerhalb weniger Tage. Kinder sind häufig betroffen bei positiver familiärer Migräneanamnese.

AION bei Ovulationshemmern

Besteht bei jungen Frauen neben einer arteriellen Hypotonie eine Migräneanamnese, vor allem für eine ophthalmische Migräne mit Sehstörungen (Flimmerskotomen), dann liegt auch die Frage nach Verwendung von Ovulationshemmern (Östrogene) auf der Hand. Häufig reicht das Vorhandensein, evtl. die Intensitätszunahme von Migränebeschwerden aus, um ein Absetzen der Ovulationshemmer zu empfehlen. Wie viele irreversible Komplikationen (Arterien[ast]verschluß, Venenthrombose auf der Netzhaut) damit verhindert werden, bleibt unklar. Es werden auch Neuropathien bei Ovulationshemmern beobachtet: Eine ein- oder doppelseitige Visusabnahme mit Zentralskotom und Farbensinnstörungen kann begleitet sein von

a) einer normalen Papille wie bei einer Retrobulbärneuritis. Tatsächlich ist differentialdiagnostisch ein erster Schub einer demyelinisierenden Neuropathie nicht auszuschließen. Wir beobachteten eine „Neuritis", welche nach Absetzen der Ovulationshemmer besserte. Nach erneuter Einnahme der Ovulationshemmer kam es schlagartig zu einer erneuten Visusabnahme;
b) oder es wird eine flau begrenzte, leicht hyperämische Papille beobachtet;
c) oder es bestehen Papillenödeme im Sinne eines Pseudotumor cerebri.

Was die Ursache des Krankheitsbildes ist, bleibt unklar. Der statistische Zusammenhang zwischen Ovulationshemmern, AION und Pseudotumor cerebri konnte bisher nicht demonstriert werden. Da im Umfeld eindeutige vaskuläre Erkrankungen stattfinden, haben wir dieses Thema im Abschnitt „AION" abgelegt. Häufig kommt es bei Ovulationshemmern zu Verschlüssen der retinalen Zentralarterie oder, häufiger, zu Arterienastverschlüssen in der Peripherie, welche evtl. ähnliche Gesichtsfelddefekte verursachen wie eine echte AION. Bei genauem biomikroskopischem Absuchen der Netzhautperipherie können die entsprechenden Gefäßverschlüsse ausgemacht werden.

AION bei Blutverlust, niedrigem Blutdruck, nach Hämodialyse, bei Polyglobulie, bei Makroglobulinämie Waldenström

Blutverlust: Vor allem Blutungen aus dem Gastrointestinaltrakt werden für das Auftreten einer AION verantwortlich gemacht. Typisch ist das zeitliche Intervall (bis 10 Tage, evtl. noch länger) zwischen Blutung und Beginn der Sehstörung. Die Befunde ähneln jenen einer typischen arteriosklerotischen AION und der Befall ist im allgemeinen bilateral. Blutverlust mit und ohne arterielle Hypotension könnte eine vermehrte Abgabe von Renin und endogenen Vasokonstriktoren (Angiotensin, Epinephrin, Vasopressin) verursachen. Die vasokonstriktorischen Effekte sollen wichtiger sein als jene, welche durch die Hypotension entstehen (HAYREH 1987).

Nach JOHNSON u. Mitarb. (1987) wird
– eine schwere arterielle Hypotension vor allem okzipitale Infarkte,
– eine kurzdauernde Hypotension mit Arteriosklerose eine juxtalaminare (klassische) AION verursachen.
– Bei anämischen Patienten ohne Risikofaktoren für eine Arteriosklerose ist ein Infarkt der Sehnerven (mit Papillenödemen) eher etwas weiter hinten, im Bereiche der intraorbitalen Abschnitte zu erwarten (als Folge einer Kompression pialer Endgefäße durch ein hypoxisches Ödem?).
– Die AION wird auch mit Polyglobulie, mit der Makroglobulinämie Waldenström sowie mit der Hämodialyse bei Niereninsuffizienz in Zusammenhang gebracht.

AION bei Subarachnoidalblutung

Nach Subarachnoidalblutungen (Angiom, Aneurysmen) kommt es sekundär auch nach Ödembehandlung (Steroide) und operativer Ausräumung (Klippung) mit einer Latenz von 1–10 Tagen zu fokalen zerebralen Ischämien infolge Gefäßspasmen. Folge können Hemiparesen, Aphasie und gelegentlich auch eine AION sein.

Papillophlebitis

Bei der Papillophlebitis beobachtet man ein meist einseitiges Papillenödem mit flammenförmigen Blutungen auf der Papille und der umgebenden Retina (Abb. 5.142). Fluoreszenzangiographisch finden sich auf der Papille dilatierte Kapillaren. Die Venen sind gestaut, Tortuositas. Gelegentlich sind auf der Papille Shunt-Gefäße zu beobachten (s. Tab. 5.24). Exsudate können zur Bildung sternför-

Abb. 5.142a–c Papillophlebitis. a) Fall in einer Frühphase: hyperämische Papille, gestaute Venen. b) Vollbild mit Papillenödem und venöser Stase. c) Papillophlebitis mit ausgeprägtem Papillenödem.

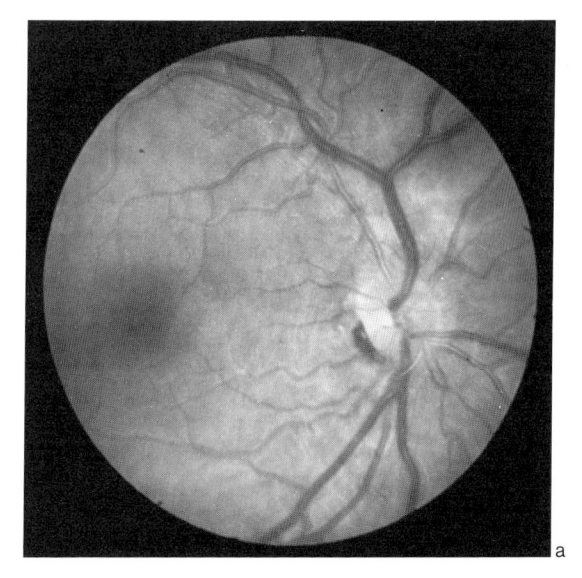

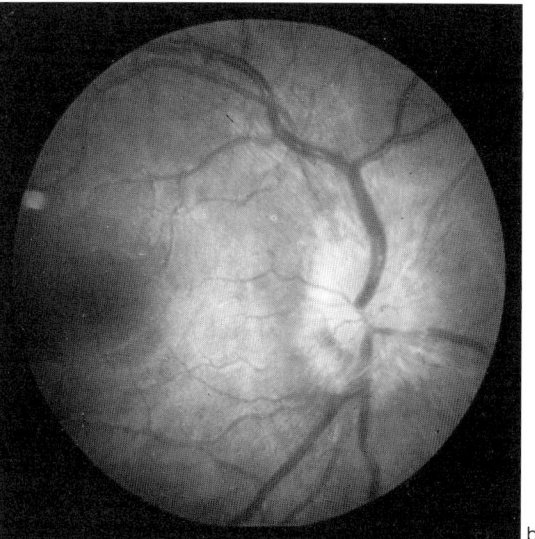

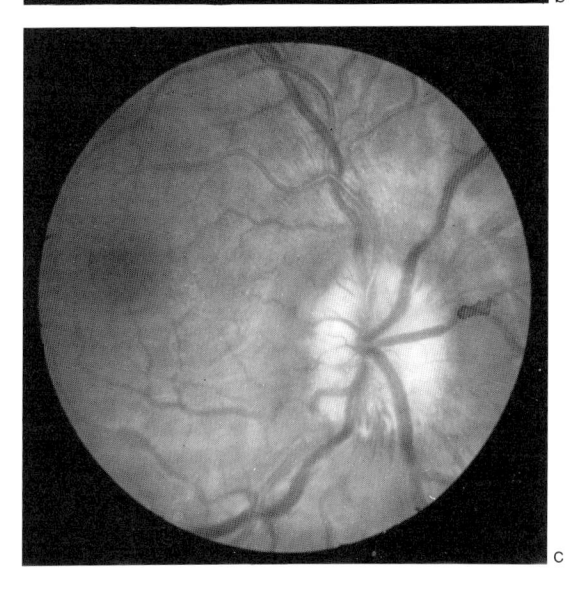

miger Ablagerungen um die Makula herum führen. Biomikroskopisch finden sich Zellen präpapillär im Glaskörperraum, welche nur bei großer Aufmerksamkeit gesichtet werden können. Diagnostisch wird auch die Vornahme einer Ultraschalluntersuchung empfohlen (Dilatation der Optikusscheide?).

Die Sehstörungen sind bei den jungen Patienten relativ geringgradig, und die Prognose zur Erholung ist gut. Nachträglich können die Venen noch leicht gestaut bleiben mit Einscheidungen.

Beim Big blind spot syndrome (Großer-blinder-Fleck-Syndrom), bei welchem lediglich ein Papillenödem (Papillophlebitis Typ I nach HAYREH [1972]) ohne Blutungen vorliegt, könnte eine ähnliche Ursache zugrunde liegen, obwohl differentialdiagnostisch weiter gesucht werden muß (z.B. Lyme disease). Die Sehschärfe ist ebenfalls voll, kein afferentes Pupillendefizit, keine erhebliche Verspätung der visuell evozierten Potentiale, keine Anhaltspunkte für einen Pseudotumor cerebri. Immer wieder werden junge Patienten mit symptomlosem, einseitigem Papillenödem zufälligerweise (anläßlich einer Brillenverordnung) getroffen. Es sollte dann an die Möglichkeit des Big blind spot syndrome gedacht werden.

Kürzlich wurde das Krankheitsbild einer monokularen, vorübergehenden Vergrößerung des blinden Fleckes ohne Papillenödem beschrieben. Dabei soll es sich aber eher um eine retinale Erkrankung handeln (FLETCHER u. Mitarb. 1988).

Symptome:

Papillophlebitis;
Vaskulitis der Papille (optic disc vasculitis) (HAYREH 1972);
nichtischämische Vaskulitis der Zentralvene;
nichtischämische Okklusion der Zentralvene;
Big blind spot syndrome (MILLER 1977);
retinale und papilläre Vaskulitis;
benigne retinale Vaskulitis.

Folgendes sind die klinischen Charakteristika:
- im allgemeinen einseitig;
- tritt bei jungen gesunden Erwachsenen auf (15–40 Jahre, Mittel 30 Jahre, ca. 50% Männer/Frauen);
- vage visuelle Beschwerden (Trübung, Photopsie);
- minimale Reduktion der Sehschärfe;
- evtl. nur Papillenödem (Typ I nach HAYREH [1972]; Big blind spot syndrome nach MILLER [1977]);
- variable Stauung von Netzhautvenen und retinale Blutungen, Veneneinscheidungen (Typ II nach HAYREH [1972]);
- vergrößerter blinder Fleck;
- spontane Erholung über Monate bis Jahre;
- in Einzelfällen kann es zu einem Infarkt im prälaminären Anteil der Papille kommen mit einem konsekutiven schweifförmigen Gesichtsfelddefekt (vorwiegend in der oberen Gesichtsfeldhälfte);
- in Einzelfällen kann die Krankheit mit zeitlichem Abstand auch am anderen Auge auftreten;
- Einfluß von Ovulationshemmern bei Frauen;
- Corticosteroide scheinen keinen eindeutigen Einfluß zu haben. Tatsächlich liegt aber eine günstige spontane Remissionstendenz vor.

Als Ursache der Papillophlebitis wird eine nichtischämische Venenstauung angenommen, evtl. aufgrund einer Störung der Thrombozytenaggregation. Einzelne Autoren vermuten auch das Vorliegen einer Vaskulitis im prälaminären Abschnitt der Papille oder einer Glaskörpertraktion an der Papille.

Zwischen einer Papillophlebitis und einer nichtischämischen Okklusion der Zentralvene scheint somit eine nahe Verwandtschaft zu bestehen. Nach der Einteilung von COSCAS u. DHERMY (1978), s. auch bei MEYER-RÜSENBERG u. KÜCHLE (1987), könnte die Papillophlebitis als benigne Form einer Zentralvenenthrombose (= Typus D) aufgefaßt werden:

Typus A: Zentralverschlüsse vom Typ der ödematösen Kapillaropathie,
Typus B: Zentralverschlüsse vom Typ der ischämischen Kapillaropathie,
Typus C: Zentralverschlüsse vom Typ der gemischten Kapillaropathie,
Typus D: Zentralverschlüsse mit guter Rückbildungstendenz bei jungen Leuten: *Papillophlebitis.*

Durch diese Hypothese wird allerdings das Auftreten kleiner Papilleninfarkte nicht erklärt.

Kürzlich wurde das Krankheitsbild eines Papillenödems des Sehnerven (Papillitis) mit sekundärer Stase der Netzhautvenen bei jungen Patienten beschrieben (DUKER u. Mitarb. 1989). Im Gegensatz zu den meisten Fällen von Papillophlebitis besteht jedoch eine herabgesetzte Sehschärfe. Obwohl die Makula normal konfiguriert ist, liegen keine Anhaltspunkte für eine ischämische Form einer Zentralvenenthrombose vor.

Glaukome

Flammenblutung am Papillenrand als Vorläufer eines Nervenfaser- und Gesichtsfelddefektes

Flammenförmige kleine Blutungen auf der Randzone (rim) der Papille, welche im Verlaufe eines Glaukoms nur für einige Wochen an einer bestimmten Stelle zu sehen sind, scheinen das Vorstadium für einen Nervenfaserbündelausfall (welcher nach etwa 6 Wochen sichtbar wird), zu sein. Am rim selbst erscheint dann ein kerbenförmiger Defekt (notch-loss). Mehrere Notches führen zu einer Zunahme der Papillenexkavation. Frühe, diskrete, zum Nervenfaserbündeldefekt passende Gesichtsfelddefekte werden mit geeigneten perimetrischen Methoden festgestellt (Profilschnitte mit Empfindlichkeitsabsenkung, lokale Zunahme von Fluktuation). Das Vorhandensein der Blutung kann für die Hypothese einer ischämischen Teilursache beim Zustandekommen des Glaukomschadens sprechen (AIRAKSINEN u. Mitarb. 1981, AIRAKSINEN u. HEIJL 1983).

Akute Augeninnendrucksteigerung

Je nach Dauer (Stunden bis Tage) wird eine Schädigung wechselnden Ausmaßes resultieren mit einer Abblassung des Sehnerven und einer diffusen Empfindlichkeitsreduktion und konzentrischen Einschränkung des Gesichtsfeldes. Sektorförmige Gesichtsfeldausfälle, welche für die AION typisch sind, werden jedoch kaum zustande kommen.

Low-tension-Glaukom

Ausgehend vom Gesichtsfeldbefund ist anzunehmen, daß der Schädigungsmechanismus gegenüber dem chronischen Weitwinkelglaukom nicht erheblich unterschiedlich ist. Zweifellos bestehen bei alten Patienten erhebliche Unterschiede in Durchblutungsintensität und Geweberesistenz. Ob beim Low-tension-Glaukom mehr hämodynamisch wirksame stenosierende Karotisveränderungen vorhanden sind als beim chronischen Weitwinkelglaukom, ist nicht bekannt.

AION bei Drusenpapillen

Es wird vermutet, daß die Drusen vorwiegend bei jungen Patienten die Gefäße im Bereiche der Lamina cribrosa und prälaminär komprimieren. Drusenpapillen sind gegenüber der Norm eindeutig kleiner. Zwischen dem Pseudopapillenödem in abnorm kleinen Papillen und den Drusenpapillen besteht evtl. eine Verwandtschaft (JONAS u. Mitarb. 1988).

Hintere (posteriore) ischämische Neuropathie (PION):

Von einer PION kann man sprechen, wenn relativ plötzlich, bei normalem Papillenaspekt, eine Störung der Sehschärfe mit (häufig altitudinaler) Amputation des Gesichtsfeldes auftritt. Die Optikusatrophie tritt erst nach einigen Wochen auf.

Das klinische Syndrom der PION ist relativ wohl definiert durch seine Ursache im Zusammenhang

Tabelle 5.28 Ursache der PION

Arteriosklerose
Autoimmunerkrankungen – Lupus erythematodes – autoimmune Neuritis – Periarteriitis nodosa – Arteriitis temporalis
Herpes zoster

mit einer Arteriosklerose, Arteriitis temporalis oder Diabetes mellitus (Tab. 5.28). Bei der PION kommt es zu einem Infarkt in der Papille, also im prälaminären Abschnitt des Optikus, teilweise auch in den anliegenden retrolaminären Abschnitten, also im Areal, welches durch die kurzen posterioren Ziliararterien versorgt ist. Im Gegensatz dazu erfolgt die Blutversorgung der Sehnervenabschnitte weiter hinten, also hinter dem retrolaminären Abschnitt, über periphere zentripetale Gefäße, welche vom Plexus der Pia ausgehen. Dieser wiederum wird versorgt durch (1–3) kollaterale Arterien, welche normalerweise von der A. ophthalmica ausgehen oder seltener, von anderen orbitalen Arterien. Der Sehnerv ist nach einem segmentalen Modus versorgt, die Okklusion irgendeiner Arterie wird eine segmentale Ischämie am Sehnerven verursachen. Patienten mit einer zerebralen Arteriosklerose zeigen dieselben Gefäßveränderungen auch an den Leptomeningen und an intraneuralen Gefäßen. Das Syndrom der PION ist klinisch schlecht erkennbar und schlecht definiert. Die theoretische Annahme liegt auf der Hand, daß eine retrobulbär im Sehnerven lokalisierte Ischämie ein Syndrom verursachen kann, welches klinisch dem akuten Zustand einer demyelinisierenden Neuropathie ähnelt. In diesem Sinne wäre nach einigen Wochen eine absteigende (deszendierende) Papillenabblassung zu erwarten. Es wären dann segmentale altitudinale oder quadrantische Gesichtsfelddefekte zu erwarten. CULLEN u. DUVALL (1983) beschrieben den Fall einer wahrscheinlichen PION, bei welchem zunächst am einen Auge ein altitudinaler Ausfall der unteren Gesichtsfeldhälfte mit Aussparung der Makula, später ein temporaler Gesichtsfelddefekt am anderen Auge auftrat, ohne Veränderungen im Fluoreszenzangiogramm, jedoch mit einem pathologischen Ophthalmodynamogramm (schlechte Durchblutung der A. ophthalmica). HAYREH (1981) beschrieb die PION bei Lupus erythematodes und bei Arteriitis temporalis. Im Laufe einer PION kann neben der Abblassung auch eine Papillenexkavation auftreten (SONTY u. SCHWARTZ 1983).

Vorübergehende Amaurose bei Blickwendung (gaze-evoked amaurosis)

Bei verschiedenen orbitalen raumfordernden Erkrankungen (Sheath-Meningeom, orbitales kavernöses Hämangiom, Knochenfragment nach orbitaler Fraktur) kann eine Sehschärfenabnahme bei Blickwendung aus normaler Geradeausrichtung auftreten (ORCUTT u. Mitarb. 1987). Die Sehschärfenabnahme tritt immer in die (individuell) gegebene Richtung auf, z.B. bei Adduktion, Abduktion, Blick nach oben oder temporal oben, evtl. in alle Blickrichtungen. Charakteristischerweise kann es einige Sekunden in Extremposition dauern, bis die Visusabnahme eintritt. Nach Rückkehr in die Geradeausposition dauert es erneut einige Sekunden, bis die Sehschärfe wieder ansteigt. Diese Verzögerung läßt an eine Gefäßkompression mit nachfolgender Ischämie denken. Eine Leitungsblockade durch direkte neurale Kompression wäre auch möglich. Eine definitive Amaurose durch endgültige Gefäßobliteration ist nicht zu erwarten.

Dysthyreotische Neuropathie

A. Huber

Die endokrine oder dysthyreotische Ophthalmopathie ist erfahrungsgemäß charakterisiert durch doppelseitigen Exophthalmus (seltener einseitig), durch Augenmuskellähmungen vom myopathischen Typus (s. auch Kap. Neuroophthalmologie, Bd. 3/II, S. 79 ff, dieses Werk) und gelegentlich durch die schwerwiegende Komplikation der Optikusneuropathie. Diagnostisch wichtig für den Nachweis der endokrinen Ophthalmopathie im allgemeinen sind neben dem Exophthalmus (Abb. 5.143), der manchmal auch nur wenig oder einseitig ausgebildet sein kann, die Symptome Graefe (Zurückbleiben des Lides bei Blick nach unten), Dalrymple (Retraktion des Oberlides), Stellwag (seltener Lidschlag) und Moebius (Konvergenzschwäche). Beweisend für die Diagnose einer endokrinen Ophthalmopathie ist neben der klinischen Symptomatologie das Ergebnis der Schilddrüsenfunktionsprüfung. Wichtig ist hier festzuhalten, daß die endokrine Ophthalmopathie und damit auch die dysthyreotische Optikusneuropathie bei einer Hyperthyreose, einer Euthyreose oder auch einer Hypothyreose auftreten kann. Mit Hilfe der *nuklearmedizinischen Schilddrüsendiagnostik* können die Funktionsstörungen der Schilddrüse heute mit hoher Sicherheit erfaßt werden.

Bei der Radiojoddiagnostik ist der wichtigste Befund der beschleunigte thyreoidale Jodumsatz. Nach Gabe einer kleinen Menge Radiojod ^{131}J oder ^{123}J zu einer definierten Zeit im Serum wird eine im Vergleich zur Norm erhöhte Menge proteingebundenes, d.h. von der Schilddrüse verstoffwechseltes Radiojod gefunden. Der weitere wichtige Befund ist der Nachweis einer hypophysenunabhängigen Schilddrüsenfunktion, die sich im fehlenden Abfall der Radiojodaufnahme der Schilddrüse nach Zufuhr von exogenem Schilddrüsenhormon manifestiert. Ein weiterer indirekter Nachweis der hypophysenunabhängigen Schilddrüsenfunktion besteht im Nachweis eines fehlenden Anstieges des TSH (thyroid stimulating hormone) im Serum nach Gabe von TRH

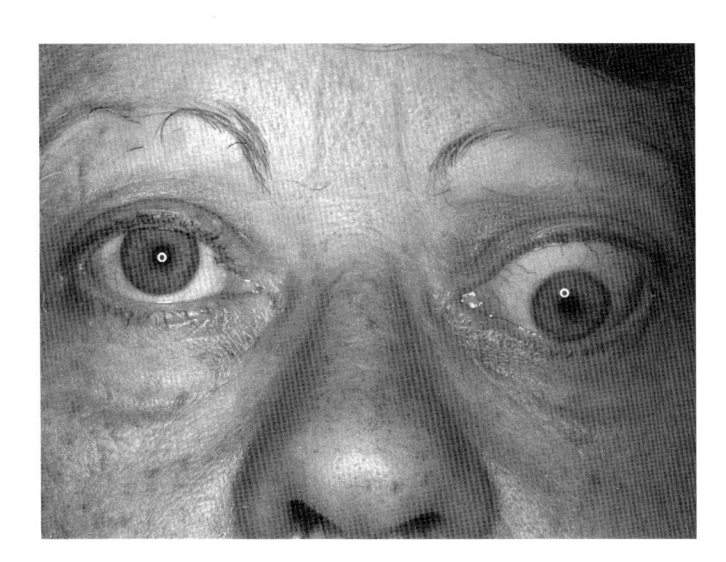

Abb. 5.**143** Hyperthyreose mit dysthyreotischer Neuropathie bds., Exophthalmus bds. Links Rectus-superior- und Rectus-internus-Parese. Visus rechts 0,5, links Lichtprojektion. Schwere Gesichtsfeldausfälle (s. Abb. 5.**146**).

(thyreotropine releasing hormone) als Ausdruck der Suppression der thyreotropen Hypophysenfunktion.

Zweifelsohne liegt bei der endokrinen Ophthalmopathie eine Autoimmunerkrankung vor, welche durch Thyreoglobulin-Antithyreoglobulin-Komplexe, die sich spezifisch an die Augenmuskeln anlagern, ausgelöst wird. Dabei kommt es zu einer ödematösen Infiltration der Augenmuskeln mit Aufblähung des Gewebes und Dissoziierung der Muskelfasern. Eine ähnliche ödematöse Durchtränkung erfolgt im Orbitafett, in den Optikusscheiden und den Tränendrüsen. Zu diesem Ödem gesellt sich weiterhin eine Ablagerung von Mukopolysacchariden sowie eine Infiltration der Gewebe mit entzündlichen Zellelementen, wie Lymphozyten, Plasmozyten und Mastozyten. Die ödematöse und inflammatorische Durchsetzung der Gewebe führt besonders an den Augenmuskeln zu einer enormen Verdickung, die in schweren Fällen einen Augenmuskel über mehr als 1 Zentimeter verbreitern kann. Von dieser Muskelverbreiterung sind vor allem die geraden Augenmuskeln befallen, aber auch die schiefen und der Levator palpebrae.

Die Verbreiterung der Augenmuskeln ist besonders gut im Computertomogramm sichtbar (Abb. 5.144), wobei sowohl sagittale wie koronare Schnitte wünschenswert sind. Die Verbreiterung, wie sie im CT sichtbar ist, betrifft vorwiegend den Muskelbauch, ist aber nicht selten ebenso ausgesprochen im Bereiche der Orbitaspitze, wo verschiedene verdickte Muskeln gleichsam konfluieren und sogar eine Art Tumorbildung vortäuschen können. Intravenöse Kontrastmittelverabreichung führt zu einer besonders gut markierten Sichtbarkeit der befallenen Muskeln. Der Dämpfungskoeffizient des Orbitalfettes manifestiert sich bei der endokrinen Ophthalmopathie in der Regel als niedrig, was in der Differenzierung gegenüber einem Orbitalgranulom wichtig ist. Der Sehnerv kann verlängert und bei schweren Fällen von Ophthalmopathie im Durchmesser vermindert erscheinen, besonders bei Patienten mit Optikuskompression und Optikusatrophie. Von verschiedenen Autoren wurde jedoch auch auf Fälle mit verdicktem N. opticus hingewiesen. Ultraschalluntersuchungen haben gezeigt, daß die Verdickung weniger auf eine Änderung des Optikusdurchmessers als auf eine Verbreiterung der Optikusscheiden zurückzuführen ist, wahrscheinlich im Zusammenhang mit einer Obstruktion der Scheiden im Bereiche der Orbitaspitze.

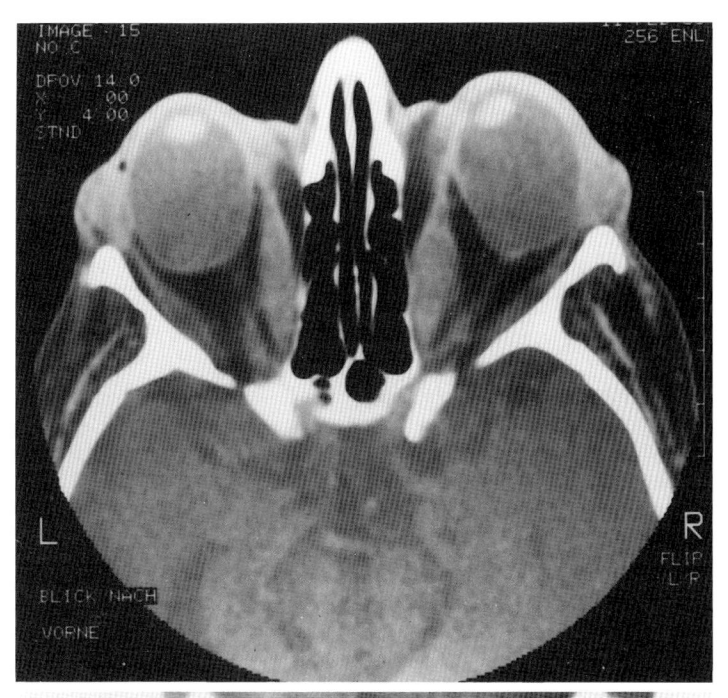

Abb. 5.144 Endokrine Ophthalmopathie mit dysthyreotischer Neuropathie. Computertomogramm axial und koronar. Deutliche Verdickung der Mm. recti interni bds. Adduktionsstellung des rechten Auges: der kontrakturierte M. rectus internus rechts ist dicker als der korrespondierende M. rectus internus links. Unten: Direkter koronarer Schnitt durch die Orbitae bei endokriner Ophthalmopathie. Deutliche Verdickung der Augenmuskeln, bds. dysthyreotische Neuropathie mit Visusabnahme und Gesichtsfeldveränderungen als Folge der mechanischen Kompression der Nerven durch die stark geschwollenen Muskeln im Bereiche der Orbitaspitze.

Erkrankungen der Sehnerven

Es besteht heute kein Zweifel darüber, daß die *endokrine Optikusneuropathie* zum Hauptteil durch eine mechanische Kompression des Nerven durch die stark geschwollenen Muskeln im Bereiche der Orbitaspitze zustande kommt. Der Druck auf die Gewebe in dieser Region, ganz besonders auf den Sehnerven, wird noch durch die Enge der Knochenwände und durch das Konvergieren der Augenmuskeln auf den Zinnschen Ring erhöht. Computertomographische Untersuchungen haben gezeigt, daß die Optikusneuropathie nicht im Zusammenhang mit dem Grad des Exophthalmus steht, sondern vielmehr mit der Erweiterung und Verdickung der Augenmuskeln im Bereiche der Orbitaspitze. Mit Hilfe von fluoreszenzangiographischen Fundusbildern sowie von orbitalen Venographien konnte eine deutliche *Verlangsamung der Optikusdurchblutung* bei endokriner Ophthalmopathie festgestellt werden. Der Mechanismus der dysthyreotischen Optikusneuropathie ist nicht vollkommen abgeklärt. So ist als Folge der *Kompression des Sehnerven* eine *Beeinflussung des axoplasmatischen Flusses*, aber auch eine Beeinträchtigung der Zirkulation möglich. Immunohistologisch wurde ein Verlust der breiten Sehnervenaxone im Bereiche des orbitaspitzennahen und intrakanalikulären Teiles des Sehnerven gefunden, wobei dieser Axonverlust mit einer gewissen Vermehrung der Zahl der Astrozyten verbunden ist.

Die endokrine Optikusneuropathie tritt in ungefähr 5% der Fälle von Hyperthyreose (Stadium V) auf und stellt zweifelsohne eine schwere Komplikation der Basedowschen Krankheit dar. In 90% der Fälle zeigt der Patient eine Hyperthyreose. Die Neuropathie kann aber auch der Schilddrüsenfunktionsstörung vorausgehen resp. ihr während längerer Zeit nachfolgen. Ein direkter Zusammenhang zwischen dem Auftreten der Neuropathie und dem metabolischen Zustand der Thyroidea

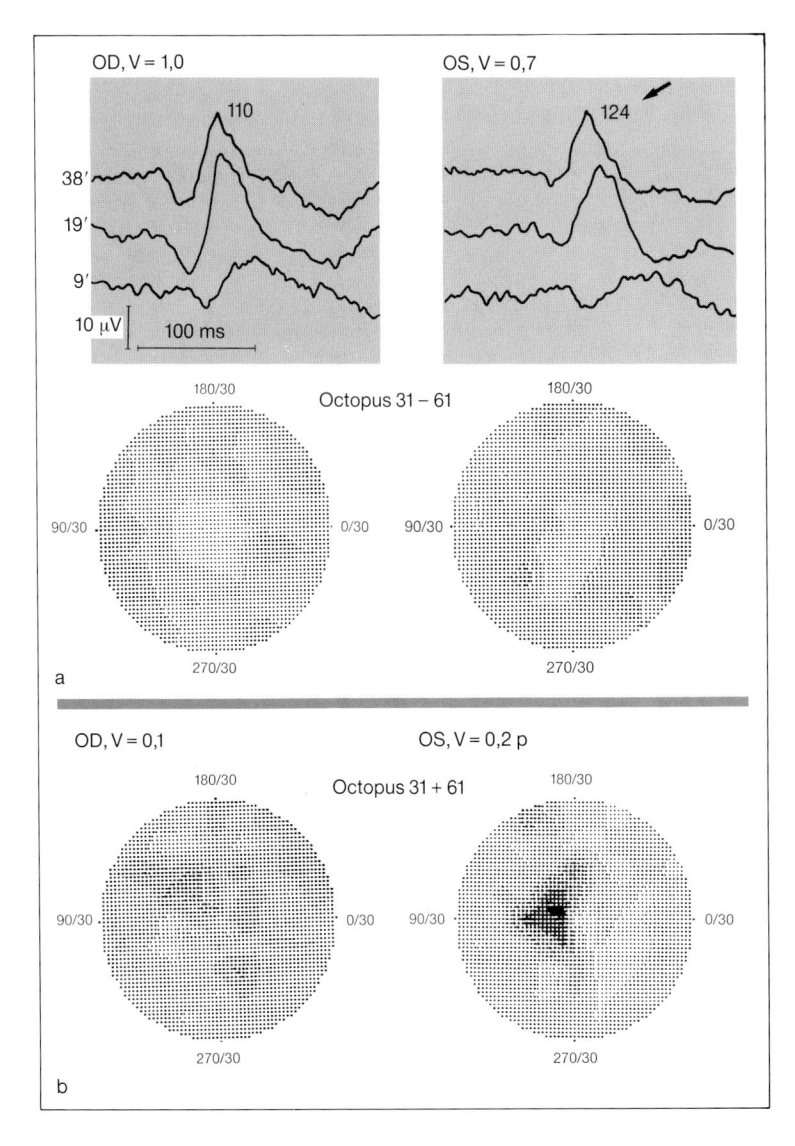

Abb. 5.**145** Dysthyreotische Neuropathie der Sehnerven. Diese junge Patientin mit beiderseitigem endokrinem Exophthalmus verspürte zunächst am linken Auge einen Nebel. Das Gesichtsfeld war noch normal (a), aber die visuell evozierten Potentiale (a, oben) waren am linken Auge verspätet (Pfeil). Später kam es zu einem deutlichen beiderseitigen Visusabfall. 6 1/2 Monate später ergibt die Gesichtsfelduntersuchung (b) rechts eine diffuse Empfindlichkeitsherabsetzung, links ein zentrales/parazentrales Skotom.

besteht nicht. Fast alle Patienten mit endokriner Optikusneuropathie zeigen die klassischen, oben beschriebenen Zeichen der endokrinen Ophthalmopathie (meistens bilateral, seltener unilateral). Zwischen dem Grad des Exophthalmus und der Neuropathie besteht keine Korrelation. Dagegen findet sich eine *enge Korrelation zwischen der Affektion des Sehnerven und dem Volumen der verdickten Augenmuskeln* und der daraus resultierenden Augenmotilitätsstörung. Die endokrine Optikusneuropathie manifestiert sich zu allererst als meist doppelseitige, symmetrische Visusabnahme, wobei der Beginn langsam, seltenerweise auch ganz plötzlich sein kann. Die Schwere der *Visusabnahme* ist sehr verschieden: Sie kann bis zur Amaurose führen. Die Analyse des Gesichtsfeldes zeigt am häufigsten ein *Zentralskotom* (Abb. 5.145), das evtl. mit einem faszikulären, bogenförmigen, unteren Gesichtsfeld – evtl. auch mit einem altitudinalen Gesichtsfelddefekt – assoziert ist. Andere Gesichtsfeldausfälle sind parazentrale Skotome oder globale Einschränkung der peripheren Isopteren (Abb. 5.146). Gelegentlich spielt bei der endokrinen Optikusneuropathie die Differentialdiagnose gegenüber einem Glaukom eine wichtige Rolle. Dabei kann es sich um eine zufällige Kombination beider Affektionen handeln, evtl. aber auch um eine durch die Muskelverdickung und orbitäre Infiltration bedingte okuläre Hypertonie. Es ist bekannt, daß Patienten mit einer endokrinen Ophthalmopathie beim Blick nach oben infolge der Muskelstraffheit eine Druckerhöhung bis zu 30 mmHg und mehr aufweisen können, eine Druckerhöhung, die bei Blick geradeaus nicht festzustellen ist. Im Augenhintergrund findet sich neben normalen Papillen in ungefähr der Hälfte der Fälle von endokriner Optikusneuropathie ein Ödem sowie eine Hyperämie der Papille, oft assoziiert mit Stauung der peripapillären Venen. Das *Papillenödem* kann bei längerer Dauer der Orbitopathie in *Atrophie* und weißliche Verfärbung der geschwollenen Papille übergehen. Seltenerweise kann es auch einmal zu Chorioidalfalten am hinteren Pol in der Nähe der Papille kommen. Neben der Visusverminderung und den Gesichtsfeldausfällen finden sich in zwei Dritteln der Fälle von endokriner Optikusneuropathie eine Veränderung der Farbsinnwahrnehmung ohne Berücksichtigung einer bestimmten Achse.

Die endokrine Optikusneuropathie stellt zweifellos eine schwere Komplikation der endokrinen Ophthalmopathie dar und erfordert eine rasche und intensive *Therapie*. Selbstverständlich steht auch hier die Behandlung der gestörten endokrinen Gesamtsituation an erster Stelle, mit anderen Worten die Wiederherstellung eines euthyreoten Zustandes, sei es durch Substitution einer Unterfunktion oder durch Abbau der Überfunktion. Beim Bestehen einer Hyperthyreose ist die geeignetste Maßnahme die *Radiojodresektion der Schilddrüse mit ^{131}Jod*, welche im Gegensatz zur operativen oder medikamentösen Behandlung praktisch nie zur malignen Dekompensation führt. Wichtig ist es auch, eine iatrogene Hypothyreose tunlichst zu vermeiden. Die eigentliche und dringliche Therapie der endokrinen Optikusneuropathie besteht einmal in der systemischen Verabreichung von *Corticosteroiden*, welche dank ihrer antiphlogistischen Wirkung gleichzeitig auch den Exophthalmus und eventuelle Augenmuskellähmungen günstig beeinflussen. Dabei sind Dosierungen von 60–100, ja bis 200 mg Prednison täglich indiziert. Die Dosierung wird allmählich abgebaut, wobei bei einer großen Anzahl von Patienten nicht selten bei Reduktion der Dosis wieder eine Verschlechterung der Optikusfunktion

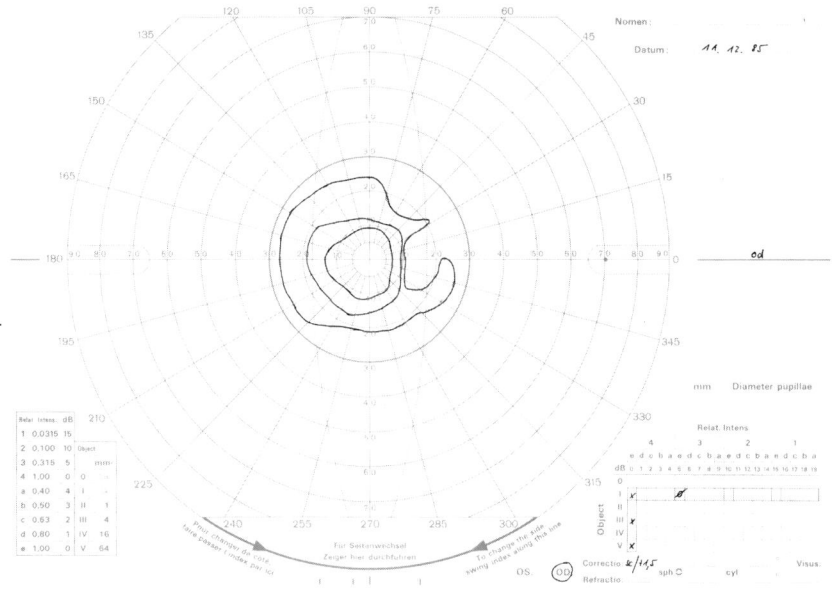

Abb. 5.**146** Gesichtsfeld bei dysthyreotischer Neuropathie (Patientin von Abb. 5.**143**). Hochgradige konzentrische Einschränkung der Gesichtsfeldisopteren mit besonderem Befallensein der nasalen oberen Quadranten. Visus rechts 0,5. Links kein Gesichtsfeld mehr eruierbar, nur Lichtprojektion.

eintreten kann. Ist die Corticosteroidtherapie im Laufe einiger Wochen nicht erfolgreich, so müssen andere Maßnahmen ergriffen werden, evtl. Kombination mit *immunosuppressiven Medikamenten,* wie Azathioprin oder Cyclophosphamid. Als 2. Schritt in der Behandlung der endokrinen Optikusneuropathie kommt die *Röntgenbestrahlung der Orbita* resp. des Muskelkonus mit Energien von 4–6 MeV in Frage (2000 rad in 10 Fraktionen über eine Periode von 2 Wochen). In nicht wenigen Fällen ist auch die gleichzeitige Kombination von Cortisontherapie mit Radiotherapie im Sinne einer komplementären Behandlung angezeigt.

Als Alternative zu den besprochenen Therapien resp. beim Versagen derselben, kommt die *chirurgische Dekompression der Orbita* in Frage, wobei die transantrale orbitale Dekompression in den Sinus ethmoidalis und Sinus maxillaris die besten Resultate zu erbringen scheint. Diese Methode hat den Vorteil, keine äußeren kosmetisch störenden Inzisionen zu benötigen und bringt häufig eine Reduktion des Exophthalmus bis zu 12 mm herbei. Auch im Hinblick auf die geringfügigen postoperativen Komplikationen ist die transantrale maxilloethmoidale Dekompression der Orbita die operative Methode der Wahl sowohl für die endokrine Optikusneuropathie, wie auch für die endokrine Ophthalmopathie im allgemeinen. Aufgrund zahlreicher Beobachtungen besteht heute kein Zweifel mehr darüber, daß die schwere Komplikation der endokrinen Optikusneuropathie bei rechtzeitiger intensiver Behandlung, sei es medikamentös, radiotherapeutisch oder chirurgisch, in den meisten Fällen unter Kontrolle gebracht und eine weitere deletäre Entwicklung verhütet werden kann.

Traumatische Optikusläsionen

A. Huber

Läsionen des N. opticus kommen durch verschiedene Mechanismen zustande, einerseits kann der Sehnerv direkt durch orbitale penetrierende Wunden verletzt werden, andererseits ist eine indirekte Läsion als Folge eines orbitofazialen oder eines kranialen Traumas möglich.

Orbitale Optikusläsionen

Perforierende Verletzungen der Orbita können zur Konkussion oder zur Durchtrennung des N. opticus führen. In solchen Fällen sind exakte neuroradiologische Untersuchungen auf okuläre oder orbitale Fremdkörper unerläßlich. Es versteht sich von selbst, daß bei diesen Untersuchungen von *transorbitalen Verletzungen* stets auf die *Miteinbeziehung des intrakraniellen Raumes* via Fissura orbitalis superior oder Orbitadach geachtet werden muß. Hier ist zweifelsohne auch eine exakte neurologische Untersuchung angezeigt. Der Sehnerv kann durch perforierende Orbitaverletzungen (z. B. Messerstich) vollkommen oder unvollkommen durchtrennt werden. Bei einer totalen Durchtrennung in der Nähe des Bulbus zeigt der Augenhintergrund das Bild einer *chorioretinalen Infarzierung.* Die Optikusscheide wird weiß, die Retina erhält graues Aussehen, die Netzhautgefäße sind verengt, und es bildet sich ein kirschroter Fleck im Bereiche der Makula (Abb. 5.147). Bei Durchtrennung des Sehnerven im hinteren Abschnitt der Orbita manifestiert sich anfänglich ein normales ophthalmoskopisches Bild, welches nach 2–3 Wochen durch Abblassung der Sehnervenscheibe und durch Verengung der retinalen Gefäße charakterisiert ist. Bei Läsion des intrakraniellen Optikusabschnittes kommt es sehr häufig zu einer *gleichzeitigen Läsion des Chiasmas mit begleitenden temporalen Gesichtsfeldausfällen* auf dem noch sehenden Auge. Das klinische Bild der totalen Optikusdurchtrennung ist charakterisiert durch Amaurose, massive afferente homolaterale Pupillenstörung und die bereits erwähnten, ophthalmoskopisch wahrnehmbaren Veränderungen im Augenhintergrund. *Traumatische Optikusneuropathien iatrogener Natur* sind ebenfalls bekannt. So kann es bei irgendwelchen operativen Eingriffen in der Orbita infolge peroperativer oder postoperativer orbitaler Blutungen, infolge zu stark komprimierender Verbände oder auch infolge von Manipulationen am Sehnerv selbst zu Visusverlust bis zur Amaurose kommen. Optikusneuropathien sind auch im Anschluß an operative Eingriffe zur Wiederherstellung von Orbitabodenverletzungen beschrieben, besonders bei Verwendung von orbitalen Implantaten zur Korrektur resp. Reparatur eines frakturierten Orbitabodens. Über den Mechanismus von schwerwiegenden orbitalen Hämorrhagien gehen wohl auch die seltenen Fälle von Optikusneuropathien, die im Gefolge von kosmetischen Eingriffen an den Lidern (Blepharoplastik) beschrieben sind. Die zu penetrierenden Orbitaverletzungen mit Optikusneuropathien führenden Gegenstände sind sehr vielfältig und zahlreich: Messer, Baumzweige, Bleistifte, Glassplitter, Nadeln keine Schmerzen. *Manchmal wird die transorbitale Verletzung,* sofern keine wesentliche Optikusläsion vorhanden ist, *erst an zerebralen Komplikationen* wie Rhinorrhoe oder Meningitis oder an einem Hirnabszeß *erkannt.* Gelegentlich kann eine perforierende Orbitaverletzung mit Optikusläsion zusätzlich noch zu einer traumatischen *Carotis-cavernosus-Fistel* mit pulsierendem Exophthalmus und intrakraniellem Geräusch führen.

Indirekte traumatische Optikusläsionen

Unter indirekter traumatischer Optikusläsion versteht man den traumatischen Visusverlust meist als Folge eines durch *frontale Gewalteinwirkung* zustande kommenden, *geschlossenen Kopftraumas* ohne äußerlich oder ophthalmoskopisch erkennbare Verletzung des Auges oder des Sehnerven selbst. Es handelt sich bei diesen Traumata meist um einen anterofrontalen Aufprall mit rascher Beschleunigungsänderung des Kopfes, wie dies bei Automobilunfällen oder schweren Stürzen zustande kommen kann. Das klinische Bild ist uniform und charakteristisch: Unmittelbar nach dem Unfall oder nach Wiedererlangung des verlorenen Bewußtseins bemerkt der Patient einen *Visusverlust* oder gar *Amaurose* auf einem Auge. Das Schädeltrauma ist in der Regel von mittlerer Schwere und vielfach nicht mit Bewußtlosigkeit des Patienten verbunden. Unilaterale Affektion des Sehnerven ist die Regel, obwohl auch doppelseitige Optikusläsionen beschrieben sind. In der Mehrzahl der Fälle kommt die Sehnervenläsion mit der Funktionsstörung unmittelbar im Anschluß an das Trauma zustande, gelegentlich kommt es auch nach anfänglicher leichterer Symptomatologie zu progressiver Aggravation des primären Funktionsdefizites. Beim wachen Patienten ist die Feststellung des Optikusschadens nicht schwer. Neben der Visusabnahme ist von besonderer Bedeutung die *afferente Pupillenstörung* (amblyope Pupillenstarre), charakterisiert durch abgeschwächte oder fehlende Reaktion der Pupille des geschädigten Auges auf direkte Belichtung bei erhaltener konsensueller Reaktion auf Belichtung des anderen Auges. Eine solche afferente Pupillenstörung kann auch beim bewußtlosen Patienten Aufschluß über eine vorhandene oder aufgehobene Optikusfunktion geben, sofern nicht eine zusätzliche traumatisch bedingte Okulomotoriusparese das Pupillenreaktionsbild verwischt. *Im unmittelbaren Anschluß an das Trauma zeigt sich die Sehnervenpapille im allgemeinen normal.*

Nur in ganz wenigen Fällen von Optikusläsionen posttraumatischer Natur zeigt sich am befallenen Auge ein *Papillenödem* mit Prominenzen bis zu 2 dpt (Abb. 5.148),

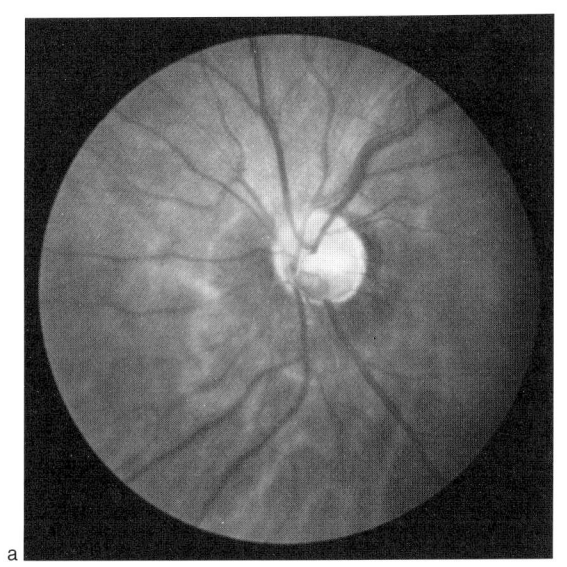

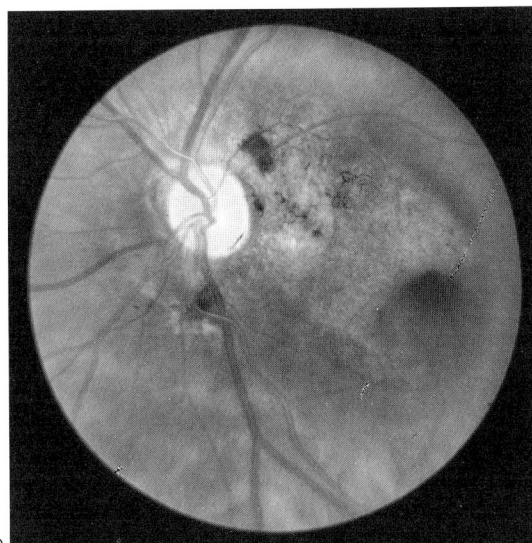

Abb. 5.147 a) Traumatischer Abriß des N. opticus. Papillenscheibe ist in der unteren Hälfte blaß mit grauweißer Grubenbildung. Vollkommenes Fehlen der peripapillären Nervenfaserzeichnung in den unteren Abschnitten. b) Traumatischer Abriß von Optikus und hinteren Ziliararterien. Optikusatrophie, verengte Gefäße, chorioretinale Infarzierung im Bereiche der papillomakulären Gegend.

usw. Häufig ist die äußerlich sichtbare Wunde an Lidern, Konjunktiva und äußerem Auge recht gering. Der perforierende Gegenstand kann beispielsweise durch den medialen Kanthus oder durch Ober- und Unterlid eindringen, ohne daß eine größere Eintrittswunde kurz nach dem Trauma sichtbar wird. Exophthalmus findet sich nicht häufig, höchstens bei intensiver retrobulbärer Blutung. Der Patient spürt oft die eigentliche Verletzung, besonders wenn sie mit einem scharfschneidenden Instrument erfolgt, kaum und klagt über wenig oder das 2–3 Wochen andauern kann und allmählich in die Optikusatrophie mit unscharfen Grenzen übergeht. Meist handelt es sich um schwere Schädel-Hirn-Traumata mit intensiver Optikusschädigung. Das häufig gleichzeitige Auftreten eines peripapillären Blutungsringes sowie die Präsenz von blutigem Liquor lassen in diesen Fällen ein *Optikusscheidenhämatom* vermuten.

In der Mehrzahl der Fälle entwickelt sich gegen das Ende der 3. Woche oder noch später nach dem Trauma eine partielle oder totale *Optikusatrophie* vom primären Typus mit scharfen Grenzen (Abb. 5.149), wobei die Abblassung auf einen Verlust der kleinen Papillengefäße, aber besonders auch auf einen Verlust von Sehnervenaxonen im Bereiche der Papille zurückzuführen ist.

Die bei indirekter traumatischer Optikusneuropathie vorzufindenden *Gesichtsfeldausfälle* sind außerordentlich variabel und kaum zu systematisieren. Im Prinzip sind sie *unilateral*; bei eventueller Mitaffektion des Chiasmas treten stets temporale Gesichtsfeldausfälle auf der Gegenseite auf. Gesichtsfeldausfälle bei indirekten traumatischen Optikusläsionen lassen sich in 3 Gruppen einteilen: zentrale, parazentrale oder zäkozentrale Skotome, sektorenförmige Defekte und altitudinale Hemianopsien besonders im unteren Bereich (Abb. 5.150). Gelegentlich kann auch einmal die ganze zentrale Gesichtsfeldhälfte unter Erhaltensein der nasalen ausfallen (in einem solchen Falle ist besonders auf einen temporalen Ausfall auf der Gegenseite zu achten und eine Mitbeteiligung des Chiasmas in Erwägung zu ziehen).

Die *visuell evozierten Potentiale* sind bei einer anatomischen Durchtrennung des N. opticus vollkommen ausgelöscht. Ihr Vorhandensein allerdings mit Amplitudenverminderung ist prognostisch für eine Wiederherstellung der Optikusfunktion günstig zu werten. Ob eine Relation zwischen der Schwere der Optikusaffektion und der Amplitude der visuellen evozierten Potentiale besteht, ist nicht gesichert und wird von verschiedenen Autoren verschieden beurteilt. Eine Verlängerung der Latenzzeit soll als Zeichen einer Kompression des N. opticus insbesondere im Bereich des Canalis opticus gelten (Latenzzeitverlängerung der visuell evozierten Potentiale für Blau- und Weißlicht, nicht für Rotlicht).

Die *echographische Untersuchung* der Orbita bringt bezüglich der indirekten traumatischen Läsion des Sehnerven keine diagnostisch wichtigen Anhaltspunkte. In gewissen Fällen kann eine Verbreiterung des Sehnerven echographisch ermittelt werden, was mit einem Optikusscheidenhämatom identisch sein könnte.

Die *Nativröntgenuntersuchung* ergibt in zahlreichen Fällen von indirekten Optikusläsionen eine Fraktur im Bereiche des kleinen Keilbeinflügels. Nur in der Minderzahl der Fälle zieht die Fraktur bis ins Foramen opticum hinein und ist als solche röntgenologisch feststellbar. Zur Darstellung des Canalis opticus eignen sich die Methoden von Rhese-Goalwin sowie von Hartmann (s. Abschnitt „Untersuchungsmethoden"). Daneben ist besonders auch von großem diagnostischem Wert die *Tomographie des Canalis opticus*. Trotz einstrahlender Fissurlinien aus der Umgebung können Form und Größe des Canalis opticus erhalten bleiben. In anderen Fällen kommt es durch Fragmentverschiebungen oder Kompression zu einer *Einen-*

Abb. 5.**148** Papillenödem von 3 Dioptrien Prominenz mit ausgesprochener Kapillarstase und Venenstauung bei traumatischem Optikusscheidenhämatom.

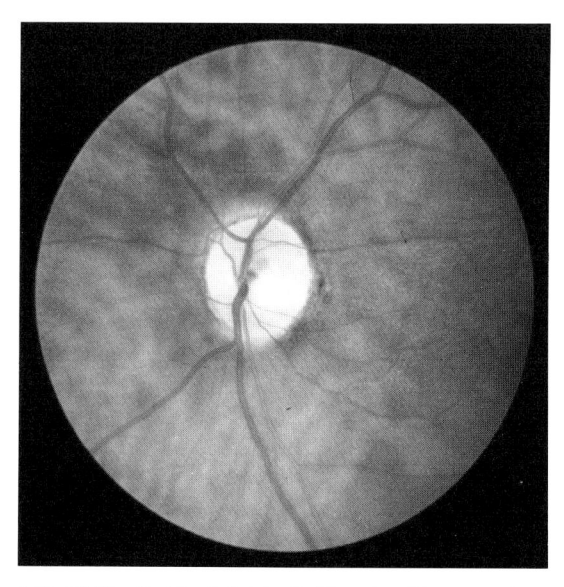

Abb. 5.**149** Praktisch totale Optikusatrophie vom primären Typus mit scharfen Grenzen und totalem Fehlen der peripapillären Nervenfaserzeichnung im rotfreien Licht. Folge eines durch frontale Gewalteinwirkung zustande gekommenen, geschlossenen Kopftraumas. Visusverlust bis zur Amaurose.

gung des Lumens am häufigsten im superonasalen Bereich (Abb. 5.**151**). Ein positiver Röntgenbefund am Optikuskanal ist noch nicht unbedingt identisch mit einer Läsion des Sehnerven. Umgekehrt ist ein negativer Röntgenbefund kein Beweis für das Fehlen einer Fraktur und schließt auch nicht unbedingt eine Verletzung des Sehnerven aus, da erfahrungsgemäß andere Läsionsmechanismen (s. unten) möglich sind. Sekundär kann es durch Kallusbildung zu unregelmäßigen Konturen des Kanals und evtl. zu spätauftretenden Leitungsstörungen des N. opticus kommen. Hier hat die *Computertomographie* besonders im Bereiche der neurookulären Ebene wesentliche Fortschritte in der Beurteilung des intraorbitalen, des kanalikulären und intrakraniellen Sehnerven gebracht. In gewissen Fällen manife-

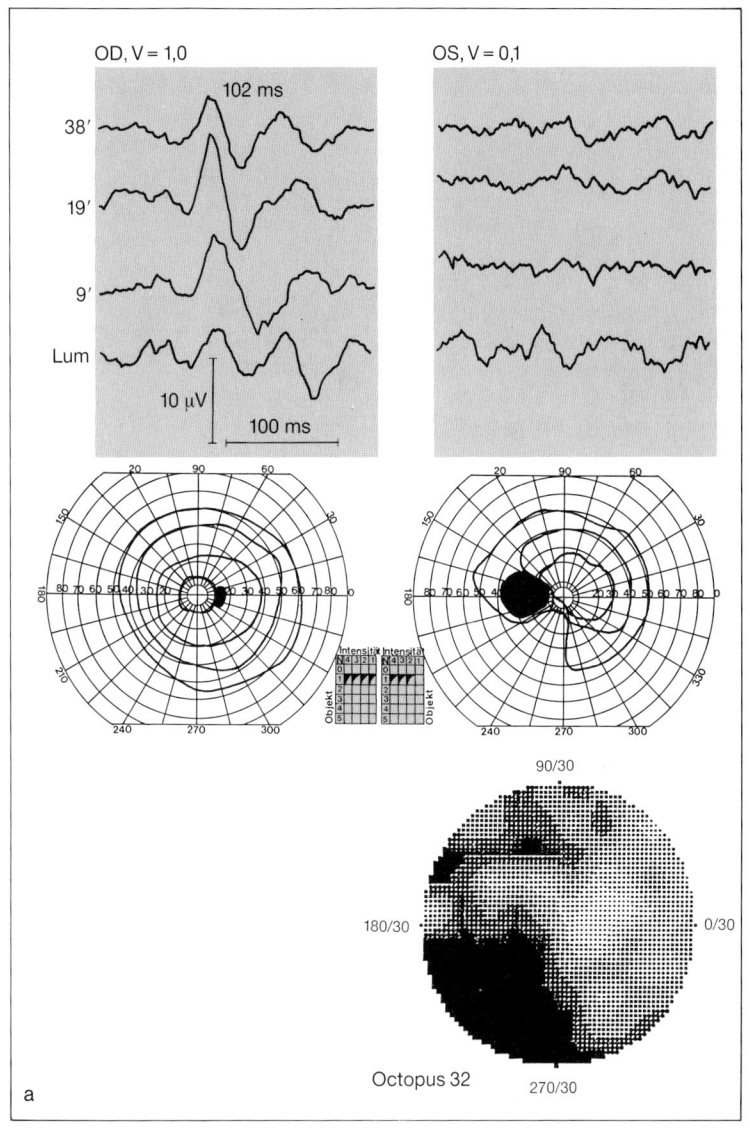

Abb. 5.**150** a) Traumatische Optikusläsion am linken Auge (40jähriger Patient). Gesichtsfeldeinbruch aus der Peripherie gegen das Zentrum. Visuell evozierte Potentiale sind nicht mehr ableitbar (Schachbrettmusterreizung mit 38, 19 und 9 Winkelminuten-Kantenlänge, Lum = Helligkeitsstimulation).
b) Temporaler, oberer Gesichtsfeldausfall bei traumatischer Optikusneuropathie links (sektorenförmiger Gesichtsfelddefekt). Visusreduktion auf ca. 0,7. Deutliche temporale Optikusatrophie links.

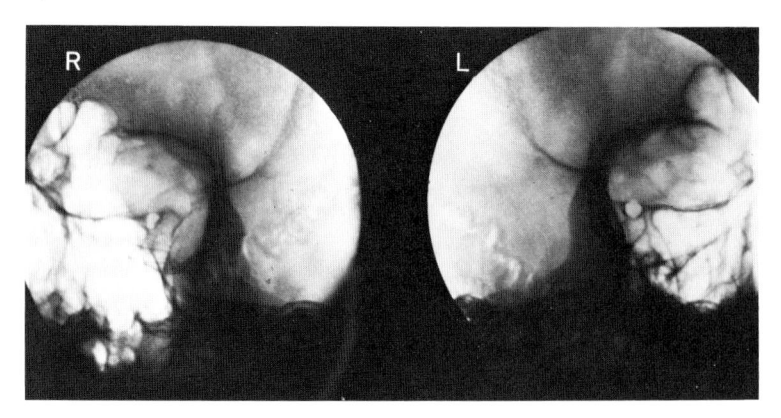

Abb. 5.151 Traumatische Fraktur des rechten Foramen opticum (Aufnahme nach Rhese-Goalwin): Kanal deutlich entrundet, eingeengt. Am lateralen Rand besteht eine Stufenbildung. Knochenstruktur lateral vom Kanal verdichtet. Normale Verhältnisse links. Indirekte traumatische Optikusläsion mit Visusverlust und Gesichtsfeldausfall rechts.

stiert sich auch hier wieder die Verbreiterung des Sehnerven, welche am häufigsten durch ein Optikusscheidenhämatom bedingt ist und weniger durch ein eigentliches Ödem des N. opticus. Hier wird die *Magnetresonanztomographie* in Zukunft sicherlich noch nähere Aufschlüsse bringen. Auf der anderen Seite darf nicht vergessen werden, daß die Computertomographie neben möglichen Veränderungen am Sehnerven auch noch Komplikationen in der Nachbarschaft aufzudecken hilft, wie z.B. ein subperiostales Hämatom mit Sehnervenkompression an der Orbitaspitze, Fraktur des Orbitabodens, Orbitahämatom mit akuter Kompression des Sehnerven usw. Schlußendlich zeigt das CT auch eventuelle traumatische Veränderungen der zerebralen Strukturen.

Die *Evolution* einer traumatischen indirekten Optikusläsion ist nicht einheitlich. Fälle mit primärer Amaurose unmittelbar im Anschluß an das Trauma bleiben vielfach trotz medikamentöser und chirurgischer Therapie unverändert und ohne Besserung. Nur in ungefähr einem Fünftel der Fälle von vollkommener Amaurose kommt es im Laufe von Tagen oder Wochen evtl. zu einer gewissen Verbesserung der Sehfunktion. Im Gegensatz dazu stehen die *Späterblindungen* nach anfänglich partiellem Funktionsverlust, die eine sehr schlechte Prognose haben und sich meistens nicht mehr bessern. Viele Fälle von traumatischer indirekter Optikusläsion manifestieren zu Beginn einen durch Visusabfall und Gesichtsfelddefekt gekennzeichneten Ausfall, der sich spontan, aber auch ganz besonders unter geeigneter Therapie bessern kann, allerdings nie zum Niveau des Vorunfallzustandes.

Der *Pathomechanismus* der indirekten traumatischen Sehnervenläsion hat sehr verschiedene Aspekte. Die wohl beste und pathologisch anatomisch meist fundierte Übersicht über eine große Anzahl von solchen Optikusläsionen haben WALSH u. LINDENBERG sowie SEITZ (1963) präsentiert. Sie teilen die Mechanismen in primäre und sekundäre Läsionen ein. Die *primäre Läsion* erfolgt im Moment der äußeren Krafteinwirkung auf den Kopf und besteht in Blutungen in den Sehnerven, die Dura und die Sehnervenscheiden, vor allem in seinem intrakraniellen Segment und in Kontusionsnekrosen als Folge mechanischer Einwirkung auf das Optikusgewebe. Bei diesen primären Läsionen muß die besonders exponierte Lage des Sehnerven im Canalis opticus berücksichtigt werden. Dieses Segment ist besonders mechanischen Kräften während des Schädelunfalles ausgesetzt. Dabei kann es im Moment des Traumas zu einer vorübergehenden Deformierung des Canalis opticus, aber auch, wie oben erwähnt, zu eigentlichen Frakturen kommen. Die Beschleunigungs- und Bremskräfte von seiten der Hirnmasse können den im Bereiche des Canalis opticus fixierten Sehnerven ganz erheblich belasten und schädigen. Am kranialen Ende des Optikuskanales kann auch die falciforme Falte der Dura zur Sehnervenläsion führen; bei einer Schwellung des Sehnerven im Bereiche des Canalis opticus kommt es infolge mangelnder Ausdehnungsmöglichkeit zu einer Kompression desselben und zu schwerer Beeinträchtigung der Mikrozirkulation. Als *sekundäre Läsionen* bezeichnen WALSH u. LINDENBERG vorwiegend *zirkulatorische Mechanismen:* Ödem des Sehnerven, Nekrose infolge Gefäßspasmen oder Gefäßverschlüsse. Die sekundären Läsionen können innerhalb weniger Minuten nach dem Trauma, aber auch erst später auftreten. Zusammenfassend kann festgestellt werden, daß bei der indirekten traumatischen Sehnervenläsion einerseits die mechanische Zerstörung der Nervenfasern und die Kontusionsnekrose andererseits als Spätfolge vaskuläre Elemente wie Ödem, Spasmen, Gefäßverschlüsse für die Funktionsverluste verantwortlich gemacht werden müssen. Das früher viel diskutierte und als maßgebliche Ursache der Optikusläsion betrachtete *Optikusscheidenhämatom* wird heutzutage in der Pathogenese der indirekten traumatischen Optikusneuropathie kaum mehr berücksichtigt; dieses spielt vielmehr eine Rolle bei orbitalen Läsionen ohne Beteiligung des intrakanalikulären und intrakraniellen Optikusabschnittes. Bei den reversiblen traumatischen Optikusläsionen sind im Vordergrund Ödem, commotio des Nerven, Gefäßspasmen und Behinderung des axonalen Transportes. Bei den irreversiblen Fällen spielen neben primären oder sekundären ischämischen Prozessen vor allem die mechanischen Zerreißungen von Sehnervenfasern die Hauptrolle.

In allen Fällen von indirekter traumatischer Optikusläsion sollte unmittelbar im Anschluß an das Trauma mit einer *intensiven Corticosteroidtherapie* angefangen werden. ANDERSON schlägt folgende

Dosierung vor: 2–3 mg/kg KG Dexamethason i. v. alle 6 Std. während 24 Std., dann 1 mg Dexamethason pro kg KG pro Tag während 2 Tagen (ANDERSON u. Mitarb. 1982). Tritt keine Besserung im Laufe der Cortisontherapie während der ersten 5–6 Tage ein, dann wird heutzutage von den meisten Autoren die *chirurgische Intervention* befürwortet. Hier kann jedoch die Indikationsstellung etwas differenzierter gehandhabt werden: Bei Fällen mit unmittelbarem Auftreten der Amaurose im Anschluß an das Trauma ist die Prognose einer chirurgischen Intervention sehr ungünstig. Sie ist wesentlich besser in denjenigen Fällen, wo der Funktionsverlust erst nach Minuten oder Stunden auftritt oder wo bereits durch die Corticosteroidtherapie eine gewisse Besserung erreicht werden konnte. Über den Zeitpunkt der chirurgischen Intervention sind die Meinungen ebenfalls geteilt; im Falle von Amaurose sollte möglichst bald operiert werden, im Falle von partiellem visuellem Defizit kann mit der Intervention im Hinblick auf eventuelle spontane Besserung eher zugewartet werden. Früher wurde auf transfrontalem Wege der Canalis opticus freigelegt und dessen Dachpartie reseziert. Heutzutage stehen die *ORL-Interventionen,* nicht zuletzt auch wegen ihres geringeren operativen Risikos, im Vordergrunde, nämlich die transantroethmoidale Methode (Niho), die transethmoidosphenoidale Methode (Fukado) und die einfache transsphenoidale Methode (Soffermann). Bei diesen ORL-Interventionen ist die chirurgische *Eröffnung der Optikusvagnialscheide* nicht immer obligatorisch, jedoch wünschenswert, wobei ein größeres Fragment der Scheide entfernt werden sollte. In Fällen von partiellem visuellem Defizit wird durch die chirurgische Intervention nach den bisherigen Erfahrungen meistens eine Verbesserung erreicht. Die schlechteste Prognose haben diejenigen Fälle, welche die initiale Amaurose aufweisen. Immerhin sind sich die meisten Autoren über eine möglichst frühzeitige chirurgische Intervention bei gegebener Indikation einig, um die besten Resultate zu erhalten. Außer Diskussion und Frage steht eine neurochirurgische Intervention, wenn neben der Optikusläsion andere intrakranielle Läsionen oder andere wichtige Schädelknochenfrakturen vorliegen, die einer chirurgischen Intervention bedürfen. Unter solchen Umständen wird es wohl stets bei jeder begleitenden traumatischen Optikusneuropathie angezeigt sein, den N. opticus durch Freilegung des Canalis opticus gleichzeitig zu entlasten.

Sehnerventumoren und Kompression des Sehnerven

A. Huber

Der Sehnerv kann durch autochtone Tumoren, die vom Sehnervengewebe selbst (Gliome) oder von dessen Scheiden (Meningeome) ausgehen, affiziert werden. Sowohl in der orbitalen, als auch in der kanalikulären und intrakraniellen Verlaufsstrecke sind aber Kompressionen durch fremde Tumoren wie Orbitatumoren, Metastasen, Meningeome des Keilbeinflügels, des Olfaktorius oder des Tuberculum sellae sowie durch Aneurysmen (intraorbital, Carotis-ophthalmica-Bereich) möglich. In ähnlichem Sinne können karzinomatöse oder leukämische Meningitiden auf den N. opticus schädlich einwirken. Nach neueren Beobachtungen scheint auch eine paraneoplastische Optikusneuropathie zu existieren, wobei entfernte Karzinome (Prostata, Bronchien) zur Demyelinisierung in den Sehnerven führen können.

Optikusgliome

Die Gliome, wegen ihrer Herkunft von der interstitiellen Astroglia oder Oligodendroglia als Astrozytome, Spongioblastome oder Oligodendrogliome subklassifiziert, stellen neben den Meningeomen der Optikusscheiden die wichtigsten primären Tumoren des Sehnerven (und auch des Chiasmas) dar. Die Gliome des Sehnerven sind im Gegensatz zu den Meningeomen der Optikusscheiden eine Erkrankung des Kindesalters (75% der Fälle werden in der ersten Lebensdekade diagnostiziert). Vielfach sind diese Tumoren lediglich Symptom einer generalisierten *Neurofibromatose Recklinghausen,* wobei der primäre Sehnerventumor (dann vielfach bilateral) das erste oder einzige Syndrom dieser Systemerkrankung des Nervensystemes darstellen kann. Ein wichtiges diagnostisches Zeichen sind die auf der Haut nachweisbaren Café-au-lait-Flecken sowie die auf der Iris sichtbaren Fibrome. Das Gliom kann im Prinzip in sämtlichen Bereichen des Sehnerven, also intraorbital, intrakanalikulär und intrakraniell sowie im Gebiete des Chiasmas und der Tractus optici auftreten, wobei gelegentlich massive Extension in Hypothalamus, III. Ventrikel, mittlere und vordere Schädelgrube möglich ist. *Gliome des Chiasmas* sind häufiger als solche des Sehnerven. Intraorbitale Optikusgliome scheinen

5.212 Erkrankungen der Sehnerven

häufig isoliert aufzutreten und manifestieren sich durch einseitigen, oft erheblichen *Visusverlust* bis zur Amaurose sowie durch *Exophthalmus* in axialer Richtung sowie nicht selten durch begleitenden *Strabismus concomitans* vorwiegend vom konvergenten Typus. Gerade der Strabismus kann das allererste Symptom darstellen, welches den Patienten resp. die Eltern desselben zum Arzt führt. Parallel mit der Visusstörung geht fast immer eine *Optikusatrophie* mit scharfen Grenzen, seltener ein Papillenödem. Gelegentlich können Sehnervengliome bis in die Papille vordringen und dann als prominenter Tumor der Papillenscheide imponieren. Bei einseitigem Befallensein eines Sehnerven durch ein Gliom manifestieren sich im Gesichtsfeld *quadrantenanopische oder hemianopische* (meist temporale) *Ausfälle oder konzentrische Einschränkungen.* Die Gliome des Sehnerven haben eine sehr langsame Entwicklungstendenz und deshalb auch eine relativ günstige Prognose (Abb. 5.152).

Für die Feststellung und histologische Abgrenzung der Optikusgliome, vor allem in den vorderen Orbitabereichen, hat die *standardisierte A-scan-Echographie* revolutionierend gewirkt. Mit dieser Methode ist es möglich, mit einer Genauigkeit von 90% orbitale Massenläsion nachzuweisen und in über 80% der Fälle die histologische Natur derselben festzustellen. Zusätzlich kann mit Hilfe der A-scan-Echographie bei gewissen Tumoren eine noch bessere Demonstration von Form und topographischer Lage erreicht werden. Die Kriterien von Sehnervengliomen im Echogramm sind folgende: mittlere Reflektibilität, scharfe Begrenzung, typische Lokalisation im Sehnerven und längliche Gestalt. Da die Mehrzahl der Gliome durch die Pia mater infiltrieren und so eine reaktive Verdickung der Arachnoidea in der Art einer dicken Tumorkapsel verursachen, kommt es im Echogramm zu den charakteristischen Double-peak-Oberflächensignalen von beiden Seiten des Nerven. Größere Gliome zeigen auch gelegentlich scharf begrenzte zystische Räume innerhalb der Tumormasse. Ist der Sehnerventumor im hinteren Drittel der Orbita resp. im Bereich der Spitze oder gar im intrakraniellen Abschnitt lokalisiert, so gewinnt die Computertomographie größeren diagnostischen Wert.

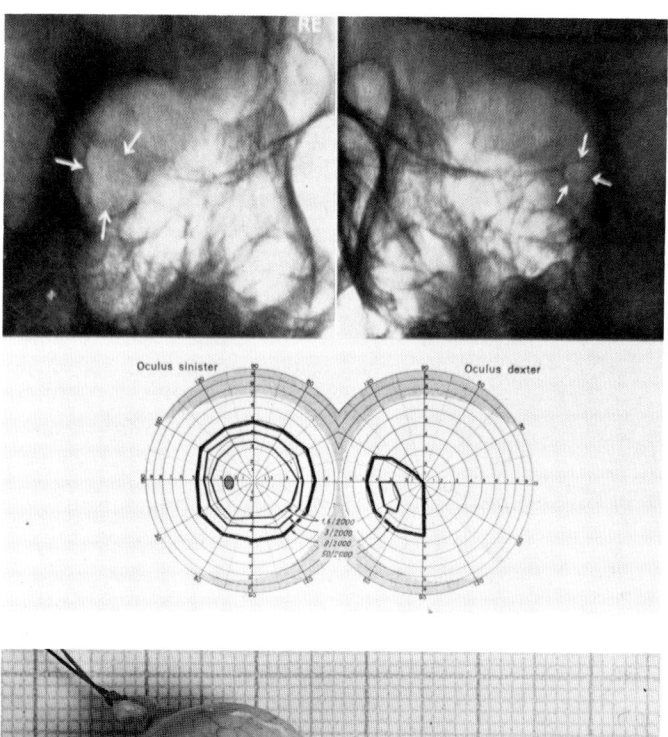

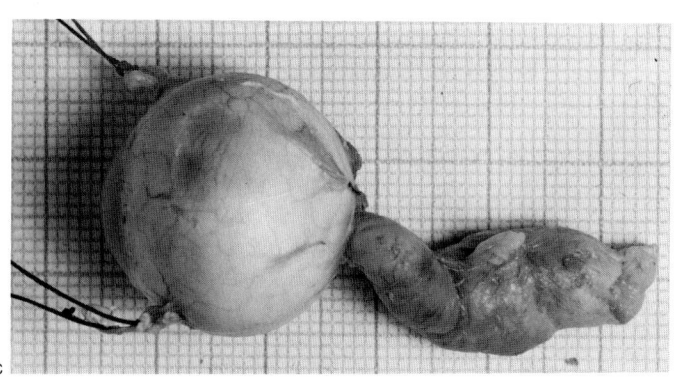

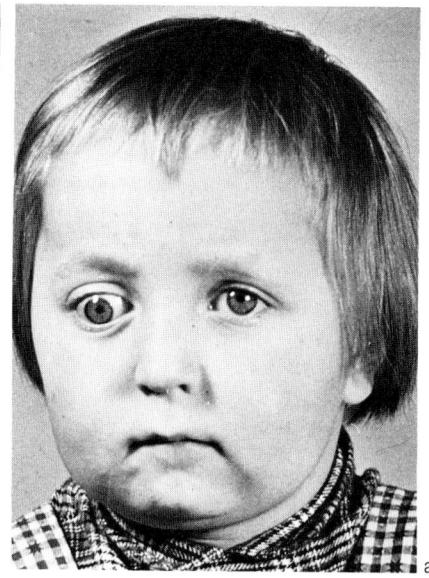

Abb. 5.**152** a) Gliom des rechten N. opticus: rechtsseitiger Exophthalmus mit Verlagerung des Bulbus nach unten; Beweglichkeit: Beschränkung des rechten Auges nach oben und nach temporal. Rechte Papille temporal abgeblaßt, nasal unscharf und leicht prominent. b) Röntgenaufnahmen der Foramina optica nach Rhese: rechts deutlich erweitertes, aber rundes und scharf begrenztes Foramen opticum (weiße Pfeile). Vorwiegend temporaler sowie diskret nasal oberer Gesichtsfeldausfall am rechten Auge. c) Operationspräparat: Gliom des N. opticus des rechten Auges, kolbige Auftreibung des Optikus in seiner ganzen orbitalen Verlaufsstrecke.

Das *Computerbild* des Sehnerven kann als adäquat bezeichnet werden, wenn es durch die sog. neuro-okulare Ebene geht, mit anderen Worten, wenn es die 3 Elemente Linse, Papille und den ganzen Sehnerven bis zur orbitalen Öffnung des Canalis opticus umfaßt. Optikusgliome manifestieren sich im CT durch konische, oft massive und die ganze Länge betreffende Verdickung und tortuöse Elongation des Sehnerven (Abb. 5.153), wobei im senkrechten Schnitt (koronal) nicht nur die Auftreibung, sondern auch die intrakonale Lage und die deutliche Abgrenzung der Geschwulst gegenüber den Augenmuskeln sichtbar wird. Gelegentlich lassen sich intraneurale Verkalkungen beobachten. Durch Enhancing mit intravenösen Kontrastmitteln ergibt sich vermehrte Sichtbarkeit von Gliomen des Sehnerven (besonders bei Ausdehnung auf den intrakraniellen Abschnitt), wobei allerdings gleichzeitig festgehalten werden muß, daß Meningeome der Optikusscheiden sich intensiver anfärben als Gliome. Bei einer Ausdehnung des Sehnervenglioms intrakanalikulär und/oder intrakraniell kommt es zu einer *Erweiterung des Foramen opticum* (Abb. 5.154). Dieselbe ist bei kleiner Vergrößerung am besten in tomographischen Nativröntgenserienaufnahmen in a.-p. und axialer Richtung nachweisbar, indem sie sowohl über die orbitale wie intrakranielle Öffnung des

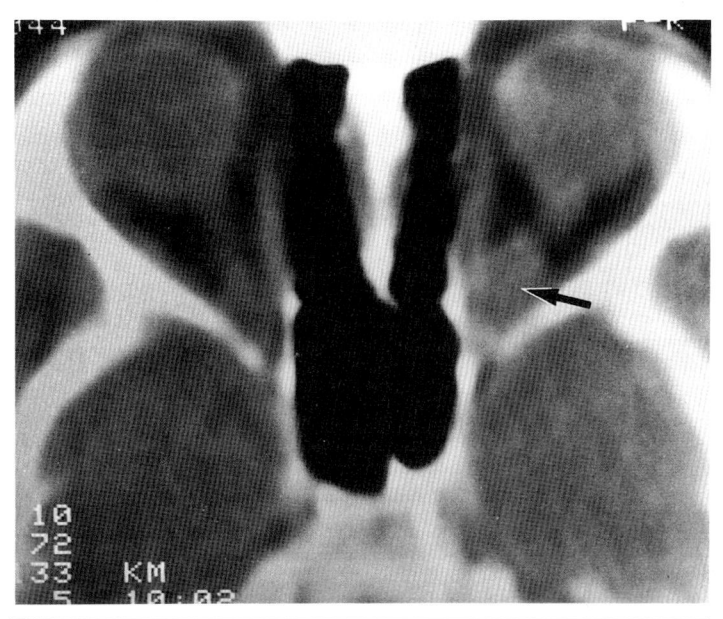

Abb. 5.**153** Computertomogramm eines Glioms des N. opticus: kugelförmige Auftreibung des rechten N. opticus im hinteren Orbitadrittel (Pfeil).

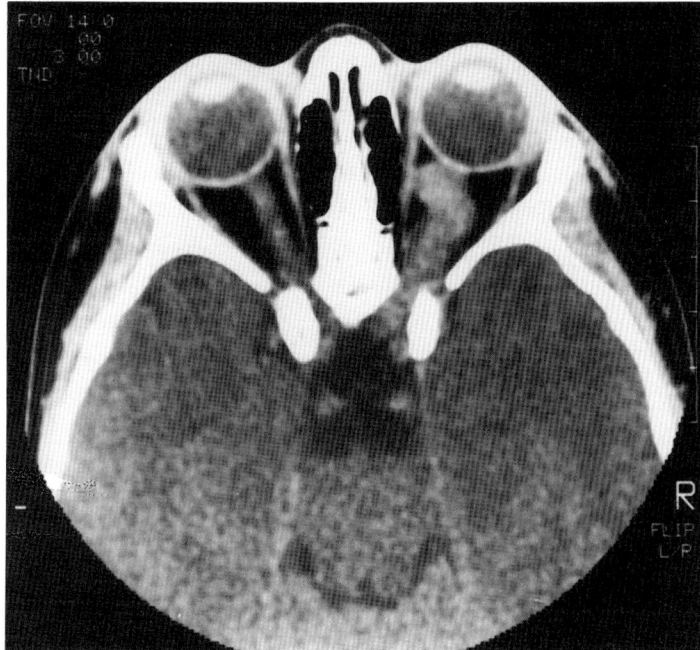

Abb. 5.**154** Axiales Computertomogramm bei Optikusgliom rechts: starke Verdickung des N. opticus und Schlängelung. Der Canalis opticus rechts ist erweitert, so daß die Tumorausdehnung durch den Optikuskanal gegen das Chiasma zu sichtbar wird (Aufnahme von Prof. *Huber*, Neuroradiologie, Inselspital Bern).

5.214 Erkrankungen der Sehnerven

Optikuskanals informieren (s. Abb. 5.152 b). Die Konturen der vergrößerten Foramina weisen weder Usurierung noch reaktive Hyperostose auf (dies im Gegensatz zu den Meningeomen). Bei stärkeren Erweiterungen des Sehnerven, insbesondere auch im intrakraniellen Bereich mit Ausdehnung gegen das Chiasma zu, ist das CT naturgemäß noch aufschlußreicher als die Nativröntgenaufnahme. In der computertomographischen Differentialdiagnose der orbitalen Sehnervenverdickung muß neben dem Gliom das Meningeom, die ein- oder doppelseitige Kaliberzunahme bei Papillenödem infolge Tumor cerebri, Hydrozephalus, Pseudotumor cerebri sowie bei Papillenschwellung mit retrobulbärer Neuritis und leukämischer Infiltration berücksichtigt werden. In der Diagnose von Optikusgliomen ergänzen sich Computertomographie und Echographie gegenseitig wertvoll. Das CT liefert vor allem die topographische Information, indem es aussagen kann, ob der Tumor vom Sehnerven resp. vom Chiasma ausgeht oder nicht. Ferner ist es der Echographie bei Gliomen im Apexbereich der Orbita sowie bei Extension derselben in den intrakraniellen Raum unbedingt überlegen. *Der Vorteil der A-scan-Echographie liegt vor allem in der besseren und sicheren Gewebedifferenzierung besonders der im vorderen und mittleren Drittel der Orbita gelegenen Geschwülste.* Auch Echographie und Computertomographie sind nicht unfehlbar. Entsprechend der Situation müssen sie durch Nativröntgenaufnahmen der Orbita, besonders durch tomographische Aufnahmen des Foramen opticum und evtl., heute sinnvoll, durch das Kernspintomogramm, welches den Sehnerven im intrakanalikulären und intrakraniellen Bereich noch besser darstellt, ergänzt werden.

Nicht selten dehnt sich ein Sehnervengliom auf das Chiasma aus. Gelegentlich kann auch ein Gliom von der einen Seite über den Weg des Chiasmas auf den anderen Nervus opticus übergreifen. Das Chiasmasyndrom beim *Gliom des Chiasmas* (Abb. 5.155) ist gekennzeichnet durch progressive Sehschärfeabnahme auf beiden Augen. Die Veränderungen der Gesichtsfelder weichen vom üblichen Schema des Chiasmasyndroms ab: Entweder handelt es sich um einseitige temporale oder bitemporale Gesichtsfelddefekte, wobei eine gewisse Asymmetrie die Regel ist. Neben skotomatösen Ausfällen von quadrantischer oder hemianopischer Form mit Lokalisation meist temporal vom vertikalen Meridian, kommen auch homonyme Hemianopsien vom Traktus-Typ vor. Bei Propagation des Chiasmaglioms in den III. Ventrikel und den Hypothalamus kann es zu Hydrocephalus internus mit Hirndrucksymptomen, zu Zwischenhirn-Hypophysen-Zeichen (Zwergwuchs, Diabetes insipidus, Adipositas, Pubertas praecox), zu Nystagmus vom Seesaw-Typ und epileptischen Manifestationen kommen. Dann kann sich im Augenhintergrund anstelle der sonst üblichen doppelseitigen Optikusatrophie mit scharfen Grenzen, ein doppelseitiges Papillenödem, evtl. auch ein Foster-Kennedy-Syndrom mit Optikusatrophie auf der einen und Stauungspapille auf der anderen Seite zeigen. Beim Chiasmagliom kommt es zu einer typischen Deformierung der Sella turcica, welche die Form eines Omegas oder eines Kürbisses annimmt. In Fällen von intrakra-

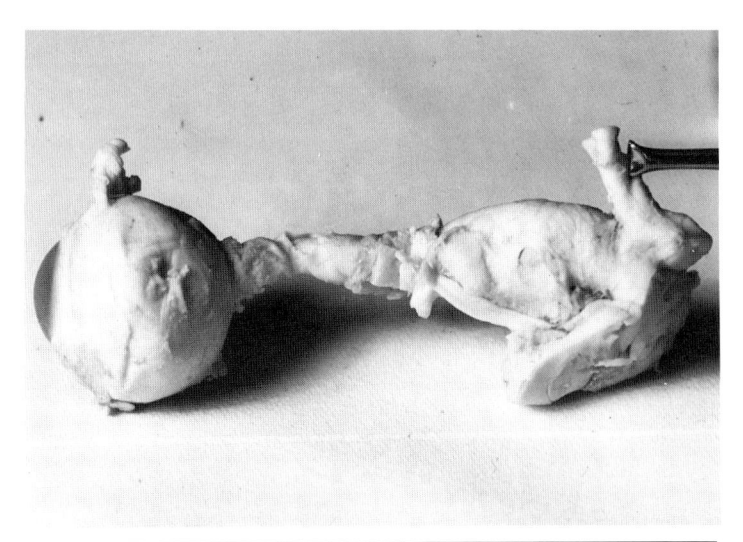

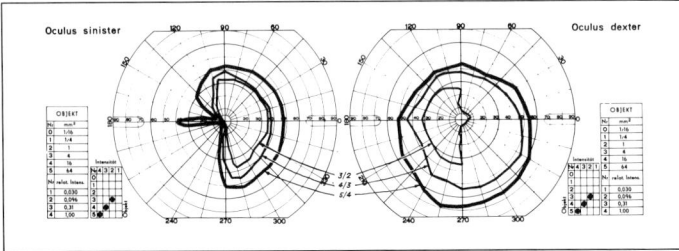

Abb. 5.**155** a) Sehnerven- und Chiasmagliom (Sektionspräparat) bei allgemeiner Neurofibromatosis des peripheren und sympathischen Nervensystems. b) Asymmetrische, bitemporale Hemianopsie, rechts nur im Bereiche der innersten Isopteren, links sowohl der äußeren wie der inneren Isopteren bei Gliom des Chiasma opticum.

nieller Ausdehnung eines Optikoglioms sind selbstverständlich Computertomogramm resp. Kernspintomogramm mit und ohne Kontrastmittel entscheidende diagnostische Hilfen, nicht zuletzt auch im Hinblick auf die chirurgische Intervention.

Die *Diagnose* des Optikus- resp. Chiasmaglioms kann eigentlich nur durch die Biopsie gestellt werden. Transorbitale Feinnadelbiopsien unter CT-Kontrolle haben sich als eher unzuverlässig oder nicht ganz harmlos erwiesen. Bei Optikusgliomen mit stabilem Visus und Gesichtsfeld und Fehlen von Exophthalmus ist eine abwartende Haltung unbedingt verantwortbar. Kommt es zu totalem oder subtotalem Visusverlust, dann sollte bei rein orbitaler Lokalisation das Gliom durch einen orbitalen Zugang (Krönleinsches Verfahren oder dessen Modifikationen) chirurgisch entfernt werden, wobei jedoch eine Extension über die Orbita hinaus nie ganz mit Sicherheit ausgeschlossen werden kann. So wird heute von den meisten Autoren beim Sehnervengliom eine Kraniotomie durch den Neurochirurgen empfohlen, wobei gleichzeitig der intraorbitale und der intrakranielle Teil (3 mm distal vom Chiasma bis zum Bulbus) reseziert werden sollen. Immer wieder wird auch der gute Effekt der *Radiotherapie* beim Sehnervengliom erörtert. Die Wirksamkeit der Röntgenbestrahlung bei Optikus- und Chiasmagliomen (4000–6000 rad) ist erwiesen und sollte bei allen therapeutischen Überlegungen mit in Rechnung gezogen werden, zumal Verkleinerungen von Tumoren und vorübergehende Visusverbesserung beobachtet worden sind. Obwohl Chiasmagliome heutzutage teils radikal, teils partiell exstirpiert werden können, sind später auftretende Rezidive nicht selten, so daß zweifelsohne eine Radiotherapie der verbleibenden Strukturen im Anschluß an den neurochirurgischen Eingriff vielfach erwünscht ist. Neuerdings wird als Alternative zur Radiotherapie auch die Chemotherapie bei Sehnervengliomen, besonders bei Chiasmagliomen angewendet (Vincristin und Actinomycin D).

Die *Prognose* der Optikogliome hängt weitgehend von ihrer Lokalisation ab. Sehnervengliome haben erfahrungsgemäß einen langsamen Verlauf, besonders wenn sie kongenital sind. Am besten erweist sich die Prognose, wenn ein Gliom auf einen Sehnerven und die Orbita beschränkt und total exstirpiert werden kann. Chiasmagliome haben eine schlechte Prognose, obwohl sie vielfach stationär bleiben oder nur ganz langsam wachsen. Die letalen Fälle sind meist relativ rasch wachsende Chiasmagliome mit Verdrängung und Infiltration in benachbarte Strukturen oder Schädigung des Hypothalamus oder unter Bildung eines Hydrocephalus obstructivus.

Neben dem relativ benignen Gliom des N. opticus und des Chiasmas bei Kindern sind die *malignen Gliome von Sehnerv und Chiasma der Erwachsenen* zu erwähnen, welche histologisch maligne Astrozytome bzw. *Glioblastome* darstellen. Diese Tumoren sind rapid wachsend, aggressiv, invasiv und führen innerhalb Jahresfrist zum Tode. Sie beginnen mit den Zeichen einer einseitigen Retrobulbärneuritis und schreiten rasch zur Symptomatologie eines Chiasmasyndroms und später zur irreversiblen Amaurose fort. Im Augenhintergrund zeigen sich Papillenschwellungen uni- oder bilateral, begleitet von Venenverschlüssen und in einem späteren Stadium auch von arteriellen Verschlüssen als Folge der Tumorinvasion in den distalen Sehnervenabschnitt. Die Papillenschwellung kann extreme Dimensionen bis zur Prominenz von 8–9 dpt annehmen. Diese primären malignen Gliome der Erwachsenen haben Tendenz zur raschen Extension in Hypothalamus und Mittelhirn und damit auch zur intrakraniellen Drucksteigerung. Bei diesen malignen Tumoren ist als Therapie lediglich die

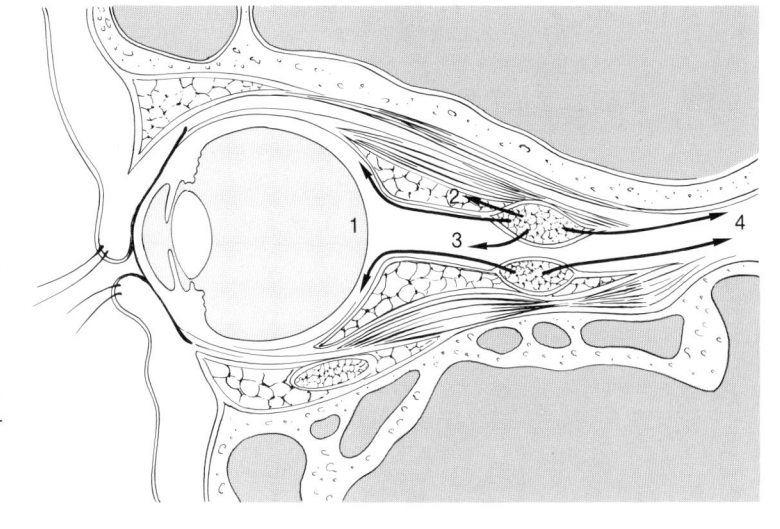

Abb. 5.**156** Wachstumsformen der intraorbitalen Optikusmeningeome. 1 Propagation des Tumors in den Bulbus, 2 Durchbruch in die perioptischen Scheiden und in die extraokulären Muskeln, 3 Propagation in den Sehnerven selbst, 4 Propagation durch das Foramen opticum in Richtung Carotis interna oder Chiasma (nach *Alper*).

Röntgenbestrahlung in einer Dosierung von 5000 bis 5500 rad angezeigt, eine Therapie, welche die rasche Progression zum mindesten verlangsamen soll.

Primäre Optikusmeningeome

Meningeome der Orbita haben prinzipiell 2 Entstehungsmöglichkeiten: Entweder nehmen sie ihren Ursprung von den Meningen des N. opticus – sie heißen dann primäre Optikusmeningeome – oder sie wachsen als Meningeome intrakranieller Herkunft sekundär in die Orbita ein. Die primären Optikusmeningeome entwickeln sich aus den inneren und äußeren Schichten der Arachnoidea der Sehnervenscheide, und zwar vornehmlich im Apexabschnitt der Orbita in der Nähe des Foramen opticum. Im subduralen Raum der Optikusscheide liegend, wachsen diese Optikusmeningeome in verschiedene Richtungen: als komprimierender Ringtumor um den N. opticus herum, in den Sehnerven direkt invasiv, evtl. bis in den Bulbus hin mit Beteiligung von Sklera, Aderhaut und Netzhaut, in die umgebende Orbita mit Invasion der extraokulären Muskeln und aszendierend durch den Canalis opticus hindurch bis zum Chiasma oder zur Carotis interna (Abb. 5.156). Unter den sekundär in die Orbita einwachsenden Meningeomen spielen vor allem die Keilbeinflügelmeningeome, weniger die Olfaktoriusmeningeome praktisch eine Rolle.

Histopathologisch sind 2 Meningeomtypen für den intraorbitalen Ursprung charakteristisch: einerseits der *meningotheliomatöse Typus* mit klar definierten polygynalen Zellen, die in durch Gefäßtrabekeln getrennten Schichten geordnet sind; andererseits der *gemischte oder Übergangstypus*, charakterisiert durch Wirbelbildung konzentrisch angeordneter Zellen von spindelartiger oder ovaler Form. Psammomkörper (Hyalinisierung und Ablagerung von Kalziumsalzen in den degenerierten Wirbelzentren) finden sich bei beiden Meningeomtypen, jedoch häufiger bei der gemischten resp. Übergangsform. Vom primären Optikusmeningeom histologisch zu differenzieren sind die arachnoidale Hyperplasie (mit oder ohne Gliom des Sehnerven), das juvenile aktive ossifizierende Fibrom, der Mischzellentumor der Tränendrüse und das Hämangioperizytom.

Klinisch manifestiert sich das Optikusmeningeom mit der diagnostischen Trias: progressive, oft über Jahre dauernde *Visusabnahme* an einem Auge, *Optikusatrophie* oder blaß ödematöse Papille und *optoziliare Shunt-Venen* (Hoyt-Spencer-Zeichen) bei Patienten im Alter von über 20 Jahren (Abb. 5.157). Es kommt allerdings auch in früherem Alter vor (bei einem Viertel der Fälle sogar in der 1. Dekade), wobei dann die aggressivere Natur des Tumors zu vermerken ist. In größeren Statistiken zeigt sich bei der Altersgruppe über 20 Jahren ein auffallend häufiges Auftreten des Optikusmeningeoms bei Frauen (ca. 70%). Der unilaterale Visusverlust beim Optikusmeningeom erfolgt in der Regel progressiv langsam über Jahre, beginnend mit intermittierender Visusabnahme oder Verschwommensehen, ohne jeglichen Schmerz und fortschreitend bis zur Amaurose. Die häufigste

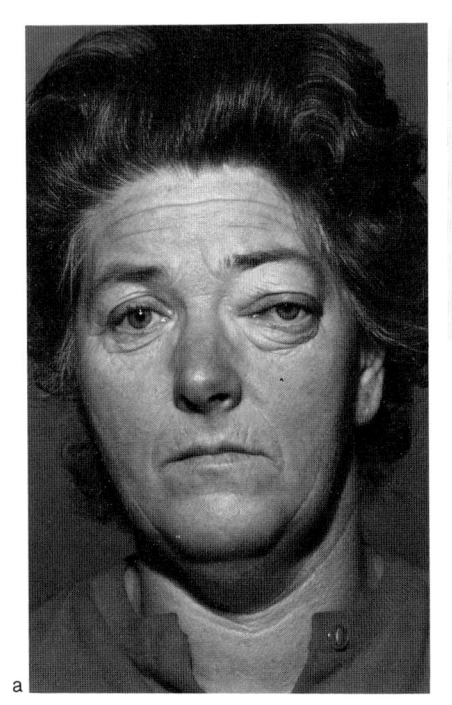

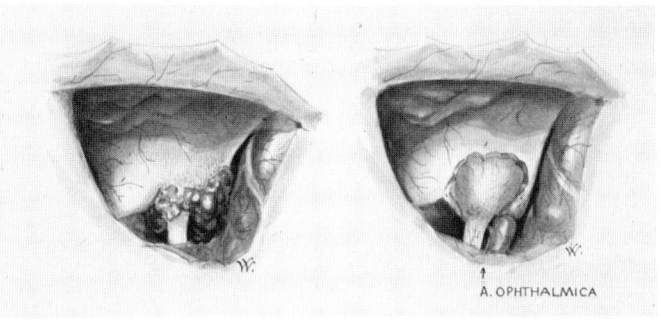

Abb. 5.**157** a) Meningeom des linken Sehnerven (intraorbital) mit Exophthalmus links und Verdrängung des Bulbus nach unten und seitwärts. Visusabnahme und Gesichtsfeldveränderungen. b) Operationsskizze eines Meningeoms des N. opticus im Bereiche des Foramen opticus, links vor, rechts nach operativer Eröffnung des Foramen opticum und der hinteren Orbitaknochenanteile.

Fehldiagnose bei solchen Patienten lautet stets auf Retrobulbärneurits. Diese Tatsache ist um so verständlicher, als *skotomatöse und sektorenförmige Gesichtsfelddefekte* (s. Abb. 5.159c), *Farbsinnstörungen* und *afferente Pupillenstörungen* zu den Initialsymptomen des Meningeomes gehören. Gelegentlich werden auch *amaurotische Attacken* in Abhängigkeit von der Augenposition angegeben.

Die *primäre Optikusatrophie* mit scharfen Grenzen als Kompressionsfolge des mit dem Sehnerven interferierenden Tumors repräsentiert den häufigsten Fundusbefund. In Frühstadien gewisser Meningeome kommt es offenbar infolge Kompression des retrobulbären Abschnittes der Zentralvene zu einem initialen Papillenödem, welches bald ins chronisch-atrophische Stadium übergeht und sich dann im Endstadium als unscharf begrenzte, leicht ödematöse, weiß atrophische Papille manifestiert (Abb. 5.158).

Optoziliare Shunt-Venen – abnorme vaskuläre Verbindungen zwischen der Zentralvene und dem peripapillären chorioidalen venösen System – sind geradezu pathognomonisch für das Optikusscheidenmeningeom (Abb. 5.158 b). Als erweiterte auf oder unmittelbar am Rande der Papille befindliche Gefäßkonvolute, die sich auf dem Boden präexistierender kapillärer Verbindungskanäle zwischen Retina und Aderhaut entwickeln, haben sie ein anderes Aussehen wie die üblichen Shunt-Venen (bei Venenast- oder Zentralvenenverschlüssen) und sind abgesehen von ihrem Vorkommen bei chronisch atrophischer Stauungspapille, bei orbitalen Zysten und Gliomen eine wertvolle diagnostische Hilfe (Hoyt-Spencer-Zeichen) beim Optikusmeningeom. Optoziliare Shunt-Venen entwickeln sich meist im Anschluß an ödematöse Papillenschwellung, kommen aber auch ohne Papillenstauung bei einfacher Optikusatrophie vor. Ihr Auftreten wird von verschiedenen Autoren als prognostisch günstiges Zeichen für den weiteren Verlauf resp. für den Erhalt der visuellen Funktionen angesehen. Bei intensiver Beeinträchtigung der arteriellen und venösen Zirkulation im Bereiche der Orbita durch den Tumor kann es zu Neovaskularisation des Vorderkammerwinkels, zu Rubeosis und zu Sekundärglaukom kommen.

Exophthalmus ist kein Frühstadium des Optikusmeningeoms und stellt sich in variablem Ausmaß meist nach dem Auftreten des Visus-Verlustes ein. Er kann gelegentlich mit Lidschwellung und Chemosis sowie auch mit Motilitätsstörungen der extraokulären Muskeln assoziiert sein.

Obwohl die beschriebene klinische Symptomatologie die Vermutungsdiagnose eines Optikusmeningeoms stellen läßt, muß diese durch gerichtete zusätzliche Untersuchungen gesichert werden. Hier steht an erster Stelle die Ultraschalldiagnostik der Orbita mit *A-scan- und B-scan-Echographie*. Die echographischen Kriterien sind: verbreitertes, unbewegliches Echogramm mit kleinem Neigungswinkel Kappa, mittlere Reflexivität, scharfe Begrenzung und typische Lokalisation im Sehnerven und längliche Gestalt. Eine Differenzierung zwischen Meningeom und Gliom ist echographisch

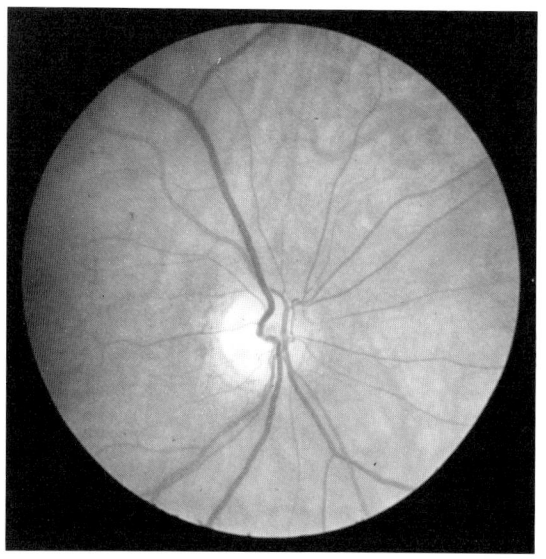

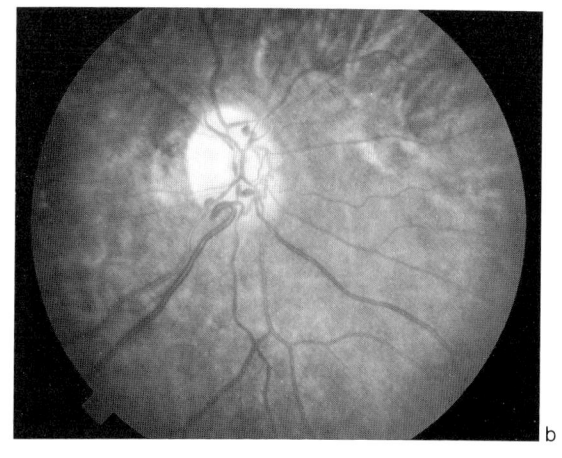

Abb. 5.158 a) Einfache Optikusatrophie temporal mit scharfen Grenzen und praktisch aufgehobener papillomakulärer Nervenfaserzeichnung bei intraorbitalem Meningeom des N. opticus. b) Vorwiegend temporale, nasal angedeutete Optikusatrophie mit scharfen Grenzen bei intraorbitalem Meningeom des N. opticus. Charakteristische optoziliare Shunt-Venen: Erweiterte auf oder unmittelbar am Rande der Papille befindliche Gefäßkonvolute als abnorme vaskuläre Verbindungen zwischen Zentralvene und dem peripapillären chorioidalem venösem System (Hoyt-Spencer-Zeichen).

5.218 Erkrankungen der Sehnerven

nicht immer möglich. Die beim Gliom beschriebenen charakteristischen Double-peak-Oberflächensignale sowie evtl. scharf begrenzte zystische Räume innerhalb der Tumormassen fehlen beim Meningeom. Bei Lokalisation des Meningeoms im hinteren Drittel der Orbita in der Spitze oder gar intrakanalikulär und intrakraniell verliert die Echographie an diagnostischer Bedeutung, wobei dann die Computertomographie und die Kernspintomographie als wertvollere Diagnostika einspringen.

Auch beim Optikusmeningeom beginnt die wichtige und unerläßliche neuroradiologische Untersuchung sinnvoll mit den Nativröntgenaufnahmen, vor allem den tomographischen Serienaufnahmen der Orbita und des Canalis opticus in seitlicher und a.-p. Richtung. Dabei manifestiert sich bei apex-

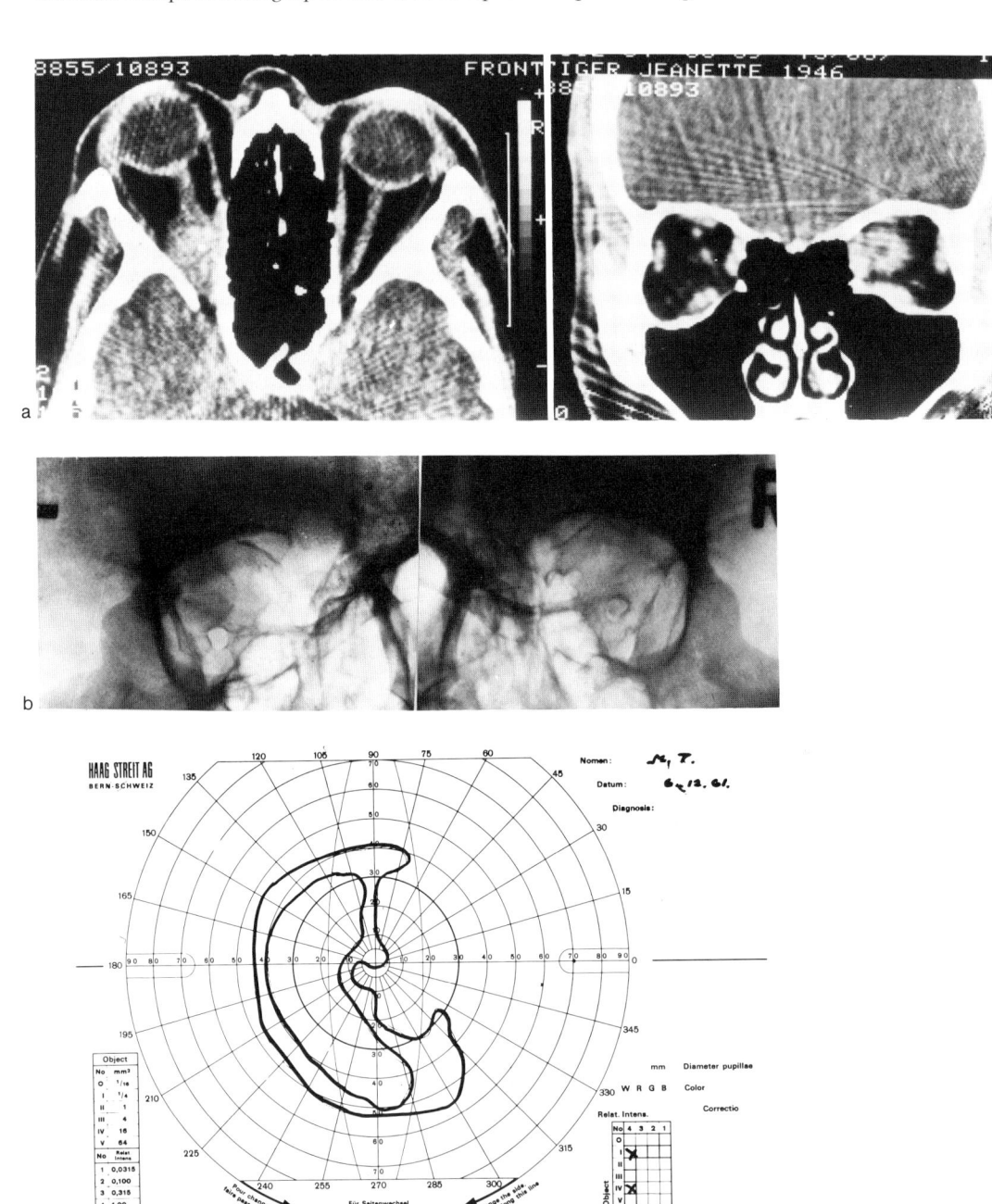

Abb. 5.159 Intraorbitales und intrakanalikuläres Meningeom des linken Sehnerven. a) Im Computertomogramm Darstellung der kolbigen Auftreibung des Sehnerven im hinteren Orbitadrittel (Pfeil), axial und koronar. b) Im Röntgenbild (Rhese-Goalwin-Aufnahme) linker Canaliculus opticus unregelmäßig erweitert, mit verdickten Wänden und intrakanalikulären Verkalkungen. c) Das korrespondierende Gesichtsfeld zeigt irreguläre, nasale Hemianopsie mit makulärer Aussparung.

naher oder intrakanalikulärer Lokalisation des Meningeoms eine meist einseitige *Erweiterung des Canalis opticus,* evtl. assoziiert mit Erosionen oder *reaktiven Hyperostosen* (Abb. 5.159) der begrenzenden knöchernen Ränder (dies im Gegensatz zum Optikusgliom, wo scharf begrenzte Ränder ohne reaktive Knochenveränderungen gefunden werden). Auf den Röntgenbildern der Foramina optica nach der Methode von Rhese-Goalwin zeigen sich im Optikusquerschnitt bei den Meningeomen gelegentlich sogar deutliche *Verkalkungen.* Die definitive Diagnose des Optikusmeningeoms beruht heutzutage auf der *Computertomographie* (evtl. mit zusätzlichem MRI). Das direkte Sichtbarwerden des Sehnerven in seinem intraorbitalen, intrakanalikulären und intrakraniellen Verlauf macht die Diagnose von Sehnerventumoren wesentlich leichter, als dies mit den üblichen Röntgenverfahren früher der Fall war (Abb. 5.160). Das Computertomogramm beim Optikusmeningeom zeigt folgende Charakteristika: entweder tubuläre Erweiterung des ganzen orbitalen Sehnerven oder kolbige Auftreibung desselben im Apexbereich mit tubulärer distaler Erweiterung oder fusiformer Erweiterung im mittleren Orbitabereich mit Extension vorwärts in die Papille und rückwärts in den Canalis opticus. *Typisch für das Meningeom (im Gegensatz zum Gliom) ist die deutliche Tendenz zu intensiver Anreicherung*

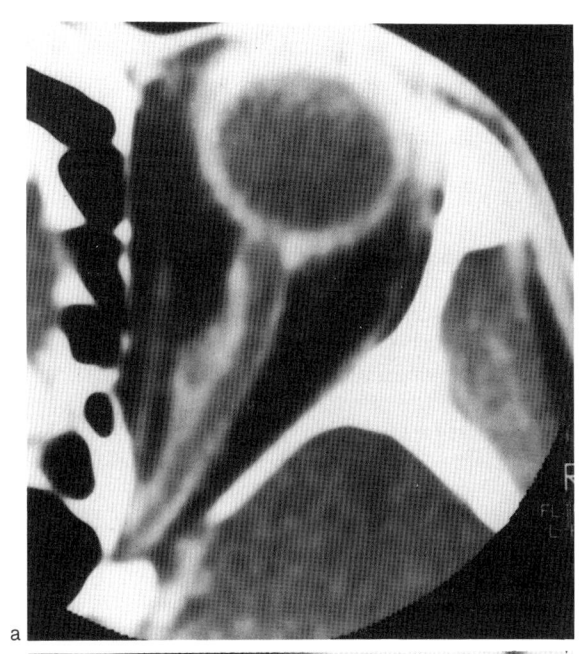

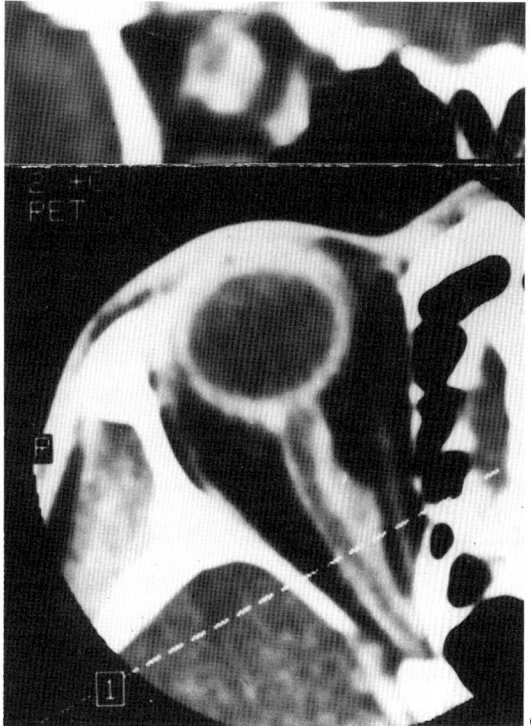

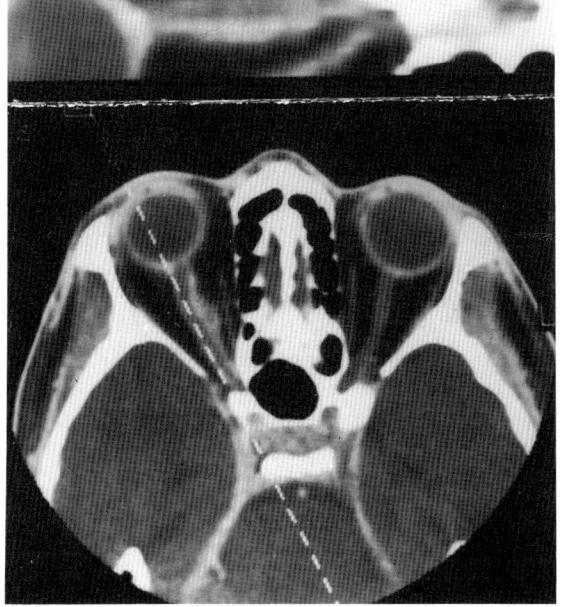

Abb. 5.**160** *Meningeom des N. opticus* (Optikusscheidenmeningeom). a) Axialer Schnitt, Verdickung der Optikusscheide im mittleren Abschnitt auf der Medialseite des N. opticus. b) Paraaxialer Schnitt quer durch den N. opticus (gestrichelte Linie). Das Reformationsbild (kleiner oberer Bildausschnitt) zeigt das nach Kontrastmittelverabreichung stark hyperdense Optikusscheidenmeningeom am medialen unteren Optikusbezirk. c) Paraaxialer Schnitt entlang des N. opticus. Das Optikusscheidenmeningeom umgreift den Unterrand des N. opticus (s. schmaler oberer Bildausschnitt) (Aufnahmen Prof. *Huber,* Neuroradiologie, Inselspital Bern).

mit Kontrastmittel. Verkalkungen finden sich bei fortgeschrittenen Fällen selten und betreffen vor allem die Peripherie des Sehnerven, was besonders in den koronaren Schnitten zur Geltung kommt. Diese vorwiegend in den Psammomkörpern vorkommenden *Verkalkungen* sprechen im allgemeinen eher für einen gutartigen Verlauf des Tumors. Im Koronarschnitt des N. opticus manifestiert sich das Meningeom in charakteristischer Weise als hypodense zentrale und dichte periphere Ringzone (evtl. mit Verkalkung), wobei gerade dieser letztere Befund in der Differentialdiagnose gegenüber dem Gliom pathognomonisch zu sein scheint. Ein weiterer wichtiger Punkt, auch wiederum in der Differenzierung gegenüber dem Optikusgliom, ist die *ausgesprochene Tendenz des Optikusmeningeoms zur Invasion außerhalb des Muskelkonus mit Beteiligung sowohl der Augenmuskeln als auch des umgebenden Orbitagewebes.* Bei intrakranieller Ausdehnung des Meningeoms kommt es zu entsprechender Ausbreitung des Kontrastmittels im Bereiche der intrakraniellen Tumormasse, welche allerdings nicht mit der normalen Kontrastmittelanreicherung in den basalen venösen Sinus, besonders im Sinus cavernosus verwechselt werden darf.

Eigentlich kann die definitive und vor allem histologisch korrekte *Diagnose* des Optikusmeningeoms nur durch die chirurgische Intervention mit *Biopsie* gestellt werden. Diagnostische Biopsie mit feiner Nadel, die unter CT-Kontrolle orbital in den Tumor eingeführt wird und kleinste Mengen von Gewebemassen aspiriert, bleibt zum mindesten auf Fälle mit bereits stark reduzierter oder verlorener Sehfunktion beschränkt.

Die *Differentialdiagnose* des Optikusmeningeoms hat neben den zahlreichen intraorbitalen Tumortypen und neben den aus dem intrakraniellen Bereich sekundär in die Orbita einwachsenden Meningeomen (Olfaktoriusmeningeom, Keilbeinflügelmeningeom) vor allem das Gliom des Sehnerven zu berücksichtigen. Gliome sind vor allem im frühen Kindesalter zu beobachten und sind häufig Symptome einer generalisierten Neurofibromatosis (dort ist auf Café-au-lait-Flecken zu achten, ferner auf Neurofibrome der Iris). Selten wird Neurofibromatosis auch mit Optikusmeningeomen zusammen gefunden, was dann besonders in der jüngeren Altersgruppe zu Fehldiagnosen Anlaß geben kann. Wie bereits ausgeführt wurde, kann mit Hilfe der Echographie einerseits und der Computertomographie resp. Kernspintomographie andererseits die Differentialdiagnose zwischen Optikusmeningeom und Optikusgliom ziemlich zuverlässig realisiert werden. Als eher seltene diagnostische Alternative sind in Erwägung zu ziehen *Solitäre der Neurofibrome in unmittelbarer Nähe des N. opticus*, ferner metastatische Tumorbildungen *innerhalb des Sehnerven* sowie *Retinoblastome mit retrograder Invasion in den Sehnerven.* Selten können beide Sehnerven von einem Optikusmeningeom befallen werden, wobei dann ein Chiasma-Syndromähnliches Bild mit doppelseitiger Optikusatrophie, bitemporalen Gesichtsfelddefekten und in späteren Stadien mit Amaurose an einem Auge und nasalem Gesichtsfeldrest am anderen Auge zustande kommen kann. Eine solche Symptomatik hat große Ähnlichkeit mit derjenigen des Meningeoms am Tuberculum sellae, welches besonders in Spätstadien ähnliche Gesichtsfelddefekte manifestiert.

Die *Therapie der Optikusmeningeome* sollte jedem Fall individuell angepaßt werden. Immerhin können gewisse Richtlinien angegeben werden. Da in der jüngeren Altersgruppe (unter 30 Jahren) erfahrungsgemäß das Optikusmeningeom bedeutend aggressiver und lebensbedrohender ist, wird im allgemeinen bei rasch progressivem Visusverlust die Resektion des befallenen Sehnerven mit dem Meningeom durch *orbitalen Eingriff* und nachherige *Kraniotomie* zur Eröffnung des Canalis opticus und zur Entfernung eventueller intrakranieller Ausläufer empfohlen. Die orbitale und intrakranielle Exploration kann auch in einem einzigen Eingriff kombiniert werden. Bei orbitalem Rezidiv des Optikusmeningeoms muß u. U. eine Exenteration der Orbita durchgeführt werden. In der ältern Altersgruppe (über 35 Jahre) erweist sich das Meningeom ungleich viel benigner. Hier ist bei Konstanz der visuellen Funktionen vorsichtiges Abwarten unter 6monatiger Computertomographiekontrolle angezeigt. Bei Verschlechterung von Visus und Gesichtsfeld kann, sofern Orbitaspitze und Canalis opticus nicht befallen sind, eine *mikrochirurgische Entfernung* des Optikusmeningeoms durch eine orbitale Intervention (Krönlein-Typus) versucht werden. Dabei wird die Durascheide des Optikus eröffnet und der Tumor herausgesaugt. Solche Eingriffe sind bei rein orbitalen Meningeomen erfolgreich mit Besserung von Visus und Gesichtsfeld durchgeführt worden. Es versteht sich von selbst, daß solche Fälle nach dem Eingriff sorgfältigst in regelmäßigen Zeitabständen auf lokale Rezidive und eventuelle intrakranielle Propagation mit CT-Kontrolle zu untersuchen sind. Erst beim Auftreten eines Rezidivs ist wie bei der jüngeren Altersgruppe so zu verfahren, nämlich Kraniotomie mit Entfernung des intrakraniellen und orbitalen Anteiles, evtl. sogar, wenn nötig, Exenteration der Orbita. Als Alternative zur chirurgischen Therapie ist in jüngster Zeit die *Radiotherapie* empfohlen worden. Es scheint, daß Optikusmeningeome auf lokale Röntgenbestrahlung (4000–5000 rad) günstig reagieren, indem Visus und Gesichtsfeld sich bessern und die optoziliaren Shunt-Venen über der Papille verschwinden (dies allerdings oft ohne nachweisbare Größenabnahme des Tumors im CT-Bild). Bei Patienten mit progressivem Visusverlust und Lokalisation des Meningeoms im Apex und im Canalis opticus kann vorerst eine Radiotherapie versucht und erst bei totalem Funktionsverlust der Tumor mit dem Sehnerven durch Kraniotomie entfernt werden. In welchem Maße und auf welche Dauer die Radiotherapie bei Optikusmeningeomen wirksam und erfolgreich ist, werden erst Beobachtungen an einer größeren Zahl von Patienten über einen längeren Zeitraum hinaus zeigen können. Ob sie auch eine Alternative in fortgeschrittenen Fällen mit totalem Funktionsverlust oder bei Tumorrezidiven zur radikalen chirurgischen intraorbitalen oder intrakraniellen Exstirpation von Tumor und Sehnerven darstellt, wird sich weisen. Die optimale therapeutische Verhaltensweise bei Patienten mit Optikusscheidenmeningeom ist noch nicht etabliert.

Möglicherweise wird die Anwendung der Kernspintomographie die diagnostischen Möglichkeiten derart verbessern, daß mehr vorne gelegene Tumoren festgestellt und mit Erhaltung brauchbarer Sehfunktion chirurgisch entfernt werden können.

Andere Sehnerventumoren

Hier handelt es sich um relativ seltene tumorartige Veränderungen des Sehnerven. Das *Hämangioblastom* des intraorbitalen Sehnerven wird seltenerweise bei der v.-Hippel-Lindau-Erkrankung beobachtet. Klinisch steht im Vordergrund neben der Visusabnahme ein pulsierender Exophthalmus. Radiographisch manifestiert sich eine hypervaskularisierte Masse in der Orbita sowie häufig eine Erweiterung des Foramen opticum.

Ein *Tuberkulom des N. opticus* kann sich unter dem Bilde eines Tumors als Spätkomplikation einer Meningitis tuberculosa manifestieren. In der Mehrzahl der Fälle sind die gesamten vorderen Sehbahnabschnitte durch die tuberkulöse Läsion mitaffiziert.

Der Sehnerv ist selten von *Metastasen* befallen. Beschrieben sind Metastasen (Brust, Lungen, Magen-Darm-Kanal, Haut), welche entweder den Sehnerven selbst oder die Sehnervenscheiden im Sinne einer meningealen Karzinomatose infiltrieren. Solche maligne Infiltrationen spielen sich entweder im vorderen Sehnerventeil mit ausgesprochenem Papillenödem ab, oder im Bereiche des Optikuskanales mit Beteiligung der Meningen. Hier kommt es zu raschem Visusverlust in einem oder beiden Augen. Während die CT-Diagnose einer Metastase im vorderen Optikusabschnitt leicht ist, versagt sie vielfach im hinteren orbitalen Abschnitt sowie im Bereiche des Canalis opticus.

Bei *Leukämien* und *Lymphomatosen* kann es zu eigentlicher Infiltration der Sehnerven sowie auch zur Beteiligung der Sehnervenscheiden kommen. Im CT manifestiert sich eine ein- oder doppelseitige Verdickung der Sehnerven. Klinisch kommt es zu Verschwommensehen, Visusabnahme und evtl. zu Papillenödem. Die exakte ätiologische Diagnose erfolgt durch das Studium der Zerebrospinalflüssigkeit, welche neben einem vermehrten Proteingehalt die malignen Zellen direkt nachweisen läßt.

Das Problem einer *paraneoplastischen nichtmetastatischen Optikusneuropathie* als Folge eines Ferneffektes eines irgendwo situierten Karzinoms ist durch wenige Beobachtungen bewiesen. Sie kann erst dann angenommen werden, wenn eine meningeale metastatische Infiltrierung der Sehnerven pathologisch-anatomisch resp. histopathologisch ausgeschlossen werden kann. In Fällen von wirklicher paraneoplastischer nichtmetastatischer Optikusneuropathie kommt es zur Demyelinisierung und zum Axonverlust in den Sehnerven, wobei irgendwelche Zeichen einer Karzinomatose der Sehnervenscheiden fehlen. Verfeinerte neuroradiologische Methoden wie das MRI werden in Zukunft dazu beitragen, die reine paraneoplastische Neuropathie von der meningealen Karzinomatose der Sehnervenscheiden zu unterscheiden.

Papillentumoren

Neben den leukämischen, lymphatischen und karzinomatösen Infiltrationen der Papille, die sich durch markante Papillenschwellung und Elevation

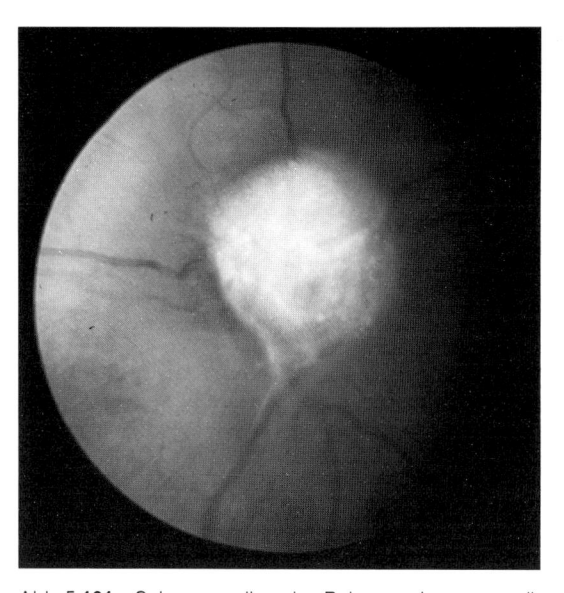

Abb. 5.**161** Sehnervengliom im Rahmen einer generalisierten Neurofibromatosis. Die gesamte Papille ist über ihre Grenze hinaus vom Gliom eingenommen, welches neben weißlichen Strukturen eine deutliche Durchsetzung mit feinen Kapillaren aufweist.

der Sehnervenscheide manifestieren, existieren primäre Papillentumoren, welche ebenfalls häufig das Bild einer Papillenschwellung resp. eines Papillenödems vortäuschen. Im Rahmen einer generalisierten Neurofibromatose kann ein *Sehnervengliom* (Abb. 5.161) sich auf die Papille beschränken. Dabei wird die Sehnervenscheide durch Massen von weißgrauem oder gelblichem Gewebe überdeckt. Ähnlich wie das Gliom der Papille ist das *astrozytische Hamartom* (Abb. 5.162), welches bei Patienten mit tuberkulöser Sklerose beobachtet wird. Diese Hamartome sind in späteren Stadien wegen ihrer gelben, maulbeerartigen Struktur den Papillendrusen sehr ähnlich. Im Bereiche der Sehnervenscheibe können sich auch kapilläre und kavernöse *Hämangiome* (Abb. 5.163) entwickeln, nicht selten im Rahmen einer v.-Hippel-Lindau-Erkrankung. Papilläre Hämangiome der Papille werden nicht selten als einseitiges Papillenödem oder Papillitis interpretiert, wobei jedoch das fluoreszenzangiographische Bild die endgültige Diagnose einer vaskulären Anomalie ergibt. *Melanozytome der Papille* (Abb. 5.164) erscheinen als tiefschwarze, über das Papillenniveau erhabene Tumoren. Es handelt sich durchweg um gutartige Geschwülste, welche keine Therapie erfordern. Sie sind von *malignen Melanosarkomen der Aderhaut* (Abb. 5.165) relativ leicht zu unterscheiden, nicht zuletzt im Hinblick auf ihre tiefschwarze Färbung und Lokalisation im Zentrum der Papille, während maligne Aderhautmelanome meistens von lateral her in den Sehnerven einwachsen.

Extrinsische Tumorkompression des Sehnerven

Zahlreiche Tumorformen können potentiell den Sehnerven in seinem orbitalen, intrakanalikulären und intrakraniellen Verlauf komprimieren und lädieren. Im Bereiche der Orbita handelt es sich um *Tumoren oder inflammatorische Zustände* (s. Abschnitt „Orbita"). Sackförmige *Aneurysmen der A. ophthalmica* im orbitalen Abschnitt sind äußerst selten (Abb. 5.166). Im allgemeinen zeigen sie einen relativ gutartigen Verlauf mit allmählicher Visusabnahme, Gesichtsfelddefekten (zentrale Skotome, altitudinale Ausfälle) und gelegentlich einseitigem Papillenödem oder Optikusatrophie verschiedenen Grades. Die intrakanalikulären und intrakraniellen Formen der Aneurysmen der A. ophthalmica führen zu einem ausgesprochenen monokularen progressiven Funktionszerfall offenbar wegen ihrer engen Nachbarschaftsbeziehungen zum N. opticus. Das mehr oder weniger plötzliche Auftreten von einseitigem Papillenödem zusammen mit progressivem zentralem Visusverlust kann das Bild einer akuten Papillitis irgendwelcher Genese vortäuschen. Obwohl Echographie und Computertomographie wertvolle diagnostische Zusatzmaßnahmen darstellen, bleibt die Karotisangiographie immer noch die einzige Methode für die einwand-

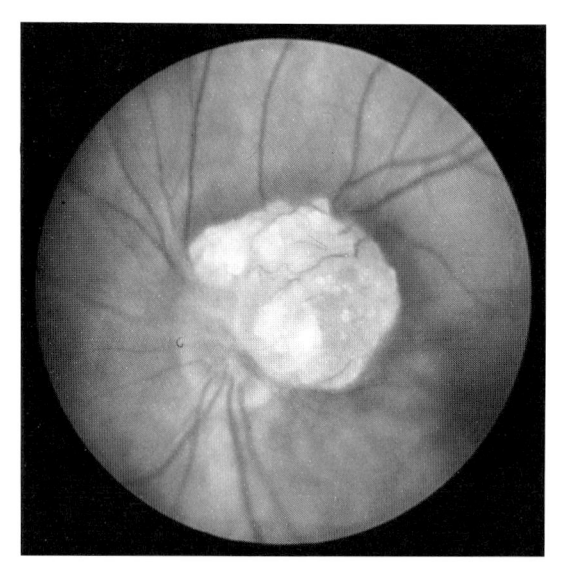

Abb. 5.**162** Astrozystisches Hamartom der Papille. Weißlich-graue bis gelblich gefärbte Tumormasse über der Papille mit deutlichen Verkalkungsbezirken im Inneren (Allgemeinaffektion: tuberöse Sklerose). Aussehen ähnlich wie Papillendrusen.

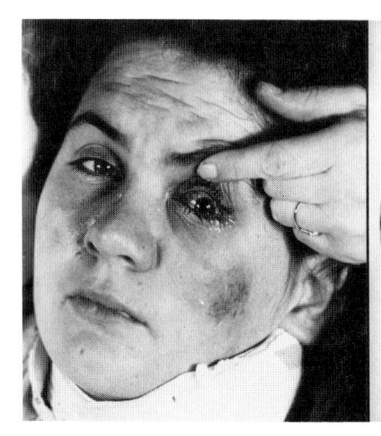

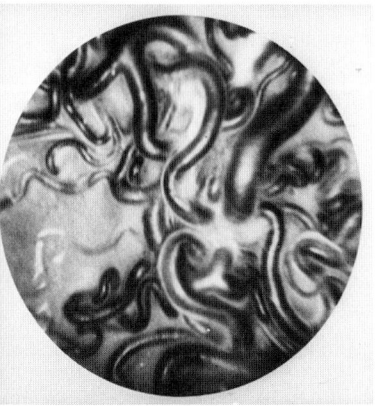

Abb. 5.**163** Arteriovenöses Angiom der Papille bei arteriovenöser Mißbildung in der linken Orbita.

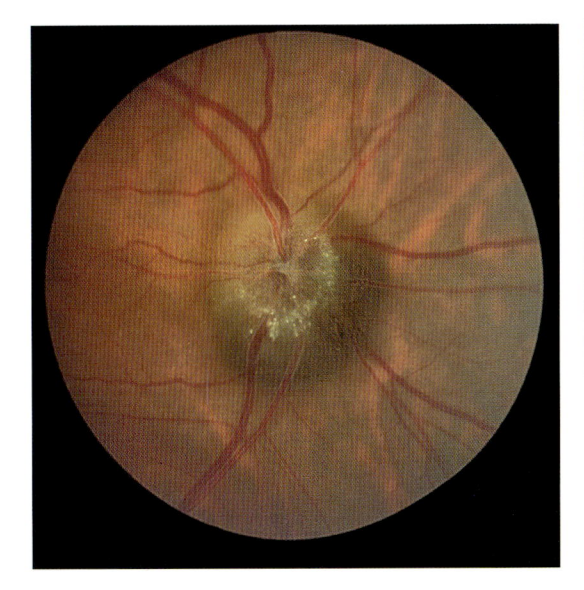

Abb. 5.**164** Melanozytom der Papille. Der untere Teil der Papille ist von einer elevierten schwarzbraun erscheinenden Tumormasse überdeckt, in welcher die Gefäße verschwinden. Visus normal. Vergrößerung des blinden Fleckes. Bogenförmige, skotomatöse Gesichtsfeldausfälle, welche dem Tumor entsprechen.

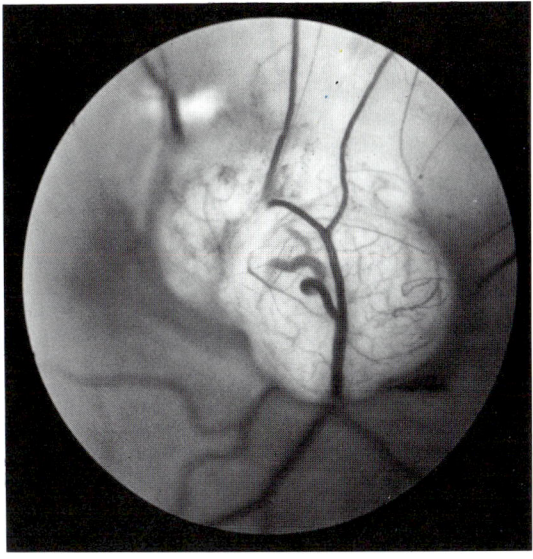

Abb. 5.**165** Malignes Melanosarkom der Aderhaut auf die Papille übergreifend. Papille selbst nicht mehr sichtbar, nur noch vereinzelte Papillengefäße. Prominenz des Tumors 5–6 Dioptrien.

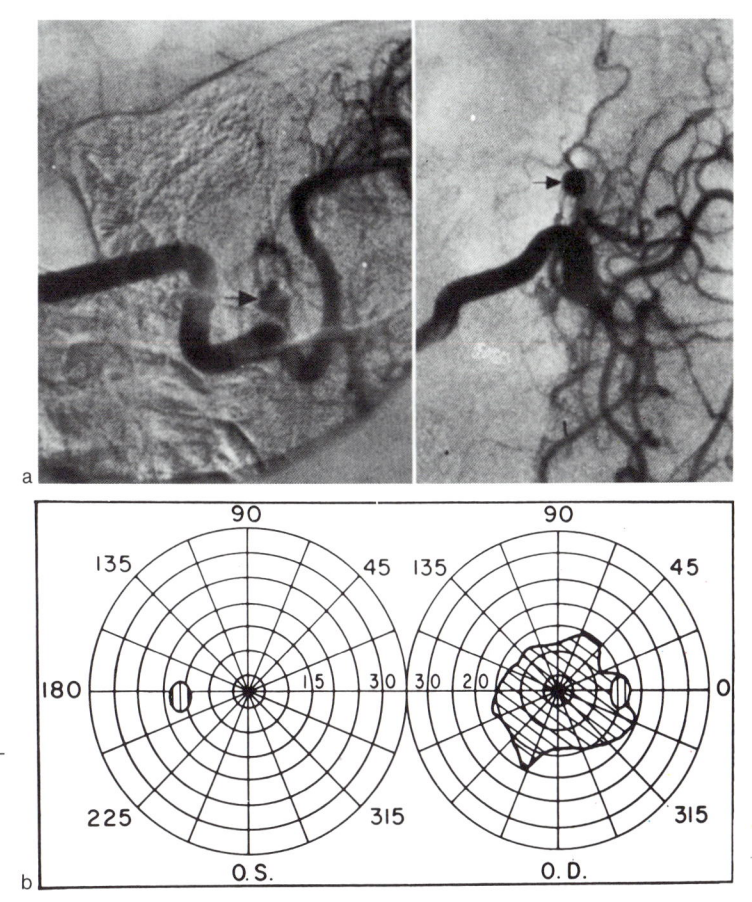

Abb. 5.**166** a) Sackförmiges Aneurysma der intraorbitalen A. ophthalmica (Pfeile). b) Aus der Kompression des Sehnerven resultierendes, großes Zentralskotom rechts bei Aneurysma der intraorbitalen A. ophthalmica.

freie Diagnosestellung eines sackförmigen Aneurysmas der A. ophthalmica.

Carotis-ophthalmica-Aneurysmen (Abb. 5.167) entstehen von der superomedialen Oberfläche der Carotis interna, beim oder nahe beim Ursprung der A. ophthalmica distal vom Sinus cavernosus und proximal vom Abgang der A. communicans anterior. Das häufigste initiale Krankheitszeichen der Carotis-ophthalmica-Aneurysmen ist die *Subarachnoidalblutung* mit oder ohne lokalisierende neurologische Ausfälle. Nur ein Fünftel dieser Aneurysmen führt wegen ihrer Größe und Lokalisation in der Nähe von Sehnerv und Chiasma zu Kompressionszeichen. Progressive Visusabnahme auf einem Auge mit temporalen, nasalen oder altitudinalen Gesichtsfelddefekten und evtl. begleitender Optikusatrophie ist typisch. Gelegentlich kann im Zusammenhang mit einer Subarachnoidalblutung eine apoplektiforme Amaurose auftreten. Für die Diagnose eines Carotis-ophthalmica-Aneurysmas ist neben der Computertomographie die *Viergefäßangiographie* eine absolute Notwendigkeit, nicht zuletzt auch im Hinblick auf die ausgesprochene Tendenz zur Multiplizität der Aneurysmen und die daraus sich ergebende Notwendigkeit der gleichzeitigen chirurgischen Behandlung aller vorhandenen Aneurysmen. Die direkte chirurgische Exploration und Klippung des Aneurysmas via frontotemporale Kraniotomie unter Anwendung der mikrochirurgischen Technik ist zweifelsohne heutzutage die Methode der Wahl.

Der Sehnerv kann durch zahlreiche neoplastische Prozesse im intrakraniellen Bereich ein- oder doppelseitig in Mitleidenschaft gezogen werden. In diesem Zusammenhang sei das *Keilbeinflügelmeningeom* als erstes erwähnt, welches gelegentlich Tendenz hat, sich in die Orbita infiltrativ fortzusetzen. Neben Exophthalmus, Motilitätsstörungen sind einseitige Optikusleitungsstörungen mit Visusabnahme und Gesichtsfeldausfällen charakteristisch. Das *Meningeom des Tuberculum sellae*, seltener das Hypophysenadenom (Abb. 5.168), führen in den Anfangsstadien gerne zu einseitiger Optikusneuropathie, die nur allzugerne mit chronischer retrobulbärer Leitungsstörung verwechselt wird. In späteren Stadien entwickelt sich bei grobem Funktionsverlust des einen Auges bis zur Amaurose eine temporale Hemianopsie auf der anderen Seite. *Olfaktoriusmeningeome* können ebenfalls mit einem oder beiden Sehnerven interfe-

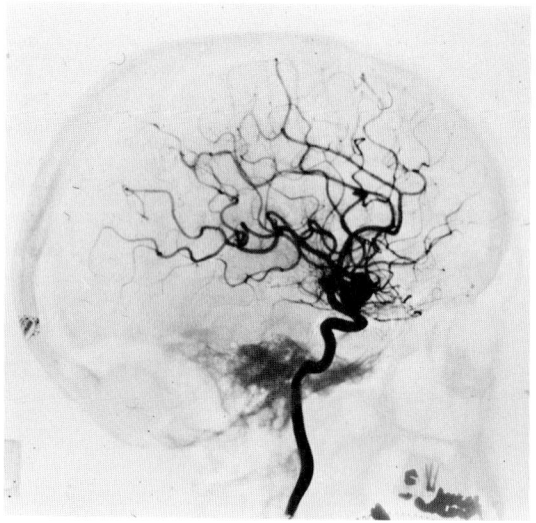

Abb. 5.**167** a) Carotis-ophthalmica-Aneurysma am unmittelbaren Abgang der A. ophthalmica von der Carotis interna. Seitliches Karotisangiogramm. b) Gesichtsfeldausfall der beiden unteren Quadranten des rechten Auges bei Carotis-ophthalmica-Aneurysma rechts.

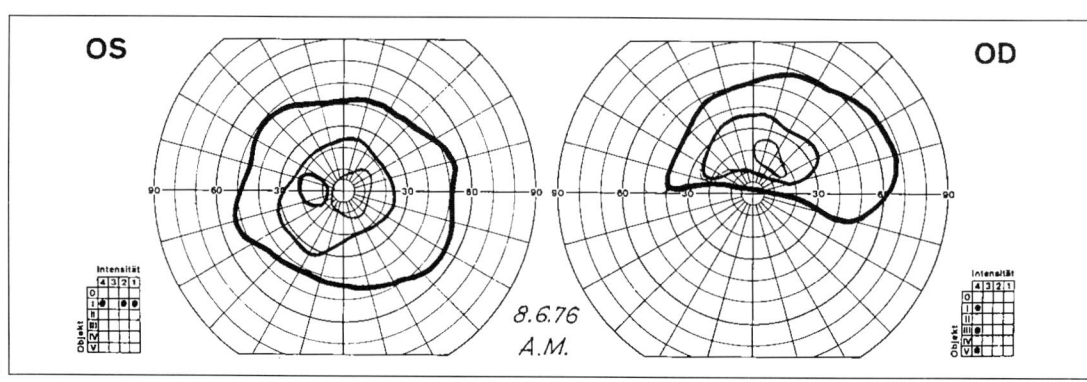

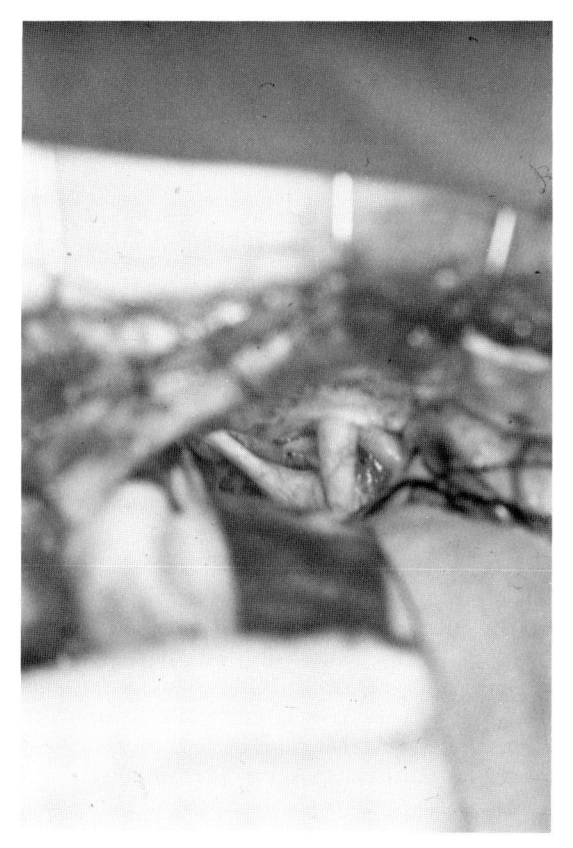

Abb. 5.168 Operationsbild des Chiasmas und der beiden Sehnerven: ausgesprochene Atrophie des linken Sehnerven als Folge der Kompression durch ein eosinophiles Hypophysenadenom. Normales Kaliber des rechten Sehnerven.

rieren. Sie erzeugen gelegentlich das *Foster-Kennedy-Syndrom,* charakterisiert durch Optikusatrophie auf der Seite des Tumors und Papillenödem auf der Gegenseite. Auch *Tumoren oder Abszesse des Frontallappens* können zu Optikusläsionen mit entsprechendem Funktionsverlust führen.

Intrakranielle Sehnervenkompression kann auch durch *dolichoektatische Karotisarterien* zustande kommen. Charakteristisch sind plötzlicher Visusverlust, Papillenödem, untere altitudinale Gesichtsfelddefekte, Zentralskotome sowie gelegentlich Okulomotoriusparesen mit Tendenz zu spontaner Ausheilung. Die mit CT und Kontrastmittel, noch besser durch Angiographie darstellbaren dolichoektatischen Veränderungen der Carotis interna kommen besonders bei Hypertonikern und Diabetikern vor.

Ein weniger bekanntes Krankheitsbild, welches zu Optikusneuropathie führen kann, ist der *Pneumosinus dilatans der ethmoidalen oder sphenoidalen Sinus.* Er manifestiert sich durch Kopfschmerzen im orbitalen oder okzipitalen Bereich, durch Kompression der Sehnerven im Bereiche des Canalis opticus mit Visusverlust, Gesichtsfelddefekten, Papillenödem oder Optikusatrophie. Der Visusverlust kann akut, intermittierend oder langsam progressiv sein. Selten finden sich assoziierte Paresen des Okulomotorius, des Abduzens oder des Trigeminus. Die Pathogenese der exzessiven Pneumatisation beim Pneumosinus dilatans ist unbekannt. Die Diagnose erfolgt durch Dünnschnitte im CT mit Computerreformationen; damit läßt sich die Verengerung und eventuelle Erosion des Canalis opticus leicht demonstrieren. Bei erheblichem Visusverlust ist in solchen Fällen die chirurgische Dekompression des Sehnerven angezeigt, evtl. auch nur die Fenestration des Sinus in die Nase. Schlußendlich sei noch darauf hingewiesen, daß der Pneumosinus dilatans gelegentlich ein Begleitsymptom eines intrakraniellen oder intrakanalikulären Meningeoms (ein- oder doppelseitig) sein kann.

Papillenödem bei Hirndruck

A. Huber

Bereits im Kapitel „Neuroophthalmologie, intrakranielle Drucksteigerung" (Bd. 3/II, S. 1.381 ff) wurde auf die nichtokulären Symptome der intrakraniellen Drucksteigerung hingewiesen. Diese sind *Kopfschmerzen, Erbrechen, Zirkulations- und Respirationsstörungen und psychische Veränderungen* (Bewußtseinstrübungen, organisches Psychosyndrom usw.). Zu den okulären Allgemeinsymptomen der intrakraniellen Drucksteigerung gehören neben den unspezifischen Augenmuskelparesen (besonders des N. abducens), neben der transtemporalen Herniation (Pupillenstörungen) und dem gelegentlichen doppelseitigen Exophthalmus, die *Stauungspapillen,* denen nach KRAYENBÜHL (1949) die größte Bedeutung unter den Symptomen der intrakraniellen Drucksteigerung zukommt. Unter Stauungspapille versteht man im deutschen Sprachgebrauch ein passives Ödem der Papille, das auf intrakranielle Drucksteigerung zurückgeht ohne primär entzündliche Veränderungen und oft ohne Funktionsstörungen. In diesem Sinne entspricht der Begriff der Stauungspapille weitgehend demjenigen des „papilledema" im englischen Sprachbereich. Das deutsche Wort *Papillenödem* ist aber keineswegs mit dem englischen identisch: Es ist gleichsam ein neutraler Ausdruck für ödematöse Schwellung der Papille, sei sie nun durch Stauung, Entzündung oder toxische Einflüsse bedingt. Man sollte den Begriff der Stauungspapille nur für solche Fälle reservieren, wo eine intrakranielle Drucksteigerung entweder nachgewiesen oder zum mindesten sehr wahrscheinlich ist. Ist man sich über die Genese der Papillenschwellung im unklaren und kommt aufgrund des ophthalmoskopischen Fundusaspektes und des klinischen Gesamtbildes neben einer möglichen Hindrucksteigerung eine andere Ursache (z. B. Hypertonie) ernstlich in Frage, so spreche man lieber in neutraler Weise, ohne sich von vornherein auf eine bestimmte ätiologische Deutung festzulegen, von Papillenödem oder Papillenschwellung. *Papillitis* (im Englischen „optic neuritis") stellt im Gegensatz zur Stauungspapille, mit der sie dem Aussehen nach viele Ähnlichkeiten hat, eine entzündliche Schwellung des Sehnervenkopfes mit Funktionseinbuße dar. In den folgenden Ausführungen soll in zusammenfassender und übersichtlicher Art und Weise nur vom Papillenödem bei Hirndrucksteigerung, also von der Stauungspapille die Rede sein, wie es bereits im Kapitel „Neuroophthalmologie" (Bd. 3/II, S. 1.383 ff) ausführlich dargestellt wurde.

Das Vorhandensein von Stauungspapillen, besonders der doppelseitigen, gilt, sofern okuläre oder orbitale Ursachen ausgeschlossen werden können, als pathognomonisch für die intrakranielle Drucksteigerung. Diese kann verschiedene Ursachen haben: *intrakranielle Raumverdrängung durch Hirntumor oder Blutung, Zunahme des Liquorvolumens, allgemeines oder lokalisiertes Hirnödem und ungenügendes Volumen der knöchernen Schädelhöhle im Vergleich zu ihrem Inhalt.* Weitaus das größte Kontingent für die intrakranielle Drucksteigerung liefert der Hirntumor (ca. 75%), nicht zuletzt auch deswegen, weil bei ihm die obenerwähnten, verschiedenen Momente vielfach zusammenwirken (Tumorvolumen + begleitendes Hirnödem + evtl. Okklusivhydrozephalus). Somit darf gefolgert werden, daß *Stauungspapillen mit größter Wahrscheinlichkeit das Vorliegen eines Hirntumors* (aufgefaßt im weitesten Sinne des Wortes) *anzeigen.* Das Fehlen von Stauungspapillen schließt jedoch die Möglichkeit der Präsenz eines Hirntumors nicht aus, denn erfahrungsgemäß ist die Stauungspapille als allgemeines Drucksymptom meistens kein Frühsymptom oder kann bei langsam wachsenden Tumoren trotz starkem Hirndruck sogar fehlen. Es ist bekannt, daß die infratentoriellen Tumoren sehr häufig und relativ frühzeitig Stauungspapille erzeugen, während bei den supratentoriellen Tumoren die Stauungspapille wesentlich weniger auftritt und sich auch später und langsamer entwickelt. Wenn auch die Entwicklung der Stauungspapille häufig auf beiden Augen nicht gleichzeitig und gleichmäßig erfolgt, so ist doch Bilateralität die Regel und Einseitigkeit (wie z. B. beim Foster-Kennedy-Syndrom) selten. Einseitige Stauungspapille ist meistens okulär oder orbital bedingt.

Die Häufigkeit der Stauungspapille ist abhängig von der Lokalisation, aber auch von der Art und insbesondere der Wachstumsgeschwindigkeit des Hirntumors. Bei den rasch wachsenden und bösartigen Glioblastomen zeigt sich die Stauungspapille in ungefähr 60% der Fälle, bei den eher langsam wachsenden und gutartigen Tumoren in ca. 30% der Fälle. Ferner ist statistisch erwiesen, daß die Häufigkeit des Vorkommens einer Stauungspapille mit zunehmendem Alter linear abnimmt. Beträgt sie bei Patienten unter 20 Jahren ungefähr 50%, so ist sie in der Altersklasse über 60 Jahren nur noch 20% und bei über 70jährigen Tumorpatienten praktisch 0%. Das Fehlen einer Stauungspapille im höheren und besonders hohen Alter ist kein Indiz gegen das Vorliegen eines erhöhten intrakraniellen Druckes bzw. gegen die Präsenz eines Hirntumors. Wenn auch die Stauungspapille mit mehr oder weniger langsam wachsenden Tumoren häufig assoziiert ist, so kann sie sich doch u. U. auch in wenigen Stunden bei einem akuten Ereignis, wie der subarachnoidalen oder intrazerebralen Blutung, entwickeln. Gelegentlich kann auch einmal die Stauungspapille bereits nach erfolgter Behebung der intrakraniellen Drucksteigerung noch weiter an Intensität zunehmen.

Beginnende Stauungspapille

Als klinisch einigermaßen verwertbare Zeichen einer beginnenden Papillenstauung gelten die vermehrte *Hyperämie der Papille, das Unscharfwerden ihrer Grenzen und die Schwellung zuerst an den oberen und unteren Polen* (später auch der nasalen und noch später auf der temporalen Seite), die *Erweiterung der Venen, die vermehrte Sichtbarkeit von Kapillargefäßen auf der Papille, der Verlust der oberflächlichen peripapillären linearen Lichtreflexe* (im rotfreien Licht besonders gut sichtbar) und besonders auch das Auftreten von kleinen *Hämorrhagien* in der Nevenfaserschicht am Rande der Papille. Erst in späteren Stadien kommt es zu einer progressiven Elevation und Prominenz der Papille (Abb. 5.169). Papillenprominenz allein bedeutet aber keineswegs Stauungspapille: Diese kann erfahrungsgemäß auch durch entzündliche, vaskuläre oder kongenitale Faktoren ohne jede Beziehung zu

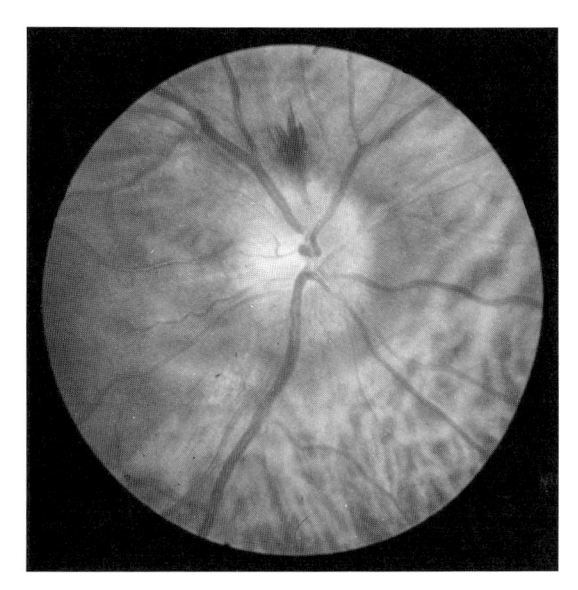

Abb. 5.**169** Beginnende Stauungspapille. Leichte Vergrößerung des Papillendurchmessers, verwaschene Papillengrenzen allseits, beginnende leichte Papillenprominenz mit leichter Abknickung der Gefäße am Papillenrand. Intakter Gefäßtrichter. Geringe Erweiterung und Schlängelung der Gefäße. Diskretes peripapilläres Ödem mit faseriger Flächenblutung in der Nervenfaserschicht bei 12 Uhr oben.

einer intrakraniellen Drucksteigerung zustande kommen.

Für die Beurteilung der Schwellung des Sehnervenkopfes bewährt sich ganz besonders die *Stereofundusphotographie* in Farben oder als Ersatz dafür die Kontaktglasuntersuchung an der Spaltlampe, wo ebenfalls genügend Vergrößerung und gute Stereopsis vorhanden ist.

Ein positiver Venenpuls schließt eine intrakranielle Drucksteigerung keineswegs aus, umgekehrt kann das Fehlen eines Venenpulses nicht für die Diagnose einer beginnenden Stauungspapille verwertet werden. Die Fluoreszenzangiographie kann die Kapillarstauung und das Ödem der beginnenden Stauungspapille wohl manifest machen, doch sind auch ihre Befunde in der Differentialdiagnose gegenüber der entzündlichen Papillitis nicht immer eindeutig. Es sei mit aller Deutlichkeit betont, daß die Feststellung einer beginnenden Stauungspapille und ihre Abgrenzung gegenüber anderen Papillenveränderungen sehr schwierig und oft aufgrund des ophthalmoskopischen Bildes und der zusätzlichen ophthalmologischen Untersuchungsmethoden allein nicht möglich ist. *Bei der Interpretation einer beginnenden Stauungspapille wird man unbedingt die allgemeine und neurologische, evtl. auch neuroradiologische Symptomatologie mit in Erwägung ziehen müssen,* wobei ganz besonders heutzutage die Resultate von *Computertomographie* oder *Magnetresonanztomographie* wichtige Bedeutung erlangen. Bei negativem Allgemeinbefund bleibt dem Opththalmologen lediglich die in kurzen Zeitabschnitten erfolgende, periodische Überwachung des Papillenbefundes, wenn möglich mit Hilfe photographischer Dokumentation, übrig.

Vollentwickelte Stauungspapille

Das klinische Bild der vollentwickelten Stauungspapille ist relativ eindeutig und sei in folgenden Punkten zusammengefaßt: *Vergrößerung des Papillendurchmessers, allseitige nasale und temporale Unschärfe* sowie *Verwaschenheit der Papillengrenzen, pilzförmige Prominenz des Papillenkopfes* nach dem Inneren des Auges, rötliche Verfärbung des Papillengewebes mit *Sichtbarkeit der erweiterten Kapillaren* über dem Sehnervenkopf, *venöse Stauung* und Schlängelung der Venen bei relativ normalen Arterien, Abknickung der Gefäße am Papillenrand, *Blutungen* am Rand und auf den Papillen, *Cotton-wool-Herde* im Bereiche der parapapillären Retina, zirkumpapilläre retinale Falten, harte, *gelbliche Exsudatherde* am Papillenrand evtl. bis in Makula reichend, primär *keine visuellen Funktionsstörungen* (Abb. 5.170). Das Fluoreszenzangiogramm der Stauungspapillen zeigt charakteristische Zeichen. In der arteriellen und frühen venösen Phase erscheint das Netz von erweiterten und geschlängelten Kapillaren auf der Papillenoberfläche sehr deutlich, wobei Kaliberirregularitäten und sogar aneurysmatische Erweiterungen der kleinen Gefäße charakteristisch sind. Ein zweites wichtiges Zeichen ist die diffuse Fluoreszenz des gesamten ödematösen Papillengewebes, beginnend in der späteren venösen Phase und einige Stunden andauernd. Im Computertomogramm zeigen sich die Sehnerven bei Stauungspapillen mit deutlich vergrößertem Durchmesser und auch vermehrter Tortuositas.

Die subjektiven Symptome der vollentwickelten Stauungspapille sind auffallend geringfügig. Trotz erheblicher Prominenz und gewisser Dauer des Bestehens können Sehschärfe und Gesichtsfeld vollkommen intakt bleiben. Gelegentlich zeigen aber Patienten mit ausgeprägten Stauungspapillen subjektive Symptome: kurzdauernde, sekunden- oder minutenlange *Anfälle von Nebelsehen, Verschwommensehen oder sogar vorübergehender Amaurose, sog. amblyopische Attacken* (Obskurationen). Solche Attacken sind auffallend kurz und betragen in der Regel nicht mehr als 30 Sekunden, meistens einige bis 10 Sekunden, gerne beim Aufstehen oder bei brüskem Kopfdrehen, evtl. auch nach körperlicher Anstrengung auftretend. Bei Tumoren in stummen Hirnzonen sind die amblyopischen Attacken u. U. die ersten Zeichen, die den Patienten zum Arzt führen. Visus und peripheres Gesichtsfeld bleiben bei der Stauungspapille lange Zeit vollkom-

5.228 Erkrankungen der Sehnerven

men intakt. Für das Gesichtsfeld charakteristisch ist die konzentrische Vergrößerung des blinden Fleckes, bedingt durch die ödematöse Vergrößerung der Sehnervenscheibe und die dadurch bedingte laterale Verdrängung und Kompression der angrenzenden Retina. Neben der Vergrößerung des blinden Fleckes manifestiert sich am Perimeter eine charakteristische *Störung des Summationsgesetzes der Isopteren um den blinden Fleck herum:* Die Kurven der verschiedenen Summationsgruppen entsprechen sich nicht mehr, Isopteren, die sich decken sollten, entfernen sich voneinander, und zwar in dem Sinne, daß die Isopteren der größeren Objektoberfläche den blinden Fleck umgeben und diejenigen der kleineren Objektoberfläche zentral davon liegen und ihn ausschließen. Hierbei sei ausdrücklich bemerkt, daß diese Erscheinung nicht unbedingt pathognomonisch für die Stauungspapille ist, da sie lediglich ein Ausdruck des Papillenödems darstellt. Weitert sich das Papillenödem bis in die Makula aus, kommt es zur Bildung eines relativen Zentralskotoms mit leichter Herabsetzung der zentralen Sehschärfe und relativer Blaufarbsehstörung. In noch schwereren und späteren Stadien der Stauungspapille können der vergrößerte blinde Fleck und dieses Skotom zu einem zentrozäkalen Skotom verschmelzen (Abb. 5.171).

Chronisch atrophische Stauungspapille

Jede längerdauernde Stauungspapille führt früher oder später zur *sekundären Atrophie des Sehnerven*, sofern nicht intrakranielle Drucksteigerungen behoben oder vermieden werden. Eine solche zeigt sich in der Regel erst 6–9 Monate bis zu einem Jahr, kann aber auch bereits nach Wochen auftreten. Blutungen und Exsudate auf der Papille verschwinden, Prominenz und Dilatation der Papille werden geringer, der Gefäßtrichter wird obliteriert, Arterien und Venen werden enger und streckenweise eingescheidet, und die ursprüngliche Papillenhyperämie geht über in das milchige Grauweiß der *Atrophie mit glialer Proliferation*. In gewissen chronischen Stadien können gelbliche, harte Exsudate am Papillenrand die Existenz von verborgenen Papillendrusen vortäuschen. Gelegentlich finden sich *am Papillenrand optoziliare Shunt-Venen* als Folgezustand der chronischen Obstruktion des venösen Abflusses durch die Zentralvene (Abb. 5.172). Im Stadium der chronisch atrophischen Papillenstauung kommt es zu progressiver *Visusabnahme*, Farbsinnstörungen und wichtigen Gesichtsfelddefekten. Letztere bestehen in progressiver, *hochgradiger, konzentrischer Einschränkung des Gesichtsfeldes* (Abb. 5.171 b) (oft nasal rascher als temporal und dadurch eine binasale Hemianopsie vortäuschend), die schlußendlich im totalen Funktionsverlust mit *Amaurose* enden kann. Eine

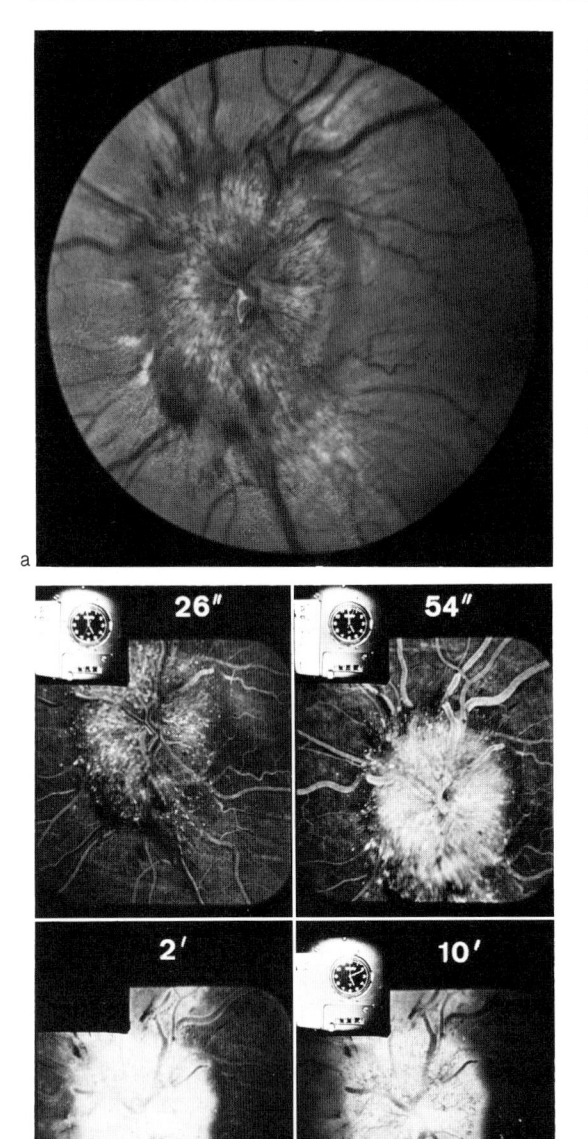

Abb. 5.170 a) Voll entwickelte Stauungspapille. Enorme Vergrößerung des Papillendurchmessers, allseitige Unschärfe der Papillengrenzen, pilzförmige Schwellung und Prominenz des Papillenkopfes (3–5 Dioptrien), kapilläre Stauung im Bereiche des Papillengewebes, Erweiterung und Schlängelung der Netzhautvenen, Abknickung der Gefäße am Papillenrand, teilweises Verschwinden von Gefäßen im Papillenödem. Radiär gestellte Blutungen in der Nervenfaserschicht, „weiße Exsudatflecken" am Rande der Papillen. b) Fluoreszenzangiogramm der Stauungspapille (gleiche Papille wie Bild a): In der arteriellen und frühvenösen Phase enorme Kapillarstauung mit Kaliberunregelmäßigkeiten und aneurysmatischen Erweiterungen der Kapillaren (Mikroaneurysmen). Intensive Anfärbung der ödematösen Papille und ihrer unmittelbaren Umgebung in der Spätphase (rechts unten).

solche Amaurose kommt gelegentlich unmittelbar im Anschluß an eine druckentlastende neurochirurgische Intervention zustande. Es kommen immer wieder Fälle vor, wo der Kranke wegen rasch progredienter doppelseitiger Visusabnahme zuerst den Augenarzt aufsuchte und wo die Diagnose einer chronisch-atrophischen Stauungspapille gestellt und vom Ophthalmologen zuerst der Verdacht auf Hirntumor ausgesprochen wurde. Es handelt sich dabei meistens um Tumoren in relativ stummen Hirnzonen mit früher Tendenz zur Bildung eines Okklusivhydrozephalus (Kleinhirn, III. und IV. Ventrikel).

Einseitige Stauungspapille

Diese ist auf der Basis intrakranieller Drucksteigerung selten und beruht meistens auf *lokalen Ursachen*, die eine doppelseitige Manifestation der Papillenstauung verhindern. So ist ein *atrophischer Sehnerv* infolge Mangels an zu Schwellung fähiger Nervenfasern oft nicht mehr imstande, eine Stauungspapille zu entwickeln. Einem solchen Mechanismus ist das *Foster-Kennedy-Syndrom* zuzuschreiben, das durch Optikusatrophie auf der Seite des Tumors und durch Stauungspapillen auf der Gegenseite charakterisiert ist und bekanntlich bei

Abb. 5.171 a) Gesichtsfeldveränderung bei vollentwickelter doppelseitiger Stauungspapille. Starke Vergrößerung des blinden Fleckes, Störung des Summationsgesetzes der Isopteren um den blinden Fleck herum: die Isopteren I/4 mit der größeren Objektfläche umgeben den blinden Fleck, während die Isopteren 0/4 mit der kleineren Objektfläche ausschließen. b) Chronisch atrophische Stauungspapille im Spätstadium. Gesichtsfelder zeigen hochgradige konzentrische Einschränkung der peripheren Isopteren vorwiegend links, nasaler Gesichtsfeldverfall rechts. Visus: Fingerzählen auf 1 m rechts, 0,8 links.

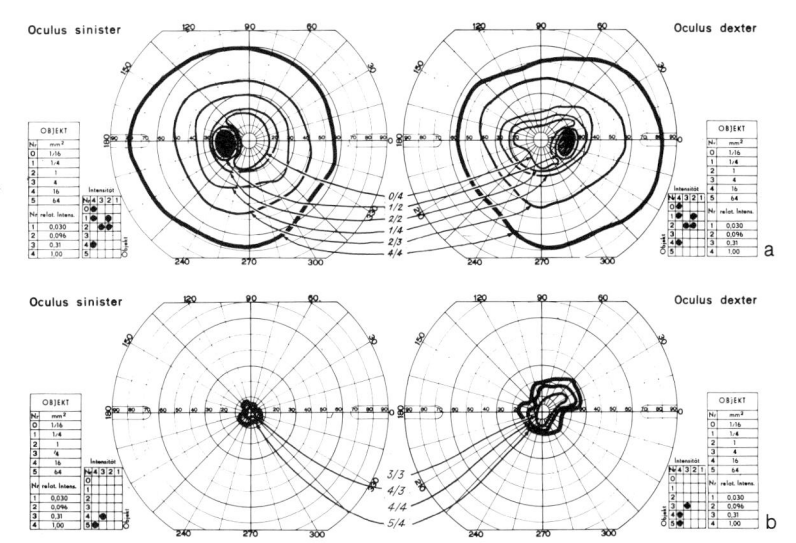

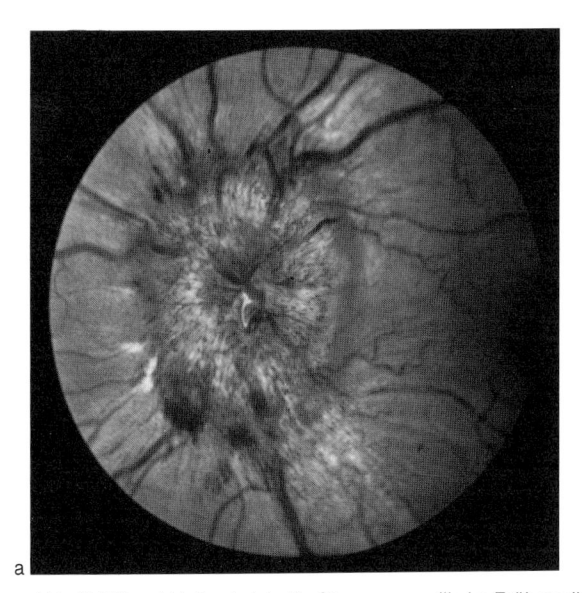

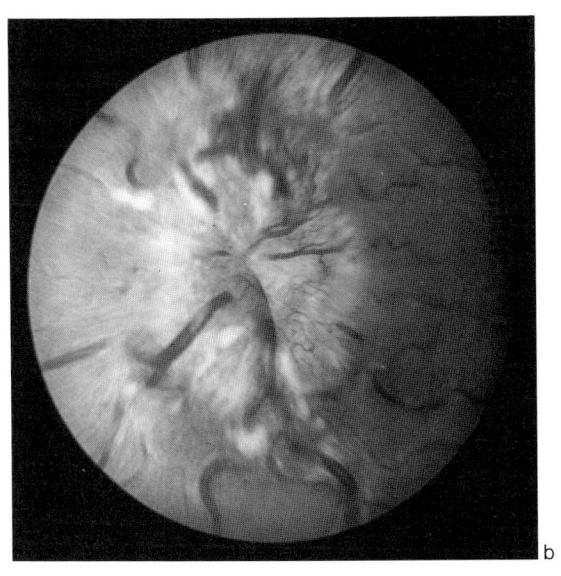

Abb. 5.172 a) Voll entwickelte Stauungspapille im Frühstadium (vgl. Abb. 5.170). b) Chronisch atrophische Stauungspapille. Papille vergrößert, unscharf begrenzt, 3 Dioptrien Prominenz, graulich-weiße Verfärbung sowohl der peripheren wie der zentralen Papillenbezirke als Zeichen der einsetzenden Atrophie der Nevenfasern und der reaktiven Gliawucherung. In der Nervenfaserschicht liegende Blutungen besonders am Papillenrande. Cotton-wool-Herde im Bereiche der Papillenperipherie und der parapapillären Retina.

Tumoren des Frontallappens sowie bei Olfaktorius- und Keilbeinflügelmeningeomen beobachtet werden kann (Abb. 5.173). Eine weitere Ursache für einseitige Ausbildung der Stauungspapille ist die *einseitige Myopie* mittleren und höheren Grades. Nach Ausschluß einer Hirndrucksteigerung wird man bei einseitiger Stauungspapille in erster Linie einen *orbitalen Prozeß* (Tumor, Aneurysma, Entzündung usw.) in Erwägung ziehen, wobei dem zusätzlichen Symptom des Exophthalmus besondere diagnostische Bedeutung zukommt. Schlußendlich sei noch auf die Möglichkeit der Verwechslung der einseitigen Stauungspapille mit Pseudostauungspapille resp. Pseudopapillenödem oder verborgenen Papillendrusen (s. S. 5.92, 5.95) hingewiesen. Gerade bei einseitiger Stauungspapille sei auch immer Vorsicht geboten: *Man beachte sorgfältig die sog. gesunde Seite* und suche nach eventuellen minimalen Zeichen einer dort beginnenden Stauung, charakterisiert durch leichte Hyperämie, verschwommene peripapilläre Nervenfaserzeichnung oder leichte Papillenschwellung, besonders in den oberen und unteren und später nasalen Papillenbezirken.

Pathogenese

Heutzutage nimmt man an, daß die Stauungspapille einmal ein mechanisches Phänomen darstellt, indem durch die Erhöhung des Druckes der Liquorflüssigkeit in den Hüllen des Sehnerven der erhöhte intrakranielle Druck auf die retinalen Ganglienzellaxone im Sehnerv übertragen wird, wobei es zu einer *Rückstauung des zerebralwärts gerichteten axoplasmatischen Flusses* (rasche und langsame Komponente) im Bereiche der Lamina cribrosa kommt. Aus der Akkumulierung von Axoplasma resultiert eine Schwellung der Axone im Sehnervenkopf, welche sich als Papillenödem äußert und sekundär die bekannten Veränderungen der Sehnervenscheibe und deren unmittelbare Umgebung erzeugt. Es ist auch möglich, daß als weiterer Faktor die Transmission des intrakraniellen Druckes in die Vaginalscheiden des Optikus und eine daraus resultierende *Stagnation des venösen Rückflusses* auf Retina und Sehnervenkopf dazukommt.

Differentialdiagnose

75% der Fälle mit Stauungspapille sind durch Hirntumoren bedingt: Es verbleiben noch 25% andere Möglichkeiten, die zur intrakraniellen Drucksteigerung und damit zu Stauungspapillen Anlaß geben, wie Hirnabszesse, Granulome, intrakranielle Hämatome, Aneurysmen, Hydrocephalus internus, Enzephalitis, Meningitis, Thrombose der großen Sinus, Synostose und Schädelmißbildungen. Stauungspapillen kommen auch bei Tumoren des Rückenmarks vor (Blockierung des Liquorkreislaufes mit sekundärer Hydrozephalusbildung). Sobald als Ursache die intrakranielle Drucksteigerung wegfällt, ist es korrekt, nicht mehr von Stauungspapille, sondern in neutraler Weise von einem Papillenödem zu sprechen. In der Differentialdiagnose jeder Stauungspapille, besonders der einseitigen Form, steht die *Papillitis*, welche sich ophthalmoskopisch von der Stauungspapille vielfach kaum unterscheidet, jedoch stets durch wichtige Funktionsausfälle (Visusabnahme, Skotome, Gesichtsfeldausfälle, Pupillenstörungen usw.) charakterisiert ist (s. S. 5.160). Das bei renalen Hypertonien im Rahmen der *Retinopathia hypertensiva maligna auftretende Papillenödem* ist demjenigen der Stauungspapille sehr ähnlich (Abb. 5.174). Die Differentialdiagnose stützt sich auf die nie fehlenden und leicht zu erkennenden arteriellen Gefäßveränderungen einerseits und die daraus resultierenden Netzhautläsionen im Sinne der Retinopathie andererseits. Doppelseitige Papil-

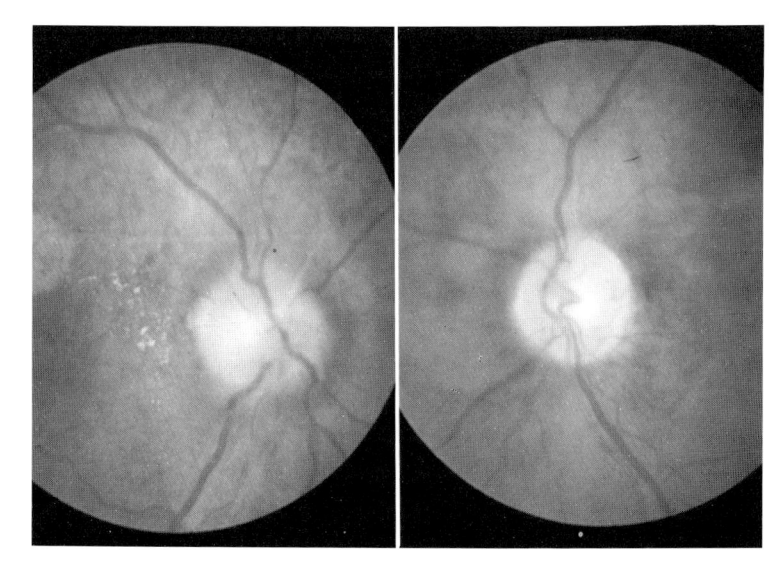

Abb. 5.**173** Einseitige Stauungspapille bei Foster-Kennedy-Syndrom (Keilbeinflügelmeningeom) links. Massive, vollentwickelte Stauungspapille von ca. 2,5 Dioptrien Prominenz rechts, vorwiegend temporale Optikusatrophie links mit deutlichen Defekten der peripapillären Nervenfaserzeichnung besonders temporal.

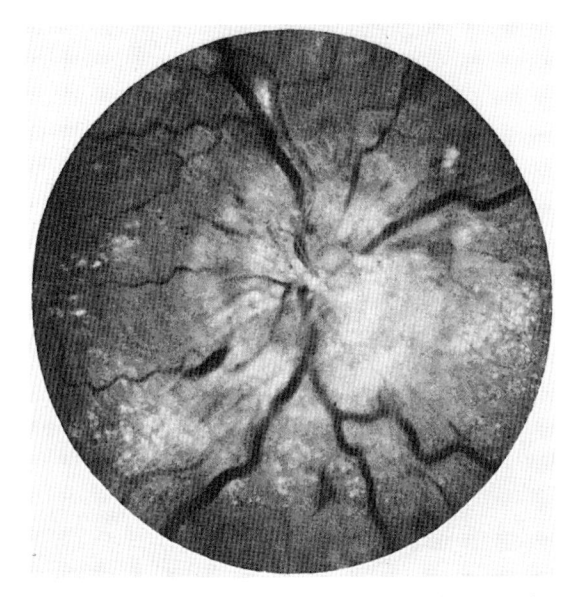

Abb. 5.**174** Papillenödem bei Retinopathia hypertensiva maligna. Stauungspapillenähnliche Schwellung und Prominenz und Ödem der Papille mit Vergrößerung des Durchmessers, Unschärfe der Grenzen und Abknickung der Gefäße am Papillenrande. Leichte Stauung und Schlängelung der Venen. Arterien stark verengt, im Kaliber schwankend, stellenweise fadendünn mit silbrigen Reflexstreifen. Ausgeprägte Gunnsche Überkreuzungsphänomene. Unscharf begrenzte Cotton-wool-Exsudate sowie scharf begrenzte fettige Degenerationsherdchen. Vereinzelte strich- und punktförmige Blutungen.

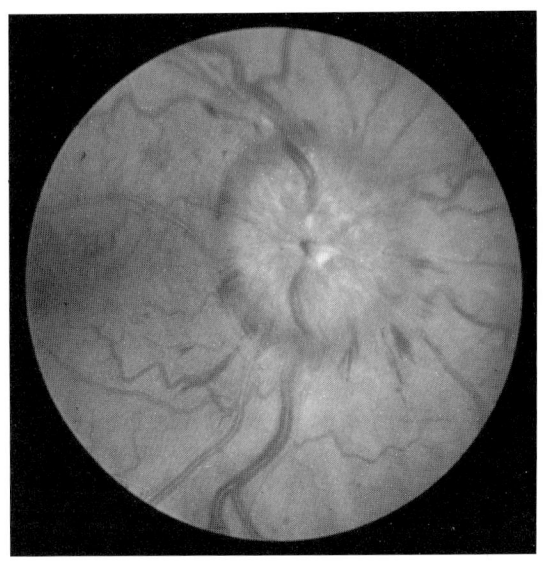

Abb. 5.**175** Papillenödem von Stauungspapillencharakter bei Cor pulmonale (Lungenemphysem). Vergrößerung des Papillendurchmessers, unscharfe Grenzen, starke Prominenz (4 Dioptrien). Venöse Stase, Kapillarstase auf der Papille, Streifenblutungen am Papillenrand.

lenprominenz von stauungspapillenähnlichem Charakter findet sich bei *kongenitalen oder erworbenen schweren Herzvitien* sowie bei *chronischen respiratorischen Insuffizienzzuständen*, besonders beim pulmonalen Emphysem (Abb. 5.175). Ähnliche Papillenschwellungen zeigen u. U. Fälle von primärer oder sekundärer *Makroglobulinämie, Polyzythämie, Anämie und Leukämie*. Bei der Leukämie kann das Papillenödem durch Meningitis leucaemica oder aber auch durch eine Papilleninfiltration mit leukämischen Zellen zustande kommen (Abb. 5.176). Zur vaskulär bedingten Papillenprominenz gehört in der Differentialdiagnose auch das meist einseitig auftretende Ödem der *Zentralvenenthrombose* resp. dasjenige der *Papillophlebitis* bei jungen Patienten. Ödematöse, gelblichweiße avaskuläre Papille mit Engstellung der Arterien und milder Kapillarhyperämie manifestiert sich bei der *Apoplexia papillae* (Abb. 5.177). Die kongenitalen Papillenanomalien, die in der Differentialdiagnose der Stauungspapille immer wieder berücksichtigt werden müssen, haben bereits in einem besonderen Abschnitt eingehende Besprechung erfahren: *Drusenpapillen* (besonders verborgene Drusen), *Pseudoneuritis oder Pseudostauungspapille* sowie *markhaltige Nervenfasern, arteriovenöse Aneurysmen*

Abb. 5.**176** Doppelseitige Stauungspapillen bei leukämischer Meningitis mit intrakranieller Drucksteigerung. Prominez, Unschärfe und venöse Stase beider Papillen, jedoch keine Zeichen von leukämischer Retinopathie. Hier liegt keine lokale Infiltration des Papillengewebes durch leukämische Zellen vor, sondern eine echte Stauungspapille im Zusammenhang mit intrakranieller Drucksteigerung.

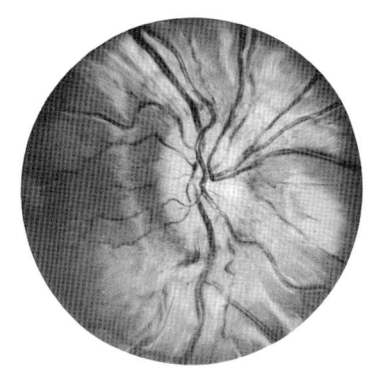

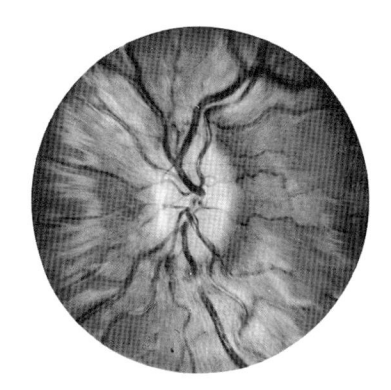

5.232 Erkrankungen der Sehnerven

der Papille und ihrer Umgebung sowie *Tumoren der Papille* (s. S. 5.92, 5.95, 5.221).

Pseudotumor cerebri

Damit wird eine benigne intrakranielle Drucksteigerung bezeichnet, wobei die Patienten *erhöhten intrakraniellen Druck* mit *doppelseitigen Stauungspapillen* bei vollkommen negativem neurologischen Befund aufweisen. Charakteristisch sind normal große oder eher kleine Ventrikel. Das Augenhintergrundbild ist durch doppelseitige Papillenschwellung vom Typus der Stauungspapillen (Abb. 5.178), durch Kopfschmerzen, *Abduzenslähmung* mit Diplopie, Obskurationen, gelegentliche *Gesichtsfelddefekte*, *Visusabnahme* und selten durch Erblindung infolge chronisch atrophischer Papillenstauung gekennzeichnet. Die Affektion dauert Wochen, gelegentlich auch Monate und hat im allgemeinen eine gute Prognose, insofern keine sekundäre, schwer bedrohende Atrophie der Papillen eintritt. Als Ursache des Pseudotumor cerebri kommt gelegentlich eine *Thrombose der sagittalen oder lateralen zerebralen Sinus in Frage*, evtl. *Otitis media* oder chronische Mastoiditis (besonders bei Kindern). Pseudotumor cerebri wird auch beobachtet während der *Schwangerschaft, bei Fettsucht, bei Morbus Addison, nach langdauernder Corticosteroidtherapie, nach Vitamin-A-Intoxikation, bei Unterfunktion der Schilddrüse, bei Blutkrankheiten* (Eisenmangelanämie) u. *nach Anwen-*

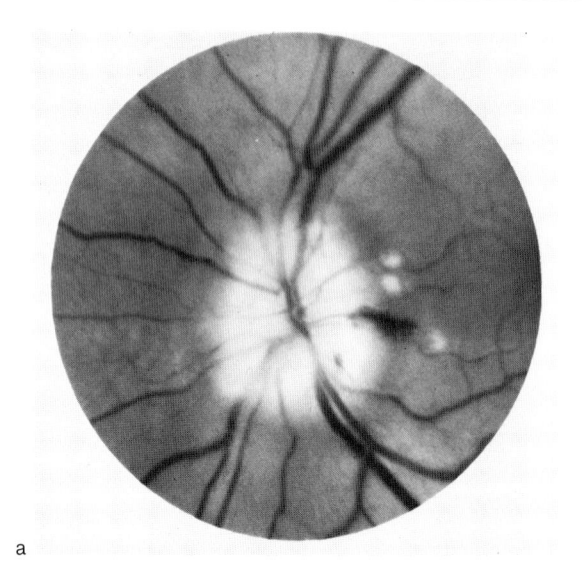

Abb. 5.177 a) Arteriitis temporalis: blasse, avaskuläre Schwellung der Papille ohne Kapillarstase, ohne Venenverbreiterung bei engen, sklerotischen arteriellen Gefäßen. Nach einigen Wochen Verschwinden des Papillenödems unter Zurücklassung einer weißen Optikusatrophie mit scharfen Grenzen. Visus reduziert auf 0,1 bis 0,2. b) Gesichtsfeldausfälle bei Arteriitis temporalis vor allem in den beiden unteren Quadranten.

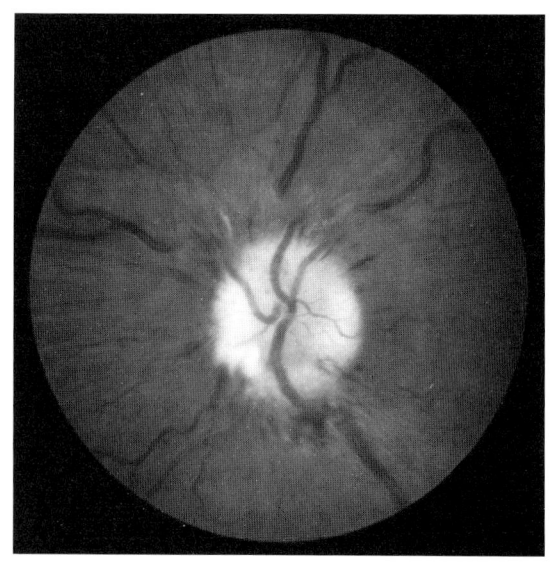

Abb. 5.178 Papillenödem von Stauungspapillencharakter bei Pseudotumor cerebri (35jährige Patientin, Ursache wahrscheinlich Kontrazeptiva). Deutlich vergrößerter Papillendurchmesser, unscharfe Papillengrenzen, pilzförmige Prominenz der Papille von ca. 1,5 bis 2 Dioptrien, diskrete venöse Stase. Sehschärfe 1,0. Im Gesichtsfeld Vergrößerung des blinden Fleckes. Keine Gesichtsfelddefekte.

dung von oralen Kontrazeptiva und Antibiotika (Tetracyclin bei Kindern). Therapeutisch sind beim Pseudotumor cerebri in den Anfangsstadien wiederholte Lumbalpunktionen, Diuretika (500 bis 1000 mg Diamox pro Tag) sowie *Corticosteroide*, sofern diese nicht als primäre Ursache in Frage kommen, indiziert. Bei bedrohlichem visuellem Funktionsverlust ist ein *lumboperitonealer Shunt* anzulegen. Die Dekompression der dilatierten Optikusscheiden durch laterale Orbitotomie oder durch medialen Zugang in der Orbita ist eine weitere chirurgische, oft erfolgreiche Alternative.

Sehnerv und Allgemeinerkrankungen

A. Huber

Zusammenhänge zwischen Sehnervenerkrankungen und Allgemeinerkrankungen des Organismus sind in den vorangehenden Abschnitten immer wieder erwähnt und diskutiert worden. Im folgenden seien einige wichtige Allgemeinerkrankungen aufgeführt, welche zu mehr oder weniger ausgesprochenen Sehnervenaffektionen führen, wobei keine Konstanz der Optikusneuropathie besteht und auch vielfach die Mechanismen der Relation zwischen Sehnervenerkrankung und Allgemeinerkrankung noch ungenügend erforscht sind.

Arterielle Hypertonie

Im Verlaufe einer malignen Hypertonie mit Niereninsuffizienz kann eine *Papillenschwellung mit Ödem*, Prominenz und kapillarer Stase auftreten, das von einer Stauungspapille bei intrakranieller Drucksteigerung kaum zu unterscheiden ist. Gesichtsfeld und Sehschärfe bleiben vielfach intakt. Parallel damit geht nicht selten eine eigentliche Enzephalopathie mit intrakranieller Drucksteigerung.

Akute ischämische Zustände der Papille kommen bei der arteriellen Hypertonie unter verschiedenen Erscheinungsbildern vor. So ist in 40% der Fälle von Sehnervenapoplexie einzig und allein eine arterielle Hypertonie als Ursache festzustellen. Im Verlauf einer *Schwangerschaftstoxikose* im Stadium der Präklampsie kann es zu doppelseitigem Visusverlust mit weißlichem Papillenödem und Verlust der Sichtbarkeit der Papillengefäße kommen. Als Ursache der Papillenischämie wird ein Spasmus auf Niveau der hinteren Ziliararterien angenommen. Im Verlaufe einer arteriellen Hypertonie können auch lokalisierte Ischämien in der präliminären Portion des Sehnerven auftreten, charakterisiert durch kleine, bogenförmige oder parazentrale Gesichtsfelddefekte sowie durch Blutungen im Bereiche des Papillenrandes. Solche lokalisierten Ischämien in der präliminären Zone des Sehnerven sind mit den lakunären zerebralen Läsionen in Vergleich zu setzen.

Leukämien

Im Verlaufe einer *leukämischen Meningosis* kann es zu intrakranieller Drucksteigerung und Entwicklung von doppelseitigen Stauungspapillen kommen, welche erfahrungsgemäß nach entsprechender erfolgreicher Chemotherapie wieder verschwinden und einem normalen Papillenaspekt Platz machen. Daneben kommt auch direkte *leukämische Infiltration der Papille* resp. des retrolaminären Sehnerven vor. Im ersteren Falle findet sich auf der Papille eine schlecht begrenzte, weißliche Masse, oft mit Papillenödem assoziiert. Die retrolaminäre Infiltration erzeugt eine Papillitis mit oft schwerem Visusverlust. Zu den Sehnerveninfiltrationen gesellt sich nicht selten eine leukämische Retinopathie mit oberflächlichen oder prä- oder subretinalen Blutungen. Diagnostisch entscheidend ist meistens die Liquorzytologie.

Bei der lymphatischen Leukämie ist neben der Uveitis mit chorioretinaler Infiltration die Optikusneuropathie selten. Der Sehnerv kann durch eine intrakranielle oder intraorbitäre lymphatische Tumormasse komprimiert werden. Die lymphatische Infiltration des N. opticus kommt ebenfalls vor. Schlußendlich kann die Optikusneuropathie auch als Folge einer lymphatischen Meningitis auftreten.

Lupus erythematodes

Hier ist im Gegensatz zur nicht seltenen *Retinopathie* die Optikusneuropathie eher selten. Sie manifestiert sich unter dem Bilde der *Papillitis* oder Retrobulbärneuritis mit deutlicher Visusabnahme und zentralem oder zäkozentralem Skotom. Wichtig ist die Tatsache, daß bei Lupus-erythematodes-Optikusneuropathie die Retinopathie in den meisten Fällen vermißt wird. Dieselbe manifestiert sich bekanntlich durch Perivaskulitis, Blutungen und Störungen der Mikrozirkulation mit Bildung von Cotton-wool-Herden. Trotz intensiver Corticosteroidtherapie ist die Prognose der Optikusneuropathie bei Lupus erythematodes im allgemeinen nicht günstig. Eventuelle zusätzliche Therapie mit Immunosuppressoren ist angezeigt. Da die Optikusneuropathie häufig von einer Rückenmarkmyelopathie begleitet ist, sind Verwechslungen mit der multiplen Sklerose möglich, zumal beide Erkrankungen ähnliche Veränderungen der Liquorzusammensetzung zeigen.

Sarkoidose

In einem Drittel der Fälle von Sarkoidose manifestiert sich an den Augen eine *chronische Uveitis*. Optikusneuropathie ist eher selten: Sie beruht auf einer Infiltration des Sehnerven oder der Sehnervenscheiden einerseits oder auf einer Kompression des Sehnerven durch ein intrakranielles oder intraorbitales Granulom. Spielt sich die Sarkoidose auf Niveau der Papille ab, so manifestiert sie sich als *Papillentumor*, der als prominente weiße Masse imponiert. Im Bereiche des Sehnerven erscheint die Affektion unter dem Bild einer *Retrobulbärneuritis*, wobei meistens eine ausgedehnte Affektion des zentralen Nervensystems vorhanden ist. Im CT zeigt sich vielfach eine Verdickung und Volumenvermehrung des N. opticus, welche mit einem Meningeom oder Gliom verwechselt werden kann. Massive Corticosteroidtherapie scheint bei der Optikusneuropathie im Rahmen der Sarkoidose erfolgreich zu sein. Auch die Infiltrationen der Sehnervenscheiden sowie die Granulome im Bereiche der Orbita oder des intrakraniellen Sehnervenabschnittes reagieren günstig auf Cortisonbehandlung.

Diabetes

Die Optikusneuropathien beim Diabetes sind bereits im Abschnitt „Toxische Neuropathien" besprochen worden. Hier sei nur noch einmal in Erinnerung gerufen, daß beim Diabetes folgende Optikusneuropathien vorkommen können: die *akute nichtinflammatorische ischämische* Affektion des Sehnervenkopfes und seiner retrolaminären Portion, die *ödematöse Papillopathie* des jungen insulinabhängigen Diabetikers und die *hereditäre Optikusatrophie*, assoziiert mit Diabetes mellitus, Diabetes insipidus und Taubheit (s. „Optikusatrophien").

Schilddrüsenerkrankungen

Die Optikusneuropathie bei Hyperthyreose ist in einem besonderen Abschnitt behandelt worden (dysthyreotische). Hier sei ergänzend angeführt, daß Kompressionsschäden des N. Opticus meistens erst im Stadium VI der endokrinen Orbitopathie vorkommen. Sie führt zunächst zu Gesichtsfeldausfällen, später auch zur Herabsetzung der zentralen Sehschärfe. Anfänglich beruhen sie auf einer Behinderung des axoplasmatischen Transportes und sind dann noch reversibel. Erfolgt keine wirksame Entlastung der Orbita, so entstehen durch Optikusatrophie Dauerschäden bis zur Erblindung. Im allgemeinen vollzieht sich diese Entwicklung erst im Laufe mehrerer Monate, kann jedoch gelegentlich einmal innerhalb weniger Wochen zur irreparablen Erblindung führen. Das Ausmaß der Optikuskompression bei endokriner Orbitopathie kann an der Papille nicht beurteilt werden. Bei zahlreichen Patienten mit eindeutigen Kompressionsschäden und entsprechenden Funktionsausfällen sind die visuell evozierten Potentiale sowohl bezüglich Amplitude als auch Latenzzeit noch völlig normal. Die Echographie (quantifizierbar gemachte B-Bild-Untersuchung im Quer- und Längsschnitt) läßt die Zunahme des Sehnervendurchmessers im bulbusnahen Abschnitt bei Kompression in der Orbitaspitze meist gut erkennen. *Für die Diagnose der Optikusneuropathie ist aber zweifellos die computergestützte Perimetrie* (wiederholte Untersuchungen) und die *Prüfung des Fern- und Nahvisus* nach sorgfältiger Refraktionskorrektur am aussagefähigsten. Das Therapieschema sei hier noch einmal wiederholt: Schilddrüsenregulation, Corticosteroide und bei nichtgenügendem Effekt operative Orbitadekompression.

Arteriitis temporalis Horton

Der Arteriitis temporalis liegt eine Riesenzellarteriitis zugrunde, beruhend auf einem Autoimmunprozeß. Kopfweh ist häufig anfänglich das einzige Symptom, wobei es in der Schläfen- und Stirnregion lokalisiert ein- oder beidseitig vorkommt. Häufig erscheinen die *Temporalarterien verdickt* und geschlängelt und sind auch dolent. Eine Hauptmanifestation der Arteriitis temporalis ist die akut auftretende *vordere ischämische Optikusneuropathie* mit ihren schweren funktionellen Folgen (s. oben). Eine 2. Manifestation der Riesenzellarteriitis ist die *Polymyalgia rheumatica*, charakterisiert durch Schmerzen im Bereiche der großen Gelenke, insbesondere der proximalen Gliedmaßenabschnitte. Riesenzellarteriitis und Polymyalgia rheumatica gehören wahrscheinlich zu ein und derselben Erkrankung. Alle Patienten mit Polymyalgia rheumatica sollten eine Biopsie der Temporalarterie haben. Bei positivem Ausfall sofort Beginn einer intensiven *Prednisonbehandlung* über längere Zeit. Dies scheint schon deshalb wichtig, weil bekannt ist, daß ein Drittel der Patienten mit Polymyalgia rheumatica Riesenzellarteriitis innerhalb eines Jahres entwickeln. Diagnostisch wichtig ist die Blutsenkungsgeschwindigkeit, die ausnahmslos stark erhöht ist mit Werten von mehr als 50 mm in der Stunde. Wegweisend ist jedoch stets die *Biopsie aus der A. temporalis*. Bei Arteriitis temporalis sind Corticosteroide (Prednison, 1 mg/ kg KG tägl.) bis zur Normalisierung der Blutsenkungsgeschwindigkeit angezeigt. Nach Dosisreduktion muß die Corticosteroidmedikation während Monaten, evtl. über Jahre hinaus fortgesetzt werden, nicht zuletzt auch um die schwere Augenkomplikation der ischämischen Optikusneuropathie zu verhindern.

Avitaminosen

Die Vitamin-B12-Avitaminose führt zu retrobulbärer Optikusneuropathie und findet sich bei der Biermerschen Krankheit, bei intestinalen Parasitosen sowie bei intestinalen Resorptionsstörungen. Möglicherweise spielt Vitamin-B_{12}-Mangel auch eine Rolle bei der Tabak-Alkohol-Amblyopie. Mangel an Vitamin B_1 (Thiamin) führt zur bekannten Beriberi-Krankheit, bei welcher Optikusneuropathien beobachtet werden. Ähnliche Vitamin-B_1-Mangelzustände kommen bei Zuständen von Mangelernährung vor. Auch Mangelzustände an Vitamin B_2 (Riboflavin) und an Vitamin PP können für Optikusneuropathien verantwortlich sein. In den Fällen von beschriebenen Avitaminosen mit Optikusneuropathie ist selbstverständlich die Vitaminsubstitution der fehlenden Vitamine als Therapie angezeigt.

Paget-Krankheit

Hier äußert sich die Optikusneuropathie durch Optikusatrophie progredienter Natur mit konzentrischer Einschränkung des Gesichtsfeldes. Der Sehnerv kann auf Niveau des Canalis opticus, der bei dieser Krankheit verengt ist, komprimiert werden. Im Hinblick auf die generalisierte Atheromatose bei solchen Patienten sind auch zirkulatorische Störungen als Ursache in Erwägung zu ziehen. Calcitonin scheint keinen wesentlichen Einfluß auf die Neuropathie des Optikus zu haben.

Porphyrie

Diese Affektion manifestiert sich durch akute abdominelle Symptome und Blutdrucksteigerung, nicht selten nach Barbituratverabreichung. Im Vordergrund stehen neurologische Erscheinungen wie Polyneuropathie entweder vom Typus der Mononeuritis oder vom Typus einer generalisierten, schweren Polyneuritis oder Polyradikulitis (mit rasch aufsteigender Tetraplegie). Gelegentlich kommt es durch Spasmen der Retinalarterien zu vorübergehender, beidseitiger Amaurose, die sich jedoch meistens teilweise erholt, allerdings unter Zurücklassung eventueller Zentralskotome mit Optikusatrophie. Die Prognose der Affektion ist schlecht und ein Drittel der Patienten kommt in einem akuten Schub der Affektion meist mit bulbären Symptomen und Atemlähmung ad exitum.

Psychogene Sehstörungen

H. Wildberger

Psychogene/Funktionelle Sehschärfenherabsetzung, Psychogene konzentrische Gesichtsfeldeinengung – Simulation, Aggravation

Der Verdacht auf eine psychogene oder funktionelle Sehstörung liegt dann vor, wenn vom Patienten Einschränkungen verschiedener visueller Qualitäten (Sehschärfe, Kontrastsehen, Farbensehen, Gesichtsfeldeinschränkung) durch apparative Untersuchung angegeben werden, welche weder durch das (unbeobachtete) Verhalten des Patienten noch durch den Augenbefund erklärt werden können. Einerseits werden Sehstörungen an gesunden Augen angegeben (Simulation), oder, bei bekannter, objektivierbarer Läsion werden die Sehstörungen als gravierender angegeben, als dies auf Grund des objektiven Befundes zu erwarten wäre (Aggravation).

Aus verschiedenen Gründen (unklare Sehstörung bei Kindern, Rentenleistung, unbegründete Rentenbegehren, forensische Begutachtung) ist man mit der Frage konfrontiert, ob überhaupt eine Läsion im Bereiche der Sehbahn vorliegt (Simulation) oder ob die angegebenen Sehbeschwerden dem objektivierbaren Untersuchungsbefund entsprechen (Aggravation). Zweifellos gilt es, Läsionen der Makula und der Netzhautperipherie, des Sehnerven, der höheren Sehbahn und der Sehrinde, aber auch der optischen Medien, Refraktion und der Binokularität (Amblyopie?) auszuschließen. Dies ist praktisch eine multidisziplinäre Aufgabe. Im Rahmen dieses Bandes ist der Sehnerv nur ein kleiner Teil der Fragestellung. Die verwendeten Methoden dekken sich aber über weite Strecken mit denjenigen einer sorgfältigen Neuropathieabklärung.

Mit den folgenden Patienten und Befunden haben wir es zu tun:

1. Kinder von der ersten Schulklasse (5–6 Jahre) bis 12 Jahre. Die Mädchen sind eindeutig in der Mehr-

5.236 Erkrankungen der Sehnerven

Abb. 5.**179** a–c Verdacht auf funktionelle Sehstörung. a) Das 9jährige Mädchen gibt eine reduzierte Sehschärfe, allerdings einen normalen Farbensinn (Nagelanomaloskop) und ein konzentrisch eingeschränktes Gesichtsfeld an. Die visuell evozierten Potentiale sind vollständig normal ausgefallen. Bei einer Nachkontrolle ein Jahr später finden sich unveränderte Befunde (Teil II). Das Mädchen ist an sich subjektiv beschwerdefrei, ist weder im Tageslicht noch in der Dämmerung behindert (was eigentlich zu erwarten wäre) und sieht in der Schule genügend.

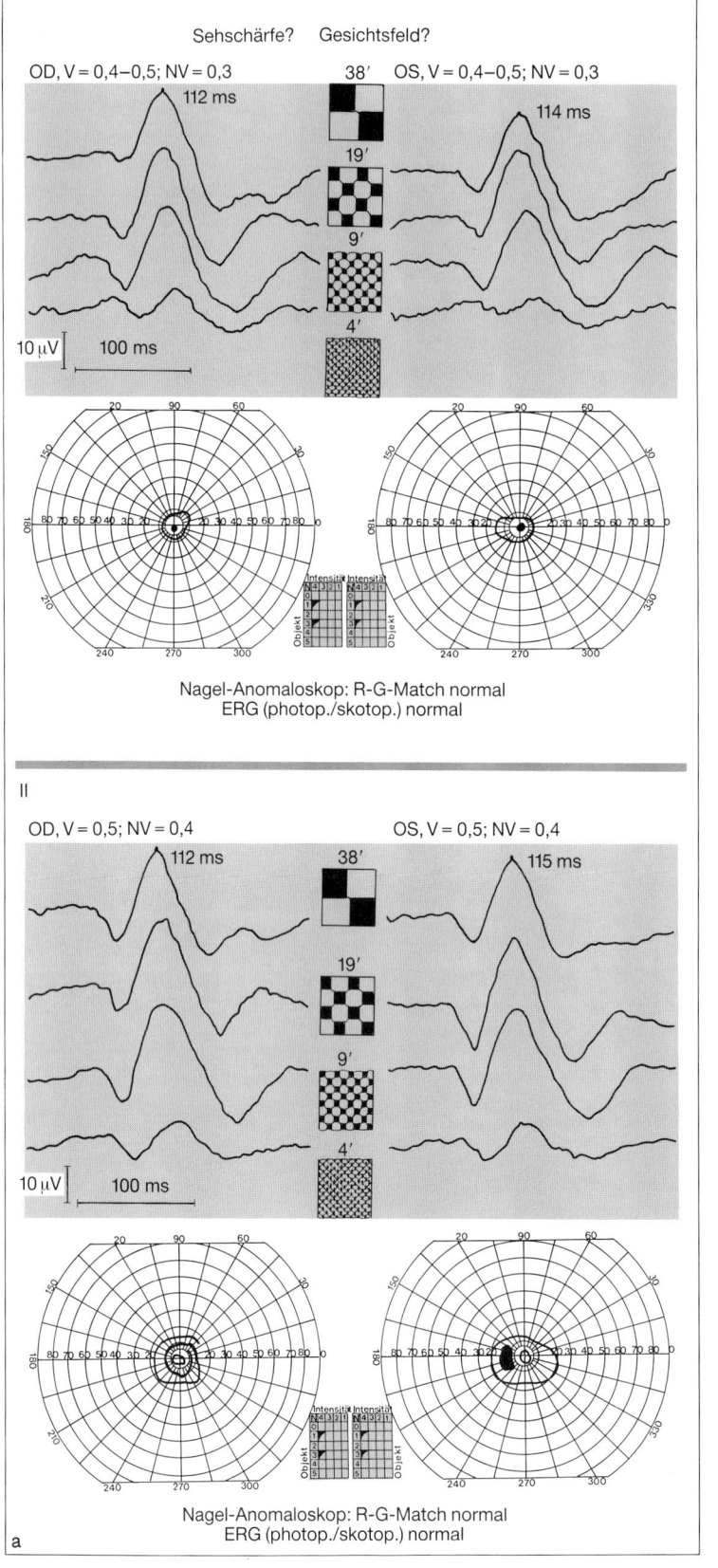

Abb. 5.**179** b s. S. **5**.237; Abb. 5.**179** c s. S. **5**.238.

zahl (Abb. 5.179). Gelegentlich sehen wir auch Knaben, bei denen interessanterweise sprachliche Schwierigkeiten (Integrationsschwierigkeiten?) eine Rolle spielen. Sprachunterschiede zwischen Schule und Elternhaus (vor allem Mutter). Häufig können sich solche Kinder (Knaben) auch sprachlich schlecht ausdrücken.

Befunde: Bei solchen Mädchen und Knaben wird häufig anläßlich einer Routineuntersuchung in der Schule eine verminderte Sehschärfe festgestellt. Gelegentlich ist der Auslöser der Hellraumprojektor in der Schule, wenn zu kleine projizierte Schrift nur mit Mühe gelesen werden kann. Oft zu Unrecht wird dann nach dem Augenarzt gerufen (Leistungsgesellschaft!). Dabei sollte von Kindern nicht immer und a priori eine volle Sehschärfe erwartet werden. Man sollte sich auch mit 0,6 oder 0,8 begnügen, das heißt, daß diese genannten Werte noch

als normal zu betrachten sind. Es ist nicht auszuschließen, daß man mit einer ungeschickt inszenierten medizinischen Abklärungsspirale steigender Intensität die entsprechenden Symptome (Gesichtsfeldeinschränkung) erst recht provoziert! Kinder klagen spontan nie über ein konzentrisches Gesichtsfeld oder über ein schlechtes Dämmerungssehen.

Kinder, welche in die Kategorie einer Sehschärfenreduktion ungeklärter Genese fallen, meistens zusammen mit einer konzentrischen Gesichtsfeldeinengung, klagen auch selten, daß sie zuwenig sehen. Allenfalls sehen sie „verschwommen". Die angegebene Sehschärfe ist meistens nicht schlechter als 0,3, was theoretisch für Kreideschrift an der Wandtafel und die Schulbücher ausreicht. Bei der Untersuchung dieser Kinder soll das Sehen nicht eine Prüfung, sondern ein Spiel sein. Dies

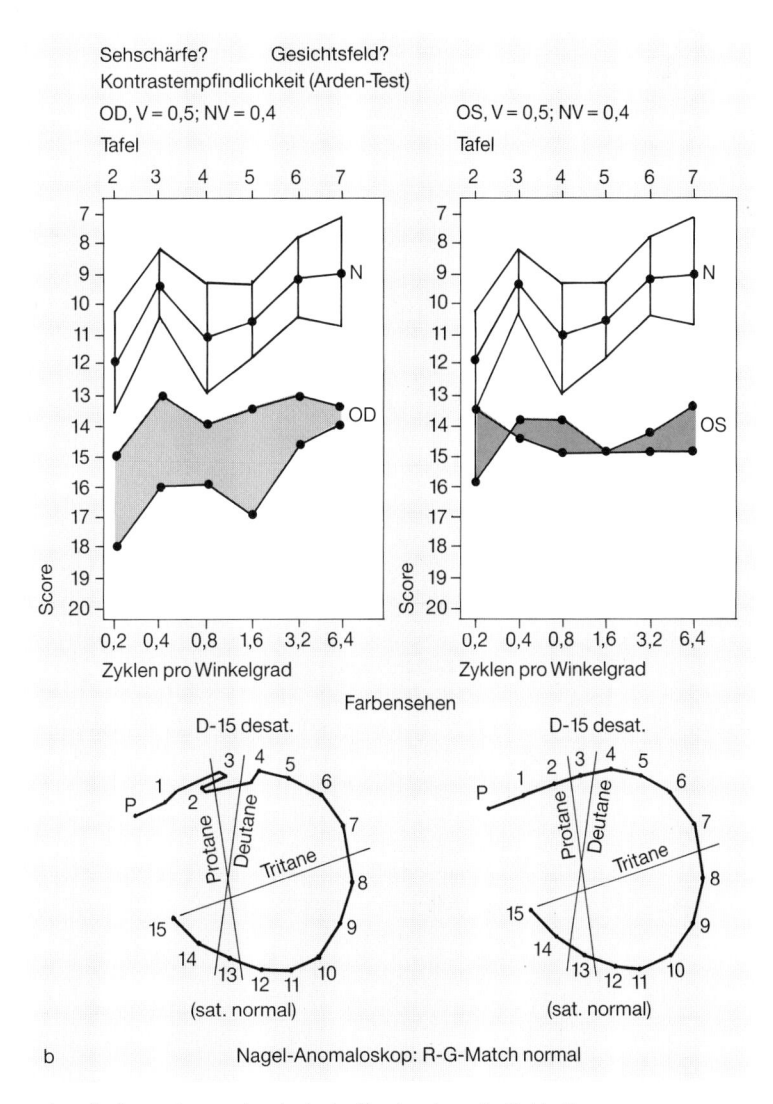

Abb. 5.179 b) Diskrepanz zwischen normalem Farbensehen und reduzierter Kontrastempfindlichkeit

5.238 Erkrankungen der Sehnerven

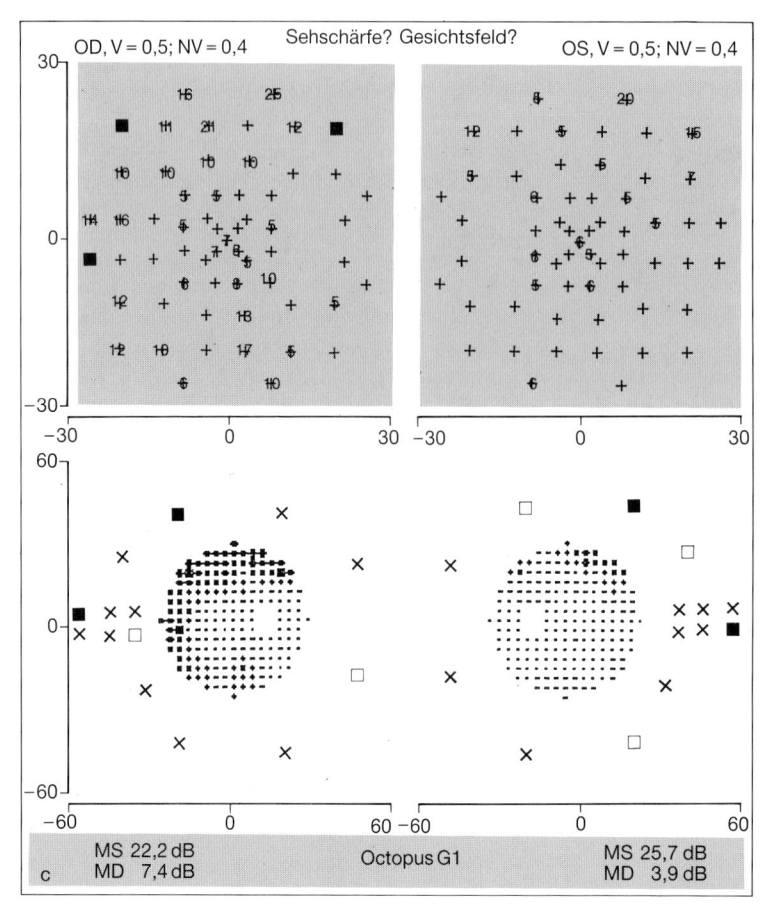

Abb. 5.**179** c) Im Gegensatz zur kinetischen Goldmann-Perimetrie (a) ist die statische, computergesteuerte Perimetrie eher besser ausgefallen (es gibt Fälle, bei denen man auch das Gegenteil beobachten kann).

kann eine positive Wirkung auf die Sehfunktion haben.

2. Mädchen in der Pubertät und junge Frauen:
Befunde: Im Vordergrund stehen konzentrische Gesichtsfeldeinschränkungen (Abb. 5.**180** und 5.**181**) (bei der computergesteuerten Perimetrie begleitet von einer hohen Fluktuation und einem hohen Anteil falsch negativer Antworten auf entsprechende Fangfragen). Diese Veränderungen können jahrelang konstant anhalten (WILDBERGER u. FLURY-CORNELIS 1986)! Die Symptomkonstanz über einen größeren Zeitraum wird auch in einer amerikanischen Studie bestätigt (KATHOL u. Mitarb. 1983). Häufig ist die Sehschärfe nicht voll, aber ausreichend für Schule und Berufsleben, und eine echte Behinderung, welche auch zu sozialen Problemen führen würde, tritt kaum auf. Es ist aber auch in diesen Fällen zu betonen, daß diese Patientinnen nicht wegen „eines schlechten Gesichtsfeldes" den Augenarzt aufsuchen, sondern wegen unspezifischer Beschwerden wie Asthenopie, Kopfweh, das evtl. im Zusammenhang mit einem durchgemachten Schädeltrauma steht, oder Schwierigkeiten am Personal Computer.

3. Aggravanten: In diese Kategorie fallen in wenig differenzierten Berufen tätige Arbeiterinnen und Arbeiter mit ausbildungsmäßiger, sprachlicher und sozialer Isolierung (Abb. 5.**182**).

Befunde: Eine (einseitige) Erkrankung oder ein unfallbedingtes Trauma verursacht Sehbeschwerden, welche mit dem objektivierbaren Befund nicht vereinbar sind (Aggravation). Sehr häufig werden dann auch erhebliche Sehbeschwerden am nicht betroffenen Auge angegeben.

Die Patienten sind häufig intellektuell durch die psychophysischen Untersuchungen überfordert. Dies schränkt die Anzahl an Untersuchungsmöglichkeiten und deren Interpretation ein.

Besonders problematisch sind angegebene Sehstörungen bei älteren ausländischen Arbeitern (Trennung und Ambivalenz gegenüber der ursprünglichen Heimat, vertiefte sprachliche Schwierigkeiten, Altersdepression, altersentsprechend auftretende Augenkrankheiten, evtl. psychoorganische Veränderungen [Alkoholismus]).

Im allgemeinen bleiben bei diesen Fällen die Schwierigkeiten im Rahmen der psychosozialen

Klinik – Psychogene Sehstörungen 5.239

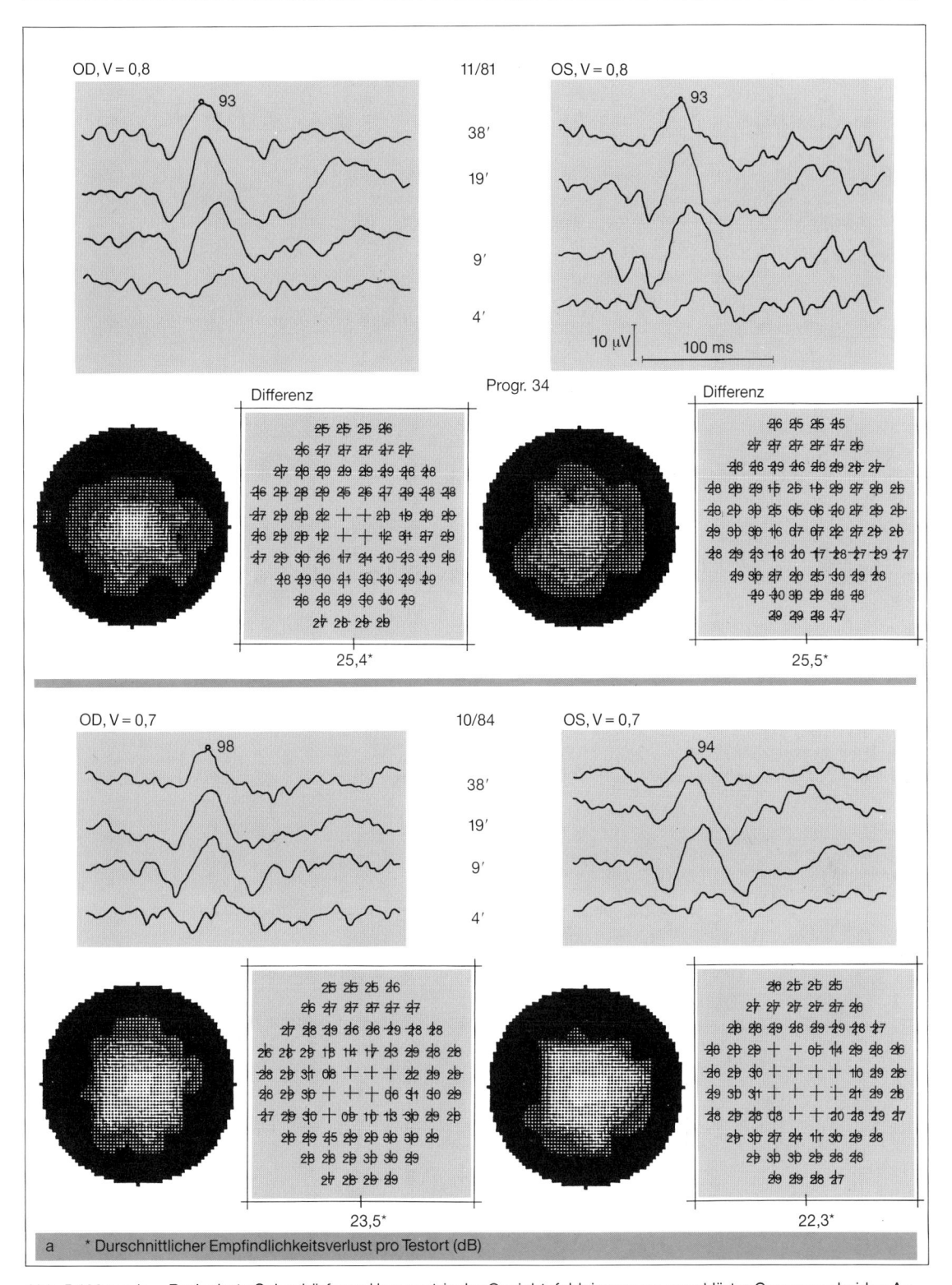

Abb. 5.180 a u. b. Reduzierte Sehschärfe und konzentrische Gesichtsfeldeinengung ungeklärter Genese an beiden Augen bei einer 19jährigen Patientin mit identischen Befunden 3 Jahre später. a) Die visuell evozierten Potentiale sind an beiden Untersuchungsdaten normal.
Abb. 5.180 c s. S. 5.240.

5.240 Erkrankungen der Sehnerven

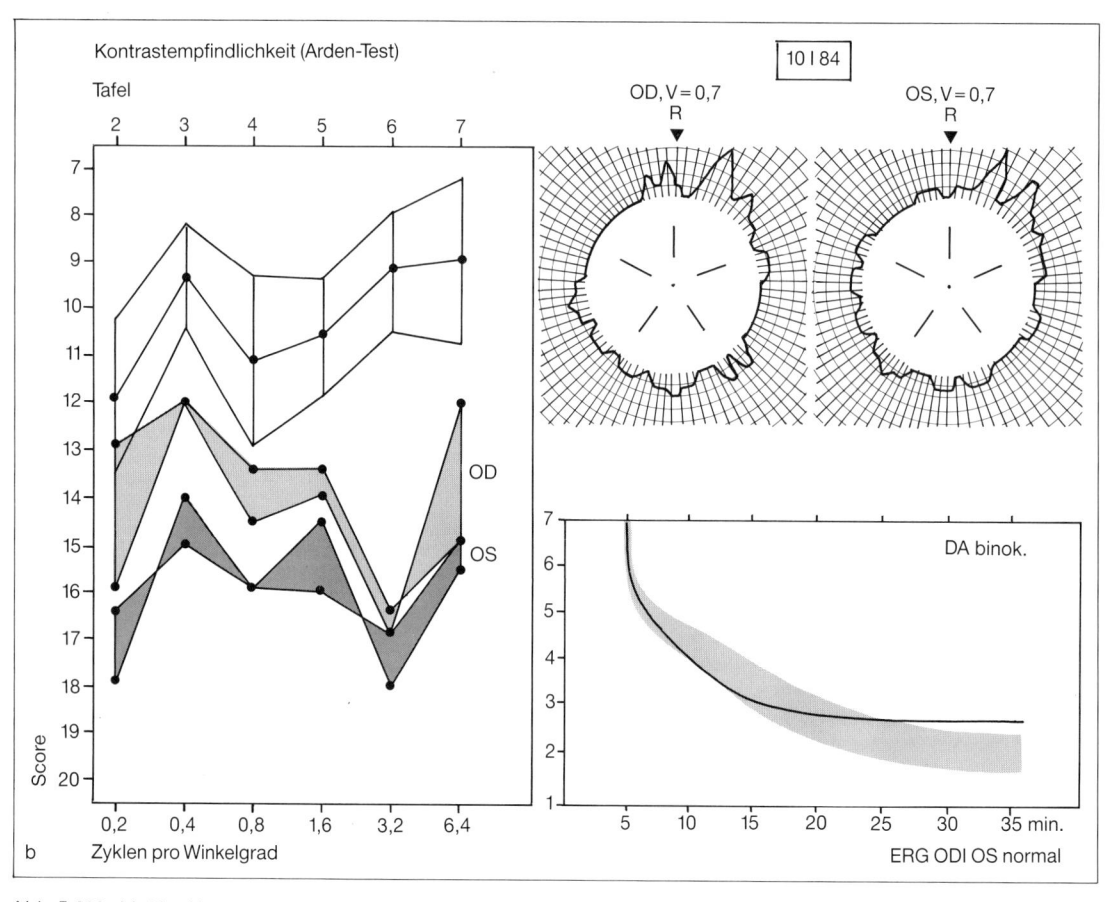

Abb. 5.180 b) Die Kontrastempfindlichkeit (Arden-Test) wird herabgesetzt angegeben, die Farbenwahrnehmung (100 Hue-Test) ist nur wenig gestört. Sowohl Elektroretinogramm wie subjektive Dunkeladaptation sind trotz massivem Gesichtsfeldbefund normal ausgefallen. Die Patientin ist subjektiv wenig gestört. Normale Berufsausübung als Sekretärin.

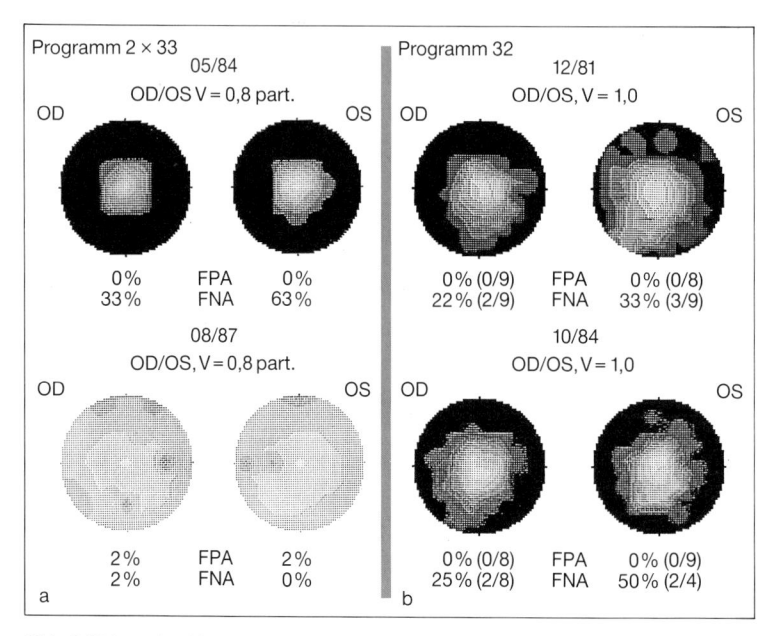

Abb. 5.181 a u. b Konzentrische Gesichtsfeldeinengungen ungeklärter Genese. b) zeigt den typtischen Befund bei einer jungen Patientin (H.S., ♀, 12.1958). Das Gesichtsfeld war auch nach mehreren Jahren unverändert eingeschränkt bei voller Sehschärfe. Hoher Anteil falsch negativer Antworten (FNA) auf entsprechende Fangfragen, während der Anteil falsch positiver Antworten (FPA) bei Null liegt. Bei a) war die ungeklärte Gesichtsfeldeinengung nach einigen Jahren verschwunden. Gleichzeitig normalisierten sich die Anteile der FNA (A.A., ♀, 7.1945).

Problematik ungelöst, auch wenn ein Augenleiden ausgeschlossen oder die Folgen einer Krankheit oder eines Unfalles gelindert werden konnten. Dies bedeutet schlußendlich eine Invalidisierung und Rentenauszahlung aufgrund einer psychiatrischen Diagnose. Bei der Begutachtung ist das Augenleiden oder seine Aggravation schlußendlich irrelevant, und im Vordergrund steht die psychische Alteration.

4. Schwierig, auch im Hinblick auf Entschädigungen oder Rentenbegehren ist die Abklärung von Sehstörungen bei indirekten Schädeltraumen mit und ohne Commotio. Umfangreiche neurologische Untersuchungen mit Berücksichtigung der Augenmotorik und der Otoneurologie werden notwendig. Ganz besonders delikat kann der Nachweis einer indirekten Optikusläsion durch ein Schädeltrauma sein (Velofahrer) (LESSELL 1989). Häufig entwickelt sich trotz Sehschärfenreduktion keine eindeutige Optikusatrophie. Besonders bei forensischen Fällen (Haftpflichtproblem bei Verkehrsunfall) empfiehlt es sich, schon bei der ersten Konsultation Nervenfaserphotographien anzufertigen und diese nach Ablauf von 2 Monaten zu wiederholen (Auftreten einer Nervenfaseratrophie).

Untersuchungen

Ein wesentlicher Punkt ist es, daß man sich für den Patienten Zeit nimmt. Das „Arbeiten" mit dem Patienten läßt oft intuitiv erahnen, was wirklich der Realität entspricht. Bereits schon die Art, wie sich der Patient im Sprechzimmer orientiert, welches er ein erstes Mal betritt, ist informationsreich. Ziel der Untersuchung ist einerseits der Nachweis der Normalität, andererseits der Ausschluß eines pathologischen Zustandes.

Häufig ist der Ausschluß einer Neuropathie des Sehnerven wesentlich einfacher als derjenige einer Makulopathie. Bei einer organisch bedingten Sehschärfe von 0,4 wegen einer Optikusaffektion wäre eine Atrophie oder eine Veränderung der Nervenfaserzeichnung zu erwarten. Die visuell evozierten Potentiale wären beim erwähnten Sehschärfenniveau deutlich gestört. Demgegenüber ist eine beginnende Makulopathie (Stargardtsche Erkrankung) mit einer Sehschärfe von 0,4 biomikroskopisch evtl. nicht mit Sicherheit auszumachen.

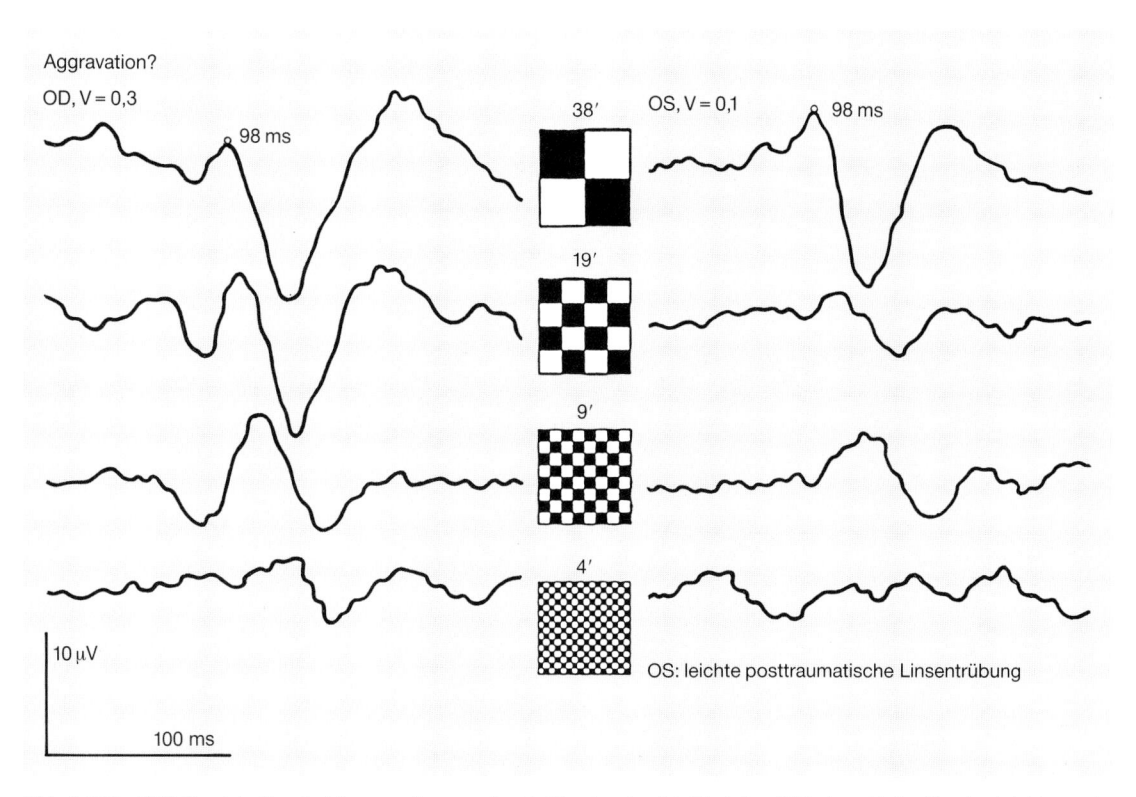

Abb. 5.182 VEP-Registration bei Aggravationsverdacht. Man beobachtet bei der 46jährigen Patientin eine leichte posttraumatische Linsentrübung am linken Auge. Es wird eine Sehschärfe von 0,3 rechts und 0,1 links angegeben. Die schlechte Sehschärfe rechts ist nicht erklärbar. Die vollständig normalen VEP rechts auf alle dargebotenen Schachbrettmuster (38, 19, 9 und 4 Winkelminuten-Kantenlänge) lassen eine Aggravation der rechtsseitigen Sehfunktion vermuten. Die schlechtere Sehschärfe links gegenüber rechts läßt sich demonstrieren (A. D., ♀, 46 Jahre).

Weder VEP noch ERG oder Schachbrettmuster-ERG könnten einen sicheren Ausfall aufdecken; am Nagelanomaloskop wird evtl. weder eine eindeutige Protanomalie mit Empfindlichkeitsabnahme im langwelligen Bereich und erst recht keine Achromatopsie angegeben.

Objektive Untersuchungen

Technisch ist der objektive Ausschluß einer Sehschärfenreduktion auf Handbewegungen bis 0,4 einfacher als der Nachweis, daß die Sehschärfe 0,5 und besser sein muß. Die Prüfung des afferenten Pupillendefizits ist nur bei einseitiger Sehstörung nützlich. Im Vordergrund der objektiven Untersuchungen steht die Ableitung der visuell evozierten Potentiale, vor allem mit kleinen Kontrastmustern (TEPING 1980, WILDBERGER 1981, 1986) (Abb. 5.183). Für den Beweis maximaler Sehschärfenwerte ergeben sich allerdings nur indirekte Hinweise (spatial tuning, s. „VEP" im Abschnitt „Untersuchungsmethoden"). Bei der Prüfung mit kleinsten Schachbrettmustern (1 Winkelminuten-Kantenlänge = Visus 1,0; 2 Winkelminuten-Kantenlänge entsprechen nur noch einer Sehschärfe von 0,5!) entstehen Unsicherheiten wegen zu kleinem Signal und zu großem Rauschen. Ein eindeutiger Nachweis voller Sehschärfe mit den VEP wäre nur mit aufwendiger Interpolationsmethoden und durch Bestimmung der Kontrastschwelle möglich. Andererseits ist jedoch bei einer echten neuralen Läsion eine erhebliche Beeinträchtigung der visuell evozierten Potentiale zu erwarten.

Zum Ausschluß einer bilateralen Läsion der Sehrinde nach Schädeltrauma (begleitet von einer bilateralen konzentrischen Gesichtsfeldeinschränkung) ist eine neuroradiologische Untersuchung (CT, MRI) unumgänglich.

Subjektive Untersuchungen

Bei Durchführung einer ganzen Batterie von psychophysischen Tests ist die Wahrscheinlichkeit groß, daß sich unvereinbare Widersprüche und Diskrepanzen ergeben, welche mit den objektiven Testresultaten nicht vereinbar sind. Dies kann der Schlüssel zur Diagnose einer psychogenen Sehstörung sein.

Beispiele:
– Die Sehschärfe an der Sehprobentafel ist schlechter als die Gittersehschärfe am Laserinterferenzgerät (stimmen diese Sehschärfenwerte überein, so ist allerdings die Wahrscheinlichkeit für eine echte Sehschärfenreduktion gestiegen);
– die Lesesehschärfe (evtl. mit Nahaddition) ist besser als die Fernsehschärfe;

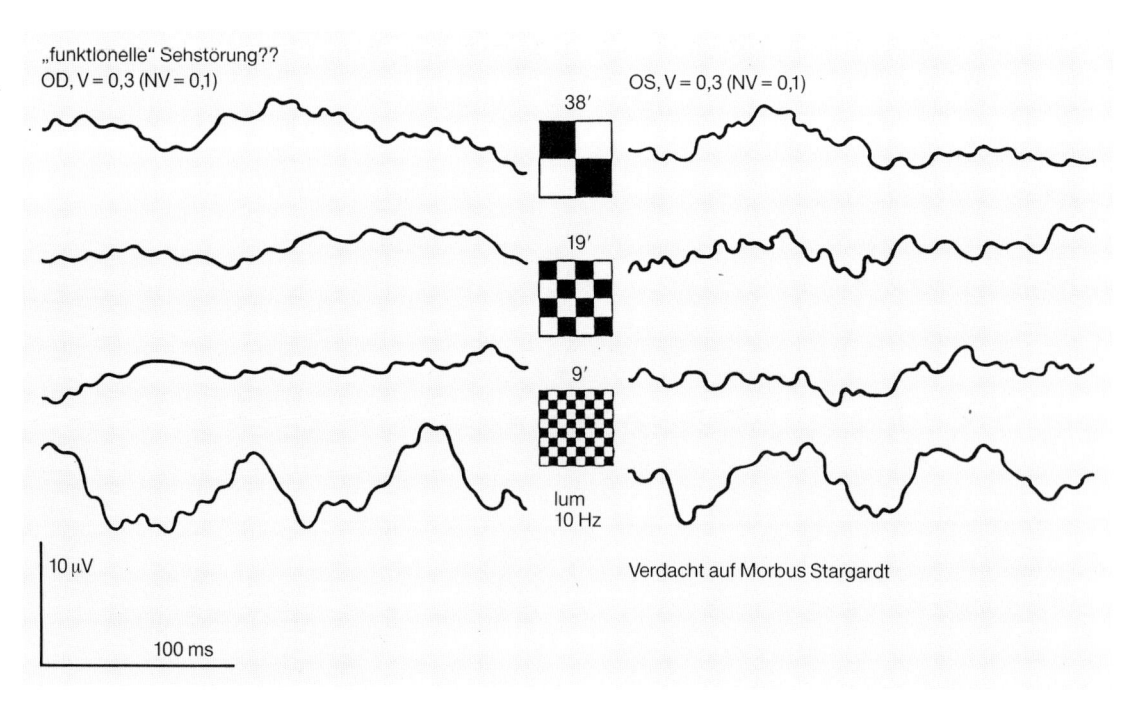

Abb. 5.**183** Bei Sehstörungen ungeklärter Genese sollen die visuell evozierten Potentiale eine organische Läsion aufzeigen oder ausschließen. Die gezeigten VEP-Registrierungen stammen von einem 7jährigen Knaben mit herabgesetzter Sehschärfe. Glaubwürdige Angaben. Ophthalmoskopisch Verdacht auf diskrete Makulopathie. Die Ableitung der VEP bestätigt den Verdacht einer beiderseitigen Sehstörung mit Sehschärfenherabsetzung. Auf Kontrastreize (38, 19 u. 9 Winkelminutenmuster) sind keine Antworten ableitbar (lediglich noch auf 10 Hz-Flicker). Es liegt mit großer Wahrscheinlichkeit eine bilaterale Makulopathie vor, nicht aber eine psychogene Sehstörung (M.K., ♂, 7 Jahre).

- die kinetische Perimetrie ist besser als die statische computergesteuerte Perimetrie, oder es ergeben sich „unerklärbare" Fluktuationen bei Wiederholung desselben Programmes der computergesteuerten Perimetrie (am automatischen Perimeter werden, vor allem wenn der Patient die Untersuchung nicht versteht, schon im Normalfall erhebliche Empfindlichkeitseinbußen in der Peripherie angegeben [HEIJL u. Mitarb. 1989]);
- der Patient bewegt sich sicher in einem dunklen Korridor, subjektive Dunkeladaptationsprüfung und Elektroretinogramm sind normal, obwohl ein massiv konzentrisches Gesichtsfeld angegeben wird;
- am Nagelanomaloskop wird eine normale Mischung eingestellt, obwohl am gesättigten Panel-D-15-Test Fehler gemacht werden
- oder: Das Farbensehen ist normal, obwohl das Kontrastsehen als massiv reduziert angegeben wird: Diese Dissoziation von Farbensehen und Kontrastwahrnehmung ist typisch bei funktioneller Sehstörung (WILDBERGER u. FLURY-CORNELIS 1986);
- an einem Random-dot-Stereotest (z.B. TNO-Test) werden die stereoptischen Figuren prompt gesehen, obwohl dies von der angegebenen Sehschärfe her nicht möglich wäre (Literatur s. unter „Untersuchungsmethoden");
- Mit der stenopäischen Lücke oder mit Minusgläsern wird besser gesehen.

Spezielle Simulationstests

- Psychologische „Tricks" bei der Sehschärfenprüfung (binokular, Vorhalten von Plus-Gläsern, Polarisationsfiltern usw.). Solche Teste können bei einseitiger Sehstörung einfacher sein.
- Sehschärfe an der Goldmann-Schaukel: Leider wird die Methode unsicher im „interessanten" Sehschärfenbereich von 0,5 bis 1,0 (Begründung s. im Abschnitt „Anatomie, Physiologie usw.", Abschnitt „Ganglienzellen, Rezeptivfelder usw.").
- Spezielle Sehschärfenteste (preferential looking, Suppression des optokinetischen Nystagmus [Ohm]): Ein stufenlos variierbares visuelles Ziel (z.B. ein Licht variierbarer Helligkeit) wird verstärkt, bis der OKN durch Fixation bei Erreichen der Wahrnehmungsschwelle gehemmt wird. Das Gerät muß mit orthoptischen Sichtokklusiven geeicht werden (MAKABE 1984). Komplexere Methoden wurden von FAHLE u. MOHN (1989) vorgestellt.
- Optokinetischer Nystagmus nur bei groben Sehstörungen. Der OKN wird primär durch die nahe Gesichtsfeldperipherie ausgelöst. Sein Vorhandensein (mit der üblichen Streifenbreite und Trommelgeschwindigkeit) gibt eindeutig nur Information über eine relativ grobe Sehfunktion. Ein OKN kann einfacher mit einer aufgefalteten, verkehrt gezeigten Tageszeitung ausgelöst werden: die (bei Vernachlässigung des hohen Kontrastes der Einzelbuchstaben) niedrigen Kontraste der breiten Spaltenbänder haben eventuell sogar eine etwas differenziertere Aussagekraft als die Trommel.

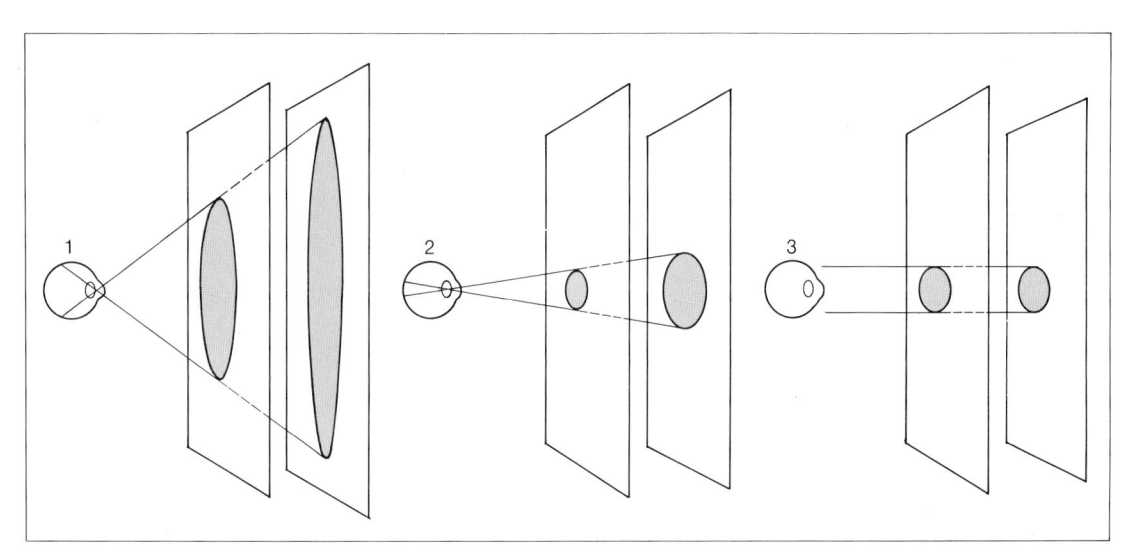

Abb. 5.**184** Gesichtsfelduntersuchung in normaler und doppelter Distanz bei Verdacht auf psychogene konzentrische Gesichtsfeldeinengung: 1 zeigt das normale Verhalten bei normalem Gesichtsfeld: in doppelter Distanz wird der perimetrierte Bezirk größer. 2: Bei Gesichtsfeldeinengung organischer Genese vergrößert sich das Restgesichtsfeld ebenfalls bei doppelter Untersuchungsdistanz. 3: Bei psychogener Gesichtsfeldeinengung soll der verbleibende Bezirk auch bei verdoppelter Untersuchungsdistanz seine Größe nicht verändern (nach *Burde* u. Mitarb.).

Abwegig ist der Versuch einer Bestimmung der Gittersehschärfe durch eine entsprechend fein gemusterte OKN-Trommel.
- Kinetische Perimetrie in doppelter Untersuchungsdistanz: Bei vorgetäuschtem konzentrischem Gesichtsfeld erweitert sich das Gesichtsfeld bei Vergrößerung der Testdistanz nicht (BURDE u. Mitarb. 1989, Abb. 5.**184**). Für die Untersuchung in vergrößerter Distanz sollte ebenfalls eine Kinnstütze zur Verfügung stehen.
- Auslotung des röhrenförmigen Gesichtsfeldes durch normale und gestreckte Profile am statischen computergesteuerten Perimeter (GLOWAZKI u. FLAMMER 1987): Wird ein Profilschnitt mit gegebener Anzahl Testorte (Octopus, F1) auf das röhrenförmige Gesichtsfeld gelegt, so erweitert sich dieses, wenn der Schnitt mit gleicher Testorteanzahl gestreckt wird.

Beurteilung

Diese kann nie eindeutig pro oder kontra ausfallen. Möglichkeiten und Wahrscheinlichkeiten müssen sich aus der Abwägung der Vielzahl erhobener Befunde (s. oben) ergeben.

Resultat: Es ist praktisch nicht möglich, ein normales Gesichtsfeld, ein normales Farbensehen oder eine volle Sehschärfe mit letzter Gewißheit zu beweisen! Eine Unsicherheit bleibt immer bestehen, und gerade gegenüber besorgten Eltern darf man die Möglichkeit eines organischen Leidens nie völlig ausschließen. Auch eine vorerst normale Makula bei Stargardtscher Erkrankung kann nach einigen Jahren eindeutige morphologische Veränderungen aufweisen.

Psychologischer Aspekt

MÖSLER u. Mitarb. (1989) bestätigen in ihrer psychiatrischen Untersuchung einer großen Patientengruppe die Häufigkeit der psychogenen Sehstörung bei Kindern und das Überwiegen des weiblichen Geschlechtes. Möglicherweise hat die Häufigkeit bei Kindern zugenommen, dies hängt aber eventuell auch mit dem dichteren Screening-Netz zusammen. Über die psychische Ursache der Sehstörung bei Kindern ist wenig bekannt. Dies würde eine ausführliche Familienuntersuchung erfordern. Ob eine solche auch indiziert wäre, bleibt offen. Das Intelligenzniveau der Aggravanten ist niedriger als dasjenige der Kinder! Dies zeigt sich auch eindeutig in der unterschiedlichen Zumutbarkeit der Teste.

Ist die Sehschärfenherabsetzung und die konzentrische Gesichtsfeldeinengung Ausdruck einer anatomischen Anlagestörung im visuellen System?

Sofern es sich bei Kindern und jungen Frauen (Patientengruppe 1 und 2) nicht um hysterische Sehstörungen handelt, welche nach kurzer Zeit wieder verschwinden, sondern wenn die herabgesetzte Sehschärfe und das konzentrische Gesichtsfeld über Jahre persistieren (lebenslange Beobachtungen stehen allerdings aus!), ohne daß die Patienten durch die herabgesetzte Sehfunktion behindert sind, steht zur Diskussion, ob in diesen Fällen nicht eine angeborene anatomische Anlagestörung vorliegt. Man könnte sich auch vorstellen, daß dabei nicht die klassische Sehbahn betroffen ist, sondern eine der akzessorischen Bahnen (z. B. über den Pulvinar).

Literatur

Klinik

Agardh, C. D., U. Cavallin-Sjöberg, E. Agardh: Optic disc swelling in an insulin-dependent diabetic. Acta ophthalmol. 66 (1988) 206–209

Airaksinen, P. J., A. Heijl: Visual field and retinal nerve fibre layer in early glaucoma after optic disk haemorrhage. Acta ophthalmol. 61 (1983) 186–194

Airaksinen, P. J., E. Mustonen, H. I. Alanko: Optic disc haemorrhages precede retinal nerve fibre layer defects in ocular hypertension. Acta ophthalmol. 59 (1981) 627–641

Alper, M. G.: Pathology and surgical management of primary intraorbital meningiomas. In: Lawton Smith, J.: Neuro-Ophthalmology Focus 1982. Masson, Paris 1982 (pp. 29–48)

Anderson, R. L., W. Panje, C. Gross: Optic nerve blindness following blunt forehead trauma. Ophthalmology 89 (1982) 445–45

Antworth, M. V., R. W. Beck: Third nerve palsy as a presenting sign of acquired immune deficiency syndrome. J. clin. Neuro-Ophthalmol. 7 (1987) 125–128

Apple, D. J., M. F. Rabb, P. M. Walsh: Congenital anomalies of the optic disc. Surv. Ophthalmol. 27 (1982) 15–25

Arnold, A. C., J. S. Pepose, R. S. Hepler, R. Y. Foos: Retinal periphlebitis and retinitis in multiple sclerosis. Pathologic characteristics. Ophthalmology 91 (1984) 255–262

Arruga, J., J. Valentines, F. Mauri, G. Roca, R. Salmon, G. Rufi: Neuroretinitis in acquired syphilis. Ophthalmology 92 (1985) 262–270

Asber, Th. M.: The expanding ophthalmologic spectrum of Lyme disease. Amer. J. Ophthalmol. 107 (1989) 77–80

Atta, H. R., S. F. Byrne: The findings of standardized echography for chorioidal folds. Arch. Ophthalmol. 106 (1988) 1234–1241

Aulhorn, E., M. Tanzil: Comparison of visual field defects in glaucoma and in acute AION. Docum. ophthalmol., Proc. Ser. 19 (1979) 73–79

Barr, Ch. C., J. S. Glaser, G. Blankenship: Acute disc swelling in juvenile diabetes. Arch. Ophthalmol. 98 (1980) 2185–2192

Beck, R. W.: The optic neuritis treatment trial. Arch. Ophthalmol. 106 (1988) 1051–1053

Beck, R. W., G. E. Servais, S. S. Hayreh: AION IX: Cup-to-disc ratio and its role in pathogenesis. Ophthalmology 94 (1987) 1503–1508

Beck, R. W., P. J. Savino, M. X. Repka, N. J. Schatz, R. C. Sergott: Optic disc structure in AION. Ophthalmology 91 (1984) 1334–1337

Beck, R. W., P. J. Savino, N. J. Schatz, C. H. Smith, R. Sergott: AION: recurrent episodes in the same eye. Brit. J. Ophthalmol. 67 (1983) 705–709

Becker, W. L., R. M. Burde: Carotid artery disease. Arch. Ophthalmol. 106 (1988) 34–39

Benson, W. E., J. A. Shields, W. Tasman, A. S. Crandall: Posterior Scleritis. Arch. Ophthalmol. 97 (1979) 1482–1486

Beri, M., M. R. Klugman, J. A. Kohler, S. S. Hayreh: AION VII: incidence of bilaterality and various influencing factors. Ophthalmology 94 (1987) 1020–1028

Berninger, T. A., W. Heider: Electrophysiology and perimetry in acute retrobulbar neuritis. Docum. ophthalmol. 71 (1989) 293–305

Bialasiewicz, A. A., W. Huk, K. F. Druschky, G. O. H. Naumann: Borrelia-burgdorferi-infektion mit beidseitiger Neuritis nervi optici und intracerebralen Demyelinisierungsherden. Klin. Mbl. Augenheilk. 195 (1989) 91–94

Blackwell, C. L.: MRI in optic neuritis and reply by R. W. Beck. Arch. Ophthalmol. 107 (1989) 789

Boghen, D., J. S. Glaser: Ischaemic optic neuropathy: the clinical profile and natural history. Brain 98 (1975) 689–708

Bogousslavsky, J., A. J. Fox, L. S. Carey, S. Vinitzki, B. Bass, J. H. Noseworthy, G. C. Ebers, H. J. M. Barnett: Correlates of brain-stem oculomotor disorders in MS. MRI. Arch. Neurol. 43 (1986) 460–463

Boltshauser, E.: Degenerative Erkrankungen des Zentralnervensystems im Kindesalter. Huber, Bern 1983

Borchert, M., S. Lessell: Progressive and recurrent nonarteriitic AION. Amer. J. Ophthalmol. 106 (1988) 443–449

Brack, M. J., P. G. Cleland, R. I. Owen, E. D. Allen: Anterior ischemic optic neuropathy in the acquired immune deficiency syndrome. Brit. med. J. 295 (1987) 696–699

Brändle, K.: Die posttraumatischen Opticusschädigungen. Confin. neurol. 15 (1955) 169–208

Brown, G., J. Shields: Tumors of the optic nerve head. Surv. Ophthalmol. 29 (1985) 239–264

Brown, G., W. Tasman: Congenital anomalies of the Optic Disc. Grune & Stratton, New York 1983

Bucher, M., J. Assal, P. Leuenberger: Neuropathies oculaires et neuropathies systémiques diabétique. Klin. Mbl. Augenheilk. 176 (1980) 711–717

Burde, R., P. Savino, J. Trobe: Clinical decisions in Neuro-Ophthalmology. Abnormal Optic Disc. Mosby, St. Louis 1985 (pp. 116 ff.)

Burde, R., P. Savino, J. Trobe: Clinical decisions in Neuro-Ophthalmology. Papilledema. Mosby, St. Louis 1985 (pp. 122–127)

Burde, R. M., P. J. Savino, J. D. Trobe: Neuroophthalmologie. Kohlhammer, Stuttgart 1989

Bürki, E.: VEP's, Kontrastempfindlichkeit und Farbsinn bei Patienten mit Neuritis nervi optici und bei MS. Klin. Mbl. Augenheilk. 179 (1981) 161–168

Buschmann, W.: Klinisches Bild, Ultraschalldiagnostik und rationelle Therapie der endokrinen Orbitopathie. Augenärztl. Fortb. 12 (1989) 65–83

Buschmann, W., W. Richter: Ophthalmo-rhinochirurgische Entlastungsoperation bei malignem endokrinem Exophthalmus. Klin. Mbl. Augenheilk. 185 (1984) 1–8

Camisa, J., L. H. Mylin, I. Bodis-Wollner: The effect of stimulus orientation on the visual evoked potential in multiple sclerosis. Ann. Neurol. 10 (1981) 532–539

Campos, E. C., S. Bellel, A. A. De Simone: Provokative test for early diagnosis of multiple sclerosis. Docum. ophthalmol. 61 (1985) 113–118

Campos, E. C., J. M. Enoch, C. R. Fitzgerald, M. D. Benedetto: A simple psychophysical technique provides early diagnosis in optic neuritis. Docum. ophthalmol. 49 (1980) 325–335

Carrol, F. D.: Toxicology of the optic nerv. In Dobli-Srinavasan, B.: Ocular Therapeutics. Masson, Paris 1980

Celesia, G. G., D. Kaufmann, S. B. Cone: Simultaneous recording of PERG and VEP in MS. Arch. Neurol. 43 (1986) 1247–1252

Chams, H., Z. Aalami-Harandi, M. Movassat: Le nerf optique dans la maladie de Behçet. Ophthalmologie (Paris) 1 (1987) 75–76

Chiappa, K. H., St. W. Parker, Bh. T. Shahani: Pathoneurophysiology of MS. In Koetsier, J. C.: Handbook of Clinical Neurology, vol. III: Demyelinating Diseases. Elsevier, Amsterdam 1985

Christ, Th., R. Stodtmeister, L. Pillunat: Normalwerte beim Flimmertest nach Aulhorn. Klin. Mbl. Augenheilk. 190 (1987) 114–120

Cogan, D.: Neurology of the Visual System. Thomas, Springfield 1968

Compston, A.: Immunological abnormalities in patients with optic neuritis. In Hess, R. F., G. T. Plant: Optic Neuritis. Cambridge University Press, Cambridge 1986 (pp. 86–108)

Coscas, G., P. Dhermy: Occlusions veineuses rétiniennes. Rapport de la Société française d'ophthalmologie. Masson, Paris 1978

Cox, T. A., H. St. Thompson, J. J. Corbett: Relative afferent pupillary defects in optic neuritis. Amer. J. Ophthalmol. 92 (1981) 685–690

Cox, T. A., H. St. Thompson, S. S. Hayreh, J. E. Snyder: VEP and pupillary signs. Arch. Ophthalmol. 100 (1982) 1603–1607

Cullen, J. F., J. Duvall: Posterior ischaemic optic neuropathy. Neuro-ophthalmology 3 (1983) 15–19

van Dalen, J. T. W., H. Spekreijse: Comparison of visual field examination and visual evoked cortical potentials in MS patients. Docum. ophthalmol., Proc. Ser. 27 (1981) 139–147

Daumann, C., R. Putz, D. Schmidt: Der Verlauf der Arteria temporalis superficialis. Klin. Mbl. Augenheilk. 194 (1989) 37–41

Davis, F. A., D. Bergen, Ch. Schauf, J. McDonald, W. Deutsch: Movement phosphenes in optic neuritis: a new clinical sign. Neurology 26 (1976) 1100–1104

Dönberger, V., G. Dörnberger, R. Rössler, M. Eggstein: Dopplersonographie in der Diagnostik und Therapie der Arteriitis temporalis. Med. Welt 38 (1987) 1302–1308

Dreyer, R. F., G. Hopen, J. D. M. Gass, L. Smith: Leber's idiopathic stellate neuroretinitis. Arch. Ophthalmol. 102 (1984) 1140–1145

Duke-Elder, S., G. J. Scott: Neuroophthalmology. In System of Ophthalmology, vol. XII. Mosby, St. Louis 1971

Duker, J. S., R. C. Sergott, P. J. Savino, Th. M. Bosley: Optic neuritis with secondary retinal venous stasis. Ophthalmology 96 (1989) 475–480

Dutton, J. J., R. M. Burde, T. G. Klingele: Autoimmune retrobulbar optic neuritis. Amer. J. Ophthalmol. 94 (1982) 11–17

Ebers, G. C.: Optic neuritis and MS. Arch. Neurol 42 (1985) 702–704

Eichenlaub, D., H. D. Pohle: Infektionen des Zentralnervensystems bei AIDS. In L'age-Stehr, J.: AIDS und die Vorstadien. Springer, Berlin 1988

Ellenberger, C.: Ischemic optic neuropathy as a possible early complication of vascular hypertension. Amer. J. Ophthalmol. 88 (1979) 1045–1051

Enoch, J. M., E. C. Campos, H. E. Bedell: Visual resolution in a patient exhibiting a visual fatigue or saturation-like effect. Arch. Ophthalmol. (Chic.) 97 (1979) 76–78

Eretto, P., G. Krohel, Z. Shihab: Optic neuropathy in Paget's disease. Amer. J. Ophthalmol. 97 (1984) 505–510

Fabricius, E.-M.: AIDS und Ophthalmologie. In Jäger, H.: AIDS und HIV-Infektionen. Handbuch. Ecomed, Landsberg 1989

Fabricius, E.-M., H. Jäger, E. Holzer, F. Prantl, J.-H. Greite: Inzidenz von Augenveränderungen bei HIV-Infektion. Münch. med. Wschr. 130 (1988) 591–594

Fahle, M., G. Mohn: Assessment of visual function in suspected ocular malingering. Brit. J. Ophthalmol. 73 (1989) 651–654

Farlow, M. R., O. N. Markand, M. K. Edwards, J. C. Stevens, O. J. Kolar: MS: MRI, evoked responses and spinal fluid electrophoresis. Neurology 36 (1986) 828–831

Feit, R. H., R. L. Tomsak, C. Ellenberger jr: Structural factors in the pathogenesis of ischemic optic neuropathy. Amer. J. Ophthalmol. 98 (1984) 105–108

Feldon, S., C. Lee, S. Muramatsu, J. Weiner: Quantitative computed tomography of Grave's ophthalmopathy extraocular muscle and orbital fat in development of optic neuropathy. Arch. Ophthalmol. 103 (1985)

Fletcher, W. A., R. K. Imes, D. Goodman, W. F. Hoyt: Acute idiopathic blind spot enlargement. Arch. Ophthalmol. 106 (1988) 44–49

Frisén, L.: Ophthalmoscopic evaluation of the retinal nerve fibre layer in neuro-ophthalmologic disease. In Smith, L.: Neuro-Ophthalmology Focus 1980. Masson, Paris 1979 (pp. 53–67)

Frisén, L.: Clinical features of optic neuritis standard examination techniques. Bull. Soc. belge Ophthalmol. 208 (1983) 131–142

Frisén, L., W. F. Hoyt: Insidious atrophy of retinal nerve fibers in multiple sclerosis. Arch. Ophthalmol. 92 (1974) 91–97

Frisén, L., W. F. Hoyt, B. Tengroth: Opticociliary veins, disc pallor and visual loss: a triad of signs indicating spheno-orbital meningiomas. Acta ophthalmol. 51 (1973) 241–248

Fruch, B., J. Arendshorst, J. Sisson: Compressive optic neuropathy in Grave's disease. Orbit 2 (1983) 199–212

Furuse, N., S. Hayasaka, T. Setogawa et al.: Optic nerve glioma produces an acute loss of vision. Neuro-ophthalmology 8 (1988) 239–244

Galvin, R. J., D. Regan, J. R. Heron: Impaired temporal resolution of vision after acute retrobulbar neuritis. Brain 99 (1976) 255–268

Gass, J. D. M.: Diseases of the optic nerve that may simulate macular disease. Trans. Amer. Acad. Ophthalmol. Otolaryngol. 83 (1977) 766–769

Gasser, P., J. Flammer, U. Guthauser, P. Niesel, F. Mahler, H. R. Linder: Bedeutung des vasospastischen Syndroms in der Augenheilkunde. Klin. Mbl. Augenheilk. 188 (1986) 398–399

Girling, D. J.: Adverse effects of antituberculosis drugs. Drugs 23 (1982) 56–74

Glaser, J.: Papilledema. In: Neuro-Ophthalmology. Harper & Row, New York 1978 (pp. 79–83)

Glaser, J.: Topical diagnosis: prechiasmal pathways. In Duane, Th. D., E. A. Jaeger: Clinical Ophthalmology, vol. II. Harper & Row, New York 1987

Gloor, B., H. R. Müller, E. Vozenilek: Arterielle Verschlußkrankheiten im Augenbereich. Diagnostischer Beitrag der Doppler-Sonographie. Klin. Mbl. Augenheilk. 186 (1985) 161–171

Glowazki, A., J. Flammer: Kriterien für die Programmwahl bei der automatischen Perimetrie. In Gloor, B.: Automatische Perimetrie. Klin. Mbl. Augenheilk., Suppl. 110 (1987)

Gormann, C. A.: The Eye and Orbit in Thyroid Disease. Raven, New York 1984

Gottlob, I., W. Heider: Effect of hypothermia on pattern-VEP and PERG in optic neuritis. Clin. Vision Sci. 2 (1988) 277–283

Grant, W. M.: Toxicology of the eye. Thomas, Springfield 1974

Grimson, B. S., K. B. Simons: Orbital inflammation, myositis and systemic LE. Arch. Ophthalmol. 101 (1983) 736–738

Grossniklaus, H. E., K. E. Frnak, R. L. Tomsak: CMV retinitis and optic neuritis in AIDS. Ophthalmology 94 (1987) 1601–1604

Grüsser, O. J., U. Grüsser-Cornhehls, R. Kusel, A. W. Przybyszewski: Responses of retinal ganglion cells to eyeball deformation: a neurophysiological basis for „pressure phosphenes". Vision Res. 29 (1989) 181–194

Gudemann, S., J. Selhorst, J. Susac: Sarcoid optic neuropathy. Neurology 32 (1982) 597–603

Guthauser, U., J. Flammer, F. Mahler: The relationship between digital and ocular vasospasm. Graefe's Arch. clin. exp. Ophthalmol. 226 (1988) 224–226

Guthoff, R., B. Terwey, L. Brägelmann: Die Rolle der Kernspintomographie bei der Diagnose einer monosymptomatischen neuritis nervi optici. Klin. Mbl. Augenheilk. 192 (1988) 311–316

Guy, J. R., N. T. Feldberg, P. J. Savino, N. J. Schatz, R. C. Sergott: T-lymphocyte subpopulation in acute unilateral optic neuritis. Ophthalmology 96 (1989) 1054–1057

Haller, P.: Die Optikusneuritis. Thieme, Stuttgart 1981

Haller, P., U. Patzold: Die Opticusneuritis im Kindesalter. Fortschr. Neurol. Psychiat. 47 (1979) 209–216

Halliday, A. M., W. I. McDonald, J. Mushin: Delayed visual evoked responses in optic neuritis. Lancet 1972/I, 982–985

Hamard, H., J. Chevaleraud, P. Rondot: Neuropathies optiques. Masson, Paris 1986 (pp. 31–39, 359)

Hamard, H., J. Chevaleraud, P. Rondot: Neuropathies optiques toxiques. In: Neuropathies optiques. Masson, Paris 1986 (pp. 287–313)

Hamard, H., J. Chevaleraud, P. Rondot: Affections dégénératives ou malformations diverses. In: Neuropathies optiques. Masson, Paris 1986 (pp. 331–351)

Hamard, H., J. Chevaleraud, P. Rondot: Nerf optique et diabète. In: Neuropathies optiques. Masson, Paris 1986 (pp. 372–376)

Hamard, H., J. Chevaleraud, P. Rondot: Nerf optique et thyroide. In: Neuropathies optiques. Masson, Paris 1986 (pp. 377 ff.)

Hamard, H., J. Chevaleraud, P. Rondot: La neuropathie traumatique. In: Neuropathies optiques. Masson, Paris 1986 (pp. 393–411)

Hamed, L. M., N. J. Schatz, St. L. Galetta: Brainstem ocular motility defects and AIDS. Amer. J. Ophthalmol. 106 (1988) 437–442

Han, D. P., H. St. Thompson, J. C. Folk: Differentiation between recently resolved optic neuritis and central serous retinopathy. Arch. Ophthalmol. 103 (1985) 394–396

Hayreh, S. S.: Optic disc vasculitis. Brit. J. Ophthalmol. 56 (1972) 652–670

Hayreh, S. S.: AION. IV: Occurrence after cataract extraction. Arch. Ophthalmol. 98 (1980) 1410–1416

Hayreh, S. S.: AION. V: Optic disc edema an early sign. Arch. Ophthalmol. 99 (1981) 1030–1040

Hayreh, S. S.: PION. Ophthalmologica 182 (1981) 29–41

Hayreh, S. S.: Inter-individual variation in blood supply of the optic nerve head. Docum. ophthalmol. 59 (1985) 217–246

Hayreh, S. S.: AION. VIII: Clinical features and pathogenesis of post-hemorrhagic amaurosis. Ophthalmology 94 (1987) 1488–1502

Hayreh, S. S.: Arterial blood supply of the eye. In Bernstein E. F.: Amaurosis fugax. Springer, Berlin 1988 a

Hayreh, S. S.: Acute ischemia of the optic nerve. In Bernstein, E. F.: Amaurosis fugax. Springer, Berlin 1988 b

Hayreh, S. S., A. Chopdar: Occlusion of the posterior ciliary artery. Arch. Ophthalmol. 100 (1982) 1481–1491

Hayreh, S. S., P. Podhajsky: Visual field defects in AION. Docum. ophthalmol., Proc. Ser. 19 (1979) 53–71

Hayreh, S., R. Zahoruk: Anterior ischemic optic neuropathy in juvenile diabetes. Ophthalmologica 182 (1981) 13–28

Hedges III, Th. R., G. L. Gieger, D. M. Albert: The clinical value of negative temporal artery biopsy specimens. Arch. Ophthalmol. 101 (1983) 1251–1254

Heider, W., I. Gottlob: Ein differentialdiagnostischer Test bei Neuritis nervi optici. Klin. Mbl. Augenheilk. 190 (1987) 420–423

Heijl, A., S. M. Drance: Changes in differential threshold in patients with glaucoma during prolonged perimetry. Brit. J. Ophthalmol. 67 (1983) 512–616

Heijl, A., G. Lindgren, J. Olsson: The effect of perimetric experience in normal subjects. Arch. Ophthalmol. 107 (1989) 81–86

Heron, J. R., D. Regan, B. A. Milner: Delay in visual perception in unilateral optic atrophy after retrobulbar neuritis. Brain 97 (1974) 69–78

Herskowitz, St., R. B. Lipton, G. Lantos: Neuro-Behçet's disease. Neurology 38 (1988) 1714–1720

Hess, R. F., G. T. Plant: The psychophysical loss in optic neuritis: spatial and temporal aspects. In Hess, R. F., G. T. Plant: Optic Neuritis. Cambridge University Press, Cambridge 1986 (pp. 109–151)

Hielscher, H., S. Jablonka: Klinik und Therapie der Arteriitis temporalis. In Hielscher, H., H.-J. Lehmann: Immunsuppressive Therapie in der Neurologie. Enke, Stuttgart 1986

Holder, G. E.: Significance of abnormal PERG in anterior visual pathway dysfunction. Brit. J. Ophthalmol. 71 (1987) 166–171

Holder, G. E., J. R. Chesterton: The visual evoked potential in Harada's disease. Neuro-ophthalmology 4 (1984) 43–45

Hollenhorst, R., C. Hollenhorst: Visual prognosis of optic nerve sheath meningiomas producing shunt vessels on the optic disc: the Hoyt-Spencer syndrome. Trans. Amer. ophthalmol. Soc. 75 (1977) 131–163

Hoogenrad, T., E. Sanders, K. Tan: Paraneoplastic optic neuropathy with pathological verification of absence of meningeal metastases. Neuro-ophthalmology 9 (1989) 247–250

Hoyt, W. F.: Ophthalmoscopy of retinal nerve fibre layer in neuro-ophthalmologic diagnosis. Aust. J. Ophthalmol. 4 (1976) 14–34

Hoyt, F., D. Beeeston: The Ocular Fundus in Neurologic Disease. Mosby, St. Louis 1966

Huber, A.: Augensymptome bei Hirntumoren. Huber, Bern 1956

Huber, A.: Eye Signs and Symptoms in Brain Tumors. Mosby, St. Louis 1976

Huber, A.: Das primäre Optikus-Meningeom. Klin. Mbl. Augenheilk. 184 (1984) 254–258

Huber, A., M. Yasargil: Die Aneurysmen der Arteria ophthalmica. Klin. Mbl. Augenheilk. 182 (1983) 537–543

Huber, A., W. Isler, H. Spiess: Optikus- und Chiasmaglioma. Klin. Mbl. Augenheilk. 174 (1979) 833–842

Hupp, S. L., L. B. Kline, J. J. Corbett: Visual disturbances of migraine. Surv. Ophthalmol. 33 (1989) 221–236

Jabs, D. A., St. L. Fine, M. C. Hochberg, St. A. Newman, G. G. Heiner, M. B. Stevens: Severe retinal vaso-occlusive disease in systemic LE. Arch. Ophthalmol. 104 (1986) 558–563

Jabs, D. A., N. R. Miller, S. A. Newman, M. A. Johnson, M. B. Stevens: Optic neuropathy in systemic LE. Arch. Ophthalmol. 104 (1986) 564–568

Jabs, D. A., A. M. Hanneken, A. P. Schachat, St. L. Fine: Chorioidopathy in systemic LE. Arch. Ophthalmol. 106 (1988) 230–234

Jacobs, L., P. R. Kinkel, W. R. Kinkel: Silent brain lesions in patients with isolated idiopathic optic neuritis. A clinical and NMR-imaging study. Arch. Neurol. 43 (1986) 452–455

Jacobs, L., A. Karpik, D. Bozian, S. Gothgen: Auditory-visual synesthesia. Arch. Neurol. 38 (1981) 211–216

Jacobson, D. M., D. B. Frens: Pseudotumor cerebri syndrome associated with Lyme disease. Amer. J. Ophthalmol. 107 (1989) 81–82

Johns, K., P. Lavin, J. H. Elliot, C. L. Partain: MRI of the brain in isolated optic neuritis. Arch. Ophthalmol. 104 (1986) 1486–1488

Johns, K. J., Th. Leonard-Martin, St. S. Feman: The effect of panretinal photocoagulation on optic nerve cupping. Ophthalmology 96 (1989) 211–216

Johnson, G., D. H. Miller, D. MacManus, P. S. Tofts, D. Barnes, E. P. G. H. du Boulay, W. I. McDonald: STIR sequences in NMR imaging of the optic nerve. Neuroradiology 29 (1987) 238–245

Johnson, M. W., M. C. Kincaid, J. D. Trobe: Bilateral retrobular optic nerve infarctions after blood loss and hypotension. Ophthalmology 94 (1987) 1577–1584

Jonas, J., G. C. Gusek, G. O. H. Naumann: AION: nonarteriitic form in small and giant cell arteriitis in normal sized optic disks. Int. Ophthalmol. 12 (1988) 119–125

Jonas, J. B., G. C. Gusek, G. O. H. Naumann: Pseudopapillenödem in abnorm kleinen Papillae nervi optici. Klin. Mbl. Augenheilk. 192 (1988) 409–411

Jörg, J.: Die immunsuppressive Therapie bei der multiplen Sklerose. In Hielscher, H., H.-J. Lehmann: Immunsuppressive Therapie in der Neurologie. Enke, Stuttgart 1986

Kaell, A. T., M. Shetty, B. C. P. Lee, M. D. Lockshin: The diversity of neurological events in systemic LE. Arch. Neurol. 43 (1986) 273–276

Kathol, R. G., T. A. Cox, J. J. Corbett, H. St. Thompson: Functional visual loss. Arch. Ophthalmol. 101 (1983) 729–735

Kaufmann, D. I., R. W. Lorance, M. Woods, S. H. Wray: The pattern electroretinogram, a long term study in acute optic neuropathy. Neurology 38 (1988) 1767–1774

Kennerdell, J., J. Maroon: An orbital decompression for dysthyroid exophthalmos. Ophthalmology 89 (1982) 467–472

Kennerdell, J., J. Maroon, M. Malton: The management of optic nerve sheath meningiomas. Amer. J. Ophthalmol. 106 (1988) 450–457

Kesselring, J.: Theorien zur Ätiologie der MS. Period. Mitt. Schweiz. Lebensversicher. Ges. (1987) 28–32

Khadem, M., St. B. Kalish, J. Goldsmith, C. Fetkenhour: Ophthalmologic findings in AIDS. Arch. Ophthalmol. 102 (1984) 201–206

Kincaid, M., W. Green: Ocular an orbital involvement in leukemia. Surv. Ophthalmol. 27 (1983) 211–232

Kirshner, H. S., S. I. Tsai, V. M. Runge, A. C. Price: MRI and other techniques in the diagnosis of MS. Arch. Neurol. 42 (1985) 859–863

Kishi, Sh., M. O. M. Tso, S. S. Hayreh: Fundus lesions in malignant hypertension. II. A pathologic study of experimental hypertensive optic neuropathy. Arch. Ophthalmol. 103 (1985) 1198–1206

Klein, D.: Genetik in der medizinischen Praxis. Thieme, Stuttgart 1988

Kline, L. B.: Progression of visual defects in ischemic optic neuropathy. Amer. J. Ophthalmol. 106 (1988) 199–203

Kline, L. B., J. Garcia, G. Harsh: Lymphomatous optic neuropathy. Arch. Ophthalmol. 102 (1984) 1655–1657

Klingler, M.: Das Schädelhirntrauma. Thieme, Stuttgart 1961; 2. Aufl. 1968

Kocsis, J. D., St. G. Waxman: Demyelination: causes and mechanisms of clinical abnormality and functional recover. In Koetsier, J. C.: Handbook of Clinical Neurology, vol. III: Demyelinating Disorders. Elsevier, Amsterdam 1985

Körner, F., U. Körner: Diabetische Retinopathie und Photokoagulation. Klin. Mbl. Augenheilk., Suppl. 114 (1988)

Krastel, H.: Akute Neuritis nervi optici. In Lund, O. E., Th. N. Waubke: Akute Augenerkrankungen, akute Symptome. Klin. Mbl. Augenheilk., Suppl. 109 (1986) 112–135

Krayenbühl, H.: Allgemeine hirnchirurgische Diagnostik und Therapie. In Brunner, A., Henschen, Heusser, Schürch, Veyrassat: Lehrbuch der Chirurgie. Schwabe, Basel 1949

Krayenbühl, H., M. G. Yasargil: Die zerebrale Angiographie für Klinik und Praxis, 3. Aufl. Thieme, Stuttgart 1979

Krohel, G. B., H. Charles, R. S. Smith: Granulomatous optic neuropathy. Arch. Ophthalmol. 99 (1981) 1053–1055

Kupfersmith, M. J., W. H. Seiple, J. I. Nelson, R. E. Carr: Contrast sensitivity loss in multiple sclerosis. Invest. Ophthalmol. 25 (1984) 632–639

Kupfersmith, M. J., F. A. Warren, W. K. Hass: The non-benign aspects of migraine. Neuro-ophthalmology 7 (1987) 1–10

Kuroiwa, Y.: Neuromyelitis optica (Dévic's disease). In Vinken, P. J., G. W. Brown, H. L. Klawans: Handbook of Clinical Neurology, vol. XLVII. Elsevier, Amsterdam 1988

Kurtzke, J. F.: Optic neuritis or MS. Arch. Neurol. 42 (1985) 704–710

Kurtzke, J. F.: Epidemiology of MS. In Koetsier, J. C.: Handbook of Clinical Neurology, vol. III: Demyelinating Diseases. Elsevier, Amsterdam 1985

Kurtzke, J. F.: MS: what's in a name? Neurology 38 (1988) 309–316

Kuwert, W., E. Kreuzfelder: Zelluläre Immunität bei MS. In Hielscher, H., H.-J. Lehmann: Immunsuppressive Therapie in der Neurologie. Enke, Stuttgart 1986

Lacomis, D. L., L. N. Johnson, A. C. Mamourian: MRI in pituitary apoplexy. Arch. Ophthalmol. 106 (1988) 207–209

Larkin, D. F. P., A. E. Wood, M. Neligan, P. Eustache: Ischaemic optic neuropathy complicating cardiopulmonary bypass. Brit. J. Ophthalmol. 71 (1987) 344–347

Larmande, A. M., P. Larmande: Diagnostic des atteintes traumatiques indirectes du nerf optique. Ann. thér. clin. Ophtalmol. 28 (1977) 95–114

Latif, M., E. Kirk, M. Winward, J. Glaser, J. Schatz: Optic neuropathy in uremia. Amer. J. Ophthalmol. 108 (1989) 30–35

Lawton-Smith, J.: Lyme, aids, syphilis. In Lawton-Smith, J., R. S. Katz: Neuro-ophthalmology Enters the Nineties. Neuroophthalmology Tapes. Dutton, Miami 1988

Leber, T.: Über hereditäre und congenital angelegte Sehnervenleiden. Albrecht u. Graefes Arch. Ophthalmol. 17 (1871) 249–291

Lessell, S.: Toxic and deficiency optic neuropathies. In Smith, L., J. Glaser: Neuro-Ophthalmology Symposium (Miami), vol. VII. Mosby, St. Louis 1973 (pp. 21-37)

Lessell, S.: The neuro-ophthalmology of systemic lupus erythromatodes. Docum. ophthalmol. 47 (1979) 13–42

Lessell, S.: Indirect optic nerve trauma. Arch. Ophthalmol. 107 (1989) 382–386

Levine, St. R., K. M. A. Welch: The spectrum of neurologic disease associated with antiphospholipid antibodies. Arch. Neurol. 44 (1987) 876–883

Lewis, R. A., N. Vijayan, C. Watson, J. Keltner, Chr. A. Johnson: Visual field loss in migraine. Ophthalmology 96 (1989) 321–326

Lieberman, M. F., A. F. Maumenee, W. R. Green: Histologic studies of the vasculature of the anterior optic nerve. Amer. J. Ophthalmol. 82 (1976) 405–423

Lightman, S., W. I. McDonald, A. C. Bird, D. A. Francis, A. Hoskins, J. R. Batchelor, A. M. Halliday: Retinal venous sheating in optic neuritis. Brain 110 (1987) 405–414

Lloyod, L.: Gliomas of the optic nerve and chiasm in childhood. In Smith, L.: Neuro-Ophthalmology Update. Masson, Paris 1977

Lowitzsch, K.: Visuell evozierte Potentiale (VEP) bei der multiplen Sklerose. Akt. Neurol. 9 (1982) 170–174

Lundström, M., L. Frisén: Evolution of descending optic atrophy. Acta ophthalmol. 53 (1975) 738–746

McAlpine, D., C. E. Lumsden, E. D. Acheson: MS: An Appraisal. Churchill-Livingstone, Edinburgh 1972

McCrary, J. A., J. L. Demer, D. I. Friedman, M. M. Mawad: Computed tomography and MRI in the diagnosis of inflammatory disease of the optic nerve. Surv. Ophthalmol. 31 (1987) 352–355

MacDonald, A. B.: Lyme disease. J. clin. Neuro-Ophthalmol. 7 (1987) 185–190

McDonald, W. I.: Pathophysiology of conduction in central nerve fibers. In Desmedt, J. E.: Visual Evoked Potentials in Man: New Developments. Clarendon, Oxford 1977 (pp. 427–437)

Maitland, G., N. R. Miller: Neuroretinitis. Arch. Ophthalmol. 102 (1984) 1146–1150

Makabe, R.: Objektive Sehschärfenbestimmung mit Hilfe der Elektronystagmographie, weitere Erfahrungen. Klin. Mbl. Augenheilk. 184 (1984) 197–198

Mansour, A. M., S. Shoch, S. Logani: Optic disk size in ischemic optic neuropathy. Amer. J. Ophthalmol. 106 (1988) 587–589

Mansour, A. M., L. M. Jampol, S. Logani, J. Read, D. Henderly: Cotton wool spots in AIDS compared with diabetes mellitus, systemic hypertension and central retinal vein occlusion. Arch. Ophthalmol. 106 (1988) 1074–1077

Margo, C. E., M. H. Levy, R. W. Beck: Bilateral idiopathic inflammation of the optic nerve sheaths. Ophthalmology 96 (1989) 200–206

Mark, L., A. E. Kennerdell: Microsurgical removal of a primary intraorbital meningioma. Amer. J. Ophthalmol. 86 (1978) 704–709

Martenet, A. C.: Nervensystem und Uveitis. Klin. Mbl. Augenheilk. 192 (1988) 83–86

Martenet, A. C.: Manifestations oculaires du syndrome d'immunodéficience acquise. J. franç. Ophthalmol. 11 (1988) 105–118

Meienberg, O.: Sakkadische Augenbewegungen in der neurologischen und ophthalmologischen Diagnostik. Habil., 1987

Meienberg, O., J. Flammer, H. P. Ludin: Subclinical visual field defects in multiple sclerosis. J. Neurol. 227 (1982) 125–133

Meier, C.: Lyme-Borreliose. Inform. Arzt 8 (1989) 745–752

Merigan, W. H., B. Weiss: Neurotoxicity of the Visual System. Raven, New York 1980

Meyer-Rüsenberg, H.-W., H. J. Küchle: Zur Nomenklatur zentralvenöser Gefäßverschlüsse der Netzhaut. Spektr. Augenheilk. 1 (1987) 141–145

Miller, D. H., G. Johnson, W. I. McDonald, D. MacManus, E. P. G. H. du Boulay, B. E. Kendall, I. F. Moseley: Detection of optic nerve lesions in optic neuritis with MRI. Lancet 1986/I: 1490–1491

Miller, D. H., I. Ormerod, W. I. McDonald, D. G. MacManus, B. E. Kendall, D. P. E. Kingsley, I. F. Moseley: The early risk of MS after optic neuritis. J. Neurol. Neurosurg. Psychiat. 51 (1988) 1569–1571

Miller, D. H., M. R. Newton, J. C. van der Poel, E. P. G. H. du Boulay, A. M. Halliday, B. E. Kendall, G. Johnson, D. G. MacManus, L. F. Moseley, W. I. McDonald: MRI of the optic nerve in optic neuritis. Neurology 38 (1988) 175–179

Miller, N. R.: The big blind spot syndrome: unilateral optic disc edema without visual loss or increased intracranial pressure. In Smith, J. L.: Neuro-Ophthalmology Update. Masson, Paris 1977 (pp. 163–199)

Miller, N. R.: Retrobulbar toxic and deficiency neuropathies. In Walsh and Hoyt's Neuro-Ophthalmology. Williams & Wilkins, Baltimore 1982

Miller, N. R.: Anomalies of the optic disc. In Walsh and Hoyt's Neuro-Ophthalmology, vol. I. Williams & Wilkins, Baltimore 1982 (pp. 343–373)

Miller, N. R.: Papilledema. In Walsh and Hoyt's Neuro-Ophthalmology, vol. I. Williams & Wilkins, Baltimore 1982 (pp. 175–211)

Miller, N. R.: Optic atrophy. In Walsh and Hoyt's Neuro-Ophthalmology, vol. I. Williams & Wilkins, Baltimore 1982 (pp. 329–342)

Miller, N. R.: Hereditary optic neuropathies. In Walsh and Hoyt's Neuro-Ophthalmology, vol. I. Williams & Wilkins, Baltimore 1982 (pp. 311–328)

Milton, J. G., A., Longtin, T. H. Kirkham, G. S. Francis: Irregular pupil cycling as a characteristic abnormality in patients with demyelinative optic neuropathy. Amer. J. Ophthalmol. 105 (1988) 402–407

Miyazaki, I., E. Adachi, N. Kuroda: Follow-up studies in pattern VECP in demyelinating diseases in children. Docum. ophthalmol. 63 (1986) 5–12

Monteiro, M. L. R., J. R. Coppeto, P. Greco: Giant cell arteriitis of the posterior cerebral circulation presenting with ataxia and ophthalmoplegia. Arch. Ophthalmol. 102 (1984) 407–409

Moseley, I., M. Sanders: Tumors of the optic nerve. In: Computerized Tomography in Neuro-Ophthalmology. Chapmann & Hall, London 1982 (pp. 172 ff.)

Moskowitz, A., S. Sokol: Effect of stimulus orientation on the latency and amplitude of the VEP. Invest. Ophthalmol. 26 (1985) 246–248

Mösler, T. A., G. Koniszewski, A. Barocka, R. Höll, M. J. Hilz, T. Frontzek, U. Rossa: Psychogene Störungen des visuellen Systems. Eine Studie an Erwachsenen und Kindern. Augenärztl. Fortb. 12 (1989) 54–61

Motolko, M., St. M. Drance, G. R. Douglas: Visual field defects in lowtension glaucoma. Arch. Ophthalmol. 100 (1982) 1074–1077

Mumenthaler, M.: Neurologie, 8. Aufl. Thieme, Stuttgart 1986

Naumann, G. O. H.: Pathologie des Auges. In Doerr, W., G. Seifert, E. Uehlinger: Spezielle pathologische Anatomie, Bd. XII. Springer, Berlin 1980

Neetens, A., H. Smet: L'emploi de réseaux en neuro-ophthalmologie pour la détermination de la sensibilité au contraste. Ophthalmologie (Paris) 1 (1987) 31–38

Nguyen, N., St. Rimmer, B. Katz: Slowed saccades in AIDS. Amer. J. Ophthalmol. 107 (1989) 356–360

Nikoskelainen, E.: Comment on J. F. Kurztkes article (1985): Surv. Ophthalmol. 31 (1986) 73

Nikoskelainen, E., R. L. Sogg: The early phase in Leber hereditary optic atrophy. Arch. Ophthalmol. 95 (1977) 969–978

Olivecrona, H., W. Tönnis: Handbuch der Neurochirurgie. Springer, Berlin 1954/55

Orcutt, J. C., W. M. Tucker, R. P. Mills, C. H. Smith: Gaze-evoked amaurosis. Ophthalmology 94 (1987) 213–218

Ormerod, I., W. I. McDonald, G. H. du Boulay, B. E. Kendall, I. F. Moseley, A. M. Halliday, R. Kakigi, A. Kriss, E. Peringer: Disseminated lesions at presentation in patients with optic neuritis. J. Neurol. Neurosurg. Psychiat. 49 (1986) 124–127

Ormerod, I. E. C., D. H. Miller, W. I. McDonald et al.: The role of NMR imaging in the assessment of MS and isolated neurological lesions. Brain 110 (1987) 1579–1616

Ossoinig, K., F. Blodi: Diagnosis of orbital tumors. In Blodi, F.: Current Concepts of Ophthalmology. Mosby, St. Louis 1977

Otha, Y.: Studies on the acquired anomalous colour vision. Colour vision anomalies in patients with lesions of the retina, optic chiasma, and postoccipital centre. Color 69. Musterschmidt, Göttingen 1970 (pp. 88–96)

Overkamp, F., G. Brittinger: Störungen der humoralen und zellulären Immunbiologie als pathogenetischer Mechanismus. In Hielscher, H., H.-J. Lehmann: Immunsuppressive Therapie in der Neurologie. Enke, Stuttgart 1986

Palestine, A. G., M. M. Rodrigues, A. M. Macher, C. C. Chan, H. C. Lane, A. S. Fauci, H. Mansur, D. Longo, C. M. Reichert, R. Steis, A. H. Rook, R. B. Nussenblatt: Ophthalmic involvement in AIDS. Ophthalmology 91 (1984) 1092–1099

Patterson, V. H., D. H. Foster, J. R. Heron: Variability of visual threshold in multiple sclerosis. Brain 103 (1980) 139–147

Paty, D. W., J. J. F. Oger et al.: MRI in the diagnosis of MS: a prospective study with comparison of clinical evaluation, evoked potentials, oligoclonal banding and CT. Neurology 38 (1988) 180–185

Pavan, P. R., L. M. Aiello, M. Z. Wafai, J. C. Briones, J. G. Sebestyen, M. J. Bradbury: Optic disc edema in juvenile-onset diabetes. Arch. Ophthalmol. 98 (1980) 2193–2195

Pepose, J. S., L. H. Hilbourne, P. A. Cancilla, R. Y. Foos: Concurrent herpes simplex and CMV retinitis and encephalitis in AIDS. Ophthalmology 91 (1984) 1669–1677

Perkin, G. D., F. C. Rose: Uhthoff's syndrome. Brit. J. Ophthalmol. 60 (1976) 60–63

Perkins, E. S.: Ocular sarcoidosis. Arch. Ophthalmol. 99 (1981) 1193

Persson, H. E., Ch. Sachs: VEP's during provoked visual impairment in MS. In: Barber, C.: Evoked Potentials. MTP Press, Lancaster 1980 (pp. 575–579)

Persson, H. E., P. Wanger: Pattern-reversal Electroretinograms and visual evoked cortical potentials in MS. Brit. J. Ophthalmol. 68 (1984) 760–764

Phelps, Ch. D., S. S. Hayreh, P. R. Montague: Visual fields in low-tension glaucoma, and AION. In Greve, E. L., A. Heijl: 5th Int. Visual Field Symp. Docum. ophthalmol., Proc. Ser. (1983) 113–124

Plant, G. T.: A centrally generated coloured phosphene. Clin. Vision Sci. 1 (1986) 161–172

Plant, G. T., R. F. Hess: Contrast sensitivity within the visual field in optic neuritis. Brain 110 (1987) 489

Plant, G. T., R. F. Hess, S. J. Thomas: The pattern evoked electroretinogram in optic neuritis. Brain 109 (1986) 469–490

Poser, S., J. Wikström, H. J. Bauer: Multiple Sklerose. In Hopf, H. Ch., K. Poesk, H. Schliack: Neurologie in Praxis und Klinik, Bd. II. Thieme, Stuttgart 1981

Poser, C. M., D. W. Paty, L. Scheinberg, W. I. McDonald et al.: New diagnostic criteria for MS: guidelines for research protocols. Ann. Neurol. 13 (1983) 227–231

Prineas, J. W.: The neuropathology of MS. In Koetsier, J. C.: Handbook of clinical Neurology, vol. III: Demyelinating Diseases. Elsevier, Amsterdam 1985 (pp. 213–257)

Quigley, H. A., D. R. Anderson: The histologic basis of optic disc pallor. Amer. J. Ophthalmol. 83 (1977) 709–717

Quigley, H. A., N. R. Miller, W. R. Green: The pattern of optic nerve fiber loss in AION. Amer. J. Ophthalmol. 100 (1985) 769–776

Rabineau, P. A., B. P. Gloor, H. J. Tobler: Fluctuations in threshold and effect of fatigue in automated static perimetry. In Heijl, A., E. L. Greve: Proc. 6th Int. Docum. ophthalmol., Proc. Ser. (1985) 25–33

Radius, R. L.: Optic fast axonal transport abnormalities in primates. Occurrence after short posterior ciliary artery occlusion. Arch. Ophthalmol. 98 (1980) 2018–2022

Regan, D.: Visual psychophysical tests in demyelinating disease. Bull. Soc. belge Ophthalmol. 208 (1983) 303–321

Regan, D., D. Neima: Visual fatigue and visual evoked potentials in multiple sclerosis, glaucoma, ocular hypertension and Parkinson's disease. J. Neurol. Neurosurg. Psychiat. 47 (1984) 673–678

Regan, D., T. J. Murray, R. Silver: Effect of body temperature on VEP delay and visual perception in MS. J. Neurol. Neurosurg. Psychiat. 40 (1977) 1083–1091

Reid, R. L., M. E. Quigley, S. S. C. Yen: Pituitary apoplexy. Arch. Neurol. 42 (1985) 712–719

Risco, J. M., B. S. Grimson, P. T. Johnson: Angioarchitecture of the ciliary artery circulation of the posterior pole. Arch. Ophthalmol. 99 (1981) 864–868

Rizzo, J. F., S. Lessell: Risk of developing MS after uncomplicated optic neuritis. Neurology 38 (1988) 185–190

Robert, Y.: Die klinischen Untersuchungsmethoden der Papille. Klin. Mbl. Augenheilk., Suppl. 108 (1985)

Robert, Y.: Kongenitale Papillenanomalien. Inform. Arzt 17 (1988) 29–35

Rosemann, R., C. Ellenberger jr: Slowly progressive optic neuritis. Neuro-ophthalmology 2 (1982) 183–194

Rosenblatt, M. A., M. M. Behrens, P. H. Zweifach, S. Formann, J. G. Odel, C. M. Duncan, S. A. Gross: MRI of optic tract involvement in MS. Amer. J. Ophthalmol. 104 (1987) 74–79

Roth, A., M. Pelizzone: L'examen de la vision centrale. Klin. Mbl. Augenheilk. 194 (1989) 325–332

Roth, A., D. Hermes, M. Pelizzone, N. Borot: L'apport des équations colorées métamériques au diagnostic des neuropathies optiques. Ophthalmologie (Paris) 1 (1987) 21–25

Rucker, C. W.: Sheating of the retinal veins in MS. Proc. Mayo Clin. 19 (1944) 176–178

Sachsenweger, R.: Stauungspapille. In: Neuroophthalmologie. Thieme, Stuttgart 1975 (S. 86–93); 3. Aufl. 1982

Safran, A. B., L. B. Kline, J. S. Glaser: Positive visual phenomena in optic nerve and chiasma: photopsias and photophobia. In Glaser, J. S.: Neuroophthalmology, vol. X. Mosby, St. Louis 1980

Sanborn, G. E., L. Magargal: Papillophlebitis: an update. In Lawton-smith, J., R. S. Katz: Neuroophthalmology Enters the Nineties. Neuro-ophthalmology Tapes. Dutton, Miami 1988 (pp. 47–54)

Sanders, E. A. C. M., E. L. E. M. Bollen, E. A. van der Velde: The course of MS after optic neuritis. Neuro-ophthalmology 4 (1984) 249–253

Saraux, H., H. Offret: Les neuropathies optiques toxiques. Coneilium ophthalmologicum Kyoto. Excerpta med. XXIII (1979) 179–182

Savino, P. J.: Risk of cerebrovaskular disease in patients with AION. In Bernstein, E. F.: Amaurosis fugax. Springer, Berlin 1988

Savino, P., J. Glaser, M. A. Rosenberg: A clinical analysis of pseudopapilledema. Arch. Ophthalmol. 97 (1979) 65–65

Schmidt, D.: Treatment of optic neuritis. Bull. Soc. belge Ophthalmol. 208 (1983) 93–96

Schörner, W., D. Köhler, K. Baum, W. Girke, Th. Weiss, R. Felix: Das Erscheinungsbild der MS im magnetischen Resonanztomogramm. Fortschr. Röntgenstr. 142 (1985) 487–494

Seiler, T., T. Bende, A. Schilling, J. Wollensak: Magnetische Resonanz-Tomographie in der Ophthalmologie: Stauungszeichen im Sehnerven. Klin. Mbl. Augenheilk. 195 (1989) 72–78

Seitz, R.: Ätiologie und Genese der akuten Erblindung als Folge stumpfer Schädelverletzungen. Klin. Mbl. Augenheilk. 143 (1963) 414–429

Sergott, R. C., M. J. Brown: Current concepts of the pathogenesis of optic neuritis associated with MS. Surv. Ophthalmol. 33 (1988) 108–116

Sergott, R. C., P. J. Savino, Th. M. Bosley: Modified optic nerve decompression provides long-term visual improvement in pseudotumor cerebri. Arch. Ophthalmol. 106 (1988) 1384–1390

Sergott, R. C., M. S. Cohen, Th. M. Bosley, P. J. Savino: Optic nerve decompression may improve the progressive form of nonarteritic ischemic optic neuropathy. Arch. Ophthalmol. 107 (1989) 1743–1754

Shabas Debra, G. Gerard, M. Slavin: MRI in optic neuritis. Neuro-ophthalmology 7 (1987) 267–272

Shultz, W. Th.: Ischemic optic neuropathy, still the ophthalmologist's dilemma. (Diskussionsvoten von Glaser, Hepler, Miller u. Thompson.) Ophthalmology 91 (1984) 1338–1341

Sibony, P., M. Kraus, J. Kennerdell: Optic nerve sheath meningiomas. Ophthalmology 91 (1984) 1313–1326

Singh, G., R. Guthoff, C. S. Foster: Observations on long-term follow-up of posterior scleritis. Amer. J. Ophthalmol. 101 (1986) 570–575

Slamovits, Th. L., Th. A. Gardner: Neuroimaging in neuroophthalmology. Ophthalmology 96 (1989) 555–568

Slavin, M. L.: Chronic asymptomatic ischemic optic neuropathy. J. clin. Neuro-Ophthalmol. 7 (1987) 198–201

Slavin, M. L., A. J. Margolis: Progressive AION due to giant cell arteritis despite high-dose intravenous corticosteroids. Arch. Ophthalmol. 106 (1988) 1167

Slavin, M. L., G. Schoeppner, J. L. Zito: Pituitary apoplexy. Arch. Ophthalmol. 106 (1988) 269

Sokol, S.: The Pulfrich stereo-illusion as an index of optic nerve dysfunction. Surv. Ophthalmol. 20 (1976) 432–434

Sonty, S., B. Schwartz: Development of cupping pallor in PION. Int. Ophthalmol. 6 (1983) 213–220

Spoor, Th. C.: Treatment of optic neuropathy with megadose corticosteroids. Arch. Ophthalmol. 104 (1986) 1585

Spoor, Th. C., D. L. Rockwell: Treatment of optic neuritis with intravenous megadose corticosteroids. Ophthalmology 95 (1988) 131–134

Steuhl, K. P., S. Trauzettel-Klosinsky: Die Periphlebitis retinae („Rucker") – ein Symptom der Encephalomyelitis disseminata. Klin. Mbl. Augenheilk. 194 (1989) 22–26

Sunga, R. N., J. M. Enoch: Further perimetric analysis of patients with lesions of the visual pathways. Amer. J. Ophthalmol 70 (1970) 403–422

Tackmann, W., H. Strenge, R. Barth, A. Sojka-Raytscheff: Evaluation of various brain structures in MS with multimodality evoked potentials, blink reflex and nystagmography. J. Neurol. 224 (1980) 33–46

Tagami, Y., T. Ohnuma, Y. Isayama: Visual fatigue phenomenon and prescribing tinted lenses in patients with optic neuritis. Brit. J. Ophthalmol. 68 (1984) 208–211

Tang, R. A., J. C. Grotta, K. F. Lee, Y. E. Lee: Chiasmal syndrome in sarcoidosis. Arch. Ophthalmol. (Chic.) 101 (1983) 1069–1073

Taylor, D., F. Cuendet: Optic neuritis in childhood. In Hess, R. F., G. T. Plant: Optic Neuritis. Cambridge University Press, Cambridge 1986

Teping, C.: Klinische Anwendung des visuell evozierten kortikalen Potentials (VECP) zur Visusbestimmung. Ber. dtsch. ophthalmol. Ges. 77 (1980) 399–403

Tervo, T., I. Elovaara, H. Karli, S. L. Valle, J. Suni, J. Lahdevirta, M. Iivanainen: Abnormal ocular motility as early sign of CNS involvement in HIV infection. Lancet 1986/II, 512

Thompson, H. S., J. J. Corbett, T. A. Cox: How to measure the relative afferent pupillary defect. Surv. Ophthalmol. 26 (1981) 39–42

Traustason, O. I., St. E. Feldon, J. E. Leemaster, J. M. Weiner: AION: classification of field defects by Octopus automated static perimetry. Graefe's Arch. clin. exp. Ophthalmol. 226 (1988) 206–212

Trauzettel-Klosinsky, S.: Die Bedeutung des Flimmertests für die Verlaufskontrolle und Prognose bei der Neuritis nervi optici. Klin. Mbl. Augenheilk. 188 (1986) 13–19

Trauzettel-Klosinsky, S.: Various stages of optic neuritis assessed by subjective brightness of flicker. Arch. Ophthalmol. 107 (1986 a) 63–68

Trauzettel-Klosinsky, S., E. Aulhorn: Measurement of brightness sensation caused by flickering light. Clin. Vis. Sci. 2 (1987) 63–82

Trauzettel-Klosinsky, S., M. Schüpbach, E. Aulhorn: Standardisation of the Tübingen flicker test. Graefe's Arch. clin. exp. Ophthalmol. 227 (1989) 221–229

Travis, D. S., P. G. Thompson: „Good" and „bad" eyes in MS: it depends on the test used. Clin. Vis. Sci. 4 (1989) 211–219

Travis, D., P. Thompson, J. Gilchrist: Monocular diplopia in multiple sclerosis. Clin. Vis. Sci. 2 (1987) 103–110

Trobe, J., J. Glaser, P. Laflamme: Dysthyroid optic neuropathy. Arch. Ophthalmol. 96 (1978) 1199–1200

Tso, M.: Pathology and pathogenesis of drusen of the optic nervehead. Trans. Amer. Acad. Ophthalmol. Otolaryngol. 88 (1981) 1066–1080

Unsöld, R., W. Seeger: Compressive Optic Nerve Lesions at the Optic Canal. Springer, Berlin 1989

Walsh, F. B.: Meningiomas, primary within the orbit and the optic canal. In Glaser, J. S., J. L. Smith: Neuro-Ophthalmology, vol. VIII. Mosby, St. Louis 1975 (pp. 166–190)

Walsh, F. B.: Trauma involving the anterior visual pathways. In Freeman, H. M.: Ocular Trauma. Appletown-Century Crofts, New York 1979 (pp. 335–351)

Walsh, F. B., W. F. Hoyt: Clinical Neuro-Ophthalmology. Ocular Signs of Craniocerebral Trauma. Williams & Wilkins, Baltimore 1969 (pp. 2375–2385)

Walsh, F. B., R. Lindenberg: Die Veränderungen des Sehnerven bei indirektem Trauma. In: Entwicklung und Fortschritte in der Augenheilkunde. Fortbildungskurs f. Augenärzte, Hamburg. Enke, Stuttgart (S. 83–107)

Wan, W. L., J. L. Geller, St. E. Feldon, A. A. Sadun: Visual loss caused by rapidly progressive intracranial meningiomas during pregnancy. Ophthalmology 97 (1990) 18–21

Wedemeyer, Linda, Ch. A. Johnson, J. L. Keltner: Statokinetic dissociation in Optic nerve disease. In Heijl, A.: Perimetry Update 1988/89. Proceedings of the VIIII IPS Meeting. Kugler & Ghedini, Amsterdam 1989 (pp. 9–14)

Weder, W.: Qualitative und quantitative diagnostische Möglichkeiten der Papillenvermessung. Klin. Mbl. Augenheilk. 195 (1989) 135–140

Weinstein, J. M., St. S. Feman: Ischemic optic neuropathy in migraine. Arch. Ophthalmol. 100 (1982) 1097–1100

Wildberger, H.: Contrast evoked potentials in the evoluation of suspected malingering. Docum. ophthalmol., Proc. Ser. 27 (1981)

Wildberger, H.: Erworbene Blausinnstörungen bei Neuropathien des Sehnerven. Klin. Mbl. Augenheilk. 182 (1983) 451–455

Wildberger, H.: Neuropathies of the optic nerve and visual evoked potentials. Docum. ophthalmol. 58 (1984) 147

Wildberger, H., H. Flury-Cornelis: Konzentrische Gesichtsfeldeinschränkungen ungeklärter Genese. Klin. Mbl. Augenheilk. 188 (1986) 462–467

Wildberger, H., G. H. M. van Lith: Color vision and VECP in the recovery period of optic neuritis. Colour vision deficiencies III. Int. Symp., Amsterdam 1975. Mod. Probl. Ophthalmol. 17 (1976) 320–324

Wildberger, H., Y. Robert: Visual fatigue during prolonged visual field testing in optic neuropathies. Neuro-ophthalmology 8 (1988) 167–174

Wildberger, H., H. Hofmann, J. Siegfried: Fluctuations of VEP amplitudes and of contrast sensitivity in Uhthoff's symptom. Docum. ophthalmol. 65 (1987) 357–365

Winward, K. E., L. M. Hamed, J. S. Glaser: The Spectrum of optic nerve disease in human immunodeficiency infection. Amer. J. Ophthalmol. 107 (1989) 373–380

Wu, G., H. Lincoff, R. M. Ellsworth, B. G. Haik: Optic disk edema and Lyme disease. Ann. Ophthalmol. (1986) 252–255

Yasargil, M.: Microneurosurgery, vol. I/II. Thieme, Stuttgart 1984

Zaidmann, G. W.: Neurosyphilis and retrobulbar neuritis in a patient with AIDS. Ann. Ophthalmol. 18 (1986) 260–263

Zrenner, E.: Neurophysiological Aspects of Color Vision in Primates. Springer, Berlin 1983

6 Kunstlinsenimplantation

J. Draeger und R. Guthoff

Die Geschichte der Operation des grauen Stars

Reklination

Die Festlegung einer Strafe für eine erfolglose Staroperation gilt als der erste Hinweis auf den Starstich. Sie findet sich in den Gesetzbüchern des HAMURABI, die ca. 1800 v. Chr. entstanden und in Keilschrift auf Tontafeln überliefert sind. Eine erste Beschreibung der Reklination, der gezielten Luxation der Linse in den Glaskörperraum, lieferte SUSRUTA, ein Chirurg aus Indien um 1000 v. Chr. Diese Technik wurde von den alexandrinischen Medizinschulen (300–200 v. Chr.) überliefert und auch von CELSUS und GALEN erwähnt.

Behandlungsversuche des grauen Stars sind aus sehr viel früherer Zeit bekannt als Vorstellungen über die Pathophysiologie des Sehens bei getrübter Linse: HIPPOKRATES (400 v. Chr.) beschrieb das Sinnesorgan Auge, ohne die Linse zu erwähnen. ARISTOTELES (350 v. Chr.) hielt sie für eine „postmortale Veränderung". Die Bezeichnung „Katarakt" (aus dem Griechischen „herabfließen") taucht zum ersten Mal um etwa 1000 n. Chr. in der Literatur auf. Die Erkenntnis, daß es sich bei dieser Trübung nicht um eine zwischen Pupille und Linse geronnene Flüssigkeit, sondern um eine Trübung der Linse selbst handelte, geht auf BRISSEAU 1705 zurück, und sie stimulierte im Geiste der Aufklärung die zielgerichtete Entwicklung kausaler Behandlungsmethoden – der Entfernung der Trübung aus dem Auge.

Kataraktextraktion

Der erste gezielte „extrakapsuläre" Eingriff wurde 1748 von JACQUES DAVIEL in Paris ausgeführt. Er diszidierte über eine Limbuseröffnung in der unteren Zirkumferenz die Vorderkapsel und exprimierte den Kapselinhalt. Die Technik der „intrakapsulären" Kataraktextraktion wurde 1722 von CHARLES ST. YVES und von SAMUEL SHARP (London 1753) zum ersten Mal durchgeführt. Beide Chirurgen lösten die Linse vom Zonularapparat allein durch Expression, so daß in der Mehrzahl der Fälle mit einem Glaskörperverlust zu rechnen war. Zur Vermeidung des komplikationsträchtigen Drucks auf den Bulbus wurde die Pinzettenextraktion eingeführt (TERSON 1870, KALK 1894, ELSCHNIG 1922). Um die bei dieser Extraktionsmethode typische Komplikation der Kapselruptur zu vermindern, verwendeten STÖWER (1902) und BARRAQUER (1917) Sauginstrumente, die einen breitflächigen Kontakt zur Vorderkapsel herstellen konnten. In Kombination mit der fermentativen Zonulolyse (BARRAQUER 1958) und der Kryoextraktion (KRWAWICZ 1961) entstand eine perfektionierte risikoarme Operationstechnik, die um 1970 als nicht mehr verbesserungsfähig angesehen werden konnte. Wesentlich daran beteiligt war die Einführung allgemeiner mikrochirurgischer Prinzipien.

Diese Perfektionierung der mikrochirurgischen Technik war wesentlich daran beteiligt, daß dem über 50 Jahre fast ausschließlich auf den angeborenen jugendlichen und traumatischen Katarakten vorbehaltenen extrakapsulären Vorgehen wieder mehr Beachtung geschenkt wurde (BINKHORST 1972). In den letzten 20 Jahren hat die geplante extrakapsuläre Staroperation die Bedeutung der intrakapsulären Technik weit zurückgedrängt, besonders in Zusammenhang mit der Implantation von retropupillaren Linsen. 1967 führte KELMAN die Phakoemulsifikation ein, die seitdem einen festen Platz in der Kataraktchirurgie einnimmt. Weitere Modifikationen der extrakapsulären Technik sind im Rahmen der Glaskörperchirurgie über Zugänge im Bereich der Pars plana entstanden.

Kunstlinsenimplantation

In seinen Memoiren berichtet GIACOMO CASANOVA über seine Begegnung mit dem wandernden Okulisten TADINI im Jahre 1766. TADINI behauptete: „Ich besitze die Kunst, eine solche Kugel unter die Hornhaut anstelle der Kunstlinse zu setzen" (zit. nach FECHNER u. Mitarb. 1980).

Aus verschiedenen Indizien ist jedoch zu schließen, daß TADINI eine solche Implantation niemals selbst vorgenommen hat (nach FECHNER u. Mitarb. 1980). Einen ersten Versuch, eine künstliche Linse zu implantieren, unternahm der Dresdener Hof-Augenarzt CASAAMATA 1795 „den Versuch, eine gläserne Linse durch die Wunde der Hornhaut ins Auge zu bringen. Er merkte aber, daß diese gläserne Linse nicht anstatt der künstlichen Linse dienen könne, da bei dem Versuch das Glas sogleich auf den Boden des Auges fiel." (zit. nach SCHIFERLI).

Am 23. Nov. 1949 implantierte HAROLD RIDLEY die erste künstliche Linse aus Plexiglas (Polymethylmetacrylat [PMMA]). Seine Arbeit begründete die moderne Implantationschirurgie in der Augenheilkunde. Das Implantat wurde nach länger zurückliegender extrakapsulärer Extraktion hinter die Iris und vor die hintere Kapsel plaziert. Aufgrund von Fehleinschätzungen entstanden bei den ersten Linsenimplantationen hohe Myopien. Insgesamt wurden etwa 1000 Linsen von RIDLEY und einigen seiner Kollegen implantiert. Wegen häufiger Dislokationen, Sekundärglaukomen und Uveitis wurde 1964 endgültig auf die Implantation dieses Linsentyps verzichtet (CHOICE 1979). Seiner bis heute gültigen Idee, das Material PMMA zu verwenden, konnte auch die modernere Kunststoffchemie kein überlegenes Material entgegensetzen. Seine Beobachtung: „Unless a sharp edge of the plastic material rests in contact with the sensitive and mobile portion of the eye the tissue reaction is insignificant" (RIDLEY 1951) beinhaltet bereits das heutige gültige Konzept, Implantate mit optimaler Oberflächengestaltung ausschließlich in avaskuläre Zonen des Auges, d. h. den Kapselsack, zu implantieren.

Die Gedanken RIDLEYS wurden von vielen Ophthalmochirurgen begeistert aufgegriffen, sie entwickelten andere Linsentypen und Fixationstechniken, die in der heutigen Form mikrochirurgische Operationsverfahren voraussetzen. 1954 begann STRAMPELLI mit der Implantation kammerwinkelgetragener Implantate mit fester Haptik, mußte jedoch mittelfristig aus den gleichen Gründen wie RIDLEY seine Serie beenden. JOAQUIN BARRAQUER implantierte zwischen 1954 und 1960 ca. 500 kammerwinkelgestützte Linsen, von denen etwa die Hälfte nach seinen eigenen Berichten wieder entfernt werden mußte. Nachdem in vielen Zentren der Welt nach anfänglicher Begeisterung ähnliche Mißerfolge auftraten, war es vor allem das Verdienst von BINKHORST in Holland (1959), CHOICE in England (1964) und EPSTEIN in Südafrika (1959), die Entwicklung durch andere Techniken weiter voranzutreiben. 1978 berichtete SHEARING aus den USA über eine modifizierte Barraquer-Linse, die er bei extrakapsulärer Kataraktextraktion in den Sulcus ciliaris implantierte. Sein Konzept war für den Siegeszug der Kunstlinsenimplantation, vor allem in den Vereinigten Staaten, richtungweisend. Die Diskussion, inwieweit der Kapselsack allein als geeignet angesehen werden darf, das Implantat aufzunehmen, ist weiter Gegenstand der Diskussion. Dieses Konzept, theoretisch von RIDLEY begründet, wurde von BINKHORST am konsequentesten weiterverfolgt. Die Implantationschirurgie hat inzwischen einen sehr hohen operativen Standard erreicht.

Verbesserungen können nur noch Details betreffen. Der Erfahrungsaustausch findet in nationalen und internationalen Gesellschaften, die sich speziell mit diesem Problem beschäftigen, statt.

1981 konstituierte sich unter der ersten Präsidentschaft von CORNELIUS BINKHORST das European Intraocular Implant Council (EIIC) mit dem ersten Ehrenmitglied HAROLD RIDLEY.

Physiologisch-optische Gesichtspunkte, Operationsplanung

Betrachtungen zur Kunstlinsenoptik

Die Linse des menschlichen Auges ist mit ca. 30% an der Gesamtbrechkraft des optischen Systems beteiligt. Ihre Oberfläche weist im zentralen Anteil annähernd sphärische Grenzflächen auf, wobei die Krümmung vom Zentrum zum Rand zunimmt, so daß randnah beachtliche Aberrationen auftreten.

Ohne auf die Gründe für die mangelhafte Qualität des optischen Systems ‚Auge' einzugehen, kann festgestellt werden, daß alle z.Z. erhältlichen Kunstlinsenimplantate die Abbildungsqualität im axialen Strahlengang nur verbessern können. Der geringere Gesamtdurchmesser der Kunstlinsenoptik (5–7 mm im Vergleich mit ca. 10,5 mm der menschlichen Linse) führt zu Qualitätsverlusten bei der Ophthalmoskopie der peripheren Netzhaut.

Kunstlinsen mit gleichem Brechwert können sehr unterschiedliche Formen aufweisen. Die geringste sphärische Aberration besitzt eine bikonvexe Linse mit unterschiedlichem Krümmungsradius für Vorder- und Rückfläche (REINER 1989). Es wäre technisch möglich, asphärische Linsen herzustellen mit weiter verbesserter Abbildungsqualität. Im Hinblick auf die zur Peripherie hin rasch abnehmende Rezeptorendichte der Netzhaut des Auges erscheint der technische Aufwand, der zur Herstellung solcher Implantate getrieben werden müßte, nicht sinnvoll. Darüber hinaus könnte eine Dezentrierung, wie sie durch Kapselsackschrumpfungen oder asymmetrisches Implantieren vorkommt, das optische System auf kaum berechenbare Weise verändern und die vorausberechnete Abbildungsqualität reduzieren (REINER 1968, 1989).

Der Implantationsort einer Kunstlinse – genauer die Lage der Knotenpunkte des korrigierenden Systems – hat einen wesentlichen Einfluß auf die optische Abbildung der Netzhautebene. Der Vergleich des emmetropisierenden Starglases von 12 dpt mit der emmetropisierenden Hinterkammerlinse von ca. 21 dpt für das gleiche Auge veranschaulicht die Notwendigkeit einer möglichst genauen Lageabschätzung der postoperativen Linsenlokalisation (Abb. 6.1).

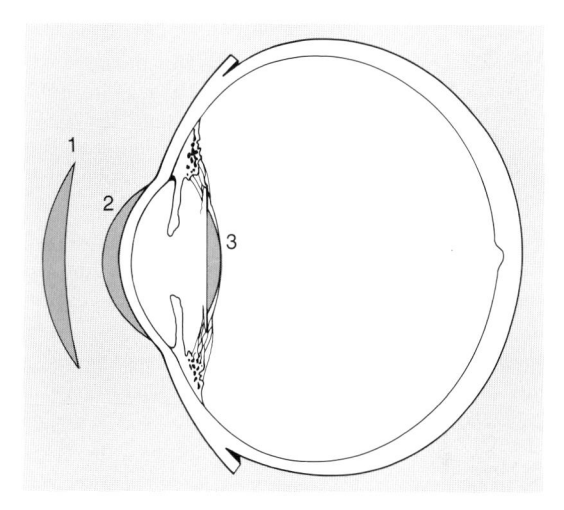

Abb. 6.1 Schematische Darstellung optischer Korrekturmöglichkeiten des menschlichen Auges nach Kataraktextraktion (emmetropisierende Brechkräfte bezogen auf das Normalauge). 1 Starbrille (+12,0 dpt), 2 Kontaktlinse (+15,0 dpt), 3 kapselsackgestützte Intraokularlinse (+21,0 dpt).

Zur Planung der Intraokularlinsenstärke

In der Frühzeit der Implantationschirurgie wurde der Eingriff in der Regel zweizeitig vorgenommen. Nach Kataraktextraktion erfolgte über den Umweg der Bestimmung der emmetropisierenden Brillenglaskorrektur die Berechnung der notwendigen Intraokularlinsenstärke.

Die Sekundärimplantation ist heute Ausnahmefällen vorbehalten. Die Brechkraftbestimmung der zu implantierenden Linse wird mit Hilfe der Ultraschallbiometrie und der Keratometrie vorgenommen (GERNET 1978, 1985; LEPPER u. Mitarb. 1983; HAIGIS 1990).

Unter den vielen Möglichkeiten, ein Auge durch eine intraokulare Optik zu korrigieren, sind 2 Situationen besonders hervorzuheben:

1. eine Korrektur, die emmetropisiert,
2. eine Korrektur, die zur Iseikonie mit dem Partnerauge führt.

Diese 2. Lösung wird nur im Ausnahmefall mit der Implantation einer emmetropisierenden Kunstlinse erreicht. Betrachten wir die klinische Realität, müssen wir auch eingedenk dieser beiden Sondersituationen über die Fehlergrößen bei der Meßwerterfassung nachdenken.

1. Meßwert: Hornhautkrümmung

Die Fehler, die bei der Messung der Krümmungsradien entstehen, wirken sich in besonderem Maße auf die Refraktionsabweichung aus. Eine Fehlmessung um 0,1 mm entspricht einer Differenz der Hornhautbrechkraft um 0,5 dpt. Mit präzisen Geräten läßt sich die mittlere Hornhautkrümmung auf ca. 0,03 mm genau ablesen, so daß der Anteil des Meßfehlers unter optimalen Bedingungen mit 0,1–0,2 dpt in das Endergebnis eingeht.

2. Meßwert: Ultraschallängenmessung

Der systematische Fehler bei der Ultraschallbiometrie liegt bei ca. 0,1 mm. Der tatsächlich auftretende Fehler ist geräte- und untersucherabhängig, sollte aber 0,1 mm nicht überschreiten, was bezogen auf die Brillenzusatzkorrektur eine Differenz von ca. 0,3 dpt liefert.

3. Meßwert: Vorderkammertiefe

Der 3. Unsicherheitsfaktor, der trotz aller methodischen Sorgfalt nicht beliebig verkleinert werden kann, ist die postoperative Lage der intraokularen Linse im optischen System des Auges. Eine Verlagerung der vorher berechneten Position der intraokularen Linse um 0,1 mm bedingt einen Unterschied in der optischen Wirkung bezogen auf eine notwendige Zusatzkorrektur um 0,2 dpt. Für kapselsackgestützte Hinterkammerlinsen werden Werte von 3,8–5,4 in Abhängigkeit von Optik- und Haptikgestaltung angenommen, für Vorderkammerlinsen eine postoperative Vorderkammertiefe von 2,2. Der Operateur sollte in jedem Fall eigene Statistiken anfertigen, um auf seine Erfahrungswerte bei der Optimierung der Linsenberechnung zurückgreifen zu können. Einige Untersucher empfehlen die Hinzuziehung der präoperativen Vorderkammertiefe, die jedoch eingedenk der unterschiedlichen Quellungszustände der getrübten Linse nur begrenzt Hinweise auf die Geometrie des pseudophaken Auges zuläßt.

Verschiedene Gleichungen zur Brechkraftbestimmung der Intraokularlinse

Um die biometrisch gewonnenen Daten rechnerisch zu verarbeiten, werden verschiedene Rechenprogramme angeboten, die im mittleren Bereich (zu implantierende Hinterkammerlinsenbrechkraft +18 bis +25 dpt) nur geringe Abweichungen aufweisen. Neueste Modifikationen der Formen (HAIGIS 1990), die u. a. die unterschiedliche Krümmung von Hornhautvorder- und -rückfläche in die Berechnung mit einbeziehen, scheinen die zuverlässigsten Ergebnisse zu liefern.

Überlegungen zum Korrektionsziel

Das Ziel eines jeden Linsenoperateurs sollte es sein, seinen Patienten ein komfortables, beidäugiges Sehen zu vermitteln. Dazu bedarf es der Anwendung exakter Iseikonie-Programme (LEPPER u. Mitarb. 1983, GERNET 1985, HAIGIS 1990). Im allgemeinen wird das Ziel verfolgt, nach der Operation eine geringfügige Myopie von höchstens 3 dpt bei verträglicher Aniseikonie (maximal 6%) zu erreichen.

Funktionelle Anatomie des Fixationsortes

Kammerwinkel

Der Kammerwinkel als Aufnahmeort für Kunstlinsenhaptiken hat eine lange und wechselvolle Geschichte. Von den meisten Chirurgen wird er heute nur sehr eingeschränkt als Implantationsort akzeptiert oder vollständig abgelehnt. Objektive Studien, die Ergebnisse nach Vorder- und Hinterkammerlinsenimplantation unter identischen Bedingungen (gleiches operatives Vorgehen, gleiches Patientengut, gleicher Operateur) zum Gegenstand haben, fehlen aber noch immer.

Anatomische Betrachtungen lassen jedoch den Kammerwinkel als wenig geeignet erscheinen, um als Widerlager für ein Implantat zu dienen:

Die gewünschte und in der Praxis selten erreichte Auflagestruktur ist der Skleralsporn. Diese aus Kollagenfasern bestehende Struktur grenzt nach vorn an das Trabekelwerk und ist damit dem Hornhautendothel eng benachbart. Nach hinten schließen sich das Trabekulum uveale und die Iriswurzel als stark vaskularisierte Gewebe an. Schon geringe Implantatverlagerungen führen zwangsläufig zu einem Kontakt des Fremdmaterials mit diesen vulnerablen Strukturen, so daß die Implantation kammerwinkelgestützter Linsen bei den heute zur Verfügung stehenden Alternativen nur sehr eingeschränkt empfohlen werden kann (APPLE u. Mitarb. 1989).

Sulcus ciliaris

Beim sog. „Sulcus ciliaris' handelt es sich um eine vor der Implantationschirurgie namenlose anatomische Struktur. BINKHORST (1985) hat sie als Kammerwinkel der Hinterkammer bezeichnet und damit gleichzeitig zum Ausdruck gebracht, daß er sie für die Aufnahme von Kunstlinsenanteilen für ungeeignet hält. Nach der beschreibenden Anatomie wird die Rückseite der Iriswurzel durch eine Rinne oder Hohlkehle von den Ziliarzotten getrennt (STEFANI 1985). Diese zirkuläre Rinne wird in der Implantationschirurgie als Sulcus ciliaris bezeichnet (Abb. 6.2). Vom Kammerwinkel des Auges ist sie nur durch die Irisbasis getrennt. Die endgültige Lokalisation eines im Sulcus ciliaris verankerten Haptikelements und einer im Kammerwinkel fixierten Vorderkammerlinse unterscheidet sich nur um wenige Mikrometer (APPLE u. Mitarb. 1989). In beiden Implantationsorten entsteht zwangsläufig ein enger Kontakt zu gefäßführendem Gewebe. MIYAKE (1984) konnte diese Zusammenhänge fluorphotometrisch nachweisen. Er geht davon aus, daß eine chronische Prostaglandinausschüttung in diesen Augen zu erwarten ist.

Linsenkapsel

Die Linsenkapsel stellt eine die gesamte Linse umgebende hyaline Membran dar. In einer konzentrischen Zone vor und hinter dem Äquator erreicht sie ihre größte Dicke bis ca. 23 µm; die dünnste und damit chirurgisch die gefährdetste Stelle liegt mit einer Dicke von ca. 4 µm im Bereich des hinteren Pols (NAUMANN 1980). Der Aufhängeapparat besteht aus der Zonula Zinii und dem Ligamentum hyaloideo-capsulare (WIEGER). Bis zum Eintritt der vorderen Glaskörperabhebung sind beide für die Fixierung der Linse verantwortlich. Danach übernehmen ausschließlich die Zonulafasern, die bis ca. 2,5 mm auf Linsenvorder- und -rückfläche ausstrahlen, diese Aufgabe. Nach Messungen von GALAND u. Mitarb. (1984) und STEFANI u. Mitarb. (1985) beträgt der Durchmesser des Kapselsacks der menschlichen Linse nach Entfernung von Kern und Rinde ca. 10,5 mm (Abb. 6.3). Der Linsenäquator reicht bis ca. 0,5 mm an die Ziliarzotten heran. Nach Messungen von CALDERADO (1917) sind zur Überwindung der Elastizität des Aufhängeapparates beim Kind ca. 100 p, beim Erwachsenen 60 p erforderlich. 1978 berichteten BUSCHMANN u. HAI-

Abb. 6.2 Schematische Darstellung möglicher Fixationsorte. 1 Kammerwinkel, 2 Hornhautendothel und Trabekelwerk gelten als verletzliche Strukturen, die durch den Auflagedruck der Haptikelemente in Mitleidenschaft gezogen werden könnten. Sulcus ciliaris. Eine zirkuläre Hohlkehle zwischen Iriswurzel und Ziliarzotten wird durch gefäßreiches Gewebe gebildet. Die Aufnahme von Haptikelementen in dieser Region könnte eine chronische Prostaglandinausschüttung zur Folge haben. 3 Linsenkapsel. Die hyaline Membran der Linsenkapsel ist in der Lage, haptische und optische Elemente der Kunstlinse weitgehend zu umschließen, und stellt damit nach allgemeiner Überzeugung den am besten geeigneten Ort zur Aufnahme eines Linsenimplantats dar.

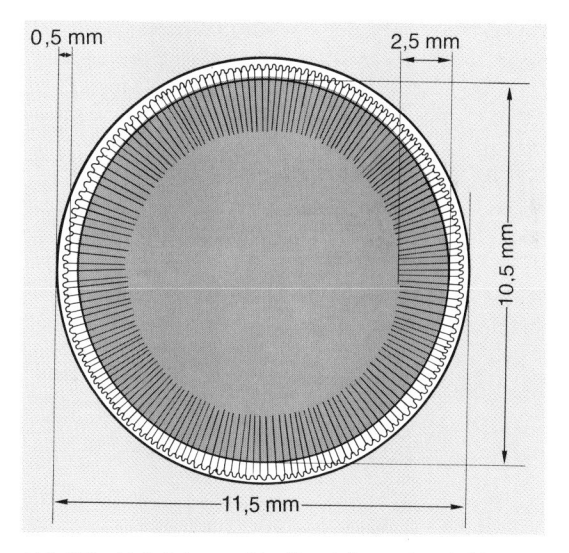

Abb. 6.3 Maßstabgerechte Darstellung der Größenverhältnisse eines menschlichen Bulbus bei frontalem Schnitt in der Höhe der Ziliarzotten. Durchmesser der menschlichen Linse ca. 10,5 mm, Übergreifen der Ziliarzotten auf die Linse 2,5 mm, Durchmesser des Sulcus ciliaris 11,5 mm, Höhe der Ziliarzotten 0,5 mm.

GIS über Kräfte, die zur intrakapsulären Kataraktextraktion menschlicher Linsen mit einem als Feinwaage ausgebildeten Kryoextraktor aufzuwenden sind. Danach schwanken die Kräfte altersabhängig am Leichenauge zwischen 10 p und 40 p bei axialer Extraktion.

Beim Pseudoexfoliationssyndrom ist nach klinischen Erfahrungen und histopathologischen Untersuchungen (EPSTEIN 1990) aufgrund einer Instabilität des Zonulaapparates und einer geringeren Belastbarkeit der Linsenkapsel das Risiko einer Kapselruptur bei extrakapsulären Kataraktextraktionen erhöht. Deshalb sollte bei diesem Krankheitsbild auf eine Kapselsackfixierung des Pseudophakos verzichtet und eine Sulkusfixation angestrebt werden.

Unter der Vorderkapsel liegt das einschichtige Linsenepithel, aus dem lebenslang Linsenfasern hervorgehen und kernwärts wandern. Abhängig von der Größe der vorderen Kapsulotomie bleibt in jedem Fall ein großer Anteil des zur Proliferation befähigten Linsenepithels nach der Entfernung von Kern und Rinde im Kapselsack erhalten (Abb. 6.4). Über die Bedeutung einer gezielten Zerstörung dieser Zellpopulation besteht keine Einigkeit. Unter chirurgischen Gesichtspunkten ist die Einteilung der Linse in Kern- und Rindenzonen von Bedeutung, auch wenn anatomisch keine exakte Grenze angegeben werden kann. Durch Injektion von Flüssigkeit gelingt intraoperativ eine Trennung beider Linsenanteile, was als sog. „Hydrodissektion" (s. dort) zur Erleichterung der Kernexpression und der Phakoemulsifikation verwendet werden kann.

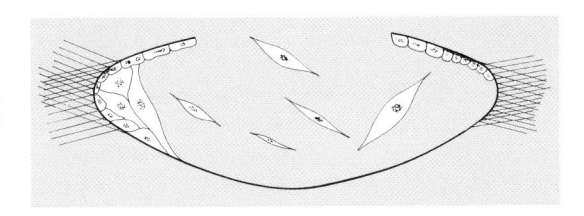

Abb. 6.4 Der von Linseninhalt weitgehend gereinigte Kapselsack vor Implantation der Kunstlinse (schematische Darstellung). Wir müssen davon ausgehen, daß Teile des Linsenepithels, gelegentlich auch geringe Reste der Rinde im Kapselsack verbleiben. Vereinzelt flottierende Linsenepithelien werden in der Spülflüssigkeit vermutet. Die Epithelelemente sind im wesentlichen für die Nachstarbildung verantwortlich zu machen.

Die anfänglich geäußerten Befürchtungen, daß im Rahmen der Kataraktentstehung auch eine vermehrte Alterung des Zonulaapparates eintritt, die schließlich zu einer Luxation oder einer Subluxation des kapselsackfixierten Implantats führen könnte, hat sich klinisch nicht bestätigt. MATTHEWS (1984) berichtet über einen 76jährigen Patienten, der bereits 35 Jahre nach Implantation einer Ridley-Linse anatomisch und funktionell optimal versorgt war.

Biomaterialien in der Implantationschirurgie/Kunstlinsentypen

Materialien zur Herstellung von Linsenoptiken

Aus der kurzen Geschichte der modernen Implantationschirurgie hat sich bis heute das von HAROLD RIDLEY eingeführte *Polymethylmetacrylat* (PMMA) (Plexiglas, Perspex CQ) als souveräner Werkstoff erhalten. PMMA hat ein spezifisches Gewicht von 1,19, ein Molekulargewicht von 2,5 bis 3 Mill. Bis zu einer Temperatur von 100 °C ist PMMA hart, bei höheren Temperaturen plastisch und formbar. Nach den bisher über 40jährigen Erfahrungen muß es als ideal biokompatibel angesehen werden. Intraokulare Reizzustände, die gelegentlich beschrieben wurden, konnten auf Spaltprodukte des Acrylglases zurückgeführt werden (JENETTE 1982). Die heute zur Verfügung stehenden, hoch gereinigten Chargen verschiedener Hersteller sind jedoch in dieser Hinsicht als unbedenklich anzusehen (BARTLEY u. Mitarb. 1983, SIEVERS u. Mitarb. 1984, MULLANY u. Mitarb. 1985).

In den letzten Jahren ist es möglich, chemische Substanzen in das Gerüst von PMMA-Linsen einzubringen, die kurzwelliges Licht unter 400 nm absorbieren. Auf diese Weise soll eine Schädigung der Netzhaut verhindert werden.

Glas als Alternative mit höherem Brechungsindex, aber wesentlich höherem spezifischen Gewicht wurde nur kurzzeitig als Optikmaterial verwendet. Neben dem hohen Gesamtgewicht dieser Linsen führten Probleme bei der Herstellung der Haptik sowie die Schäden, die nach Neodym-YAG-Laser-Beschuß auftreten können, endgültig zur Einstellung der Produktion solcher Linsen (FRITSCH 1984).

Silikonkautschukzubereitungen bieten den Vorteil, bei einem spezifischen Gewicht nahe 1,0 keinen durch Gewichtsunterschiede bedingten Druck auf die intraokularen Gewebe auszuüben. Der geringere Brechungsindex erfordert zwangsläufig größere Mittendicken bei gleicher Linsengeometrie. Nach tierexperimentellen klinischen Studien (EHRICH 1979, MAZZOCO 1984, KREINER 1987, GUTHOFF u. Mitarb. 1989) können wir heute davon ausgehen, daß definierte Silikonkautschukzubereitungen eine Alternative zu PMMA darstellen. Die Möglichkeit, Linsen zu falten und damit im Rahmen der Phakoemulsifikation mit kleineren Inzisionsöffnungen arbeiten zu können, bietet einen zusätzlichen Vorteil.

Beim *Polyhema* handelt es sich um ein unvollständig polymerisiertes Metacrylat, das in voll hydratisiertem Zustand in für die Implantationschirurgie verwendeten Spezifikationen ca. 40% Wasser aufnimmt. Im Gegensatz zu allen übrigen Materialien weist es eine hydrophile Oberfläche auf. Der Brechungsindex beträgt 1,38, das spezifische Gewicht im voll hydratisierten Zustand 1,17. Grundsätzlich kann der Hydratisierungsprozeß auch im Auge erfolgen. Auf diese Weise ist es möglich, Implantate im verkleinerten Zustand im Rahmen der Kleinschnittchirurgie zu verwenden, die erst im Auge ihre endgültige Größe nach Wasseraufnahme entwickeln. Die Biokompatibilität ist nach Untersuchungen von PACKARD in hohem Maße gegeben. Grundsätzliche Einwände gegen das Material, dessen Porengröße es erlaubt, daß Moleküle bis zu einem Molekulargewicht von 10–15 000 inkorporiert werden können, konnten bisher nicht ausgeräumt werden. Ob dieses Material darüber hinaus in der Lage ist, als Medikamententräger eingesetzt zu werden, läßt sich beim gegenwärtigen Wissensstand noch nicht entscheiden (NOWAK 1989) (Tab. 6.1).

Haptikmaterialien

Nachdem RIDLEY bei seiner Konzeption der Retropupillarlinse mit geplanter Kapselsackfixation vollständig auf zusätzliche haptische Elemente verzichtete, waren bei kammerwinkel- und irisgetragenen Linsen in der Regel filigran ausgebildete haptische Elemente notwendig. Der erste hierfür verwendete Werkstoff war *Polyamid* (Nylon) (Supramid®). Dieses Material wurde in den 50er und 60er Jahren sowohl als Schlingenmaterial für Intraokularlinsen als auch zur Nahtfixierung irisgetragener Linsen verwendet. Nach anfänglichen Erfolgen zeigte sich jedoch, daß längerer Gewebskontakt zur hydrolytischen Spaltung und schließlich zur vollständigen Auflösung des Materials führen konnte. KRONENTHAL (1981) berichtete über Komplikationen, die durch diesen Mechanismus ausgelöst wurden bei bis zu 19% der nachuntersuchten Patienten. Seit 1980 wird vollständig auf die Verwendung dieses Materials zur Gestaltung von Intraokularlinsenhaptiken verzichtet.

Als Ersatz diente weltweit das Material *Polypropylen*, das auf Vorschlag von DRAEGER eingeführt, sich bei hoher mechanischer Festigkeit auch für die Herstellung von chirurgischem Nahtmaterial als geeignet erwiesen hat. Jedoch auch hier können bei Gewebskontakt vor allem in gefäßreichem Gewebe Abbauvorgänge induziert werden (DREWS 1983).

Mit zunehmender Verfeinerung der Herstellungsverfahren wird in den letzten Jahren Polymethylmetacrylat auch als Schlaufenmaterial für Intraokularlinsenhaptiken verwendet. Nach intraokularen Verweildauern von mehr als 40 Jahren ist eine klinisch relevante Alterung auszuschließen (APPLE 1985).

Tabelle 6.1 Physikalische und chemische Eigenschaften von Werkstoffen zur Herstellung von Kunstlinsenoptiken

Physikalisch-chemische Eigenschaften	Poly-HEMA		Silikonkautschuk	PMMA (UV-absorber Tinuvin)	
Brechungsindex n_D^{25}	trocken: 70% H_2O-gehalt	1,51 1,38	1,41	1,49	
Optische Durchlässigkeit [%]	>92		>95	$\lambda > 380$ nm UVA-Bereich: (315–400 nm)	>92 <10
Spezifisches Gewicht [g/cm³]	1,17		1,04	mit UV-absorber: ohne UV-absorber:	1,19 1,2–1,3
Rückstellelastizität [%]	trocken: 70% H_2O-gehalt	0 ~10	60–85	<1	
Elastizitätsmodul [kp/cm²]	~50 (hydr.)		~80	$2,6 \times 10^4 - 3,1 \times 10^4$	
Glasübergangstemperatur T_g [·C]	+56...+87 (trocken)		−126	+160	
Temperaturstabilität [·C]	+4...+120		−80...+260	bis 60	
Wasseraufnahmefähigkeit [%]	bis zu 80		<0,03	0,2–0,5%	

6.8 Kunstlinsenimplantation

Physikalische Eigenschaften von Haptikmaterialien

Werden Implantate mit elastischen, haptischen Elementen verwendet, kommt es zwangsläufig zu einer material- und formabhängigen Belastung intraokularer Gewebe. Betrachten wir die Biegesteifigkeit von Fadenmaterial aus Polypropylen und PMMA, wie sie zur Herstellung von intraokularen Linsen verwendet werden (Durchmesser ca. 0,15 mm), so lassen sich bei der in Abb. 6.5 dargestellten Versuchsanordnung keine meßbaren Unterschiede der Rückstellelastizität feststellen (GUTHOFF 1990). Silikonkautschuk weist eine sehr viel geringere Eigensteifigkeit auf und erfordert deshalb bei der Haptikgestaltung größere Querschnitte.

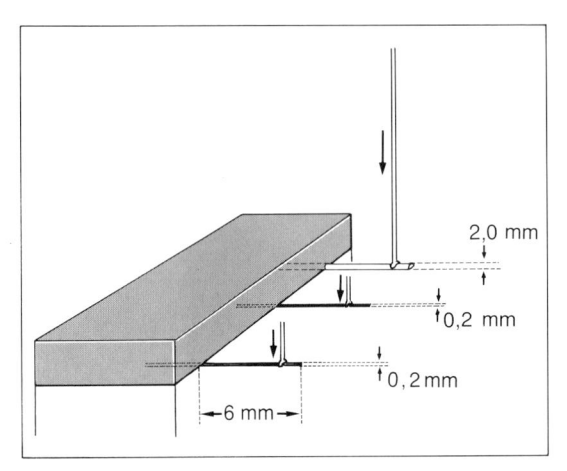

Abb. 6.5 Experimenteller Aufbau zur Vermessung der Rückstellelastizität von PMMA, Polypropylen und Silikonkautschuk (aus GUTHOFF, R. u. Mitarb.: Zur Rückstellelastizität von Intraokularlinsenhaptiken. Klin. Mbl. Augenheilk. 197 [1990] 27–32). Für PMMA und Polypropylen konnten keine Unterschiede in der Rückstellelastizität festgestellt werden. Silikonkautschuk-Rundstäbe eines höheren Querschnitts erwiesen sich wie erwartet als sehr viel leichter biegsam und wiesen eine deutlich geringere Rückstellelastizität auf.

Strukturgedächtnis oder Formerinnerungsvermögen

Die meisten Intraokularlinsen weisen eine im Vergleich zum Implantationsort überdimensionierte Haptik auf. Es wird das Konzept verfolgt, die Zentrierung der Optik durch eine Abstützung im Gewebe, die notwendigerweise einen gewissen Druck auf die Unterlage ausüben muß, zu erreichen. Die haptischen Elemente werden komprimiert, in Abhängigkeit von ihrem Formerinnerungsvermögen sollen sie sich an die aufgezwungenen neuen Dimensionen anpassen und den Abstützpunkt weniger belasten. Das geringste Formerinnerungsvermögen weist PMMA auf (DREWS u. KREINER 1987), gefolgt von Polypropylen. Kaum ein Verlust an Formerinnerung tritt bei Silikonkautschuk auf. Über Polyhemazubereitungen liegen keine Untersuchungen vor.

Kunstlinsentypen

Zur Biomechanik

Im folgenden sollen die Zusammenhänge zwischen der mechanischen Belastung des Implantationsortes und der Implantatgeometrie betrachtet werden, wobei wir uns auf die heute gebräuchlichsten Linsentypen beschränken wollen. Grundsätzlich ist zu unterscheiden, ob das Implantat lose in einen präformierten Hohlraum gebracht wird und dort durch Flächenschluß oder Gewebsschrumpfung einen festen Platz einnimmt, oder ob haptische Elemente mit Vorspannung einen Druck auf das Gewebe ausüben. Der Prototyp für den ersten Fixationsmechanismus ist eine in den Kapselsack eingebrachte Disk-Linse, deren Durchmesser unter dem des Kapselsackäquatordurchmessers liegt. Die letztgenannte Situation entsteht bei der Implantation einer offenen C- oder J-Schlinge, die bei einem Bügeldurchmesser von ca. 14 mm auf die Maße des Sulcus ciliaris oder des Kapselsacks nach Positionierung komprimiert wird (Abb. 6.6 a u. b, 6.7). Eine Zwischenstellung nehmen Linsen mit starrer Haptik wie die Vorderkammerlinse nach Choyce (Abb. 6.8) oder die Hinterkammerlinse nach Pearce ein, deren minimal überdimensionierte Haptiken für Gewebe inkompressibel einen geringen, aber anhaltenden Druck auf das Implantatbett ausüben.

Beispiele für Linsentypen unterschiedlicher Implantationsorte

Kammerwinkelgestützte Linsen

Für die Abstützung im Kammerwinkel, die heute zunehmend weniger praktiziert wird, können Linsen mit fester Haptik und flexibler Haptik unterschieden werden. Die am häufigsten verwendete Linse mit fester Haptik ist die von CHOYCE (1985) entwickelte Mark-IX-Linse, die durch ihre Rigidität in der Lage ist, dem vorderen Augenabschnitt eine gewisse Stabilität zu verleihen und die Iridodonesis und Pseudophakodonesis minimal zu gestalten (Abb. 6.8). Es ist jedoch notwendig, die Länge der tragenden Stege exakt den individuellen Maßen des Auges anzupassen, was nur innerhalb gewisser Grenzen möglich ist. Bei zu großer Linse können Pupillenverziehungen durch Iriseinklemmung auftreten; bei zu kleinem haptischen Teil kommt es zur Rotation des Implantats (Propellerphänomen).

Flexible Haptiken wie der Typ Multiflex nach KELMAN (1984) (Abb. 6.15) müssen nicht individuell nach Vorderkammerdurchmesser angepaßt werden, erreichen jedoch nicht die gleiche Stabilisierung, wie das mit korrekt bemessenen, festen Vorderkammerlinsen der Fall ist. Grundsätzlich bleibt der Einwand, daß ein Fremdkörperreiz auf gefäß-

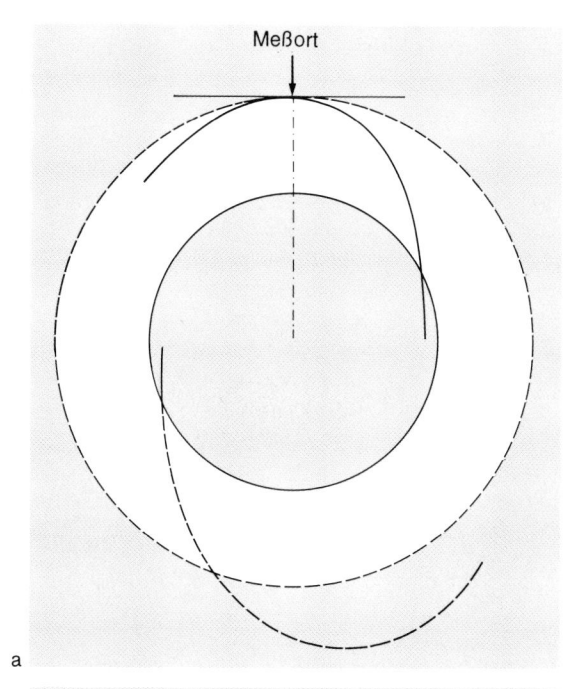

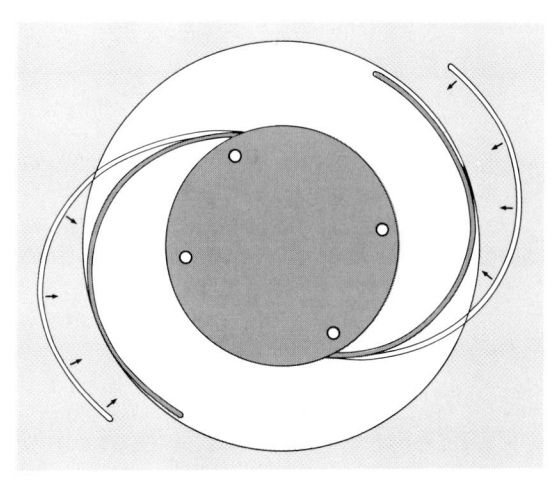

Abb. 6.7 Maßstabgerechte Darstellung einer Intraokularlinse mit C-Schlingenhaptiken. Der größere Krümmungsradius der Haptikelemente paßt sich über einen weiten Sektor dem Krümmungsradius des gereinigten Kapselsacks an und verändert nur gering die Form des Kapselsackäquators.

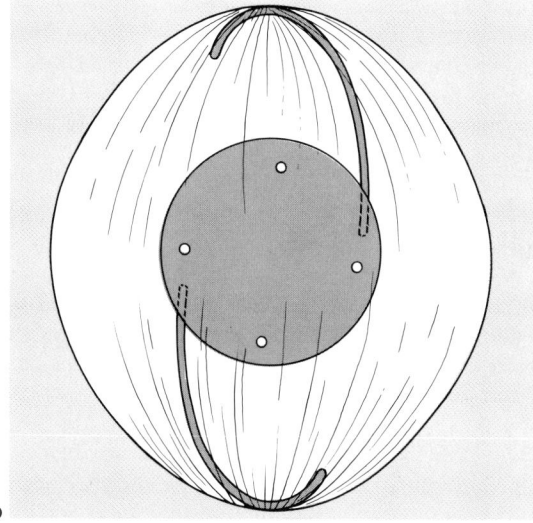

Abb. 6.6 Maßstabgerechte Darstellung einer Intraokularlinse mit J-Schlingenhaptiken, Pression auf 10,5 mm entsprechend dem Durchmesser eines gereinigten Kapselsacks (a). Die nahezu punktförmigen Kontaktstellen führen in der Regel zu einer deutlichen Verformung des durch den Zonulaapparat ausgespannten Kapselsackäquators (b).

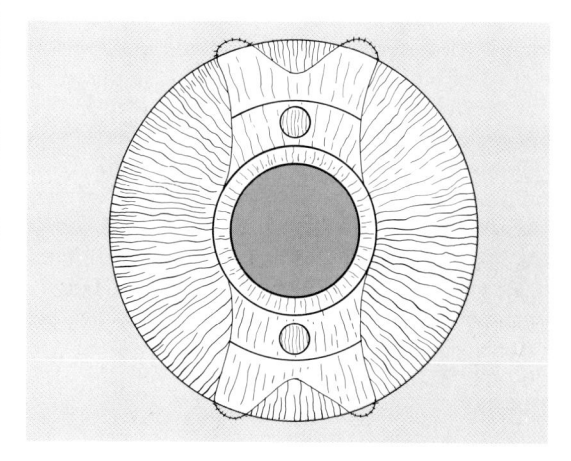

Abb. 6.8 Choyce-Mark-IX-kammerwinkelgestützte Vorderkammerlinse mit starrer Haptik. Diese auch als Diaphragmalinsen bezeichneten Implantate müssen in ihrem Durchmesser individuell den Maßen des Auges angepaßt werden. Ist der haptische Teil zu groß, treten Pupillenverziehungen auf. Ein zu geringer Durchmesser führt zur Rotation der Linse (Propeller-Phänomen).

führendes Gewebe im Bereich des Kammerwinkels ausgeübt wird, so daß eine derartige Implantation vermieden werden sollte.

Irisgetragene Linsen

Wegen des konstruktionsbedingten Kontakts zumindest mit Teilen des Irisgewebes ist die Implantation heute weitgehend verlassen worden. Bei einer großen Anzahl von Patienten haben sich jedoch Linsen vom Typ Binkhorst 4-Schlingenlinse (BINKHORST 1959) (Abb. 6.9) mit ihrem optischen Anteil vor der Pupillarebene sowie der Linse nach Boberg-Ans (1961) oder Severin (1980) mit ihren optischen Anteilen hinter der Pupillarebene bewährt.

Hinterkammerfixierte Linsen

Bei den Hinterkammerlinsen (Binkhorst bevorzugt die Bezeichnung „Retropupillarlinsen") liegen hap-

6.10 Kunstlinsenimplantation

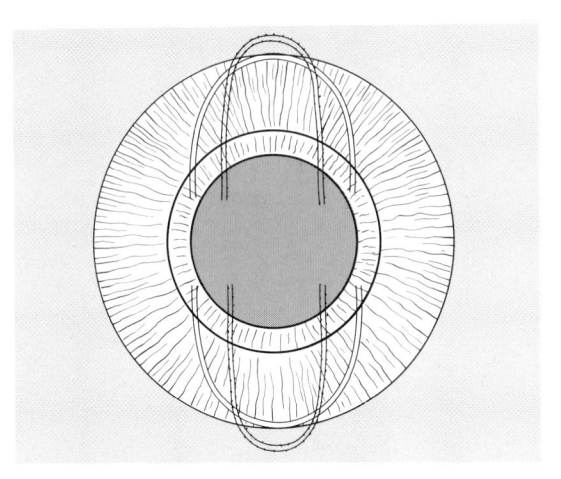

Abb. 6.9 Irisgetragene 4-Schlingenlinse nach Binkhorst. Optik und ein Teil der Haptik liegen vor dem Irisdiaphragma; die mit kleinen Stegen angesetzten Halteschlaufen umgreifen das Irisdiaphragma von hinten.

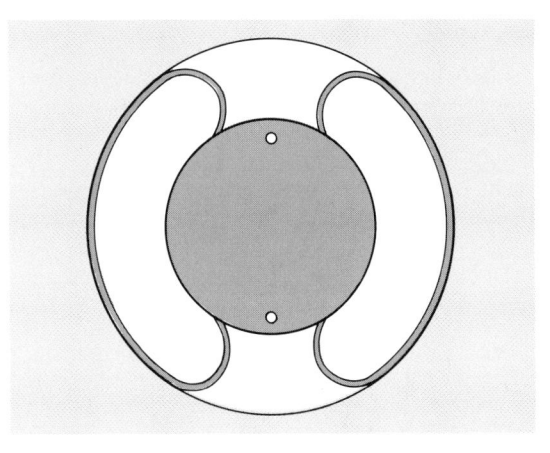

Abb. 6.11 Anis-Linse im Kapselsack. Die nahezu über 360° reichende Ausspannung des Kapselsacks führt zu einem festen Sitz des Implantats in Verbindung mit einer straffen Ausspannung der hinteren Kapsel.

tischer und optischer Teil hinter der Iris. In den letzten Jahren sind zahlreiche Modifikationen angegeben worden. Die unterschiedliche Gestaltung der Optik hatte teils optisch, teils klinisch-physiologische Gründe. Eine besondere Bedeutung kommt dem Konzept zu, durch die glaskörperwärts gerichtete Konvexität, evtl. unterstützt durch nach vorn angewinkelte Bügel, den Druck auf die axiale hintere Linsenkapsel zu verstärken (JACOBI 1983) (Abb. 6.10). Eine Modifikation, die nach neueren Untersuchungen eher zu einer vermehrten Nachstarbildung führt, sind Abstandhalter, sog. „Lasespacer". Auf diese Weise wird ein ca. 0,2 mm breiter Abstand zwischen hinterer Linsenkapsel und Kunstlinsenrückfläche geschaffen, der bei einer späteren YAG-Laserkapsulotomie eine Läsion der PMMA-Linse vermeiden soll (HOFFER 1984).

Implantate mit geschlossenen Schlaufen

Durch eine geschlossene Schlaufenführung tritt eine Versteifung der Kunstlinsenhaptik ein, die es

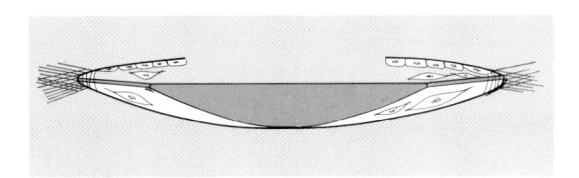

Abb. 6.10 Plankonvexe Intraokularlinse im Kapselsack. Schematische Darstellung der frühen postoperativen Situation. Die Konstruktion der Jacobi-Lindström-Linse führt zu einer Ausspannung des hinteren Pols der Linsenkapsel. Die hier nicht maßstabgerecht gezeichneten Linsenepithelzellen können nur verzögert auf die zentralen Anteile der Linsenkapsel reichen.

notwendig macht, spezielle Hilfen während der Implantation zur Schonung des umgebenden Gewebes zu verwenden. Der Vorteil des von ANIS (1980) entwickelten Konzepts einer für die Kapselsackimplantation geeigneten Linse (Abb. 6.11) liegt in einer, den Kapselsackdimensionen angepaßten, konstanten Ausspannung seines Äquators.

Offene Haptikschlaufen

Mit Abstand am häufigsten verwendet werden Implantate mit offenen Schlingen. Unterschieden werden können nach dem Krümmungsradius der Haptikelemente J- und C-Schlingen-Typen (SHEARING 1979, SINSKEY 1981, JACOBI 1983) (Abb. 6.6, 6.7, 6.10). Bei J-Schlingenlinsen verläßt die Haptik den optischen Teil unter relativ großem Winkel (über 45 Grad), der Krümmungsradius der Schlinge nimmt zum potentiellen Kontaktbereich mit dem Gewebe ab. Bei C-Schlingen verläßt der Bügel die Optik unter einem kleineren Winkel, der Krümmungsradius der Schleife ist relativ groß und bleibt zur Peripherie hin konstant oder nimmt nur geringfügig ab. Diese unterschiedliche Haptikgeometrie führt im Falle der J-Schlingenlinsen zu einem kleinen Kontaktsektor im Vergleich zur C-Schlinge im Bereich der Kontaktstelle mit dem Gewebe. Wir müssen davon ausgehen, daß die Belastung pro Flächeneinheit in den kleinen Kontaktstellen der J-Schlingen vergleichsweise groß ist (Abb. 6.6). Eine Sonderform nimmt die Moustache-Linse nach Binkhorst ein – eine ausschließlich für die Kapselsackimplantation konzipierte Linse. Eine Modifikation nach DRAEGER (1984) (Abb. 6.12 bis 6.14) führt zu einer verbesserten Stabilität in der sagittalen Achse.

Faltbare Intraokularlinsen

Im Rahmen der durch die Phakoemulsifikation ermöglichten Kleinschnittchirurgie wurde versucht, auch Implantate zu entwickeln, die durch Falten

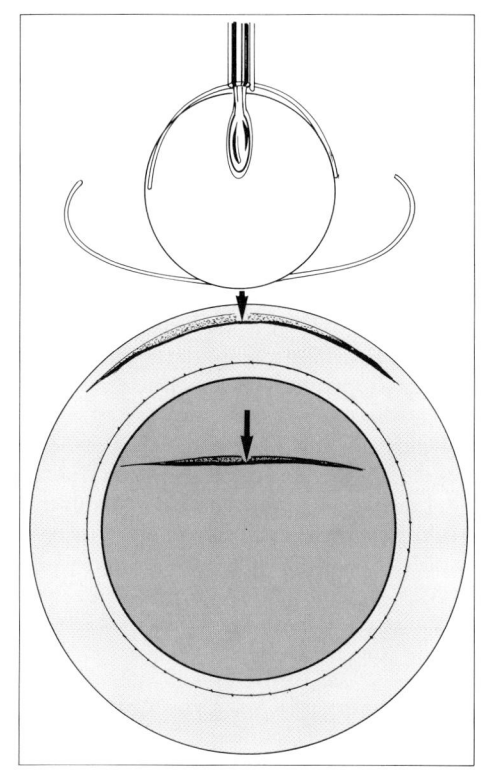

Abb. 6.**12** Modifizierte Schnauzbartlinse vor der Implantation. Der bei 12.00 h durch die Implantationspinzette gehaltene Bügel wird bei dem Implantationsvorgang dem Kunstlinsenäquator angenähert.

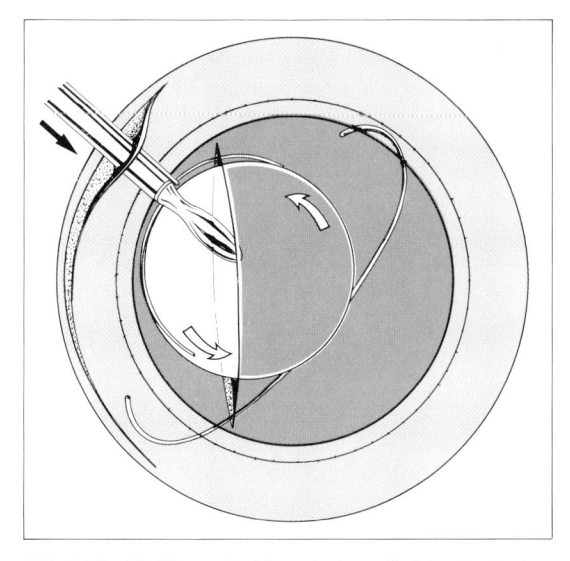

Abb. 6.**13** Einführen der Linse in den mit viskoelastischer Substanz gefüllten Kapselsack über eine briefschlitzförmige Kapsulotomie.

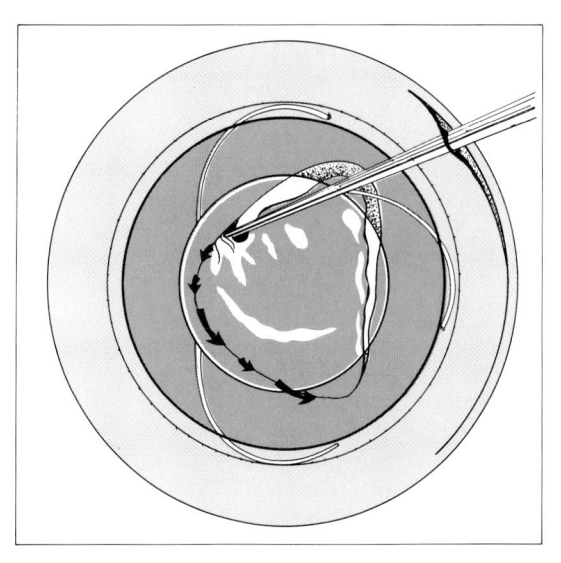

Abb. 6.**14** Nach Positionierung der Linse im Kapselsack Anlegen einer vorderen Kapseleröffnung durch gezieltes Reißen mit einer feinen chirurgischen Pinzette.

des optischen Teils auch durch Öffnungen von ca. 3 mm implantiert werden können. Als Material eignet sich Silikonkautschuk und Polyhema. Die zur Verformung notwendigen Kräfte müssen durch besondere Implantationspinzetten zur Schonung des Gewebes aufrechterhalten werden. Bis jetzt ist es noch nicht befriedigend gelungen, die Entfaltung der Linse im Auge genügend kontrolliert durchzuführen.

Theoretische Forderungen an die ideale Intraokularlinse

Über den Kapselsack, als den idealen Ort, um das Fremdkörpermaterial einer intraokularen Linse aufzunehmen, besteht nach der Literatur der letzten Jahre kein Zweifel (BINKHORST 1975, DRAEGER 1984). Es gibt Hinweise nach tierexperimentellen und klinischen Studien, daß eine möglichst zirkuläre Ausspannung des Kapselsackäquators in Verbindung mit einer glaskörperwärts konvexen Optik die Bildung von Nachstar zumindest in den relevanten axialen Anteilen der Linsenkapsel verzögert. Diese Forderung wird von dem Linsentyp nach Anis weitgehend erfüllt, in ähnlicher Weise durch Linsen mit langen C-Schlaufen und hinten konvexer Optik. Ein anderer Weg, dieses Ziel zu erreichen, könnte in der Verwendung von weichen Disk-Linsen bestehen, die im Falle der Verwendung von Polyhema in verkleinerter Form implantiert werden könnten und erst im Kapselsack selbst zu einer Größe, die die biomechanischen Forderungen ideal erfüllt, aufquellen kann.

Indikationen zur Kunstlinsenimplantation

Primäre Implantation

Seit der Einführung der primären Linsenimplantation als Routinemaßnahme haben sich die Indikationen mit zunehmender Erfahrung der Operateure erweitert. Entsprechend einer seit ca. 5 Jahren als ausgereift anzusehenden Technik besteht heute weitgehende Übereinstimmung. Sicher ausgeschlossen werden sollten Patienten mit rezidivierenden Iridozyklitiden und einer proliferativen diabetischen Retinopathie. Bei präoperativ nicht einzustellendem Glaukom kann im Einzelfall die Kombination mit einem fistulierenden Eingriff erwogen werden. Einäugigkeit stellt bei guten operationstechnischen Voraussetzungen keine Kontraindikation mehr dar, bei Kindern und Jugendlichen – am wachsenden Auge – scheint Zurückhaltung geboten. Erfahrene Operateure (BINKHORST 1969, 1970) berichten jedoch über sehr gute funktionelle und anatomische Resultate. Ob die primär zur Amblyopieprophylaxe oder -therapie empfohlene zeitlich begrenzte Implantation bei Kleinkindern eine Alternative darstellt, bleibt abzuwarten.

Sekundäre Implantation

Grundsätzlich ist ein zweizeitiges Vorgehen mit einer höheren Komplikationsrate verbunden als eine primäre Implantation. Voraussetzung für einen erfolgreichen zweiten bulbuseröffnenden Eingriff ist ein ausreichend belastbares Hornhautendothel. Liegt die Zellzahl unter 600 Zellen/mm^2, ist mit einer Dekompensation der Hornhaut postoperativ zu rechnen. Besteht die Möglichkeit, eine retropupillare Linse zu verwenden, sollte sie bevorzugt werden.

Grundsätzlich ist eine Sekundärimplantation unabhängig von der vorausgegangenen Extraktionstechnik möglich. Bei intrakapsulärer Extraktion bietet sich die Implantation eines iris- oder kammerwinkelgestützten Modells an. Die gleichen Gründe, die jedoch zum Verlassen dieser Fixationsorte geführt haben, gelten auch in diesem Zusammenhang. Eine Alternative stellt die Implantation einer retropupillaren Linse nach vorderer Vitrektomie mit Nahtfixierung im Sulcus ciliaris dar (GREHN 1989). Ist die hintere Kapsel vollständig oder weitgehend erhalten, kann eine Retropupillarlinse in der Regel verwendet werden.

Das technische Vorgehen wird von den persönlichen Erfahrungen des Operateurs und den anatomischen Gegebenheiten bestimmt werden. Folgende Situationen können eine Indikation zur sekundären Implantation darstellen (in Anlehnung an JACOBI 1989).

1. Einseitige Aphakie, die nicht durch Kontaktlinsen korrigiert werden kann,
2. rezidivierende Hornhautschäden eines Kontaktlinsenträgers,
3. berufliche Gründe (Eisenbahn- oder Flugpersonal, Arbeiten in staubiger Umgebung, Berufssportler).

Operationstechniken

Implantation nach intrakapsulärer Kataraktextraktion

Die Technik der intrakapsulären Kataraktextraktion wurde in Band 2, Kap. 3 beschrieben. Zur Implantation eignen sich kammerwinkelgetragene und irisgetragene Linsen. Der Anteil dieser Implantate ist jedoch aus den in Kap. 3 dargestellten Gründen stark rückläufig.

Die kammerwinkelgestützten Linsen wurden nach den enttäuschenden Erfahrungen vor ca. 20 Jahren verlassen, aber in verbesserter Gestaltung und Verarbeitungstechnik zunächst von Choyce wieder eingeführt. Eine Alternative zu den starren Haptiken stellen Modelle vom Typ Kelman Multiflex dar (Abb. 6.15).

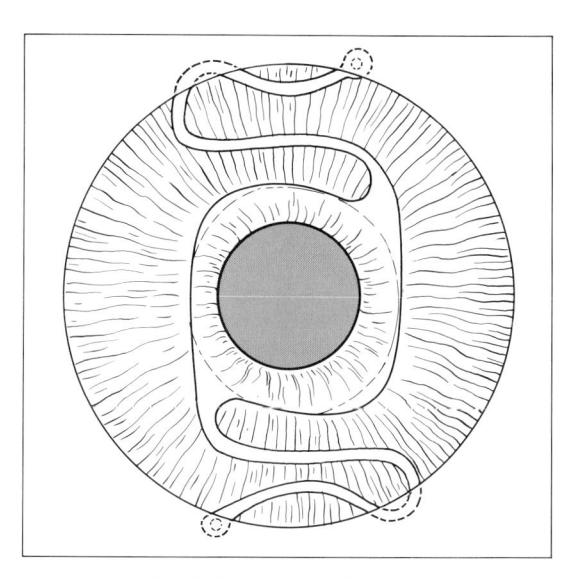

Abb. 6.15 Beispiel einer kammerwinkelgetragenen Linse mit flexibler Haptik. Diese Implantate führen an 4 definierten Stellen zur Belastung des Kammerwinkels.

Technik der extrakapsulären Kataraktextraktion als Vorbereitung zur Kunstlinsenimplantation

Das Prinzip der extrakapsulären Kataraktextraktion besteht darin, den gesamten Linseninhalt über eine vordere Kapsulotomie zu entfernen und definierte Anteile des Kapselsacks zur Aufnahme des Pseudophakos zu erhalten. Ist eine gezielte Implantation in den Sulcus ciliaris geplant, dient der kollabierte Kapselsack als Diaphragma gegenüber dem Glaskörper und als Leitschiene zum Auffinden des Sulcus ciliaris.

Möglichkeiten der Kapseleröffnung

Zwei Prinzipien der Kapseleröffnung können unterschieden werden:

1. Techniken, die eine breitflächige Entfernung des vorderen Kapselblatts primär anstreben,
2. Techniken, die in zwei zeitlich getrennten Schritten das gleiche Ziel erreichen,
   a) horizontale schlitzförmige Eröffnung der Linsenkapsel (Briefkastenschlitz),
   b) Entfernen der vorderen Linsenkapsel in gewünschter Größe nach erfolgter Implantation des Pseudophakos in den Kapselsack.

Kernentfernung: Hydrodissektion, Expression, Phakoemulsifikation

Abgesehen von kindlichen und jugendlichen Katarakten, wo Saugspülverfahren zur Entfernung von Kern und Rinde ausreichen, werden getrennte Arbeitsgänge zur Kern- und Rindenentfernung notwendig.

Kernentfernung

Verschiedene Verfahren wurden empfohlen, sie praktizieren die Expression des Kerns oder dessen Extraktion mit einer Schlinge. Beide können durch die Lösung des Kerns von Rinde und Hinterkapsel ergänzt werden, wie sie durch hydraulische Maßnahmen, der sog. „Hydrodissektion", erleichtert wird. Die Kernexpression erfolgt in der Regel durch Druck und Gegendruck (Abb. 6.16). Die Wunde öffnet sich spontan, die Linse tritt bis zur Hälfte hervor. In dieser Phase kann durch eine aktive „Harpunierung" des Kerns auf eine weitere intraokulare Drucksteigerung verzichtet werden. Eine Alternative stellt die 1967 von KELMAN vorgestellte und seitdem technisch weiter perfektionierte Ultraschallzertrümmerung des Linsenkerns (Phakoemulsifikation) dar. Auf diese Weise gelingt es, über einen nur 3 mm breiten Schnitt die gesamten

6.14 Kunstlinsenimplantation

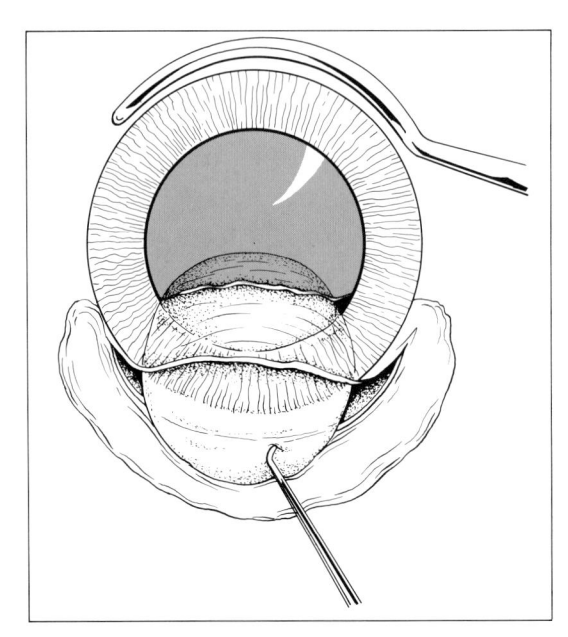

Abb. 6.16 Zur Entbindung des Kerns wird mit Hilfe eines gebogenen Expressionshakens bei 6 h die Sklera imprimiert. Zur gleichen Zeit wird etwas Druck auf den skleralen Wundrand bei 12 h ausgeübt. Sobald sich der Äquator des Kerns im „Briefkasten"-Schlitz zeigt, wird die Harpune eingesetzt, mit deren Hilfe die Entbindung des Kerns ohne weitere Druckanwendung beendet werden kann.

Kern- und Rindenmassen zu entfernen. Diese Operationstechnik ist technisch aufwendiger und kostenintensiver, darüber hinaus schwerer zu erlernen. Sie erfordert anfangs längere Operationszeiten mit gelegentlichen Schädigungen von Endothel und hinterer Linsenkapsel.

Techniken der Rindenentfernung

Nach der Kernexpression bieten sich verschiedene Techniken der Rindenentfernung an. Am weitesten verbreitet ist der Einsatz von Instrumenten, die kombiniertes Saug-Spülen über eine koaxiale Kanüle zulassen. Wahlweise kann der 8–10 mm betragende Schnitt nach der Kernexpression durch 2–3 Einzelknopfnähte verkleinert werden, um ein nahezu geschlossenes System zu erzeugen. Dabei sollte folgendes Prinzip verfolgt werden:

Bei minimalem Durchfluß von Spülflüssigkeit sollte ein Maximum an Kortexmaterial aus dem Auge entfernt werden. Der intraokulare Druck während der gesamten Manipulation sollte auf einem niedrigen Niveau konstant gehalten werden, gerade ausreichend, um die Vorderkammer vollständig zu stellen. Dieses Prinzip wird verwirklicht durch Saugspülkanülen mit großem Querschnitt im Bereich des Spülschenkels und kleinem bis mittlerem Querschnitt im Bereich der Aspirationsöffnung (0,2–0,5 mm Durchmesser). Unter diesen Bedingungen reicht eine Höhe des Flüssigkeitsspiegels im Spülsystem von ca. 30 cm aus. Der große Querschnitt im Spülsystem ist in der Lage, auch kurzfristig bei verstärkter Aspiration größere Mengen an Spülflüssigkeit nachzuliefern; der relativ niedrige Druck in der Vorderkammer verhindert wirkungsvoll einen intraoperativen Irisprolaps. Die Saugöffnung der Koaxialkanülen ist in der Regel in 90 Grad zu den Spülöffnungen angeordnet, um nicht den Ansaugvorgang flottierender Rindenanteile zu behindern. Kanülen für diesen Zweck wurden von MCINTYRE, FRIEDBURG, PEARCE u.a. angegeben. Gleichgültig, ob manuelle Saugspülverfahren oder aufwendige elektromechanisch kontrollierte Geräte verwendet werden, ist auf eine präzise Abstimmung von Zufluß und abgesaugtem Vorderkammervolumen zu achten. Der bei Überdruck entstehende Irisprolaps und bei zu großer Saugleistung folgende Kollaps der Vorderkammer sowie zwangsläufig mechanische Endothelschädigung sind unbedingt zu vermeiden.

Nach experimentellen Studien und nach der klinischen Erfahrung bietet eine Briefkastenschlitz-Kapsulotomie einen wirkungsvollen Schutz des Endothels in dieser Operationsphase. Die auf S. 6.13 beschriebene Kapsulotomietechnik beläßt während des gesamten Saugspülvorgangs ein schützendes Diaphragma zwischen der im Auge befindlichen Instrumentenspitze und dem Hornhautendothel. Darüber hinaus entsteht in dem halbgeschlossenen Subkompartiment des Kapselsacks eine turbulente Strömung, die die Lösung der Rindenreste vom Kapselsack unterstützt (Abb. 6.17).

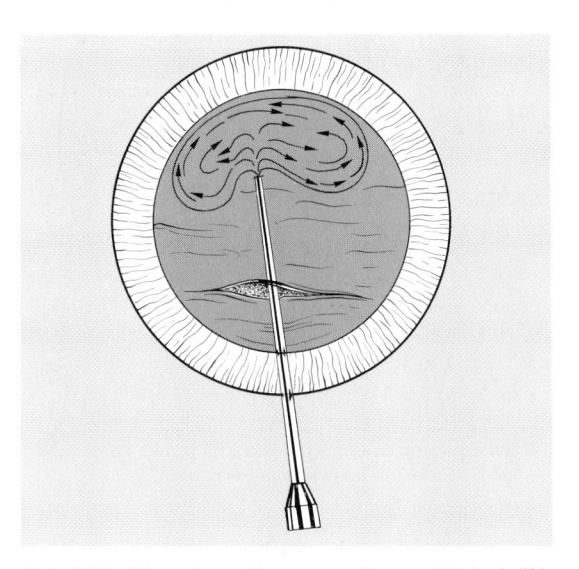

Abb. 6.17 Die meisten Kortexreste lassen sich im kräftigen turbulenten Strom durch Druckspülung ausschwemmen, so daß häufig ohne zusätzliches Absaugen der Kapselsack gereinigt werden kann. Die Tatsache, daß die Kapsel praktisch geschlossen ist, erleichtert nicht nur die Entfernung der Kortexreste, sondern bietet auch dem Hornhautendothel zusätzlichen Schutz gegen die Turbulenzen des Spülvorgangs.

Einige Operateure verzichten nahezu vollständig auf eine Aspiration und nutzen eine gezielt im Kapselsack erzeugte turbulente Strömung durch englumige Knopfkanülen, um sämtliche Rindenpartikel zu lösen und aus dem Auge zu entfernen. Es kann davon ausgegangen werden, daß als Nebeneffekt der hohe Spüldruck gleichzeitig eine Art Politur der hinteren Linsenkapsel vornimmt. Eine besondere Behandlung der germinativen Zone wird bei dieser Technik als unnötig betrachtet.

Behandlung der germinativen Zone

Die höchste Zellteilungsrate des Linsenepithels mit einer Verdoppelungszeit von ca. 19 Tagen liegt im Bereich des Kapselsackäquators; am vorderen Linsenpol beträgt die Verdopplungszeit 250 Tage (SALLMANN 1962).

Im Rahmen der Nachstarprophylaxe sollte der Entfernung der Zellen der Äquatorregion deshalb besondere Aufmerksamkeit geschenkt werden. Während eines Spül- oder Saug-Spül-Vorgangs können trotz der gezielten Erzeugung von turbulenten Strömungen sicher nur Teile dieser schwer zugänglichen Kapselregion von Zellen befreit werden. Es wurden aufgerauhte, elastisch armierte Stahlkugeln (ANIS 1984) empfohlen, um diese Region mechanisch zu bearbeiten. Theoretisch besteht die Möglichkeit, durch hyperosmolare Lösungen, die unter dem Schutz von viskoelastischen Substanzen eine bestimmte Zeit einwirken könnten, Nekrosen zu erzeugen. Bisher nur tierexperimentell wurden Antimetabolite oder gegen Linsenepithel gerichtete Antikörper eingesetzt, um die Proliferationsfähigkeit der verbleibenden Linsenepithelzellen einzuschränken (HARTMANN 1989).

Implantationsvorgang

Die auf S. 6.5 dargestellten, möglichen Implantationsorte sollten bis auf die Kapselsackfixation nach Meinung der Autoren eher als theoretische Möglichkeiten denn als alternative Lösungen angesehen werden. Es sollte das Ziel verfolgt werden, einen dauerhaften Kontakt des Pseudophakos mit gefäßführendem Gewebe zu vermeiden, was nur durch eine Implantation in den Kapselsack zu erreichen ist.

Kammerwinkelimplantation

Der *Kammerwinkel* als Fixationsort wird nur von wenigen Chirurgen noch als adäquat betrachtet. Er kann als Alternative für ausgewählte Fälle bei Kontaktlinsenunverträglichkeit und entsprechend hohen beruflichen Anforderungen nach intrakapsulärer Kataraktextraktion gelten. Es ist darauf zu achten, daß die Kontaktfläche zwischen Kunstlinsenoptik und den verletzlichen Kammerwinkelstrukturen auf ein Minimum reduziert wird, was am besten durch die starren Fußpunkte der Choyce-Mark-IX-Linse gewährleistet ist.

Implantation irisgetragener, pupillenfixierter Linsen

Die *Iris* als Fixationsort ist heute eher von geschichtlicher Bedeutung. Es war das Verdienst von BINKHORST, diesen Fixationsort zu wählen, nachdem der Kammerwinkel sich für die zur Verfügung stehenden Implantate als ungeeignet erwiesen hatte. Nachdem jedoch vom gleichen Autor bereits 1985 die Kapselsackfixation als die mit Abstand bevorzugte Alternative eingeführt wurde (BINKHORST 1977), kann die Pupillenfixation heute als obsolet angesehen werden. Als Alternative wurde von WORST die sog. Krebsscheren-Linse (lobster claw) entwickelt, die pupillarsaumfern im Irisgewebe fixiert wird und nach intra- und extrakapsulärer Kataraktextraktion implantiert werden kann.

Sulkusimplantation

Die Implantation in den *Sulcus ciliaris* dürfte als eine zwar diskutable Lösung angesehen werden, ist aber in den letzten Jahren durch die Kapselsackimplantation verdrängt worden. Folgende Situationen können eine Sulkusfixation weiterhin nahelegen:

Subluxatio lentis

Eine Subluxatio lentis gestattet in der Regel eine erfolgreiche extrakapsuläre Kataraktextraktion und damit den Erhalt eines stabilen Vorderabschnitts. Um eine weitere Zonulabelastung zu vermeiden, sollte eine gezielte Sulkusimplantation der Kunstlinse erfolgen.

Zonularuptur

Kommt es intraoperativ zu einer *Zonularuptur*, so muß in Abhängigkeit vom betroffenen Sektor entschieden werden, ob auf eine Sulkusfixation des Pseudophakos ausgewichen werden muß.

Pseudoexfoliatio lentis

Bei Pseudoexfoliatio lentis ist neben der besonders zerreißlichen Linsenkapsel auch mit einer Instabilität der Zonula zu rechnen und deshalb die Sulkusfixation zu bevorzugen.

Sekundärimplantationen nach extrakapsulärer Kataraktextraktion

Bei Sekundärimplantationen nach extrakapsulärer Kataraktextraktion ist nur in Ausnahmefällen der Kapselsack wieder zu entfalten, womit zwangsläufig eine Sulkusfixation erforderlich wird.

Sekundärimplantation nach intrakapsulärer Kataraktextraktion

In den letzten Jahren wurde von mehreren Autoren über die erfolgreiche transziliare Nahtfixierung von Kunstlinsenbügeln berichtet. Auf diese Weise kann eine Hinterkammerlinse auch ohne Linsenkapselreste und nach ausgedehnter vorderer Vitrektomie implantiert werden.

Die Fixierung der Kunstlinsenbügel im Sulcus ciliaris stellt trotz der vorbeschriebenen grundsätzlichen Bedenken eine von vielen Chirurgen erfolgreich praktizierte Methode dar. Es tritt jedoch zwangsläufig eine Kompression uvealen Gewebes durch die Haptikelemente auf.

Nach fluorphotometrischen Untersuchungen von MIYAKE und Mitarb. (1984) läßt sich eine Schrankenstörung der Gefäße auch 6 Monate postoperativ bei sulkusfixierten Implantaten noch nachweisen. Bei Kapselsackfixation ließ sich ein Übertritt von Fluorescein in das Kammerwasser bereits 3 Monate postoperativ nicht mehr feststellen. Wünschenswert für den Implantationsort Sulcus ciliaris wäre ein Schlingenmaterial mit geringem Formerinnerungsvermögen, das die Kontaktstellen mit dem Gewebe nur kurzzeitig belastet (DREWS u. KREINER 1987, GUTHOFF u. Mitarb. 1990).

Die Implantation in den vorbereiteten Kapselsack erfordert bei C- und J-Schlingen-Linsen ein Einführen des vorausgehenden Bügels in die 6.00-h-Position (Abb. 6.18). Der 2. Bügel wird durch Rotation oder unter Zuhilfenahme einer anatomischen Pinzette in die obere Zirkumferenz des Kapselsacks eingebracht. Linsentypen mit achsensymmetrisch angeordneten Haptikschlingen (Abb. 6.19) erlauben eine lineare Implantation ohne rotierende Komponente. Die Briefkastenschlitz-Kapsulotomie stellt nach Meinung der Autoren die sicherste Methode dar, um das Implantat gezielt im Kapselsack zu verankern. Nur diese Form der Kapseleröffnung ermöglicht auch bei mittelweiter und enger Pupille das gezielte Einführen des vorangehenden Bügels in den Kapselsack und schließlich – sei es durch lineare Implantation, sei es durch Rotation – das Versenken des gesamten Implantats in diesen Raum. Diese Manipulationen können bei günstigen Bedingungen mit weichem Bulbus bei flüssigkeitsgefüllter Vorderkammer oder unter einem Luftpolster

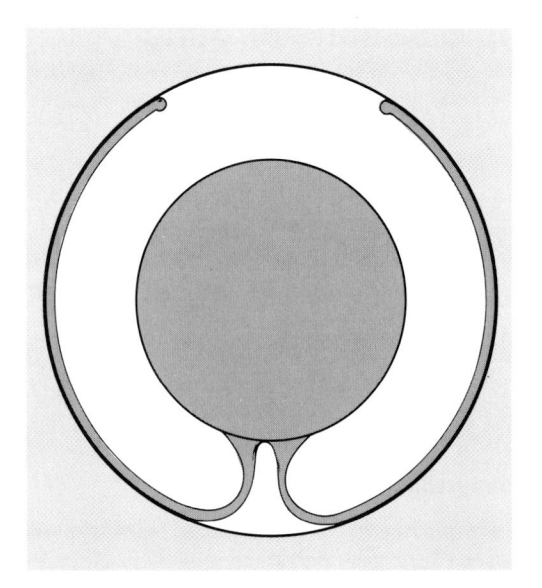

Abb. 6.19 Achsensymmetrisch angeordnete Haptikschlingen verformen sich während des Implantationsvorgangs durch die Wundränder oder vorgelegte Nähte und lassen sich ohne weitere Rotation im Kapselsack plazieren.

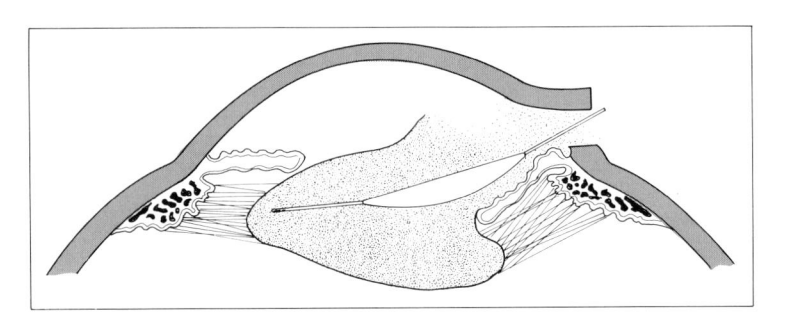

Abb. 6.18 Eine Füllung des Kapselsacks mit einer viskoelastischen Substanz schafft einen Manipulationsraum und reduziert die Reibung während der Implantation der Kunstlinse.

erfolgen. Kommt es auch nur zu geringfügigen intraokularen Drucksteigerungen, sollte der Kapselsack und evtl. Teile der Vorderkammer mit Healon gefüllt werden. Vorgelegte Nähte, die eine etwa 7 mm große Öffnung zur Implantation der Linse freilassen, können die Sicherheit des Implantationsvorganges erhöhen.

Erst nach sicherer Kapselsackfixation und Zentrierung des Implantates wird im Falle einer Briefschlitz-Kapsulotomie das schützende, vordere Kapselblatt entfernt. Es hat sich bewährt, ausgehend von einer Schereninzision die vordere Kapselektomie durch ein pinzettengeführtes Reißen zu vervollständigen (Abb. 6.14).

Viskoelastische Hilfssubstanzen in der Implantationschirurgie

Der Einsatz viskoelastischer und hoch visköser Substanzen hat die Chirurgie des Augenvorderabschnitts vereinfacht und risikoärmer gemacht. Gerade bei der Verwendung von Implantaten, deren Berührung mit dem Hornhautendothel zu irreversiblen Schäden führt, sind Mittel sinnvoll, die „Manipulationsräume" schaffen und helfen, einen Kontakt zur Hornhautrückfläche zu vermeiden.

Einige Operateure tauschen bereits aus diesen Gründen vor der Kapsulotomie im weitgehend geschlossenen System das Kammerwasser gegen Hyaluronsäure- oder Hydroxypropylmethylzellulose-Zubereitungen aus.

Die Entfaltung des Kapselsacks vor der gezielten interkapsulären Linsenimplantation durch entsprechende Hilfsmaterialien erleichtert das chirurgische Vorgehen beträchtlich. Trotz gegenteiliger Publikation muß bei ungenügender Entfernung der Fremdmaterialen in einem höheren Prozentsatz mit postoperativen Drucksteigerungen gerechnet werden. Ein routinemäßiger Einsatz ist deshalb nicht zu empfehlen und bei unkompliziertem Operationsverlauf auch nicht notwendig.

Der Nachstar

Entstehung und Prophylaxe

Mit einem optisch störenden Nachstar muß unabhängig von der Operationstechnik in ca. 5% der Patienten über 70 Jahren, bis nahezu 100% bei Kindern und Jugendlichen gerechnet werden. Für seine Entstehung sind überwiegend die in der äquatornahen, germinativen Zone gelegenen Linsenepithelien verantwortlich (Abb. 6.20). Das Operationstrauma, das u. U. zur Fibrinausschwitzung und zur Komplementaktivierung führen kann, ist in der Lage, die Zellproliferation darüber hinaus zu stimulieren.

Als wichtigste Maßnahme der intraoperativen Nachstarprophylaxe sind zu beachten:

1. die Reduzierung der Linsenepithelzellen in der Äquatorregion,
2. eine atraumatische Operationstechnik.

Mit der Wahl des Kunstlinsentyps läßt sich darüber hinaus die Nachstarrate beeinflussen:

Klinische Erfahrungen (JACOBI 1985), unterstützt durch Tierexperimente (APPLE u. Mitarb. 1987, TETZ u. Mitarb. 1988), haben gezeigt, daß eine straffe Ausspannung des Kapselsackäquators durch eine möglichst zirkulär wirkende Haptik eine Nachstarentwicklung verzögert (Abb. 6.21). Es wurden 2 Wirkmechanismen diskutiert:

6.18 Kunstlinsenimplantation

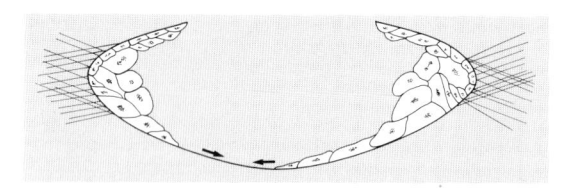

Abb. 6.20 Proliferationskinetik des Nachstars der frühen postoperativen Phase nach e. c. Kataraktextraktion ohne Implantation einer Kunstlinse. Für die Nachstarentstehung sind überwiegend die in der äquatornahen germinativen Zone gelegenen Linsenepithelien verantwortlich, die entlang der möglicherweise postoperativ zellfreien hinteren Linsenkapsel das optische Zentrum relativ bald erreichen.

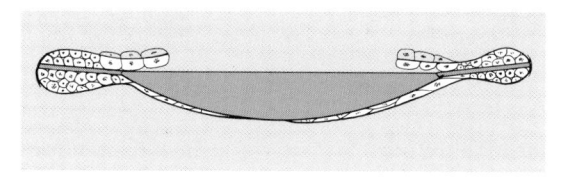

Abb. 6.21 Die Implantation einer Kunstlinse führt in der Regel zu einer verzögerten Besiedlung der hinteren Kapsel mit modifizierten Linsenepithelzellen. Es wird versucht, durch bestimmte zirkuläre Haptikgeometrien eine dem Soemmeringschen Ringstar vergleichbare Struktur in der Kapselsackperipherie entstehen zu lassen und so die optisch relevante Nachstarbildung weiter zu verlangsamen.

1. Eine zirkuläre Versiegelung der proliferationsfähigen Zellen durch die Verklebung von hinterem und vorderem Kapselblatt. So könnte eine dem Soemmeringschen Ringstar vergleichbare Struktur entstehen.
2. Die Schaffung eines Widerlagers für den Barriere-Effekt: Eine glaskörperwärts konvexe Optik kann durch breite Abstützung im Kapselsackäquator wirkungsvoll den axialen Teil der hinteren Linsenkapsel ausspannen.

Damit kann ein bereits im letzten Jahrhundert beschriebenes Konzept „ohne Raum keine Zellen" wirksam werden (COCTEAU u. LEROY D'ETIOLLE 1825) und das Vorwachsen der fibroblastenähnlichen Linsenepithelzellen verhindern.

Therapie

Zur Aufrechterhaltung einer unter definierten Untersuchungsbedingungen ermittelten Sehschärfe reicht axial eine klare Region von ca. 2 mm Durchmesser aus. Blendungssehschärfe und Kontrastwahrnehmung können jedoch durch parazentrale Trübungselemente der hinteren Linsenkapsel beeinträchtigt sein. Der Entscheidung zur Behandlung sollte deshalb eine genaue Anamnese vorausgehen, die die Frage nach den spezifischen Anforderungen mit einbezieht. Hinterkapseltrübungen erscheinen bei Spaltlampenuntersuchungen dichter als vor dem roten Fundusreflex. Eine korrekte Indikationsstellung zur Nachstarbehandlung hat das Untersuchungsergebnis im koaxialen Licht und den best korrigierten Visus zu berücksichtigen.

Bei der Behandlung kann zwischen Methoden, die die hintere Linsenkapsel erhalten und solchen, die sie eröffnen, unterschieden werden.

Kapselerhaltende Formen der Nachstarbehandlung

Bei maximaler Pupillenerweiterung wird durch die Injektion von viskoelastischem Material versucht, die hintere Kapsel möglichst vollständig von der Rückseite der Kunstlinsenoptik zu lösen. In diesem neu entstandenen Manipulationsraum können Polierkanülen und besonders feine Saug-Spül-Geräte eingesetzt werden. Die Entfernung des regeneratorischen Nachstars ist auf diese Weise meist unter Erhalt der hinteren Linsenkapsel möglich. Selbst wenn später eine 2. Nachstarabsaugung notwendig werden kann, ist dieser 2. Eingriff im Interesse der Netzhaut-/Glaskörper-Situation einer endgültigen Diszision der Hinterkapsel vorzuziehen (WINTER 1989).

Kapseleröffnende Formen der Nachstarbehandlung

Fibrös-pseudometaplastisch umgewandelte Epithelzellen sind für die Entstehung des „fibrotischen Nachstars" verantwortlich. Feine Faltenbildungen in der sonst klaren Linsenkapsel führen zur Blendung und Lichthöfen, wie wir sie vom Bagolini-Test oder vom Maddox-Stäbchen-Glas her kennen. Diese Veränderungen sind in der Regel von derben, weißen Kapselauflagerungen gefolgt (Abb. 6.22), die fest mit der Kapsel und dem Pseudophakos verbacken sind. Unter diesen Bedingungen ist keine kapselerhaltende Entfernung mehr möglich. Der wesentliche Vorteil der extrakapsulären Extraktionstechnik – die erhaltende Integrität des Glaskörperraumes – muß zur Visusverbesserung zerstört werden.

YAG-Laserkapsulotomie

Geringe und mäßige Fibrosierungen lassen sich durch den Einsatz eines Neodymium-YAG-Lasers ohne Bulbuseröffnung durchtrennen (Abb. 6.23). Dieses Vorgehen ist für die Mehrzahl der Nachstarmembranen möglich und gilt fast ausnahmslos für Nachstarbehandlungen nach Extraktion eines Altersstars.

Abb. 6.**22** Derbe Kapselsackauflagerungen, die durch metaplastische Veränderungen der verbleibenden Linsenfasern entstehen und nicht mehr kapselsackerhaltend entfernt werden können.

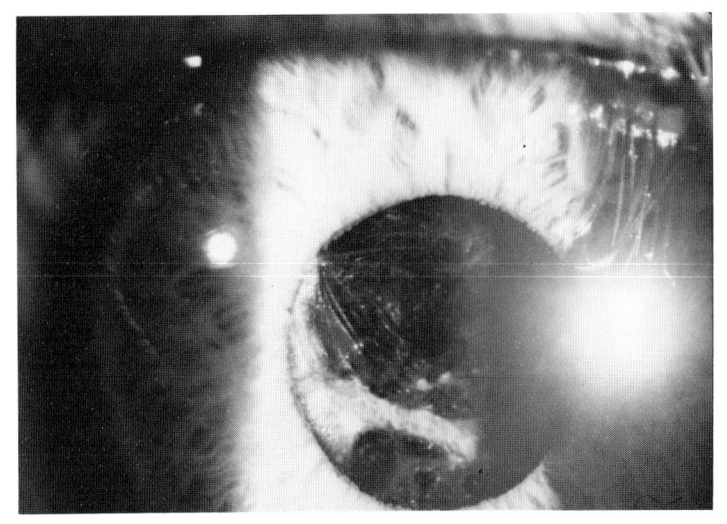

Abb. 6.**23** Zustand nach Yag-Laserkapsulotomie einer sekundären Trübung der hinteren Linsenkapsel.

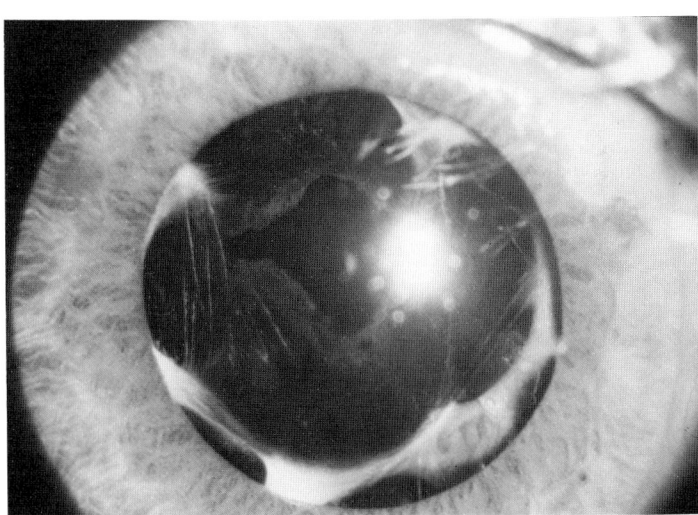

Messerdiszision der Nachstarmembran

Bei festen Nachstarmembranen, die u. U. ein bimanuelles Vorgehen erfordern, wird über eine korneale oder korneosklerale Punktionsöffnung bei stehender Vorderkammer die Nachstarmembran mit einem kanulierten Diszisionsinstrument eröffnet. In jedem Fall ist darauf zu achten, daß die vordere Glaskörpermembran unverletzt bleibt.

Die für Patient und Arzt einfacher erscheinende Eröffnung der Nachstarmembran mit dem Neodymium-YAG-Laser ist die häufiger praktizierte Methode. Es konnte bisher nicht zweifelsfrei nachgewiesen werden, daß es sich dabei auch um die schonendere Technik handelt. Physikalisch werden, wenn auch extrem kurzzeitig, sehr hohe Energien freigesetzt, die das Gewebe zerreißen und dabei Druckwellen auf benachbarte Strukturen erzeugen (Endothel, Glaskörper).

Literatur

Alpar, J. J., P. U. Fechner: Intraokularlinsen, Grundlage und Operationslehre, 2. Aufl. Enke, Stuttgart 1984

Anis, A. Y.: The Anis posterior chamber capsular lens. Contact intraocular Lens med. J. 6 (1980) 286–290

Anis, A. Y.: Secondary intraocular lens implantation. In Ginsberg, S. P.: Cataract and Intraocular Lens Surgery, vol. I. Aesculapius, New York 1984 (pp. 343–347)

Apple, D. J.: Pathology of intraocular lenses: polypropylene vs. PMMA. In Jaff, M. S.: Intraocular Lens Complications; Self Study Program. Module 2: Proc. Symp. IOL Complications, Stockholm, August 1985. Pharmacia Monograph

Apple, D. J.: Anterior chamber lenses. In Apple, D. J., N. Mamalis, R. Olson, M. C. Kincaid: Intraocular Lenses, Evolution, Design, Complications and Pathology. Williams & Wilkins, Baltimore 1989 (pp. 59–105)

Apple, D. J., M. R. Tetz, S. O. Hansen: Intercapsular implantation of various posterior chamber lens styles. Animal test results. Ophthal. Fract. 5 (1987) 100–104; 132–134

Apple, D. J., N. Mamalis, R. Olson, M. Kincaid: Intraocular Lenses. Williams & Wilkins, Baltimore 1989 (pp. 60–65; 110)

Baikoff, G.: Insertion of the Simcoe-posterior chamber lens into the capsular bag. J. Amer. intra-ocular Implant. Soc. 7 (1981) 267–269

Balazs, E. A., D. Gibbs: The rheological properties and biological function of hyaluronic acid. In Balazs, E. A.: Chemistry and Molecular Biology of the Intercellular Matrix, vol. III. Academic Press London 1970 (pp. 1241–1254)

Bartly, J., P. J. Mondino, G. M. Rajacich, H. Summer: Comparison of complement activation by silicone intraocular lenses and polymethylmetacrylate intraocular lenses with polypropylene loops. Arch. Ophthalmol. 105 (1983) 1989–1990

Binkhorst, C. D.: Über die endgültige Verträglichkeit künstlicher Augenlinsen bei der Aphakie und deren Verbesserung mittels Fixation der Linse an der Pupille. Klin. Mbl. Augenheilk. 134 (1959) 536–543

Binkhorst, C. D.: Evaluation of intraocular lens fixation in pseudophacia. Amer. J. Ophthalmol. 80 (1975) 184–191

Binkhorst, C. D.: 500 extracapsular extractions with iridocapsular iriscliplens implantation in senile cataract. Ophthalmol. Surg. 8 (1977) 54–56

Binkhorst, C. D.: Iris supported artificial pseudophakia. A new development in intraocular artificial lens surgery (iris clip lens). Trans. ophthalmol. Soc. U. K. (1979)

Binkhorst, C. D.: Safe all-in-the-bag-pseudophacia with a new lens design (the moustache lens). Doc. Ophthalmol. 59 (1985) 57–69

Binkhorst, C. D., M. H. Gobin: Congenital cataract and lens implantation. Ophthalmologica 164 (1972) 392–397

Binkhorst, C. D., M. H. Gobin, P. A. M. Leonard: Posttraumatic arteficial lens implants in children. Brit. J. Ophthalmol. 53 (1969) 518–529

Binkhorst, C. D., A. Kats, P. A. M. Leonhard: Extracapsular pseudophakia. Results in 100 2-loop iridocapsular implants. Amer. J. Ophthalmol. 73 (1972) 625–636

Boberg-Ans, J.: Experience with 12 cases of intraocular anterior chamber implants for aphacia. Two new models of lenses are described. Brit. J. Ophthalmol. 45 (1961) 37–43

Böke, W.: Chirurgie der Linse. In Mackensen, G., H. Neubauer: Augenärztliche Operationen. Springer, Berlin 1989 (S. 1–130)

Casanova, G.: Geschichte meines Lebens, hrsg. E. Loos, Bd. XI. Propyläen, Berlin 1967 (S. 166)

Choice, P. G.: The evaluation of the anterior chamber implant up to and including the Choice-mark IX. Amer. Acad. Ophthalmol. (1986) 197–209

Choyce, D. P.: Recent trends in anterior chamber implant technology (letter to the editor). J. Amer. implant. Soc. 11 (1985) 388–390

Cocteau & Leroy, d'Etoille (1825), zit. nach Apple, D. J., N. Mamalis, R. Olson, M. Kincaid: Intraocular Lenses. Williams & Wilkins, Baltimore 1989 (p. 329)

Dannheim, H.: Types of anterior chamber lenses with elastic loops. Ann. Inst. Barraquer 3 (1962) 570–572

Draeger, J., R. Burk: Überlegungen zum physiologischen Implantationsort von Kunstlinsen. Klin. Mbl. Augenheilk. 185 (1984) 200–203

Drews, R. C.: Polypropylene in the human eye. J. Amer. intraocular Implant. Soc. 9 (1983) 137

Drews, R. C.: Hydrodissection of the lens at surgery. Dev. Ophthal. 14 (1987) 152–154. Ed.: J. Draeger, R. Winter.

Drews, R. C., C. Kreiner: Elasticity and memory of IOL loops. A comparative study. J. Cataract refract. Surg. 13 (1987) 525–530

Ehrich, D.: Die biologische Verträglichkeit von Silikonkautschuk. Contactologia 1 (1979) 9–20

Epstein, E.: Modified Ridley-lenses. Brit. J. Ophthalmol. 43 (1959) 29

Epstein, D.: P. Miemäle, G. Thurfjell: IOL-Implantation im Kapselsack bei Patienten mit Pseudoexfoliations-Syndrom. Vortrag auf dem IV. Kongr. dtsch. Ges. Intraokularlinsen-Implantation. Essen, 6.–7. 4. 1990

Fechner, P. O., M. U. Fechner: Methylzellulose and lens implantation. Brit. J. Ophthalmol. 87 (1983) 259

Fechner, P. U., M. U. Fechner, H. Reiss: Der Okulist Tadini. Zur Geschichte der künstlichen Augenlinse. Klin. Mbl. Augenheilk. 176 (1980) 1003–1011

Fritsh, C. D.: Neodym-YAG-Laser damage to glas intraocular lens. J. Amer. intra-ocular Implant Soc. 10 (1984) 225

Galand, A., L. Bonhomme, M. Collee: Direct measurement of the capsular bag. J. Amer. intra-ocular. Implant Soc. 10 (1984) 475–76

Gernet, H., H. Ostholt: Augenseitige Optik, ein neues Gebiet der klinischen Oculometrie. Ophthalmologica 166 (1973) 120–143

Gernet, H., H. Ostholt, H. Werner: Intraokulare Optik in Klinik und Praxis. Rothacker, Berlin 1978

Grehn, F.: Hinterkammerlinsenimplantation und vordere Vitrektomie mit Nahtfixation im Sulcus. In Lang, G. K., K. W. Ruprecht, K. W. Jacobi, K. Schott: II. Kongreß der Deutschen Gesellschaft für Intraokularlinsenimplantation. Enke, Stuttgart 1989 (S. 125–129)

Guthoff, R., F. Abramo, J. Draeger: Zur Rückstellelastizität von Intraocularlinsenhaptiken. Klin. Mbl. Augenheilk. 197 (1990) 27–32

Guthoff, R., J. Draeger, G. K. Lang, G. Naumann: Kapselsackgestützte Silikonlinsen. Klinische und histopathologische Ergebnisse nach 8 Monaten Verweildauer in Hundeaugen. In Lang, G. K. u. Mitarb.: II. Kongr. DGII, Erlangen, 2.–5. März 1988. Enke, Stuttgart 1989 (S. 174–175)

Haigis, W.: Strahldurchrechnung in Gauß'scher Optik zur Beschreibung des Linsensystems Brille – Kontaktlinse – Hornhaut – Augenlinse (IOL). IV. Kongreß der DGII (Verhandlungsberichte). Springer, Wien (im Druck)

Haigis, W., H. G. Trier, B. Prahs: Optische Berechnungen auf der Grundlage von echographischen Achsenlängenmessungen. In Buschmann, W., H. G. Trier: Ophthalmologische Ultraschalldiagnostik. Springer, Berlin 1989 (S. 72–81)

Hartmann, Chr., P. Wiedemann, K. Grothe, M. Weller, K. Heimann: Nachstarprevention durch endokapsuläre Daunomycinapplikation. In Freyler, H., Ch. Scorpik, M. Grasel: III. Kongreß DGII. Springer, Wien 1989 (S. 414–422)

Hoffer, K. J.: Five year experience with the ridged laser lens implant. In Amery, J. M., A. C. Jacobson: Current concepts in cataract surgery. Selected Proceedings of the Aids, ann. Cat. surg. Congr., Appleton – Century Crofts, Norwalk, CT. 1984 (pp. 296–299)

Jacobi, K. W.: Kunstlinsenimplantation. In Mackensen, G., H. Neubauer: Augenärztliche Operationen. Springer, Berlin 1969 (S. 131–155)

Jacobi, K. W.: Vor- und Nachteile verschiedener Hinterkammerlinsen. Fortschr. Ophthalmol. 80 (1983) 552–554

Jacobi, K. W.: Extracapsular surgery: how it was, how it is. Choice Mod. Lect. (1985); Europ. J. intraocular Implant Surg. 4 (1986) 99–112

Jacobi, K. W.: Kunstlinsenimplantation. In Mackensen, G., H. Neubauer: Kirschner'sche Allgemeine und Spezielle Operationslehre. Augenärztliche Operationen II. Springer, Berlin 1989 (S. 131–156)

Jennette, J. Ch., D. E. Eifrig, Y. B. Paranjapf: The inflammatory response to secondary methylmetacrylate challenge in lens implanted rabbits. J. Amer. intra-ocular Implant Soc. 8 (1982) 35

Kelman, C. D.: Anterior chamber lens design concepts. In Rosen, E. S., W. M. Haining, G. J. Arnod: Intraocular Lens Implantation. Mosby, St. Louis 1984 (pp. 339–345)

Kelman, C. H. D.: Phacoemulsification and aspiration: a new technique of cataract extraction. Amer. J. Ophthalmol. 64 (1967) 23–35

Kreiner, C. F.: Chemical and physical aspects of clinically applied silicones. Develop. Ophthalmol. 14 (1987)

Kronenthal, R. L.: Nylon in the anterior chamber. Ophthalmology 88 (1981) 965–967

Matthews, J. D.: A Ridley-lens successfully implanted since 1953: letter to the editor. Surv. Ophthalmol. 29 (1984) 230

Mazzocco, T. R.: Progresse report: Silicone IOL's. Cataract 4 (1984) 18–19

Miyake, K., M. Asakura, H. Kobayashi: Effect on intraocular lens fixation on the blood acqueous barrier. Amer. J. Ophthalmol. 98 (1984) 451–455

Mullany, A., P. I. Condon: Pseudophaco-anaphylactic endophthalmitis-PMMA related. Acta ophthalmol. 63, Suppl. 170 (1985) 34–40

Münchow, W.: Zur Geschichte der intraokularen Korrektur der Aphakie. Klin. Mbl. Augenheilk. 145 (1964) 171

Münchow, W.: Kurze Geschichte der Augenheilkunde. In Velhagen, K.: Der Augenarzt, Bd. VII. Edition Leipzig, Leipzig 1966 (S. 541–708)

Naumann, Goh.: Pathologie des Auges. Springer, Berlin 1980 (S. 502)

Neuhann, T.: Theorie und Operationstechnik der Kapsulorexis. Klin. Mbl. Augenheilk. 190 (1987) 542–545

Nowak, M. R.: Speicherung von Fluorescein und Medicamenten in Intraokularlinsen. In Lang, G. K., K. W. Ruprecht, K. W. Jacobi, K. Schott: II. Kongr. DGII. Enke, Stuttgart 1989 (S. 203–205)

Reiner, J.: Beitrag zur Abbildungstheorie korrigierter achsensymmetrischer und astigmatischer Augen. Fortschr. Augenheilk. 19 (1968)

Reiner, J.: Optische Gesichtspunkte zur Geometrie intraokularer Kunstlinsen. In Lang, G. K., K. W. Ruprecht, K. W. Jacobi, K. Schott: II. Kongreß der DGII. Enke, Stuttgart 1989 (S. 1–5)

Ridley, H.: Intraocular acrylic lenses. Trans. ophthalmol. Soc. U. K. 71 (1951) 617–621

v. Sallmann, L., P. Grimes, N. McElvain: Aspects of mitotic activity in novellation to cell proliferation in lens epithelium. Exp. Eye Res. 1 (1962) 449

Schiferli, R. A.: Theoretisch-praktische Abhandlung über den Grauen Star. Gabler, Jena (1797); zit. nach Münchow

Severin, S. L.: The Severin posterior chamber lens for intracapsular and extracapsular cataract surgery. Contact intraocular Lens med. J. 6 (1980) 291–294

Shearing, S. P.: A practical posterior chamber lens. Contact intraocular Lens med. J. 4 (1978) 114

Shearing, S. P.: Mechanism of fixation of the Shearing posterior chamber intraocular lens. Contact intraocular Lens med. J. 5 (1979) 74–77

Sievers, H., D. von Domarus: Foreign body reaction against intraocular lenses. Amer. J. Ophthalmol. 97 (1984) 743–751

Sinskey, R. M.: Posterior chamber lens modification (letter to the editor). J. Amer. intraocular Implant. Soc. 7 (1981) 260–261

Steffani, S. H.: On the pathology of the ciliary sulcus. In Berkanen, A.: Pathology of intraocular lens implantation. Acta ophthalmol. 63, Suppl. 170 (1985) 3–10

Tetz, M., M. E. Imkamp, S. O. Jansen, K. D. Solumon, D. J. Apple: Experimentelle Studie zur Hinterkapseltrübung und optischen Dezentrierung verschiedener Hinterkammerlinsen nach interkapsulärer Implantation. Fortschr. Ophthalmol. 85 (1988) 682–688

Winter, R.: Surgical management of secondary cataract. In Draeger, J., R. Winter: New microsurgical concepts II. Cornea, posterior-segment, external microsurgery. Develop. Ophthalmol. 18 (1989) 134–137

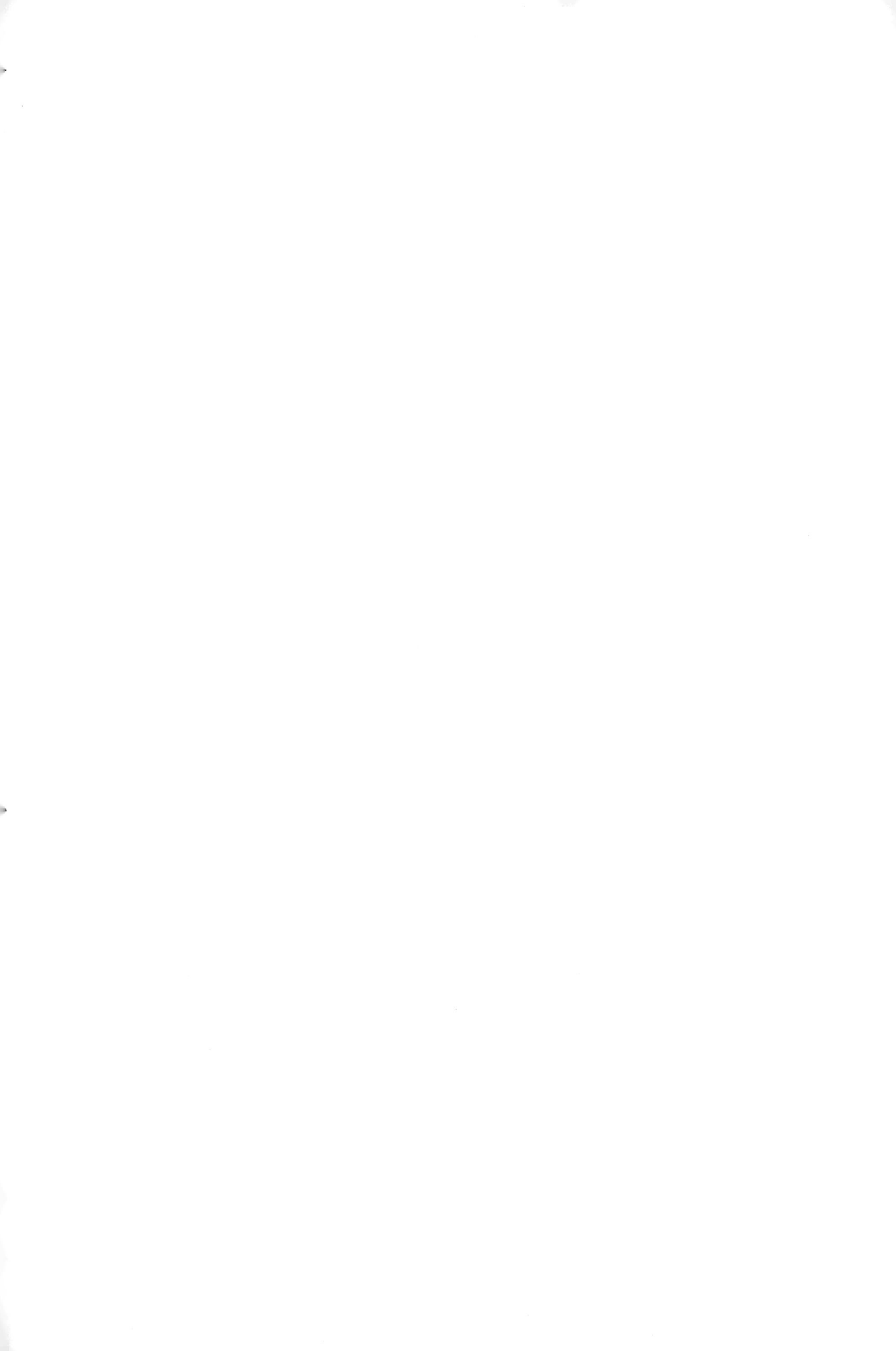

7 Refraktive Hornhautchirurgie

G. Grabner

Historische Entwicklung

Der Gedanke, durch einen chirurgischen Eingriff an der Hornhaut die Gesamtbrechkraft des Auges gezielt zu verändern, reicht in die zweite Hälfte des 19. Jahrhunderts zurück. SNELLEN (1869), BATES (1894) und LANS (1898) berichten über die Modifikation des Astigmatismus durch Inzisionen in die Hornhaut beim Tier und am menschlichen Auge. Diese Arbeiten blieben jedoch für Jahrzehnte ohne große Resonanz.

Die Beobachtung, daß beim Keratokonus spontane Descemet-Rupturen – durch Ausbildung von Narben und dadurch hervorgerufener Abflachung der Hornhaut – zu einer Besserung des Sehvermögens führen können, hat SATO ab 1939 veranlaßt, dieses Leiden durch gezielte Inzisionen an der Hornhauthinterfläche zu behandeln (SATO 1950). In abgewandelter Form – bis zu 40 radiäre Einschnitte wurden an Vorder- und Hinterfläche der Hornhautperipherie angelegt – konnte er auch eine geringgradige Myopie (im Mittel 3,1 dpt) korrigieren (SATO 1953). Dieses Konzept war zwar revolutionär, hat jedoch bei nahezu allen operierten Patienten zu einer gravierenden Spätkomplikation (einem Hornhautödem, hervorgerufen durch Dekompensation des geschädigten Endothels) geführt (YAMAGUCHI u. Mitarb. 1982).

Mitte der 70er Jahre wurde diese Technik vereinfacht – sie ist dadurch auch mit geringerem Risiko verbunden – und von ENALIEV (1978), FYODOROV u. DURNEV (1979) als vordere *„radiale Keratotomie"* neuerlich propagiert. Seither ist sie die am häufigsten zur Korrektur einer Myopie durchgeführte Operation. Selbst in jenen Ländern (UdSSR und USA), in denen sie die weiteste Verbreitung gefunden hat, ist sie jedoch keineswegs unumstritten. Prinzipiell ähnliche Verfahren werden von einigen Chirurgen – in zahllosen Variationen – zur Korrektur eines Astigmatismus und in wenigen Fällen auch einer Hyperopie, verwendet.

Auf einem anderen Prinzip basieren jene Techniken, als deren Wegbereiter seit der Mitte des 20. Jahrhunderts JOSÉ IGNATIO BARRAQUER (Bogotá) anzusehen ist: die *„lamellierenden refraktiven Keratoplastiken"*. Auch sie jedoch erzielen ihre emmetropisierende Wirkung durch Krümmungsänderung im optischen Zentrum der Hornhautvorderfläche. Diese optische Grenzfläche des Auges besitzt mit Abstand die stärkste Brechkraft, so daß bereits geringe Änderungen ihres Krümmungsradius zu erheblichen Auswirkungen auf die Refraktion führen. Die Implantation synthetischer Linsen aus Polysulfon durch CHOYCE (1985) in das tiefe Hornhautstroma ist die einzige Ausnahme: Ihre Wirksamkeit beruht auf der Änderung des Refraktionsindexes der Hornhaut.

Große Hoffnungen werden seit wenigen Jahren (TROKEL u. Mitarb. 1983) in den Einsatz des *Laserlichtes* im fernen UV-Bereich (vorwiegend bei einer Wellenlänge von 193 nm) gesetzt: Die Abtragung des Hornhautgewebes kann berührungsfrei in Mikronschritten erfolgen. Die Schädigungszone ist mit nur 0,3 µm (!) außerordentlich schmal, und die Qualität der bearbeiteten Oberfläche erlaubt eine Reepithelialisierung in kurzer Zeit, selbst nach Abtragung der Bowman-Membran.

Eine sehr rezente Weiterentwicklung der Hitzeapplikation am Hornhautstroma (einer derzeit wieder verlassenen Technik zur Therapie des Keratokonus) stellt die ebenfalls von FYODOROV seit 1984 eingesetzte *„Thermokeratoplastik"* zur Korrektur der Hyperopie und des Astigmatismus dar (CASTER 1988); sie wird von amerikanischen Chirurgen (im Gegensatz zur radialen Keratotomie) nur sehr zögernd aufgegriffen. Noch im Stadium der Tierversuche befindet sich das Konzept der Implantation eines *„intrastromalen kornealen Ringes"*: Er soll es gestatten, sowohl Aphakie, als auch Myopie zu korrigieren (FLEMING u. Mitarb. 1987).

Ohne Zweifel hat in diesem Jahrzehnt die refraktive Hornhautchirurgie eine Renaissance ungeahnten Ausmaßes erlebt. Laufend werden neue Techniken experimentell und klinisch erprobt, häufig nach kurzer Zeit auch wieder verlassen.

Entsprechend langwierig sind die Bemühungen um Schaffung einer einheitlichen und verständlichen Nomenklatur: In der nachfolgenden Darstellung wird versucht, das von WARING (1985) vorgeschlagene Einteilungsprinzip, auch für die neueren Techniken soweit als möglich einzuhalten.

Techniken der refraktiven Keratotomien

Korrektur der Myopie

Radiale Keratotomie

Dieser Eingriff ist im letzten Jahrzehnt in der UdSSR und in den USA an mehreren hunderttausend Patienten durchgeführt worden (Health Products Research Report 167, 8/12/87). Es liegen daher seit 1979 zahlreiche Publikationen, von anekdotenhaften „ersten Erfahrungsberichten" über kleinere retrospektive Serien, bis hin zu statistisch gesicherten Ergebnissen weniger prospektiver Multizenter-Studien vor. Da Patientenauswahl und Operationstechnik jedoch stark variieren, können nur wenige dieser Berichte direkt miteinander verglichen werden (WARING 1988). In diesem Zusammenhang ist allerdings bemerkenswert, daß in den USA nur von etwa 10% aller chirurgisch tätigen Augenärzte der Eingriff durchgeführt wird. Die seit 1980 vom National Eye Institute unterstützte multizentrische Studie „Prospective Evaluation of Radial Keratotomy (PERK)" hat eine genau definierte Operationstechnik und postoperative Kontrollen durch unabhängige Untersucher konsequent beibehalten und damit in über 60 Einzelpublikationen detaillierte Erkenntnisse erbracht, die es gestatten – zusammen mit vereinzelten Berichten über schwere Komplikationen – Resultate und Risken der radialen Keratotomie (RK) zu bewerten. Da die europäischen Ophthalmochirurgen – von wenigen Ausnahmen abgesehen – bis jetzt dieser Technik eher abwartend gegenüberstehen, liegt kaum Schrifttum aus diesen Ländern vor.

Patientenauswahl: Im Gegensatz zur Korrektur mit Brille oder Kontaktlinse, welche den im Laufe des Lebens wechselnden Anforderungen des Patienten ohne Mühe und mit großer Präzision angepaßt werden können, ist es das Ziel der radialen Keratotomie, die Refraktion des myopen Auges auf Dauer zu verändern. Dabei ist das „ideale" Ergebnis der Operation nicht genau definiert. Die Mehrzahl der Chirurgen strebt eine geringe Restmyopie an, wodurch der Beginn einer symptomatischen Presbyopie verzögert wird.

Der beste postoperative Visus ohne Korrektur wird bei einer Myopie bis etwa − 6,0 dpt erzielt. Obwohl auch eine höhere Kurzsichtigkeit (bis etwa − 12,0 dpt) in Einzelfällen vollständig behoben werden kann, so sind die Resultate in dieser Gruppe meist wesentlich variabler, und die Mehrzahl der Patienten bleibt unterkorrigiert (ARROWSMITH u. Mitarb. 1983, NEUMANN u. Mitarb. 1984, WARING u. Mitarb. 1985).

Die Voraussetzungen für den Eingriff sind einerseits eine strukturell gesunde Hornhaut, andererseits eine über mehrere Jahre stabile Refraktion und das Fehlen degenerativer Netzhautveränderungen (WARING u. Mitarb. 1983). Eine therapieresistente Blepharitis, ein Glaukom, eine Uveitis oder systemische Erkrankungen (etwa Kollagenosen), welche eine Steroidtherapie erforderlich machen, bedeuten ein erhöhtes postoperatives Risiko, so daß vom Eingriff abgeraten wird.

In 2 separaten psychosozialen Studien gaben 75% der Patienten – neben beruflichen, sportlichen oder kosmetischen Gründen – als Motiv für den Eingriff einfach den Wunsch an, ohne „Hilfsmittel" gut sehen zu können (BOURQUE u. Mitarb. 1984, POWERS u. Mitarb. 1984).

Eine vollständige Aufklärung des Patienten muß:

1. alle Alternativen der Korrektur genau darlegen,
2. verständlich machen, daß das Ergebnis der Operation im Einzelfall *nicht* vorhergesagt werden kann,
3. die Risken des Eingriffes aufzeigen und
4. darauf hinweisen, daß eine neuerliche Kontaktlinsenanpassung postoperativ gelegentlich auf Schwierigkeiten stoßen kann (SHIVITZ u. Mitarb. 1987).

Wirkungsprinzip: Wie bei der ursprünglich von SATO 1953 angegebenen Operation beruht das Prinzip der radialen Keratotomie auf einer Schwächung der Strukturen der peripheren Hornhaut. Die Vorwölbung dieser Randzone (aufgrund des intraokularen Druckes) führt zu einer gleichzeitigen Abflachung der zentralen, optisch wichtigen, Zone der Hornhaut (Abb. 7.1).

Einfluß verschiedener operativer und biologischer Parameter auf das Ergebnis der radialen Keratotomie: Der Wunsch des Patienten, ohne jeglichen Sehbehelf einen zufriedenstellenden Visus zu erhalten, fordert vom Chirurgen große Präzision. Trotz

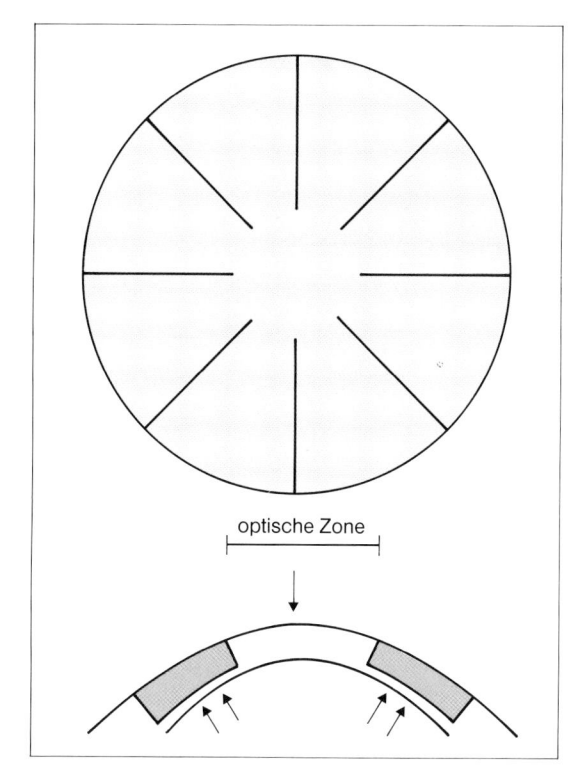

Abb. 7.1 Schematische Darstellung des Wirkungsprinzipes der radialen Keratotomie. Wirkung des intraokularen Druckes auf die peripheren Anteile der Hornhaut (Doppelpfeile), welche zur simultanen Abflachung des Hornhautzentrums führt (einfacher Pfeil).

aller Anstrengungen ist es bis heute unmöglich, das postoperative Ergebnis der radialen Keratotomie für ein individuelles Auge vorherzusagen: In etwa 70% verbleibt ein Refraktionsfehler von bis zu ±1,0 dpt, 90% der Augen liegen innerhalb von ±2,0 dpt des erhofften Ergebnisses (SANDERS u. Mitarb. 1985, LYNN u. Mitarb. 1987, ARROWSMITH u. MARKS 1988).

Folgende 4 Faktoren tragen zu den stark divergierenden Ergebnissen bei:

1. Mangelnde Präzision der Ultraschallpachymetrie,
2. Unterschiede der chirurgischen Instrumente (Form und Zustand der Diamantklinge, Genauigkeit der Mikrometerschraube und Konfiguration der Fußplatte des Diamantmessers, Einfluß verschiedener Fixationsinstrumente auf den intraoperativen intraokularen Druck),
3. divergierende operative Techniken (Richtung der Inzision – entweder zentrifugal oder zentripetal –, zusätzliche periphere Vertiefung der Inzisionen) und
4. die biologische Variabilität des Aufbaus und der Hydratation (z. B. abhängig von Alter und Geschlecht des Patienten) und – im besonderen – der Wundheilung der Hornhaut (SANDERS 1986, MENDELSON u. Mitarb. 1987).

In welchem Ausmaß diese einzelnen Faktoren das Endergebnis beeinflussen, ist derzeit nicht im Detail geklärt.

Das Erlernen der operativen Technik erfordert vom Chirurgen große Sorgfalt, kontinuierliche Überprüfung der eigenen Ergebnisse über einen langen Zeitraum nach dem Eingriff und entsprechende Modifikation der verwendeten Methodik, um ein möglichst genaues Ergebnis zu erzielen.

Drei operative Parameter können variiert werden:

1. der Durchmesser der optischen Zone. Er wird meist zwischen 3,0 und 5,0 mm gewählt. Bereits die ersten veröffentlichten Formeln haben seinen wesentlichen Einfluß auf das Resultat berücksichtigt (FYODOROV und DURNEV 1979).
2. Die Anzahl der Inzisionen, wobei mit den ersten 4–8 Schnitten der Großteil der zentralen Abflachung erzielt wird und zusätzliche Inzisionen progressiv weniger Effekt zeigen (SHEPARD 1986, 1987) (Abb. 7.2), und
3. die Schnittiefe (LYNN u. Mitarb. 1987).

Der wesentliche Einfluß von „Patientenvariablen" ist unbestritten, jedoch nur außerordentlich schwer zu quantifizieren (Tab. 7.1).

Wie die chirurgischen und biologischen Faktoren gewichtet werden müssen, um für den individuellen Patienten das beste Ergebnis zu erzielen, ist seit einem Jahrzehnt Mittelpunkt heftiger Kontroversen. Die publizierten Alternativen reichen von einfachen Konzepten (fixe Schnittanzahl bei standardisierter Schnittiefe, einzig mit Variation des Durchmessers der optischen Zone (WARING u. Mitarb. 1983), über komplexe Nomogramme (SHEPARD 1986) (Abb. 7.2), bis zu Computerprogrammen, welche zahlreiche präoperative Faktoren berücksichtigen und empfehlen, alle drei chirurgischen Variablen zu modifizieren (SANDERS 1986). Da derartige Berechnungen meist auf der individuellen Technik des jeweiligen Chirurgen beruhen, dürfen die vorgeschlagenen Parameter nur als ungefähre Richtlinien herangezogen werden. Die Ergebnisse des ersten – im Regelfall nichtdominanten – Auges werden von vielen Operateuren zur Festlegung der Operationstechnik für das zweite Auge herangezogen. Überwiegend wird deshalb erst nach Wochen oder Monaten der Eingriff am Partnerauge vorgenommen.

Operationstechnik: Eine derzeit gültige „Standardtechnik" der radialen Keratotomie kann nur in Grundzügen skizziert werden. In der Regel paßt jeder Operateur die von anderen erlernte Technik

7.4 Refraktive Hornhautchirurgie

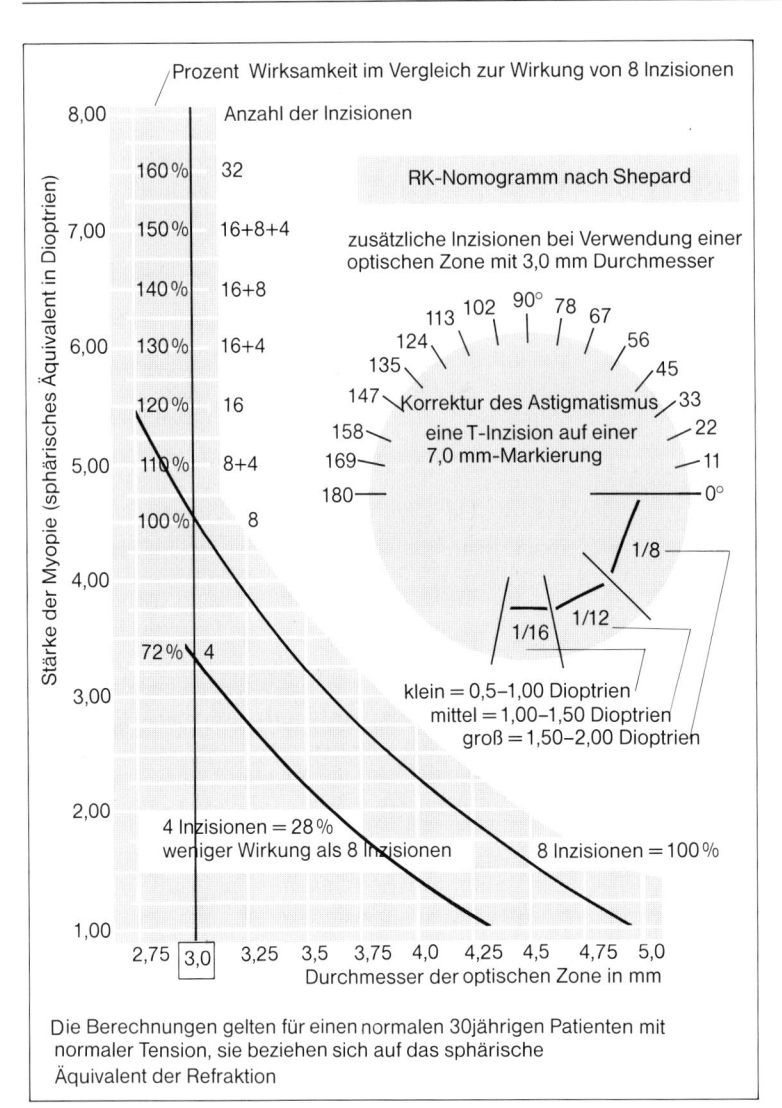

Abb. 7.2 RK-Nomogramm (nach *Shepard*).

RK-Nomogramm nach Shepard

Prozent Wirksamkeit im Vergleich zur Wirkung von 8 Inzisionen

Stärke der Myopie (sphärisches Äquivalent in Dioptrien)	%	Anzahl der Inzisionen
8,00	160%	32
7,00	150%	16+8+4
	140%	16+8
6,00	130%	16+4
	120%	16
5,00	110%	8+4
	100%	8
3,00	72%	4

zusätzliche Inzisionen bei Verwendung einer optischen Zone mit 3,0 mm Durchmesser

Korrektur des Astigmatismus eine T-Inzision auf einer 7,0 mm-Markierung

113 102 90° 78 67
124 / | | | / 56
135 / /45
147 / 33
158 22
169 11
180 0°

1/8
1/12
1/16

klein = 0,5–1,00 Dioptrien
mittel = 1,00–1,50 Dioptrien
groß = 1,50–2,00 Dioptrien

4 Inzisionen = 28% weniger Wirkung als 8 Inzisionen
8 Inzisionen = 100%

Durchmesser der optischen Zone in mm: 2,75 | 3,0 | 3,25 | 3,5 | 3,75 | 4,0 | 4,25 | 4,5 | 4,75 | 5,0

Die Berechnungen gelten für einen normalen 30jährigen Patienten mit normaler Tension, sie beziehen sich auf das sphärische Äquivalent der Refraktion

Tabelle 7.1 Operative und biologische Variable bei der radialen Keratotomie

Variable	Wirkung
Chirurgische Parameter	
Durchmesser der optischen Zone	je geringer, um so größer
Schnittiefe	je tiefer, um so größer
Anzahl der Inzisionen	je mehr, um so größer (nicht linear!)
Zentripetale Schnittführung	größer als bei zentrifugaler Richtung
Vertiefung der peripheren Randzone	größere Wirkung
Variablen des Patienten	
Alter	je älter, um so größer
Myopie	je höher, um so größer
Intraokularer Druck	je höher, um so größer
Geschlecht	im 2.–3. Lebensjahrzehnt mehr Wirkung bei Männern als bei Frauen (hormonelle Einflüsse?)
Hornhautdurchmesser und -kurvatur	?
Bulbuslänge und Skleralrigidität	?

sehr rasch den eigenen Bedürfnissen an und versucht sie entsprechend den ersten eigenen Resultaten zu optimieren.

Präoperativ (oder auch unmittelbar am Beginn des Eingriffes) wird mit einem *Ultraschallpachymeter* die Hornhautdicke ermittelt. Neben einer einzigen zentralen Messung wird auch das Berechnen von Mittelwerten mehrerer parazentraler und peripherer Meßpunkte empfohlen. Die in der frühen russischen Literatur angeführte optische Pachymetrie an der Spaltlampe ist seit Einführung der Ultraschallgeräte zur Gänze verlassen (SALZ u. Mitarb. 1983). Die *Einstellung der Schnittiefe des Diamantmessers* wird unter dem Operationsmikroskop mit Hilfe eines Eichblockes oder einer graduierten Scheibe (coin gauge) vorgenommen. Die Genauigkeit dürfte kaum die postulierten 10 µm erreichen. Die Konfiguration und Dicke der Diamantklingen sowie die Symmetrie, Krümmung und Breite der Fußplatten, die das Messer präzise über die Hornhautvorderfläche führen sollen, weist bei verschiedenen Herstellern große Qualitätsunterschiede auf, wie in den letzten Jahren mit vergrößernden Projektionsgeräten nachgewiesen wurde.

Für die nachfolgend besprochene zentripetale (russische) Schnittechnik wird ein Messer mit senkrecht stehender Schnittkante (front-cutting knife), für die zentrifugale (amerikanische) Technik eines mit geneigter Schnittkante verwendet. Die in den ersten Jahren verwendeten Metallklingen sind fast ausnahmslos durch Diamantklingen ersetzt worden.

Der Eingriff erfolgt meist in para- oder retrobulbärer *Anästhesie,* seltener ausschließlich in Tropfanästhesie und nur in Ausnahmefällen wird eine Vollnarkose empfohlen. Die *Markierung des optischen Zentrums der Hornhaut* wird mit einer Nadel oder einer stumpfen Pinzette durchgeführt, wobei der Patient aufgefordert wird ein Zusatzlämpchen am Operationsmikroskop zu fixieren. Auch der Reflex der koaxialen Beleuchtung über einer engen Pupille wird zur Markierung verwendet (GRABNER u. SHEPARD 1985). Die bereits präoperativ festgelegte *optische Zone,* an deren Rand die Inzisionen beginnen, wird durch stumpfe Trepane verschiedener Durchmesser (von 3,0–5,0 mm in 0,25 mm Abstufungen) mit zentralem Fadenkreuz markiert. Durchmesser unter 3,0 mm werden wegen der postoperativ deutlich stärkeren Blendungsempfindlichkeit nicht mehr verwendet. Die Trepane verschiedener Herstellerfirmen unterscheiden sich in ihrer Präzision und Randkonfiguration, wodurch divergierende Markierungszonen entstehen. Nach *Stabilisieren des Bulbus* durch U-förmige Faßpinzetten oder einen Fixationsring (nach Thornton) wird das Diamantmesser parazentral, d. h. am Rand der runden Markierung, möglichst senkrecht auf die Hornhautoberfläche bis zur Fußplatte eingestochen und dann langsam, aber in einem Zug bis auf etwa 1 mm an den Limbus herangeführt. Die Empfehlung aus der Pionierzeit der Technik (BORES 1980, FYODOROV 1980), den Schnitt bis zum Limbus – oder sogar darüber hinaus – zu verlängern, ist verlassen worden: Einerseits nimmt die Wirkung im Vergleich zu kürzeren Schnitten ab, andererseits steigt die Gefahr der Gefäßeinsprossung in die peripheren Abschnitte der Inzisionen, besonders wenn postoperativ Kontaktlinsen erforderlich werden (SCHACHAR u. Mitarb. 1980, ROWSEY u. Mitarb. 1983).

Die überwiegende Mehrzahl der amerikanischen Chirurgen führt den Schnitt zentrifugal, während die russische Schule um Fyodorov die Inzisionen vom Limbus zur Grenze der optischen Zone, oft in mehreren Stufen, also zentripetal anlegt. Bei dieser Technik ist das Risiko einer Perforation höher, da die Hornhautdicke zum Zentrum hin abnimmt. Aufgrund der Konfiguration des Schnittes unmittelbar neben der optischen Zone (er verläuft steiler zur Hornhautoberfläche) dürfte der erzielte Effekt – im Vergleich zur zentrifugalen Methode – im Mittel höher liegen. Bei beiden Techniken kann sowohl das Messer über den stabilisierten Bulbus, aber auch der – mit der Pinzette geführte – Bulbus am Messer entlanggeführt werden.

Manche Chirurgen empfehlen, den ersten der 4 oder 8 (in Einzelfällen bis zu 32) Schnitte im temporal unteren (in der Regel dünnsten) Quadranten der Hornhaut anzulegen. Die zweite Inzision wird dann im gegenüberliegenden Sektor vorgenommen, um eine möglichst symmetrische Schnittverteilung zu erreichen. Die Gefahr einer Perforation steigt mit der Dauer des Eingriffes, da die Hornhautdicke durch Exsikkation innerhalb weniger Minuten wesentlich (in 10 Minuten 70 µm, d. h. um über 10%) abnimmt (VILLASENOR u. Mitarb. 1981, BOLTON u. HERMANN 1986).

Bei *höhergradiger Myopie* (über $-6{,}0$ bis maximal etwa $-12{,}0$ dpt) sind von einzelnen Autoren *Variationen der ursprünglichen Technik* erprobt worden: Erhöhung der Gesamtanzahl der Inzisionen auf bis zu 32 (GRABNER u. SHEPARD 1985) (Abb. 7.3), Erhöhung der Schnittiefe auf 110% der parazentralen Pachymetrie (SALZ u. SALZ 1988), intermediäre und periphere Vertiefung der Schnitte in 3 Zonen (SAWELSON u. MARKS 1985) und Vertiefung über die gesamte Inzisionslänge (BAUERBERG u. Mitarb. 1989).

Zur *Nachbehandlung* wird für 24–48 Std. ein Druckverband mit antibiotischer Salbe, auch in Kombination mit Kortikosteroiden angelegt. Als

7.6 Refraktive Hornhautchirurgie

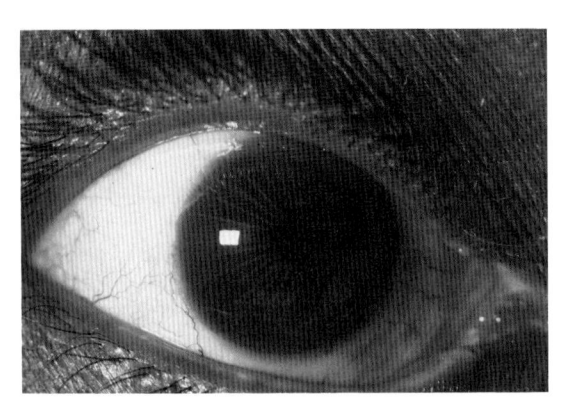

Abb. 7.3 Zustand 7 Monate nach 32-Schnitt-RK (optische Zone: 3 mm) zur Korrektur einer Myopie von −10,25 dpt (postoperativer Visus: −0,75 sph + 1,0 zyl 180° 6/6 p). (Die Abb. 7.2–7.5 mit freundlicher Genehmigung von D. D. Shepard.)

weitere Lokaltherapie werden antibiotische Tropfen für einige Wochen verschrieben. Bei Unterkorrektur wird von einigen Chirurgen eine Behandlung mit hochdosierten lokalen Korticosteroiden (zur Verminderung der Wundheilung) oder mit Medikamenten, welche den intraokularen Druck senken (bei Überkorrektur) empfohlen (GRABNER u. SHEPARD 1985). Die Versuche mit β-Aminopropionitril die Wundheilung zu verzögern und dadurch den Effekt der radialen Keratotomie zu verstärken, sind über das Stadium tierexperimenteller Studien nicht hinausgekommen (KOGAN u. KATZEN 1983).

Komplikationen: Mikroperforationen sind häufig (in verschiedenen Studien zwischen 2 und 35%). Bei Vertiefung über die gesamte Inzisionslänge sind sie in 80% (!) der Operationen nicht zu vermeiden (BAUERBERG u. Mitarb. 1989). Das unmittelbar postoperativ auftretende Fremdkörpergefühl und der Wundschmerz klingen meist nach 24–48 Std. ab.

Die Zahl der schweren – d. h. für den Visus oder sogar für den Bulbus bedrohlichen – intra- und postoperativen Komplikationen ist sehr gering: Seltene ausgedehnte Makroperforationen erfordern einen Wundverschluß durch Nähte. In Einzelfällen ist über eine traumatische Katarakt durch Verletzung der Linsenkapsel (BALDONE u. FRANKLIN 1983, GELENDER u. GELBER 1983), eine Endophthalmitis (GELENDER u. Mitarb. 1982) oder eine Epitheleinwachsung in die Vorderkammer (BINDER 1986) berichtet worden. Bakterielle Keratitiden sind, begünstigt durch die langsame Heilung der Inzisionen in der avaskulären Hornhaut, nicht nur unmittelbar postoperativ, sondern mit einer Verzögerung von bis zu 3 Jahren aufgetreten (MANDELBAUM u. Mitarb. 1986, SHIVITZ u. ARROWSMITH 1986). Bis zu 5 Jahre nach dem Eingriff kann ein Epithelzapfen im Wundspalt persistieren und dadurch die

Struktur der Hornhaut permanent geschwächt bleiben, wie Rupturen im Narbenbereich nach schweren Traumen demonstriert haben (YAMAGUCHI u. Mitarb. 1985, BINDER u. Mitarb. 1987, SIMONS u. LINSALATA 1987, MCKNIGHT u. Mitarb. 1988). Eine hypertrophe Narbenbildung dürfte nur sehr selten zu beobachten sein (GRABNER u. SHEPARD 1985) (Abb. 7.4). Eine penetrierende Keratoplastik kann auch noch Jahre nach einer RK zur Dehiszenz der Inzisionen während der Trepanation führen (BEATTY u. Mitarb. 1986). Der Verlauf anderer intraokularer Eingriffe nach radialer Keratotomie ist derzeit kaum dokumentiert.

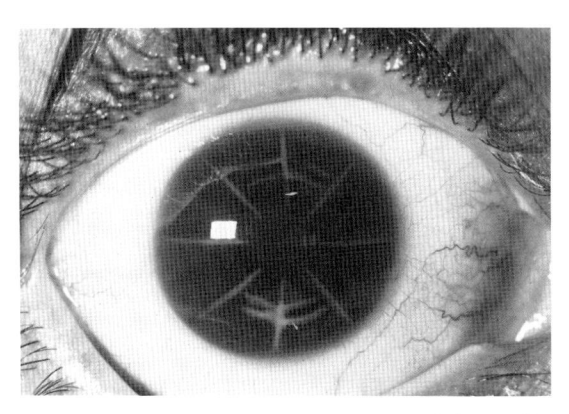

Abb. 7.4 Hypertrophe Narbenbildung nach 8-Schnitt-RK (optische Zone: 3 mm), kombiniert mit 4 langen T-Inzisionen zur Korrektur eines myopen Astigmatismus (−5,0 sph + 5,5 zyl 96°). Postoperativer Visus 7 Monate nach der Operation: −0,25 sph + 2,25 zyl 75° 6/6 p.

Die häufigen Epitheleinschlüsse im Wundspalt beeinträchtigen das Sehvermögen ebensowenig wie eine sternförmige gelbbraune Eisenlinie im Epithel an der Grenze von mittleren zum unteren Hornhautdrittel, deren Verzweigungen fingerförmig zwischen die Inzisionen ragen (STEINBERG u. Mitarb. 1984). Weiterhin sind auch Veränderungen des Epithels ähnlich einer Map-fingerprint-dot-Dystrophie beobachtet worden (NELSON u. Mitarb. 1985).

Tierexperimentelle Untersuchungen haben eine geringe Endothelzellschädigung im Bereich der Inzisionen nachgewiesen (YAMAGUCHI u. Mitarb. 1981). Der zentrale Endothelzellverlust beim Menschen liegt unter 10%, nach Perforationen hingegen steigt er an (CHAIBA u. Mitarb. 1987). Eine progressive Abnahme der Zahl oder morphologische Veränderungen sind bisher nicht beobachtet worden, obwohl Langzeitstudien noch fehlen (MCRAE u. Mitarb. 1985).

Ergebnisse: Es ist schwierig, die Resultate der zahlreichen Publikationen direkt zu vergleichen, da im Verlauf der meisten Studien die operativen Techniken modifiziert werden, um die Ergebnisse zu optimieren. So reichen die Angaben über die Zahl der Patienten, welche 6–12 Monate postoperativ eine Refraktion zwischen ± 1,0 dpt erreichen, von 39 bis 100% (!) (HECHT u. JAMARA 1982, KREMER u. MARKS 1983).

Der Vergleich 3er großer Studien mit einer Nachbeobachtungszeit von bis zu 5 Jahren, bei denen chirurgische Technik und Analyse der Daten keine allzu großen Unterschiede aufwiesen, läßt folgende Schlüsse zu:

1. Patienten mit einer präoperativen Myopie zwischen −1,5 und −3,0 dpt waren zu 76–90% postoperativ in einem Bereich von ± 1,0 dpt zu refraktionieren. Bei Ausgangswerten zwischen −3,12 bis −6,0 dpt (bzw. −6,13 bis −10,0 dpt) reduzierte sich dieser Anteil auf 55–76% (bzw. 21–53%). Die Ergebnisse sind demzufolge bei niedriger Myopie deutlich besser.
2. 13–33% waren mehr als 1 dpt überkorrigiert (!), bei 12–26% betrug die verbleibende Kurzsichtigkeit über 1 dpt. Zur Korrektur einer geringen Myopie werden in rezenten Studien nur mehr 4 Inzisionen empfohlen, wodurch die Häufigkeit einer Überkorrektur wesentlich gesenkt werden kann (SALZ u. Mitarb. 1986, SALZ u. SALZ 1988) (Abb. 7.5).
3. Der Visus ohne Korrektur war in 76–88% besser oder gleich 0,5 (= $^6/_{12}$). Auch dabei sind die Resultate in der Gruppe mit höherer präoperativer Myopie (mit 60–77%) etwas schlechter.
4. Drei Monate bis 1 Jahr nach der Operation lagen 69–84% der operierten Augen in einem Bereich von ± 1,0 dpt der vorausberechneten Refraktion. In einer der Publikationen waren 95% der Augen innerhalb von ± 2,0 dpt zu refraktionieren.
5. Bei 0,3–1,4% der operierten Augen fiel der Visus mit Korrektur um 2 oder mehr Zeilen (nach Snellen) ab, 2–5% der Augen konnten nicht mehr auf einen vollen Visus (d. h. 1,0 oder $^6/_6$) korrigiert werden (WARING u. Mitarb. 1987, ARROWSMITH u. MARKS 1987, DEITZ u. Mitarb. 1987, WARING 1988).
6. Bei 2–11% der operierten Augen war eine Zunahme des Astigmatismus um 1,0–3,0 dpt zu beobachten (ARROWSMITH u. MARKS 1984, SAWELSON u. MARKS 1985, WARING u. Mitarb. 1985).
7. In einem Zeitraum von 1–4 Jahren nach dem Eingriff änderte sich die Refraktion bei 28–35% der Augen um mehr als 1 dpt (!); 24–31% wiesen eine Progression des Effektes in Richtung einer hyperopisierenden Wirkung auf (DEITZ u. SANDERS 1985, LYNN u. Mitarb. 1988). Diese „Langzeitwirkung" der Operation bis zu 12 Jahre nach dem Eingriff bei etwa jedem 5. Auge ist mehrfach bestätigt worden (DEITZ u. Mitarb. 1986, SAWELSON u. MARKS 1989, IVANOVA u. FYODOROV, zit. von WARING 1989). Es ist derzeit unmöglich, die davon betroffenen Patienten präoperativ zu identifizieren; multiple Regressionsanalysen haben keinen Zusammenhang mit Alter, präoperativer Myopie, Zahl der Inzisionen, Durchmesser der optischen Zone oder Schnittiefe erkennen lassen. Entgegen den früheren Erwartungen ist dadurch die Hoffnung, das Ergebnis einer radialen Keratotomie individuell vorausberechnen zu können, enttäuscht worden (WARING 1989).

Für einige Monate nach dem Eingriff ist der Patient vermehrt blendungsempfindlich. Diese Symptome bleiben jedoch nur selten länger als 1 Jahr bestehen (DEITZ u. Mitarb. 1984, WARING u. Mitarb. 1985, BOURQUE u. Mitarb. 1986, O'DAY u. Mitarb. 1986). Nachts werden um Lichter sternförmig angeordnete Linien beobachtet; sie beeinträchtigen jedoch das Sehvermögen nicht wesentlich.

Schwankungen der Brechkraft im Verlauf des Tages, aber auch von einem Tag zum nächsten, sind in der frühen postoperativen Periode häufig. Sie nehmen im 1. Jahr ab, können aber auch länger bestehen bleiben: $^1/_2$–4 Jahre nach der Operation waren bei 31% der Patienten der PERK-Studie zwischen der Untersuchung am Morgen und am Abend eine Zunahme der Myopie von −0,5 bis −1,5 dpt festzustellen (!). Bei 19% nahm der unkorrigierte Visus um 2–5 Zeilen (nach Snellen) ab (O'DAY u. Mitarb. 1986, RICHMOND 1987, WYZINSKI 1987, SANTOS u. Mitarb. 1988, McDONNELL u. Mitarb. 1989). Einzelne Patienten werden demzufolge postoperativ mit mehreren Brillen (für verschiedene Tageszeiten!) versorgt werden müssen.

Durch induzierte Anisometropie können Störungen des Binokular- und Stereosehens, aber auch Di-

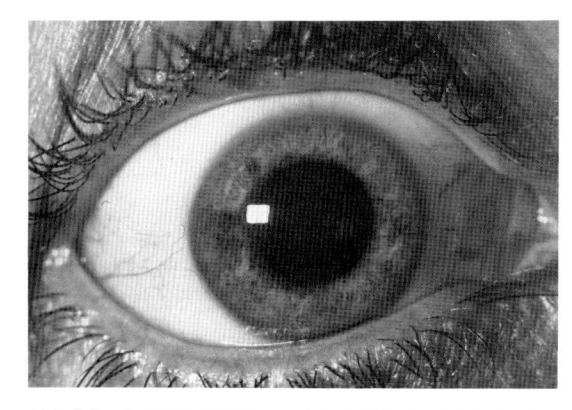

Abb. 7.5 Zustand 1 Woche nach 4-Schnitt-RK (optische Zone: 3,5 mm) zur Korrektur eines myopen Astigmatismus (−2,25 sph + 1,0 zyl 12°). Postoperativer Visus: +0,75 sph + 0,75 zyl 45° 6/6.

plopien hervorgerufen werden; in der PERK-Studie wiesen 14% aller operierten Patienten 1 Jahr nach dem Eingriff am 2. Auge eine Differenz der unkorrigierten Sehschärfe von 4–8 Snellen-Linien auf, ein Befund, welcher präoperativ nur bei 1% der Patienten zu erheben war (O'DAY u. Mitarb. 1986, LYNN u. Mitarb. 1989). Irregulärer Astigmatismus ruft gelegentlich monokulare Doppelbilder hervor, wird aber auch als Ursache einer unkorrigierbaren Visusreduktion um 2 oder mehr Zeilen bei 10% (!) der Patienten 5 Jahre nach der Operation postuliert (SAWELSON u. MARKS 1989).

Reoperation: Ist nach dem 1. Eingriff eine signifikante Myopie verblieben, dann empfehlen einzelne Chirurgen eine 2. Operation (VILLASENOR u. COX 1985, COWDEN u. Mitarb. 1987, HOFMAN 1987, SALZ u. MARKS 1988). Die Techniken sind dabei wenig standardisiert: Zusätzliche Inzisionen zwischen den alten Narben, neuerliche Inzision im Bereich der ursprünglichen Schnitte oder „Spreizen" der Narben sind beschrieben, wobei Effekt und Vorhersagbarkeit weiter ab-, die Gefahr eines höheren postoperativen (regulären oder irregulären) Astigmatismus jedoch zunehmen.

Noch größere Probleme wirft die chirurgische Revision einer signifikanten Überkorrektur auf: In diesem Fall ist ein fester Wundverschluß der neuerlich eröffneten Narben mit Nähten experimentell und klinisch versucht worden (LINDQUIST u. Mitarb. 1987, RICHMOND 1988).

Nach den beeindruckenden Zuwachsraten der ersten von großem Optimismus geprägten Jahre scheint die Zahl der durchgeführten Operationen gegenwärtig zu stagnieren, wohl auch weil die möglichen Komplikationen in letzter Zeit deutlicher hervorgetreten sind. Bedenklich stimmt, daß immerhin 26% der Patienten dauernd und 14% zumindest zeitweise auf eine Korrektur nicht verzichten konnten (POWERS u. Mitarb. 1984).

Es wird deshalb in den meisten europäischen Ländern die Sinnhaftigkeit der operativen Korrektur einer geringgradigen Myopie – vor allem in Anbetracht einer gesetzmäßig zu erwartenden Presbyopie – angezweifelt. Bei streng medizinischer Indikationsstellung scheint die radiale Keratotomie nur bei höhergradiger Anisometropie und Vorliegen einer absoluten Kontaktlinsenintoleranz gerechtfertigt zu sein.

Korrektur des Astigmatismus

Wie bei der radialen Keratotomie hat S. N. FYODOROV von neuem das Interesse auf die bereits vor langer Zeit untersuchten Möglichkeiten der chirurgischen Behandlung des Astigmatismus gelenkt (1980). Die Verwendung eines *Keratoskopes,* welches es ermöglicht 50–70% der gesamten Hornhautoberfläche zu beurteilen, dürfte für die präoperative Beurteilung und die Festlegung des Operationsplanes unerläßlich sein. Das Standardkeratometer erfaßt nur den Krümmungsradius zwischen 2 Punkten der Hornhautoberfläche in einem Abstand von etwa 3 mm, während alle anderen Bereiche sowohl des optischen Zentrums, aber auch der Peripherie unberücksichtigt bleiben. Der solcherart gemessene Wert unterscheidet sich meist deutlich von jenem Astigmatismus, welcher für die Brillenkorrektur rezeptiert wird. Für die Berechnung des operativen Vorgehens muß letzterer herangezogen werden. Die im folgenden beschriebenen Eingriffe können nur bei „regulärem" Astigmatismus eingesetzt werden. Die Inzisionen werden ausnahmslos in der Achse des steilsten (d. h. am stärksten brechenden) Meridians angelegt; je größer ihre Tiefe und Länge, desto stärker ist ihre Wirkung (ROWSEY 1983).

Achsenparallele und transversale Keratotomie

Eine ovale optische Zone bei radialer Keratotomie (R-procedure) korrigiert nur etwa 0,6 dpt, wobei in Tierexperimenten keine Wirkung gefunden wurde (FRANKS u. BINDER 1985). Parallele vertikale Inzisionen („L"), auch in Kombination mit der radialen Keratotomie („RL"), transversale Schnitte über die vertikalen Inzisionen („TL"), oder transversale Schnitte über eine radiale Keratotomie („TR") sind technisch schwierig und nur mehr von historischen Interesse (FYODOROV 1980) (Abb. 7.6). Dies gilt auch für die zum optischen Zentrum hin gering konvergierenden Inzisionen (Binder procedure).

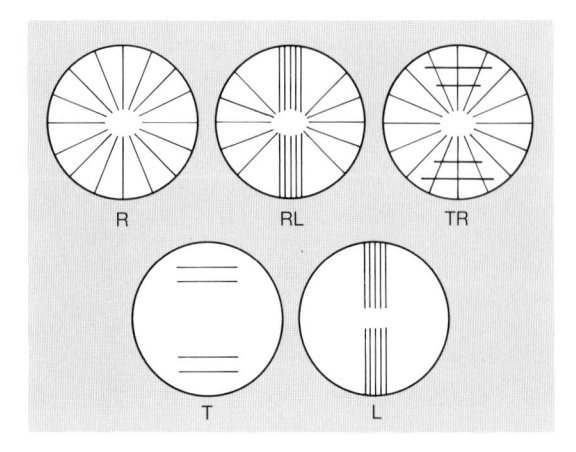

Abb. 7.6 Von S. N. Fyodorov angegebene Techniken zur Korrektur eines geringen bis mittelgradigen myopen Astigmatismus.

Alle diese Eingriffe führen einerseits zu einer Abflachung sowohl des operierten Meridians, andererseits aber auch zu einer geringen Abflachung in jenem Meridian, der 90° davon entfernt liegt *(coupling effect)*. Im Gegensatz dazu führt die Methode nach Ruiz zu einer Brechkraftzunahme des unberührten Meridians.

Transversale Inzisionen (T-cut) sind von LAVERY u. LINDSTROM (1985) im Detail an Kadaveraugen analysiert worden. Sie werden einzeln oder paarweise – bei einer optischen Zone von 3,0 bis 7,0 mm Durchmesser und einer Länge von 2,0 bis 5,0 mm – eingesetzt. FENZL (1985) konnte mit dieser Technik (Inzisionstiefe 90%, Schnittlänge 3,0 mm) im Mittel 3,25 dpt (0,5–6,5 dpt) nach Kataraktoperation korrigieren.

Die Technik, T-Inzisionen *über* die radiären Schnitte einer radialen Keratotomie oder einer „L-procedure" zu führen, ist aufgegeben worden, da an den Kreuzungsstellen ein Fischmaul-Phänomen mit schwerer Wundheilungsstörung auftritt (Abb. 7.7).

Eine Abwandlung stellen die Flag-T-Inzisionen dar: Sie werden symmetrisch an radiale Inzisionen (optische Zone: 6,5 mm, Tiefe 90%) herangeführt, ein Bogenwinkel von 45° (zwischen den 2 Speichen einer radialen Keratotomie mit 8 Inzisionen) soll zwischen 2,5 und 3,0 dpt korrigieren, die halbe Länge (23°) korrigiert 1,0–1,5 dpt. Staggered-flag-Inzisionen um einen radialen Schnitt im 12-Uhr-Meridian bleiben unter dem Oberlid verborgen, können aber dennoch bis zu 3 dpt korrigieren. Diese Patienten sind postoperativ weniger durch Blendung gestört. Die von HOFMANN angegebenen unterbrochenen transversalen (interrupted T) Schnitte vermeiden bewußt eine Verbindung zu den radialen Inzisionen, da eine Gewebsbrücke von 0,2 mm belassen wird. Auch sie korrigieren bis zu 3,0 dpt (HOFMANN 1985).

Grundsätzlich werden die radialen Schnitte *vor* den T-Inzisionen angelegt. Von Thornton (1989) ist eine neue, rechteckige und ultradünne Diamantklinge mit 3 Schnittkanten und Fußplatten für diese Operation entwickelt worden.

Trapezoidale Keratotomie

Die trapezoidale Keratotomie nach Ruiz stellt den – bis jetzt nicht völlig geglückten – Versuch dar, die Präzision dieser Eingriffe zu verbessern. In ihrer ursprünglichen Form wurde der Durchmesser der optischen Zone zwischen 2,5 und 5,0 mm und die Inzisionstiefe zwischen 40 und 80% des zentralen Pachymetriewertes variiert. Der Eingriff bestand aus 4 radialen und 5 Paaren von T-Inzisionen, wobei die innersten T-Schnitte mit den radialen verbunden wurden (Abb. 7.8). Nach Analyse der ersten Ergebnisse wurde die Schnittiefe bei 80% konstant gehalten, die Anzahl der T-Inzisionen auf 4 Paare reduziert und nur die optische Zone variiert (FENZL 1985). Wegen schwerer Heilungsstörungen werden die T-Inzisionen nicht mehr mit den radialen Schnitten verbunden (DEG u. BINDER 1987); ihre Länge bestimmt aufgrund des oben erwähnten „Kupplungseffektes" das Ausmaß der induzierten Myopie, längere Schnitte kommen

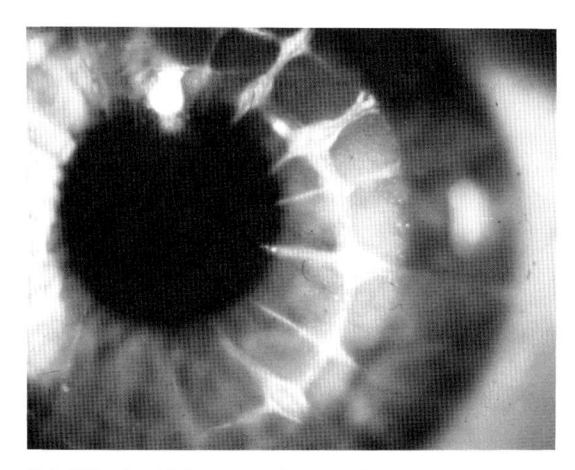

Abb. 7.7 Ausbildung von breiten Epithelzapfen an den Kreuzungsstellen radiärer und zirkulärer Inzisionen. Letztere wurden in der Hoffnung angelegt, daß damit die primär ungenügende Wirkung der radialen Keratotomie verstärkt werden könnte (mit freundlicher Genehmigung von *M. Friedlaender*).

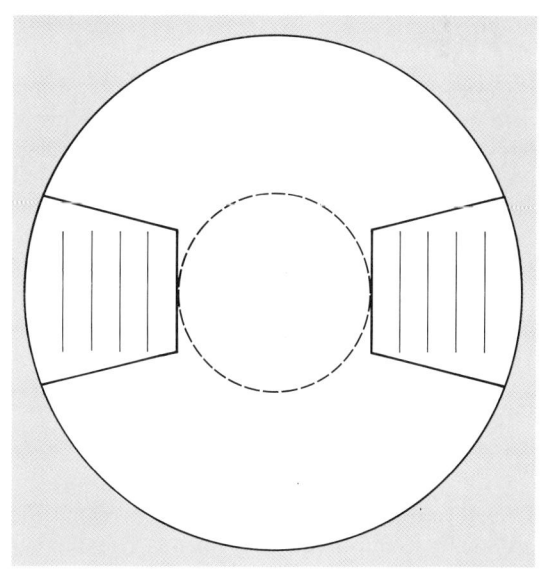

Abb. 7.8 Schematische Darstellung der trapezoidalen Keratotomie nach Ruiz. Die Achse des zu korrigierenden Plus-Zylinders liegt bei 180°.

deshalb beim hyperopen Astigmatismus zur Anwendung. Bei diesem Eingriff werden zuerst die tangentialen, dann die radialen Schnitte ausgeführt, da im umgekehrten Fall das Hornhautstroma sehr weich und dadurch die Operation technisch viel schwieriger wird.

Mit Einführung eines neu entwickelten Computerprogrammes sollen die Ergebnisse konstanter werden, so daß bis zu 9,0 dpt (mit einer optischen Zone von 3,0 mm) korrigiert werden können. Die Streubreite der Ergebnisse ist dennoch, sowohl in vitro, als auch am Patienten sehr groß (FRANKS u. BINDER 1985, LAVERY u. LINDSTROM 1985, LINDQUIST u. Mitarb. 1986). Bei einer optischen Zone von 3,0 mm Durchmesser wurden im Mittel 8,63 dpt (von 5,0–11,75 dpt), zwischen 3,5 und 4,5 mm rund 3,87 dpt (von 2,5–5,12 dpt), und bei einem Durchmesser von 6,0 mm etwa 1,63 dpt Astigmatismus korrigiert. FRIEDLANDER (1987) beschrieb bei einigen Patienten eine Abnahme des postoperativen Visus mit Brillenkorrektur 3–6 Monate nach dem Eingriff.

Es herrscht weitgehende Übereinstimmung, daß der Eingriff bei angeborener Hornhautverkrümmung oder einem Astigmatismus gegen die Regel nach Kataraktoperation, welcher nicht mit konventionellen Methoden korrigiert werden kann, indiziert ist. Multiple Inzisionen in einem klaren Transplantat – wie gelegentlich empfohlen worden ist – sollten jedoch unbedingt vermieden werden (MAXWELL u. NORDAN 1986, BUZARD u. Mitarb. 1987, VILLASENOR u. STIMAC 1989). Hornhäute mit schwerer Vernarbung oder variabler Dicke gelten als Kontraindikation.

Die intra- und postoperativen Komplikationen entsprechen jenen der radialen Keratotomie. Obwohl schwere Zwischenfälle selten sind, muß der Patient über den ungewissen Ausgang der Operation und alternative Möglichkeiten der Korrektur vollständig informiert sein. Eine vermehrte Blendungsempfindlichkeit tritt häufig auf, wenn die optische Zone einen geringeren Durchmesser als 4,0 mm aufweist und die Schnitte im horizontalen Meridian verlaufen.

Hinsichtlich der gegenwärtig besten Operationsmethode gibt es ebensoviele Meinungen wie Chirurgen, die derartige Eingriffe ausführen.

Derzeit ist eine weitere Variation in Erprobung, die als Bowtie-Keratotomie bezeichnet wird und radiale Inzisionen mit peripheren, bogenförmigen Schnitten kombiniert (Abb. 7.9). Sie scheint die Integrität des Hornhautzentrum besser zu erhalten und durch eine minimale „coupling ratio" (d.h. Wirkung auf die Achse des Minus-Zylinders) ausgezeichnet zu sein (TCHAH u. Mitarb. 1988).

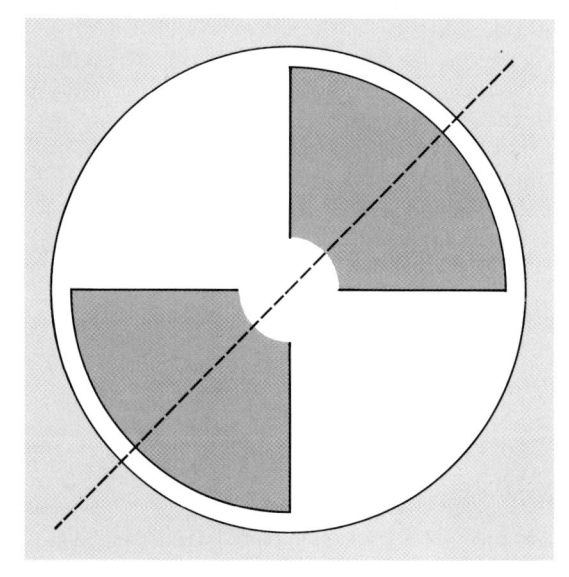

Abb. 7.9 Schematische Darstellung der Bowtie-Keratotomie. Die Achse des zu korrigierenden Plus-Zylinders liegt bei 45°.

Als allgemeine Regel wird derzeit empfohlen, bei einem Astigmatismus unter 3,5 dpt „T"-Inzisionen, bei höheren Werten die Ruiz-Prozedur auszuführen.

Zur Reduktion einer signifikanten Überkorrektur als Folge dieser Operationen sind ebenfalls Kompressionsnähte (aus Mersilene) empfohlen worden (LINDQUIST u. Mitarb. 1989).

Entlastungsschnitte

Entlastungsschnitte (relaxing incisions) und Keilexzision (wedge resection) werden vorwiegend zur Korrektur eines Astigmatismus nach penetrierender Keratoplastik eingesetzt. Sie gehen auf Überlegungen zurück, welche im vorigen Jahrhundert von SNELLEN, BATES und LANS angestellt und von SATO 1953 in Form der hinteren tangentialen Keratotomie (im steilen Meridian) aufgegriffen worden waren.

Als eigentlicher Pionier dieser Techniken gilt jedoch TROUTMAN (1970, 1973, 1980, 1983). Nach penetrierender Keratoplastik führte er mit Hilfe einer Stahlklinge bogenförmige Inzisionen (über 60 bis 80° Bogenlänge) im Bereich der Narbe aus. Diese Einschnitte – über dem Meridian der steilsten Achse – reichten bis an die Grenze des obersten Drittels der Hornhautgesamtdicke. War die Wirkung einer einzelnen Inzision nicht ausreichend, plazierte er eine weitere symmetrisch am gegenüberliegenden Transplantatrand. Zur Nachbehandlung empfahl er einen Verband mit Antibiotika und Steroiden für die Dauer von einigen Tagen.

Die im Durchschnitt damit erzielte Änderung des Astigmatismus (d. h. Abflachung des steilsten Meridians) beträgt zwischen 4,84 und 9,35 dpt (TROUTMAN u. SWINGER 1980, KRACHMER u. FENZEL 1980, SUGAR u. KIRK 1983, LAVERY u. Mitarb. 1985). Im Meridian 90° zur Achse der Inzisionen tritt durch den Kupplungseffekt immer eine kompensatorische *Zunahme* der Hornhautkrümmung auf, wobei das Verhältnis von Abflachung zu Brechkraftzunahme bei etwa 2:1 liegt. TROUTMAN (1983) verbesserte seine ursprüngliche Technik durch Hinzufügen zweier Kompressionsnähte, welche um 90° von der Achse der Inzisionen entfernt plaziert werden, um unter dem Operationskeratometer eine Überkorrektur von 50% zu erzielen. Diese Nähte werden zwischen dem 60. und 90. postoperativen Tag, der Wundheilung und dem Ausmaß der Überkorrektur entsprechend, entfernt. Ist zu diesem Zeitpunkt kein Astigmatismus mehr vorhanden, werden die Nähte belassen. Mit einer ähnlichen Vorgangsweise konnte ARFFA (1988) im Mittel 77% des präoperativen Astigmatismus korrigieren.

Der Eingriff sollte nur nach sorgfältiger Biomikroskopie und Keratoskopie erfolgen: Die steilere Achse sollte eine Brechkraft von mehr als 43 Dioptrien aufweisen, damit in dieser Zone die Inzision wirksam werden kann. Ist der Transplantatrand gegenüber der Empfängerhornhaut nach vorne gekippt, dann besteht an dieser Stelle die Gefahr eines persistierenden Epitheldefektes mit Einschmelzen des Stromas. Der Bereich einer abgelaufenen Abstoßungsreaktion oder einer vorderen Synechie mit Iris oder Glaskörper sollte ebenfalls vermieden werden (ROWSEY 1986, ARFFA 1988).

Da das Resultat dieser Entlastungsschnitte im Einzelfall nicht präzise berechnet werden kann, muß mit Über- und Unterkorrektur gerechnet werden. In ersterem Fall kann eine Wundrevision erforderlich werden, bei Unterkorrektur kann die Operation wiederholt oder eine Keilexzision angeschlossen werden. Perforationen treten häufig auf, besonders dann, wenn im Bereich der ursprünglichen Narbe inzidiert wird. BEATTY u. SCHANZLIN (1987) empfehlen deshalb, den Schnitt in der Spenderhornhaut anzulegen, da diese meist eine gleichmäßige Dicke aufweist und präzise pachymetriert werden kann. Verzögerte Reepithelisierung, Infektionsgefahr und Auftreten einer Transplantatabstoßungsreaktion sind postoperativ beobachtet worden. FORSTOT (1988) hat eine Modifikation der Technik vorgeschlagen, bei der in Intervallen von 1–3 Wochen nach dem Eingriff, je nach dem primär erzieltem Effekt, eine weitere gezielte Vertiefung und Verlängerung des Schnittes an der Spaltlampe vorgenommen wird. Diese „Titration" führte bei 7 Patienten ohne Kompressionsnähte und ohne Komplikationen sehr rasch zu einem brauchbaren Visus.

Keilexzision

Die Keilexzision (wedge resection) wurde 1970 von TROUTMAN zur operativen Korrektur eines hohen Astigmatismus (d. h. > 10 dpt) nach Keratoplastik beschrieben: Im flachen Meridian (d. h. im Hauptschnitt mit der geringsten Brechkraft) wird ein bogenförmiger Keil, entweder aus dem Transplantat, oder der Empfängerhornhaut unmittelbar im Anschluß an die Narbe, exzidiert und der Wundspalt mit Einzelknopfnähten verschlossen. Das resezierte Gewebsstück soll etwa 90° des Umfanges erfassen und vom flachen Meridian symmetrisch erfaßt werden. Von G. VAN RIJ u. VIJFVINKEL (1983) ist ein V-förmiges Stahlmesser für diesen Eingriff entwickelt worden.

Die Reduktion des Astigmatismus beträgt im Mittel um 6,7 dpt (TROUTMAN 1973, KRACHMER u. FENZEL 1980, VAN RIJ u. VIJFVINKEL 1983). Die Dosierung des Eingriffes ist schwierig. Je breiter die Basis des Keils an der Oberfläche der Hornhaut angelegt wird, um so größer ist die Wirkung: Als Faustregel wird angegeben, daß pro 0,1 mm Breite des Keils die Brechkraft des Meridians um jeweils etwa 1 dpt (die Angaben reichen von 0,67–2,0 dpt) zunimmt (LINDSTROM u. LINDQUIST 1988). Die gesamte Breite sollte 1,5 mm jedoch nicht übersteigen, da sonst Probleme mit dem Wundverschluß auftreten können. Während der operierte Meridian an Brechkraft zunimmt, flacht sich der Meridian im Winkel von 90° dazu um etwa den halben Betrag ab. In welchem Ausmaß das sphärische Äquivalent durch diesen Eingriff beeinflußt wird, ist nicht völlig geklärt: Nur 5 der 10 von TROUTMAN operierten Patienten waren postoperativ um durchschnittlich 2,6 dpt weniger myop (TROUTMAN 1973). Durch 2 zusätzliche „kompensierende" Kompressionsnähte über die Transplantatgrenze (jeweils 60° vom Ende der Exzision entfernt) konnte er den frühen postoperativen Astigmatismus auf einen Wert von 2,8 dpt weiter reduzieren, so daß eine raschere visuelle Rehabilitation erfolgte (BELMONT u. TROUTMAN 1985). Mangelnde Präzision, Gefahr einer Transplantatabstoßung, sowie Irisprolaps und Endophthalmitis bei Eröffnen der Vorderkammer sind als Komplikationen dieser Methode zu bedenken.

Kein Zweifel kann daran bestehen, daß die beste „Behandlung" des Astigmatismus nach Keratoplastik darin besteht, sein Auftreten möglichst schon beim ersten Eingriff zu verhindern.

Korrektur der Hyperopie

Hexagonale Keratotomie

Auch Versuche, eine Hyperopie durch Inzisionen zu beheben sind publiziert worden: Mendez stellte 1986 die Technik der hexagonalen Keratotomie vor, bei der er um die optische Achse der Hornhaut mit einer Diamantklinge Inzisionen in Form eines regelmäßigen Sechseckes ausführt (Abb. 7.10). Der Durchmesser der Figur erlaubt eine Dosierung der Wirkung innerhalb gewisser Grenzen: Je kürzer die Achse von einer Ecke zur gegenüberliegenden gewählt wird, um so stärker ist der Effekt (bei 5 mm: 3,5 dpt; 5,5 mm: 2,5 dpt; 6,0 mm: 1,5 dpt). An den Ecken der Figur werden die Schnitte ineinander übergeführt, was bei allen anderen derzeit verwendeten „inzisionalen" Techniken sorgfältig vermieden wird, um Heilungsprobleme hinanzuhalten. Da die Schnittiefe mindestens 85% der zentralen Hornhautdicke betragen muß, ist bis zum Abschluß der Wundheilung die zentrale, sich vorwölbende optische Zone der Kornea offensichtlich nur sehr „locker" mit dem Rest des Stromas verbunden. Bei einigen Fällen ist ein vorübergehendes zentrales Hornhautödem beobachtet worden (MENDEZ 1987).

Nach ersten Tierversuchen (YAMASHITA u. Mitarb. 1986) wurde sehr rasch die klinische Erprobung begonnen: Bei einer Nachbeobachtungszeit von nur 9,5 Monaten konnten NEUMANN u. MCCARTHY (1988) eine präoperative Hyperopie (Mittel: 3,21 dpt bei 15 Augen von 11 Patienten) um 2,16 dpt reduzieren, wobei in 60% ein unkorrigierter postoperativer Visus von mindestens $^6/_{12}$ erreicht wurde. Die Refraktion schien nach 3 Monaten stabil zu bleiben, ein signifikanter Anstieg des Astigmatismus oder schwere Komplikationen wurden nicht beobachtet. GRADY (1988) warnt davor, die hexagonalen Schnitte über die radiären Inzisionen einer radialen Keratotomie mit Überkorrektur zu legen, da dann schwere Heilungsstörungen auftreten können. Bei einem von 16 Augen trat ein postoperativer Astigmatismus von 4,0 dpt auf. Die Operation ist technisch schwierig und die Langzeitstabilität der Korrektur völlig ungeklärt. Nachdem nur geringgradige Hyperopien verbessert werden können, erscheint die Zukunft der hexagonalen Keratotomie eher fraglich.

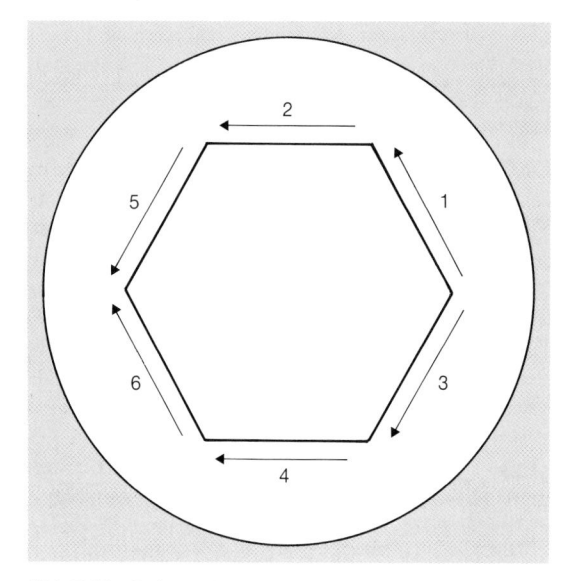

Abb. 7.10 Schematische Darstellung der hexagonalen Keratotomie.

Techniken der lamellierenden refraktiven Keratoplastiken

Die Techniken der lamellierenden refraktiven Keratoplastiken basieren beinahe ausschließlich auf der Forschungsarbeit des genialen José I. Barraquer, welche sich über 4 Dezennien erstreckt (Barraquer 1949). Erst 1977 wurden sie von Troutman u. Swinger in den USA eingeführt (Troutman u. Swinger 1978, Troutman u. Mitarb. 1979).

Das von ihm für diese Operationen entwickelte *Mikrokeratom* gestattet es, eine kreisrunde, oberflächenparallele Hornhautscheibe vorgewählter Dicke von einem Spenderbulbus oder dem Patientenauge zu entnehmen (Barraquer 1967) (Abb. 7.11). Um während dieses Vorganges den Bulbus stabilisieren zu können und dadurch einen möglichst glatten Schnitt zu erzielen, wird das Keratom in die Schwalbenschwanzführung eines Saugringes eingeführt, welcher am Limbus des Patienten- oder Spenderauges aufgesetzt wird. Die Bauhöhe dieses Ringes bestimmt den Durchmesser der entnommenen Scheibe, welcher vor dem eigentlichen Schnitt mit markierten Applanationslinsen kontrolliert wird. Ihre Dicke kann durch die austauschbaren Fußplatten des Mikrokeratoms (in einem Bereich von 0,2 bis 0,38 mm) variiert werden. Dessen hochfrequent oszillierende Klinge gleitet – ähnlich einem Hobel – oberflächenparallel entlang der Führung des Saugringes durch das Hornhautstroma, welches während des Schneidevorganges durch die Fußplatte applaniert wird. Am Saugring selbst wird ein Vakuum angelegt, wodurch während des Schnittes der intraokulare Druck auf rund 65 mmHg ansteigt. Dieser für die Schnittqualität optimale Wert ist empirisch ermittelt worden und wird mit einem Applanationstonometer intraoperativ kontrolliert.

Die entnommene, planparallele Gewebescheibe wird anschließend mit Hilfe einer, ebenfalls von Barraquer entwickelten *Kältedrehbank* in ein linsenförmiges „Lentikel" umgeformt (Abb. 7.12). Dabei wird sie zuerst mit einem Vitalfarbstoff und einer Gefrierschutzlösung behandelt, dann am Drehkopf (aus Delrin-Plastik) eingefroren, um schließlich mit dem gekühlten Drehstahl, entsprechend den vorausberechneten Parametern der Korrektur, bearbeitet zu werden.

Durch diesen Vorgang werden sowohl das Hornhautepithel als auch alle Keratozyten zerstört. Zusätzlich kommt es durch die Ausdehnung der Gewebsflüssigkeit zu einer variablen und damit letzt-

Abb. 7.11 Mikrokeratom mit oszillierender Klinge nach Barraquer.

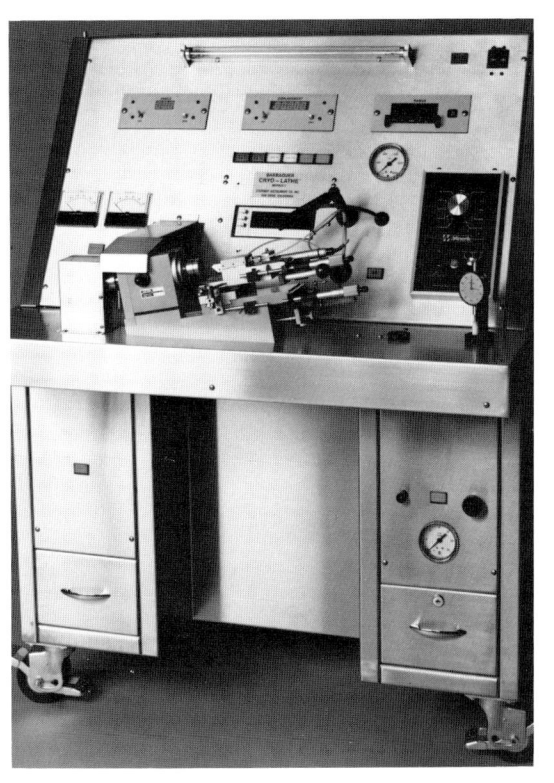

Abb. 7.12 Kältedrehbank nach Barraquer (mit freundlicher Genehmigung von STEINWAY INSTRUMENT COMPANY INC., USA).

7.14 Refraktive Hornhautchirurgie

lich unkontrollierbaren Verformung der kollagenen Lamellen, die ihre räumliche Lage zueinander ändern, worunter die Präzision der Technik ganz wesentlich leidet (AINSLIE 1970, HOFFMANN u. HARNISCH 1981, KOCH u. Mitarb. 1981, RICH u. Mitarb. 1981). Die erforderliche tiefe Temperatur beeinfluß zusätzlich die Nullpunkteinstellung der Drehbank selbst, sie kann nicht konstant gehalten werden, wodurch die Genauigkeit der refraktiven Ergebnisse weiter absinkt.

Keratophakie

Bei diesem Eingriff wird mit dem Keratom eine oberflächenparallele Scheibe von der Hornhaut des Empfängers entnommen und zwischen diese und das tiefe, unversehrt gebliebene Stroma eine vorbereitete Gewebelinse eingefügt (BARRAQUER 1963, 1972, 1974; AINSLIE 1976) (Abb. 7.13). Letztere ist von einer Spenderhornhaut ebenfalls mittels des Keratoms entnommen und dann auf der Kältedrehbank von Seite der Bowman-Membran her bearbeitet und in ein Transplantat mit positiver Brechkraft umgeformt worden. Die Fixation der oberflächlichen Lamelle – sie stabilisiert das refraktive Lentikel über der optischen Achse – erfolgt mit 1 oder 2 fortlaufenden Nähten. Der Dicke des Implantates entsprechend, wird die Hornhautvorderfläche stärker gekrümmt und dadurch ihre Gesamtbrechkraft erhöht. Die theoretisch mögliche Verwendung von Gewebelinsen negativer Brechkraft ist zwar erwogen, jedoch nie in die klinische Praxis umgesetzt worden.

Komplikationen und Ergebnisse: Die möglichen intraoperativen und apparatebedingten Komplikationen sind so zahlreich, daß nur erfahrene Hornhautchirurgen mit langer Einschulung den Eingriff wagen können und ein Team von Technikern zur Verfügung stehen muß (TAYLOR u. Mitarb. 1981).

Feine Staubpartikel werden von den Wundflächen intraoperativ leicht festgehalten und sind oft erst später an der Spaltlampe zu sehen. BARRAQUER hat 1981 auf die Bedeutung der „Amoria" (Partikelfreiheit) hingewiesen, da diese zu Entzündungsreaktionen, vermehrter Blendung und einem schlechteren Visus führen können. Durch besondere Vorsichtsmaßnahmen kann dieses Problem behoben werden (STERN u. TAYLOR 1981). Eine Epithelinvasion in den Wundspalt, eine Wunddehiszenz sowie eine Dezentrierung des Lentikels sind bei sorgfältiger Nahtadaptation selten. Postoperative Infektionen oder Immunreaktionen sind bisher nicht beschrieben worden. Ein vorübergehendes Stromaödem sowie eine Keratopathia punctata superficialis oder filiformis werden mit hypertonen Tränenersatzmitteln behandelt. Eine zentrale Delle durch mangelnde Benetzung des steilen Zentrums kann zu einer umschriebenen Einschmelzung der Bowman-Membran mit zarter Narbenbildung führen. Der Endothelzellverlust dürfte minimal bleiben, obwohl nur spärliche Berichte vorliegen. Die zentrale Zunahme der Hornhautkrümmung imponiert klinisch wie ein milder Keratokonus, 2 Jahre nach dem Eingriff wird eine kreisförmige Eisenlinie (ähnlich dem Fleischerschen Ring) bei etwa der Hälfte der Patienten beschrieben (BARRAQUER 1980, TAYLOR u. Mitarb. 1981, KOENIG u. Mitarb. 1983).

Die implantierte Gewebelinse bleibt über lange Zeiträume zellfrei und erscheint dadurch an der Spaltlampe optisch leer (BINDER u. Mitarb. 1982, JAKOBIEC u. Mitarb. 1981, SCHANZLIN u. Mitarb. 1983) (Abb. 7.14). Dennoch entstehen an beiden Grenzflächen zarte Narben, welche die Sehschärfe deutlich reduzieren können. Auch der fast immer zu beobachtende irreguläre Astigmatismus trägt zur Sehverschlechterung bei. Er wird einerseits durch eine geringe Dezentrierung des Lentikels oder des Mikrokeratomschnittes, andererseits durch Spannungsfalten der planen Hornhautscheibe über dem Implantat hervorgerufen (TAYLOR u. Mitarb. 1981). So dürfte ein stabiler Visus über einem Wert von 0,5–0,6 kaum zu erzielen sein und

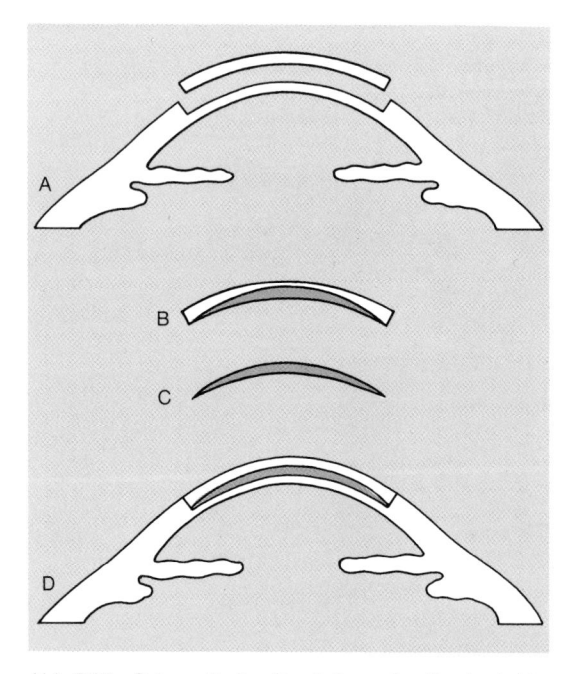

Abb. 7.13 Schematische Darstellung der Keratophakie. A lamellierende Keratektomie am Patientenauge, B Hornhautlamelle, entnommen von einem Spenderauge, C aus der Spenderlamelle auf der Kältedrehbank präpariertes Lentikel, D Zustand am Ende der Operation nach Fixation des „refraktiven" Lentikels unter der Empfängerlamelle.

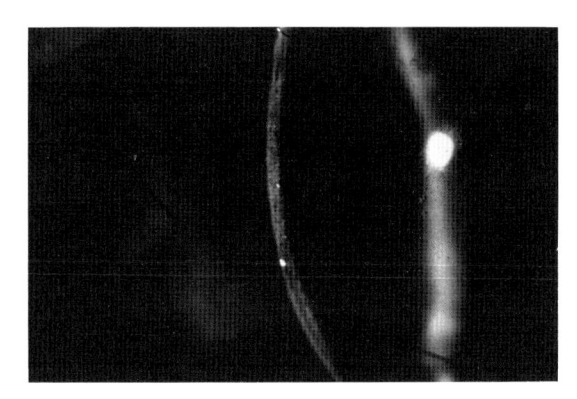

Abb. 7.14 Keratophakie. Das Lentikel erscheint im Hornhautstroma als optisch leere Zone (mit freundlicher Genehmigung von *M. Friedlaender*).

auch diese Sehschärfe wird erst nach etwa 1 Jahr erreicht (BARRAQUER 1980, FRIEDLANDER u. Mitarb. 1981, TROUTMAN u. Mitarb. 1979, 1981; TROUTMAN 1983).

Obwohl die mittlere postoperative Abweichung von der Emmetropie bei 2 unabhängigen Serien nur im Bereich von $-0,12$ ($\pm 0,73$) bzw. $+0,16$ dpt lag, war die Streubreite der Einzelwerte mit Werten von $-7,0$ dpt bis $+3,35$ dpt (bzw. 61,4–194%) recht hoch (FRIEDLANDER u. Mitarb. 1981, SWINGER u. BARRAQUER 1981). Der postoperative Anstieg des regulären Astigmatismus betrug bei beiden Studien im Mittel 1,4 dpt (maximal 5,0 bzw. 4,5 dpt).

Bei 39% der Patienten nahm der Visus um 1 bis maximal 6 Zeilen zu, blieb bei 27% unverändert und verschlechterte sich bei 34% um mindestens 1 bis maximal 3 Zeilen (SWINGER u. BARRAQUER 1981). Wenn auch alle 13 Patienten der kleineren Serie postoperativ auf einem Visus von 0,4 korrigiert werden konnten, so wurde doch bei etwa der Hälfte der Augen der beste präoperative Visus nicht mehr erreicht (FRIEDLANDER u. Mitarb. 1981). Auch TAYLOR u. Mitarb. (1981) konnten in keinem einzigen von 10 Augen mit einer Nachbeobachtungszeit von mindestens 6 Monaten mit Korrektur den präoperativen Visus erzielen. Bemerkenswert ist ihre Feststellung, daß alle 4 Patienten, bei denen am Partnerauge eine Intraokularlinse implantiert wurde, dieser Technik – wegen der rascheren Rehabilitation – ganz entschieden den Vorzug gaben.

Aufgrund der hohen Kosten für Geräte und Ausbildung, der technischen Komplexität des Eingriffes und der langen Rehabilitationszeit bis zum Erreichen des endgültigen, zusätzlich noch etwas reduzierten Visus, dürfte der Keratophakie nur mehr historische Bedeutung zukommen.

Keratomileusis

Seit 1963 ist die Keratomileusis myopica und Keratomileusis hyperopica von BARRAQUER zur Korrektur sphärischer Brechungsfehler eingesetzt worden. Auch zylindrische Ametropien können theoretisch behoben werden, obwohl noch keine klinischen Berichte vorliegen (BARRAQUER 1965, 1981).

Bei der Keratomileusis wird mit dem Mikrokeratom von der Hornhaut des Patienten eine ca. 0,3 mm dicke oberflächliche Lamelle mit einem Durchmesser von 8,0–9,0 mm entnommen und diese intraoperativ an der Kryodrehbank bearbeitet: Wird dabei das Zentrum – immer von der Seite des Keratomschnittes her – abgetragen, dann resultiert eine konvexkonkave Zerstreuungslinse zur Korrektur einer höheren Myopie (Abb. 7.15). Bleibt das Zentrum unberührt und wird die Randzone verdünnt, so entsteht eine Sammellinse zur Korrektur von Hyperopie und Aphakie (Abb. 7.16).

In jedem Fall wird das bearbeitete Lentikel anschließend wieder an der Empfängerhornhaut mit doppelten fortlaufenden (Anti-torque-)Nähten fixiert. Auch für diese Technik sind der Einsatz eines eingespielten Operationsteams und eines Computers zur intraoperativen Berechnung der notwendigen Einstellungen an der Kryodrehbank erforderlich.

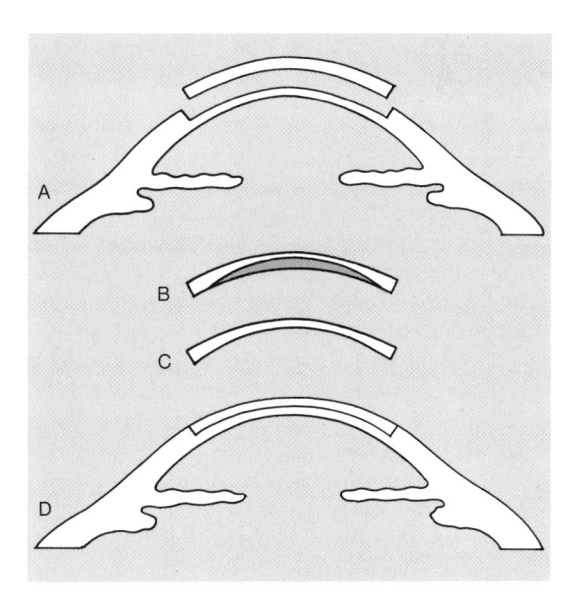

Abb. 7.15 Schematische Darstellung der Keratomileusis myopica. A lamellierende Keratektomie am Patientenauge, B der an der Kältedrehbank zu entfernende Stromaanteil ist schraffiert dargestellt, C Zustand nach Bearbeitung der Hornhautlamelle, D Zustand am Ende der Operation nach Fixation der Lamelle am Empfängerbett. Zentrale Abflachung.

7.16 Refraktive Hornhautchirurgie

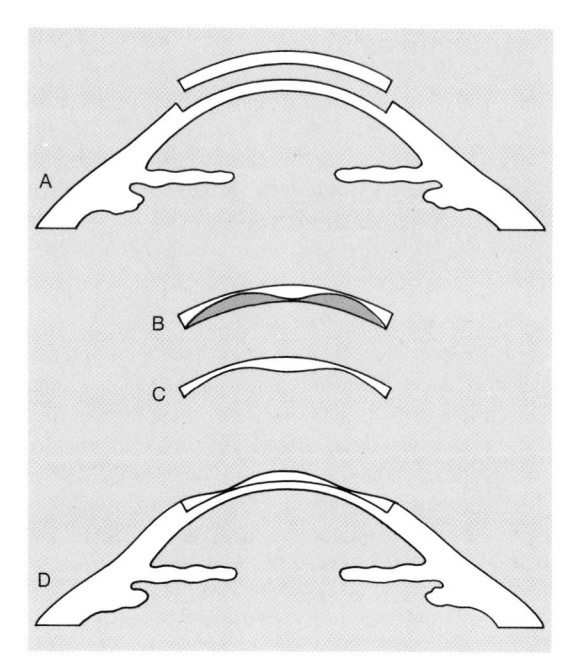

Abb. 7.16 Schematische Darstellung der Keratomileusis hyperopica. A lamellierende Keratektomie am Patientenauge, B der an der Kältedrehbank zu entfernende Stromaanteil ist schraffiert dargestellt, C Zustand nach Bearbeitung der Hornhautlamelle, D Zustand am Ende der Operation nach Fixation der Lamelle am Empfängerbett. Zentrale Zunahme der Hornhautkrümmung.

Bei Verwendung der Hornhaut eines Spenderbulbus als Ersatz für die planparalle – oder bereits bearbeitete Lamelle – des Patienten (etwa bei signifikanter Überkorrektur der ersten Keratomileusis myopica), spricht man von homöoplastischer Keratomileusis (NORDAN u. FALLOR 1986).

Der Durchmesser der optischen Zone (Minimum 5,5 mm, Maximum 6,5 mm) – und damit die maximal mögliche Korrektur – ist durch die Dicke der entnommenen Hornhautscheibe begrenzt, da sie nach der Bearbeitung an keiner Stelle dünner als 0,1 mm sein darf. Ist sie primär 0,4 mm dick, können bis +13,0 dpt ausgeglichen werden, bei 0,3 mm nur unter +10,0 dpt. Der Vorteil der Methode besteht darin, daß keine Spenderhornhaut erforderlich ist und nur *eine* interlamelläre Narbenfläche entsteht. Allerdings ist die maximal erreichbare Korrektur einer Hyperopie oder Aphakie bei der Keratomileusis hyperopica deutlich geringer als bei der Keratophakie (um +18 dpt). Die Grenzen der Korrektur werden durch die maximale bleibende Verformung der Hornhautkurvatur festgelegt, die noch ein befriedigendes und stabiles Sehvermögen erlaubt. Sie liegt bei einem Radius von etwa 5,82 mm. Steilere Radien verzerren das Bild und bewirken eine zu schmale optische Zone.

Der flachste erreichbare Hornhautradius zur Korrektur einer Myopie liegt bei 10,06 mm, wodurch bei einem Ausgangswert von 7,70 mm (dem normalen Mittelwert) eine Myopie von maximal −10,0 dpt behoben werden kann. Ist die Hornhaut anfänglich steiler, nimmt die maximal erreichbare Korrektur geringfügig zu. Um eine postoperative Hornhautektasie bei Keratomileusis myopica zu vermeiden, darf die zentrale Hornhautdicke 0,3 mm nicht unterschreiten (BARRAQUER 1981).

Die beobachteten *Komplikationen* ähneln jenen der Keratophakie, allerdings dürften Heilungsstörungen des Epithels häufiger auftreten, da alle Zellen des Lentikels während der Bearbeitung zerstört werden. Mit steigender Erfahrung nehmen die technischen Schwierigkeiten und postoperativen Probleme wesentlich ab. Bei einem Patienten mit extrem steiler, dünner Hornhaut führte eine Perforation mit dem Mikrokeratom zu einem persistierenden Hornhautödem, wodurch eine Keratoplastik erforderlich wurde (MAXWELL 1987). Der Endothelzellverlust liegt bei der Keratomileusis hyperopica (auch in Kombination mit einer Kataraktextraktion) bei 18% (2,4–49,1%), bei Keratomileusis myopica mit 6,2% (0–10,8%) deutlich niedriger (AQUAVELLA u. Mitarb. 1981).

Ergebnisse: Bei der Keratomileusis zur Korrektur einer Aphakie berichtete BARRAQUER über eine erforderliche Restkorrektur von (im Mittel) +4,25 dpt bei 100 Patienten 1 Jahr nach der Operation, wobei der Astigmatismus nur um 0,5 dpt zunahm. Der mittlere postoperative Visus lag bei 0,65.

Bei 2 weiteren Studien lag die postoperative Refraktion im Mittel ebenfalls um +3,35 bzw. +4,16 dpt (mit einer Bandbreite von 17,2–114% bzw. +10,75 bis −1,75 dpt) von der gewünschten Emmetropie entfernt (SWINGER u. BARRAQUER 1981, FRIEDLANDER u. Mitarb. 1981). Der postoperative Astigmatismus stieg im Mittel um +1,13 bzw. +1,47 dpt (−1,5 bis +6,75 dpt) an. Die Verwendung kryokonservierter Lentikel hatte keinen Einfluß auf die Präzision der Korrektur oder die Qualität des korrigierten Visus.

In einer Serie von 85 myopen Augen betrug die mittlere Abweichung von der Emmetropie −3,75 dpt (es wurde also 51,3% der gewünschten Korrektur erreicht), mit einer Bandbreite zwischen −31,2 bis +135% (SWINGER u. BARRAQUER 1981). In 2 weiteren Studien waren die Ergebnisse kaum besser, da zwar Mittelwerte von −1,22 bzw. +0,38 dpt erreicht wurden, jedoch die postoperativen Refraktionen zwischen −17,13 dpt und +4,74 dpt (bzw. −7,75 und +8,5 dpt) zu liegen kamen (SWINGER u. BARKER 1984, MAXWELL 1987). Obwohl durch Zweiteingriffe (homoplastische myope Keratomileusis, Astigmatismuskorrektur und radiale Keratotomie) diese Bandbreite von

MAXWELL nur gering gesenkt werden konnte, erreichten 88,5% der 58 Patienten einen unkorrigierten Visus von mindestens 0,4. Bei 18% (11 von 58) stieg der korrigierte Visus an, 3 Patienten verloren 2 oder mehr Zeilen (nach Snellen) durch irregulären Astigmatismus.

In einer anderen Serie (74 Patienten, Nachbeobachtung mindestens 1 Jahr) war die wesentlichste Komplikation ein irregulärer Astigmatismus bei 9% aller Augen. Zur Korrektur empfehlen die Chirurgen harte Kontaktlinsen oder eine homoplastische myope Keratomileusis (NORDAN u. FALLOR 1986). Die endgültige Sehschärfe dürfte bei der Keratomileusis myopica jedoch schneller als bei der Keratomileusis hyperopica oder der Keratophakie erreicht werden.

Plane lamelläre refraktive Keratoplastik und Keratomileusis in situ

Für die konventionelle Keratophakie und Keratomileusis, aber auch zur Herstellung der Lentikel für die Epikeratophakie nach McDonald-Kaufman, ist die Kryodrehbank nach Barraquer unerläßlich. Durch den Einfrier- und Auftauvorgang der Hornhautlamelle kommt es zu praktisch vollständigem Zelltod des Epithels und der Keratozyten, aber auch zu Veränderungen der Grundsubstanz und der Struktur der kollagenen Lamellen. Die Einfrierlösungen stellen eine Belastung für das Endothel der Empfängerhornhaut dar (SCHANZLIN u. Mitarb. 1983). Ferner wird die Genauigkeit der Refraktion durch unkontrollierbare Dickenzunahme bei gleichzeitiger Abnahme des Durchmessers der individuellen Kornea während des Einfrierens wesentlich reduziert. Eine Qualitätskontrolle nach der Herstellung ist nicht mehr möglich. Auch durch die Lyophilisation des fertigen Epikeratophakie-Lentikels für den leichteren Transport vom Ort der zentralen Herstellung zum Chirurgen werden zusätzliche ausgeprägte strukturelle Schäden gesetzt (CUNANAN u. Mitarb. 1988). Schon 1965 haben deshalb BARRAQUER, aber auch MARTINEZ u. KATZIN, versucht, refraktive Lentikel nur mit mechanischer Fixation und dem Mikrokeratom zu schneiden. Diese Versuche blieben jedoch erfolglos.

Bei der *planen lamellierenden refraktiven Keratoplastik (PLRK)* wird die mechanische Fixation der Hornhautlamelle – sie wird wie bei der konventionellen Keratomileusis durch einen Mikrokeratomschnitt von der Patientenhornhaut oder für die Epikeratophakie von einem Spenderbulbus gewonnen – durch eine Saugvorrichtung ergänzt (SWINGER u. Mitarb. 1986). Die Vorderfläche (mit dem intakten Epithel) wird auf einem konvexen (für myope Lentikel) oder konkaven (für hyperope Schnitte) Stempel mit Ansaugöffnungen positioniert. Durch Anlegen eines Vakuums paßt sie sich der Kontur der Auflagefläche an, welche der gewünschten Refraktion entsprechend berechnet ist. Das Mikrokeratom wird in einem zweiten „refraktiven" Schnitt derart über die Lamelle geführt, daß die dünnste Zone 0,1 mm nicht unterschreitet. Das überschüssige Gewebe wird abgetrennt (Abb. 7.17).

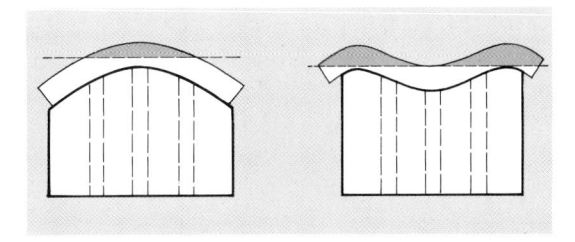

Abb. 7.**17** Schematische Darstellung der planen lamellierenden refraktiven Keratoplastik. Der zweite „refraktive" Schnitt an der – mit dem Mikrokeratom entfernten – Hornhautlamelle des Empfängers erfolgt über einer konvexen oder einer konkaven Form. Erstere (links) dient zur Korrektur der Myopie, letztere (rechts) zur Korrektur der Aphakie und Hyperopie. Die Bowman-Membran der Lamelle liegt immer der Formschale auf.

Zu den Vorteilen dieses Konzeptes gehört, daß intraoperative Berechnungen entfallen und der apparative Aufwand deutlich geringer wird. Die primäre Hornhautlamelle muß jedoch für eine stabile Fixation einen ausreichenden Durchmesser aufweisen. Das Risiko einer Transplantatabstoßung könnte bei Verwendung homöoplastischen Gewebes etwas größer sein (SWINGER u. Mitarb. 1986). Mit dem kommerziell erhältlichen BKS-1000-Gerät wurden bei 28 myopen Epikeratophakien im Mittel 94,55% ($\pm$13,58%) der gewünschten Refraktion erzielt, nur bei einem Patienten wurde wegen einer Überkorrektur von +9,5 dpt eine Reoperation erforderlich. Nach vollständiger Nahtentfernung blieb die Refraktion über einen Zeitraum von bis zu 52 Wochen stabil. Als einzige signifikante postoperative Komplikation wurde von den Autoren die mangelhafte Präzision angeführt (KRUMEICH u. SWINGER 1987).

Von BÖHNKE und DRAEGER wurde ein ähnliches Gerät zur Herstellung refraktiver Lentikel entwickelt, bei dem das Spenderläppchen ausschließlich mit Vakuum fixiert wird und das Prinzip des Rotorkeratoms zur Anwendung kommt. In-vitro-Untersuchungen haben eine hohe Präzision der Lentikel aufgezeigt, Tierversuche und klinische Studien sind in Vorbereitung (BÖHNKE u. Mitarb. 1989, DRAEGER u. Mitarb. 1989).

Ferner wurde von EL-MAGHRABY u. Mitarb. (1988) vor kurzem die Methode der *Keratomileusis in situ* propagiert. Bei dieser Technik wird, wie für die konventionelle Keratomileusis oder die plane lamelläre refraktive Keratoplastik, eine oberflächliche Hornhautlamelle mit Hilfe des Mikrokeratoms von der Empfängerhornhaut entfernt. Anstatt diese nun zu bearbeiten, wird die Fußplatte des Mikrokeratoms gewechselt und ein zweiter, tiefer gelegener Schnitt über die freiliegende Oberfläche des Stromas der Empfängerhornhaut ausgeführt, wodurch eine weitere, nun zentral gelegene, Stromascheibe reseziert wird. Diese Technik der „kontrollierten Stromektomie" soll in der Lage sein, eine Myopie bis zu −20,0 dpt zu beheben, jedoch fehlen derzeit klinische Langzeitbeobachtungen, um sie schlüssig beurteilen zu können.

Epikeratophakie

Die Epikeratophakie ist die chirurgisch einfachste lamellierende Technik, da kein Schnitt mit dem Mikrokeratom im Bereich der optischen Achse der Patientenhornhaut erforderlich ist (Abb. 7.18). Sie wurde von WERBLIN konzipiert und von KAUFMAN 1979 erstmals vorgestellt und dürfte die gegenwärtig am häufigsten durchgeführte Technik unter den lamellierenden refraktiven Eingriffen sein (KAUFMAN 1980, WERBLIN 1989). Ihre primäre Indikation ist die Aphakie, welche durch Kontaktlinse oder Implantation einer Intraokularlinse nicht korrigierbar ist. Bald wurde sie auch zur Korrektur einer höhergradigen Myopie und Hyperopie, aber auch des Keratokonus in ausgewählten Fällen eingesetzt (MORGAN u. Mitarb. 1981, KAUFMAN u. WERBLIN 1982, MCDONALD u. Mitarb. 1983, 1985). Im Gegensatz zu Keratophakie und Keratomileusis können auch kindliche Augen (mit sehr steiler Krümmung) und Hornhäute mit zentraler Verdünnung operiert werden. Dennoch darf die Indikation für diesen Eingriff nur sehr streng gestellt werden, da zahlreiche Probleme dieser Technik noch ungelöst sind (GRABNER 1988).

Kontraindikationen: Chronische Leiden des vorderen Augenabschnittes (z.B. therapieresistente Blepharitis, Keratoconjunctivitis sicca) können eine rasche – unerläßliche – Epithelisierung des Transplantates verhindern. Eine Uveitis und progrediente Netzhautleiden (z.B. diabetische Retinopathie) zählen ebenfalls zu den Kontraindikationen. Nach Operation einer einseitigen kongenitalen Katarakt ist im 1. Lebensjahr der Versuch mit einer Dauertragelinse zur Korrektur der Aphakie einer Epikeratophakie vorzuziehen, wie von den Proponenten dieser Technik in den USA festgestellt wurde (MORGAN u. Mitarb. 1987).

Von der Operation einer höhergradigen Myopie vor Erreichen des Erwachsenenalters ist einerseits wegen der Progression des Leidens abzuraten, andererseits ist auch häufig ein neuerlicher Versuch mit neueren Kontaktlinsenmaterialien erfolgreich. Die Präzision der Tonometrie ist geringer als bei gesunder Hornhaut (BÖHNKE u. Mitarb. 1988). Deshalb dürfte jeder Eingriff, welcher die Kontur der Hornhautvorderfläche signifikant verändert, bei Glaukom kontraindiziert sein.

Operationstechnik: Das zentrale Hornhautepithel wird – unter Aussparung einer etwa 1 mm breiten Zone am Limbus – mit 4%iger Cocainlösung betupft und mit einem stumpfen Spatel vorsichtig zur Gänze entfernt. Dann wird mit einem Trepan (Durchmesser 6,0–7,0 mm für Myopie, Hyperopie und Aphakie; 8,5 mm für Keratokonus) ein genau zentrierter oberflächlicher Schnitt (Tiefe 0,2 bis 0,3 mm) durchgeführt. Nach zirkulärer Keratektomie am inneren Rand des Trepanschnittes wird von seinem Grund aus nach peripher für etwa 1 mm interlamellär mit einem Paufique-Messer (oder dem stumpfen Instrument nach Suarez) eine Tasche präpariert (SUAREZ u. Mitarb. 1985) (Abb. 7.19). In dieser wird die Randzone des Lentikels mit Einzelknopfnähten oder einer fortlaufenden Naht fixiert, nachdem das lyophilisierte Scheibchen präoperativ rehydriert worden ist (Abb. 7.20 und 7.21).

Über eine erfolgreiche Fixation ohne Nähte (mit Transplantaten größeren Durchmessers), ebenso wie unter Verwendung von Fibrinkleber oder autologem Kryopräzipitat, ist berichtet worden, Versuche mit dem CO_2-Laser sind fehlgeschlagen (GRABNER 1987, KEATES u. Mitarb. 1987, ROSTRON u. Mitarb. 1988, ROSTRON 1989) (Abb. 7.22).

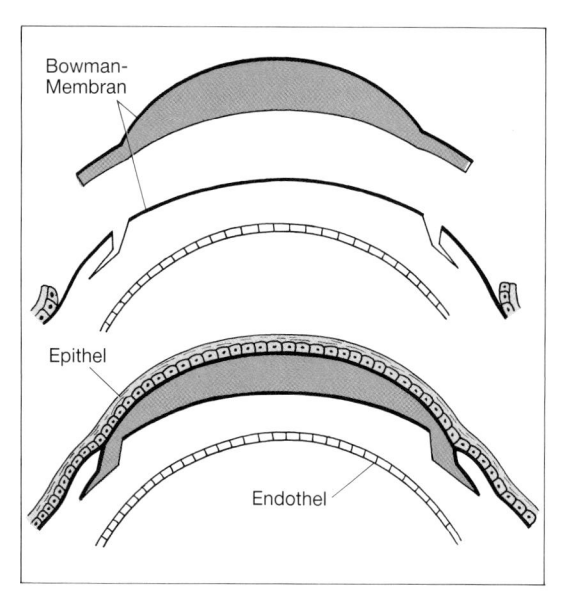

Abb. 7.18 Schematische Darstellung der Epikeratophakie zur Korrektur der Aphakie.

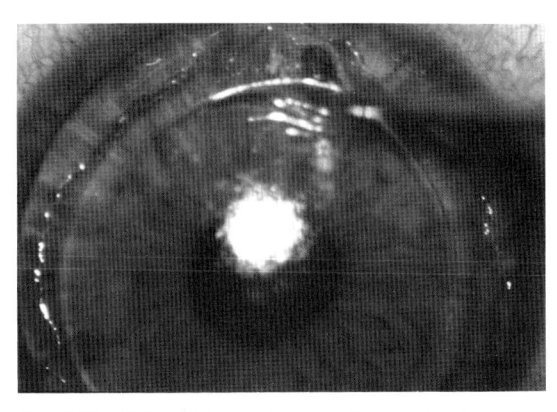

Abb. 7.19 Unterminieren des peripheren Hornhautstromas am Empfängerauge mit der Suarez-Spatel.

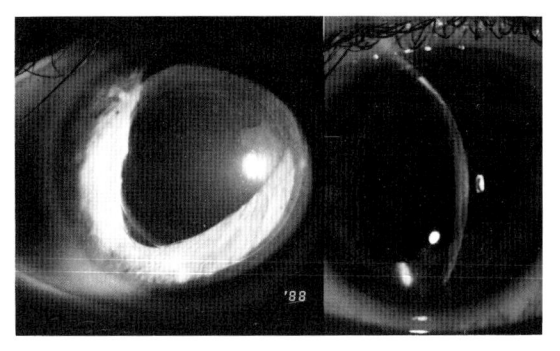

Abb. 7.22 Epikeratophakie ohne Nahtfixation zur Korrektur einer Aphakie. (Patientin M. B., 32 Jahre, 1976 ICCE RA, 1987 Epikeratophakie RA; Übersicht und Spaltfoto 14 Monate postoperativ. Visus: präop.: +12,75 sph +3,0 zyl 125° 6/6; postop.: −1,0 sph +0,75 zyl 115° 6/6. Keratometrie: präop.: 40,12 X 45,62 (+5,5 zyl 126°); postop.: 57,37 X 58,0 (+0,62 zyl 170°.)

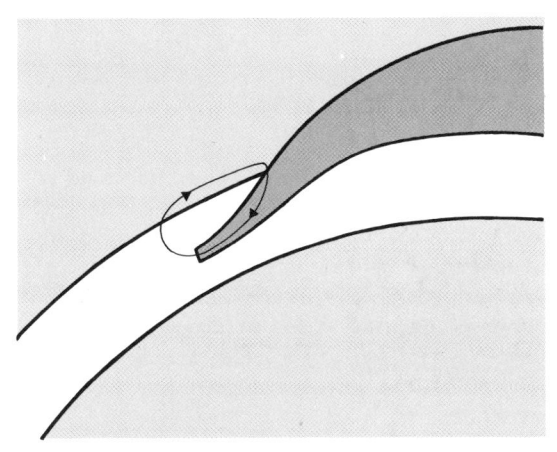

Abb. 7.20 Schematische Darstellung der Fixation des Lentikels mit Einzelknopfnähten.

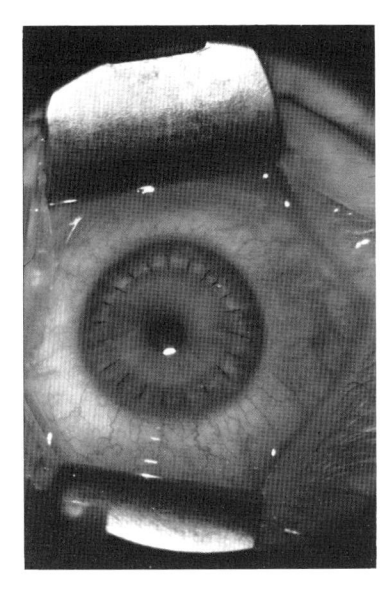

Abb. 7.21 Epikeratophakie zur Korrektur einer Myopie am Ende der Operation.

In der weiteren Entwicklung wurde auch die zirkuläre Keratektomie (außer bei Patienten mit Keratokonus) eliminiert. Außerordentlich wichtig ist eine häufige Kontrolle des Heilungsverlaufes mit selektiver Nahtentfernung, entsprechend dem Hornhautastigmatismus und der Refraktion (STEINERT u. GRENE 1988).

Ergebnisse und Komplikationen: Bei ihrer Einführung schien die Methode am besten zur Korrektur einer Aphakie des Kindesalters geeignet zu sein: Oft ist die Kontaktlinsenanpassung in dieser Altersgruppe unmöglich; die Implantation einer Intraokularlinse ist weiterhin sehr umstritten. Obwohl die recht niedrige Erfolgsrate der 1. Serie (63%) in späteren Studien wesentlich verbessert werden konnte, empfiehlt MORGAN den Eingriff erst nach dem 1. Lebensjahr (MORGAN u. Mitarb. 1981, 1983, 1987). Bis dahin sollte eine Korrektur mit Kontaktlinsen angestrebt werden; erst wenn diese nicht mehr möglich ist, scheint die Epikeratophakie gerechtfertigt zu sein. Mangelnde Genauigkeit, aber auch unvorhergesehene Refraktionsänderungen des wachsenden Bulbus im 1. Lebensjahr führen zu schlechteren Ergebnissen als mit Kontaktlinsen. In der aktuellen Multizenterstudie waren über 27% der Kinder nach dem Eingriff mehr als 3 dpt von der Emmetropie entfernt (maximale Überkorrektur: −7,0 dpt, Unterkorrektur: +9,0 dpt).

Bei Aphakie im Erwachsenenalter war dies bei 25% der Augen der Fall (maximale Überkorrektur: −7,0 dpt, Unterkorrektur: +13,0 dpt); bei 18% war der postoperative Visus um 2 Zeilen oder mehr (nach Snellen) abgefallen. Dieser Verlust war in der höheren Altersgruppe deutlicher ausgeprägt. Der Visus besserte sich jedoch noch längere Zeit nach der Nahtentfernung wesentlich (McDONALD u. Mitarb. 1987). Diese verzögerte Rehabilitation dürfte teils durch die nur langsame Aufhellung des Lentikelstromas (die Hornhautdicke nimmt beinahe auf das Doppelte zu!), teils aber auch durch einen irregulären Astigmatismus hervorgerufen werden, wie durch Überkorrektur mit harten Kontaktlinsen nachgewiesen werden konnte. In einigen Fällen wurde keine Erklärung für den Visusabfall gefunden.

Bei der Epikeratophakie zur Korrektur einer Myopie ist die Rehabilitation in der Regel rascher: Einerseits ist die Patientenpopulation jünger, andererseits liegt der dünnste Anteil des Transplantates über der optischen Achse. Dennoch kommt es auch bei geringer bis mittlerer Myopie zu einem Visusabfall von mindestens 2 Zeilen bei 14%, bei höherer Myopie bei 22% der Patienten.

Bei einer maximalen Überkorrektur von +7,0 dpt und einer Unterkorrektur bis zu −13,0 dpt (!) kam es im Verlauf der Beobachtungszeit zusätzlich zu einer Regression der ursprünglichen erreichten Korrektur (von mehr als 2 dpt) bei 12% der niedrigen und 33% der hohen Myopien (MCDONALD u. Mitarb. 1987). Dabei dürften vorwiegend Hornhäute mit deutlicher Vaskularisation (nach langdauerndem Tragen einer Kontaktlinse) zu stärkerer Narbenbildung neigen, so daß durch neuerliche Krümmungszunahme des optischen Zentrums innerhalb weniger Monate die erzielte Korrektur völlig verloren gehen kann. Aber auch durch Dickenzunahme des Hornhautepithels im Zentrum des Transplantates kann es zu diesem Phänomen kommen (GRABNER 1990).

Der reguläre Astigmatismus stieg in der myopen Gruppe von 1,4 (±0,8) dpt auf 2,6 (±2,1) dpt, bei den Aphaken von 2,1 (±1,8) auf 2,7 (±2,6) dpt an (MCDONALD 1987). Werden keine Nähte verwendet, scheint der Astigmatismus weniger zuzunehmen, jedoch entfällt die Möglichkeit, postoperativ in den Heilungsverlauf einzugreifen (GRABNER 1988, 1989). Nach perforierenden Verletzungen bei Kindern wurde durch einen ausgleichenden Effekt des Transplantates der Astigmatismus um bis zu 20% reduziert (MORGAN 1985).

Die mangelnde Präzision (trotz klar eingeheiltem und gut zentriertem Lentikel) stellt derzeit noch das größte Problem dar. Sie hat ihre Ursache nicht nur in der individuellen biologischen Variabilität der Wundheilung, sondern auch in der geringen Präzision mit welcher die Lentikel derzeit hergestellt werden können, wie oben dargestellt. Obwohl auch mit lyophilisierten Lentikeln ein gutes Sehvermögen erzielt werden kann, könnten verbesserte Techniken der Herstellung (ohne Einfrieren, mit dem Excimer-Laser) oder neue Transportmedien weitere Verbesserungen bringen (CUNANAN u. Mitarb. 1988, GABAY u. Mitarb. 1989, LIEURANCE u. Mitarb. 1983, SWINGER u. Mitarb. 1986).

Blendung und monokulare Doppelbilder sind Folge von Fältelungen der Bowman-Membran durch zu große Transplantate, Nahtspannung oder Stromatrübungen (GOOGE u. Mitarb. 1981, GRABNER 1988, TAMAKI u. Mitarb. 1986) (Abb. 7.23). Schwankungen des Visus werden von überkorrigierten Myopen häufiger angegeben; in der Dämmerung fällt das Sehvermögen durch Mydriasis weiter ab.

Intraoperative Komplikationen (Penetration in die Vorderkammer) sind bei richtiger Handhabung des empfohlenen Trepans (Vakuum-Trepan nach Hessburg-Barron) extrem selten. Ein exzentrischer Schnitt führt zu einem nicht korrigierbaren irregulären Astigmatismus, da dann die optische Achse (bei Myopie) durch die Transplantatschulter führt. Eine zu seichte Trepanation kann gelegentlich zu einem Einriß der oberflächlichen Stromalamellen während der Dissektion führen, wodurch eine sorgfältige Adaptation der Wundränder mit Einzelknopfnähten erforderlich wird. Bei ausgedehnter oberflächlicher Vaskularisation nach langer Tragedauer weicher Kontaktlinsen kann es bei der Trepanation zu einer Blutung kommen, welche in der Regel leicht beherrscht wird. Primär getrübte Transplantate können auch nach langer Beobachtungszeit nicht ausreichend klar werden (GRABNER 1988).

Die schwerwiegendste Komplikation in der unmittelbaren postoperativen Phase ist die Heilungsstörung des Epithels, welche zur irreversiblen Ulzeration des Transplantatstromas führt (Abb. 7.24). Wunddehiszenz und Infektion sind seltene Ereignisse. Allergische Reaktionen um Einzelknopfnäh-

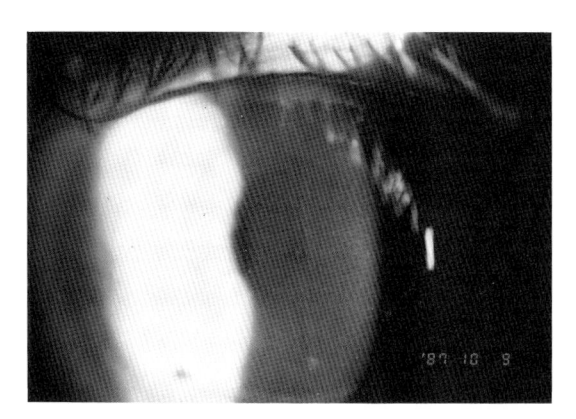

Abb. 7.23 Vertikale Fältelung der Bowman-Membran des Epikeratophakielentikels bei myoper Epikeratophakie durch unregelmäßige Vernarbung im Bereich der Einzelknopfnähte. Der Patient berichtete über monokulare Achtfachbilder (!) bei einem Visus von 6/9. Im Zentrum des Lentikels ist die intraepitheliale Eisenablagerung erkennbar (s. Abb. 7.25).

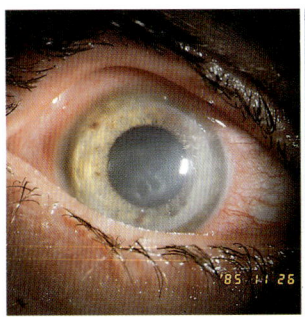

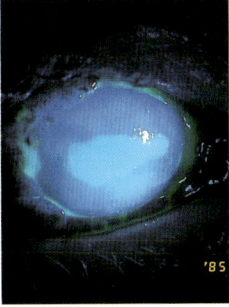

Abb. 7.24 Persistierender Epitheldefekt nach Epikeratophakie mit zentraler Trübung des Lentikelstromas. Nach Abheilung unter Druckverband mußte wegen der störenden Narbenbildung das Transplantat ausgetauscht werden. Der postoperative Verlauf der Reoperation war komplikationsfrei, das visuelle Ergebnis gut.

te sind leicht zu beherrschen, an der oberen Transplantatschulter ist bei Myopie-Epikeratophakie häufig eine Keratitis filiformis zu beobachten. Eine therapieresistente Keratopathia punctata superficialis unklarer Genese machte die Entfernung eines sonst klaren Transplantates erforderlich.

Kleinste Partikeln im Wundspalt sind selbst bei sorgfältigster Spülung oft nicht zu vermeiden und beeinträchtigen das Sehvermögen ebensowenig wie die zentrale Eisenablagerung in den tieferen Epithelschichten bei myoper Epikeratophakie, welche regelmäßig 4–5 Monate nach dem Eingriff zu beobachten ist (GRABNER 1987) (Abb. 7.25).

Ein klinisch bedeutsamer Endothelzellverlust ist bis jetzt noch nicht beschrieben worden, die Hornhautsensibilität bleibt jedoch für Jahre deutlich gestört (KOENIG u. Mitarb. 1983, KRAMSALL u. Mitarb. 1987, GUSS u. Mitarb. 1983).

Bei der Epikeratophakie ist der Chirurg unabhängig von sehr teuren, wartungsanfälligen und komplizierten chirurgischen Geräten, es ist kein lamellierender Schnitt an der Empfängerhornhaut über die optische Zone erforderlich, der Eingriff ist im wesentlichen reversibel und gegebenenfalls wiederholbar. Über Probleme der Stabilität der Empfängerhornhaut nach Entfernung eines Transplantats ist allerdings vor kurzem berichtet worden (PRICE u. BINDER 1987).

Trotz dieser entscheidenden Vorteile gegenüber früheren Verfahren wird die Zukunft der Epikeratophakie davon abhängen, ob ihre Präzision signifikant verbessert werden kann. Die synthetische Epikeratophakie befindet sich im Stadium der Tierexperimente und könnte die Lösung darstellen.

Keratokyphose

Von HOFFMANN u. Mitarb. wurde diese Technik – sie befindet sich noch im experimentellen Stadium – erstmals 1982 vorgestellt. Prinzipiell unterscheidet sie sich von den vorher beschriebenen Methode dadurch, daß der „refraktive Schnitt" an der Patientenhornhaut bereits beim ersten Durchgang der oszillierenden Klinge erzielt wird. In der zuerst beschriebenen Variante wird eine der gewünschten Brechkraftänderung entsprechende Kunststofflinse (plankonvex zur Korrektur der Aphakie, plankonkav zur Korrektur der Myopie) zentral auf die Hornhaut aufgelegt und ein – nun dem veränderten Hornhautprofil folgender – oberflächenparalleler Schnitt mit dem Mikrokeratom ausgeführt (HOFFMANN u. JESSEN 1985). In weiterer Folge wurde von HOFFMANN u. Mitarb. ein neues Mikrokeratom entwickelt, welches sich in einigen Punkten vom Barraquerschen Gerät unterscheidet: Die Applanationsfläche wird während des Schnittes nicht bewegt, sie ist der gewünschten Refraktionsänderung entsprechend (durch Einsatz verschiedener konkaver oder konvexer Linsen) zu modifizieren und wird durch ein 2. Ansaugsystem an der Hornhaut befestigt (JESSEN u. HOFFMANN 1985) (Abb. 7.26 und 7.27). Die Saphirklinge liegt in der Schnittebene (und nicht zu ihr geneigt), wodurch bei vermindertem Reibungswiderstand die Standfestigkeit erhöht und bei Schrägschnitten durch die Stromalamellen eine bessere Schnittqualität der Grenzfläche als mit der Kältedrehbank erzielt wird. Durch die Keratokyphose wird ein entscheidender Nachteil der lamellierenden refraktiven Techniken, das Einfrieren des Hornhautgewebes, vermieden. Untersuchungen am Kaninchen lassen auf eine minimale Gewebsschädigung und geringe reparative Vorgänge schließen. Die refraktiven Ergebnisse in diesem Tiermodell sind vielversprechend (KRUSE u. Mitarb. 1989, HOFFMAN u. Mitarb. 1989).

Allerdings läßt auch dieses Konzept das optische Zentrum der Patientenhornhaut nicht unberührt

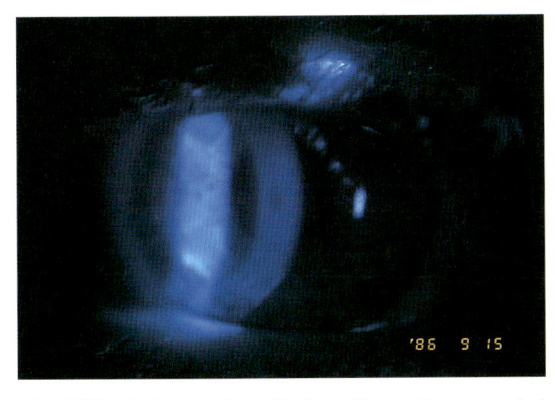

Abb. 7.25 Zentrale intraepitheliale Eisenablagerung bei myoper Epikeratohakie. Sie tritt in der Regel 4–5 Monate nach dem Eingriff auf (Aufnahme im Blaulicht).

7.22 Refraktive Hornhautchirurgie

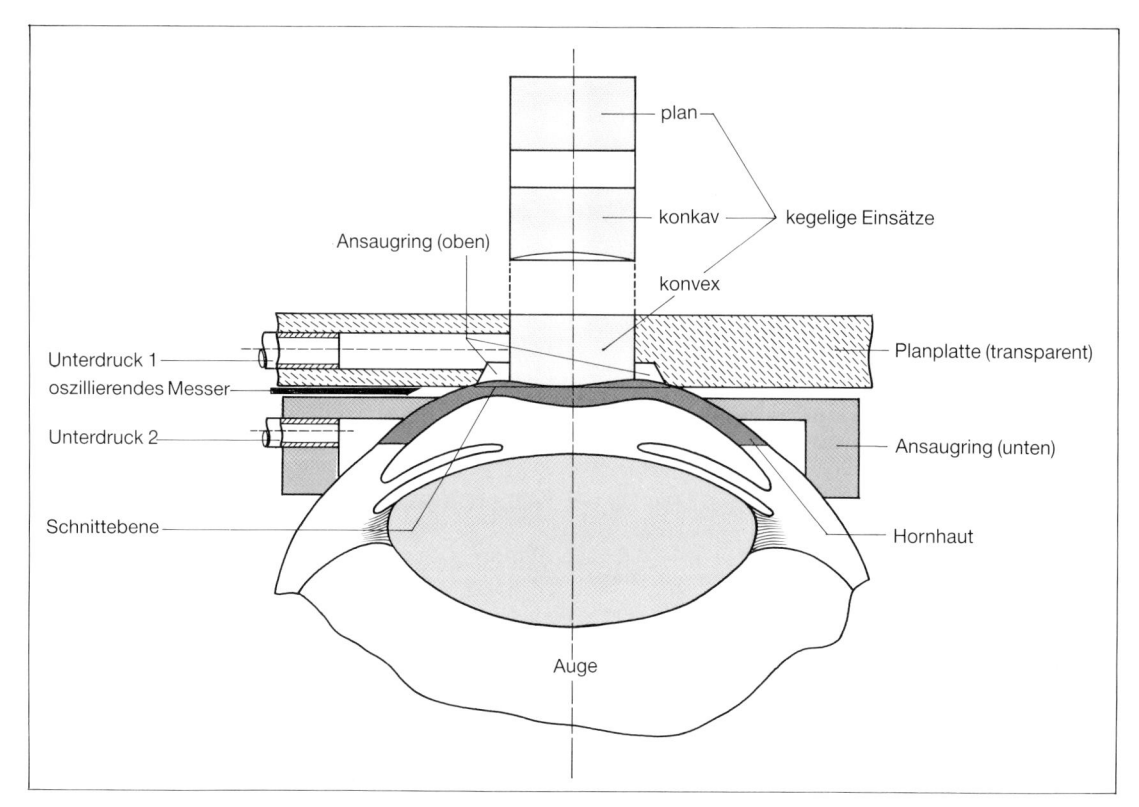

Abb. 7.26 Schematische Darstellung der Keratokyphose. Die kegeligen Einsätze erlauben die Korrektur von Hyperopie, Aphakie und Myopie, aber auch plane Schnitte. (Abb. 7.26 und 7.27 mit freundlicher Genehmigung von *F. Hoffmann*.)

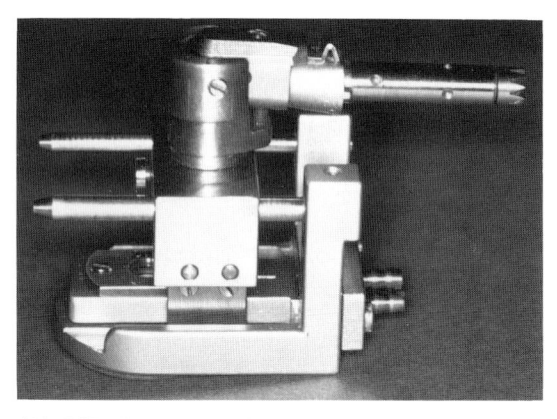

Abb. 7.27 Prototyp des Schneidgerätes für die Keratokyphose. (Die Abbildung wurde freundlicherweise von Prof. Dr. F. Hoffmann, Berlin, BRD, zur Verfügung gestellt.)

(der wesentliche Vorteil der Epikeratophakie!), wodurch die Gefahr einer zentralen Narbenbildung weiter bestehen bleibt. Nach der Entfernung der äußeren Hornhautlamelle wird der dann konvexe – oder konkave – innere Stromaanteil der Kornea des Patienten mit einem planparallelen Transplantat eines Spenderauges (ebenfalls mit dem Mikrokeratom gewonnen) abgedeckt. Die Notwendigkeit einer Spenderhornhaut stellt den zweiten, nicht unwesentlichen Nachteil der Methode dar.

Synthetische Keratophakie

Dieses Konzept hat mehrere theoretische Vorteile gegenüber konventionellen Techniken: Synthetische Materialien stehen in unbegrenzten Mengen in hoher Qualität zur Verfügung und können mit großer Präzision bearbeitet werden. Eine Infektionsgefahr, wie bei Transplantation menschlichen Spendermaterials (Keratophakie, Epikeratophakie) ist ausgeschlossen und die Einheilung erfordert keine Repopulation des Implantates durch Keratozyten. Zusätzlich wird die Empfängerhornhaut durch den chirurgischen Eingriff nur wenig verändert, wodurch die Rehabilitation des Visus sehr rasch erfolgt.

Fragen der Toxizität des Materials, der Biokompatibilität – wobei alle physiologischen Vorgänge möglichst unberührt bleiben sollten –, des Brechungsindexes und der chirurgischen Methodik stehen im Vordergrund (McCarey 1986). Die ersten undurchlässigen Kunststoffimplantate wurden vor über 3 Jahrzehnten zum Studium des Flüssigkeitstransportes in das Stroma der Hornhaut implantiert (Bock u. Maumenee 1953, Brown u. Mishima 1966). Klinische Versuche, mit ihnen eine bullöse Keratopathie zu behandeln, waren jedoch durch aseptische Nekrose der vorderen Stromalamelle und Verlust des Implantates zum Scheitern verurteilt (CHOYCE 1960, DOHLMAN u. BROWN 1966).

Nach Versuchen mit zahlreichen Kunststoffen (Polymethylmetacrylat, Silicon, Polypropylene, Glycerylmethacrylat, Celloidin, HEMA [Übersicht bei BINDER u. Mitarb. 1984]), aber auch mit Glas, werden heute zwei – vom Wirkungsprinzip her verschiedene – Arten synthetischer Materialien eingesetzt:

1. Hydrogele mit hohem Wassergehalt und einem Brechungsindex, welcher demjenigen des Hornhautstromas annäherend entspricht. Sie erfordern einen Mikrokeratomschnitt, da sich nur nach vollständiger Durchtrennung der Bowman-Membran in ihrem gesamten Umfang die vordere Kurvatur der Hornhaut der Kontur der Implantate entsprechend ändern kann (MCCAREY 1986). Sie wurden in Primatenversuchen über einen Zeitraum von bis zu 8 Jahren (MCCAREY, pers. Mitt. 1989) ausgezeichnet toleriert, die vorherberechnete Brechkraftänderung korreliert gut mit dem gemessenen Wert (Korr.-Koeffizient: 0,95) (MCCAREY u. Mitarb. 1989). Die chirurgischen Probleme der 1. Serie (Dezentrierung der Lentikel, toxische Reaktionen, Epithelimplantation im Wundbett, aseptische Nekrose durch Keratitis) konnten mit wachsender Erfahrung weitgehend eliminiert werden. Auch über Ergebnisse einer Enfernung und eines erfolgreichen Austausches ist berichtet worden (BINDER u. Mitarb. 1983).

Im September 1989 wurden 25 aphake Patienten mit derartigen Implantaten vorgestellt: Sie werden (längste Nachbeobachtungszeit über 18 Monate) ohne Probleme toleriert (Abb. 7.28 und 7.29). Die Präzision der Korrektur 3 Monate nach der Operation war befriedigend (sphärisches Äquivalent: $-0,48 \pm 1,75$ dpt), der Astigmatismus stieg im Mittel um 0,9 dpt an, der korrigierte postoperative Visus entsprach in den meisten Fällen dem präoperativen Wert und blieb ab dem 3. Monat stabil (P. SMITH, pers. Mitt. 1989). Klinische Studien zur Korrektur einer hohen Myopie wurden begonnen, vor einer Anwendung auf breiter Basis müssen jedoch die Langzeitergebnisse abgewartet werden.

2. Hydrophobe Implantate mit hohem Refraktionsindex – diese Materialien sind meist völlig undurchlässig für Wasser und damit Glucose oder andere Nährstoffe – können über einen Schnitt nahe des Limbus in eine tiefe Stromatasche implantiert werden. Die Krümmung der Hornhautvorderfläche bleibt dabei weitgehend unverändert. CHOYCE (1985) hat als erster hohe Brechungsfehler – sowohl bei myopen als auch bei aphaken Patienten – durch Implantation von Polysulfonlinsen in das Hornhautstroma zu korrigieren versucht. Diese Linsen müssen sehr knapp vor der Descemet-Membran plaziert werden, um eine ausreichende Versorgung des vorderen Stromas durch Diffusion zu erlauben (MCCAREY 1986). Bei vielen Patienten waren Präzision und Stabilität der Korrektur ausgezeichnet, und die Kornea blieb über Jahre hinweg völlig klar (LANE u. Mitarb. 1985). Bei allen 40 von CHOYCE operierten Patienten wurden Partikel am Implantat und Vernarbung im Bereich der Inzision beobachtet, 10% der Implantate mußten (wegen Subluxation in die Vorderkammer) wieder entfernt werden (LANE u. LINDSTROM 1986). Bei einigen traten, wohl als Folge trophischer Störungen, Trübungen und Ulzerationen im vorderen Hornhautstroma auf, die auch in Tierversuchen beobachtet wurden (BELAU u. Mitarb. 1964, DEG u. Mitarb. 1987, CLIMENHAGA u. Mitarb. 1988). Tierexperimente mit fenestrierten Implantaten sind vielversprechend, die dabei auftretenden optischen Probleme sind jedoch noch völlig ungelöst (S. LANE, pers. Mitt. 1989).

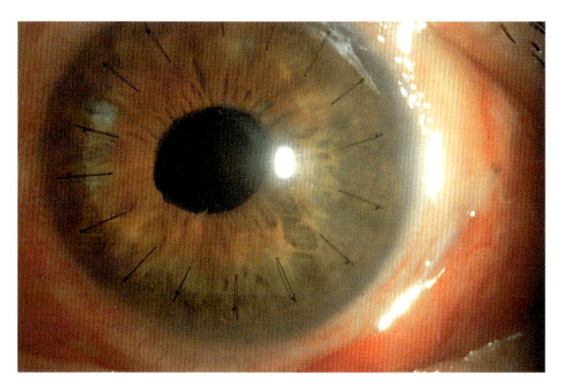

Abb. 7.28 Synthetische Keratophakie zur Korrektur der Aphakie, 1. postoperativer Tag, Visus mit Überkorrektur (−2,25 sph +0,5 zyl) 20/50+ (Abb. 6.28 und 6.29 mit freundlicher Genehmigung von *G. van Rij*).

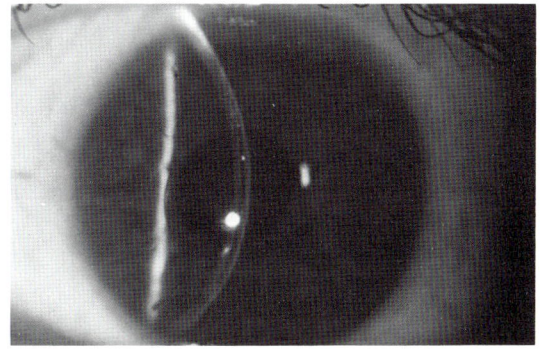

Abb. 7.29 Derselbe Patient wie in Abb. 6.28, 1 Monat postoperativ, Visus: 20/40.

Sonstige Techniken der refraktiven Hornhautchirurgie

Laserchirurgie

Mit energiereichem gepulstem Laserlicht im ultravioletten Bereich des Spektrums können sowohl synthetische Materialien als auch biologische Gewebe (atherosklerotische Plaques, Haare, Knorpelgewebe, Haut) mit großer Präzision bearbeitet werden (ANDRES u. Mitarb. 1983, GRUNDFEST u. Mitarb. 1985, KOREN u. YEH 1984, LANE u. WYNNE 1984, LANE u. Mitarb. 1985, LINSKER u. Mitarb. 1984, MULLER u. SVRLUGA 1985, SRINIVASAN u. MAYNE-BANTON 1981, SRINIVASAN u. Mitarb. 1983). Die Präzision des Argon-Fluorid-(ArF-)Excimer-Lasers bei einer Wellenlänge von 193 nm (d.h. im „fernen" UV-Bereich) beruht auf der Absorption energiereicher Photonen innerhalb weniger tausendstel Millimeter des Gewebes (PULIAFITO u. Mitarb. 1985). Die abgetragenen Partikeln werden mit Überschallgeschwindigkeit weggeschleudert und nehmen den Großteil der überschüssigen, molekularen Bindungsenergie mit sich. Dadurch sind bei Exzisionen an der Hornhaut die Schädigungszonen mit nur 0,1–0,3 μm sehr schmal (ARON-ROSA u. Mitarb. 1987; COTLIAR u. Mitarb. 1985; MARSHALL u. Mitarb. 1985, 1986; PULIAFITO u. Mitarb. 1987). Die bestrahlte Oberfläche erscheint wie durch eine „Pseudomembran" versiegelt, wobei Keratozyten in unmittelbarer Nachbarschaft histologisch keine Veränderungen erkennen lassen (HANNA u. Mitarb. 1987, SERDAREVIC u. Mitarb. 1988). Bei Verwendung größerer Wellenlängen (KrF bei 248 nm, XeCl bei 308 nm, XeF bei 351 nm) entstehen als Folge einer thermischen Komponente unregelmäßige Schnittkanten und breitere Schädigungszonen (BENDE u. Mitarb. 1988, KRUEGER u. Mitarb. 1985).

Drei verschiedene Prinzipien der refraktiven Laserchirurgie werden weltweit untersucht:

1. Die *radiäre oder transversale Laserkeratektomie* (lineare oder gebogene Exzisionen) zur Korrektur der Myopie und des Astigmatismus. Erstmals konnten TROKEL u. Mitarb. (1983) eine präzise lineare Abtragung in vitro mit 193 nm erzielen, wobei Biomikroskopie und konventionelle Histologie keine Schädigung des angrenzenden Hornhautstromas zeigten (KRAUSS u. Mitarb. 1986). Exzisionstiefe und Abflachung des Hornhautzentrums sind in vitro gut mit der Energieabgabe des Lasers korreliert (COTLIAR u. Mitarb. 1985, HUSINSKY u. Mitarb. 1989, KRUEGER u. TROKEL 1985). Das besondere Kennzeichen dieser Laserexzisionen, zumindestens am Versuchstier, ist das Fehlen einer wesentlichen postoperativen Entzündung (im Vergleich zur radialen Keratotomie mit dem Diamantmesser) und folglich eine geringere Wundheilung (BINDER 1989, STEINERT u. PULIAFITO 1986).

Zumindest theoretisch würde der Laser für die radiale Keratotomie folgende Vorteile bieten:

– Keine Gewebsverformung, da der Eingriff berührungsfrei erfolgt. Eine intraoperative Kontrolle des Operationsfortschrittes wäre dadurch, bei kontinuierlicher topographischer Analyse, möglich.
– Große Genauigkeit und Reproduzierbarkeit der simultan durchgeführten Exzisionen (Abb. 7.30).
– Kurze Operationsdauer (bei einer Pulsrate von etwa 20–50 Hz würde der Eingriff nur wenige Sekunden erfordern), wodurch Änderungen der Hornhautdicke infolge Dehydratation nicht ins Gewicht fallen würden (VILLASENOR u. Mitarb. 1981).

Bei den ersten klinischen Anwendungen ist an verschiedenen Zentren jedoch eine hohe Perforationsrate beobachtet worden (Second International Workshop on Laser Corneal Surgery, Boston/MA,

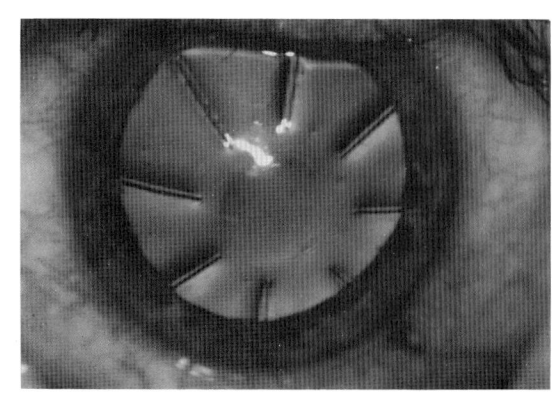

Abb. 7.**30** Radiäre Laserkeratektomie, unmittelbar nach dem Eingriff (mit freundlicher Genehmigung der Fa. MEDITEC, BRD).

USA, 14.–15. Oktober 1988). Diese könnte auch durch die individuelle biologische Variabilität der Patientenhornhaut verursacht sein.

Die Abtragerate pro Puls hängt ferner nicht nur von der Gewebeschicht und dem Hydratationszustand der Kornea, sondern auch von der Breite der Exzision ab, der praktische Grenzen (etwa 30 µm) gesetzt sind (BENDE u. Mitarb. 1989, HUSINSKY u. Mitarb. 1989, STEINERT u. PULIAFITO 1988). Eine weitgehende Ruhigstellung des Auges und ein Schutz der nichtbestrahlten Areale wird derzeit durch Verwendung von Vakuumfixationsringen mit Masken oder durch beschichtete Kontaktlinsen erreicht (SCHRÖDER u. Mitarb. 1987, SEILER u. Mitarb. 1988 a, b). Mit dieser Technik konnten SEILER u. Mitarb. einen Astigmatismus von bis zu 4,16 dpt korrigieren. Da sehr geringe Schwankungen der Exzisionstiefe (weniger als 10%) bereits große Unterschiede der erzielten astigmatischen Korrektur bewirken (über 2,5 dpt), hängt das refraktive Ergebnis wesentlich von der präzisen Kontrolle der Abtragungstiefe ab. In vitro kann an homogenen Gelen eine Qualität des Laserstrahles mit einer Genauigkeit von 5 µm mittels digitaler Bildverarbeitung nachgewiesen werden (BENDE u. Mitarb. 1989). Die Kalibrierung der Wirkung am individuellen Patientenauge ist hingegen ungelöst. Eine intraoperative Kontrolle der Exzisionstiefe ist derzeit ebenfalls nicht möglich. STERN u. Mitarb. (1989) haben jedoch vor kurzem die Messung dieses Parameters in vitro mittels eines „modengelockten" Femtosekunden-Ring-Farbstofflasers beschrieben.

Da der Excimer-Laser eine Exzision und keine Inzision (!) hervorruft, dürfte das lange Persistieren eines Epithelzapfens im Wundspalt eine verzögerte Heilung bewirken. Ob dadurch ein stärkerer Effekt, eine geringe Präzision, eine längerdauernde Fluktuation des Visus und eine verminderte Langzeitstabilität (im Vergleich zur konventionellen radialen Keratotomie) resultiert, ist ungeklärt.

2. Die *Laserkeratomileusis* zur Korrektur der Myopie und Hyperopie basiert auf der Hoffnung, vom optischen Zentrum der Hornhaut Stromaanteile mit einer Präzision im Submikronbereich derart atraumatisch abtragen zu können, daß eine rasche und stabile Reepithelisierung erfolgt.

Sowohl beim Versuchstier als auch bei der 1. Serie blinder menschlicher Augen wurde an der Spaltlampe in allen Fällen eine über viele Monate persistierende subepitheliale Narbenbildung in Form schwacher, fleckiger Trübungen beobachtet (ARON-ROSA u. Mitarb. 1985, MARSHALL u. Mitarb. 1988, TAYLOR u. Mitarb. 1989, WARING u. LINDSTROM, pers. Mitt. 1990). Diese Veränderung könnte sehr wohl eine klinisch signifikante Streuung des Lichtes mit Reduktion der Bildqualität hervorrufen, wodurch diese Methode der Ametropiekorrektur für gesunde Hornhäute nicht akzeptabel wäre. Im Gegensatz dazu hat eine andere Forschergruppe eine erfolgreiche „Modellierung" der Hornhautvorderfläche ohne Narbenbildung und mit stabiler und sehr präziser Korrektur (innerhalb von 10%) bei 20 Primatenaugen, sowie 3 blinden menschlichen Augen beschrieben (MCDONALD 1988).

Die histologische Untersuchung zeigte eine Proliferation der Keratozyten im Bereich der Abtragung mit Produktion frischer extrazellulärer Matrix, aber auch eine deutliche Hyperplasie des Epithels. Beide Befunde führen zu einer Regression der ursprünglich erzielten Abflachung der Hornhautvorderfläche (L'ESPERANCE u. Mitarb. 1988, STEINERT u. PULIAFITO 1988, TUFT u. Mitarb. 1987 a).

TAYLOR u. Mitarb. (1989) haben zusätzlich die individuelle Variabilität der Gewebsantwort in vivo betont, welche trotz gut reproduzierbarer Bestrahlungsintensität zwangsläufig dazu führen müßte, daß die refraktiven Resultate nicht exakt vorhersagbar würden.

Die unerwünschte Wundheilungstendenz (d. h. Narbenbildung) der Hornhaut könnte einerseits durch optimale Homogenisierung des Laserstrahls und Vermeiden der stufenförmigen Übergangszonen zwischen den einzelnen Impulsen, andererseits durch gezielte medikamentöse Beeinflussung der Gewebsantwort minimiert werden.

Das von der Laserröhre emittierte Lichtbündel ist inhomogen (KAHLERT u. Mitarb. 1988), die Pulsenergie zwischen einzelnen Entladungen variiert signifikant und fällt mit der Anzahl der Pulse ab, und die laserinduzierten Veränderungen innerhalb des Leitsystems selbst tragen ebenfalls zu Schwankungen der Energiedichte bei. Fortschrittliche Lasersysteme enthalten deshalb komplexe Kontroll- und Steuerungssysteme, die jedoch keineswegs alle Inhomogenitäten beseitigen (L'ESPERANCE u. Mitarb. 1989). Kontinuierliche Übergangszonen zwischen den Ablationen der Einzelpulse sind nur schwer zu erzielen: Runde und rechteckige Masken verschiedener Konfiguration sind für die Behandlung von Myopie, Hyperopie und Astigmatismus entwickelt worden (L'ESPERANCE u. Mitarb. 1989). Durch Einsatz von computergesteuerten beweglichen Schlitzen (HANNA u. Mitarb. 1988), dynamischer Abbildung von Blenden (ARNEODO u. Mitarb. 1988), oder variablen Diaphragmen – ähnlich der Blende in einem Photoapparat – (MISSOTTEN u. Mitarb. 1987) können diese Diskontinuitätsbereiche weiter minimiert werden. Vor kurzem ist eine „Kontaktlinsen"-Methode vorgestellt worden, bei der eine

PMMA-Kunststofflinse in den Strahlengang eingeführt wird, um die Abtragung in ausgewählten Zonen der Hornhaut abzuschwächen (MULLER 1989).

Über die intraoperative Verwendung eines in ein System integrierten Keratoskops liegt bis jetzt kein Bericht vor (L'ESPERANCE u. Mitarb. 1988, 1989). Theoretisch wäre eine Modifikation der ursprünglichen Korrektur durch wiederholte Abtragungen denkbar, die Risiken einer Infektion, zusätzlicher Narbenbildung oder sogar erhöhter Variabilität blieben jedoch unverändert bestehen.

3. Die *Präparation von planen oder refraktiven Lentikeln für die Epikeratophakie* mittels des Excimer-Lasers bei 193 nm ist von LIEURANCE u. Mitarb. angegeben worden. Vor kurzem sind die ersten erfolgreichen lamellierenden Keratoplastiken am Menschen unter Verwendung dieses Spendermaterials erfolgt (GABAY u. Mitarb. 1989, LIEURANCE u. Mitarb. 1987). Im Gegensatz zu Lentikeln, die auf der Kryodrehbank für die Keratophakie, Keratomileusis und Epikeratophakie hergestellt werden, überleben in diesen Transplantaten die Keratozyten die Bearbeitung, ohne daß kryoprotektive Maßnahmen angewandt werden müssen (LEE u. Mitarb. 1985).

Drei weitere Probleme der Laserchirurgie im fernen UV-Bereich müssen noch geklärt werden: DEHM u. Mitarb. (1986) haben bei 193 nm einen *Endothelschaden,* ähnlich jenem der konventionellen radialen Keratotomie verursacht. Höhere Energiedichte führte beim Versuchstier zu einem Verlust des Endothels im Bereich der behandelten Zone (BERNS u. Mitarb. 1988, DEHM u. Mitarb. 1986). Bei 248 nm war auch eine schwere Schädigung in der Umgebung des bestrahlten Areals auffällig. Ferner wurden ultrastrukturelle Veränderungen der Descemet-Membran beschrieben (BURSTEIN u. Mitarb. 1988, GASTER u. Mitarb. 1989). Obwohl die Berichte über die *Mutagenizität* des kurzwelligen UV-Lichtes (193 nm) einander widersprechen, besteht kein Zweifel an der Induktion von DNA-Reparaturmechanismus durch 248 nm (GEBHART u. Mitarb. 1989, NUSS u. Mitarb. 1987, SEILER u. Mitarb. 1988 c, TRENTACOSTE u. Mitarb. 1987, TUFT u. Mitarb. 1987 b). Bei der Wellenlänge des XeCl-Lasers (308 nm) wiederum ist die – zur Induktion einer *Katarakt* erforderliche – Energieschwelle sehr niedrig (ZIGMAN 1987). Auch für 193 nm kann, wegen der Emission längerwelliger Sekundärstrahlung aus der Abtragungszone (MÜLLER-STOLZENBURG u. Mitarb. 1989, SEILER u. Mitarb. 1988 c), ein kataraktogenes Potential noch nicht völlig ausgeschlossen werden.

Die bisher vorliegenden experimentellen und klinischen Ergebnisse lassen deshalb eine Anwendung des Excimer-Lasers auf breitester klinischer Basis für refraktive Zwecke noch nicht gerechtfertigt erscheinen.

Eine Optimierung könnte durch Reduktion der Laserenergie erreicht werden, wobei folgende Konzepte denkbar sind: kürzere Excimer-Laser-Pulse (KÜPER u. STUKE 1987, 1989), Verwendung biokompatibler „Dopants" (etwa Oxybuprocain, Fluorescein oder Sulfacetamid) (HUSINSKY u. Mitarb. 1989, MÜLLER-STOLZENBURG u. MÜLLER 1989, SRINIVASAN u. BRAREN 1988), oder tangentiale Hornhautabtragung (von Belgorod durch US Patent # 4,724,522; 9. Februar 1988 geschützt).

Durch Laserlicht im sichtbaren Bereich des Spektrums haben TROUTMAN, WALLACE u. Mitarb. vor kurzem eine *intralamelläre Stromektomie* – ohne Verletzung der Bowman- oder Descemet-Membran – erzeugen können. Für derartige Experimente wurde ein Pikosekunden-Farbstofflaser (bei 595 nm), ebenso wie ein Neodymium-YAG-Laser eingesetzt, welche einen Plasmadurchbruch im Gewebe hervorrufen (HÖH 1989, TROUTMAN u. Mitarb. 1986, WALLACE 1988). Ob eine intakte Bowman-Membran überhaupt Refraktionsänderungen – wie bei der radialen Keratotomie – zuläßt, muß erst noch untersucht werden. Exzisionen mit einem Pikosekunden- und Femtosekundenlaser bei 532 und 625 nm zeigten einen beinahe ebenso geringen Gewebsschaden wie Exzisionen mit dem Excimer-Laser bei 193 nm (STERN u. Mitarb. 1989 b).

Aufbauend auf früheren Studien mit dem CO_2-Laser (Emission bei 10,6 mm im mittleren Infrarotbereich, Absorption vorwiegend durch die Wassermoleküle des Stromas), sind neue Versuche mit dem Wasserstoff-Fluorid-Laser (3,0 mm), einem Neodymium-YAG-Laser („Raman-shifted" bei 2,80 und 2,92 mm) und einem Erbium-YAG-Laser (2,94 mm) für die Zwecke der Hornhautchirurgie angelaufen, nachdem Wasser auch in diesen Wellenlängenbereichen Absorptionsmaxima zeigt (CODERE u. Mitarb. 1988, KEATES u. Mitarb. 1981, LEIBOWITZ und PEACOCK 1969, LOERTSCHER u. Mitarb. 1986, PEYMAN u. Mitarb. 1980, SEILER u. Mitarb. 1986, STEINER und GREBER 1988, STERN u. Mitarb. 1988).

Die Computersimulation der Laserkeratomileusis, welche sich noch in den frühen Entwicklungsstadien befindet, wird dazu beitragen, das refraktive Endergebnis lamellierender chirurgischer Eingriffe an der Hornhaut genauer vorherzusagen (HANNA u. Mitarb. 1988). Das Konzept einer durch „Laser adjustierbaren synthetischen Epikeratophakie" (LASE) ist vor kurzem vorgestellt worden (WARING 1988, THOMPSON u. Mitarb. 1989). Die Autoren hoffen damit einige jener Probleme, welche der direkten Abtragung von Hornhautstroma derzeit noch anhaften, lösen zu können: Das Zentrum der Patientenhornhaut wird durch einen synthetischen Epikeratophakielentikel bedeckt, welcher mittels des Laserstrahles modifiziert werden kann. Eine Regeneration des Stromas findet ebensowenig wie eine Narbenbildung statt. Sollte die Korrektur nicht zufriedenstellend sein, oder sich im Velauf der Zeit geändert haben, können weitere Abtragungen erfolgen. Andernfalls könnte der Lentikel auch – wie gelegentlich bei der Epikeratophakie erforderlich – ohne Gefahr eines bleibenden Schadens an der optischen Zone der Empfängerhornhaut ausgetauscht werden.

Thermische Verfahren

Schon im frühen 20. Jahrhundert wurde durch Applikation von Wärme an der Hornhaut eine Abflachung des Keratokonus erzielt. Diese Methode wurde 1973 von GASSET u. Mitarb. wieder aufgegriffen: Für die Dauer weniger Sekunden wurde die Oberfläche der erkrankten Hornhaut mit 80 bis 135°C behandelt, wodurch es zur Schrumpfung der Kollagenlamellen, einer Abflachung der Hornhaut und damit Verbesserung des Visus bei der Mehrzahl der behandelten Patienten kam. Trotz vorübergehender Hornhauttrübungen (es wurden insgesamt 59 Augen behandelt) stellten die Erstautoren diese Operation als der Keratoplastik gleichwertig dar. Ihre Ergebnisse konnten von anderen Chirurgen jedoch nicht bestätigt werden: Es kam rasch zur Regression des ursprünglichen eingetretenen Effektes und zusätzlich zu schweren Komplikationen, wie verzögerter Epithelheilung und rezidivierenden Erosionen, Stromanarben und Vaskularisation, aseptischer Nekrose und schwerer Iritis (KEATES u. DINGLE 1975, AQUAVELLA u. Mitarb. 1976, FOGLE u. Mitarb. 1977, ARENTSEN u. Mitarb. 1977).

Die Los-Alamos-Thermokeratoplastiksonde sollte mit hochfrequenten elektromagnetischen Wellen (1,6 MHz) nur eine Schrumpfung im mittleren Stroma (von 200–400 µm Tiefe) bewirken, ohne die Basalmembran des Epithels oder das Endothel zu schädigen (ROWSEY u. Mitarb. 1980, DOSS u. ALBILLAR 1980, ROWSEY u. DOSS 1981). Auch diese Technik wurde wegen ihrer nur kurz anhaltenden Wirkung wieder aufgegeben (ROWSEY 1987).

Die *radiale Thermokeratoplastik* zur Korrektur von Hyperopie und hyperopem Astigmatismus ist von S. FYODOROV am Moskauer Institut für Mikrochirurgie des Auges entwickelt und erstmals 1981 am Patienten eingesetzt worden (CASTER 1988). Seit diesem Zeitpunkt sind in der UdSSR über 2000 derartige Eingriffe erfolgt. In der frühen Phase der Versuche wurden oberflächliche thermische Effekte, d.h. bis 50% der Hornhautdicke, gesetzt, wodurch nur eine geringe Reduktion der Hyperopie eintrat. Der neu entwickelte Thermokoagulator hingegen dringt mit einer feinen Sonde bis in eine Hornhauttiefe von 80–90% ein, diese wird innerhalb eines Sekundenbruchteils auf rund 600°C erhitzt (unter Abgabe von 0,04 J pro Koagulat) und dann rasch zurückgezogen. Die Berechnung des Operationsplanes mittels eines Computers basiert auf den Ergebnissen der ersten 1000 Patienten und verwendet multiple Parameter: Alter, Geschlecht, Ausmaß der Hyperopie oder des hyperopen Astigmatismus, Keratometrie, Hornhautdicke und Skleralrigidität.

Zur Korrektur einer sphärischen Hyperopie werden 8–14 radiale, gleichmäßig angeordnete Strahlen mit jeweils 2–4 Applikationen und einer optischen Zone von 5,0–8,0 mm verwendet. Diese Parameter werden je nach der gewünschten Korrektur variiert. Bei hyperopem Astigmatismus bis zu 3,5 dpt werden entlang des flachen Meridians radiale Strahlen angelegt; sind höhere Korrekturen erforderlich, dann empfiehlt FYODOROV eine halbkreisförmige Anordnung mit Basis der Figur zum Limbus. Durch Abflachung der Hornhautperipherie nimmt die zentrale Hornhautkrümmung zu, wodurch Korrekturen zwischen 1,5 und 8,0 dpt erzielt werden, abhängig vom Durchmesser der optischen Zone.

In der frühen postoperativen Phase, d.h. bis zum Ende der ersten Woche, tritt eine ausgeprägte Überkorrektur (bis 15 dpt!) auf, die dann kontinuierlich abnimmt. Nach 4 bis 12 Monaten soll sich die Korrektur um den gewünschten Wert stabilisieren. Die statistische Analyse von 159 Eingriffen durch amerikanische Untersucher zeigte, daß 70% der ursprünglichen Hyperopie von im Mittel +5,2 dpt (Bereich: +0,5 bis +17,0 dpt) korrigiert werden konnte, 37% waren innerhalb ±1 dpt der Emmetropie, 46% der Patienten sahen ohne Korrektur $^6/_{12}$ oder besser (NEUMANN u. Mitarb. 1989). Als intraoperative Komplikation der Technik sind nur ungenügende Hitzeeinwirkung durch Feuchtigkeit des Epithels und falsche Plazierung der Koagulate beschrieben worden. In der frühen postoperativen Phase treten häufig zentrale Erosionen und Keratokonjunktivitis, selten Ulzera auf. Das Phänomen einer „Strangulation" der Hornhaut (nach Korrektur eines hohen Astigmatismus) führte zur Bildung dicker Falten im Hornhautzentrum und wurde mit neuerlicher Applikation von Koagulaten im entgegengesetzten Meridian behoben. Im späteren Verlauf wurden Über- und Unterkorrektur, Restastigmatismus, vereinzelt periphere Vaskularisation und pterygiumähnliche Veränderungen beobachtet.

In-vitro-Studien amerikanischer Autoren scheinen zu belegen, daß der initiale Effekt zumindest teilweise zu quantifizieren ist; Tierversuche bestätigen die anfänglich hohe Überkorrektur (bis zu 20 dpt), sowie ihre rasche Regression. Sie zeigen, daß nur die vorderen zwei Drittel der Stromas betroffen sind, das Endothel bleibt unberührt (RAO: zit. bei DONALD 1989). Auch die russischen Chirurgen beobachten keinen Endothelzellverlust im Hornhautzentrum. An Kaninchen wurden unter den Koagulaten jedoch ausgeprägte proliferative Veränderungen des Endothels festgestellt (FELDMANN: zit. bei DONALD 1989).

Die 1. Serie in den USA an 25 Augen mit gutem Visus (bei 22 Patienten) erreichte 3 Monate nach dem Eingriff eine Reduktion der Hyperopie um durchschnittlich 92%, d.h. 3,6 dpt (präoperative Hypermetropie: +1,25 bis +8,25 dpt, Mittel: 4,2 dpt; postoperative Refraktion: −6,6 bis +1,12 dpt, im Mittel +0,6 dpt). Der Visus ohne Korrektur war bei 68% der Patienten $^6/_{12}$ oder besser, 50% der Augen waren 1 dpt oder weniger von der Emmetropie entfernt. Eine unabhängige Studie an 4 weiteren Patienten hat jedoch eine beinahe vollständige Regression (82%!) des ursprünglich erzielten Effektes im Verlauf des 1. postoperativen Jahres beobachtet (ELLIS: zit. bei DONALD 1989).

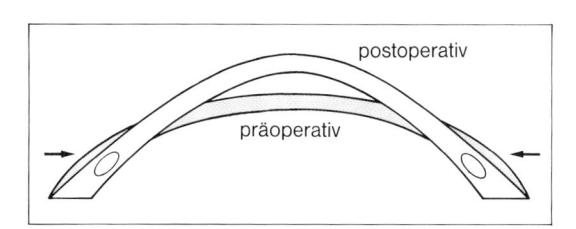

Abb. 7.31 Schematische Darstellung des intrastromalen kornealen Ringes. Durch Konstriktion wird eine Zunahme der zentralen Hornhautkrümmung hervorgerufen, wodurch eine Korrektur einer Hyperopie oder Aphakie erzielt werden soll.

Verbindliche Aussagen über Sicherheit, Präzision und Langzeitstabilität des Eingriffes sind erst in einigen Jahren zu erwarten.

Intrakorneale Implantate und Nähte

Der *intrastromale korneale Ring* bietet vom Konzept her die Möglichkeit, sowohl Myopie als auch Hyperopie zu korrigieren (FLEMING u. Mitarb. 1987) (Abb. 7.31 und 7.32). Nach Anlegen einer peripheren, kurzen Keratotomie wird mit Hilfe eines korkenzieherartigen Stahlmessers und einer Zentriereinrichtung im tiefen Stroma der Hornhautperipherie, etwa an der Grenze vom mittleren zum äußeren Hornhautdrittel, ein intralamellärer zirkulärer Kanal angelegt. In diesen wird der intrastromale korneale Ring mittels einer Einführvorrichtung eingeschoben. Die gewünschte Krümmungsänderung der zentralen optischen Zone wird durch Änderung des Ringumfanges erreicht: Die Expansion des Implantates und Fixation der Ringenden in diesem Spannungszustand bewirkt eine Abflachung des Hornhautzentrums, und damit die Korrektur einer Myopie. Bei Konstriktion des Ringes komt es zur Zunahme der zentralen Hornhautkrümmung, es wird eine Hyperopie oder Aphakie behoben. Die für diesen Eingriff konzipierten mikrochirurgischen Instrumente befinden sich, ebenso wie das Material des intrastromalen kornealen Ringes und die Methoden der Fixation im Stadium der tierexperimentellen Erprobung. Dabei sind sowohl positive wie auch negative Krümmungsänderungen über einen Zeitraum von mehr als 6 Monaten erzielt worden (FLEMING u. Mitarb. 1989). In diesen Modellversuchen stellte ein dichter Wundverschluß an der Insertionsstelle ein noch nicht völlig gelöstes Problem dar; im Kaninchenauge war das Aufnähen eines lamellären Transplantates erforderlich.

Ein wesentlicher Vorteil dieser Methode wäre darin zu sehen, daß einerseits die zentrale Hornhaut

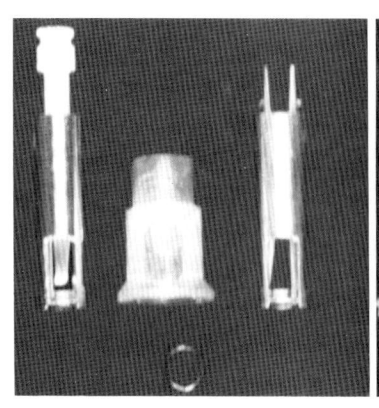

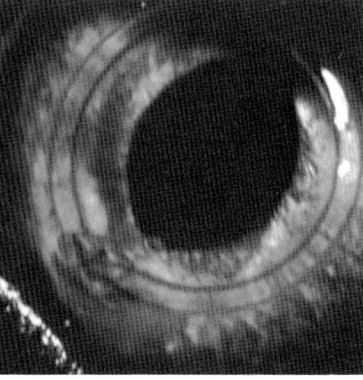

Abb. 7.32 Instrumente zur Implantation des intrastromalen kornealen Ringes (links). Der intrastromale korneale Ring nach Implantation in das Hornhautstroma einer Katze (rechts).

vollständig unberührt bliebe, andererseits auch – aufgrund von Lage und Querschnitt des Implantates – keine trophische Störung des Hornhautstromas zu erwarten wäre. Letztere tritt häufig in Form einer sterilen Einschmelzung des vorderen Stromas nach Implantation von Polysulfonlinsen auf (LANE u. Mitarb. 1986). Über Präzision, Stabilität, Induktion eines Hornhautastigmatismus und Verträglichkeit im Stroma über längere Zeiträume werden erst weitere Studien Aufschluß geben können.

Auf demselben Prinzip beruht die von KRASNOV (1986) erdachte *annuläre Keratorrhaphie:* In der intermediären Zone der Hornhaut (Durchmesser 6–7 mm) wird eine Nylon-Naht intralamellär eingebracht und angespannt. Der dabei entstehende „zweite Limbus" führt zu einer Zunahme der zentralen Hornhautkrümmung. Mit dieser Technik sind einige hyperope und aphake Patienten behandelt worden. Der Autor stellt jedoch fest, daß sie die Implantation einer intraokularen Linse oder die Epikeratophakie nicht wird ersetzen können. Eine sehr ähnliche Methode ist als *zirkuläre Kompressionskeratoplastik* zur Korrektur einer Hyperopie nach radialer Keratotomie beschrieben worden (BUCHBINDER u. Mitarb. 1986, HOFMANN 1986, STARLING und HOFMANN 1986, LINDQUIST u. Mitarb. 1987). Der Durchmesser der optischen Zone (um 7 mm) ist kritisch, und die Verwendung eines Operationskeratoskopes und stabiler Nähte (z. B. Mersilene) ist unerläßlich.

Ebenfalls in der Sowjetunion wurde die *interlamelläre refraktive meridionale Keratoplastik* vorgestellt: Mit ihr können hochgradige Myopie (bis 18,0 dpt) und myoper Astigmatismus (bis 6,5 dpt) korrigiert werden (GONCHAR u. Mitarb. 1988). In Abhängigkeit vom Grad der Myopie werden 6, 8 oder 12 lamelläre Tranplantate intermediär ins Stroma der Empfängerhornhaut implantiert (eine zentrale optische Zone von 5 mm Durchmesser bleibt frei) und zusätzlich radiäre Entlastungsschnitte angelegt. Die Wirkung wird durch intermediäre Verlängerung der Hornhautvorderfläche mit kompensatorischer zentraler Abflachung erklärt. Bei 80 Patienten mit einer Nachbeobachtung von 2–23 Monaten wurden mit 6, 8 und 12 Implantaten jeweils im Mittel 5,67 dpt, 8,19 dpt und 12,5 dpt korrigiert.

Ausblick

Erst mit der Einführung der vorderen radialen Keratotomie vor mehr als einem Jahrzehnt und ihrer stürmischen – wenn nicht sogar zeitweise unkritischen – Propagation und breitesten klinischen Anwendung hat die „refraktive Hornhautchirurgie" als eigenständige Subspezialität (mit eigenen nationalen und internationalen Gesellschaften und Journalen) in der Ophthalmologie einen festen Platz erobert. Neue Eingriffe sind enthusiastisch vorgestellt und oft am Patienten (ohne kritische und ausreichend lange Tierstudien) erprobt worden, um dann ebensoschnell wieder von der Bildfläche zu verschwinden.

Einige der besprochenen Techniken erlauben es, hohe Brechungsfehler zu korrigieren, die mit herkömmlichen Methoden (Brille, Kontaktlinse, Intraokularlinse) nicht behoben werden können. Das Risiko derartiger Operationen ist somit ethisch vertretbar, da keine anderen Möglichkeiten bestehen, um den betroffenen Patienten zu einem besseren Sehvermögen zu verhelfen. Schrittweise Verbesserungen der Implantate, der chirurgischen Techniken und der postoperativen Behandlung werden die Komplikationsrate weiter senken und sowohl Präzision als auch Qualität der Korrektur verbessern (MCDONALD 1988).

Geht es jedoch ausschließlich darum, dem Patienten die „Belastung" durch Brille oder Kontaktlinsen zu ersparen, dann müssen alle chirurgischen Techniken an den „konservativen" Möglichkeiten der optischen Korrektur gemessen werden, da letztere bereits einen außerordentlich hohen Grad der Perfektion hinsichtlich ihrer Präzision, der Qualität des Sehvermögens, der Sicherheit sowie der Stabilität und Adjustierbarkeit erreicht haben.

Keine einzige der derzeit propagierten Operationen kann auch nur annähernd dieses Optimum bei allen Patienten erreichen, alle sind in einem gewissen Ausmaß mit – teilweise sogar schweren – Komplikationen belastet (ROWSEY u. RUBIN 1988). Im besonderen erscheint der Optimismus verfrüht, daß die deutliche Narbenbildung nach Laserkeratomileusis (eines ambulanten Eingriffes von wenigen Sekunden Dauer) in naher Zukunft vollständig beherrscht werden kann.

Viele Fragen der Wundheilung der Hornhaut sind durch die refraktiven Eingriffe erst aufgeworfen worden, und die Möglichkeiten, diese – oft noch unklaren – reparativen Vorgänge gezielt zu beeinflussen, stehen noch in ihren Anfängen (KOGAN u. LEEDS 1983, MOORHEAD u. Mitarb. 1984, KANDARAKIS u. Mitarb. 1984, BUSIN u. Mitarb. 1986, MACDONALD 1988, BINDER 1989).

Das Verständnis über die „Biomechanik" der Kornea wächst erst langsam mit der Entwicklung neuerer Computermodelle; sie könnten helfen, die Präzision der verschiedenen Eingriffe zu verbessern (HANNA u. Mitarb. 1988, VITO u. Mitarb. 1989).

Die detaillierte topographische Analyse der für die Gesamtbrechkraft des Auges (und damit alle refraktiven Operationen) so entscheidenden Hornhautvorderfläche ist erst vor kurzer Zeit durch den

Einsatz von Rechnern mit großer Speicherkapazität gelungen; auch dabei sind noch keineswegs alle – für Refraktion und Qualität des Visus – wesentlichen Faktoren genau bekannt (KLYCE 1984, MAGUIRE u. Mitarb. 1987, GORMLEY u. Mitarb. 1988, DINGELDEIN u. Mitarb. 1988, HANNUSH u. Mitarb. 1989).

Nach stürmischem Beginn hat eine Phase der Ernüchterung und der selbstkritischen, wissenschaftlichen Analyse der gegenwärtigen Möglichkeiten und Grenzen der refraktiven Hornhautchirurgie eingesetzt. Mit der rapide fortschreitenden Entwicklung der Technik und der medizinischen Grundlagenforschung steigt jedoch auch wieder die Hoffnung, daß in nicht allzu ferner Zukunft diese junge Subspezialität der Augenheilkunde den Traum eines guten Sehvermögens ohne Brillen oder sonstiger Behelfe für die Mehrzahl der fehlsichtigen Menschen erfüllen kann.

Literatur

Ainslie, D.: Refractive keratoplasty. Arch. Soc. Amer. Oftalmol. Optom. 8 (1970) 91

Ainslie, D.: The surgical correction of refractive errors by keratomileusis and keratophakia. Ann. Ophthalmol. 8 (1976) 349

Andres, J. E., P. E. Dyer, D. Forster, P. H. Key: Direct etching of polymeric materials using a XeCl laser. Appl. Phys. Lett. 43 (1983) 717

Aquavella, J. V., R. S. Smith, E. L. Shaw: Alterations in corneal morphology following thermokeratoplasty. Arch. Ophthalmol. 94 (1976) 2085

Aquavella, J. V., F. Barraquer, G. N. Rao, L. A. Ruiz: Morphological variations in corneal endothelium following keratophakia and keratomileusis. Ophthalmology 88 (1981) 721

Arentsen, J. J., M. M. Rodrigues, P. R. Laibson: Histopathologic changes after thermokeratoplasty. Invest. Ophthalmol. 16 (1977) 32

Arffa, R. C.: Results of graded relaxing incision technique for post keratoplasty astigmatism. Ophthal. Surg. 19 (1988) 624

Arneodo, J., A. Azema, J. Botineau, P. Crozafon, P. Mayolini, G. Moulin: Corneal optical zone reshaping by excimer laser light photoablation (PKM method). In Marshall, J.: Laser Technology in Ophthalmology. Kugler&Ghedini, Amsterdam 1988 (p. 205)

Aron-Rosa, D. S., C. F. Boerner, P. Bath, F. Carre, M. Gross, J. C. Timsit, L. True, T. Hufnagel: Corneal wound healing after excimer laser keratectomy in a human eye. Amer. J. Ophthalmol. 103 (1987) 454

Aron-Rosa, D. S., F. R. Carre, P. Cassiani, M. Delacour, M. Gross, B. Lacour, J.-C. Olivio, J.-C. Timsit: Keratorefractive surgery with the excimer laser. Amer. J. Opthalmol. 100 (1985) 741

Arrowsmith, P. N., R. G. Marks: Five-year effectiveness and safety of radial keratotomy surgery. Ophthalmology 94 (1987) 97

Arrowsmith, P. N., R. G. Marks: Four-year update on predictability of radial keratotomy. J. Refract. Surg. 4 (1988) 37

Arrowsmith, P. N., D. R. Sanders, R. G. Marks: Visual, refractive, and keratometric results of radial keratotomy. Arch. Opthalmol. 101 (1983) 873

Baldone, J. A., R. M. Franklin: Cataract following radial keratotomy. Ann. Opthalmol 15 (1983) 416

Barraquer, J. I.: Queratoplastia refractiva. Estud. Inform. Oftalmol. Inst. Barraquer 10 (1949) 2

Barraquer, J. I.: Modification de la refraccion por medio de inclusiones intracorneales. Arch. Soc. Amer. Oftalmol. Optom. 4 (1963) 229

Barraquer, J. I.; Autokératoplastie avec sufacage pour la correction de la myopie; (Quératomileusis) technique et résultats. Ann. Oculist. 198 (1965) 401

Barraquer, J. I.: Special methods in corneal surgery. In King jr. J. H., J. W. Mc Tigues: The Cornea. First World Congress. Butterworths, Washington 1965 (p. 593)

Barraquer, J. I: Basis of refractive keratoplasty. Arch. Soc. Amer. Oftalmol. Optom. 5 (1965) 179

Barraquer, J. I.: El microqueratomo en chirurgia corneal. Arch. Soc. Amer. Oftalmol Optom. 6 (1976) 69.

Barraquer, J. I.: Keratophakia. Trans. Ophthalmol. Soc. U. K. 92 (1972) 499

Barraquer, J. I.: Keratophakia. Jap. J. Opthalmol. 18 (1974) 199

Barraquer, J. I.: Queratomileusis y queratofaquia. Instituto Barraquer de America, Litografia Arco, Bogotá 1980 (p. 1)

Barraquer, J. I.: Keratomileusis for myopia and aphakia. Ophthalmology 88 (1981) 701

Bates, W. H.: A suggestion of an operation to correct astigmatism. Arch. Ophthalmol. 23 (1894) 9

Bauerberg, J., M. Sterzovsky, M. Brodsky: Radial keratotomy in myopia of 6 to 12 diopters using full-length deepening incisions. Refract. Corn. Surg. 5 (1989) 150

Beatty, R. F., D. J. Schanzlin: Wedge resection and relaxing incisions. In Schwab, J. R.: Refractive Corneal Surgery. Churchill-Livingstone, Edingburgh 1987 (p. 197)

Beatty, R. F., J. B. Robin, D. J. Schanzlin: Penetrating keratoplasty after radial keratotomy. J. Refract. Surg. 2 (1986) 207

Belau, P. G., J. A. Dyer, K. N. Ogle, J. W. Henderson: Correction of ametropia with intracorneal lenses. An experimental study. Arch. Ophthalmol. 72 (1964) 541

Belmont, S. C., R. C. Troutman: Compensating compression sutures in wedge resection. J. Refract. Surg. 1 (1985) 104

Bende, T., T. Seiler, J. Wollensack: Side effects in excimer corneal surgery. Corneal thermal gradients. Albrecht v. Graefes Arch. klin. exp. Ophthalmol. 226 (1988) 277

Bende, T., T. Seiler, J. Wollensack: Kalibrierung und Beurteilung des Laserstrahles. Vorgetragen auf der Tagung „Excimer Laser Chirurgie der Kornea", Erlangen/BRD, 16. Juni 1989

Bende, T., T. Seiler, M. Kriegerowski, J. Wollensack: Ablationsverhalten der Kornea-Hydratation und Gewebetypen. Vorgetragen auf der Tagung „Excimer Laser Chirurgie der Kornea", Erlangen/BRD, 16. Juni 1989

Berns, M. W., L. H. Liaw, A. Oliva, J. J. Andrews, R. E. Rasmussen, S. Kimel: An acute light and electron microscopic study of ultraviolet 193-nm excimer laser corneal incisions. Ophthalmology 95 (1988) 422

Binder, P. S.: Presumed epithelial ingrowth following radial keratotomy. CLAO J. 12 (1986) 247

Binder, P. S.: What we have learned about corneal wound healing from refractive surgery. Refract. Corn. Surg. 5 (1989) 98

Binder, P. S., J. P. Beale, E. Y. Zevala: The histopathology of a case of keratophakia. Arch. Ophthalmol. 100 (1982) 101

Binder, P. S., E. Y. Zavala, J. K. Deg: Hydrogel refractive keratoplasty. Lens removal and exchanges. Cornea 2 (1983) 119

Binder, P. S., E. Y. Zavala, J. K. Deg, S. D. Baumgartner: Alloplastic implants for the correction of refractive errors. Ophthalmology 91 (1984) 806

Binder, P. S., S. K. Nayak, J. K. Deg, E. Y. Zavala, J. Sugar: An ultrastructural and histochemical study of long-term wound healing after radial keratotomy. Amer. J. Ophthalmol. 103 (1987) 432

Bock, R. H., A. E. Maumenee: Corneal fluid metabolism. Arch. Ophthalmol. 50 (1953) 282

Böhnke, M., J. Draeger, M. Kohlhaas: Experimentelle Untersuchungen zur Präzision von Lentikeln für die refraktive Hornhautchirurgie. Vorgetragen auf der 87. Tagung der Dtsch. ophthalmol. Ges. Heidelberg 1989

Böhnke, M., J. Draeger, L. Klein, M. Kohlhaas: Zur Entwicklung neuer Haltemechanismen und Formschalen für die Anfertigung refraktiver Hornhautschnitte. Fortschr. Ophthalmol. 86 (1989) 276

Böhnke, M., I. Baumgarnter, G. Grabner, H. Slezak, J. Draeger: Überlegungen zur Tonometrie nach lamellierender refraktiver Hornhautchirurgie. Fortschr. Ophthalmol. 85 (1988) 243

Bolton, C. A., W. K. Herman: Corneal thickness changes during ultrasound pachymetry for radial keratotomy. J. Refract. Surg. 2 (1986) 221

Bores, L.: American experience with myopia procedure of Fyodorov. In Schachar, R. A., N. S. Levy, L. Schachar: Keratorefraction. LAL, Denison/Tex. 1980 (p. 175)

Bourque, L. B., R. Rubenstein, B. B. Cosand et al.: Psychosocial characteristics of candidates for the prospective Evaluation of Radial Keratotomy (PERK) study. Arch. Ophthalmol. 102 (1984) 1187

Bourque, L. B., B. B. Cosand, C. Drews, G. O. Waring et al.: Reported patient satisfaction, fluctuation of vision, and glare among patients one year after surgery in the PERK study. Arch. Ophthalmol. 104 (1986) 356

Brown, S. I, S. Mishima: The effects of intralamellar water impermeable membranes on corneal hydration. Arch. Ophthalmol. 76 (1966) 702

Buchbinder, M., K. K. York, R. A. Villasenor: Circumferential compression keratoplasty. J. Refract. Surg. (1986) 231

Burstein, N., R. Gaster, P. S. Binder: Wound healing after excimer laser photoablation in the rabbit. SPIE 98 (1988) 57

Busin, M., C.-W. Yau, T. Yamaguchi, M. B. McDonald, H. E. Kaufman: The effect of collagen crosslinkage inhibitors on rabbit corneas after radial keratotomy. Invest. Ophthalmol. 27 (1986) 1001

Buzard, K. A., D. Haight, R. Troutman: Ruiz procedure for postkeratoplasty astigmatism. J. Refract. Surg. 3 (1987) 40

Caster A. I.: The Fyodorov technique of hyperopia correction by thermal coagulation: a preliminary report. J. Refract. Surg. 4 (1988) 105

Chiba, K., S. S. Oak, K. Tsubota R. A. Laing, J. Goldstein, S. Hecht: Morphometric analysis of corneal endothelium following radial keratotomy. J. Cataract Refract. Surg. 13 (1987) 263

Choyce, D. P.: Management of endothelial corneal dystrophy with acrylic corneal inlays. Brit. J. Ophthalmol. 49 (1960) 432

Choyce, D. P.: The correction of refractive errors with polysulfone corneal inlays. Trans ophthalmol. Soc. U. K. 104 (1985) 332

Climenhaga, H., J. M. Mac Donald, B. E. McCarey, G. O. Waring: Effect of diameter and depth on the response to solid polysulfone intracorneal lenses in cats. Arch. Ophthalmol. 106 (1988) 818

Codere, F., S. Brownstein, J. L. Garwood, S. C. Dresner: Carbon dioxide laser treatment of the conjunctiva and cornea. Ophthalmology 95 (1988) 37

Cotliar, A. M., H. D. Schubert, E. R. Mandel, S. L. Trokel: Excimer laser radial keratotomy. Ophthalmology 92 (1985) 206

Cowden, J. W., M. J. Lynn, G. O. Waring and the PERK Study Group: Repeated radial keratotmy in the Prospective Evaluation of Radial Keratotomy study. Amer. J. Ophthalmol 103 (1987) 423

Cunanan, C. M., S. Y. Buchen, R. E. Nordquist, P. M. Knight: A comparison of four shipping/storage methods for epikeratophakia lenses: results of laboratory studies. J. Refract Surg. 4 (1988) 136

Deg., J. K., P. S. Binder: Wound healing after astigmatic keratotomy in human eyes. Ophthalmolgy 94 (1987) 1290

Deg, J. K., P. S. Binder, C. R. Kirkness: Unfenestrated polysulfone implants are incompatible with the baboon and human cornea. Invest. Ophthalmol. 28, Suppl. (1987) 276

Dehm, E. J., C. A. Puliafito, C. M. Adler, R. F. Steinert: Corneal endothelial injury in rabbits following excimer laser ablation at 193 nm and 248 nm. Arch. Ophthalmol. 104 (1986) 1364

Deitz, M. R., D. R. Sanders: Progressive hyperopia with long-term follow-up of radial keratotomy. Arch. Ophthalmol. 103 (1985) 782

Deitz, M. R., D. R. Sanders, R. G. Marks: Radial keratotomy: an overview of the Kansas City Study. Ophthalmology 91 (1984) 467

Deitz, M. R., D. R. Sanders, M. G. Raanan: Progressive hyperopia in radial keratotomy. Long-term follow-up of diamond knife and metall blade series. Ophthalmology 93 (1986) 1284

Deitz, M. R., D. R. Sanders, M. G. Raanan: A consecutive series (1982–1985) of radial keratotomies performed with the diamond blade. Amer. J. Ophthalmol. 103 (1987) 417

Dingeldein S. A., S. D. Pittman, J. Wang, S. D. Klyce: Analysis of corneal topographic data. Invest. Ophthalmol. 29, Suppl. (1988) 389

Dohlman, C. M., S. Brown: Treatment of corneal edema with a buried implant. Trans. Amer. Acad. Ophthalmol. Otolaryngol. 70 (1966) 267

Donald, T.: American Acceptance of radial thermokeratoplasty for hyperopia slow, cautious. Refract. Corn. Surg. 5 (1989) 145

Doss, J. D., J. I. Albillar: A technique for the selective heating of corneal stroma. Contact Intraocular Lens Med. J. 6 (1980) 13

Draeger, J., M. Böhnke, L. Klein, M. Kohlhaas: Experimentelle Untersuchungen zur Präzision lamellärer Hornhautschnitte. Fortschr. Ophthalmol. 86 (1989) 272

El-Maghraby M. A., E. Vitero, L. Ruiz: Keratomileusis in situ to correct high myopia. Ophthalmology 95, Suppl. (1988) 145

Enaliev, F. S.: Experience in surgical treatment of myopia. Vestn. Oftalmol. 3 (1978) 52

L'Esperance, F. A., D. M. Taylor, J. W. Warner: Human excimer laser keratectomy: short-term histopathology. J. Refract. Surg. 4 (1988) 118

L'Esperance, F. A., J. W. Warner, W. B. Telfair, P. R. Yoder, C. A. Martin: Excimer laser instrumentation and technique for human corneal surgery. Arch. Ophthalmol. 107 (1989) 131

Fenzl, R. E.: Control of astigmatism using corneal incisions. In Sanders, D. R., R. F. Hofmann: Refractive Surgery: A Text of Radial Keratotomy. Slack, Thorofare 1985

Fleming, J. F., R. L. Abbott, P. A. Asbell, T. E. Burris, D. J. Schanzlin: The intrastromal corneal ring: an intralamellar corneal implant for correction of myopia. Presented at the CLAO/ISRK 1989 Ann. Meet., New Orleans Jan. 1989

Fleming, J. F., A. E. Reynolds, L. Kilmer, T. E. Burris, R. L. Abbott, D. J. Schanzlin: The intrastromal corneal ring: two cases in rabbits. J. Refract. Surg. 3 (1987) 227

Fogle, J. A., K. R. Kenyon, W. J. Stark: Damage to epithelial basement membrane by thermokeratoplasty. Amer. J. Ophthalmol. 83 (1977) 392

Forstot, L.: Modified relaxing incision technique for post-keratoplasty astigmatism. Cornea 7 (1987) 133

Franks, J. B., P. S. Binder: Keratotmy procedures for the correction of astigmatism. J. Refract. Surg. 1 (1985) 11

Friedlander, M. H.: Keratotomy incisions for the correction of congenital and acquired astigmatism. In Schwab, I. R.: Refractive Corneal Surgery. Churchill-Livingstone, Edinburgh 1987 (p. 145)

Friedlander, M. H., T. P. Werblin, H. E. Kaufman, N. S. Granet: Clinical results of keratophakia and keratomileusis. Ophthalmology 88 (1981) 716

Fyodorov, S.: Methods of radial keratotomy. In Schachar, R. A., N. S. Levy, L. Schachar: Keratorefraction. LAL, Denison/Tex. 1980 (p. 35)

Fyodorov, S.: Surgical correction of myopia and astigmatism. In Schachar, R. A., N. S. Levy, L. Schachar: Keratorefraction. LAL, Denison/Tex. 1980 (p. 141)

Fyodorov, S., V. V. Durnev: Operation of dosaged dissection of corneal circular ligament in cases of myopia of mild degree. Ann. Ophthalmol. 11 (1979) 1885

Gabay, S., A. Slomovic, T. Jares: Excimer laser-processed donor corneal lenticules for lamellar keratoplasty. Amer. J. Ophthalmol. 107 (1989) 47

Gasset, A. R., H. E. Kaufman: Thermokeratoplasty in the treatment of keratoconus. Amer. J. Ophthalmol. 79 (1975) 226

Gasset, A. R., E. L. Shaw, H. E. Kaufman et. al.: Thermokeratoplasty. Trans. Amer. Acad. Ophthalmol. Otolaryngol. 71 (1973) 441

Gaster, R. N., P. S. Binder, K. Coalwell, M. Berns, R. C. McCord, N. L. Burnstein: Corneal surface ablation by 193 nm excimer laser and wound healing in rabbits. Invest. Ophthalmol. 30 (1989) 90

Gebhart, E., G. K. Lang, H. Tittelbach, D. Rau, G. O. H. Naumann: Untersuchungen zur Mutagenizität des Excimer Laser bei 193 nm. Vorgetragen auf der Tagung „Excimer Laser Chirurgie der Kornea", Erlangen/BRD, 16. Juni 1989

Gelender, H., E. C. Gelber: Cataract following radial keratotomy. Arch. Ophthalmol. 101 (1983) 1229

Gelender, H., H. W. Flynn, S. H. Mandelbaum: Bacterial endophthalmitis resulting from radial keratotomy. Amer. J. Ophthalmol. 93 (1982) 323

Gonchar, P. A., V. S. Belayev, V. V. Kravchinina et al.: Interlayer refractive tunnel-type keratoplasty in the correction of myopia and astigmatism. Vestn. Oftalmol. 104 (1988) 25

Googe, J. M., K. A. Palkama, T. P. Werblin, H. E. Kaufmann: The histology of epikeratophakia grafts. Invest. Ophthalmol., Suppl. 20 (1981) 8

Gormley, D. J., M. Gersten, R. S. Koplin, V. Lubkin: Corneal modeling. Cornea 7 (1988) 30

Grabner, G.: Eine neue, zentrale, epitheliale Eisenablagerung nach Epikeratophakie zur Korrektur höhergradiger Myopie. Klin. Mbl. Augenheilk. 190 (1987) 424

Grabner, G.: Myopic epikeratophakia. Results, complications and new techniques. In Schachar, R. A., N. S. Levy, L. Schachar: Keratorefractive Surgery. LAL, Denison/Tex. (1989 p. 157)

Grabner, G.: Complications of epikeratophakia. J. Refract. Surg. 4 (1988) 96

Grabner, G.: Komplikationen der Epikeratophakie zur Korrektur von Aphakie, Myopie, Hyperopie und Keratoconus. Fortschr. Ophthalmol. (1990) (im Druck)

Grabner, G., D. Shepard: Radiäre Keratotomie-Methode nach Shepard. Klin. Mbl. Augenheilk. 187 (1985) 379

Grady, F. J.: Hexagonal keratotomy for corneal steepening. Ophthal. Surg. 19 (1988) 622

Grundfest, W. S., F. Litvack, J. S. Forrester: Laser ablation of human atherosclerotic plaque without adjacent tissue injury. J. Amer. Coll. Cardiol. (1985) 929

Guss, R. B., P. A. Asbell, R. A. Berkowitz, H. E. Kaufman: Endothelial cell count after epikeratophakia surgery. Ann. Ophthalmol. 15 (1983) 408

Hanna, K. D., F. Jouve, M. H. Bercovier, G. O. Waring III: Computer simulation of lamellar keratectomy and laser myopic keratomileusis. J. Refract. Surg. 4 (1988) 222

Hanna, K., J. C. Chastang, Y. Pouliquen, G. Renard, L. Asfar, G. O. Waring III: A rotating slit delivery system for excimer laser refractive keratoplasty. Amer. J. Ophthalmol. 103 (1987) 474

Hanna, K. D., J. C. Chastang, Y. Pouliquen, G. Renard, L. Asfar, G. O. Waring III: Excimer laser keratectomy for myopia with a rotating-slit delivery system. Arch. Ophthalmol. 106 (1988) 245

Hannush, S. B., S. L. Crawford, G. O. Waring, M. C. Gemmill, M. J. Lynn, A. Nizam: Accuracy and precision of keratometry, photokeratoscopy, and corneal modeling on calibrated steel balls. Arch. Ophthalmol. 197 (1989) 1235

Hecht, S. D., R. J. Jamara: Prospecive evaluation of radial keratotomy using the Fyodorov formula: preliminary report. Ann. Ophthalmol. 14 (1982) 319

Hoffmann, F., J.-P. Harnisch: Effects of freezing on the corneal stroma of the rabbit after keratophakia. Albrecht v. Graefes Arch. klin. exp. Ophthalmol. 215 (1981) 243

Hoffmann, F., K. Jessen: Keratokyphose zur optischen Korrektur der Aphakie. Fortschr. Ophthalmol. 82 (1985) 86

Hoffmann, F., K. Jessen: Hypermetropic and myopic keratokyphosis. Develop. Ophthalmol. 11 (1985) 103

Hoffmann, F., H. A. Kruse, K. Jessen: Postoperative Ergebnisse nach Keratokyphose am Kaninchen. Vorgetragen auf der 87. Tagung der Dtsch. ophthalmol. Ges. Heidelberg 1989

Hoffmann, F., K. Jessen, T. Pahlitzsch, R. Buchen: Hypermetropic and myopic keratokyphosis – a new method of refractive keratoplasty. I. Effect of a synthetic on intraocular pressure. Cornea 1 (1982) 137

Hofman, R. F.: Reoperations after radial and astigmatic keratotomy. J. Refract. Surg. 3 (1987) 119

Hofmann, R. F.: Surgical correction of idiopathic astigmatism. In Sanders, D. R., R. F. Hofmann, J. J. Salz: Refractive Corneal Surgery. Slack, Thorofare 1986 (p. 243)

Höh, H.: Refraktionsänderung der Hornhaut mit dem Neodym-YAG-Laser. Vorgetragen auf der Tagung „Excimer Laser Chirurgie der Kornea", Erlangen/BRD, 16. Juni 1989

Husinsky, W., S. Mitterer, G. Grabner, I. Baumgartner: Photoablation by UV and visible laser radiation of native and doped biological tissue. Appl. Phys. B 49 (1989) 463

Jakobiec, F. A., P. Koch, T. Iwamoto, W. Harrison, R. Troutman: Keratophakia and keratomileusis. Comparison of pathologic features in in penetrating keratoplasty specimens. Ophthalmology 88 (1981) 1251

Jessen, K., F. Hoffmann: Ein neues Mikrokeratom zur lamellierenden refraktiven Hornhautchirurgie. Fortschr. Ophthalmol. 82 (1985) 88

Kahlert, H.-J., U. Sowada, D. Basting: Excimerlaserstrahlenquellen für ophthalmologische Anwendungen. In Wollensak J.: Laser in der Ophthalmologie. Enke, Stuttgart 1988 (S. 161)

Kandarakis, A. S., C. Page, H. E. Kaufman: The effect of epidermal growth factor on epithelial healing after penetrating keratoplasty in human eyes. Amer. J. Ophthalmol. 98 (1984) 411

Kaufman, H. E.: The correction of aphakia. Amer. J. Ophthalmol. 89 (1980) 1

Kaufman H. E., T. P. Werblin: Epikeratophakia for the treatment of keratoconus. Amer. J. Ophthalmol. 93 (1982) 342

Keates, R. H., J. Dingle: Thermokeratoplasty for keratoconus. Ophthal. Surg. 6 (1975) 89

Keates R. H., L. S. Pedrotti, H. Weichel: Carbon dioxide laser beam control for corneal surgery. Ophthal. Surg. 12 (1981) 117

Keates R. H., S. Fried, S. N. Levy, J. R. Morris: Carbon dioxide laser use in wound sealing and epikeratophakia. J. Cataract Refract. Surg. 13 (1987) 290

Klyce, S. D.: Computer-assisted corneal topography. High resolution graphic presentation and analysis of keratoscopy. Invest. Ophthalmol. 12 (1984) 1426

Koch, P. S., F. A. Jacobiec, T. Iwamoto: Ultrastructure of human lenticles in keratophakia. Arch. Ophthalmol. 99 (1981) 1634

Koenig, S. B., R. A. Berkowitz, R. W. Beuerman, M. B. McDonald: Corneal sensitivity after epikeratophakia. Ophthalmology, 90 (1983) 1213

Koenig, S. B., M. B. McDonald, T. Yamaguchi, M. Friedlander, Y. Ichii: Corneal iron lines after refractive keratoplasty. Arch. Ophthalmol. 101 (1983) 1862

Kogan, L. L., L. Katzen: Enhancement of radial keratotomy by chemical inhibition of collagen crosslinkages: A preliminary report. Ann. Ophthalmol. 15 (1983) 842

Kogan, L. L., K. Leeds: Enhancement of radial keratotomy by chemical inhibition of collagen linkages. A preliminary report. Ann. Ophthalmol. 15 (1983) 842

Koren, G., J. T. C. Yeh: Emission spectra, surface quality, and mechanism of excimer laser etching of polyimide films. Appl. Phys. Lett. 44 (1984) 1112

Krachmer, J. H., R. E. Fenzl: Surgical correction of high post-keratoplasty astigmatism. Relaxing incisions vs. wedge resection. Arch. Ophthalmol. 98 (1980) 1400

Kramsall, P., I. Baumgarnter, H. Biermann, G. Grabner: Die Hornhautsensibilität nach Epikeratophakie. Vortrag auf der Tagung der Öst. Opththalmol. Ges., Gmunden, 19. Juni 1987

Krasnov, M. M.: Annular keratorrhaphy (a preliminary report). Vestn. Oftalmol. 102 (1986) 24

Krasnov, M. M.: Analytical studies of the optic effect of annular keratorrhaphy: the first experience. Vestn. Oftalmol. 102 (1986) 22

Krauss, J. M., C. A. Puliafito, R. F. Steinert: Laser interactions with the cornea. Surv. Ophthalmol. 31 (1986) 37

Kremer, F. B., R. G. Marks: Radial keratotomy: prospective evaluation of safety and efficacy. Ophthal. Surg. 14 (1983) 925

Krueger, R. R., S. L. Trokel: Quantitation of corneal ablation by ultraviolet laser light. Arch. Ophthalmol. 103 (1985) 1741

Krueger R. R., S. L. Trokel, H. D. Schubert: Interaction of ultraviolet laser light with the cornea. Invest. Ophthalmol. 26 (1985) 1455

Kruse, H. A., H. Heimann, T., Pahlitzsch, F. Hoffmann: Histologie und Enzymhistochemie nach Keratokyphose am Kaninchen. Vorgetragen auf der 87. Tagung der Dtsch. ophthalmol. Ges., Heidelberg 1989

Krumeich, J. H., C. A. Swinger: Nonfreeze epikeratophakia for the correction of myopia. Amer. J. Ophthalmol. 103 (1987) 397

Küper S., M. Stuke: Pers. Mitt. und Appl. Phys. B 44 (1987) 199; Appl. Phys. Lett. 54 (1989) 5

Lane, R. J., R. Linsker, J. J. Wynne: Ultraviolet-laser ablation of skin. Arch. Dermatol. 121 (1985) 609

Lane, R. J., J. J. Wynne: Medical applications of excimer lasers. Lasers and Appl. 3 (1984) 59

Lane, S. L., J. D. Cameron, R. L. Lindstrom, et al.: Polysulfone corneal lenses. J. Cataract Refract. Surg. 12 (1986) 50

Lane, S. S., R. L. Lindstrom: Polysulfone intracorneal lenses. In F. S. Brightbill: Corneal Surgery. Mosby, St. Louis 1986 (p. 460)

Lans, L. J.: Experimentelle Untersuchungen über die Entstehung von Astigmatismus durch nicht perforierende Corneawunden. Albrecht v. Graefes Arch. klin. exp. Opthalmol. 45 (1898) 117

Lavery, G. W., R. Lindstrom: Trapezoidal astigmatic keratotomy iln human cadaver eyes. J. Refract. Surg. 1 (1985) 18

Lavery, G. W., R. Lindstrom: Clinical results of trapezoidal astigmatic keratotomy. J. Refract. Surg. 1 (1985) 70

Lee, T. J., W. L. Wan, R. L. Kash, K. L. Kratz, D. J. Schanzlin: Keratocyte survival following controlled-rate freeze. Invest. Ophthalmol. 26 (1985) 1210

Leibowitz, H. M., G. R. Peacock: Corneal injury produced by carbon dioxide laser radiation. Arch. Ophthalmol. 81 (1969) 713

Lieurance, R. C., A. C. Patel, W. L. Wan, R. F. Beatty, R. L. Kash, D. J. Schanzlin: Excimer laser cut lenticules for epikeratophakia. Amer. J. Ophthalmol. 103 (1987) 475

Lindquist, T. D., J. B. Rubenstein, R. L. Lindstrom: Correction of hyperopia following radial keratotomy: quantification in human cadaver eyes. Ophthal. Surg. 18 (1987) 432

Lindquist, T. D., P. A. Williams, R. L. Lindstrom: Management of overcorrection following astigmatic surgery. J. Refract. Surg. 4 (1988) 218

Lindquist, T. D., J. B. Rubenstein, S. W. Rice et al.: Trapezoidal astigmatic keratotomy: quantification in human cadaver eyes. Arch. Ophthalmol. 104 (1986) 1534

Lindstrom, R. L., T. Lindquist: Surgical correction of postoperative astigmatism. Cornea 7 (1988) 138

Linsker, R., R. Srinivasan, J. J. Wynne: Far-ultraviolet laser ablation of atherosclerotic lesions. Lasers Surg. Med. 4 (1984) 201

Loertscher, H., S. Mandelbaum, R. K. Parrish, J. M. Parel: Preliminary report on corneal incisions created by a hydrogen fluoride laser. Amer. J. Ophthalmol. 102 (1986) 217

Lynn, M. J., G. O. Waring, R. D. Sperduto and the PERK Study Group: Factors affecting outcome and predictability of radial keratotomy in the PERK study. Arch. Ophthalmol. 105 (1987) 42

Lynn, M. J., G. O. Waring, A. Nizam et al. and the PERK Study Group: Symmetry of refractive and visual acuity outcome in the Prospective Evaluation of Radial Keratotomy (PERK) study. Refract. Corn. Surg. 5 (1989) 75

McCarey, B. E.: Synthetic keratophakia. Theory and major variables in success or failure. In Brightbill, F. S.: Corneal Surgery. Mosby, St. Louis 1986 (p. 454)

McCarey, B. E.: Alloplastic refractive keratoplasty. In Sanders D. R., R. F. Hofmann, J. J. Salz: Refractive Corneal Surgery. Slack, Thorofare 1986 (p. 531)

McCarey, B. E., M. B. McDonald, G. van Rij, b. Salmeron, D. K. Pettit, P. M. Knight: Refractive results of hyperopic hydrogel intracorneal lenses in primate eyes. Arch. Ophthalmol. 107 (1989) 724

McDonald, M. B.: The future direction of refractive surgery. Refract. Surg. 4 (1988) 158

McDonald, M. B., S. D. Klyce, H. Suarez, A. Kandarakis, M. H. Friedlander, H. E. Kaufman: Epikeratophakia for myopia correction. Ophthalmology 92 (1985) 1417

McDonald, M. B., S. B. Koenig, A. Safir, M. H. Friedlander, K. S. Morgan, H. E. Kaufman, N. Granet: Epikeratophakia. The surgical correction od aphakia. Update 1982. Ophthalmology 90 (1983) 668

McDonald, M. B., H. E. Kaufman, J. V. Aquavella, D. S. Durrie, D. A. Hiles, J. D. Hunkeler, R. H. Keates, K. S. Morgan, D. R. Sanders: The nationwide study of epikeratophakia for myopia. Amer. J. Ophthalmol. 103 (1987) 375

McDonald, M. B., H. E. Kaufman, J. V. Aquavella, D. S. Durrie, D. A. Hiles, J. D. Hunkeler, R. H. Keates, K. S. Morgan, D. R. Sanders: The nationwide study of epikeratophakia for aphakia in adults. Amer. J. Ophthalmol. 103 (1987) 358

McDonnell, P. J.: Radial thermokeratoplasty for hyperopia. I. The need for prompt prospective investigation. Refract. Corn. Surg. 5 (1989) 50

McDonnell, P. J., L. A. Fish, J. Garbus: Persistence of diurnal fluctuation after radial keratotomy. Refract. Corn. Surg. 5 (1989) 89

McDonnell, P. J., J. Garbus, J. L. Romero et al.: Electrosurgical keratoplasty: clinicopathologic correlation. Arch. Ophthalmol. 106 (1988) 235

McDonnell, P. J., D. J. McClusky, J. J. Garbus: Corneal topography and fluctuating visual acuity after radial keratotomy. Ophthalmology 96 (989) 665

McKnight, S. J., J. Fitz, J. Giangiacomo: Corneal rupture following radial keratotomy in cats subjected to BB gun injury. Opthal. Surg. 19 (1988) 165

McRae, S. M., M. Matsuda, L. F. Rich: The effect of radial keratotomy of the corneal endothelium. Amer. J. Ophthalmol. 100 (1985) 538

Maguire, L. J., D. E. Singer, S. D. Klyce: Graphic presentation of computer-analyzed keratoscope photographs. Arch. Ophthalmol. 105 (1987) 223

Mandelbaum, S., G. O. Waring, R. K. Forster et al.: Late development of ulcerative keratitis in radial keratotomy scars. Arch. Ophthalmol. 104 (1986) 1156

Marshall, J., S. Trokel, S. Rothery, R. R. Krueger: A comparative study of corneal incisions induced by diamond and steel knives and two ultraviolet radiations from an excimer laser. Brit. J. Ophthalmol. 70 (1986) 482

Marshall, J., S. Trokel, S. Rothery, R. R. Krueger: Long-term healing of the central cornea after photorefractive keratectomy using an excimer laser. Ophthalmology 95 (1988) 1411

Marshall, J., S. Trokel, S. Rothery, H. Schubert: An ultrastructu-

ral study of corneal incisions induced by an excimer laser at 193 nm. Ophthalmology 92 (1985) 749
Martinez, M., H. M. Katzin: Refractive keratoplaty. In Kling jr., H. J., J. W. McTigue: The Cornea. Butterworths, Washington 1965 (p. 605)
Maxwell, W. A.: Myopic keratomileusis: Initial results and myopic keratomileusis combined with other procedures. J. Cataract Refract. Surg. 13 (1987) 518
Maxwell, A. W., L. T. Nordan: Trapezoidal relaxing incision for post-keratoplasty astigmatism. Ophthal. Surg. 17 (1986) 88
Mendelson, A. D., J. M. Parel, J. J. Dennis, H. Gelender, R. K. Forster, S. Ullman: Intraocular pressure during radial keratotomy. J. Refract. Surg. 3 (1987) 79
Mendez, A. G.: Correction of hypermetropia by means of hexagonal keratotomy. iL: Ocular Surg. (1986) 13
Mendez, A. G.: Vortrag auf der Tagung der „Kerato-Refractive Society", Dallas 1987
Merck, M. P., P. A. Williams, R. L. Lindstrom: Trapezoidal keratotomy: a vector analysis. Ophthalmology 93 (1986) 719
Missotten, L., R. Boving, G. Francois, C. Coutteel: Experimental laser keratomileusis. Bull. Soc. belge Ophthalmol. 220 (1987) 103
Moorhead, L. C., J. Carrol, G. Constance, D. E. Jenkins, C. D. Armeniades: Effects of topical treatment with β-aminopropionitrile after radial keratotomy in the rabbit. Arch. Ophthalmol. 102 (1984) 304
Morgan, K. S., G. S. Stephenson: Epikeratophakia in children with corneal lacerations. J. Pediat. Ophthalmol. Strab. 22 (1985) 105
Morgan, K. S., P. A. Asbell, M. B. McDonald, J. G. May, D. N. Loupe, H. E. Kaufman: Preliminary visual results of pediatric epikeratophakia. Arch. Ophthalmol. 101 (1983) 1540
Morgan, K. S., T. P. Werblin, P. A. Asbell, D. N. Loupe, M. H. Friedlander, H. E. Kaufman: The use of epikeratophakia grafts in pediatric monocular aphakia. J. Pediat. Ophthalmol. Strab. 18 (1981) 23
Morgan K. S., M. B. McDonald, D. A. Hiles, J. V. Aquavella, D. S. Durrie, J. D. Hunkeler, H. E. Kaufman, R. H. Keates, D. R. Sanders: The nationwide study of epikeratophakia for aphakia in children. Amer. J. Ophthalmol. 103 (1987) 366
Muller, D.: Special requirements on excimer laser for laser keratomileusis. Vorgetragen auf der Tagung „Excimer Laser Chirurgie der Kornea", Erlangen/BRD, 16. Juni 1989
Muller, R., R. Svrluga: Excimer lasers offer promise in surgical applications. Laser Focus 21 (1985) 71
Müller-Stolzenburg, N., G. Müller: Vorderabschnittschirurgie mit dem Excimer-Laser über Quarzfaser – Sicherheitsaspekte und Schädigungsschwellen. Vorgetragen auf der Tagung „Excimer Laser Chirurgie der Kornea", Erlangen/BRD, 16. Juni 1989
Müller-Stolzenburg, N., G. Müller, S. Schrunder: Anregungen von Sekundärstrahlungen der Hornhaut bei 193 nm. Vorgetragen auf der Tagung „Excimer Laser Chirurgie der Kornea", Erlangen/BRD, 16. Juni 1989.
Nelson, J. D., P. Williams, R. L. Lindstrom, D. L. Doughman: Map-fingerprint-dot changes in the corneal epithelial basement membrane following radial keratotomy. Ophthalmology 92 (1985) 199
Neuman, A. C., G. R. McCarthy: Hexagonal keratotomy for correction of low hyperopia: preliminary results of a prospective study. J. Cataract Refract. Surg. 14 (1988) 265
Neumann, A. C., G. McCarty, D. R. Sanders: Delayed regression of effect in myopic epikeratophakia vs. myopic keratomileusis for high myopia. Refract. Corn. Surg. 5 (1989) 161
Neumann, A. C., R. H. Osher, R. E. Fenzel: Radial keratotomy: a comprehensive evaluation. Docum. Ophthalmol. 56 (1984) 275
Neuman, A. C., D. R. Sanders, J. J. Salz: Radial thermokeratoplasty for hyperopia. II. Encouraging results from early laboratory and human trials. Refract. Corn. Surg. 5 (1989) 50
Nordan, L. T., M. K. Fallor: Myopic keratomileusis: 74 consecutive non-amblyopic cases with one year follow-up. J. Refract. Surg. 2 (1986) 124
Nuss, R. C., C. A. Puliafito, E. Dehm: Unscheduled DNA synthesis following excimer laser ablation of the cornea in vivio. Invest. Ophthalmol. 28 (1987) 287
O'Day, D. M., S. S. Feman, J. H. Elliott: Visual impairment following radial keratotomy: a cluster of cases. Ophthalmology 93 (1986) 319
Peyman, G. A., B. Larson, M. Raimand: Modification of rabbit corneal curvature with the use of carbon dioxide laser burns. Ophthal. Surg. 11 (1980) 325
Powers, M. K., B. E. Meyerowitz, P. N. Arrowsmith, R. G. Marks: Psychosocial findings in radial keratotomy patients two years after surgery. Ophthalmology 91 (1984) 1193
Price, F. W., P. S. Binder: Scarring of a recipient cornea following epikeratoplasty. Arch. Ophthalmol. 105 (1988) 1556
Puliafito, C. A., D. Stern, R. R. Krueger, E. R. Mandel: High-speed photography of excimer laser ablation of the cornea. Arch. Ophthalmol. 105 (1987) 1255
Puliafito, C. A., R. F. Steinert, T. F. Deutsch, F. Hillenkamp, E. J. Dehm, C. M. Adler: Excimer laser ablation of the cornea and lens. Experimental studies. Ophthalmology 92 (1985) 741
Rich, L. F., M. H. Friedlander, H. E. Kaufman, N. Granet: Keratocyte survival in keratophakia lenticules. Arch. Ophthalmol. 99 (1981) 677
Richmond, R. D.: Special report: radial keratotomy as seen through operated eyes. J. Refract. Surg. 3 (1987) 22
Richmond, R. D.: Radial keratotomy as seen through operated eyes: Part II. J. Refract. Surg. 4 (1988) 91
Rostron, C. K.: Epikeratophakia grafts glued with autologous cryoprecipitate. Europ. J. Implant Ref. Surg. 1 (1989) 105
Rostron, C. K., P. H. Brittain, D. B. Morton, J. E. Rees: Experimental epikeratophakia with biological adhesive. Arch. Ophthalmol. 106 (1988) 1103
Rowsey, J. J.: Ten caveats in keratorefractive surgery. Ophthalmology 90 (1983) 148
Rowsey, J. J.: Review: Current concepts in astigmatism surgery. J. Refract. Surg. 2 (1986) 85
Rowsey. J. J.: Electrosurgical keratoplasty: Update and retraction. Invest. Ophthalmol. 28, Suppl. (1987) 224
Rowsey, J. J., J. D. Doss: Preliminary report of Los Alamos keratoplasty techniques. Ophthalmology 88 (1981) 755
Rowsey, J. J., M. Rubin: Refraction problems after refractive surgery. Surv. Ophthalmol. 32 (1988) 414
Rowsey, J. J., H. D. Balyeat, B. Rabinovitch, T. E. Burris, J. C. Hays: Predicting the results of radial keratotomy. Ophthalmology 90 (1983) 642
Rowsey, J. J., J. R. Gaylor, R. Dahlstrom et al.: Los Alamos keratoplasty techniques. Contact Intraocular Lens Med. J. 6 (1980) 1
Salz, J. J., R. G. Marks: Two year results of re-operations for radial keratotomy. Arch. Ophthalmol. 106 (1988) 497
Salz, J. J., M. S. Salz: Results of four- and eigt-incision radial keratotomy for 6 to 11 diopters of myopia. J. Refract. Surg. 4 (1988) 46
Salz, J. J., R. A. Villasenor, R. Elander, C. Swinger, A. L. Reader: Four incision radial keratotomy for low to moderate myopia. Ophthalmology 93 (1986) 727
Salz, J. J., S. P. Azen, J. Bernstein, P. Caroline, R. A. Villasenor, D. J. Schanzlin: Evaluation and comparison of sources of variability in the measurement of corneal thickness with ultrasonic and optical pachymeters. Ophthal. Surg. 14 (1983) 750
Sanders, D. R.: Computerized radial keratotomy predictability programs. In Sanders, D. R., R. F. Hofman, J. R. Salz: Refractive Corneal Surgery. Slack, Thorofare 1986 (p. 93)

Sanders, D. R: Radial Keratotomy Surgical Techniques. Slack, Thorofare 1986

Sanders, D. R., M. R. Deitz, D. Gallagher: Factors affecting the predictability of radial keratotomy. Ophthalmology 92 (1985) 1237

Santos V. R., G. O. Waring, M. J. Lynn, D. J. Schanzlin, N. Cantillo, M. E. Espinal, J. Garbus, N. Justin, V. Roszka-Duggan: Morning-to-evening change in refraction, corneal curvature, and visual acuity 2 to 4 years after radial keratotomy in the PERK study. Ophthalmology 95 (1988) 1493

Sato, T.: Surgical treatment for conical cornea and astigmatism. Amer. J. Ophthalmol. 33 (1950) 943

Sato, T.: Posterior half-incision of the cornea for astigmatism: operative procedures and results of the improved tangent method. Amer. J. Ophthalmol. 36 (1953) 462

Sato, T., K. Akiyama, H. Shibata: A new surgical approach to myopia. Amer. J. Ophthalmol. 36 (1953) 823

Sawelson, H., R. G. Marks: Two-year results of radial keratotomy. Arch. Ophthalmol. 103 (1985) 505

Sawelson, H., R. G. Marks: Five-year results of radial keratotomy. Refract. Corn. Surg. 5 (1989) 8

Schachar, R. A., T. D. Black, T. Huang: A physicist view of radial keratotomy with practical surgical implications. In Schachar, R. A., N. S. Levy, L. Schachar: Keratorefraction. LAL, Denison/Tex. 1980 (p. 195)

Schanzlin, D. J., J. V. Jester, E., Kay: Cryolathe corneal injury. Cornea 2 (1983) 57

Schröder, E., M. U. Dardenne, T. Neuhann, A. Tenner: An ophthalmic excimer laser for corneal surgery. Amer. J. Ophthalmol. 103 (1987) 472

Seiler, T., T. Bende, J. Wollensak: Klinische Aspekte der Laserchirurgie der Hornhaut. In Wollensack, J.: Laser in der Ophthalmologie. Enke, Stuttgart 1988 (S. 134)

Seiler, T., T. Bende, K. Winckler, J. Wollensak: Side effects in excimer corneal surgery. DNA damage as a result of 193 nm excimer laser radiation. Albrecht v. Graefes Arch. klin. exp. Ophthalmol. 226 (1988) 273

Seiler T., T. Bende, J. Wollensak, S. Trokel: Excimer laser keratectomy for correction of astigmatism. Amer. J. Ophthalmol. 105 (1988) 117

Seiler, T., J. Marshall, S. Rothery, J. Wollensak: The potential of an infrared hydrogen fluoride (HF) laser (3,0 mm) for corneal surgery. Lasers in Ophthalmol. 1 (1986) 49

Serdarevic, O. N., K. Hanna, A.-C. Gribomont, M. Savoldelli, G. Renard, Y. Pouliquen: Excimer laser trephination in penetrating keratoplasty. Morphologic features and wound healing. Ophthalmology 95 (1988) 493

Shepard, D. D.: Radial Keratotomy: Analysis of efficacy and predictability in 1058 consecutive cases. Part I: Efficacy. J. Cataract Refract. Surg. 12 (1986) 632

Shepard, D. D.: Radial Keratotomy: Analysis of efficacy and predictability in 1058 consecutive cases. Part II: Predictability. J. Cataract Refract. Surg. 13 (1987) 32

Shivitz, I. A., P. N. Arrowsmith: Delayed keratitis after radial keratotomy. Arch. Ophthalmol. 104 (1986) 1153

Shivitz, I. A., B. M. Russel, P. N. Arrowsmith, R. G. Marks: Optical correction of postoperative radial keratotomy patients with contact lenses. CLAO J. 12 (1987) 59

Simons, K. B., R. P. Linsalata: Ruptured globe following blunt trauma after radial keratotomy: a case report. Ophthalmology 94 (1987) 148

Simons, K. B., R. P. Linsalata, A. M. Zaragosa: Ruptured globe secondary to blunt trauma following radial keratotomy. J. Refract. Surg. 4 (1988) 132

Snellen, H.: Die Richtung der Hauptmeridiane des astigmatischen Auges. Albrecht v. Graefes Arch. klin. exp. Ophthalmol. 15 (1869) 199

Srinivasan, R., B. Braren: Ultraviolet laser ablation and etching of polymethyl methacrylate sensitized with an organic dopant. Appl. Phys. A 45 (1988) 289

Srinivasan, R., V. Mayne-Banton: Self-developing photoetching of poly (ethylene terephthalate) films by far-ultraviolet excimer laser radiation. Appl. Phys. Lett. 41 (1981) 576

Srinivasan, R., J. J. Wynne, S. E. Blum: Far-UV photoetching of organic material. Laser Focus 19 (1983) 62

Starling, J. C., R. F. Hofmann: A new surgical technique for the correction of hyperopia after radial keratotomy: an experimental model. J. Refract. Surg. 2 (1986) 9

Steinberg, E. B., L. A. Wilson, G. O. Waring et al.: Stellate iron line in the corneal epithelium after radial keratotomy. Amer. J. Ophthalmol. 98 (1984) 416

Steiner, R., H. Greber: Erste vergleichende Untersuchungen des Er: YAG-Lasers (2.94 mm) und des Excimer-Lasers (308 nm) an okulären Geweben. In Wollensak, J.: Laser in der Ophthalmologie. Enke, Stuttgart 1988 (S. 153)

Steinert, R. F., R. B. Grene: Postoperative menagement of epikeratoplasty. J. Cataract Refract. Surg. 14 (1988) 255

Steinert, R. F., C. A. Puliafito: Corneal incisions with the excimer laser. In Sanders D. R., R. F. Hofmann, J. J. Salz: Refractive Corneal Surgery. Slack, Thorofare 1986 (p. 401)

Steinert R. F., C. A. Puliafito: Laser corneal surgery. Int. Ophthalmol. Clin. 28 (1988) 150

Stern, A. L., D. M. Taylor: Particle-free environment for refarctive keratoplasty. Ophthal. Surg. 12 (1981) 360

Stern, D., W. Z. Lin, C. A. Puliafito, J. G. Fujimoto: Femtosecond optical ranging of corneal incision depth. Invest. Ophthalmol. 30 (1989) 99

Stern, D., C. A. Puliafito. E. T. Dobi, W. T. Reidy: Infrared laser surgery of the cornea. Studies with a raman-shifted Neodymium: YAG laser at 2.80 and 2.92 mm. Ophthalmology 95 (1988) 1434

Stern, D., R. W. Schoenlein, C. A. Puliafito, E. T. Dobi, R. Birngruber, J. G. Fujimoto: Corneal ablation by nanosecond, picosecond, and femtosecond lasers at 532 and 625 nm. Arch. Ophthalmol. 107 (1989) 587

Suarez, E., R. C. Arffa, M. B. McDonald, H. E. Kaufman: New instruments: Suarez spreader for epikeratophakia. J. Refract. Surg. 1 (1985) 180

Sugar, J., A. K. Kirk: Relaxing keratotomy for postkeratoplasty high astigmatism. Ophthal. Surg. 14 (1983) 156

Swinger, C. A., B. A. Barker: Prospektive Evaluation of myopic keratomileusis. Ophthalmology 91 (1984) 785

Swinger, C. A., J. I. Barraquer: Keratophakia and keratomileusis – clinical results. Ophthalmology 88 (1981) 709

Swinger, C. A., J. Krumeich, D. Cassiday: Planar lamellar refractive keratoplasty. J. Refract. Surg. 2 (1986) 17

Tamaki, K., T. Yamaguchi, M. B. McDonald, H. E. Kaufman: Histological study of tissue lenses for myopia removed from two patients. Ophthalmology 93 (1986) 1502

Taylor, D., A. Stern, K. Romanchuk, L. R. Keilson: Keratophakia: clinical evaluation. Ophthalmology 88 (1981) 1141

Taylor, D. M., F. A. L'Esperance, R. A. Del Pero, A. D. Roberts, J. E. Gigstad, G. Klintworth, C. A. Martin, J. Warner: Human excimer laser lamellar keratectomy. A clinical study. Ophthalmology 96 (1989) 654–664

Tchah, H., R. F. Hofmann, R. J. Duffey V. N. Jain, R. L. Lindstrom: Delimited peripheral arcuate keratotomy for astigmatism: „bowtie" configuration. J. Refract. Surg. 4 (1988) 183

Thompson, K. P., K. Hanna, G. O. Waring: Emerging technologies for refractive surgery: laser adjustable synthetic epikeratoplasty. Refract. Corn. Surg. 5 (1989) 46

Thornton, S. P.: A new diamond blade configuration for transverse incisions. Refract. Corn. Surg. 5 (1989) 49

Trentacoste, J., K. Thompson, R. K. Parrish II, A. Hajek, M. R. Berman, P. Ganjei: Mutagenic potential of a 193-nm excimer laser on fibroblasts in tissue culture. Ophthalmology 94 (1987) 125

Trokel, S. L., R. Srinivasan, R. Braren: Excimer laser surgery of the cornea. Amer. J. Ophthalmol. 96 (1983) 710

Troutman, R. C.: III. Symposium of the international Ophthalmic Microsurgery Study Group, Mexico. Karger, Basel 1970 (p. 216)

Troutman, R.C.: Microsurgical control of corneal astigmatism in cataract and keratoplasty. Trans. Amer. Acad. Ophthalmol. Otolaryngol. 77 (1973) 563

Troutman, R.C.: Inproved techniques in refractive surgery for astigmatism. Cornea 1 (1982) 57

Troutman, R.C.: Indications, techniques and complications of keratophakia. Int. Ophthalmol. Clin. 23 (1983) 11

Troutman, R.C., C. Swinger: Refractive keratoplasty: keratophakia and keratomileusis. Trans. Amer. ophthalmol. Soc. 76 (1978) 329

Troutman, R.C., C. Swinger: Relaxing incision for control of postoperative astigmatism following keratoplasty. Ophthal. Surg. 11 (1980) 117

Troutman, R.C., C. Swinger, M. Goldstein: Keratophakia update. Ophthalmology 88 (1981) 36

Troutman, R.C., C.A. Swinger, R.J. Kelley: Keratophakia: a preliminary evaluation. Ophthalmology 86 (1979) 523

Troutman, R.C., S. Veronneau-Troutman, F.A. Jakobiec, W. Krebs: A new laser for collagen wounding in corneal and strabismus surgery: a preliminary report. Trans. Amer. ophthalmol. Soc. 86 (1986) 117

Tuft, S., M. Boulton, J. Marshall: Mutagenicity of ultraviolet laser radiation. Invest. Ophthalmol. 28 (1987) 224

Tuft, S., J. Marshall, S. Rothery: Stromal remodelling following photorefractive keratectomy. Lasers in Ophthalmol. 1 (1987) 177

Van Rij, G., G. Vijfvinkel: Correction of postkeratoplsty astigmatism by razor blade and v-shaped knife wedge resection. Ophthal. Surg. 14 (1983) 406

Villasenor, R.A., K.C. Cox: Radial keratotomy: reoperations. J. Refract. Surg. 1 (1985) 35

Villasenor, R.A., G.R. Stimac: Clinical results and complications of trapezoidal keratotomy. J. Refract. Surg. 4 (1988) 125

Villasenor, R.A., J. Salz, D. Steel: Changes in corneal thickness during radial keratotomy. Ophthal. Surg. 12 (1981) 341

Vito, R.P., T.J. Shin, B.E. McCarey: A mechanical model of the cornea: the effects of physiological and surgical factors on radial keratotomy surgery. Refract. Corn. Surg. 5 (1989) 82

Wallace, B.: Cumputer assisted laser refractive surgery. Presented an the 2nd International Workshop on Laser Corneal Surgery, Boston, 14.–15. Oct. 1988

Waring III, G.O. Making sense of keratospeak: a classification of refractive corneal surgery. Arch. Ophthalmol. 103 (1985) 1472

Waring, G.O.: Ophthalmic procedures assessment: radial keratotomy for myopia. Ophthalmology (1988) 671

Waring, G.O.: Radial keratotomy in the United States: The turbulent decade. J. Refract. Surg. 4 (1988) 204

Waring III, G.O.: Discussion of „Human Excimer Laser Corneal Surgery: A Preliminary Report" and „Human Excimer Laser Lamellar Refractive Keratoplasty". American Academy of Ophthalmology, Las Vegas, 10. Oct. 1988

Waring, G.O., III: Editorial: Another Surprise from radial keratotomy. Refract. Corn. Surg. 5 (1989) 6

Waring, G.O., M.J. Lynn, H. Gelender et al.: Results of the Prospective Evaluation of Radial Keratotomy (PERK) study one year after radial keratotomy. Ophthalmology 92 (1985) 177

Waring, G.O., S.D. Moffitt, H. Gelender et al.: Rationale for and design of the National Eye Institute Prospective Evaluation of Radial Keratotomy (PERK) study. Ophthalmology 90 (1983) 40

Waring, G.O., M.J. Lynn, W. Culbertson, P.R. Laibson, R.L. Lindstrom, M.B. McDonald, W.D. Myers, S.A. Obstbaum, J.J. Rowsey, D.J. Schanzlin and PERK Study Group: Three years results of the Prospective Evaluation of Radial Keratotomy (PERK) study. Ophthalmolgy 94 (1987) 1339

Werblin, T.P.: Lamellar refractive surgery: where have we been and where are we going? Refract. Corn. Surg. 5 (1989) 167

Wyzinski, P.: Diurnal cycle of refraction after radial keratotomy. Ophthalmology 94 (1987) 120

Yamaguchi, T., A. Kanai, M. Tanaka, R. Ishii, A. Nakajima: Bullous keratopathy after anterior – posterior radial keratotomy for myopia and myopic astigmatism Amer. J. Ophthalmol. (1982) 600

Yamaguchi, T., H. Kaufman, A. Fukushima, A. Afir, P. Asbell: Histologic and electron microscopic assessment of endothelial damage produced by anterior radial keratotomy in the monkey cornea. Amer. J. Ophthalmol. 92 (1981) 313

Yamashita, T., M.E. Schneider, D.J. Fuerst et al.: Hexagonal keratotomy reduces hyperopia after radial keratotomy in rabbits. J. Refract. Surg. 2 (1986) 261

Yamaguchi, T., K. Tamaki, H.E. Kaufman et al.: Histologic study of a pair of human corneas after anterior radial keratotomy. Amer. J. Ophthalmol. 100 (1985) 281

Zigman, S.: Light damage to the lens. In Miller D.: Clinical Light Damage to the Eye. Springer, Berlin 1987 (p. 65)

Sachverzeichnis

A

Abduzenslähmung, Pseudotumor cerebri 5.232
Abflußleichtigkeit des Kammerwassers 2.29
A-Bild-Biometrie, echographische 1.6 f.
A-Bild-Echographie 1.2 f., 5.44 f.
– des Auges 1.3 ff.
– Optikusgliom 5.212, 5.214
– Optikusmeningeom, primäres 5.217
– der Orbita 1.7 ff.
– standardisierte, der Orbita 1.8 f.
– der Tränendrüse 1.13
– der Tränenwege 1.14 f.
Abraham-Iridotomieglas 2.50
Abszeß, intraorbitaler s. Orbitaabszeß
– subperiostaler, intraorbitaler 1.10
Aceclidin 2.42 f.
Acetazolamid 2.46 f.
Acetylcholin 5.17
Achromatopsie, Migräne 5.197
– Optikusatrophie, kongenitale, rezessiv vererbte 5.104
Adaptationszustand 3.1
Aderhaut, echographisch diagnostizierbare Erkrankungen 1.4
Aderhautabhebung 1.4, 2.15
– Venendruck, episkleraler 2.19
Aderhautfalten, idiopathische 5.166
Aderhauthämangiom 1.4
Aderhautmelanom 1.4
– Echogramm 1.5 f.
Aderhautmelanomzerfall, Glaukom 2.11
Aderhautmelanosarkom 5.222 f.
Aderhautmetastase 1.4
Aderhautosteom 1.4
Adhäsion, iridokapsuläre 2.10
Adrenalinpräparate 2.45 f.
– Nebenwirkungen 2.45
Aerozele, intraorbitale 1.10
Aggravation 5.235
AIDS 5.172 ff., 5.195
– Assoziation mit Lues 5.167, 5.173
– Augenhintergrundveränderung 5.172
– Drucksteigerung, intrakranielle 5.174
– Infekt, opportunistischer 5.172
– Mikroangiopathiesyndrom 5.172
– Sehnervenerkrankung 5.172 ff.
– Symptome, neuroophthalmologische 5.175
AIDS-Test, routinemäßiger 5.167
AION s. Optikusneuropathie, ischämische, vordere
Albinismus 5.3

Alice-in-Wonderland-Syndrom 5.197
Alphachymotrypsin 2.12
Alström-Syndrom 5.108
Altersmiosis, Glaukomgesichtsfeldinterpretation 3.11
Alzheimersche Erkrankung 5.17
Amaurose s. auch Erblindung
– apoplektiforme 5.224
– bei chronischer atrophischer Stauungspapille 5.228 f.
– monokuläre, transiente 5.198
– Optikusdurchtrennung 5.206
– Optikusglioblastom 5.215
– Optikusgliom, intraorbitales 5.212
– Optikusmeningeom, primäres 5.217
– Optikusneuropathie, urämische 5.179
– Optikusverletzung, indirekte 5.207 f.
– bei Orbitographie 5.40
– transiente, Migräne 5.197
– urämische 5.179
– vorübergehende, bei Blickwendung 5.202
– – Porphyrie 5.235
– – Stauungspapille 5.227
Amaurosis fugax 5.191 f.
– – Doppler-Sonographie 5.187, 5.192
Amblyopie 5.109
– Kontrastempfindlichkeit 5.51 ff.
– Potentiale, visuell evozierte 5.80, 5.83
Amotio centralis bei Grubenpapille 5.90
– chorioideae 1.4
– retinae 1.4
– – Echogramm 1.5
– – seröse, Vogt-Kojanagi-Harada-Syndrom 5.175
Amsler-Netz 5.61
Anämie 5.231
– perniziöse 5.176
Aneurysma, intrakranielles, Stauungspapille 5.230
– der Papille s. Papillenaneurysma
Angiographie 5.40 f.
Aniridie 2.5 f.
– Vorderabschnittsbefund 2.6 f.
Anis-Linse 6.10
Anisokorie 5.35
Anisometropie 5.109
– induzierte, nach radialer Keratotomie 7.7 f.
Anomaloskop 5.66 f., 5.70
Anophthalmus, Echogramm, pränatales 1.17
Anopsie, altitudinale, bilaterale, Migräne 5.197

Anstrengung, körperliche, Sehstörung s. Uhthoff-Syndrom
Antibiotika, Optikusneuropathie 5.178
Anti-Doppelstrag-DNS-Antikörper 5.195
Antigen 5.194
Antiglaukomatosa 2.41 ff.
– Kontraindikation 2.41
Antikörper 5.194
– antinukleäre 5.195
Antimitotika, Optikusneuropathie 5.178
Aphakie, Epikeratophakie 7.18 ff.
– – Ergebnisse 7.19
– Glaukomtherapie, konservative 2.41
– Keratokyphose 7.21
– Keratomileusis 7.15
– – Ergebnis 7.16
– Keratophakie, synthetische 7.22 f.
– Keratorrhaphie, annuläre 7.29
– Kontaktlinsen 7.19
Aphakieglaukom, Zyklodialyse 2.51, 2.55
Apoplexia papillae 5.231
Applanations-Impressions-Tonometer 2.26
Applanationstonometer 2.1
– Entwicklung 2.25
Applanationstonometrie, Automatisierung 2.26
– optische 2.27
Arachnoiditis opticochiasmatica 5.100
– – tuberkulöse 5.169
Arden-Test 5.52 ff., 5.57 f.
Argon-Fluorid-Excimer-Laser 7.24
Argonlaser 2.48
– Wellenlänge 2.48
Arteria carotis interna, dolichoektatische 5.190, 5.225
– centralis retinae 5.188
– – – Verschluß s. Zentralarterienverschluß
– ophthalmica 5.40 f., 5.188, 5.201
– – Aneurysma, Optikuskompression 5.222 f.
– temporalis, Biopsie 5.191 f., 5.234 f.
Arteriitis cranialis s. Arteriitis temporalis
– temporalis 5.181, 5.190 ff., 5.234 f.
– – Biopsie 5.191 f., 5.234 f.
– – Blutsenkungsgeschwindigkeit 5.191
– – Diagnostik 5.191
– – Doppler-Sonographie 5.187, 5.192
– – Immunkomplexe 5.195
– – immunpathogene Reaktion 5.194
– – Klinik 5.191

Arteriitis temporalis, Optikusneuropathie, ischämische, posteriore 5.201
– – – – vordere 5.181, 5.187, 5.190 ff., 5.234
– – – Therapie 5.192
– – – Überlebensrate 5.192
Arteriographie, orbitale 5.40
Arteriosklerose, Optikusneuropathie, ischämische, posteriore 5.201
– zerebrale 5.201
Astigmatismus nach Epikeratophakie 7.20
– hyperoper, Keratotomie 7.10
– – Thermokeratoplastik, radiale 7.27 f.
– irregulärer 5.109
– passagerer 5.109
– nach radialer Keratotomie 7.8
– nach Keratomileusis 7.16 f.
– nach Keratoplastik, Entlastungsschnitte 7.10 f.
– – Keilexzision 7.11
– – Keratotomie 7.8 ff.
– – achsenparallele 7.8 f.
– – transversale 7.9
– – trapezoidale 7.9 f.
– – – Computerprogramm 7.10
– – – Komplikation 7.10
– myopischer, Keratoplastik, refraktive, interlamelläre, meridionale 7.29
– – tilted disc syndrome 5.91
Astrozyten 5.25, 5.27
Attacke, amaurotische, Optikusmeningeom, primäres 5.217
Attacken, amblyopische 5.227
Augapfel, kongenital vergrößerter 2.3
Auge, Kurzbau 2.13
– rotes 5.167
– Ultraschalldiagnostik s. Ultraschalldiagnostik des Auges
– weißes 5.167
Augenbewegungsschmerz 5.127
Augenbewegungsstörung, multiple Sklerose 5.154
Augeninnendruck 2.2
– Belastungstest 2.28
– Tagesschwankungen 2.2
Augeninnendruckerhöhung s. Hypertension, okuläre
Augenmuskelatrophie 1.10
Augenmuskelfibrose 1.10
Augenmuskellähmung, AIDS 5.175
– Arteriitis temporalis 5.190
– Drucksteigerung, intrakranielle 5.225
– Ophthalmopathie, endokrine 5.202 f.
Augenmuskeln, Computertomogramm 5.42
– echographisch diagnostizierbare Erkrankungen 1.10
Augenmuskelödem 5.203
Augenmuskelverdickung 5.203
– Computertomogramm 5.203
Aulhorn-Flimmertest, Optikusneuropathie, demyelinisierende 5.134 ff.
– Retrobulbärneuritis 5.134 ff.

Aulhorn-Rauschfeldkampimetrie 5.73
Autoaggressionskrankheit s. Autoimmunkrankheit
Autoantikörper, Lupus erythematodes, systemischer 5.195
Autoimmunkrankheit 5.156
– Immunregulationsstörung 5.195
– Nervensystembeteiligung 5.195
– Optikusneuropathie, ischämische, vordere 5.194
– Plasmapherese 5.156
Autoregulation, vaskuläre 2.22, 5.8
Avitaminose, Optikusneuropathie 5.235
Axenfeld-Syndrom 2.5 f.
– Gonioskopiebefund 2.21
Axon 5.16, 5.20
– funktionelle Reserve 5.24
– Lädierbarkeit 5.16 f.
Axondegeneration, absteigende 5.21 f., 5.96
– aufsteigende 5.22 f., 5.96
– Kompensation 5.24
– Selektivität 5.24
– transsynaptische 5.96
Axonregeneration 5.23
Axonverteilung 5.20 f.
Azathioprin 5.155

B

B-Bild-Sonographie des Auges 1.3 ff., 5.44 f.
– Optikusmeningeom, primäres 5.217
– der Orbita 1.7, 1.9 ff.
– der Tränendrüse 1.13 f.
– der Tränenwege 1.14 ff.
Bebie-Kurve 4.13
Befunolol 2.44 f.
Behçet-Syndrom 5.175
Behr-Syndrom 5.106
Benhamsche Scheibe 5.16
Bergmeistersche Papille 5.94
Beri-Beri-Krankheit 5.235
Besancon-Anomaloskop 5.66 f., 5.71
Betablocker 2.41, 2.43 ff.
– Nebenwirkungen 2.44
– Wirkung 2.44
– Wirkungsmechanismus 2.44
Betaxolol 2.44 f.
Biermersche Krankheit 5.235
Big blind spot syndrome s. Großer-blinder-Fleck-Syndrom
Biometrie, echographische 1.3 f., 1.6 f.
Bjerrum-Bereich 2.33, 3.2
– Defekt, relativer 2.34
Bjerrum-Skotom 2.35, 3.4 f.
Black ball hyphaema 2.11
Blau-Grün-Sinnstörung 2.38
Blau-Mechanismus 5.65 ff.
Blau-Sinnstörung 5.65 ff., 5.73
– Optikusatrophie, dominante 5.103, 5.105
– Retrobulbärneuritis 5.133, 5.135
Blei, Optikusneuropathie 5.178
Blendung 5.127
– nach Epikeratophakie 7.20
– Migräne 5.197

Blendungsempfindlichkeit nach radialer Keratotomie 7.7
Blickwendung, Amaurose, vorübergehende 5.202
Blinder Fleck 2.31, 4.10
– – Freiliegen 3.2 f.
– – Größe 3.12
– – Lage 3.12
– – Verbindung zum Bogenskotom 3.4 f.
– – Vergrößerung 5.106, 5.183
– – – konzentrische 5.228
– – – monokulare, vorübergehende 5.200
Blindheit s. Amaurose
Blinkreflex, multiple Sklerose 5.154
Block, ziliolentikulärer 2.13 f.
– ziliovitrealer 2.13
Blur s. Nebelsehen, passageres
Blut-Kammerwasser-Schranke 2.15
– Störung 2.56
Blutung, gastrointestinale s. Gastrointestinalblutung
– intrakranielle 5.226
– orbitale 5.206
– subarachnoidale s. Subarachnoidalblutung
– subhyoidale 1.4
– subretinale 1.4
Blutverlust, Optikusneuropathie, ischämische, vordere 5.199
Blutzyste, intraorbitale 1.10
B-Lymphozyten 5.194
Boeck-Sarkoidose s. Sarkoidose
Bogenperimeter 2.32, 3.1
Bogenskotom 3.4 f.
– Verbindung zum blinden Fleck 3.4 f.
Bowtie-Keratotomie 7.10
Brechkraftschwankung nach radialer Keratotomie 7.7
Briefkastenschlitz-Kapsulotomie 6.13 f., 6.16
Brücke-Bartley-Effekt 5.134 f.
Bulbuslängenbestimmung, echographische 1.6 f.
Bulbusmassage 2.53
Bulbusruptur 1.4
Bulbustrauma, stumpfes 5.109
Buphthalmus 1.17, 2.3
Bupranolol 2.44 f.

C

Café-au-lait-Flecken 2.7, 5.211
Calciumantagonisten 5.198
Cambridge Low Contrast Grating 5.52, 5.59
Canalis opticus, Darstellung, röntgenologische, posttraumatische 5.208
– – Einengung 5.40
– – Paget-Krankheit 5.235
– – traumatisch bedingte 5.209 f.
– – Erweiterung 5.40
– – – Hyperostose, reaktive 5.219
– – – Optikusgliom 5.213
– – – Optikusmeningeom, primäres 5.219
– – Röntgenaufnahme 5.39 f.

– – – Indikation 5.40
– – Tomographie 5.40, 5.208
Carbachol 2.42 f.
Carboanhydrasehemmer 2.46 f.
– Kontraindikation 2.47
– Nebenwirkungen 2.47
Cardiolipintest 5.167
Carotis-cavernosus-Fistel, traumatisch bedingte 5.207
Carotis-ophthalmica-Aneurysma, Optikuskompression 5.224
Carteolol 2.44 f.
Cataracta complicata nach Zyklodialyse 2.56
– connata 1.4, 1.17
Chalazion 5.109
Charcot-Marie-Tooth-Neuropathie 5.101, 5.106
Chiasmademyelinisierung 5.118
Chiasmaglioblastom 5.215
Chiasmagliom 5.211, 5.214
– Biopsie 5.215
– Gesichtsfelddefekt 5.214
– malignes 5.215
– Prognose 5.215
– Radiotherapie 5.215
Chiasmakompression, granulombedingte 5.171
– tuberkulombedingte 5.169
Chiasmaläsion, traumatische 5.206
Chiasmasyndrom, Gliom 5.214
– Sehnervenveränderung 5.16
Chorioiditis 1.4
– AIDS 5.172
– Lues 5.167
Chorioidopathie, Lupus erythematodes, systemischer 5.195
Chorioretinitis 5.171
– Lues 5.167
Chorioretinopathia centralis serosa 5.109, 5.138
– – – Photostreßtest 5.46
– – – Pupillendefizit, afferentes 5.138
Choyce-Vorderkammerlinse 6.8 f.
Clonidin 2.46
CLV s. Lichtunterschiedsempfindlichkeits-Verlust, Varianz
Coats-Krankheit 1.4
Cocain 2.25
Cocainabusus 5.166
Cockayne-Syndrom 5.108
Cogan-Reese-Syndrom 2.12
Cogan-Syndrom 5.197
CO_2-Laser 7.26
Compliance 2.47
Computerperimetrie 2.35 ff., 3.1, 4.1 ff., 5.71 ff.
– Befundausdruck 4.1
– Befundinterpretation 4.1, 4.13
– Datenanalyse 4.8 ff.
– Empfindlichkeitsverlust, mittlerer 4.8, 4.10
– Fixationsüberwachung 4.1
– Glaukom 2.35 ff.
– Kurzzeitfluktuation 4.10, 4.12
– Leuchtdioden 4.3

– Lichtleiter 4.3
– Meßstrategie, linear-überschwellige 2.35 f.
– – quantitativ eingabelnde 2.36
– – schwellennah-überschwellige 2.35 f.
– Profilschnitte 4.4
– Prüfpunkteprojektion 4.4
– Raster 4.3 f.
– Rasterdichte 2.36
– Rate falscher Antworten 4.12
– Schwellenmessung 4.2
– Strategie 4.2 ff.
– Trendanalyse 4.10
– Vergleichsausdruck 4.8
Computertomographie 5.38, 5.41 ff.
– Ebene, neurookuläre 5.42
– Optikusgliom 5.213 f.
– Optikusmeningeom, primäres 5.218 ff.
– posttraumatische 5.209 f.
Corpus geniculatum, Degeneration 5.106
Corticosteroidinjektion, retrobulbäre 5.155
Corticosteroidtherapie bei Arteriitis temporalis 5.192
– Augeninnendrucksteigerung 2.8
– bei autoimmuner Retrobulbärneuritis 5.196
– bei endokriner Optikusneuropathie 5.205
– nach indirekter traumatischer Optikusläsion 5.210 f.
– bei Retrobulbärneuritis 5.116, 5.155
– bei systemischem Lupus erythematodes 5.196
– bei vorderer ischämischer Optikusneuropathie 5.187
Cotton-wool-Herde, AIDS 5.172
– Hypertonie, arterielle, maligne 5.192
– Lues 5.168
– Stauungspapille 5.227 ff.
Cryptococcus-informans-Infektion bei AIDS 5.173 f.
C-Schlingen-Kunstlinsenhaptik 6.8 ff.
CSF s. Kontrastempfindlichkeitsfunktion
CT s. Computertomographie
Cup, physiologischer s. Papillenexkavation, physiologische
Cup/disc-Quotient 2.22, 5.186
Cushing-Krankheit, Hypertension, okuläre 2.8
Cut-off-Frequenz 5.64
Cyanidintoxikation 5.100
Cyclitis s. auch Zyklitis
– annularis pseudotumorosa 1.4
Cyclosporin 5.155

D
Dakryoadenitis 1.14
Dakryozystitis, Begleitethmoiditis 1.14
– Echogramm 1.15
Dakryozystozele 1.14
Dalrymple-Zeichen 5.202
Daviel, J. 6.1

Degeneration, tapetoretinale, Mukopolysaccharidose 5.107
– – Vorkommen 5.108
De-Lange-Kurve 5.64, 5.73, 5.76
De-Lange-Übertragungsfunktion 5.76
Demyelinisierung 5.25, 5.107, 5.119 ff.
– Ablauf bei multipler Sklerose 5.157 f.
– Kernspintomographie 5.143 ff.
– Leitungsstörung 5.119 f.
– Narbenbildung 5.27
– Neuromyelitis optica 5.118
– Optikusneuropathie s. Optikusneuropathie, demyelinisierende
– Zeichen, negative 5.119 f.
– – positive 5.120
Dermoid, intraorbitales 1.10
Descemet-Membran, Einrisse beim Kind 2.7
Descemet-Ruptur, spontane 7.1
Dezibel 4.2
Diabetes mellitus, Farbenwahrnehmung 5.63
– – Glaukom, primär chronisches 2.8
– – juveniler, Optikusatrophie, hereditäre 5.106
– – – Papillenödem 5.192 f.
– – Kontrastempfindlichkeit 5.54, 5.63
– – Optikusneuropathie 5.179, 5.234
– – – ischämische, posteriore 5.201
– – – – vordere 5.192 f.
– – Potentiale, oszillatorische 5.63
Diamantmesser 7.5
Dichlorphenamid 2.46 f.
Differentialtonometrie 2.26
Digitalis, Farbillusionen 5.178
Diplopie, monokulare, nach Epikeratophakie 7.20
– – Retrobulbärneuritis 5.122
– Pseudotumor cerebri 5.232
Disk-Linse, weiche 6.11
Dissoziation, statokinetische, bei Perimetrie 5.73, 5.137 f.
Disulfiram, Optikusneuropathie 5.178
Dopamin 5.17
Dopaminmangel 5.17
Doppelbildersehen s. Diplopie
Doppelblitzkampimetrie, Retrobulbärneuritis 5.138
Doppelstrang-DNS, Antikörper 5.195
Doppler-Sonographie, Arteriitis temporalis 5.187, 5.192
– Optikusneuropathie, ischämische, vordere 5.187
Double ring sign 5.89
Drucksteigerung, intrakranielle 1.10
– – bei AIDS 5.174
– – Optikusglioblastom 5.215
– – Optikusgliom 5.214
– – Papillenödem s. Stauungspapille
– – Symptome 5.225
– – okuläre 5.225
– – Ursache 5.226
Drusen 1.4
Drusenpapille 5.92 f., 5.231
– Fluoreszenzangiographie 5.37, 5.92

Drusenpapille, Optikusneuropathie, ischämische, vordere 5.201
– Vorkommen 5.92
Dyschromatopsie 5.65
Dysgenesis mesodermalis iridis et corneae s. Rieger-Syndrom
Dysplasie, septooptische s. Syndrom der septooptischen Dysplasie

E

Echographie (s. auch Ultraschalldiagnostik) 1.1 ff., 5.44 f.
– kinetische 1.9
– ophthalmologische, pränatale 1.16 f.
– – – Indikation 1.16
– – – Normalbefunde 1.16 f.
– – – Untersuchungstechnik 1.16
– parabulbäre 1.7
– – Normalbefund 1.10
– quantitative 1.8
– topographische 1.8 f.
– transbulbäre 1.7
– – Normalbefund 1.9
Eintrittspupille 3.11
Elektronystagmographie, multiple Sklerose 5.154
Elektroretinographie 5.77 f.
– Indikation 5.78
Elschnigscher Pigmentkonus 5.5
– Skleralring 5.5
Empfindlichkeit für Lichtunterschiede s. Lichtunterschiedsempfindlichkeit
Emphysem, intraorbitales 1.10
– pulmonales s. Lungenemphysem
Encephalomyelitis disseminata s. Multiple Sklerose
Endophthalmitis 1.4
– nach radialer Keratotomie 7.6
Endotheleitis 2.11
Entlastungsschnitte bei Astigmatismus nach Keratoplastik 7.10 f.
Entzündung, intraokuläre 5.171
– intraorbitale 1.10
– orbitale, Lupus erythematodes, systemischer 5.195
Enzephalitis, Stauungspapille 5.230
– Toxoplasmose 5.171
Enzephalomyelitis 5.160
Enzephalomyelopathie, nekrotisierende, subakute 5.107
Enzephalozele 5.89
Epikeratophakie 7.18 ff.
– Indikation 7.18
– Komplikation 7.19 f.
– – intraoperative 7.20
– – postoperative 7.20 f.
– Kontraindikation 7.18
– Lentikelfixation 7.18 f.
– Lentikelpräparation 7.18
– – Laser-Einsatz 7.26
– Operationstechnik 7.18 f.
– synthetische, durch Laser adjustierbare 7.26 f.
Epinephrin 2.45 f.
Epinephrin-Dipivalat 2.45
Epipharynxtumor 1.10
Epiphora 2.7

Episkleritis 1.4
Erbium-YAG-Laser 7.26
Erblindung s. auch Amaurose
– Cryptococcus-informans-Infektion 5.173
– Niemann-Picksche Krankheit 5.107
ERG s. Elektroretinographie
Ermüdbarkeit, visuelle 5.122 ff.
– – Photophobie 5.125, 5.127
Esterman-Score 4.12
Ethambutol, Optikusneuropathie 5.177
Ethmoiditis bei Dakryozystitis 1.14
– Sehnervenbeteiligung 5.166
Exophthalmus 5.202
– Optikusgliom, intraorbitales 5.212
– Optikusmeningeom, primäres 5.216
– pulsierender 5.207
– mit Stauungspapille 5.230

F

Farbenabblassung 5.132
Farbenmischgerät 5.70 f.
Farbensehen im Alter 5.31
– exzentrisches, normales 5.67
– – pathologisches 5.67
– reduziertes 5.100
Farbensinn, Prüfung 5.65 ff.
– – Besancon-Anomaloskop 5.66 f., 5.71
– – Farnswort-100-Hue-Test 5.70
– – Ishihara-Tafeln 5.67
– – Moorfields Vision System 5.71
– – Nagel-Anomaloskop 5.70 f.
– – New-Color-Test 5.65
– – Panel-D-15-Test 5.67
– – Pseudoprotanomalie 5.70
Farbensinnstörung, Glaukom 2.38
– kongenitale 5.65
– neurale 5.65
– Optikusmeningeom, primäres 5.217
– Optikusneuropathie, dysthyreotische 5.205
– retinale 5.65
– Retrobulbärneuritis 5.110
– Stauungspapille, chronisch atrophische 5.228
– tritanope, Optikusatrophie, dominante 5.103, 5.105
Farbenwahrnehmung, Diabetes mellitus 5.63
– Kontrastempfindlichkeit 5.62
– Optikusneuropathie, demyelinisierende 5.132 ff.
– Retrobulbärneuritis 5.132 ff.
Farbillusionen, Digitalis-bedingte 5.178
Farbperimetrie 5.73
Farbtonentsättigung 5.65
Farnsworth-100-Hue-Test 5.70
Fatigue s. Ermüdbarkeit, visuelle
Fehlbildung, arteriovenöse, intraorbitale
– okuläre, pränatal echographisch diagnostizierbare 1.17
– orbitale, pränatal echographisch diagnostizierbare 1.17
– zystische, intraorbitale 1.10
Fehlrefraktion 3.8

– lokale 3.11
Fett, intraorbitales, Kernspintomogramm 5.44
Fibrom, ossifizierendes, orbitales 1.10
Fibroplasie, retrolentale 1.4
Fissura orbitalis superior, Nativröntgenaufnahme 5.39
Fistel, arteriovenöse, intraorbitale 1.10
– subkonjunktivale 2.52
Flammenblutung auf der Papille 5.199
– am Papillenrand 5.200 f.
Fleck, blinder s. Blinder Fleck
– kirschroter s. Makulafleck, kirschroter
Flicker 5.76
Flickerfrequenz, kritische 5.64
Flimmerperimetrie 5.24, 5.73 ff.
Flimmerskotome 5.125
– Migräne 5.197
Flimmerverschmelzungsfrequenz 5.73 f., 5.76
Flugbenzin, Optikusneuropathie 5.178
Fluktuation der Gesichtsfeldschwelle s. Gesichtsfeld, Schwellenfluktuation
Fluoreszenzangiographie 5.36 f.
– Stauungspapille 5.227
– – beginnende 5.227
Fluorphotometrie nach Kunstlinsenimplantation 6.16
Fluß, axoplasmatischer 5.29
– – gestörter 5.92
– – – Ophthalmopathie, endokrine 5.204
– – langsamer 5.29
– – rascher 5.29
– – Rückstauung 5.230
– – Stase 5.180 f.
– – – nach Zyklodialyse 2.56
Foramen opticum, Erweiterung, Optikusgliom 5.213
– – Fraktur 5.210
Foster-Kennedy-Syndrom 5.214, 5.225, 5.229
Fourier-Transformation 5.76
Fovea, Lichtunterschiedsempfindlichkeit 3.1
Fremdkörper, intraokularer 5.206
– intraorbitaler 1.10, 5.206
– metallischer, intraokularer, Echogramm 1.6
Fremdkörperperforation 5.206 f.
Friedreich-Ataxie 5.106
Frisén-Perimetrie s. Ringperimetrie
Frontallappentumor 5.225, 5.230
Frühsommermeningoenzephalitis 5.166
FTA-ABS-Test 5.167
– Indikation 5.167
Fuchs-Heterochromie 2.11
Fuchssches Kolobom 5.91
Funduskamera 2.23
Fundusphotographie, rotfreie 5.98 f.

G

GABA s. Gammaminobuttersäure
Gammaminobuttersäure 5.17

Ganglienzellen 5.8 ff.
- retinale, Degeneration, primäre 5.104
Ganglienzellenplastizität, funktionelle 5.15
Gangliosidose 5.107
Gastrointestinalblutung, Optikusneuropathie, ischämische, vordere 5.199
Gedächtniszellen 5.194
Gedeckter Elliot 2.52
Gefäße, peripapilläre, teleangiektatische 5.101
Gefäßerkrankung, retinale, Lupus erythematodes, systemischer 5.195
Gefäßsystem, retinales 2.15, 2.22
- - Autoregulation 2.22, 5.8
- uveales 2.15, 2.22
- ziliares 2.15
Gelb-Blau-Sinnstörung 2.38
Gelbsehen, Digitalis-bedingtes 5.178
Gesichtsfeld, Gesamtverlust 2.36
- Kurzzeit-Schwellenfluktuation 2.38, 3.8, 4.10
- Langzeit-Schwellenfluktuation 2.38, 4.12
- - heterogene 3.8
- - homogene 3.8
- peripheres, Perimetrie 3.9, 3.13
- Schwellenfluktuation 2.31, 3.7 f.
- Sprung, nasaler, Computerperimetrie 4.4
- - - Perimetrie, manuelle 3.2, 3.4, 3.8, 4.4 f.
- statokinetische Dissoziation 5.73
- Verlustvarianz 2.38
- - korrigierte 2.38
- zentrales, Perimetrie 3.9, 3.13
Gesichtsfeldberg 2.31, 3.1
Gesichtsfelddefekt 2.33 ff.
- absoluter 2.35
- altitudinaler, oberer 5.181 f.
- - plötzlicher 5.201
- - unterer 5.181 ff.
- bitemporaler, tilted disc syndrome, beidseitiges 5.91
- bogenförmiger 3.4, 5.181 f.
- Chiasmagliom 5.214
- diffuser 4.12
- - glaukombedingter s. Gesichtsfeldschaden, glaukomatöser, diffuser
- - Ursache 3.7 f., 4.12
- Drusenpapille 5.92 f.
- gemittelter 4.12
- keilförmiger, temporaler 3.5, 3.7
- lokalisierter 4.12
- - glaukombedingter s. Gesichtsfeldschaden, glaukomatöser, lokalisierter
- - Ursache 3.8
- oberer 2.35
- Optikusgliom 5.212
- Optikusmeningeom, primäres 5.217
- Optikusneuropathie, ischämische, vordere 5.179 ff.
- Optikusverletzung, indirekte 5.208
- peripherer, Retrobulbärneuritis 5.115

- Pseudoprogredienz 2.38
- Pseudotumor cerebri 5.232
- relativer 2.34
- Repräsentation auf der Papille 5.22
- Retrobulbärneuritis 5.110 f.
- sektorförmiger 5.179 ff.
- Stadien 2.34 f.
- Stauungspapille, chronisch atrophische 5.228
- temporaler, posttraumatischer 5.206
- tilted disc syndrome 5.91
- unterer 2.35
- zentraler 3.4
Gesichtsfelddefekttiefenkurve, kumulative s. Bebie-Kurve
Gesichtsfeldeinschränkung, konzentrische 3.7, 3.11, 5.106, 5.181 ff.
- - Optikusgliom 5.212
- - Optikusneuropathie, dysthyreotische 5.205
- - Paget-Krankheit 5.235
- - psychogene 5.235 f., 5.239 f.
- - - Perimetrie 5.243
- - Stauungspapille, chronisch atrophische 5.228
- Optikusatrophie, kongenitale, rezessiv vererbte 5.104
Gesichtsfelderauswertung, statistische 2.36
Gesichtsfeldindizes 4.12
Gesichtsfeldinsel, temporale 3.8
- zentrale 3.8
Gesichtsfeldprüfung s. Perimetrie
Gesichtsfeldschaden, glaukomatöser 2.31 ff., 3.1 ff., 5.183
- Ausdehnung 3.9
- bogenförmiger 3.4
- Differentialdiagnose 3.1, 3.8
- diffuser 3.2, 3.6 ff., 3.11
- Drance-Armaly-Screening-Verfahren 3.9 f.
- Durchbruch in die Peripherie 3.8
- Entwicklungstrend 3.8
- früher 3.4
- Früherkennung 3.1, 3.9
- Interpretation, Störfaktoren 3.11 f.
- keilförmiger, temporaler 3.5, 3.7
- lokalisierter 3.2 ff., 3.8, 4.12
- - absoluter 3.4
- - relativer 3.4
- Progression 3.8
- Restinsel, zentrale 3.8
- Stadien 2.34 f.
- Tiefe 3.9
- Verlaufsbeobachtung 3.1
- Verlaufsbeurteilung 3.9 f.
- mechanischer 3.7 f.
- vaskulärer 3.8
Gesichtsfeldverfall, fortgeschrittener 3.13
Gesichtsfeldzentrum, Verfall 2.35
Gewalteinwirkung, frontale 5.207
Ginsburg Charts 5.58 f.
Gittersehschärfe 5.49, 5.64, 5.76
Glaskörper, echographisch diagnostizierbare Erkrankungen 1.4

- primärer, hyperplastischer, persistierender 1.4, 1.17
Glaskörperabhebung, hintere 1.4
Glaskörperblutung 1.4
- Echogramm 1.4 f.
Glaskörpertrübung, Glaukomgesichtsfeldinterpretation 3.11
Glaskörperverdichtung 1.4
Glaskörperverlust 6.1
Glaucoma chronicum simplex, Gesichtsfeldschaden 3.4
Glaukom (s. auch Hypertension, okuläre) 2.1 ff.
- Adrenalinpräparate 2.45 f.
- - Wirkungsmechanismus 2.45
- akutes 2.13, 5.201
- - Papillenschädigung 2.3
- - Prognose 2.14
- - Therapie 2.14
- allergisches 2.11
- Atrophie der retinalen Nervenfaserschicht 5.19
- Autoregulation, vaskuläre 2.22, 5.8
- Betablocker 2.41, 2.43 ff.
- Carboanhydrasehemmer 2.46 f.
- - Applikation, lokale 2.47
- - - systemische 2.47
- chronisches, Papillenschädigung 2.3
- Clonidin 2.46
- Computerperimetrie 2.35 ff., 4.4 ff.
- Cup/disc-Quotient 2.22
- Definition 2.1 f.
- Diagnostik 2.19 ff.
- - funktionelle 2.30 ff.
- Differentialdiagnose zur endokrinen Optikusneuropathie 5.205
- Druckregulierung 3.8
- Farbsinnstörung 2.38
- Früherfassung 5.85
- Gesichtsfeldschaden s. Gesichtsfeldschaden, glaukomatöser
- Gonioskopie 2.19 ff.
- Goniotomie 2.54 f.
- Hornhauttransplantation 2.58
- infantiles 2.4
- - sekundäres 2.5
- juveniles 2.4, 2.8
- Kataraktextraktion, extrakapsuläre 2.57 f.
- kindliches, Hornhautdurchmesser 2.7
- - Manifestationszeitpunkt 2.4
- - sekundäres 2.7 f.
- - Vorderkammertiefe 2.8
- kongenitales 2.3 ff.
- - Definition 2.4
- - Gonioskopiebefund 2.4 f., 2.21
- - Goniotomie 2.51, 2.54 f.
- - Inzidenz 2.4
- - sekundäres 2.5 ff.
- - Therapie, Indikationsstellung 2.40
- - Ursache 2.4
- Kontrastempfindlichkeit 2.38, 5.54
- Kreislaufdiagnostik 2.39
- Kunstlinsenimplantation 2.57 f.
- Laser-Iridotomie 2.50 f.

Glaukom, Laser-Trabekuloplastik 2.49 f.
– malignes 2.14, 2.51
– – nach Trabekulektomie 2.53
– melanophages 2.11
– Miotika 2.42
– Operation, abflußverbessernde 2.51 ff.
– – – und sekretionshemmende 2.51, 2.55 ff.
– – fistelbildende 2.51
– – – Indikationsstellung 2.41
– – sekretionshemmende 2.51, 2.57
– Optikusmeningeom, primäres 5.216
– Optikusneuropathie, ischämische, vordere 5.200 f.
– Papillenbeurteilung 2.22 f.
– Papillenexkavation 5.99
– Parasympathikomimetika 2.41 ff.
– Pathophysiologie 2.15
– Perimetrie 2.31 ff.
– – manuelle 3.1 ff.
– – – Störfaktoren 3.11 f.
– – – Strategie 3.9 f.
– – – Wertigkeit 3.13
– phakogenes 2.51
– phakolytisches 2.11
– Photostreßtest 1.46
– postoperatives 2.12
– primär chronisches 2.2 ff., 4.4
– – – bei Diabetes mellitus 2.8
– – – Gonioskopiebefund 2.21
– – – bei höhergradiger Myopie 2.8
– – – Operationsindikation 2.51
– – – durch Pigmentdispersion s. Pigmentglaukom
– – – bei Pseudoexfoliatio lentis s. Kapselhäutchenglaukom
– – – Risikofaktoren 2.3
– Schachbrettmusterelektroretinographie 5.85
– Sehnervendegeneration, uhrglasförmige 5.190
– Sehschärfe 2.39
– sekundäres s. Sekundärglaukom
– Siliconimplantat 2.51
– spätjuveniles 2.8
– Stereophotographie 2.23 f.
– – Bildauswertung, digitalisierte 2.23 f.
– Therapie 2.40 ff.
– – chirurgische 2.40, 2.51 ff.
– – – Indikation 2.51
– – – Indikationsstellung 2.41
– – – Indikationsstellung 2.40 ff.
– – konservative 2.40 ff.
– – – Compliance 2.42, 2.47 f.
– – – Erfolgskontrolle 2.42
– – – Indikationsstellung 2.40
– – – Unverträglichkeitserscheinungen 2.42
– – Laser-Anwendung 2.40, 2.48 ff.
– Tonometrie 2.24 ff.
– Trabekulektomie 2.52 ff.
– vaskuläre Einflüsse 2.15 f., 2.39
– Verlust der retinalen Nervenfaserschicht 5.19
– Zyklodialyse 2.51, 2.55 ff.

Glaukomflecken 2.14
Glaukomüberwachung 3.10
Gliom 5.211
Gliose 5.27 f.
Glycin 5.17
Goldmann-Applanationstonometer 2.25 f.
Goldmann-Perimeter 3.1, 4.4, 5.71
Goniodysgenesie 2.21
Goniophotokoagulation 2.48
Gonioskop 2.1
Gonioskopie 2.19 ff.
– intraoperative 2.54
– Winkelblockglaukom, primäres 2.14
Goniosynechien 2.13
Goniotomie 2.8, 2.51, 2.54 f.
– Resultate 2.55
– Technik 2.54 f.
– Zyklodialyse ab interno 2.55, 2.57
Graefe-Zeichen 5.202
Grant-Formel 2.29
Granulom 5.167
– intrakranielles 5.171
– intraorbitales 5.171
Grauglastest 5.45, 5.61, 5.121, 5.129
Großer-blinder-Fleck-Syndrom 5.200
Grubenpapille 5.90 f.
Guanithidin 2.45
Guillain-Barré-Syndrom 5.160
Gumma der Papille 5.169
Gunnsche Flecken 5.18

H

Haab-Leisten 2.7
Halbkugelperimeter 2.32 ff.
Halbkugelperimetrie 2.33 ff., 3.1
Hallgren-Syndrom 5.108
Hämangioblastom, intraorbitales 5.221
Hämangiom, kavernöses, intraorbitales 1.10
– – – Echogramm 1.11 f.
– der Papille s. Papillenhämangiom
Hamartom, astrozytisches, der Papille 5.222
– gliales 1.4
Hämatom, intrakranielles, Stauungspapille 5.230
– parabulbäres 1.10
– retrobulbäres 1.10
– subperiostales, intraorbitales 1.10
Hämorrhagie s. Blutung
Hamurabi 6.1
Handapplanationstonometer 2.25
Hartmann-Herrnheiser-Röntgenaufnahme 5.39
Hasnersche Klappe, Persistenz 1.14
Helladaptation 3.1
Helligkeitsempfindung 1.46
– herabgesetzte 5.121, 5.129
– bei Neuritis 5.121, 5.129
– Optikusneuropathie, demyelinisierende 5.121, 5.129
– Retrobulbärneuritis 5.121, 5.129
Helligkeitsüberhöhung, subjektive 5.134 f.
Hemianopsie, homonyme, Migräne 5.197

– Optikusverletzung, indirekte 5.208
Heredoataxie, spinozerebelläre 5.106
Heredodegeneration, tapetoretinale 5.107 f.
Herpes simplex, Glaukom 2.11
– zoster ophthalmicus bei AIDS 5.173
– – Retrobulbärneuritis 5.164
Herzvitium, Papillenprominenz 5.231
Heterochromie 2.10 f.
Heterochromieglaukom 2.11
High Pass Resolution Perimetry s. Ringperimetrie
High-resolution-Computertomographie 5.42, 5.96
Hilfssubstanz, viskoelastische, bei Kunstlinsenimplantation 6.16 f.
Hinterkammerlinse 6.9 f.
– Abstandshalter 6.10
– emmetropisierende 6.3
– Haptik, Nahtfixierung, transziliare 6.16
Hinterkammerlinsenimplantation bei Glaukom 2.57 f.
v.-Hippel-Landau-Erkrankung 5.222
Hirnabszeß, posttraumatischer 5.207
– Stauungspapille 5.230
Hirndruck s. Drucksteigerung, intrakranielle
Hirnödem 5.226
Hirnsinusthrombose 5.230, 5.232
Hirnsklerose, tuberöse 5.222
Hirntumor 5.226
– infratentorieller 5.226
– Stauungspapille 5.226, 5.230
– supratentorieller 5.226
III.Hirnventrikel, Chiasmagliompropagation 5.214
HIV 5.172 ff.
HIV-Infektion, Immunmangelsyndrom, manifestes s. AIDS
– des Sehnerven 5.175
– Stadien 5.172
HLA-DR2, multiple Sklerose 5.159
– Retrobulbärneuritis 5.159
HLA-System, multiple Sklerose 5.159
Hornhaut, Biomechanik 7.29
Hornhautchirurgie, Laser-Technik 7.24 ff.
– refraktive 7.1 ff.
– thermische 7.27 f.
Hornhautdeformation, passagere 5.109
Hornhautdickenmessung vor radialer Keratotomie 7.5
Hornhautdurchmesser, vergrößerter, beim Kind 2.7
Hornhautkrümmung, Messung vor Kunstlinsenimplantation 6.4
Hornhautlamellentransplantat 7.14
– Abstoßungsrisiko 7.17
Hornhautrückfläche, Präzipitate, vorübergehende 2.10
Hornhautstrangulation bei radialer Thermokeratoplastik 7.27
Hornhautstromektomie, intralamelläre, mit Laser-Licht 7.26
– kontrollierte 7.18

Hornhauttransplantation bei Glaukom 2.58
Hornhauttrübung, Glaukom, kindliches 2.7
– Glaukomgesichtsfeldinterpretation 3.11
– Mukopolysaccharidose 5.107
Hornhautverkrümmung, angeborene, Keratotomie, trapezoidale 7.10
Hornhautvorderfläche, Analyse, topographische, computergestützte 7.29 f.
Hörverlust 5.106
Hoyt-Spencer-Zeichen 5.216 f.
Human immunodeficiency virus s. HIV
Hydrocephalus internus, Chiasmagliom 5.214
– – Stauungspapille 5.230
Hydrodissektion 6.6, 6.13 f.
Hydrogelimplantat, Keratophakie 7.23
Hydrophthalmus 2.3
Hydroxyquinoline, Optikusneuropathie 5.178
Hydrozephalus, Echogramm, pränatales 1.17
Hyperopie, Epikeratophakie 7.18 ff.
– Keratokyphose 7.22
– Keratomileusis 7.15 f.
– Keratorrhaphie, annuläre 7.29
– Keratotomie, hexagonale 7.12
– Laser-Keratomileusis 7.25 f.
– nach radialer Keratotomie 7.7
– – – Kompressionskeratoplastik, zirkuläre 7.29
– Ring, kornealer, intralamellärer 7.28
– Thermokeratoplastik, radiale 7.27 f.
Hypertelorismus 1.17
Hypertension, okuläre (s. auch Glaukom) 2.1 ff.
– – cortisoninduzierte 2.8
– – einsitige, rezidivierende 2.10
– – Kontrastempfindlichkeit 5.54
– – Risikofaktoren 2.40
– – Zeitabhängigkeit bei Kammerwasser-Abflußblock 2.15
Hyperthyreose, Ophthalmopathie s. Ophthalmopathie, endokrine
Hypertonie, arterielle, maligne 5.233
– – Optikusneuropathie, ischämische, vordere 5.192
– – Papillenischämie, akute 5.233
– – Papillenschwellung 5.233
– – Sehnervenveränderung 5.233
Hypophysenadenom 5.224
Hypophysenapoplexie 5.148
Hypophysentumor 5.91 f.
– Kernspintomographie 5.148, 5.151
Hypotelorismus 1.17
Hypothalamus, Chiasmagliompropagation 5.214
Hypotonie, arterielle, Optikusneuropathie, ischämische, vordere 5.199
– okuläre, nach Zyklodialyse 2.56

I

Idiotie, amaurotische 5.107
IgG/Albumin-Ratio, erhöhte 5.160

Illusionen, visuelle 5.197
Imbert-Flick-Gesetz 2.27
Immundefekt, funktioneller 5.195
Immunglobuline 5.194
Immunkomplexe 5.194
Immunkomplexerkrankung, Nervensystembeteiligung 5.195
Immunpathogene Reaktion 5.194
Immunreaktion, humorale 5.194
– zelluläre 5.194
Immunregulationsstörung, multiple Sklerose 5.159
Immunsuppressiva 5.155
Immunsystem 5.194
Implantat, intrakorneales 7.28 f.
Impressionstonometer, Entwicklung 2.25
Impressionstonometrie 2.26
Infarkt, chorioretinaler 5.206
Infekt, opportunistischer, bei AIDS 5.172
Insektizid, Optikusneuropathie 5.178
Interleukin-2 5.172
Intraokularlinse s. Kunstlinse
Iridektomie, periphere 2.13 f.
Iridodialyse 1.4
Iridokorneotrabekulodysgenesie 2.5
Iridopathie, diabetische 2.8
Iridoschisis, senile, Glaukom 2.12
Iridotomieglas 2.50
Iridotrabekulodysgenesie 2.5
Iris, getigerte 2.7
Irisansatz, breitflächiger, hinter dem Skleralsporn 2.5, 2.21
– – vor dem Skleralsporn 2.4, 2.21
Irisatrophie, essentielle, progressive, Glaukom 2.12
Irisbasiskoagulation, tangentiale 2.49
Irisfibrom 5.211
Irisgefäßanomalie 2.5
Irispigmentepithel, Degenerationsstadien bei Kapselhäutchenglaukom 2.10
– Depigmentierung 2.9
Irisstromahypoplasie 2.5
Iriswurzel 2.20
– Gonioskopiebefund 2.20
Iriswurzelschwäche, funktionelle 2.13
Iris-Ziliarkörper-Melanom 2.12
Iriszyste 1.4
Ischämie im Nervengewebe 5.181
Iseikonie 6.3
Ishihara-Tafeln 5.67
Isoniazid, Optikusneuropathie 5.177
Isopterendarstellung 3.1
Isoptereneinschränkung, konzentrische 3.11
Isopterenkonstriktion 3.7
Isopterenperimetrie s. Perimetrie, manuelle, kinetische

J

Jacobi-Lindström-Linse 6.10
J-Schlingen-Kunstlinsenhaptik 6.8 ff.
Junius-Kuhnt-Krankheit 1.4

K

Kältedrehbank 7.13

Kammerwasser 2.15
– Abflußleichtigkeit 2.29
– Abflußwegobstruktion 2.16 ff.
– – Augeninnendrucksteigerung, Zeitabhängigkeit 2.15
– – Pupillarbereich 2.17
– – im Schlemmschen Kanal 2.18
– – im Trabekelwerk 2.17 f.
– Abflußwiderstand, physiologischer 2.16
– Minutenvolumen 2.29
– Pseudofaszilität 2.29
– Zusammensetzung 2.15
Kammerwasserabfluß 2.2
Kammerwasserproduktionsrate 2.15
Kammerwassersekretion 2.2
Kammerwasservenen, Obstruktion 2.18
Kammerwasservolumen 2.15
Kammerwinkel 2.16 f., 2.20, 6.4 f.
– enger 2.20 f.
– Kunstlinsenfixation 6.4
– Kunstlinsenimplantation, Technik 6.15
– verschlossener, Gonioskopiebefund 2.21
Kammerwinkeldysplasie 2.4 f., 2.8, 2.21
Kammerwinkelveränderung, traumatische, Glaukom 2.12
Kampimeter 3.1
Kampimetrie 2.32
Kanizsa-Dreieck 5.14 f.
Kapselhäutchenglaukom 2.9 f.
– Gonioskopiebefund 2.10
– Irispigmentepithel-Degeneration 2.10
– Therapie 2.10
Kapsulotomie 6.13 f.
Karotisangiographie 5.40 f.
– Subtraktionsmethode 5.40 f.
Karotisstenose 2.39
Karzinom, intraorbitales 1.10
Karzinomatose, meningeale 5.221
Katarakt 6.1
– Glaukomgesichtsfeldinterpretation 3.11
– traumatische, nach radialer Keratotomie 7.6
Kataraktextraktion, Epitheleinwachsungen 2.12
– extrakapsuläre 6.13 ff.
– – bei Glaukom 2.57 f.
– – Kapseleröffnung 6.13
– – Kernentfernung 6.13 f.
– – Kunstlinsenimplantation, sekundäre 6.16
– – Rindenentfernung 6.14 f.
– Geschichte 6.1
– intrakapsuläre, Kunstlinsenimplantation 6.13
– – – sekundäre 6.16
– – Optikusneuropathie, ischämische, vordere 5.194
Kataraktkryoextraktion 6.1
Kearns-Sayre-Syndrom 5.108
Keilbeinflügel, kleiner, Fraktur 5.208

Keilbeinflügelmeningeom 5.230
– Vordringen in die Orbita 5.216, 5.220
– – – Symptome 5.224
Keilexzision bei Astigmatismus nach Keratoplastik 7.11
Keratektomie, lamellierende 7.14
– radiäre, Laser-Technik 7.24 f.
– transversale, Laser-Technik 7.24 f.
Keratitis, bakterielle, nach radialer Keratotomie 7.6
– filiformis nach Myopie-Epikeratophakie 7.21
Keratokonjunktivitis 5.109
Keratokonus 7.1
– Epikeratophakie 7.18
Keratokyphose 7.21 f.
Keratometrie vor Kunstlinsenimplantation 6.3 f.
Keratomileusis 7.15 ff.
– Ergebnis 7.16
– hyperopica 7.15 f.
– Komplikation 7.16
– Laser-Technik 7.25 ff.
– myopica 7.15
– in situ 7.17 f.
– – Stromektomie, kontrollierte 7.18
Keratopathia punctata superficialis nach Epikeratophakie 7.20
Keratophakie 7.14 f.
– Ergebnis 7.15
– Komplikation 7.14
– synthetische 7.22 f.
– – Kunststoffimplantat 7.22 f.
– – – hydrophobes 7.23
Keratoplastik, Astigmatismus, postoperativer, Entlastungsschnitte 7.10 f.
– – – Keilexzision 7.11
– bei Glaukom 2.58
– penetrierende 7.10
– refraktive, interlamelläre, meridionale 7.29
– – lamellierende 7.1, 7.13 ff.
– – – plane 7.17
Keratorrhaphie, annuläre 7.29
Keratoskop 7.8
Keratotomie, refraktive 7.2 ff.
– – achsenparallele 7.8 f.
– – hexagonale 7.12
– – radiale 7.1 ff.
– – – Anästhesie 7.5
– – – Inzisionenzahl 7.3
– – – Komplikation 7.6
– – – Nachbehandlung 7.5 f.
– – – Nomogramm 7.3 f.
– – – Operationstechnik 7.3, 7.5 f.
– – – optische Zone 7.3
– – – – Markierung 7.5
– – – Patientenaufklärung 7.2
– – – Patientenauswahl 7.2
– – – Patientenvariable 7.3 f.
– – – psychosoziale Studien 7.2
– – – Reoperation 7.8
– – – Schnittführung, zentrifugale 7.5
– – – – zentripetale 7.4 f.
– – – Schnittiefe 7.3 ff.

– – – Ultraschallpachymetrie 7.5
– – – variable operative Parameter 7.3
– – – Wirkungsprinzip 7.2 f.
– – transversale 7.9
– – trapezoidale 7.9 f.
– – – Computerprogramm 7.10
– – – Komplikation 7.10
Kernspintomographie 5.38, 5.43 f.
– Hypophysentumor 5.148, 5.151
– multiple Sklerose 5.143 ff., 5.153
– Optikusgliom 5.148
– Optikusneuropathie, demyelinisierende 5.143 ff.
– Papillitis 5.112
– – posttraumatische 5.210
– Retrobulbärneuritis 5.143 ff.
Kirchenfensterphänomen 2.9
Kirschroter Fleck s. Makulafleck, kirschroter
Kleinhirnrindenatrophie 5.106
Knochendefekt, orbitaler 1.10
– – A-Bild-Echographie, standardisierte 1.9
Knochendysplasie, fibröse, orbitale 1.10
Knochenzyste, orbitale 1.10
Kokain 2.25
Kokainabusus 5.166
Köllnersche Regel 5.65
Kolobom 1.5
– der Papille s. Papillenkolobom
Komplementsystem 5.194
Kompressionskeratoplastik, zirkuläre 7.29
Königsmark-Syndrom 5.106
Kontaktlinse bei Aphakie 7.19
– zur Gonioskopie 2.19
Kontrastempfindlichkeit (s. auch Kontrastwahrnehmung) 5.76
– Definition 5.64
– herabgesetzte, Nebelsehen, passageres 5.112
– Optikusneuropathie, demyelinisierende 5.130 ff.
– räumliche 5.64
– Retrobulbärneuritis 5.121, 5.130 ff.
– Uhthoff-Syndrom 5.151 f.
– zeitliche 5.64
Kontrastempfindlichkeitsfunktion 5.46, 5.48 f., 5.64
– Definition 5.64
– foveale 5.64
– Untersuchung, Terminologie 5.63 f.
Kontrastempfindlichkeitskurve 5.53
Kontrastempfindlichkeitsstörung, psychogene 5.240
Kontrasttiefe 5.64
Kontrastwahrnehmung (s. auch Kontrastempfindlichkeit) 5.46 ff.
– im Alter 5.31, 5.52
– Amsler-Netz 5.61
– Arden-Test 5.52 ff., 5.57 f.
– Cambridge Low Contrast Grating 5.52, 5.59
– Farbwahrnehmung 5.62
– Fourier-Analyse 5.49

– Ginsburg Charts 5.58 f.
– Glaukom 2.38
– High Pass Resolution Perimetry 5.60
– Klinik 5.51 ff.
– Lichtunterschiedsempfindlichkeit 5.62
– Modulationstiefe 5.47 f.
– Ortsfequenz s. Kontrastwahrnehmung, Raumfrequenz
– Pelli-Robson-Low Contrast Letter Charts 5.60
– Potentiale, oszillatorische 5.63
– – visuell evozierte 5.62
– Raumfrequenz 5.47, 5.49 f., 5.63 f.
– Schachbrettmusterelektroretinographie 5.63
– Screening-Untersuchung 5.62
– Sehschärfe 5.46, 5.51, 5.61 f.
– Sehzeichentafeln 5.58 ff.
– – mit herabgesetztem Kontrast 5.60
– Untersuchung, elektronische 5.55 f.
– – Terminologie 5.63 f.
– Untersuchungsmethoden 5.55 ff.
– – Korrelationen 5.61 f.
Kontrazeptiva, orale s. Ovulationshemmer
Kornea s. Hornhaut
Körperchen, hyaline 5.92 f.
Krabbe-Krankheit 5.107
Kraniosynostose 5.230
Kreislaufdiagnostik bei Glaukom 2.39
Krise, glaukomatozyklitische 2.10
Krukenberg-Spindel 2.9, 2.21
Kryodrehbank 7.15, 7.17
Kryokoagulation, panretinale 2.48
Kryptokokkose 5.171
Kryptonlaser 2.48
– Wellenlänge 2.48
Kunstlinse 1.4, 6.3 ff.
– Anforderungen 6.11
– Biomechanik 6.8
– C-Schlingen-Haptik 6.8 ff.
– Dioptrien-Bestimmung, präoperative 1.7
– faltbare 6.11
– Haptikschlaufen, geschlossene 6.10
– – offene 6.10
– hinterkammerfixierte s. Hinterkammerlinse
– intraokulare 1.4
– irisgetragene 6.9 f., 6.13
– – Implantationsvorgang 6.15
– J-Schlingen-Haptik 6.8 ff.
– kammerwinkelgetragene 6.8 f.
– – Haptik, flexible 6.13
– – Implantationsvorgang 6.15
– Kapselsackimplantation 6.10
– Material 6.6 ff.
– plankonvexe 6.10
– vorderkammerfixierte s. Vorderkammerlinse
Kunstlinsenbügel, Nahtfixierung, transziliare 6.16
Kunstlinsenfixationsort 6.3 ff.
Kunstlinsenhaptik, flexible 6.8

– Material 6.7 f.
– – physikalische Eigenschaften 6.8
– starre 6.8 f.
– Strukturgedächtnis 6.8
Kunstlinsenimplantation 6.1 ff.
– Aniseikonie 6.4
– erste 6.2
– Fluorphotometrie 6.16
– Geschichte 6.1 f.
– bei Glaukom 2.57 f.
– Hilfssubstanz, viskoelastische 6.16 f.
– Indikation 6.12
– Iseikonie 6.3 f.
– Keratometrie, präoperative 6.3 f.
– Korrektionsziel 6.4
– Operationstechnik 6.13 ff.
– primäre, Indikation 6.12
– – beim Kind 6.12
– – Kontraindikation 6.12
– sekundäre 6.3
– – nach extrakapsulärer Katarakt-
   extraktion 6.16
– – Indikation 6.12
– – nach intrakapsulärer Katarakt-
   extraktion 6.16
– Technik 6.15 f.
– Ultraschallbiometrie, präoperative
  6.3 f.
– Zonularuptur 6.16
Kunstlinsenoptik 6.3
– Werkstoff 6.6 f.
Kunstlinsenstärke, Planung 6.3 f.
Kunststoffimplantat, Keratophakie
  7.22 f.

L
Lamina cribrosa 5.6 f.
– – Blutversorgung 5.188
– – sichtbare 5.97 f.
Lanthony's New Color Test 5.65
Laser, Energieabgabe, gepulste 2.48
– – kontinuierliche 2.48
Laser-Behandlung, Papillenatrophie,
  sekundäre 5.193
Laser-Effekt, thermischer 2.48
Laser-Hornhautchirurgie 7.1, 7.24 ff.
Laser-Hornhautstromektomie, intra-
  lamelläre 7.26
Laser-Iridotomie 2.13, 2.50 f.
– Technik 2.50
Laser-Keratektomie, radiäre 7.24 f.
– transversale 7.24 f.
Laser-Keratomileusis 7.25 f.
– Computersimulation 7.26
– Gewebsantwort 7.25
Laser-Koagulation, panretinale 2.48
Laser-Kontaktgläser 2.19 f.
Laser-scan-Ophthalmoskop 2.24
Laser-System, Steuerung 7.25
Laser-tomographic-Scanner 2.24
Laser-Trabekuloplastik 2.9, 2.49 f.
– Ergebnisse 2.50
– Indikation 2.50
– Indikationsstellung 2.41
– Laser-Applikationsmöglichkeiten
  2.49
– Nebenwirkungen 2.49 f.

Laser-Trabekulotomie 2.10
Laurence-Moon-Biedl-Bardet-Syndrom
  5.108
Lebersche Optikusatrophie 5.100 ff.
– – Begleitsymptome 5.101
– – – neurologische 5.101
– – Frühzeichen 5.101
– – Papillenveränderung 5.101 f.
– – Symptome 5.100 ff.
– – Therapie 5.101
Lebers-Neuroretinitis 5.164
Leighsche Krankheit s. Enzephalomyelo-
  pathie, nekrotisierende, subakute
Leuchtdiode 4.3
Leukämie, lymphatische 5.233
– Sehnerveninfiltration 5.221
– Sehnervenveränderung 5.233
– Stauungspapille 5.231, 5.233
Leukodystrophie, metachromatische
  5.107
Leukokorie 1.4
Levobunolol 2.44 f.
LE-Zelle 5.195
Lichtempfindlichkeit, erhöhte s. Photo-
  phobie
Lichtleiter 4.3
Lichtleitungsunterbrechung 5.34
Lichtreaktion, direkte 5.34 f.
– indirekte 5.34
– konsensuelle s. Lichtreaktion, indi-
  rekte
– Latenz 5.35
Lichtreflexe, peripapilläre, Verlust
  5.226
Lichtunterschiedsempfindlichkeit 3.1,
  5.76
– im Alter 5.31
– Einflußfaktoren 3.11
– Ermüdbarkeit 5.121
– herabgesetzte, Nebelsehen, passa-
  geres 5.112
– Kontrastempfindlichkeit 5.62
Lichtunterschiedsempfindlichkeits-Ver-
  lust, mittlerer 4.8, 4.10, 4.12
– Varianz 4.12
Ligamentum hyaloideo-capsulare 6.5
Linse, bikonvexe 6.3
– luxierte 1.4
– subluxierte 1.4, 2.10
Linsenäquator 6.5
Linsenepithel 6.6
Linsenepithelzone, germinative 6.15
– – Nachstarentstehung 6.17 f.
Linsenkapsel 6.5 f.
– Aufhängeapparat 6.5
– hintere, Politur 6.15
– Kunstlinsenfixation 6.5 f.
– vordere, Glaukomflecken 2.14
Linsenkapseldicke 6.5
Linsenkapseleröffnung 6.13
Linsenkapselsack, Füllung mit visko-
  elastischer Substanz 6.16 f.
Linsenkern 6.6
– Hydrodissektion s. Hydrodissektion
– Ultraschallzertrümmerung s. Phako-
  emulsifikation
Linsenquellung 1.4

Linsenrinde 6.6
Linsensubluxation 1.4, 2.10
– Kataraktextraktion 6.15
– Kunstlinsenimplantation 6.15
Linsentrübung 1.4
– Glaukomtherapie, konservative 2.41
Liquor cerebrospinalis, Banding, oligo-
  klonales 5.154, 5.157, 5.159 f.,
  5.196
– – IgG/Albumin-Ratio, erhöhte
    5.160
Liquorpleozytose 5.159
Liquorproteine, oligoklonale 5.154,
  5.157, 5.159 f., 5.196
– – Vorkommen 5.159
Los-Alamos-Thermokeratoplastiksonde
  7.27
Lösungsmittel, organisches, Optikusneu-
  ropathie 5.178
Low Contrast Letter Charts 5.60
Low-tension-Glaukom 5.201
– Gesichtsfeld 5.183
Lues 5.167 ff.
– Assoziation mit AIDS 5.173
– Augensymptome 5.167 f.
– cerebrospinalis 5.167
– Neuroretinitis 5.164
– Perineuritis 5.166
– Screening, Indikation 5.167
– sekundäre 5.168
– tertiäre 5.168
– Therapie 5.169
Lungenemphysem, Papillenprominenz
  5.231
Lupus erythematodes, systemischer
  5.194 ff., 5.233 f.
– – – Augenbeteiligung 5.195 f.
– – – Autoantikörper 5.195
– – – Corticosteroidtherapie 5.196
– – – Myelopathie 5.234
– – – neuroophthalmologische Läsio-
      nen 5.195
– – – Optikusneuropathie 5.175,
      5.233 f.
– – – – ischämische, vordere 5.196
– – – Retinopathie 5.233
– – – Retrobulbärneuritis 5.233
– – – Symptome, neurologische
      5.195 f.
Lyme disease 5.164 ff.
– – Behandlung 5.165
– – Perineuritis 5.166
– – Stadien 5.165
Lymphangiom, intraorbitale 1.10
Lymphokinine 5.194
Lymphom, intraorbitales 1.10
– – Echogramm 1.12 f.

M
Magalopapille 5.89
Magnozelluläres System 5.10, 5.13 f.
– – Kontrastempfindlichkeit 5.46
– – räumliche Auflösung 5.46
Makroglobulinämie 5.231
Makroperforation bei radialer Kerato-
  tomie 7.6
Makrophagen 5.194

Makrophageninvasion, Glaukom 2.11
Makula, Pigmentunruhe 5.19 f.
Makulafleck, kirschroter 5.107
– – posttraumatischer 5.206
Makulaloch 5.53
– Potentiale, visuell evozierte 5.82
Makulaödem, Entzündung, intraokuläre 5.171
– zystisches 5.53, 5.109
Makulopathie 5.109
– Kontrastempfindlichkeit 5.51, 5.53 f.
– prominente 1.4
– Verlaufsbeobachtung 5.61
Mangelernährung 5.235
– Optikusneuropathie 5.176
Mapstone-Mydriasis-Test 2.28
Marcus-Gunn-Pupillenzeichen 5.34 f.
Mayer-Röntgenaufnahme 5.39
MD s. Gesichtsfelddefekt, gemittelter
Medientrübung 3.8, 3.11
– Glaukomgesichtsfeldinterpretation 3.11
– Potentiale, visuell evozierte 5.82
Medikament, antiparasitäres, Optikusatrophie 5.178
Medikamententräger 2.47
Melanom, juxtapapilläres 1.4
Melanosarkom der Aderhaut 5.222 f.
Melanozytom 1.4
– der Papille 5.222 f.
Membran, epipapilläre 5.94
– präpapilläre 5.94
– subretinale 1.4
– zyklitische 1.4
Meningeninfiltration, perioptische 5.170 f.
Meningeom, orbitales 1.10, 5.216 f.
– – Echographie 5.45
– – meningoheliomatöses 5.217
– – Übergangstypus 5.217
– – am Tuberculum sellae 5.220, 5.224
Meningitis, Perineuritis 5.166
– posttraumatische 5.207
– Stauungspapille 5.230
– Verlust des Sehvermögens 5.160
Meningoenzephalozele 1.10
Meningosis, leukämische, Stauungspapille 5.231, 5.233
Metastase, intraorbitale 1.10
Metipranolol 2.44 f.
Migräne 5.197 f.
– Anamnese 5.197 f.
– azephalgische 5.197
– gewöhnliche 5.197
– klassische 5.197
– komplizierte 5.197
– bei Niederdruckglaukom 2.39
– okuläre 5.198
– ophthalmische 5.125
– ophthalmoplegische 5.198
– Optikusneuropathie, ischämische, vordere, Migräne 5.197 f.
Mikroangiopathiesyndrom, AIDS 5.172
Mikrokeratom 7.13
Mikroperforation bei radialer Keratotomie 7.6

Mikrophthalmus 1.17
Mikrostrabismus 5.71, 5.109
Mikrotropie 5.109
Miotika 2.42
– Nebenwirkungen 2.42
Miotikatherapie bei Glaukom 2.42
– Glaukomgesichtsfeldinterpretation 3.11
– bei Pigmentglaukom 2.9
Mittelliniendefekte, kraniale 5.89
Mode-locked-Laser 2.48
Moebius-Zeichen 5.202
Mononucleosis infectiosa, Retrobulbärneuritis 5.164
Moorfield Vision System 5.71
Morbus s. Eigenname
Morning glory syndrome 5.90
deMorsier-Syndrom s. Syndrom der septooptischen Dysplasie
Moustache-Linse 6.10
MRT s. Kernspintomographie
Mukoepidermoidtumor, Tränendrüse 1.14
Mukopolysaccharidose 5.107
Mukopyozele, intraorbitale 1.10
Multiple Sklerose 5.156 ff.
– – Autoimmunprozeß 5.159
– – chronisch progrediente 5.155
– – Demyelinisierungsablauf 5.157 f.
– – Diagnose 5.153
– – Doppelblitzkampimetrie 5.138
– – Elektronystagmographie 5.154
– – Epidemiologie 5.158
– – HLA-Histokompatibilitätsstudien 5.159
– – Kernspintomographie 5.143 ff., 5.153
– – – Nebenbefunde 5.148 f.
– – kindliche 5.119
– – Liquorproteine, oligoklonale 5.159
– – Neuromyelitis optica 5.118 f.
– – Optikusneuropathie, asymptomatische 5.115, 5.117
– – – chronisch stationäre 5.117 f.
– – Pathogenese, virale Theorie 5.158
– – Pathogenese-Hypothese 5.157
– – Plasmapherese 5.156
– – Potentiale, akustisch evozierte 5.153
– – – somatosensorisch evozierte 5.154
– – – visuell evozierte 5.138 ff.
– – – – Latenzzeitverlängerung 5.139
– – Retrobulbärneuritis 5.110 f., 5.156 f.
– – schubförmige 5.155
– – Stadieneinteilung 5.139
– – Symtomatik 5.156
– – Therapie, immunsuppressive 5.137, 5.155 f.
– – Ursache 5.157 f.
– – Veneneinscheidung, retinale 5.142
– – Zentralnervensytemveränderungen, periphlebitische 5.142

Muskelhämatom, intraorbitales 1.10
Myambutolneuropathie, Elektroretinographie 5.78
– Kontrastempfindlichkeit 5.54
Mydriasis-Test 2.28
Myelin 5.24 f.
Myelinisierung 5.24 f.
Myelinscheide 5.89
– Phagozytose 5.158
Myelitis 5.118 f.
Myelopathie, Lupus erythematodes, systemischer 5.234
Mykose 5.171
Myopie, einseitige 5.230
– höhergradige, Epikeratophakie 7.18 ff.
– – – Ergebnisse 7.20
– – – Glaukom 2.8
– – – Keratoplastik, refraktive, interlamelläre, meridionale 7.29
– – – Keratotomie, radiale 7.5
– Keratokyphose 7.21
– Keratomileusis 7.15
– – Ergebnis 7.16
– Keratotomie, radiale 7.2 ff.
– – – Effektprogression 7.7
– – – Ergebnisse 7.6 f.
– – – Komplikation 7.6
– – – Nachbehandlung 7.5 f.
– – – Reoperation 7.8
– – – Überkorrektur 7.8
– – – Wirkungsprinzip 7.2 f.
– Laser-Keratomileusis 7.25 f.
– Pigmentglaukom 2.8
– Refraktionsskotom 3.11 f.
– Ring, korneraler, intralamellärer 7.28
– tilted disc syndrome 5.91
Myositis, intraorbitale 1.10
– Begleitskleritis 1.13
– Echogramm 1.13

N
Nachstar 6.17 ff.
– Entstehung 6.17 f.
– fibrotischer 6.18
– Häufigkeit 6.17
– Therapie 6.18 f.
– – kapselerhaltende 6.18
– – kapseleröffnende 6.18 f.
– YAG-Laser-Kapsulotomie 6.19
Nachstarmembran, Messerdiszision 6.19
Nachstarprophylaxe 6.15, 6.17 f.
Nagel-Anomaloskop 5.70 f.
Narbenbildung, hypertrophe, nach radialer Keratotomie 7.6
Narbenkeloid 2.54
Nasennebenhöhlentumor 1.10
Nativröntgendiagnostik 5.38 ff.
Nebelsehen, passageres 5.112, 5.120 f.
– Stauungspapille 5.227
Neodynium-YAG-Laser 2.48, 7.26
– Iridotomie 2.50 f.
– Wellenlänge 2.48
– Ziliarkörperkoagulation 2.57
Neovaskularisationsglaukom 2.12
– Kryokoagulation, panretinale 2.48

– Laser-Koagulation, panretinale 2.48
– Zyklokryokoagulation 2.57
Nervenfaserbündel, druckempfindliche
  2.33
– papillomakuläres 3.4
– – Atrophie 5.140, 5.142
Nervenfaserbündeldefekt, bogenförmiger 2.33
– retinaler, umschriebener 3.2
Nervenfasern, markhaltige 2.33, 5.94, 5.231
– retinale 3.2
– – Trennlinie, horizontale 3.2
– – Verlauf 2.33, 3.2
Nervenfaserschicht, retinale 5.18 f.
– – Atrophie 5.19
– – Gefäßveränderungen 5.20
– – Optikusneuropathie, demyelinisierende 5.140, 5.142
– – peripapilläre, Defekte 5.99 f.
– – – – sektorenförmige 5.99 f.
– – – – streifige 5.99 f.
– – Retrobulbärneuritis 5.140 ff.
Nervengewebe, Ischämie 5.181
Nervensystem, Beteiligung bei Autoimmunkrankheit 5.195
Nervus opticus (s. auch Optikus; s. auch Sehnerv) 5.2 ff.
– – Abschnitt, hinterer, Blutversorgung 5.201
– – – intraorbitaler, Blutversorgung 5.188
– – – prälaminärer, Blutversorgung 5.188, 5.201
– – – vorderer, Blutversorgung 5.188
– – – – - Variationsbreite 5.189
– – Abschnitte 5.2 f.
– – Alterung 5.30 f.
– – Avulsio 1.10
– – Axonverteilung 5.20 f.
– – Axonzahl 5.30 f.
– – – pränatale 5.30
– – Blutversorgung 2.15 f., 5.188 f., 5.201
– – Computertomogramm 5.42
– – Durchblutung 5.7, 5.187 ff.
– – Durchtrennung s. Optikusdurchtrennung
– – Echographie 5.44
– – – diagnostizierbare Erkrankungen 1.10
– – Erkrankung bei AIDS 5.172 ff.
– – Evulsio 1.10
– – Fehlbildung, zystische 1.10
– – Gliose 5.27 f.
– – HIV-Infektion 5.175
– – Hüllen 5.3 f.
– – Infiltration, leukämische 5.233
– – – maligne 5.221
– – Insertion, schiefe, in den Bulbus 5.91
– – Ischämie 5.179 ff.
– – – Stadien 5.181
– – Kernspintomogramm 5.43 f.
– – Kompression s. Optikuskompression

– – Leitungsstörung, Potentiale, visuell evozierte 5.82
– – Luesmanifestationen 5.168 f.
– – Reserve, vaskuläre, autoregulative 2.30
– – Subarachnoidalraum, erweiterter, Kernspintomogramm 5.148
– – Tensionstoleranz 2.1 f.
– – Verdickung, kolbige 5.219
– – – orbitale, Differentialdiagnose 5.213
– – – tubuläre 5.219
Netzhaut, echographisch diagnostizierbare Erkrankungen 1.4
– Oradesinsertion 1.4
– Rezeptorverteilung 3.31
– Traktionen 1.4
Netzhautablösung s. Amotio retinae
Netzhautbeleuchtungsstärke 3.11
Netzhautbild, Güte 3.11
Netzhautblutung 5.198
Netzhautempfindlichkeit, altersphysiologisch abnehmende 2.38
– mittlere 2.38
Netzhautgefäße, Veränderung bei Optikusatrophie 5.100
Netzhautgefäßerkrankung, Lupus erythematodes, systemischer 5.195
Netzhautriesenriß 1.4
Netzhautrißrand, umgeschlagener 1.4
Netzhautvenenstase 5.200
Neuritis, axiale 5.109
– demyelinisierende, Definition 5.110
– optica s. Retrobulbärneuritis
– papulosa 5.169
– perioptische, idiopathische 5.166
Neuro-Behçet-Erkrankung 5.175
Neurofibromatose 1.10
– Glaukom, kongenitales, sekundäres 2.7
– Optikusgliom 5.211, 5.220 f.
Neuromyelitis optica 5.118 f.
– – Verlaufsformen 5.119
Neuropathie, myelooptische, subakute, Hydroxyquinoline-bedingte 5.178
– des Sehnerven s. Optikusneuropathie
– Sehnervenveränderung 5.16
Neuroradiologie 5.38 ff.
– Kontrastmitteltechnik, Indikation 5.38
Neuroretinitis 5.119, 5.161 ff.
– Folgezustand 5.162
– idiopathische, mit Sternfigur 5.164
– Lues 5.167 ff.
– Lyme disease 5.165
– Toxocara canis 5.171
Neurotransmitter 5.17
Neurouveitis 5.175
Niederdruckglaukom 2.3, 2.15
– Kreislaufdiagnostik 2.39
– Migräne-Inzidenz 2.39
– Therapie, Indikationsstellung 2.40
Niemann-Picksche Krankheit 5.107
Non-contact-Tonometer 2.25, 2.27
Notch-Loss 5.64
Nystagmus, Chiasmagliom 5.214
– Optikusatrophie, kongenitale, rezessiv vererbte 5.104

– optokinetischer 5.243
– Pelizaeus-Merzbacher-Krankheit 5.107

O
Obskuration 5.93
Obskurationen 5.227
– Pseudotumor cerebri 5.232
Octosmart 4.13
Octosoft 4.13
Ödem, intraorbitales 1.10
Offenwinkelglaukom 2.1
– hämosiderotisches 2.11
– sekundäres, Ursache 2.11 f.
Okklusionstherapie, Kontrastempfindlichkeit 5.53
Okklusiopupille 2.12
Okklusivhydrozephalus 5.229
Okulomotoriusparese, Migräne, ophthalmoplegische 5.198
Okulooszillodynamographie 2.30
Okulopressionstonometrie 2.29 f.
Okzipitalhirnläsion, Gesichtsfelddefekt 5.73
Olfaktoriusmeningeom 5.230
– Vordringen in die Orbita 5.216, 5.220, 5.224 f.
Oligodendrozyt 5.26 f.
Onchozerkose, Sehnervenbeteiligung 5.171
Ophthalmopathie, endokrine 5.202 ff., 5.234
– – Autoimmunprozeß 5.203
– – Computertomogramm 5.203
– – Diagnose 5.202
– – Optikusdurchblutung 5.204
– – Optikuskompression 5.204
Ophthalmoplegie, Migräne 5.198
Ophthalmoskop 2.1
Ophthalmoskopierlicht 5.97
OPT s. Okulopressionstonometrie
Optikus s. auch Nervus opticus; s. auch Sehnerv
Optikusapoplexie s. Sehnerveninfarkt
Optikusatrophie 5.20 ff., 5.96 ff., 55.229
– absteigende 5.21 f.
– Adrenoleukodystrophie 5.107
– durch antiparasitäre Medikamente 5.178
– Ätiologie 5.100
– aufsteigende 5.22 f.
– autosomal dominant vererbte, Kontrastempfindlichkeit 5.51
– Axonverteilung 5.20 f.
– Behr-Syndrom 5.106
– Charcot-Marie-Tooth-Neuropathie 5.106
– bei chronischer Stauungspapille 5.228
– Computertomogramm 5.42 f.
– Diabetes mellitus, juveniler 5.106
– Diagnostik 5.97
– dominant vererbte 5.103 f.
– – – mit Ataxie 5.106
– – – Diagnostik 5.103 f.
– – – pathologische Anatomie 5.104

Optikusatrophie, dominant vererbte, mit
  Pes cavus 5.106
– einfache 5.27
– Enzephalomyelopathie, nekrotisierende, subakute 5.107
– Friedreich-Ataxie 5.106
– Gangliosidose 5.107
– hereditäre 5.100, 5.234
– – bei neurodegenerativen Krankheitsbildern 5.105 ff.
– Heredoataxie, spinozerebelläre 5.106
– Heredodegeneration, tapetoretinale 5.107 f.
– mit Hörverlust 5.106
– komplexe 5.27 f.
– kongenitale, rezessiv vererbte 5.104 ff.
– Königsmark-Syndrom 5.106
– Krabbe-Krankheit 5.107
– Leukodystrophie, metachromatische 5.107
– Lupus erythematodes, systemischer 5.196
– Mukopolysaccharidose 5.107
– Nervenfaserschicht, retinale, peripapilläre 5.99 f.
– Niemann-Picksche Krankheit 5.107
– Optikusgliom 5.212
– Optikusmeningeom, primäres 5.217 f.
– nach Orbitographie 5.40
– Paget-Krankheit 5.235
– Papillendurchblutung 5.28 f.
– Pelizaeus-Merzbacher-Krankheit 5.107
– Pierre-Marie-Heredoataxie 5.106
– Porphyrie 5.235
– Retinagefäßveränderung 5.100
– nach Schädel-Hirn-Trauma 5.208
– Stoffwechselstörung, hereditäre 5.107
– Sylvester-Erkrankung 5.106
– totale 5.104
– transsynaptische 5.108
– bei Tuberkulose 5.169
– bei Urämie 5.179
– nach Xenonphotokoagulation 5.193
Optikusdurchblutung, verlangsamte, Ophthalmopathie, endokrine 5.204
Optikusdurchtrennung
– Potentiale, visuell evozierte 5.208 f.
Optikusexkavation s. Papillenexkavation
Optikusglioblastom 5.215
– Röntgenbestrahlung 5.216
Optikusgliom 5.211 ff.
– A-Scan-Echographie 5.212, 5.214
– Biopsie 5.215
– Computertomographie 5.213 f.
– Diagnose 5.211 ff.
– Differentialdiagnose zum Optikusmeningeom 5.219 f.
– Echographie 5.44
– intraorbitales 5.211 f.
– – Operation 5.215
– Kernspintomographie 5.148
– kongenitales 5.215
– malignes 5.215

– Papillenbeteiligung 5.212, 5.221 f.
– Prognose 5.215
– Radiotherapie 5.215
Optikushämangioblastom, intraorbitales 5.221
Optikuskanal s. Canalis opticus
Optikuskompression, Arteria carotis interna, dolichoektatische 5.190
– bei Augenmuskelverdickung 5.204
– granulombedingte 5.171
– meningeombedingte, Farbensinnstörung 5.69
– Pneumosinus dilatans 5.225
– tumorbedingte 5.211, 5.222 ff.
– Tumormasse, leukämische, orbitale 5.233
Optikusläsion, traumatische 5.21 f., 5.206 ff.
– – Computertomographie 5.209 f.
– – indirekte 5.207 ff.
– – – Evolution 5.210
– – – Intervention, chirurgische 5.211
– – – Nachweis 5.241
– – – Pathomechanismus 5.210
– – – Prognose 5.211
– – – Kernspintomographie 5.210
– – – Nativröntgenuntersuchung 5.208 f.
– – orbitale 5.206 f.
– – Potentiale, visuell evozierte 5.208 f.
– – sekundäre 5.210
– – Ultraschalluntersuchung 5.208
Optikusmeningeom, primäres 5.216 ff.
– – beidseitiges 5.220
– – Biopsie 5.220
– – Computertomographie 5.218 ff.
– – Differentialdiagnose 5.217, 5.220
– – – zum Optikusgliom 5.219 f.
– – Echographie 5.45, 5.217
– – Histopathologie 5.217
– – Klinik 5.217
– – Kontrastmittelanreicherung 5.220
– – meningoheliomatöses 5.217
– – Nativröntgenaufnahme 5.218
– – orbitales, Therapie 5.220
– – Radiotherapie 5.220 f.
– – Rezidiv 5.220
– – Shunt-Venen, optoziliare 5.216 f.
– – Therapie 5.220
– – – chirurgische 5.220
– – – mikrochirurgische 5.220
– – Übergangstypus 5.217
– – Verkalkung 5.219 f.
– – Wachstumsformen 5.215 f.
Optikusmetastase 5.220 f.
Optikusneuropathie, Antibiotikabedingte 5.178
– Antimitotika-bedingte 5.178
– Avitaminose 5.235
– De-Lange-Kurve 5.74
– demyelinisierende, asymptomatische 5.115, 5.117
– – Aulhorn-Flimmertest 5.134 ff.
– – chronisch progrediente 5.116 f.

– – – stationäre 5.117 f.
– – chronische 5.109
– – Definition 5.109 f.
– – Ermüdbarkeit, visuelle 5.122 ff.
– – Farbenwahrnehmung 5.132 ff.
– – Helligkeitsempfindung 5.121, 5.129
– – Kernspintomographie 5.143 ff.
– – klinisch stumme 5.109
– – Kontrastempfindlichkeit 5.54, 5.130 ff.
– – Nervenfaserschicht, retinale 5.140, 5.142
– – Netzhautveränderung, periphere 5.142 f.
– – Perimetrie 5.137 f.
– – persistierende, nach Retrobulbärneuritis 5.114
– – Phosphene 5.125 ff.
– – Photophobie 5.125, 5.127
– – Plasmapherese 5.156
– – Potentiale, visuell evozierte 5.138 ff.
– – Pulfrich-Phänomen 5.122, 5.129
– – Pupillendefizit, afferentes 5.138
– – Schachbrettmusterelektroretinographie 5.140
– – Sehschärfe 5.128 f.
– – Stereopsis 5.71, 5.122
– – Symptome, negative 5.120 ff.
– – – positive 5.125 ff.
– – Uhthoff-Syndrom 5.114, 5.121, 5.151 f.
– – Untersuchungsbefunde 5.128 ff.
– – – Seitenunterschied 5.128
– – Verlaufsformen 5.110 ff.
– Diabetes mellitus 5.179, 5.234
– Disulfiram-bedingte 5.178
– dysthyreotische 5.202 ff., 5.234
– – Differentialdiagnose 5.205
– – Gesichtsfeldanalyse 5.204 f.
– – Orbitadekompression, chirurgische 5.206
– – Potentiale, visuell evozierte 5.204 f.
– – Röntgenbestrahlung 5.206
– – Therapie 5.205
– – – immunsuppressive 5.206
– einseitige, Potentiale, visuell evozierte, beidseitige 5.83
– – Stereopsis 5.71
– Ethambutol-bedingte 5.177
– Farbensinnstörung 5.65
– am gesunden Partnerauge bei Retrobulbärneuritis 5.114, 5.116
– hereditäre 5.100 ff.
– Hydroxyquinoline-bedingte 5.178
– ischämische 5.179 ff.
– – posteriore 5.201
– – – Lupus erythematodes, systemischer 5.196
– – – Periarteriitis nodosa 5.197
– – – Ursache 5.201
– – vordere 5.175, 5.179 ff., 5.234
– – – Arteriitis temporalis 5.181, 5.187, 5.190 ff.
– – – arteriitische 5.181, 5.183

– – – arteriosklerotische, idiopathische 5.179 ff.
– – – Autoimmunkrankheit 5.194 ff.
– – – Bilateralität 5.181
– – – bei Blutverlust 5.199
– – – Cup/disc-Ratio 5.186
– – – Diabetes mellitus 5.192 f.
– – – Doppler-Sonographie 5.187
– – – Drusenpapille 5.201
– – – Fluoreszenzangiographie 5.186
– – – Genese 5.187 f.
– – – Gesichtsfelddefekt 5.179 ff.
– – – – altitudinaler, oberer 5.181 f.
– – – – – unterer 5.181 ff.
– – – – bogenförmiger 5.181
– – – – Makulabeteiligug 5.181
– – – Gesichtsfeldeinschränkung, konzentrische 5.181 ff.
– – – Glaukom 5.200 f.
– – – Hypertonie, arterielle 5.192
– – – Ischämiestadien 5.181
– – – nach Kataraktoperation 5.194
– – – Lupus erythematodes, systemischer 5.196
– – – Migräne 5.197 f.
– – – Ovulationshemmer 5.198
– – – Papillenkonfiguration 5.186
– – – – kontralateral 5.186
– – – Papillenödem 5.180
– – – – kontralaterales 5.180
– – – Papillophlebitis 5.199 f.
– – – Periarteriitis nodosa 5.197
– – – Potentiale, visuell evozierte 5.187
– – – Rezidiv im selben Sehnerven 5.181
– – – Sehschärfe 5.181
– – – Spätstadium 5.185
– – – Subarachnoidalblutung 5.199
– – – Therapie 5.187
– – – Vaskulitis 5.197
– – – Zentralskotom 5.182 f.
– – – zerebrovaskuläres Leiden 5.186
– Isoniazid-bedingte 5.177
– Kontrastempfindlichkeit 5.54, 5.130 ff.
– Leukämie 5.233
– luetische 5.168 f.
– – Therapie 5.169
– Lupus erythematodes, systemischer 5.196, 5.233 f.
– medikamentenbedingte 5.176 ff.
– Papillenexkavation 5.99
– paraneoplastische 5.211, 5.221
– Potentiale, visuell evozierte 5.81 ff.
– Sarkoidose 5.234
– Streptomycin-bedingte 5.177
– Tabak-Alkohol-Mißbrauch 5.176
– toxininduzierte 5.178
– toxische 5.54, 5.176 ff.
– – Diagnose 5.176
– traumatische 5.206 ff.
– – iatrogene 5.206
– Untersuchungsmethoden 5.45 ff.
– urämische 5.179
– Vitaminmangel 5.176

Optikusraum, perineuraler, erweiterter 5.44
Optikusscheide, Dekompression, chirurgische, bei vorderer ischämischer Optikusneuropathie 5.187
– Echographie 5.44
Optikusscheidenhämatom 1.10, 5.208, 5.210
Optikusscheidenmeningeom s. Optikusmeningeom, primäres
Optikusscheidenverbreiterung 5.203
Optikustrauma s. Optikusläsion, traumatische
Optikustuberkulom 5.221
Optikustumor 5.211 ff.
– Kontrastmittelanreicherung 5.220
Orbita, Computertomogramm 5.42
– Echographie 5.44 f.
– – diagnostizierbare Erkrankungen 1.10
– Kernspintomographie 5.43 f.
– Nativröntgenaufnahme 5.38
– – seitliche 5.39
– Pneumographie 5.40
– Röntgenaufnahme, Kontrastmitteltechnik s. Orbitographie
– Röntgenbestrahlung 5.206
– Subtraktionsangiographie, digitale 5.41
– Ultraschalldiagnostik s. Ultraschalldiagnostik der Orbita
Orbitaabszeß 1.10
– Echogramm 1.11
Orbitaangiographie 5.40 f.
Orbitabodenfraktur 5.210
– Echogramm 1.11
– Korrekturoperation, Optikusneuropathie 5.206
Orbitadachverletzung 5.206
Orbitadekompression, chirurgische, transantrale maxilloethmoidale 5.206
Orbitafraktur 1.10
Orbitahämatom 5.210
Orbitahypoplasie, Echogramm, pränatales 1.17
Orbitaknochendefekt 1.10
– A-Bild-Echographie, standardisierte 1.9
Orbitaläsion, Beweglichkeit 1.9
– Innenstruktur, echographische 1.8
– Konsistenz 1.9
– Reflektivität, echographische 1.8
Orbitaphlegmone 1.10
– Perineuritis 5.166
Orbitaverletzung 1.10
– perforierende 5.206
Orbitawand, echographisch diagnostizierbare Erkrankungen 1.10
Orbitawandfraktur 1.10
Orbitographie 5.40
Orbitopathie, endokrine 1.10
– – Echographie 5.44
Orientierungsverlust 2.35
Osteoblastom, orbitales 1.10
Osteom, orbitales 1.10
Osteomyelitis, orbitale 1.10

Osteosarkom, orbitales 1.10
Oszilloskop, Kontrastempfindlichkeitsuntersuchung 5.55 f.
Ovulationshemmer, Optikusneuropathie, ischämische, vordere 5.198
– Pseudotumor cerebri 5.233

P
Paget-Krankheit 1.10
– Optikusneuropathie 5.235
Paillenhyperämie 5.112
Panel-D-15-Test 5.66 ff.
– Befundinterpretation 5.70
– desaturierter 5.67 ff.
– Resultatquantifizierung 5.68, 5.70
– saturierter 5.67 ff.
– – Optikusatrophie, dominant vererbte 5.103
Pansinusitis, Sehnervenbeteiligung 5.166
Papilla nervi optici s. Papille
Papille 5.4 ff.
– Biomorphometrie 5.6
– Blutversorgung 2.22, 5.188
– Cup-disc-Quotient 2.22
– echographisch diagnostizierbare Erkrankungen 1.4
– glaukomatöse 5.5
– Normalbefund 5.4 ff.
– ovale 5.91
– Randzone, vitale 5.4 f.
– Rotton 5.6
– Shunt-Gefäße 5.170, 5.199
– Topographie 5.22
– Vitalitätseinschätzung 2.22
– Zone Alpha 5.5
– – Beta 5.5 f.
Papillenabblassung 5.28, 5.96 f.
– Astrozyten 5.27 f.
– Optikusneuropathie, ischämische, posteriore 5.201
– physiologische, altersbedingte 5.30
Papillenaneurysma, arteriovenöses 5.94 f., 5.231
– – Fluoreszenzangiographie 5.94 f.
Papillenanomalie, kongenitale 5.89 ff., 5.231
– vaskuläre 5.94 f.
Papillenatrophie, diffuse 5.101
– kavernöse 2.14, 5.179
– nach Laser-Behandlung 5.193
– Onchozerkose 5.171
– Optikusmeningeom 5.218
– Optikusneuropathie, dysthyreotische 5.205
– Retrobulbärneuritis, autoimmune 5.196
– temporale 5.103
– Toxoplasmose, kongenitale 5.171
Papillenbeurteilung, Laser-scan-Ophthalmoskop 2.24
– Laser-tomographic-Scanner 2.24
– Stereophotographie 2.23 f.
Papillenblässe, physiologische 5.97
Papillenblutung 5.227
– flammenförmige 5.199
Papillendrusen 5.92 f.

Papillendrusen, Eigenfluoreszenz 5.92
Papillendurchblutung 5.28
Papillendurchmesser 2.23
– vergrößerter 5.227 f.
Papillendysplasie 5.90 f.
Papillenexkavation 1.4, 5.29
– dysplastische 5.90
– glaukomatöse 2.1 ff., 2.22, 5.99
– – Astrozytenzahl 5.28
– – Atrophiezone, chorioidale 2.22
– – bei normalem Augeninnendruck 2.3
– – Pathogenese 2.22
– – Randkerbe 2.22
– Größenbeurteilung 2.22
– Optikusneuropathie 5.99
– – ischämische, posteriore 5.201
– pathologische 5.97 f.
– physiologische 5.4 f., 5.97
– – altersbedingte 5.30
– – Flächenberechnung 2.23
– tiefe 5.104
Papillenfarbe, Beurteilung 5.96 f.
Papillenfläche, mittlere 2.23
Papillengrenze, unscharfe 5.226 f.
Papillengumma 5.169
Papillenhämangiom 1.4, 5.94, 5.222
Papillenhamartom, astrozytisches 5.222
– gliales 1.4
Papillenhyperämie 5.112, 5.226
Papillenhypoplasie, kongenitale 5.89 f.
Papilleninfarkt 5.201
Papilleninfiltration, leukämische 5.233
Papillenischämie, akute, bei arterieller Hypertonie 5.233
Papillenkolobom 5.90 f.
Papillenmelanozytom 1.4, 5.222 f.
Papillennekrose, ischämische 2.14
Papillenödem 5.161, 5.226
– beidseitiges 5.196
– benignes, bei jugendlichem Diabetes mellitus 5.193
– Diabetes mellitus, juveniler 5.192 f.
– Entzündung, intraokuläre 5.171
– bei Hirndruck s. Stauungspapille
– Hypertonie, arterielle, maligne 5.233
– durch intrakranielle Drucksteigerung bei AIDS 5.174
– beim jugendlichen Diabetes mellitus 5.234
– Lues 5.168
– Optikusmeningeom 5.218
– – primäres 5.216
– Optikusneuropathie, dysthyreotische 5.205
– – ischämische, vordere 5.180
– Papillophlebitis 5.199
– Pathogenese 5.230
– Retinopathia hypertensiva maligna 5.230 f.
– Tuberkulose 5.169
– Vogt-Kojanagi-Harada-Syndrom 5.175
Papillenprominenz 1.4, 5.95, 5.226 ff.
– Herzvitium 5.231

– Lungenemphysem 5.231
– vaskulär bedingte 5.231
Papillenpseudoödem 5.101
Papillenpseudodotumor, Gumma 5.169
– Tuberkulom 5.169
Papillenrandblutung 2.3
– flammenförmige 5.200 f.
– splitterförmige 2.16
Papillenrandsaum, Schädigung, glaukomatöse 3.2
Papillenschwellung 5.111 f.
– Hypertonie, arterielle, maligne 5.233
– Lebersche Optikusatrophie 5.101
– Optikusglioblastom 5.215
Papillensplitterblutungen 2.2 f.
Papillentuberkulom 5.169
Papillentumor 5.221 f.
– Echographie 5.44
– Sarkoidose 5.234
Papillenunschärfe, kongenitale, physiologische 5.29 f.
Papillenveränderung, glaukomverdächtige 2.22
Papillenvermessung im Stereobild 2.23
Papillitis 1.4, 5.111 f.
– Behçet-Syndrom 5.175
– beidseitige 5.119
– bilaterale 5.169
– Definition 5.109 f., 5.226
– Differenzierung von der Stauungspapille 5.230
– Fluoreszenzangiographie 5.37
– Genese, virale 5.160 f.
– Kryptokokkose 5.171
– Leukämie 5.233
– Lues 5.167 f.
– Lupus erythematodes, systemischer 5.196, 5.233
– Lyme disease 5.165
– Magnetresonanztomographie 5.112
– Netzhautvenenstase, sekundäre 5.200
– Onchozerkose 5.171
– postvakzinale 5.161
– Sternfigur, makuläre 5.161, 5.163
– Toxocara canis 5.171
– Toxoplasmose 5.171
– Tuberkulose 5.169
– Unterschiede zum Papillenödem 5.161
– Zystizerkose 5.171
– Zytomegalie 5.173
Papillophlebitis 5.199 f., 5.231
– Symptome 5.200
– Ultraschalluntersuchung 5.200
– Ursache 5.200
Paralyse, progressive 5.167
Parasitose, intestinale, Vitamin-B_{12}-Mangel 5.235
– Sehnervenbeteiligung 5.171
Parasympathikomimetika 2.41 ff.
– direkte 2.41 f.
– indirekte 2.41 f.
– Nebenwirkungen 2.42
Parkinsonsche Erkrankung 5.17 f.
– – Kontrastempfindlichkeit 5.17 f., 5.54

Parvozelluläres System 5.10, 5.13 f.
– – Kontrastempfindlichkeit 5.46
– – räumliche Auflösung 5.46
Pelli-Robson-Low Contrast Letter Charts 5.60
Perfusionsdruck, Autoregulation 2.15
– okulärer 2.39
– verminderter 2.15
Perfusionsdruck-Amplituden-Kurve 2.30
PERG s. Schachbrettmusterelektroretinogramm
Periarteriitis nodosa 5.195
– – Optikusneuropathie, ischämische, posteriore 5.197
– – – – vordere 5.197
– – – Plasmapherese 5.197
Peridata 4.13
Perimeter 3.1
Perimetrie 3.1 ff.
– automatisierte computergestützte s. Computerperimetrie
– Dissoziation, statokinetische 5.137 f.
– Empfindlichkeitsherabsetzung, mittlere 2.37
– Gesamtverlust 2.36
– Glaukom 2.31 ff., 5.183
– kampimetrische Anordnungen 2.32
– Kontrastreize 5.60
– manuelle 3.1 ff.
– – Geschichte 2.32
– – bei Glaukom s. Glaukom, Perimetrie, manuelle
– – Halbkugelperimeter 2.33 ff.
– kinetische 2.31 f., 3.1, 3.9, 3.13, 5.71, 5.137
– – Profilschnitte 3.9, 3.13
– – Prüfpunktraster 3.13
– – Pupillenerweiterung, medikamentöse 3.11
– – Pupillenweiteneinfluß 3.11
– statische 2.31 f., 3.1, 3.9, 3.13
– – Störfaktoren 3.11 f.
– – Strategie 3.9 f.
– – Testzeichengröße 3.1
– – Umfeldleuchtdichte 3.1
– Optikusneuropathie, demyelinisierende 5.137 f.
– – dysthyreotische 5.204 f.
– Rasterdichte 2.36
– Retrobulbärneuritis 5.137 f.
– statische, automatisierte 5.137
– Stauungspapille 5.228 f.
– Uhthoff-Syndrom 5.152 f.
– bei Verdacht auf psychogene Gesichtsfeldeinschränkung 5.243
Perimetriebefund, Fehlinterpretation 2.38
Perineuritis 5.166 f.
– idiopathische 5.166
– Lues 5.168, 5.173
Periphlebitis, retinale 5.142 f.
– im Zentralnervensystem 5.142
Personal Computer als Perimeter 4.1
Peters-Anomalie 2.5 f.
Phagozytose 5.194
Phakoemulsifikation 6.1, 6.13

Phlebographie, orbitale 5.40
Phlegmone, intraorbitale s. Orbitaphlegmone
Phosphene, Auslösung 5.127
– Migräne 5.197
– Optikusneuropathie, demyelinisierende 5.125 ff.
– Retrobulbärneuritis 5.125 ff.
– Vorkommen 5.126 f.
Photophobie 5.127
– Glaukom, kindliches 2.7
– Optikusneuropathie, demyelinisierende 5.125, 5.127
– Retrobulbärneuritis 5.125, 5.127
Photopsien 5.126
– Migräne 5.197
Photostreßtest 5.45 f.
Pierre-Marie-Heredoataxie 5.106
Pigmentepithelläsion, Photostreßtest 5.45 f.
Pigmentglaukom 2.8 f.
– Gonioskopiebefund 2.21
– Kammerwinkelbefund 2.9
– Pigmentverschiebungsstadien 2.9
– Therapie 2.9
Pilocarpin 2.14, 2.42 f.
Pindolol 2.44 f.
Plasmapherese 5.156
– bei Periarteriitis nodosa 5.197
Plateau-Iris 2.14
Plusgläser, stärkere, prismatischer Effekt 3.12
PMMA s. Polymethylmetacrylat
Pneumographie, Orbita 5.40
Pneumosinus dilatans 5.225
Polyamid als Kunstlinsenhaptikmaterial 6.7
Polyhema 6.7
– als Kunstlinsenmaterial 6.11
Polymethylmetacrylat 6.2, 6.6 ff.
Polymethylmetacrylat-Kunstlinse 6.6 ff.
Polymyalgia rheumatica 5.234
Polypropylen als Kunstlinsenhaptikmaterial 6.7
Polysulfonlinse, Keratophakie 7.23
Polyzythämie 5.231
Porphyrie 5.235
Posner-Schlossman-Syndrom 2.10 f.
Potentiale, akustisch evozierte, multiple Sklerose 5.153
– oszillatorische, Kontrastempfindlichkeit 5.63
– somatosensorisch evozierte, multiple Sklerose 5.154
– visuell evozierte 5.17, 5.78 ff.
– – – im Alter 5.31
– – – Antwortkurve 5.81
– – – beidseitige, beim Kind 5.84
– – – Flickerlichtreiz 5.79, 5.82
– – – Indikation 5.81 f.
– – – Kontrastempfindlichkeit 5.62
– – – Kontrastreize 5.80
– – – Latenzzeitverlängerung bei multipler Sklerose 5.139
– – – Lichtreize, unstrukturierte 5.79
– – – Nebelsehen, passageres 5.112

– – – Optikusatrophie, dominant vererbte 5.104
– – – – bei Friedreich-Ataxie 5.106
– – – Optikusdurchtrennung 5.208 f.
– – – Optikusläsion, traumatische 5.208 f.
– – – Optikusneuropathie, asymptomatische 5.115, 5.117
– – – – demyelinisierende 5.138 ff.
– – – – ischämische, vordere 5.187
– – – Retrobulbärneuritis 5.138 ff.
– – – Sehstörung, psychogene 5.241 f.
– – – Stimulus, visueller 5.79
– – – Tuning 5.81
– – – Uhthoff-Syndrom 5.152
– – – Untersuchungsmethodik 5.80 f.
Präeklampsie 5.233
Präphthisis 1.4
Praxis, augenärztliche, Untersuchungsmethoden 5.77
Profilperimetrie s. Perimetrie, manuelle, statische
Psammomkörper 5.217, 5.220
Pseudoexfoliatio lentis 2.10, 6.16
– – Altersabhängigkeit 2.10
– – Glaukom s. Kapselhäutchenglaukom
– – Gonioskopiebefund 2.21
Pseudoexfoliationssyndrom 6.6
Pseudofaszilität des Kammerwassers 2.29
Pseudomakulopathie 5.19 f.
Pseudoneuritis 5.95 f., 5.231
– Fluoreszenzangiographie 5.37
Pseudopapillenödem 5.230
– in abnorm kleiner Papille 5.201
Pseudopapillitis, vaskuläre, nach Laser-Behandlung 5.193
Pseudoprotanomalie 1.70
Pseudostauungspapille 5.93, 5.95 f., 5.230 f.
– Fluoreszenzangiographie 5.37, 5.96
– High-resolution-Computertomographie 5.96
Pseudotumor 5.44
– cerebri 5.232 f.
– – Ovulationshemmer 5.198
– – Ursache 5.232
– orbitaler 1.10, 5.166
– – Echogramm 1.12 f.
Pulfrich-Phänomen 5.122, 5.129
– monokulares 5.129
– Optikusneuropathie, demyelinisierende 5.122, 5.129
Pupillarbereich, Kammerwasser-Abflußwegobstruktion 2.17
Pupillarblock 2.12 f., 2.16 f.
– Plateau-Iris 2.14
Pupillarwiderstand, physiologischer, bei Kammerwasserabfluß 2.16
Pupillendefizit, afferentes 5.34, 5.90, 5.109
– – Chorioretinopathia centralis serosa 5.138

– – Optikusmeningeom, primäres 5.217
– – Optikusneuropathie, demyelinisierende 5.138
– – posttraumatische 5.207
– – Retrobulbärneuritis 5.138
Pupillenerweiterung, medikamentöse, bei Perimetrie 3.11
Pupillenlichtreflex s. Lichtreaktion
Pupillenödem, posttraumatisches 5.207 f.
Pupillenoszillation, lichtinduzierte 5.138
Pupillenreaktion, posttraumatisch fehlende 5.207
Pupillenreaktionsstörung, AIDS 5.175
Pupillenstarre, amaurotische 5.34
– amblyope, posttraumatische 5.207
Pupillenträgheit, amblyopische 5.34
Pupillenweite, Glaukomgesichtsfeldinterpretation 3.11
Pupillenzykluszeit 5.35
Pupillomotorik, Afferenzenprüfung 5.34
– Diagnostik 5.34 f.

Q
Q-switched-Laser 2.48
Quecksilberverbindung, Optikusneuropathie 5.178

R
Radiojod-Diagnostik 5.202
Randsaum, neuroretinaler, Beurteilung 2.23
– – Fläche 2.23
– – Kerben, glaukomatöse 2.23
Raphe 3.2
Rasterperimetrie 2.35
– automatisierte 3.1, 3.9
Raumforderung, orbitale 5.202
– – A-Bild-Echographie, standardisierte 1.8 f.
– – Stauungspapille 5.230
Raumfrequenz 5.76
Rauschfeld-Kampimetrie 4.2, 5.73
RBN s. Retrobulbärneuritis
Recklinghausen-Krankheit s. Neurofibromatose
Refraktion, axiale 3.11
– Glaukomgesichtsfeldinterpretation 3.11 f.
Refraktionsfehler 3.11
Refraktionsskotom 5.91 f.
– Glaukomgesichtsfeldinterpretation 3.11 f.
Reklination, Geschichte 6.1 ff.
Remyelinisierung 5.25, 5.109, 5.114
Retinainfarkt 5.99
Retinitis 5.143
– AIDS 5.172
– Behçet-Syndrom 5.175
– pigmentosa 5.107 f.
Retinoblastom 1.4, 1.17
– Glaukom 2.12
Retinopathia hypertensiva maligna 5.230 f.

Retinopathie, diabetische 5.54, 5.193
- - Kontrastempfindlichkeit 5.54, 5.63
- - Potentiale, oszillatorische 5.63
- leukämische 5.233
- Lupus erythematodes, systemischer 5.195
Retrobulbärneuritis 1.10, 5.108 ff.
- akute, klassische 5.110 f.
- atypische 5.115 f.
- Augenbewegungsschmerz 5.127 f.
- Aulhorn-Flimmertest 5.134 ff.
- autoimmune 5.159, 5.175, 5.196 f.
- axiale 5.167
- Behçet-Syndrom 5.175
- Blinkreflex 5.154
- Computerperimetrieserie 5.72
- Corticosteroidtherapie 5.116, 5.155
- Defektheilung 5.115 f., 5.134
- Definition 5.109 f.
- demyelinisierende Erkrankung 5.109 f.
- Differentialdiagnose, kernspintomographische 5.145 f.
- disseminierte multifokale 5.167
- Doppelbilder, monokulare 5.122
- Doppelblitzkampimetrie 5.138
- doppelseitige 5.112 ff.
- - beim Kind 5.111
- Echographie 5.44
- Erholungsstadien nach den Flimmertestbefunden 5.136 f.
- Ermüdbarkeit, visuelle 5.122 ff.
- Farbenwahrnehmung 5.69, 5.132 ff.
- Flimmerperimetrie 5.74
- durch fortgeleitete Entzündung 5.166 f.
- Gesichtsfelddefekt 5.110 f., 5.137 f.
- - peripherer 5.115
- granulomatöse 5.167 ff.
- Guillain-Barrè-Syndrom 5.160
- Helligkeitsempfindung 5.121, 5.129
- Herpes zoster 5.164
- HLA-Verteilung 5.159
- isolierte 5.156 f.
- Kernspintomographie 5.143 ff.
- - Befunde 5.145 f.
- - beim Kind 5.160 f.
- Klinik 5.110
- Kontrastempfindlichkeit 5.130 ff.
- Liquorbefunde 5.159 f.
- Lues 5.173
- Lupus erythematodes, systemischer 5.196, 5.233
- Lyme disease 5.164 f.
- Mononucleosis infectiosa 5.164
- multiple Sklerose 5.110 f., 5.156 ff.
- Nebelsehen, passageres 5.112, 5.120 f.
- Nervenfaserschicht, retinale 5.140 ff.
- Netzhautveränderung, periphere 5.142 f.
- Neuromyelitis optica 5.118 f.
- Neuropathie, chronisch progrediente 5.116 f.
- - - stationäre 5.117 f.

- - demyelinisierende, persistierende 5.114
- - am gesunden Partnerauge 5.114, 5.116
- Neuroretinitis 5.119, 5.161 ff.
- mit Papillenödem s. Papillitis
- Pathophysiologie 5.119 f.
- peraxiale 5.166
- Perimetrie 5.110 f., 5.137 f.
- - Dissoziation, statokinetische 5.137 f.
- - manuelle, kinetische 5.137
- - statische, automatisierte 5.137
- Phosphene 5.125 ff.
- Photophobie 5.125, 5.127
- postvakzinale 5.161
- Potentiale, visuell evozierte 5.138 ff.
- Prognose 5.111
- - Flimmertestbefund 5.137
- - Pulfrich-Phänomen 5.122, 5.129
- Pupillendefizit, afferentes 5.138
- rezidivierende 5.116
- Rickettsieninfektion 5.164
- Sarkoidose 5.234
- Schachbrettmusterelektroretinographie 5.85, 5.140
- Sehfunktionserholung 5.111
- Stadien nach den Flimmertestbefunden 5.136 f.
- Stereopsis 5.122
- steroidabhängige 5.196
- Symptome 5.119 ff.
- - negative 5.120 ff.
- - positive 5.125 ff.
- Terminologie 5.109
- Therapie 5.154 ff.
- - immunsuppressive, bei multipler Sklerose 5.155 f.
- Toxoplasmose 5.173
- transverse 5.167
- Uhthoff-Syndrom 5.114, 5.121, 5.151 f.
- Untersuchungsbefunde 5.128 ff.
- - Inkonstanz 5.128
- Verlauf, protrahierter 5.115 f.
- Verspätungsperimetrie 5.138
- Visusabnahme 5.110 f., 5.121, 5.128
- Vitamin-B_{12}-Mangel 5.235
- Vorausabklärung 5.109
- Zentralskotom 5.120 f.
- - persistierendes 5.116
- Zytomegalie 5.173
Retropupillarlinse s. Hinterkammerlinse
Rezeptivfelder 5.8 ff.
RF s. Computerperimetrie, Rate falscher Antworten
Rhabdomyosarkom, orbitales 1.17
Rhese-Goalwin-Röntgenaufnahme 5.39
Rhinorrhoe, posttraumatische 5.207
Rickettsieninfektion, Retrobulbärneuritis 5.164
Ridley, H. 6.2
Rieger-Syndrom 2.5 f.
- Gonioskopiebefund 2.21 f.
Riesenzellarteriitis 5.234
Riesenzellen 5.191
Riesenzelltumor, orbitaler 1.10

Rigiditätskoeffizient des Auges 2.26
Rindenblindheit bei Urämie 5.179
Ring, kornealer, intralamellärer 7.1, 7.28
- - - Implantationsinstrumente 7.28
- - - Material 7.28
Ringmelanom, Glaukom 2.12
- des Ziliarkörpers 1.4
Ringperimetrie 5.60 f.
Ringskotom 3.7 f.
RNFL s. Nervenfaserschicht, retinale
Rotfrei-Fundusphotographie 5.99
Rotfrei-Ophthalmoskopie 5.99
Rot-Grün-Mechanismus 5.65 ff.
Rot-Grün-Sinnstörung 5.65, 5.67
- Diabetes mellitus 5.179
- Disulfiram-bedingte 5.178
- Retrobulbärneuritis 5.133
Rotsinn, Zentralskotom 5.73
Rubeosis iridis, Glaukom 2.12
Rückenmarktumor, Stauungspapille 5.230
Rucker bodies 5.143

S
Sarkoidose 5.169 f.
- Augenbeteiligung 5.234
- Retrobulbärneuritis 5.234
Sarkom, intraorbitales 1.10
- intraorbitales, Echogramm 1.12 f.
Schachbrettmusterelektroretinographie(-gramm) 5.22, 5.84 f.
- Kontrastempfindlichkeit 5.63
- Optikusneuropathie, demyelinisierende 5.140
- Retrobulbärneuritis 5.85, 5.140
- Veränderung, altersbedingte 5.31
Schädelbasistumor 1.10
Schädel-Hirn-Trauma, Optikusatrophie 5.208
Schädelröntgenaufnahme, viertelaxiale 5.38
Schädeltrauma, geschlossenes 5.207
- - Sehstörung, psychogene 5.241
Schädelübersichtsaufnahme 5.38
Schielamblyopie, Kontrastempfindlichkeit 5.53
Schilddrüsendiagnostik, nuklearmedizinische 5.202
Schilddrüsen-Radiojodresektion 5.205
Schlemmscher Kanal 2.16 f.
- - Ablagerungen, Plaque-artige 2.18
- - Obstruktion 2.18
4-Schlingenlinse, irisgetragene 6.9 f.
Schnabel-Papillenatrophie 5.179
Schnauzbartlinse, modifizierte 6.10 f.
Schötz-Tonometer 2.25 f.
Schwalbe-Linie 2.20
Schwangerschaftstoxikose 5.233
Schwefelkohlenstoff, Optikusneuropathie 5.178
Scopolamin 5.109
Sehen, zentrales, verschwommenes 5.100
Sehnerv s. auch Nervus opticus; s. auch Optikus
Sehnerveninfarkt 5.187, 5.189, 5.199, 5.233

– ischämischer 5.179 f.
Sehnervenkompression s. Optikuskompression
Sehnervenkopf, Drucktoleranztest 2.30
Sehnervenschädigung, glaukomatöse 3.2
Sehnervenscheide s. Optikusscheide
Sehnervenveränderung, neuropathiebedingte 5.16
Sehnervenverdickung, Computertomogramm 5.42
Sehnervenverdünnung, Computertomogramm 5.42
Sehschärfe (s. auch Visus) 5.45 f.
– im Alter 5.31
– Beleuchtungseinfluß 5.127
– Definition 5.64
– Glaukom 2.39
– Grauglastest 5.45, 5.121, 5.129
– herabgesetzte, bei schlechter Beleuchtung 5.121
– Kontrastempfindlichkeit 1.46, 5.51, 5.61 f.
– maximale 5.242
– Optikusneuropathie, ischämische, vordere 5.181
– Pathophysiologie 5.24
– Photostreßtest 5.45 f.
– Simulationstest 5.243
– Uhthoff-Syndrom 5.151
Sehschärfenbestimmung, ojektive 5.82
Sehschärfenherabsetzung, psychogene 5.235 ff.
– – Diagnostik 5.235 ff.
Sehstörung, Aggravation 5.235
– bei körperlicher Anstrengung s. Uhthoff-Syndrom
– Migräne 5.197
– monokuläre, transiente, bei Migräne 5.198
– passagere 5.109
– psychogene 5.235 ff.
– – nach geschlossenem Schädeltrauma 5.241
– – Potentiale, visuell evozierte 5.241 f.
– – Pubertät 5.238
– – Schulkind 5.236 f.
– – Untersuchungen 5.241 ff.
– – – objektive 5.242
– – – subjektive 5.242 f.
– Simulation 5.235
Sehstörungssimulation, Potentiale, visuell evozierte 5.82
Sehstrahlung, Degeneration 5.106
Sehverlust, beidseitiger, akuter 5.118
Sehvermögensverlust, meningitisbedingter 5.160
Sehzeichentafeln mit herabgesetztem Kontrast 5.60
Seklusiopupille 2.12
Sekundärglaukom 2.11 ff.
– Optikusmeningeom, primäres 5.216
– Ursache 2.11 ff.
– viral bedingtes 2.11
Sella turcica, Deformation, omegaförmige 5.214

SF s. Gesichtsfeld, Kurzzeit-Schwellenfluktuation
Sheat-Meningeom 5.166
Shunt-Bildung, arteriovenöse, Gefäße, peripapilläre 5.101
Shunt-Gefäße der Papille 5.170, 5.199
Shunt-Venen, optoziliare 5.216 f., 5.228
Siliconöl 2.12
Silikonimplantat, kammerwasserableitendes 2.51
Silikonkautschuk-Kunstlinse 6.7, 6.11
Simulation 5.235
Simulationstest 5.243 f.
Sinus-cavernosus-Thrombose 1.10
Sinusitis, Sehnervenbeteiligung 5.166
Situs inversus der Papille s. Tilted disc syndrome
Skleralsporn 2.20 f., 6.4
– Irisansatz 2.4 f., 2.21
Skleritis 1.4
– bei intraorbitaler Myositis 1.13
– posteriore 5.166
Skotom, absolutes 2.35
– Begrenzung, horizontale 3.8
– glaukomatöses 3.2 ff., 3.9
– – Ausdehnung 3.9
– – Begrenzung 3.8 f.
– – Durchbruch in die Peripherie 3.8
– Optikusmeningeom, primäres 5.217
– Optikusverletzung, indirekte 5.208
– parazentrales, absolutes 3.2 f.
– – Flimmerperimetrie 5.74
– – Optikusatrophie, kongenitale, rezessiv vererbte 5.104
– relatives 3.2
– relatives, Nervenfasern, markhaltige 5.94
– Stufe 3.8
– Trennlinie, vertikale 3.8
– zäkozentrales 5.176
– zentrales, Arteria-ophthalmica-Aneurysma 5.222 f.
– – Behr-Syndrom 5.106
– – Optikusneuropathie, dysthyreotische 5.204 f.
– – – ischämische, vordere 5.182 f.
– – persistierendes, bei Retrobulbärneuritis 5.116
– – relatives 5.228
– – Retrobulbärneuritis 5.110 f., 5.120 f.
– – für Rot 5.73
Skotome, hemianopische 5.176
SMON 5.178
Snellen-Sehschärfe 5.64
Späterblindung nach indirekter Optikusläsion 5.210
Splitterblutungen der Papille 2.2 f.
Sprung, nasaler, im Gesichtsfeld s. Gesichtsfeld, Sprung, nasaler
SRK-Formel 1.7
Stäbchen 2.31, 5.66
Staphyloma posticum 1.4
Statpac 4.12
Stauungspapille 1.4, 5.29 f., 5.225 ff.
– beginnende 5.226 f., 5.230

– – Diagnostik 5.227
– – Fluoreszenzangiographie 5.227
– Bilateralität 5.226
– chronisch atrophische 5.228 f., 5.232
– Definition 5.225
– Differentialdiagnose 5.230 f.
– Differenzierung von der Papillitis 5.230
– Echographie 5.44
– einseitige 5.226, 5.229 f.
– – Orbitaprozeß 5.230
– – tumorbedingte 5.229
– Fluoreszenzangiographie 5.37, 5.227
– Hirntumor 5.226, 5.230
– Pathogenese 5.230
– Perimetrie 5.228 f.
– Pseudotumor cerebri 5.232 f.
– Shunt-Venen, optoziliare 5.228
– e vacuo 2.56
– vollentwickelte 5.227 f.
Stellwag-Zeichen 5.202
Stereophotographie 2.23 f., 5.227
– Bildauswertung, digitalisierte 2.23 f.
Stereopsis 5.71
– herabgesetzte, Optikusneuropathie, demyelinisierende 5.122
– – Retrobulbärneuritis 5.122
Sternfigur, makuläre 5.161, 5.163 f.
– – Ursache 5.164
Stoffwechselstörung, hereditäre, Optikusatrophie 5.107
Strabismus concomitans, Optikusgliom, intraorbitales 5.212
Streifensehschärfe 5.64
Streptomycin, Optikusneuropathie 5.178
String-Syndrom 2.12
Sturge-Weber-Syndrom, Glaukom 2.7, 2.12
Subarachnoidalblutung bei Carotisophthalmica-Aneurysma 5.224
– Optikusneuropathie, ischämische, vordere 5.199
Subluxatio lentis 1.4, 2.10
– – Kataraktextraktion 6.15
– – Kunstlinsenimplantation 6.15
Subtraktionsangiographie, digitale, orbitale 5.41
Sulcus ciliaris 6.5
– Kunstlinsenfixation 6.5
– Kunstlinsenimplantation, Indikation 6.16
– – – Technik 6.15
Swinging-flashlight-Test 5.34 f.
Sylvester-Erkrankung 5.106
β-Sympathikolytika s. Betablocker
Sympathikomimetika 2.45 f.
Synchisis nivea 1.4
Syndrom der septooptischen Dysplasie 5.90
Synechien, Glaukom 2.11
Synophthalmie 1.17
Systemtheorie, Zeit-Raum-Vorgänge 5.76 f.

T

Tabak-Alkohol-Amblyopie 5.176, 5.235
Tabak-Alkohol-Neuropathie, Elektroretinographie 5.78
– Farbensinnstörung 5.68
Tabes dorsalis 5.167
Tadini 6.1 f.
Taurin 5.17
Tay-Sachs-Gangliosidose 5.107
Teleangiektasien, peripapilläre 5.101
Tenonitis, intraorbitale 1.10
Teratom, orbitales 1.17
Thallium, Optikusneuropathie 5.178
T-Helfer-Lymphozyten 5.172
T-Helfer-/T-Suppressor-Lymphozyten-Ratio 5.159
Thermokeratoplastik 7.1
– radiale 7.27 f.
– – Hornhautstrangulation 7.27
– – Komplikation, intraoperative 7.27
Thermokeratoplastiksonde 7.27
Thermokoagulator 7.27
Thrombozytenaggregationshemmer 5.187
Thyroglobulin-Antithyroglobulin-Komplexe 5.203
Tilted disc syndrome 5.91
Timolol 2.44 f.
T-Lymphozyten 5.194
T4-Lymphozyten 5.172
T8-Lymphozysten 5.172
Tonographie 2.29
Tonographietest 2.29
Tonometer 2.1
– elektronisches 2.26
Tonometrie 2.24 ff.
– automatisierte 2.27 f.
– Belastungstest 2.28
– Entwicklung 2.24 f.
Toxocara canis 5.171
Toxoplasmose bei AIDS 5.173
– Sehnervbeteiligung 5.171
Trabeculum corneoslerale s. Trabekelwerk, korneoskrelales
Trabekelwerk 2.16 f.
– Ablagerungen, Plaque-artige 2.18
– Aufbau 2.16 f.
– Funktion 2.17
– Kammerwasser-Abflußwegobstruktion 2.17 f.
– korneoskrelales 2.16, 2.18, 2.20
– – Gonioskopiebefund, normaler 2.20
– kribriformes 2.16, 2.18
– Regulation, neurogene 2.17
– uveales 2.16 f.
Trabekelwerkwiderstand, physiologischer, bei Kammerwasserabfluß 2.16 f
Trabekulektomie 2.52 ff.
– Behandlung, postoperative 2.54
– Komplikation 2.53 f.
Trabekulitis 2.11
Trabekulodysgenesie, Gonioskopiebefund 2.4 f.

Trabekulopunktur 2.49
Tractus opticus, Degeneration 5.106
– – Gliom 5.211
– – Kompression, tuberkulombedingte 5.169
– – Multiple-Sklerose-Läsion, Kernspintomogramm 5.148
Traktionsamotio 1.4
Tränendrüse, echographisch diagnostizierbare Erkrankungen 1.14
– Mukoepidermoidtumor 1.14
– Ultraschalldiagnostik 1.13 f.
– – Indikation 1.13
– – Normalbefund 1.13
– – Untersuchungstechnik 1.13
Tränendrüsenadenom, pleomorphes, Echogramm 1.13 f.
Tränendrüseninfiltration, leukämische 1.14
Tränendrüsenkarzinom 1.14
Tränendrüsentumor, lymphatischer 1.14
Tränensack, Ultraschalldiagnostik, Normalbefund 1.14 f.
Tränensackentzündung s. Dakryozystitis
Tränensacktumor, Echogramm 1.15
Tränenwege, echographisch diagnostizierbare Erkrankungen 1.14
– Ultraschalldiagnostik 1.14 ff.
– – Indikation 1.14
– – Normalbefund 1.14
– – Untersuchungstechnik 1.14
Tränenwegsaplasie 1.14
Tränenwegsatresie 1.14
Tränenwegsektasie 1.14
Tränenwegstumor 1.14
T-Suppressor-Lymphozyten 5.159
Tuberculum-sellae-Meningeom 5.148 f., 5.220, 5.224
– Farbensinnstörung 5.69
Tuberkulom der Papille 5.169
Tuberkulose 5.169
Tübinger Handperimeter 3.1
Tumor, intraokulärer, Glaukom 2.12
– intraorbitaler 1.10
– – Echogramm 1.12 f.
– neurogener, intraorbitaler 1.10
– pränatal echographisch diagnostizierbarer 1.17
Tumormasse, leukämische, orbitale, Optikuskompression 5.233
Tymoxamin 2.9

U

Uhthoff-Syndrom 5.100, 5.112, 5.114, 5.121
– beidseitiges 5.121
– Gesichtsfelduntersuchung 5.152 f.
– Kontrastempfindlichkeit 5.151 f.
– Potentiale, visuell evozierte 5.152
– Sehschärfe 5.151
– Untersuchungsbefunde 5.151 f.
Ultraschallbiometrie vor Kunstlinsenimplantation 6.3
Ultraschalldiagnostik (s. auch Echographie) 1.1 ff., 5.44 f.
– A-Bild-Verfahren 1.2 f., 5.44 f.

– des Auges, diagnostizierbare Erkrankungen 1.4
– – Indikation 1.3
– – Normalbefund 1.3 f.
– – Untersuchungstechnik 1.3
– B-Bild-Verfahren 1.2 ff., 5.44 f.
– Gerätetechnik 1.2
– Optikusgliom 5.212, 5.214
– Optikusmeningeom, primäres 5.217
– der Orbita 1.7 ff.
– – Indikation 1.7
– – Normalbefund 1.9 f.
– – posttraumatische 5.208
– – Untersuchungstechnik 1.7 f.
– Papillophlebitis 5.200
– physikalische Grundlagen 1.1 f.
– posttraumatische 5.208
– der Tränenorgane 1.13 ff.
Ultraschallpachymetrie vor radialer Keratotomie 7.5
Ultraschallwellen 1.1
Umfeldhelligkeit 3.1
Umfeldleuchtdichte 3.1
Untersuchungsmethode, Zeitfaktor 5.75 f.
Urämie, Optikusneuropathie 5.179
Usher-Syndrom 5.108
Uveitis 5.143, 5.171
– Behçet-Syndrom 5.175
– Boeck-Sarkoidose 5.169
– Glaukom 2.11 f.
– Lues 5.167 f.
– Sarkoidose 5.234
– syphilitische 5.169
– Vogt-Kojanagi-Harada-Syndrom 5.175
Uveopapillitis, Tuberkulose 5.169

V

Varize, orbitale 1.10
– – Echogramm 1.12
Vasokonstriktion, blutverlustbedingte 5.199
VDRL-Test 5.167
Venendruck, episkleraler 2.18
Venendrucksteigerung, episklerale 2.12
Veneneinscheidung, retinale 5.142 f.
VEP s. Potentiale, visuell evozierte
Verarbeitung, visuelle, parallele 5.8 ff.
Verletzung, transorbitale 5.206 f.
– Ultraschalldiagnostik 1.4
Verspätungsperimetrie, Retrobulbärneuritis 5.138
Viren, multiple Sklerose 5.158
Visuelle Phänomene, positive 5.125 ff.
Visuogramm 5.64
Visus s. auch Sehschärfe
– asymmetrischer 5.103
Visusabnahme, akute, Ursache 5.108
– Arteriitis temporalis 5.190
– beidseitige, symmetrische 5.205
– Charcot-Marie-Tooth-Neuropathie 5.106
– bei Diabetes mellitus 5.179
– einseitige, akute 5.108, 5.110
– – progressive, Carotis-ophthalmica-Aneurysma 5.224

– bei Grubenpapille 5.90
– Optikusatrophie, dominant vererbte 5.103
– Optikusneuropathie, dysthyreotische 5.205
– – toxische 5.176
– progressive, beidseitige 5.214
– – Stauungspapille, chronisch atrophische 5.228
– Pseudotumor cerebri 5.232
– Retrobulbärneuritis 5.110 f., 5.121, 5.128
– – autoimmune 5.196
– tilted disc syndrome 5.91
Visusverlust, einseitiger, Optikusmeningeom 5.217
– Optikusgliom, intraorbitales 5.212
– plötzlicher, Arteria carotis interna, dolichoektatische 5.225
– Pneumosinus dilatans 5.225
– traumatischer 5.206 f.
– zentraler, bilateraler, symmetrischer 5.100
Vitamin-A-Intoxikation 5.232
Vitamin-B_1-Mangel 5.235
Vitamin-B_2-Mangel 5.235
Vitamin-B_{12}-Mangel, Optikusneuropathie 5.176, 5.235
Vitaminmangel, Optikusneuropathie 5.176, 5.235
Voderkammervertiefung beim Kind 2.8
Vogt-Kojanagi-Harada-Syndrom 5.175
Volk-Linse 5.76
Vorderkammer, Epitheleinwachsung nach radialer Keratotomie 7.6
Vorderkammeraufhebung nach Trabekulektomie 2.53
Vorderkammerblutung 1.4
– Glaukom 2.11 f.
Vorderkammerlinse, Haptik, starre 6.8 f.
Vorderkammertiefe 1.4
– Messung vor Kunstlinsenimplantation 6.4
Vorderkammerwinkel-Neovaskularisation, Optikusmeningeom, primäres 5.216

W
Wahrnehmung, visuelle, Zeitfaktor 5.75
Wallersche Axondegeneration 5.22 f.
Wasserbelastungstest 2.28
Wasserstoff-Fluorid-Laser 7.26
Weitwinkelglaukom, chronisches, Potentiale, visuell evozierte 5.79
Winkelblock, direkter 2.12
– sekundärer 2.12
Winkelblockglaukom 2.1
– akutes 2.13
– – Partneraugenbehandlung, prophylaktische 2.40
– – Prognose 2.14
– – Therapie 2.14, 2.40
– Gonioskopiebefund 2.21
– durch Neovaskularisation s. Neovaskularisationsglaukom
– primäres 2.13 f.
– – Gonioskopie 2.14
– – Therapie 2.14
– – Provokationstest 2.14
– sekundäres 2.12 f.
– – Zyklodialyse 2.55 ff.

X
Xanthogranulom, juveniles, Glaukom 2.12
Xenonphotokoagulation, Optikusatrophie, sekundäre 5.193

Y
YAG-Laser-Iridotomie 2.13
YAG-Laser-Kapsulotomie 6.10
– bei Nachstar 6.19

Z
Zapfen 2.31
Zapfen-Stäbchen-Degeneration, progressive 5.108
Zeitfrequenz 5.76
Zeit-Raum-Vorgänge, Systemtheorie 5.76 f.
Zentralarterienverschluß 5.198
Zentralnervensytem, Veränderungen, periphlebitische 5.142
Zentralvenenthrombose 5.198, 5.200, 5.231
Zentralvenenverschluß 5.200
Ziliararterien 5.7
Ziliararterienverschluß 5.188, 5.190
Ziliarkörper, Ringmelanom 1.4
Ziliarkörperabhebung 1.4
Ziliarkörperband 2.21
– Gonioskopiebefund 2.21
Ziliarkörperkoagulation, transsklerale, Laser-Einsatz 2.57
– – Ultraschallapplikation 2.57
Ziliarkörpermedulloblastom, Glaukom 2.12
Ziliarkörpertumor 1.4
Ziliarkörperzyste 1.4
Zinn-Haller-Arterienring 2.16, 5.188
Zonulafasern 6.5
Zonularuptur bei Kunstlinsenimplantation 6.16
Zonulolyse 6.1
Zoster ophthalmicus, Glaukom 2.11
Zwischenhirn-Hypophysen-Zeichen, Chiasmagliom 5.214
Zyklitis (s. auch Cyclitis) 1.4
Zyklodialyse 2.51, 2.55 ff.
– Dosierbarkeit 2.57
– ab externo 2.56
– Indikation 2.55
– ab interno 2.55 f.
– Komplikation 2.56
Zyklokryokoagulation 2.48, 2.57
Zyklopie 1.17
Zykloplegie 2.14
Zyste, seröse, intraorbitale 1.10
Zystizerkose 5.171
Zytolyse 5.194
Zytomegalie bei AIDS 5.173
Zytotoxische Reaktion 5.194
– – T-Zellen-induzierte 5.195